Dr. med. Christiane Northrup

Weisheit der Wechseljahre

Komplett überarbeitetet Neuausgabe
4. Auflage 2020
ZS Verlag GmbH
Kaiserstraße 14b
80801 München

Titel der amerikanischen Originalausgabe:
The Wisdom of Menopause
Bantam Books, New York, 2012

Ergänzende Übersetzung und redaktionelle Bearbeitung: Christina Knüllig
Lektorat: Sophie von Lenthe, Dr. Monika Niehaus, Beate Bettenhausen
Umschlag- und grafische Gestaltung: Network! Werbeagentur München
Titelfoto: Image Bank
Porträtfoto Umschlagklappe: Barbara Peacock
Illustrationen: Scott Leighton, © 2012 by Christiane Northrup, Inc.
Herstellung: Frank Jansen
Producing: Jan Russok
Satz: Kerstin Duben
Druck und Bindung: GGP Media GmbH, Pößneck

ISBN 978-3-89883-563-3

Die ZS Verlag GmbH ist ein Unternehmen der Edel AG, Hamburg

www.zs-verlag.com
www.facebook.com/zs-verlag

Dr. med. Christiane Northrup

Weisheit der Wechseljahre

Selbstheilung, Veränderung
und Neuanfang
in der zweiten Lebenshälfte

Dieses Buch ist den Frauen
der Babyboom-Generation
und ihrem Pioniergeist gewidmet

Inhalt

Einleitung

Die Reise beginnt

In den ein oder zwei Jahren, bevor meine Periode hin und wieder unregelmäßig wurde, fühlte ich mich zunehmend gereizt, wenn ich bei meiner Arbeit unterbrochen wurde oder mit jemandem zusammenarbeiten musste, der nicht so in der gemeinsamen Aufgabe aufging, wie ich es tat. Rückblickend erkenne ich, dass ich in den Dreißigern nicht so irritiert war, wenn mich meine damals noch jüngeren Kinder beim Schreiben eines Artikels oder beim Telefonieren unterbrachen. Liebe und Sorge um ihr Wohlergehen überwanden allen Ärger oder Frust, den ich damals gefühlt haben mochte.

Als ich dann auf die Wechseljahre zuging, stellte ich fest, dass ich Ablenkungen – wie die Frage meiner 18-Jährigen: »Wann gibt's Abendessen?«, wenn sie deutlich sehen konnte, dass ich beschäftigt war – nicht länger ertragen konnte. Warum, fragte ich mich, war es stets meine Sache, den Herd anzustellen und mich um das Essen meiner Familie zu kümmern, selbst wenn ich gar nicht hungrig und in ein Projekt vertieft war?

Warum konnte mein Mann nicht schon einmal mit den Vorbereitungen zum Abendessen beginnen? Warum schien meine Familie wie gelähmt, wenn es darum ging, eine Mahlzeit zuzubereiten? Warum warteten sie alle in der Küche, als seien sie nicht in der Lage, den Tisch zu decken oder sich ein Glas Wasser einzuschenken, bis ich den Raum betrat und durch meine bloße Anwesenheit verkündete: »Mutti ist da. Nun gibt's was zu essen.«?

Dasselbe geschah, wenn es an der Zeit war, ins Auto zu steigen und in die Ferien zu fahren. Erst wenn ich nach der Türklinke griff, setzte sich meine Familie in Bewegung. Es war, als ob sie in meiner Gegenwart jegliche Eigeninitiative verlören und unfähig würden, eine Sache selbst in die Hände zu nehmen, sei es nun das Abendessen oder einen Familienausflug.

Als die Kinder noch kleiner waren, akzeptierte ich dieses Verhalten jedoch meist gutmütig, weil es einen Teil meiner Rolle als Ehefrau und Mutter reflektierte. Und dadurch hielt ich es unbewusst aufrecht, wohl auch deshalb, weil es so guttat, sich für unersetzlich zu halten.

Während meiner Wechseljahre verlor ich auf allen Ebenen die Geduld mit diesem Verhalten, sei es zu Hause oder im Berufsleben. Ich konnte einen Feuer speienden Vulkan in mir spüren, der jederzeit zum Ausbruch bereit war, und eine Stimme in mir grollen hören: »Es reicht! Ihr alle seid geschickte, leistungsfähige Menschen. Jeder hier weiß, wie man Auto fährt und Wasser kocht. Warum bin ich immer diejenige, die rundherum alles organisieren muss?« Mein Unwille wuchs, während ich vor mich hin murmelte: »Wäre ich ein Mann auf dem Höhepunkt seiner Schaffenskraft und im Zenit seiner Karriere, dann würde mich niemand ständig unterbrechen. Jeder würde sich fragen, wie er mir helfen kann, statt umgekehrt!«

Ich hätte damals nicht im Traum daran gedacht, dass diese kleinen Ausbrüche von Reizbarkeit wegen geringfügiger Familienangelegenheiten das erste schwache Anklopfen an der Pforte mit der Aufschrift »Weisheit der Wechseljahre« waren und mir signalisierten, einige meiner gewohnten Beziehungsmuster zu überdenken. Und ich ahnte auch nicht, dass mein Leben, wie es mir seit einem Vierteljahrhundert vertraut war, wenige Jahre später, als meine Periode tatsächlich unregelmäßig wurde und ich Hitzewallungen verspürte, auf der Schwelle zu einer tief greifenden Transformation stehen würde. Als sich meine zyklische Natur neu verkabelte, stellte ich alle meine wichtigen Beziehungen auf den Prüfstand und begann, unvollendete Angelegenheiten aus meiner Vergangenheit zu heilen, erlebte erstmals den plötzlichen Schmerz, den das leere Nest mit sich bringt, und baute eine völlig neue und aufregende Beziehung zu meiner Kreativität und meinem Beruf auf.

All die Veränderungen, die ich durchlebte, wurden von den komplexen und fein abgestimmten Veränderungen in Körper und Gehirn angetrieben, unterstützt und gefördert, die ein unverhoffter – aber unausweichlicher und oft überwältigender – Teil des klimakterischen Übergangs sind. Hinter dieser Transformation in der Lebensmitte steckt viel, viel mehr als Hormone, die verrückt spielen. Die Erforschung der physiologischen Veränderungen, die Frauen in den Wechseljahren erfahren, belegt, dass zusätzlich zu der Hormonverschiebung, die die fruchtbare Phase beendet, unser Körper – und insbesondere unser Nervensystem – ganz buchstäblich neu verkabelt wird.

Unser Gehirn verändert sich einfach. Die Gedanken einer Frau, ihre Fähigkeit, sich zu konzentrieren, und die Menge an Brennstoff, die die intuitiven Zentren in den Scheitellappen ihres Gehirns speist – all dies wird von den neu verkabelten Schaltkreisen beeinflusst. Nachdem ich mit Tausenden von Frauen gearbeitet habe, die durch diese Phase gegangen sind, und nachdem ich diese Phase selbst erlebt habe, kann ich mit großer Sicherheit sagen, dass die Wechseljahre ein aufregendes Entwicklungsstadium darstellen – ein Stadium, das bei bewusstem Erleben das große Versprechen birgt, unseren Körper, unseren Geist und unsere Seele auf tiefster Ebene zu verwandeln und zu heilen.

Als Frau, die die Lebensmitte überschritten hat, bin ich Teil einer wachsenden Bevölkerungsgruppe, die in den Vereinigten Staaten die beispiellose Zahl von vierzig Millionen Menschen umfasst. Diese Gruppe ist nicht länger unsichtbar und stumm, sondern eine Kraft, mit der zu rechnen ist: Wir sind gut ausgebildet, lautstark, auf medizinischem Gebiet wohl informiert und entschlossen, unsere Gesundheit in die eigenen Hände zu nehmen.

Stellen Sie sich das einmal vor: vierzig Millionen Frauen, die alle gleichzeitig die Neuordnung ihrer neuronalen Schaltkreise erleben. Dank unserer schieren Anzahl wie auch dank unseres sozialen und ökonomischen Einflusses sind wir mächtig – und potenziell gefährlich für jede Institution, die auf dem Status quo aufbaut. Man kann mit Sicherheit davon ausgehen, dass sich die Welt mit uns verändern wird, ob sie nun will oder nicht. Und wahrscheinlich wird es eine Veränderung zum Besseren sein.

Es ist kein Zufall, dass die gegenwärtige Bewegung psychospiritueller Heilung weitgehend von Frauen in ihren Vierzigern, Fünfzigern und Sechzigern getragen wird. Wir wachen en masse auf und beginnen, der Welt eine dringend benötigte Botschaft von Gesundheit, Hoffnung und Heilung zu verkünden.

Meine persönliche Erfahrung hat mir gezeigt, dass das Lüften des hormonellen Schleiers – des monatlichen Zyklus der Fortpflanzungshormone, die unsere Aufmerksamkeit tendenziell auf die Bedürfnisse und Gefühle anderer konzentrieren – in den Wechseljahren ebenso befreiend wie auch verunsichernd sein kann. Der hohe Prozentsatz von Trennungen, Scheidungen und Berufswechseln in mittleren Lebensjahren bestätigt dies. Ich selbst hatte mir immer vorgestellt, zeit meines Lebens mit demselben Mann verheiratet zu sein und gemeinsam mit ihm alt zu werden. Dieses Ideal gehörte zu meinen bestgehegten und gepflegten Träumen.

In der Lebensmitte musste ich wie tausende von anderen Frauen Abschied nehmen von meinen Vorstellungen, wie mein Leben verlaufen würde. Ich musste ganz unmittelbar die Wahrheit des alten Sprichworts erfahren, wie schwer es ist, etwas zu verlieren, das man nie richtig besessen hat. Es heißt, alle Illusionen aufzugeben, und das ist sehr schwer.

Aber für mich ging es dabei um mehr als um die Frage, wo und mit wem ich alt werden könnte. Es war eine Warnung, die aus der Tiefe meiner Seele kam und die lautete: »Wachse … oder stirb.« Ich hatte die Wahl. Ich entschloss mich zu wachsen.

Die Lebensmitte: Kreativität und Zuhause neu definieren

Identität und Selbstwertgefühl erwachsen für die meisten Frauen aus unseren Verbindungen und Beziehungen. Das trifft für Frauen in hohen Positionen ebenso zu wie für Frauen, die sich dafür entschieden haben, nicht zu heiraten. Männer hingegen beziehen in der Regel einen Großteil ihrer Identität und ihres Selbstwertgefühls aus der Außenwelt – dem Job, dem Einkommen, den Leistungen, den Auszeichnungen. In beiden Geschlechtern kann sich dieses Muster in der Lebensmitte verändern.

Frauen beginnen in dieser Phase häufig, einen größeren Teil ihrer Energie auf die Welt außerhalb von Heim und Familie zu richten; sie erscheint ihnen plötzlich wie eine große, einladende, nicht angezapfte Quelle für kreativen Ausdruck und Selbstwert, die es zu erforschen gilt. Unterdessen fühlen sich Männer desselben Alters – die möglicherweise eine eigene Form von Menopause erleben – der Welt überdrüssig; sie sind bereit, sich aus dem Berufsleben zurückzuziehen und die Beine hochzulegen, froh, den Kämpfen am Arbeitsplatz zu entfliehen. Sie spüren vielleicht, dass sich ihre Prioritäten nach innen verlagern, in Richtung auf Heim, Herd und Familie.

Dieser Rollentausch ist nicht ohne Ironie: Der Mann versucht auf einmal, seinen »Strom« aus Beziehungen zu ziehen, während sich die Frau biologisch dazu angetrieben fühlt, die Außenwelt zu erforschen. Bei verheirateten Paaren führt das oft zu tief greifenden Rollenwechseln. In einer idealen Welt zieht sich der Mann aus dem Berufsleben zurück oder reduziert seine berufliche Belastung zumindest, managt den Haushalt und unterstützt die neuen Interessen seiner Frau emotional und praktisch.

Sie ihrerseits geht in die Welt hinaus, um ein Unternehmen zu starten, eine Ausbildung zu machen oder zu tun, was immer ihr Herz ihr diktiert. Wenn ihre Beziehung anpassungsfähig und flexibel ist, werden sich beide in ihre neuen Rollen finden. Wenn nicht, dann wird er vielleicht eifersüchtig auf ihren Erfolg und ihre Unabhängigkeit reagieren und Druck auf sie ausüben, weiterhin für ihn zu sorgen, wie sie es immer getan hat. Er wird unter Umständen sogar körperlich krank, oft in Form einer Herzerkrankung und/oder eines krankhaft erhöhten Blutdrucks. Man muss dabei verstehen, dass dies kein willentlicher Akt ist; er reagiert einfach auf die Botschaften unserer einseitigen Kultur.

Eine Frau findet sich dann häufig in einer schwierigen Position; sie muss wählen zwischen einer Rückkehr in die Rolle der Haushälterin, um ihren Mann auf Kosten ihrer eigenen Bedürfnisse zu hegen und zu pflegen, und der Verfolgung ihrer eigenen kreativen Passionen. Es ist eine alte Geschichte, die Frauen in vielen Kulturen sehr vertraut ist, nicht nur in unserer eigenen. Die Frau in den Wechseljahren, mythologisch als »altes Weib« bekannt, findet sich an einem Scheideweg des Lebens wieder, hin- und hergerissen zwischen dem alten Weg, den sie seit eh und je kennt, und einem neuen, von dem sie gerade erst zu träumen beginnt.

Eine Stimme vom ursprünglichen Weg (in vielen Fällen die Stimme ihres Mannes) bittet sie zu bleiben, wo sie ist: »Werde alt mit mir, das Beste kommt noch.« Aber von dem neuen Pfad ruft eine andere Stimme, bittet sie inständig, Aspekte ihrer selbst zu erforschen, die während der Jahre, in denen sie für andere sorgte und sich um deren Bedürfnisse kümmerte, brachlagen. Sie bereitet sich darauf vor, sich selbst neu zu gebären, und wie viele Frauen bereits wissen, kann der Geburtsprozess nicht ohne Folgen angehalten werden.

Es muss sich nicht unbedingt gegenseitig ausschließen, für andere zu sorgen und gleichzeitig unerforschte persönliche Passionen zu verfolgen, doch unsere Kultur vermittelt diesen Anschein, weil sie stets Ersteres auf Kosten von Letzterem unterstützt. Das ist einer der Gründe, der die Transformation in der Lebensmitte zu einer so großen Herausforderung macht – wie ich nur allzu gut aus eigener Erfahrung weiß.

Einen neuen Pfad ausleuchten

Während des größten Teils der Menschheitsgeschichte starb die überwiegende Mehrheit aller Frauen vor den Wechseljahren; für diejenigen, die überlebten, kündigte das Klimakterium einen drohenden und unausweichlichen körperlichen Verfall an. Doch heute, da die Lebenserwartung einer Frau im Mittel zwischen 78 und 84 Jahren liegt, darf man erwarten, dass sie ihre Wechseljahre nicht nur um 30 bis 40 Jahre überlebt, sondern dabei auch dynamisch, clever und einflussreich ist. Die Wechseljahre, die Sie erleben werden, sind nicht die Wechseljahre Ihrer Mutter (oder Großmutter).

Die Wahrheit ist, dass die meisten Amerikaner mit 65 überhaupt nicht alt sind – weder körperlich noch geistig. Dr. Lydia Bronte, ehemalige Leiterin des von der Carnegie Corporation finanzierten Aging Society Projects und Autorin des Buches *The Longevity Factor* (Der Langlebigkeitsfaktor, A. d. Ü.) belegt, dass viele Leute über ihre gesamte Lebensspanne hinweg drei verschiedene Karrierewege verfolgen: ihren ersten mit 30 oder 40, dann einen mit 50 bzw. Anfang 60 und dann noch einen mit 70. Bei fast der Hälfte aller von Bronte untersuchten Menschen lag ein Spitzenwert der Kreativität bei Anfang 50. Und dieser konnte sich in vielen Fällen bis zu 25 oder 30 Jahren erstrecken. Das aber bedeutet, dass das neue mittlere Alter sich von 50 bis 80 Jahre erstreckt.

Frauen aus der Kriegsgeneration unserer Mütter, deren weibliche Rollenvorbilder häufig wie June Cleaver in *Erwachsen müsste man sein* aussahen, hatten ein völlig anderes soziales und politisches Umfeld, in dem sich ihr Übergang abspielte. Über die Wechseljahre – wie auch über die Menstruation – wurde in der Öffentlichkeit nicht gesprochen.

Heute ist das anders. Indem wir dieses Schweigen brechen, durchbrechen wir auch kulturelle Barrieren, sodass wir mit weit geöffneten Augen in diese neue Lebensphase eintreten können – gleichzeitig mit Millionen von anderen Frauen, die alle zur selben Zeit dieselbe Transformation erleben. Und wie Sie bald entdecken werden, arbeiten die Veränderungen, die bei Frauen in der Lebensmitte stattfinden, wie die Lokomotive eines Hochgeschwindigkeitszugs und treiben die Evolution unserer ganzen Gesellschaft rasch voran – und zwar an Orte, die noch in keinem Atlas zu finden sind. Ob Sie auf diesen schnell fahrenden Zug aufspringen oder beiseitetreten und ihn vorbeifahren lassen, wird eine entscheidende Rolle dabei spielen, wie weit Sie kommen und wie Sie sich auf dem Weg fühlen werden.

Letzten Endes fand ich diese Reise erfrischend, aufregend und gesundheitsfördernd. Und damit stehe ich sicher nicht allein. Nach einer Gallup-Umfrage aus dem Jahre 1998, die auf dem Jahrestreffen der North American Menopause Society vorgestellt wurde, fühlen sich mehr als die Hälfte aller Nordamerikanerinnen zwischen 50 und 65 Jahren in diesem Stadium ihres Lebens am glücklichsten und ausgefülltesten.

Verglichen mit der Zeit, als sie in ihren Zwanzigern, Dreißigern und Vierzigern waren, hatten sie das Gefühl, ihr Leben habe sich in vieler Hinsicht verbessert; das galt sowohl für ihr Familienleben als auch für ihre Interessen, ihre Freundschaften und ihre Beziehung zu ihren Mann oder Partner. Mit anderen Worten, die konventionelle Sicht der Wechseljahre als ein Furchteinflößender Übergang, der »den Anfang vom Ende« ankündigt, könnte falscher kaum sein.

Als ich 2001 die erste Auflage dieses Buches schrieb, wollte ich das nur allzu gern glauben. Ich hielt mich daran, obwohl ich unglücklich war und das Leben, das ich 25 Jahre lang gelebt hatte, im Absterben begriffen war. Heute, 15 Jahre später, sehe ich, dass die damaligen Wehen ein wichtiger Teil waren bei der Wiedergeburt zu der lebenslustigen und gesunden Frau, die ich heute bin. Ganz gleich, wie es Ihnen im Moment ergehen mag, schöpfen Sie Mut. Begleiten Sie mich und die Millionen Frauen, die Gleiches vor uns erlebt haben und nach uns erleben werden, während wir uns verwandeln und unser Leben sowie letztlich unsere Kultur positiv verändern, und zwar dadurch, dass wir die Weisheit der Wechseljahre verstehen, anwenden und leben.

I

Die Wechseljahre stellen Ihr Leben auf den Prüfstand

Es ist kein Geheimnis, dass Beziehungskrisen eine häufige Begleiterscheinung der Wechseljahre sind. Normalerweise wird das hormonellen Veränderungen zugeschrieben, die in Zeiten des Übergangs im Körper der Frau stattfinden und für ein Durcheinander sorgen. Was meist verschwiegen oder nicht verstanden wird, ist, dass diese hormonell bedingten Veränderungen, da sie das Gehirn in Mitleidenschaft ziehen, den Blick einer Frau für Ungerechtigkeiten sowie unfaire Lastenverteilung schärfen und ihr eine Stimme verleihen, die darauf besteht, gehört zu werden. Mit anderen Worten, sie verleihen ihr eine Art Weisheit – und den Mut, sie zu formulieren. Wenn sich der die Fantasie vernebelnde Schleier, der von Fortpflanzungshormonen verursacht wird, zu lüften beginnt, werden das jugendliche Feuer und der jugendliche Geist einer Frau häufig neu entfacht, und lange unterdrückte Wünsche und kreativer Schwung drängen an die Oberfläche. Die mittleren Lebensjahre speisen solche Triebkräfte mit einer eruptiven Energie, die nach einem Ventil verlangt.

Wenn sie kein Ventil findet – wenn die Frau weiterhin schweigt, um zu Hause oder im Berufsleben den Frieden zu wahren, oder wenn sie sich selbst daran hindert, ihrem kreativen Drang zu folgen –, dann geschieht das, was passiert, wenn das Ventil eines Dampfdrucktopfes verstopft ist: Irgendetwas muss dann nachgeben. Sehr oft ist das, was nachgibt, die Gesundheit der Frau, und das Ergebnis ist eine der »großen drei« Krankheiten von Frauen in den Wechseljahren: Herzerkrankung, Depression und Brustkrebs (manchmal sogar in Kombination). Für diejenigen von uns, die sich dafür entscheiden, die Weisheit des Körpers anzunehmen und auszudrücken, was in uns steckt, ist es auf der anderen Seite ratsam, sich auf einige Turbulenzen gefasst zu machen, die lang währende Beziehungen erschüttern können. Auch die Ehe ist dagegen nicht gefeit.

»Das gilt nicht für mich, mit meiner Ehe ist alles in Ordnung«

Jede Ehe, selbst eine sehr gute Ehe, muss sich verändern, um mit der hormonbedingten Neuauslegung Schritt zu halten, die das weibliche Gehirn in den Jahren vor dem und während des Klimakteriums durchmacht. Nicht alle Ehen halten diesen Veränderungen stand. Meine eigene Ehe scheiterte daran, und niemand war überraschter davon als ich selbst. Wenn Sie bei dieser Vorstellung den Wunsch verspüren, Ihren Kopf in den Sand zu stecken, dann, glauben Sie mir, kann ich Sie durchaus verstehen. Aber es geht darum, sich selbst gegenüber ehrlich zu sein und Ihre emotionale und physische Gesundheit in der zweiten Hälfte Ihres Lebens – wahrscheinlich vierzig Jahre oder sogar mehr – zu schützen. Sich vorwärts zu arbeiten und einen kritischen Blick auf alle Aspekte Ihrer Beziehung (einschließlich einiger bisher unantastbarer Winkel Ihrer Ehe) zu werfen ist dann oft die einzige Möglichkeit, die auf lange Sicht in Ihrem eigenen besten Interesse funktioniert – physisch, psychisch und spirituell.

Was die körperliche Gesundheit angeht, so sprechen zum Beispiel viele Befunde dafür, dass sich die Zunahme lebensbedrohlicher Erkrankungen nach der Lebensmitte nicht allein aufs Altern zurückführen lässt. Zumindest teilweise resultieren solche Erkrankungen aus den Belastungen und ungelösten Beziehungsproblemen, die in der Zeit, während der sich eine Frau um die Kinder kümmert, unter der Oberfläche köcheln. In den Wechseljahren kommen sie hoch und kochen über, nur um dann im Namen der Aufrechterhaltung des Status quo unterdrückt zu werden.

Aber nicht nur Ihre eigene Gesundheit, auch die Ihres Partners steht auf dem Spiel. In einer Beziehung auszuharren, die auf ein Paar von Mitte zwanzig zugeschnitten war, ohne die notwendigen Anpassungen an die Situation vorzunehmen, wie sie sich für Sie beide im mittleren Alter darstellt, ist für ihn ein ebenso großes Risiko wie für Sie selbst. Das soll nicht heißen, dass Ihre einzigen Optionen Scheidung oder Herzattacke sind. Um Ihre Beziehung in Einklang mit Ihrem neu verkabelten Gehirn zu bringen, müssen Sie und Ihr Partner vielmehr bereit sein, die nötige Zeit und Energie aufzubringen, alte Konflikte zu lösen und neue Regeln für die Jahre aufzustellen, die vor Ihnen beiden liegen. Wenn Sie das schaffen, dann wird Ihnen Ihre Beziehung helfen, in der zweiten Lebenshälfte zu wachsen und zu gedeihen. Wenn einer oder beide von Ihnen dies nicht kann oder will, dann können Gesundheit und Glück auf dem Spiel stehen, wenn Sie zusammenbleiben.

Sich auf den Wechsel vorbereiten

In der Lebensmitte steht uns mehr psychische Energie zur Verfügung als zu irgendeinem Zeitpunkt seit der Pubertät. Wir sollten uns um aktive Partnerschaft mit dieser organischen Energie bemühen und darauf vertrauen, dass sie uns hilft, die unbewussten und selbstzerstörerischen Überzeugungen aufzudecken, die uns daran hindern, das zu werden, was wir werden könnten. Dann werden wir feststellen, dass wir Zugang zu allem haben, was wir brauchen, um uns als gesündere, spannungsgeladenere Frauen neu zu erschaffen, bereit, freudig in die zweite Hälfte unseres Lebens einzutreten.

Dieser Transformationsprozess kann jedoch nur dann erfolgreich verlaufen, wenn wir auf zweierlei Weise aktiv werden: Erstens müssen wir willens sein, volle Verantwortung für unseren Anteil an Problemen in unserem Leben zu übernehmen. Es erfordert großen Mut, unseren eigenen Beitrag an all dem einzugestehen, was bei uns falsch gelaufen ist, und damit aufzuhören, uns nur als Opfer von jemandem oder etwas außerhalb unserer selbst zu sehen.

Schließlich erntet die Person in der Opferrolle gewöhnlich alle Sympathien und gilt als moralisch höher stehend, was verlockend ist; niemand von uns möchte die Rolle des Schurken im Stück spielen. Doch obwohl die Opferrolle auf kurze Sicht eine gute Wahl zu sein scheint, kann diese Position uns letztlich nicht helfen, uns zu verändern, zu heilen, zu wachsen und voranzukommen.

Die zweite Forderung für eine Umwandlung ist weit schwieriger zu erfüllen: Wir müssen bereit sein, den Schmerz des Verlustes zu spüren und um diejenigen Teile unseres Lebens zu trauern, die wir hinter uns lassen. Und dazu gehören auch unsere Fantasien darüber, wie anders unser Leben hätte verlaufen können, *wenn nur* ... Sich einem solchen Verlust zu stellen ist selten einfach, und aus diesem Grund wehren sich so viele von uns gegen Veränderungen im Allgemeinen und in den mittleren Lebensjahren im Besonderen. Ein Teil von uns rationalisiert: »Warum unnötig Unruhe stiften? Ich habe die Hälfte meines Lebens hinter mir. Wäre es nicht einfacher, mit dem zufrieden zu sein, was ich habe, statt das Unbekannte zu riskieren?«

Das Ende einer wichtigen Beziehung oder einer bedeutenden Phase unseres Lebens – selbst einer, die uns unglücklich gemacht hat oder uns von Wachstum und Erfüllung abgehalten hat – ist wie ein Tod. Um darüber hinwegzukommen und weiterzugehen, müssen wir den Schmerz dieses Verlustes spüren und ausgiebig um das trauern, was hätte sein können und nun niemals sein wird.

Und dann müssen wir uns aufraffen und auf das Unbekannte zugehen. Wenn wir uns den Unsicherheiten der Zukunft stellen, kommen in den häufigsten Fällen unsere tiefsten Ängste an die Oberfläche. Während meiner eigenen Lebensveränderungen in den Wechseljahren erfuhr ich dies mit allen Konsequenzen am eigenen Leibe – sehr zu meiner eigenen Überraschung.

Zu dem Zeitpunkt, als ich mich den Wechseljahren näherte, hatte ich mit Dutzenden von Frauen gearbeitet, die die reinigende Wirkung der Lebensmitte erfahren hatten. Ich hatte sie begleitet und beraten, als ihre Kinder das Haus verließen, ihre Eltern krank wurden, ihre Ehen scheiterten, ihre Ehemänner erkrankten oder starben, sie selbst erkrankten, ihr Berufsleben endete – kurz gesagt, während sie durch all die Stürme und Krisen der mittleren Jahre gingen. Doch ich wäre niemals auf den Gedanken gekommen, dass es eine Krise in meiner eigenen Ehe geben könnte. Ich hatte mich stets irgendwie selbstzufrieden gefühlt, sicher in meinem Glauben, dass ich mit dem Mann meiner Träume verheiratet war, mit dem einen, mit dem ich zusammenbleiben würde, »bis dass der Tod uns scheidet«.

Überschäumendes Glück und weiche Knie

Ich werde mich stets an das Glück erinnern, meinem Mann begegnet zu sein und ihn zu heiraten, eine Entscheidung, die wir nur drei Monate, nachdem wir uns kennengelernt hatten, trafen. Er war Assistenzarzt in der Chirurgie, als ich in Dartmouth Medizin studierte. Er sah aus wie ein griechischer Gott, und ich war von seiner Aufmerksamkeit tief geschmeichelt, denn ich war mir keineswegs sicher, all das zu haben, was nötig ist, um einen derart attraktiven Mann mit einem solchen Hintergrund aus altehrwürdiger Universität und Country Club zu interessieren.

Irgendetwas tief in mir war von ihm über alle Vernunft hinaus berührt, über alles hinaus, was ich jemals bei einem anderen Freund empfunden hatte. In den ersten fünf Jahren unserer Ehe bekam ich weiche Knie, sobald ich ihn sah. Es gab keine Macht auf Erden, die mir eine Heirat mit ihm hätte ausreden können. Ich erinnere mich, dass ich mir wünschte, meine Liebe von der Spitze der Hochhäuser hinabzuschreien – ein Überschwang der Gefühle, der sehr untypisch war für die stille, fleißige Abschlussrednerin der Ellicottville Central School-Klasse von 1967.

Ihn drängte es jedoch weit weniger, seine Gefühle zur Schau zu stellen. In den Jahren, in denen wir beide unsere chirurgische Ausbildung absolvierten, musste ich feststellen, dass sich mein Mann ungern im beruflichen Umfeld zu unserer Beziehung bekannte und oft kalt und abweisend erschien, wenn ich in diesem Rahmen versuchte, meine Zuneigung zu zeigen. Das verwunderte und verletzte mich, weil es mich immer mit Stolz erfüllte, ihn meinen Patienten vorzustellen, wenn wir einander außerhalb des Operationssaals trafen. Aber ich sagte mir, dass er mit genügend Liebe und Aufmerksamkeit von meiner Seite schon leichter ansprechbar und emotional zugänglicher werden würde.

Die Jahre der Kindererziehung: Der Versuch, Beruf und Familie in Einklang zu bringen

Das Leben meines Mannes veränderte sich nur wenig, als wir unsere beiden Töchter bekamen. Meines wurde jedoch zu einem Kampf – einem Kampf, den Millionen Frauen aus eigener Erfahrung kennen –, während ich versuchte, einen befriedigenden und effektiven Weg zu finden, meine Kinder zu betreuen, die Ärztin zu bleiben, die ich sein wollte, und gleichzeitig meinem Mann eine gute Ehefrau zu sein. Nichtsdestotrotz waren dies glückliche Jahre, denn wir beide liebten unsere Töchter von Anfang an heiß und innig und freuten uns an den vielen Aktivitäten, die wir mit ihnen teilten – die Wanderungen an den Wochenenden, die Familienferien, das einfache alltägliche Zusammenleben mit zwei wunderbaren, sich entwickelnden jungen Menschen.

Manchmal ärgerte mich das Ungleichgewicht zwischen dem, was ich zur Aufrechterhaltung unseres Familienlebens beitrug, und dem Beitrag meines Mannes. Einmal, als die Kinder noch klein waren, fragte ich ihn, ob er nicht etwas weniger arbeiten könne, damit ich nicht einen Teil meiner Praxis aufgeben müsste, an dem mir sehr viel lag: Babys auf die Welt zu bringen. Er antwortete: »Kennst du etwa einen orthopädischen Chirurgen, der Teilzeit arbeitet?« Ich gab zu, dass ich keinen kannte, meinte aber, das könne nicht heißen, dass sich so etwas mit ein wenig Fantasie seinerseits nicht verwirklichen ließe. Es wurde jedoch nichts daraus. Ich war es, die wie so viele andere Frauen Meisterin darin wurde, von einer Rolle in die andere zu schlüpfen und meine eigenen Bedürfnisse denjenigen aller anderen Familienmitglieder unterzuordnen.

In den Anfangsjahren unseres Familienlebens wurde mir außerdem zunehmend bewusster, dass die Ungerechtigkeiten, die mich in meiner Ehe störten, die Ungerechtigkeiten in der Kultur um uns herum widerspiegelten. Ich sah viele Paare wie meinen Mann und mich – Paare, die ihr Eheleben sowohl finanziell wie auch ausbildungsmäßig auf gleicher Ebene begonnen hatten, sogar Menschen, die wie wir die gleiche Arbeit taten – und immer, sobald die Kinder kamen, war es die Frau, die Opfer brachte, was Freizeit, berufliches Fortkommen und persönliche Erfüllung anging.

Verändere dich selbst, verändere die Welt

Im Verlauf dieser oft sehr anstrengenden Jahre begann ich, einige der Ideen zu verwirklichen, die ich zum Thema Frauengesundheit entwickelt hatte – während ich gleichzeitig stets darauf achtete, darüber zu Hause nicht zu viel zu sprechen, weil ich wusste, dass sie von meinem Mann nicht begrüßt werden würden. Inspiriert von meinen eigenen Erfahrungen wie auch von denjenigen meiner Patientinnen und in der Überzeugung, dass meine Ideen das Leben von Menschen positiv verändern könnten, tat ich mich im Jahre 1985 mit drei anderen Frauen zusammen, um ein Gesundheitszentrum einzurichten, das wir Women to Women nannten. Die Idee eines Gesundheitszentrums, das von Frauen für Frauen geleitet wurde, war damals buchstäblich etwas noch nie Dagewesenes. Unser zentrales Anliegen war es, Frauen zu helfen, die Einheit von Geist, Körper und Seele zu erfahren, sie in die Lage zu versetzen, die Verbindung zwischen ihrer psychischen Gesundheit und ihrem physischen Wohlbefinden zu erkennen. Ich wollte Frauen einen sicheren Ort bieten, wo sie ihre persönliche Geschichte erzählen konnten, sodass sie neue, gesundheitsfördernde Wege entdecken konnten, ihr Leben zu leben.

Ich wusste, dass dies manchmal verlangen würde, den Status quo infrage zu stellen, weil die Ungerechtigkeiten unserer Kultur oft körperlich wie geistig einen schrecklichen Preis von Frauen fordern. Doch als ich diese neue ganzheitliche Form der Medizin praktizierte, die für damalige Verhältnisse geradezu revolutionär war, erkannte ich, dass mir die Tatsache, ein normales, glückliches Familienleben zu führen wie auch einen Ehemann mit konventionellen medizinischen Ansichten zu haben, der in derselben Gemeinde praktizierte, eine Art Schutz bot. Sie ließ mich in einer Zeit, in der meine Ideen bestenfalls als unbewiesen, schlimmstenfalls als gefährlich angesehen wurden, als »ungefährlich« erscheinen.

Meine drei Partnerinnen bei Women to Women und ich erwarben ein altes viktorianisches Haus, das wir in ein Zentrum für unsere neue Gemeinschaftspraxis umwandeln konnten. Wir alle stimmten darin überein, unsere Ehemänner aus unserem neuen Unternehmen herauszuhalten, damit sie nicht unser enthusiastisches, aber nichtsdestoweniger noch zartes Vertrauen in uns als Geschäftsfrauen unterminierten.

In meinem Fall zumindest hieß das natürlich nicht notwendigerweise, dass ich keinen Wert auf die Unterstützung meines Mannes legte. Ich erinnere mich deutlich an einen Tag zu Beginn der Bau- und Renovierungsarbeiten. Zwei Bulldozer standen auf dem Rasen, überall wuselten Arbeiter herum, und das ursprüngliche Gebäude war niedergerissen worden. In diesem Augenblick wurde das ganze Projekt plötzlich real für mich, und ich erkannte, dass meine Kolleginnen und ich nun für alle anfallenden Kosten verantwortlich waren. Das war ein überwältigender Gedanke. Als ich an diesem Abend nach Hause kam, bat ich ganz untypisch für mich meinen Mann um moralische Unterstützung, um meine Befürchtungen zu zerstreuen. »Ich habe Angst«, gestand ich ihm. »Ich bin mir nicht sicher, ob ich das schaffe.« Und er antwortete: »Ich hasse es, wenn du so mutlos bist.« Ich erkannte rasch, dass ich eine Närrin gewesen war, von ihm irgendetwas zu erwarten.

Seine Reaktion auf meinen untypischen und riskanten Moment emotionaler Verletzlichkeit verstärkte lediglich den »Das-schaffe-ich-schon«-Stil, den ich in meiner Kindheit entwickelt hatte, einen Stoizismus, der in einem Haushalt, wo über emotionale Bedürfnisse die Stirn gerunzelt und uns gesagt wurde, wir sollten uns zusammenreißen und uns nichts anmerken lassen, eine schiere Notwendigkeit war. Ein anderer beliebter Ausspruch in meiner Familie war: »Frag nicht nach einer leichteren Aufgabe, frag nach einer schwereren.« Daher zog ich mich wie gewöhnlich an meinem eigenen Zopf aus dem Sumpf, zapfte meine inneren Ressourcen an und gab vor, keine Angst zu haben.

Wie sich bald herausstellte, war Women to Women ein großer Erfolg. Unsere Arbeit stieß bei unseren Patientinnen auf große Resonanz, und unsere Patientinnenkartei wuchs durch Mundpropaganda ständig. Aber so begeistert ich auch von dem, was ich tat, war, konnte ich meinen Mann doch niemals für irgendeine der Ideen über alternative Medizin interessieren, die den Kern meiner neuen klinischen Praxis bildeten. Wir hatten jedoch genügend andere gemeinsame Interessensgebiete, sodass ich nicht auf den Gedanken kam, dass seine Haltung meiner Arbeit gegenüber wirklich eine Rolle spiele. Tatsächlich war ich recht stolz auf mich, weil ich eine liebevolle Beziehung zu einem eingeschriebenen Mitglied der American Medical Association aufrechterhalten konnte.

Ich heirate meine Mutter

Zurückblickend sehe ich, dass ich, als ich meinen Mann heiratete, heimlich und weitgehend unbewusst ein Gelübde ablegte: Ich versprach, alles zu tun, was nötig war, damit diese Ehe funktioniert, und die Frau zu sein, die er sich meiner Meinung nach wünschte – solange ich gleichzeitig der Arbeit nachgehen konnte, die ich liebte. Ohne es zu merken, schuf ich mit meinem Mann ein Szenario, das viele Aspekte meiner unbewältigten Beziehung zu meiner Mutter enthielt, eine Tatsache, die mir erst ungefähr 22 Jahre später zu dämmern begann, als ich in die Wechseljahre kam.

Bis dahin spielte ich in meiner Ehe weiterhin die Rolle des Kindes von einst, das sich bemüht, zu gefallen und es allen recht zu machen, während mein Mann den Part meiner kühlen, emotional unzugänglichen Mutter übernahm. Als das ruhige, empfindsame Kind in einem Haushalt voller kontaktfreudiger, sportlicher Geschwister, die es liebten, jeden Augenblick des Lebens mit voller Geschwindigkeit Berge hinauf- und Skihänge hinunterzurasen, war ich immer der Typ gewesen, der gern verschwand und sich in eine ruhige Ecke zurückzog, wo ich Musik hören und Märchen lesen, träumerisch vor einem Feuer sitzen oder aufs Meer hinausblicken konnte. Meine Mutter, die viel mehr auf die anderen Mitglieder unserer großen, geschäftigen Familie eingestimmt war, schien immer zu beschäftigt, um mich wahrzunehmen. Und obwohl mein Vater meine strebsame Seite unterstützte, überließ er, wie die meisten Männer seiner Zeit, die aktive Kindererziehung meiner Mutter.

Da ich mich nach der Anerkennung meiner Mutter sehnte, versuchte ich, ihre Liebe zu gewinnen, indem ich ein braves Mädchen war. Daher arbeitete ich hart und lernte fleißig, machte niemals Ärger und verwandelte mich in Mutters kleine Helferin, kochte, machte sauber, bastelte Tischschmuck – alles, was mir in den Sinn kam, um meinen Wert zu beweisen. Da ich intuitiv erfasste, dass meine Mutter litt – wenn es auch noch viele Jahre dauern sollte, bis ich die Art ihres Schmerzes verstand –, versuchte ich, ihr Trost und Stütze zu sein, genauso wie ich später in meiner Ehe versuchen sollte, die Kindheitswunden meines Mannes zu heilen und ihm genug Liebe zu geben, um es ihm zu ermöglichen, seine frühkindlichen Ängste und Verletzungen zu überwinden.

In der Zwischenzeit suchte ich bei meinen Lehrern nach dem Beifall, den ich zu Hause nicht bekommen konnte. Meine Suche nach Anerkennung machte mich zu einer klassischen leistungsorientierten Schülerin, ein Muster, das sich durch meine gesamte medizinische Ausbildung bis in meine Ehe zog. Gerade so, wie ich mich meinen Lehrern zugewandt hatte, um die Unterstützung und die Anerkennung zu erhalten, die ich zu Hause nicht bekam, sollte ich mich eines Tages anderen Menschen als meinem Mann zuwenden, um meine emotionalen Bedürfnisse zu befriedigen. Aber bis ich den Prozess der Selbsterkenntnis begann, der in der Demontage meiner Ehe gipfelte, akzeptierte ich einfach die Tatsache, dass mich mein Mann ebenso wie meine Mutter nicht so sehen oder schätzen konnte, wie ich wirklich war. Tatsächlich erwartete ich das auch niemals von ihm. Ich ging davon aus, dass ich es im Grunde nicht wert sei, von einem derart besonderen Menschen geliebt zu werden.

Hätte ich mich liebenswerter gefunden, hätte ich niemals jemanden wie meinen Mann geheiratet. Mehrere der jungen Männer, mit denen ich befreundet war, bevor ich ihn traf, bewunderten und schätzten mich tatsächlich. Aber wenn Ihre Arbeitshypothese ist, dass man sich Liebe verdienen muss – verdienen, indem man in seinem eigenen Leben besonders viel leistet und indem man einen anderen von seinem Schmerz heilt –, dann werden Sie sich zu einem Menschen hingezogen fühlen, in dem sich Ihre Überzeugungen spiegeln. Zwangsläufig waren die jungen Männer, die mich unterstützten, nicht diejenigen, die ich haben wollte. Ich wollte genau die Art emotionaler Unnahbarkeit, bei der ich mich am meisten zu Hause fühlte – und ich bekam sie.

Meine Kollegin Dr. Doris Cohen, klinische Psychologin und Autorin eines Buches über Tod und Wiedergeburt, meint dazu, dass das Wiedererstehenlassen alter emotionaler Wunden nichts Neurotisches an sich habe. Im Gegenteil: Auf diese Weise werden wir gesund. In den Wechseljahren stellt sich die Frage der Heilung mit großer Wucht.

In diesem Sinne war mein Mann ein echter Seelenverwandter, und ich kann ihm nicht die Schuld für das zuschieben, was zwischen uns ablief. Erst als ich meine Seele, mein tiefstes Inneres von Grund auf zu verändern vermochte, hörten wir auf, Lebensgefährten zu sein. Rückblickend sehe ich ihn als einen meinen größten Lebensschätze, als jemand, der mehr zu meinem persönlichen Wachstum beigetragen hat, als ich je zu träumen gewagt hätte.

Auf der anderen Seite haben meine Mutter und ich uns nach meiner Scheidung durch die meisten unserer alten Konflikte hindurchgearbeitet und stehen uns heute näher als jemals zuvor.

Warum sich Ehen in der Lebensmitte verändern müssen

Wenn man sich die Dynamik einer typischen intimen Familienbeziehung in unserer Kultur anschaut, kann man mit einiger Sicherheit behaupten, dass die überwiegende Mehrheit der hegenden und pflegenden, der erziehenden und unterstützenden, der untergeordneten Rollen von Frauen übernommen werden, ebenso die meisten Selbstaufopferungen.

Ja, es kommt inzwischen etwas häufiger vor, dass Frauen in Unternehmen, in Politik und Wissenschaft hohe Positionen einnehmen. Doch immer dann, wenn zum Wohl der Familie Konzessionen bei der Karriere gemacht werden müssen, ist es höchstwahrscheinlich die Frau, die Abstriche macht und zurücksteckt; aus diesem Grund kennt man im Anglo-Amerikanischen den Begriff *mommy track*: Er steht für einen bestimmten Karrieretypus von

Frauen, die Beruf und Familie unter einen Hut zu bringen versuchen, daher oft langsamer aufsteigen und nicht ganz für voll genommen werden.

Es stimmt, dass die Biologie einer Frau dazu tendiert, in den Jahren der Kindererziehung ihr familiäres Engagement auf Kosten anderer Interessen zu fördern. Aber ebenfalls richtig ist es, dass das Klima der geschlechtsspezifischen Ungerechtigkeit, das in unserer Kultur herrscht, diese Tendenz extrem ausbeutet. Das kann zu einer unglaublichen Woge von aufgestautem Groll führen, wenn sich der hormonelle Schleier lüftet und eine Frau plötzlich mit aller Klarheit sieht, was sich in ihrem Leben abgespielt hat.

Die emotionalen Veränderungen, die in den Jahren, die zum Klimakterium führen, und während des Klimakteriums selbst stattfinden, können sich wie ein Erdbeben anfühlen und erschreckend sein; das gilt besonders für diejenigen von uns, die gewohnt sind zu denken, wir hätten stets alles unter Kontrolle. Es ist *eine* Sache, einer Veränderung zu widerstehen, die von außen hervorgerufen wird. Ganz anders sieht es aus, wenn diese Veränderung von innen kommt und sich alles, an das Sie sich klammern, weil es in seiner Vertrautheit so tröstlich ist, einschließlich Ihrer ureigenen Identität, von innen nach außen stülpt.

Es gibt nur zwei Möglichkeiten, derart abrupte, holprige Sprünge in den Wechseljahren zu vermeiden: Widersetzen Sie sich dem sozialen und kulturellen Diktat bereits in Ihren reproduktiven Jahren, sodass Sie, wenn Sie sich den Wechseljahren nähern, bereits viele der Veränderungen vorgenommen haben, die in der Lebensmitte gemacht werden müssen, oder widersetzen Sie sich der Weisheit Ihres Körpers in den Wechseljahren und ignorieren Sie seinen Ruf nach Wahrheit und kreativer Verwirklichung. Der letztgenannte Weg kann schlimme Folgen für Ihre eigene Gesundheit wie auch für die Ihres Partners haben, ganz abgesehen von den Folgen für Ihre Beziehung, die dann auf etwas anderem als gegenseitigem Respekt und Liebe basieren würde.

Warum Ihr Gehirn für Beziehungen gemacht ist

Nichts in unserem Leben kann uns physisch wie auch psychisch grundlegender beeinflussen als unsere Beziehung zu anderen. Die neuronalen Bahnen, die uns befähigen, ja geradezu antreiben, Beziehungen zu anderen menschlichen Wesen aufzubauen, werden in früher Kindheit in unserem Gehirn angelegt.

Die Erfahrungen, die wir in dieser kritischen Phase machen, beeinflussen die Verschaltungen, die sich ausbilden und uns unser ganzes Leben lang begleiten. Wenn unsere Bedürfnisse als Kleinkind beispielsweise von einer liebevollen Bezugsperson erfüllt werden, die auf unser Weinen reagiert, indem sie uns zu essen gibt oder die Windeln wechselt, uns streichelt oder uns schaukelt, wenn wir hungrig oder nass oder ängstlich sind, dann fühlen wir uns geborgen und entwickeln Vertrauen in die Außenwelt. Unsere körperlichen und emotionalen Bedürfnisse sind wahrgenommen worden, und unsere Beziehung zu einem anderen menschlichen Wesen dient uns als Bestätigung unseres Wertes. Und sicherlich unterstützt die Biochemie der Mutterschaft diesen Ablauf. Die Hormone, die bei einer gesunden, glücklichen, allseits unterstützten Mutter bei Geburt und Stillen freigesetzt werden, prädestinieren sie dazu, sich in ihr Baby zu verlieben und dem Kind das Gefühl zu vermitteln, bedingungslos geliebt und akzeptiert zu werden.

Manchmal haben Eltern jedoch diese Form bedingungsloser Liebe niemals selbst erfahren und können sie daher auch nicht weitergeben. Dann wird unser Weinen und Schreien vielleicht überhört oder, schlimmer noch, stößt auf Ablehnung oder Unwillen, und wir fühlen, dass die Welt kein sicherer Ort ist. Unsere Beziehungen zu anderen Menschen werden uns unsicher, sogar Angst einflößend erscheinen.

Die Gefühle, die wir als Kinder in Bezug auf uns selbst und andere entwickeln, werden in die Verschaltung unseres Gehirns eingeätzt, wo sie unser Leben lang Einfluss auf die Wahl unserer Partner und auf unsere Reaktionen ihnen gegenüber nehmen werden. Sie sind Teil unserer emotionalen Grundausstattung, lassen sich leicht abrufen und frei ausdrücken, manchmal sogar im Übermaß. Auf der anderen Seite verkümmern diejenigen Gefühle, die nicht durch frühe Erfahrungen verstärkt wurden, oft und sind dann für uns in vielen Fällen ohne großen Aufwand und Mühen – oder psychotherapeutische Hilfe – nicht mehr zugänglich.

Wie auch immer Sie Erfolg definieren, Ihre Fähigkeit, ein erfolgreiches Leben zu führen, hängt in hohem Maße davon ab, wie Ihre Beziehungen zu anderen Menschen aussehen. Wenn dieser Teil Ihres Lebens unbefriedigend ist, besteht Ihre einzige Möglichkeit, die alten Beziehungsverschaltungen, die Ihre gegenwärtigen Beziehungen prägen, neu zu verknüpfen, darin, diese freizulegen und zu begreifen, wie Ihr Gehirn in Ihrer Jugend ausgelegt wurde. Wenn Sie erst einmal verstehen, in welche Umgebung Sie hineingeboren wurden und wie Sie aufgewachsen sind, kann es Ihnen gelingen, so manche unbewusste Entscheidung zu revidieren, die mit dieser Prägung zu tun hat, auch wenn so eine Sache niemals einfach ist.

Aber zu einer Veränderung kann es nur kommen, wenn Sie verstehen, was Sie eigentlich verändern wollen. Sie müssen sich fragen, warum Sie fühlen, wie Sie fühlen, warum Sie die Partner wählen, die Sie wählen, warum Sie so handeln, wie Sie handeln. Die Antwort liegt in jenen frühen Lebenserfahrungen, die als Architekten Ihrer neuronalen Verschaltungen dienten und heute noch in Ihren Nervenzellen präsent sind.

Während und nach der Pubertät fühlen wir uns fast zwangsläufig zu Geschlechtspartnern hingezogen, die uns ermöglichen, das, was in unserer Kindheit unvollendet geblieben ist, neu aufzugreifen und vielleicht zu einem guten Abschluss zu bringen. In unserer Kultur drücken wir in der romantischen Liebe unsere tiefsten Sehnsüchte aus. Wir sehen dann unsere emotionale Verschaltung wie unter einem Mikroskop. Mehr als jeder andere Aspekt unseres Lebens werfen unsere intimen Beziehungen Licht auf die alten Wunden, die noch immer auf Heilung warten.

In der Rückschau kann ich sehen, dass dies auf meine Gefühle für den Mann zutraf, der mein Ehemann wurde. Ich spielte mit ihm ein Familiendrama durch, das für mich noch immer nicht beendet war. Und wenn ich auch nicht für ihn sprechen kann, so glaube ich doch, dass ich für ihn aller Wahrscheinlichkeit nach einen ähnlichen Zweck erfüllte. Es bedurfte der hormonellen und entwicklungsbedingten Veränderungen des Klimakteriums, damit ich erkennen konnte, dass die Rolle, die ich in meiner Ehe spielte, auf alten Überzeugungen über mich und meinen Wert basierte – Überzeugungen, die nicht länger meine eigenen und die obsolet geworden waren.

Wechseljahre als Rettung

Es mag in dem Augenblick nicht wie eine Rettung erscheinen, aber die Klarheit des Blicks und die zunehmende Unduldsamkeit Ungerechtigkeiten und ungleicher Lastenverteilung gegenüber, die die klimakterischen Veränderungen begleiten, sind ein Geschenk.

Unsere Hormone geben uns Gelegenheit, ein für alle Male zu sehen, was wir verändern müssen, um in der zweiten Hälfte unseres Lebens ehrlich, gesund und in vollen Zügen zu leben. Das ist der Zeitpunkt, an dem viele Frauen aufhören, das zu tun, was ich »alles herunterschlucken« nenne – ihre eigenen Bedürfnisse hintanzustellen, um diejenigen aller anderen zu befriedigen. Unsere Kultur erwartet von Frauen, andere an die erste Stelle zu setzen, und während ihrer reproduktiven Jahre tun die meisten von uns dies auch, unabhängig davon, was es uns kostet. Doch in der Lebensmitte erhalten wir die Chance, Veränderungen durchzusetzen, ein Leben zu schaffen, das darauf zugeschnitten ist, wer *wir* sind – oder, genauer gesagt, wer wir geworden sind. Wenn sich eine Frau jedoch den Veränderungen, die sie in ihrem Leben vornehmen muss, nicht stellen kann, findet ihr Körper unter

Umständen einen Weg, sie auf diese nötigen Veränderungen hinzuweisen – in Leuchtschrift und unmöglich zu ignorieren. In diesem Stadium kommt es bei vielen Frauen zu einer Krise in Form irgendeines körperlichen Problems wie einer lebensverändernden oder manchmal sogar einer lebensbedrohlichen Erkrankung.

Gregg Braden, Wissenschaftler und Buchautor, ist weit gereist und hat überall auf der Welt eingeborene Völker erforscht. Ihm habe ich durch ein Interview in meiner Radiosendung in dieser Hinsicht neue Erkenntnisse zu verdanken. Überall auf der Welt, sagt er, begegne er Frauen, die um die 120 Jahre alt seien und noch für sich sorgen könnten. In den Kulturen, die er erforscht habe, sei man der Auffassung, dass man Unverarbeitetes und unerlösten Schmerz bis fünfzig noch wegstecken könne, dann aber irgendwann körperlich daran erkranken werde.

Ein häufiges körperliches Problem in den Jahren, die zum Klimakterium führen, sind zum Beispiel Uterusmyome, das sind Geschwülste in der Gebärmutter. Bei 40 Prozent aller klimakterischen Frauen in unserer Kultur werden ein oder mehrere Myome diagnostiziert, und viele von ihnen unterziehen sich in der Lebensmitte einer Gebärmutterentfernung (Hysterektomie), um dieses Problem zu lösen. In der Schulmedizin geben wir Ärzte uns damit zufrieden zu erklären, dass Myome bei Frauen in den Vierzigern aufgrund des schwankenden Hormonspiegels so häufig sind – weil im Vergleich zum Progesteron zu viel Östrogen produziert wird.

Obwohl das natürlich stimmt, ist es nicht die ganze Wahrheit. Ich weiß das sowohl aus beruflicher als auch aus persönlicher Erfahrung, da bei mir im Alter von 41 Jahren ein Myom diagnostiziert wurde. Körperliche Symptome sind ihrer Natur nach nicht nur physisch, oft enthalten sie auch eine Botschaft für uns, die unser Leben betrifft – wenn wir nur lernen können, sie zu entziffern. Manchmal, wie das bei mir der Fall war, wird diese Botschaft erst nach und nach klar, und man erkennt ihre volle Bedeutung erst in der Rückschau.

Aber wie ich im Verlauf der acht Jahre, während deren ich die Erfahrung meines Myoms verarbeitete, aus erster Hand gelernt habe, brüten wir genau die Krankheit oder das gesundheitliche Problem aus, das uns am ehesten den Zugang zu unserer inneren Weisheit verschafft – ein Phänomen, das sowohl Ehrfurcht einflößend als auch manchmal erschreckend sein kann.

Auch wenn das unser ganzes Leben hindurch gilt, trifft es uns in den Wechseljahren härter und direkter, als ob die Natur versuchte, uns ein letztes Mal zu wecken, bevor wir unsere fortpflanzungsfähigen Jahre hinter uns lassen; es ist die Zeit, in der unsere innere Weisheit, die uns zum Teil durch unsere Hormone vermittelt wird, am lautesten und intensivsten spricht.

Mein Weckruf war ein Myom. Eine andere Frau erlebt vielleicht ein Aufflammen von Migräne-Kopfschmerz, von prämenstruellem Syndrom (PMS) oder Brustsymptomen oder irgendeinem der vielen anderen Symptome, die im Klimakterium so häufig sind. Die Botschaft, die Ihr Körper Ihnen sendet, erfolgt in der Sprache, die am ehesten dazu geeignet ist, Ihre ganz persönlichen Barrieren zu durchbrechen, und die ganz speziell auf die Bereiche zugeschnitten ist, die Sie in Ihrem Leben ändern müssen. Die Weisheit dieses Systems ist sehr präzise.

Meine persönliche Myomgeschichte: Das letzte Kapitel

Mein Myom wurde erstmals 1991 diagnostiziert, mehrere Jahre bevor mein erstes Buch, *Women's Bodies, Women's Wisdom* (*Frauenkörper, Frauenweisheit.* Überarbeitete Neuausgabe, ZS Verlag, 2017), publiziert wurde. Damals arbeitete ich bereits über drei lange Jahre an diesem Buch und eine Zeit lang hatte ich das Gefühl, nicht weiterzukommen. In meinen schwärzesten Momenten bezweifelte ich, dass das Buch jemals erscheinen würde. Ich nahm damals an, das Myom hänge mit meiner Frustration darüber zusammen, dass ich so lange brauchte, um dieses Buch fertigzustellen und zu veröffentlichen.

Myome sind häufig Ausdruck von blockierter Kreativität oder Kreativität, die noch nicht zum Zuge gekommen ist, gewöhnlich deshalb, weil sie in Beziehungen, Jobs oder Projekte kanalisiert wurde, die in Sackgassen führen. (Blockierte kreative Energie kann sich auch an anderen Stellen ausdrücken, zum Beispiel in den Eierstöcken, den Eileitern, dem Dickdarm, der Kreuzbeinregion, der Blase, den Hüften oder der Gebärmutter – sie alle gehören zum zweiten weiblichen Energiezentrum oder was östliche Ärzte den zweiten Chakra-Bereich nennen.)

Als *Women's Bodies, Women's Wisdom* schließlich veröffentlicht wurde, wurde es zu meiner großen Überraschung positiv aufgenommen. Insgeheim hatte ich gefürchtet, dass ich von meinem geliebten Berufsstand dafür verunglimpft werden würde, dass ich die Wahrheit hinsichtlich der tief greifenden Beziehung zwischen dem Leben von Frauen und ihrer Gesundheit so beschrieb, wie ich sie sah. Auch wenn das Buch von meinen Kollegen in der Geburtshilfe und Frauenheilkunde nicht gerade begeistert aufgenommen wurde, wurde es auch nicht rundweg abgelehnt. Und die Frauen, für die ich es geschrieben hatte, nahmen es enthusiastisch auf.

Ich war glücklich und erleichtert über die Reaktionen, die ich erhielt, und mein Myom verhielt sich ruhig. Es verschwand nicht, und es wurde auch nicht viel größer. Es war, als ob meine innere Stimme schläfrig wisperte. Ich wusste, die Tatsache, dass es da war, war kein Zufall. Es bedeutete etwas. So schwor ich mir, für seine Botschaft offenzubleiben.

In Verlauf der nächsten Jahre hörte ich weiterhin auf meine innere Stimme – soweit ich sie verstehen konnte. Ich versuchte, Beziehungen zu verändern, die meines Erachtens nicht funktionierten, ich knüpfte neue, die stärker auf Gegenseitigkeit beruhten, stärker partnerschaftlich ausgerichtet waren, und ich bemühte mich, meinen schöpferischen Instinkten zu folgen, wohin auch immer sie mich führten. Daher stellte ich nach mehr als einem Jahrzehnt sehr erfüllender Arbeit mit meinen Kolleginnen bei Women to Women fest, dass ich mich mehr und mehr zum Schreiben und zum Lehren hingezogen fühlte. Da es mir wichtig war, dass meine Botschaft eine breitere Öffentlichkeit als zuvor erreichte, begann ich, mein Engagement im Zentrum zu reduzieren.

Ich gab meine chirurgische Praxis auf und zog mich außerdem mehr und mehr aus der direkten Patientenbetreuung zurück. Obwohl ich die neue Richtung, die mein Leben nahm, höchst aufregend fand, bedauerte ich, den engen Kontakt zu meinen Patientinnen zu verlieren. Ich liebte den regelmäßigen Praxisbetrieb, wo ich dieselben Frauen Jahr um Jahr sah, ihnen in Zeiten der Krankheit half und mit ihnen feierte, wenn sie die Fähigkeit erworben hatten, Gesundheit zu schaffen. Doch der Stapel von Patientenunterlagen, der mich am Ende eines jeden Tages erwartete, verursachte mir zunehmend einen Knoten im Magen.

Inzwischen lief der Rundbrief *Health Wisdom for Women*, den ich 1994 zu schreiben begonnen hatte, sehr gut, und ich verbrachte jeden Monat viel Zeit mit Recherchieren und Schreiben. Ich begann, im ganzen Land herumzureisen, zu lehren und Vorträge zu halten. Diese ganze Zeit des Wandels hindurch versuchte ich zu verstehen, was mein Myom mir sagen wollte – insbesondere als es, nachdem es fast vier Jahre lang stabil gewesen war, wieder zu wachsen begann, bis es schließlich die Größe eines Fußballs erreicht hatte.

Obwohl ich nicht das Gefühl hatte, mein Leben wäre in irgendeiner Weise aus dem Gleichgewicht geraten, war ich mir bewusst, dass meine beruflichen Veränderungen von einer Menge Schuldgefühle begleitet waren, und Schuldgefühle, weil wir etwas tun, das wir lieben, deuten stets auf blockierte Energie hin. Doch da ich mich durch mein Berufsleben so ausgefüllt fühlte, verstand ich nicht, was diese Blockade sein könnte.

Als ich am Thanksgiving Day 1996 versuchte, in meinem Kleiderschrank etwas zu finden, womit ich die nun deutlich sichtbare Schwellung in meinem Bauch kaschieren konnte, wurde mir klar, dass ich dieses »Drumherumkleiden« um mein Myom leid war, dass ich die Unbequemlichkeit leid war, die es mir verursachte, wenn ich versuchte, auf dem Bauch zu liegen. Ich entschied, dass es an der Zeit war, meine Versuche aufzugeben, es durch Visualisierung, Homöopathie, Diät und Akupunktur zum Schrumpfen zu bringen. Ich war bereit, um Hilfe nachzusuchen und mein Myom operativ entfernen zu lassen.

Nachdem ich einen Operationstermin ausgemacht hatte, begann ich, einen GnRH-Agonisten (*gonadotropine releasing hormone*, Gonadotropinfreisetzendes Hormon) einzunehmen, eine Medikation, die den Östrogenspiegel im Blut senkt und dadurch Myome zum Schrumpfen bringt. Das schafft ein künstliches Klimakterium mit vielen derselben Nebeneffekte, die von Frauen im echten Klimakterium erlebt werden, wie Gedächtnisveränderungen, Hitzewallungen und Verlust von Knochensubstanz. Nichtsdestotrotz entschied ich, dass die Vorteile, die es mir brächte, die Geschwulst zum Schrumpfen zu bringen (je kleiner die Geschwulst, desto kleiner der Einschnitt und desto geringer das Risiko eines starken Blutverlustes), die Unannehmlichkeiten wert waren, besonders, weil ich das Medikament nur zwei Monate nehmen würde.

Ich hatte keine Ahnung, dass die Vorteile weit über die Verkleinerung der Geschwulst hinausgehen würden. Rückblickend sehe ich, dass diese beiden Monate medikamentenbedingter künstlicher Menopause die Veränderungen in meinem Gehirn und in meinem Leben, die die Bühne für eine komplette Reinigung und Reorganisation meiner engsten Beziehungen (einschließlich meiner Ehe) vorbereiteten, mit einem kräftigen Ruck in Gang setzten.

Explodieren und die eigene Meinung sagen

Eines Abends, einige Wochen nachdem ich mit der Einnahme des GnRH-Agonisten begonnen hatte, war die gesamte Familie einschließlich unserer Haushälterin und früherem Kindermädchen, das ich Lida nennen will, vor dem Fernseher versammelt und sah eine Folge von *Emergency Room*. Gegen Ende der Folge forderte eine der Krankenschwestern einen Besucher auf, ins Krankenzimmer zu kommen und mit seinem Freund zu reden, der so schlimme Brandverletzungen aufwies, dass er dem Tode nahe war.

Lida, die bemerkte, dass die Krankenschwester dem Besucher verschwieg, wie schlimm es um seinen Freund stand, fragte mich daraufhin: »Bringen sie euch in der Ausbildung bei, euch so zu verhalten?« – »Uns wie zu verhalten?«, fragte ich zurück. »Bringen sie euch bei, die ganze Wahrheit zurückzuhalten, wenn die Lage sehr ernst ist?«, präzisierte sie. Nach kurzem Nachdenken antwortete ich ihr, dass unter unseren medizinischen Dozenten tatsächlich die unausgesprochene Überzeugung herrschte, Patienten (und deren Familie und Freunde) seien nicht in der Lage, mit der Wahrheit umzugehen, und dass diese Überzeugung ihre Ursache in vielen Dingen, die ungesagt blieben, habe – eine Tatsache, die durch das, was wir gerade im Fernsehen gesehen hatten, wunderbar illustriert wurde.

In diesem Augenblick stand mein Mann auf, erhob sich zu seiner ganzen, durchaus eindrucksvollen Größe und erklärte: »Natürlich bringen sie dir so etwas nicht bei. Ich weiß gar nicht, wovon du redest!« Irgendetwas in mir zersprang. Nach all den Jahren, in denen ich meine persönliche Wahrheit nicht deutlich ausgesprochen hatte, um von meinem Mann und vergleichbaren Autoritätspersonen im medizinischen Ausbildungsbetrieb akzeptiert zu werden, konnte ich keine Minute länger schweigen.

Ich erklärte ihm, dass ich – wie alle Übrigen – auf tausenderlei nichtverbale Weise dazu angehalten worden war, mit meinen Patienten auf eine gewisse Art zu reden, und dass diese Art einen beträchtlichen Teil der Wahrheit ihrer und meiner Erfahrung ausließ. Natürlich gab es keinen Kurs mit dem Thema »Sprich nicht mit Patienten«, aber ich hatte aus persönlicher Anschauung gelernt, dass eine Hand an der Türklinke oder der Anblick eines Arztes, der bei seinen Visiten von Bett zu Bett eilt, den Patienten viel darüber sagt, was sie im Hinblick auf Kommunikation und Kontakt mit ihrem Arzt erwarten bzw. nicht erwarten konnten.

Als die Diskussion heftiger wurde, zogen sich mein Mann und ich ins Schlafzimmer zurück, um den anderen unseren Streit zu ersparen. Und während der nächsten vierzig Minuten fühlte ich, wie ich an meiner eigenen Wahrheit wuchs und wuchs. Ich sagte meinem Mann, was ich dachte – über die medizinische Praxis, über unsere Beziehung, über die ungleiche Lastenverteilung, die in den ganzen Jahren unserer Ehe geherrscht hatte –, und ich entschuldigte mich weder für das, was ich sagte, noch versuchte ich, irgendetwas zu beschönigen.

Dies war einer der erstaunlichen eruptiven Ausbrüche, zu denen es von Zeit zu Zeit kommt, wenn plötzlich all die Dinge hochkochen, um die wir wissen, über die wir aber nicht reden können, weil wir weiblich sind und überleben müssen, indem wir Autoritäten dazu bringen, uns zu mögen. All das, was wir zu ignorieren versucht haben und krampfhaft unter dem Deckel halten wollten, bricht dann mit aller Macht hervor. Am Ende wirkte mein Mann nicht mehr so groß wie zu Anfang, und er sprach leise und entschuldigend mit mir. Das war der Wendepunkt in unserer Ehe. Es gab kein Zurück mehr. Was in dem Moment passierte, als ich plötzlich den Entschluss fasste, meine Meinung zu sagen, statt wie üblich zu schweigen, war das direkte Resultat meiner künstlichen Wechseljahre. Normalerweise setzt das Klimakterium natürlich langsam ein. Aber wenn es wie in meinem Fall aufgrund von Medikamenten oder wie bei anderen Frauen aufgrund einer Operation bzw. von Bestrahlungen mehr oder minder abrupt dazu kommt, dann können die plötzlichen hormonellen Schwankungen zu Einsichten über unser Leben führen, die ebenso dramatisch und unerwartet sind wie die Hitzewallungen, die uns oft in dieser Zeit plagen. Obwohl mein eigenes vorzeitiges Klimakterium nicht von Dauer war und die Hitzewallungen endeten, sobald ich aufhörte, Medikamente zu nehmen, war die innere Veränderung, die dieses kurze klimakterische Intermezzo mit sich brachte, von Dauer. Sie brachte all die verborgenen Konflikte in mir und meiner Ehe an die Oberfläche.

Die Freuden einer kreativen Partnerschaft

Auch wenn ich bis zu diesem Zeitpunkt in einer Ehe gelebt hatte, die meine Stimme zu Hause zum Verstummen gebracht hatte, hatte sie mich nicht davon abgehalten, im beruflichen Bereich zunehmend meine Stimme zu erheben, und ich wurde nun von Menschen weit außerhalb meines direkten Umfeldes gehört. Mein Stern war eindeutig im Aufstieg begriffen. Ich war Mitbegründerin eines sehr bekannten Frauengesundheitszentrums, war Präsidentin der American Holistic Medical Association geworden und hatte ein Buch geschrieben, das mir enorme Bestätigung für meine Arbeit und meine Ideen eingebracht hatte. Mein Vertrauen in meine eigene Arbeit wuchs von Tag zu Tag.

Ich war auch stolz auf die Tatsache, dass ich mehr und mehr zum Familienbudget beitrug, und hatte wie gewöhnlich bei meinem Mann nach Anerkennung gesucht – aber die sollte nicht kommen.

Wie so viele Frauen in der Lebensmitte fand ich um diese Zeit auch ein neues Partnerschaftsmodell. Ich traf Dr. Mona Lisa Schulz zum ersten Mal, als ich gerade letzte Hand an mein Buch *Women's Bodies, Women's Wisdom* anlegte. Mona Lisa, die sowohl Medizinerin ist als auch einen Doktortitel in Neurowissenschaften besitzt, wurde schließlich meine wissenschaftliche Partnerin und überdies eine meiner engsten Freundinnen. Sie schätzte meine Arbeit vom rein wissenschaftlichen Standpunkt und fand wissenschaftliche Bestätigung dafür. Bis dahin hatte mich meine Ausbildung glauben lassen, dass praktizierende Ärzte keine echten Wissenschaftler waren. Wissenschaftler waren Leute, die sich nicht mit den verworrenen Details aus dem Patientenalltag abgaben, sondern stattdessen vorzogen, Daten unter perfekt kontrollierten Bedingungen zu sammeln. Die Art Medizin, die ich praktizierte – ich half Frauen auf der Basis einer Partnerschaft zwischen Ärztin und Patientin und zwischen Patientin und ihrer eigenen inneren Stimme, individuelle Lösungen für ihre Gesundheitsprobleme zu finden –, war alles andere als kontrolliert. Das konnte sicherlich keine Wissenschaft sein.

Doch Mona Lisa half mir, mich und meinen Beitrag klarer zu sehen. Bis ich sie traf, kannte ich nur sehr wenige ortsansässige Ärzte, die denselben medizinischen Ansatz wie ich verfolgten, und noch weniger, die bereit waren, öffentlich darüber zu reden. Das war zu einer Zeit, als es noch als akzeptabel galt, sich »ganzheitlich« zu nennen, daher gab es nicht allzu viele, die freiwillig für ein potenzielles berufliches Märtyrertum votierten. Doch Mona Lisa war eine von ihnen. Sie teilte meine Visionen wie auch meine Bereitschaft, Risiken einzugehen und den Mund aufzumachen.

Bis ich sie kennenlernte, hatte ich nur äußerst wenige Ärzte in meiner Umgebung gehabt, die den gleichen medizinischen Ansatz verfolgten wie ich, und noch weniger, die darüber öffentlich zu sprechen bereit waren. Zur damaligen Zeit war es nicht ganz ohne, sich als »ganzheitlich arbeitend« auszugeben. Es gab nicht allzu viele, denen nach einem beruflichen Märtyertum der Sinn stand. Doch Mona Lisa gehörte zu dieser Sorte. Sie hatte die gleiche Vision und war ebenfalls bereit, öffentlich darüber zu sprechen.

Unsere Zusammenarbeit damals steht sowohl für die Intuition der rechten Gehirnhälfte als auch für den Intellekt der linken. Es war eine Partnerschaft zweier Profi-Frauen, zweier Weggefährtinnen, die Freundinnen wurden.

Weitere Bestätigung: Meine Botschaft kommt ins Fernsehen

Anfang 1997 begann ich, an meinen ersten beiden Fernsehsendungen zu arbeiten. Bald nachdem GnRH meinem Gehirn auf die Sprünge geholfen hatte, traf ich Jack Wilson und Bill Heitz, zwei Produzenten aus Chicago, deren Frauen ihnen vorgeschlagen hatten, mich aufzusuchen und meine Arbeit im Fernsehen vorzustellen.

Die Zusammenarbeit mit Jack und Bill, die schließlich zu vier erfolgreichen Fernsehsendungen führte, stärkte mein Selbstvertrauen ebenfalls. Nun hatte ich die Erfahrung gemacht, dass ich nicht nur von einer echten Wissenschaftlerin ernst genommen und geschätzt wurde, sondern auch von zwei Menschen, die an mich geglaubt hatten, obwohl ich als Fernsehpersönlichkeit ein völliger Neuling war.

Das war für mich eine außerordentlich aufregende Zeit. Inzwischen verbrachte ich jedoch mehr Zeit außerhalb meines Sprechzimmers als innerhalb. Mein Traum, zu lehren und zu schreiben, meine Botschaft an eine immer breitere Öffentlichkeit heranzutragen, war zu einer Realität – und was für einer! – geworden, die meine ganze Zeit in Anspruch nahm. Widerstrebend durchtrennte ich die Schnur, die mich mit Women to Women verband, und verkaufte meinen Anteil am Unternehmen wie auch am Gebäude an meine Partnerinnen. Die Arbeit, die ich tat, passte nicht länger zu dem Modell, das wir zusammen entwickelt hatten. Ich wusste, es war Zeit, meine eigenen Wege zu gehen.

Die Kräfte, die die Gans verändern, verändern auch den Ganter

Während ich all diese Veränderungen in meinem Leben vornahm und erlebte, durchlebte mein Mann seine eigenen Veränderungen. Seine Bestandsaufnahme in der Lebensmitte begann mit einer Infragestellung seiner Karriereziele. Die Ära des budgetierten Gesundheitswesens zwang ihn, die Art und Weise seiner Praxisführung anzupassen, und seine Arbeit machte ihm immer weniger Freude. Er begann überdies, sich sehr ums Geld zu sorgen, eine Besorgnis, die mein eigener Erfolg offenbar nur noch intensivierte, statt sie zu dämpfen.

Ich konnte nicht verstehen, warum er sich so sehr wegen unserer Finanzen ängstigte. Schließlich, argumentierte ich, verdiente ich viel Geld, und wir »schmissen den Laden« gemeinsam. Ein Grund für seine Sorge war, dass er überlegte, sich aus dem Berufsleben zurückzuziehen, sobald unsere jüngere Tochter ihren High-School-Abschluss in der Hand hatte – was nur noch zwei kurze Jahre dauern würde.

Im Gegensatz dazu fühlte ich mich gerade auf dem Höhepunkt meiner Schaffenskraft und hatte keineswegs die Absicht, mich zur Ruhe zu setzen. Während wir in unseren Besprechungen zusammen mit unserem Steuerberater unseren Ruhestand planten, hatte ich das Gefühl, wir lebten in zwei verschiedenen Welten. Es gab anscheinend kein Computerprogramm, dem es gelingen konnte, zwei Zielvorgaben in Einklang zu bringen, die so unterschiedlich waren wie die, die mein Mann und ich bei diesen Treffen beschrieben.

Wie viele andere Männer in der Lebensmitte wollte mein Mann seine Angst vor Veränderung offenbar dadurch überwinden, dass er versuchte, immer mehr Kontrolle über unsere finanziellen Ressourcen zu gewinnen – Ressourcen, die zunehmend aus meinem Verdienst stammten. Vielleicht hatte er diese Art von Kontrolle auch schon früher ausgeübt, und ich bemerkte dies jetzt nur zum ersten Mal. Denn wie viele Frauen war ich stets davon überzeugt gewesen, dass mein Mann besser mit Geld umgehen könne als ich, daher hatte ich ihm die Regelung unserer Finanzen völlig überlassen. Er übernahm die gesamte Finanzplanung, bezahlte alle Rechnungen und verbrachte damit jede Woche mehrere Stunden an seinem Computer. Als er seine Midlife-Crisis durchlebte, erfüllte ihn diese Aufgabe jedoch offenbar zunehmend mit Angst und Sorgen, was dazu führte, dass er versuchte, meine eigenen Ausgaben bis ins Kleinste zu kontrollieren. Ein Teil von mir war überzeugt, dass wir tatsächlich zu viel Geld ausgaben, und ich stand immer kurz davor, denselben Ängsten anheimzufallen, die ihn plagten.

Aber wie sehr ich mich auch bemühte, es wollte mir nie gelingen, mit dem Budget auszukommen, das er für angemessen hielt. Ich ertappte mich dabei, wie ich Einkäufe vor ihm verheimlichte, damit er nicht explodierte. Natürlich war ich nicht blind für den Widerspruch zwischen den Idealen, die ich meinen Patientinnen all diese Jahre hindurch gepredigt hatte, und der Wirklichkeit. Doch meine Furcht vor der Wut meines Mannes war sehr real. Ich ließ mich jahrelang von ihr kontrollieren und zum Schweigen bringen. Selbst damals war ich in mancherlei Hinsicht noch immer die Person, die mehr als alles andere gefallen wollte, um geliebt zu werden.

Die echten Wechseljahre setzen ein

Zwei Wochen nachdem ich das Zentrum verlassen hatte, das ich ungefähr 15 Jahre zuvor mitbegründet hatte, begannen meine »offiziellen« Hitzewallungen. Sie waren weitaus weniger intensiv als die von Medikamenten induzierten, die ich zuvor erlebt hatte – so extreme Hitzewallungen, dass ich mitten im Ostküstenwinter immer wieder meinen Wintermantel ablegte und mich bis auf den Pullunder auszog! Nichtsdestotrotz waren die Hitzewallungen heftig genug, um mir klar zu machen, dass ich endlich in das echte Klimakterium kam.

Es war der 18. Dezember 1998 – das Ende eines Jahres und, wie sich herausstellen sollte, das Ende einer Ära. Die Trennung von *Women to Women*, die ich gerade bewältigt hatte, war nur ein Aufwärmtraining für das, was an der Heimatfront geschehen sollte – obwohl die Dinge an der

Oberfläche ganz in Ordnung aussahen. Der Tag, an dem meine Hitzewallungen einsetzten, war auch der Tag, an dem ich mit meinem Mann und unseren beiden Töchtern zu einem lang ersehnten Familien-Skiausflug nach Österreich aufbrach, wo wir Weihnachten mit meiner Mutter und meinen Geschwistern verbringen wollten. Das war etwas, wovon ich schon seit Jahren geträumt hatte. Ich war in Festtagsstimmung.

Die Reise war in vielerlei Hinsicht wunderbar, und ich war sehr glücklich, mit meiner großen Familie an einem derart magischen Ort zusammen zu sein, doch ich spürte die Spannung in meiner Ehe wie nie zuvor. Wenn ich die anderen Paare rund um mich herum sah, Männer und Frauen, die sichtbar zueinander gehörten und die Gesellschaft des anderen genossen, fühlte ich mich allein. Ich stellte fest, dass ich meinem Mann auf diesem Familienausflug aus dem Weg ging und die meiste Zeit mit meinen Töchtern, meiner Schwester und meiner Mutter Ski fuhr.

Ich wollte einfach nicht länger meine ganze Energie darauf verschwenden, meinem Mann gut zuzureden und mich um seine Bedürfnisse zu kümmern, wie ich es bisher immer getan hatte. Meine Hitzewallungen hatten ein neues Stadium meiner eigenen Bestandsaufnahme in der Lebensmitte signalisiert – eine Verpflichtung, gesündere Grenzen zu setzen, besser für mich selbst zu sorgen, die Wahrheit zu sagen.

Für den Fall, dass ich noch irgendwelche Zweifel haben sollte, bestärkte mein Körper meine Entscheidung, mich um meine eigenen Bedürfnisse zu kümmern. Ich entwickelte eine Erwachsenen-Akne, ein Zeichen dafür, dass mir etwas »unter die Haut« gegangen und nun dabei war, hervorzubrechen. Als ich mich den Motherpeace-Tarot-Karten zuwandte, die ich bereits in vielen anderen Momenten der Unsicherheit in meinem Leben zu Rate gezogen hatte, zog ich immer wieder die Bube-der-Schwerter-Karte, deren Botschaft lautet: »Sag das, von dem du weißt, dass es wahr ist.« Das Universum sprach zu mir in vielen Verkleidungen. Ich war nun bereit zu hören.

Meine Ehe geht bankrott

Kurz nach Neujahr, Anfang 1999, trafen mehrere Briefe von unserer Bank ein, die lapidar feststellten, dass unser Konto überzogen war. Sie symbolisierten für mich, in welchem Ausmaß mein Mann und ich dabei versagt hatten, eine echte Partnerschaft aufzubauen. Unser Haushaltsbudget verfügte nicht über genügend Mittel. Das Gleiche galt für unsere Ehe. Als ich meinem Mann gegenüber andeutete, dass ich für eine Weile meinen eigenen Freiraum bräuchte und für diese Zeitspanne an getrennte Schlafzimmer dächte, bekam mein Mann einen Wutanfall und ging. Er kam nicht zurück. Beinahe über Nacht erhielt ich die Gelegenheit – und stand vor dem Risiko –, volle finanzielle Verantwortung für meinen Beruf und meinen Haushalt zu übernehmen.

Bis zu dem Moment, als mein Mann das Haus verließ, hätte ich mir in all den Jahren unserer Ehe nicht träumen lassen, dass es zu einer Scheidung kommen könnte. Ich hatte mir in meiner Fantasie immer vorgestellt, mein Mann würde sich ändern oder ich würde mich ändern oder irgendetwas würde sich ändern, sodass wir beide das Team werden würden, das ich mir erträumte. Jahrelang hatten mir Hellseherinnen und Astrologinnen versichert, dass wir füreinander bestimmt waren. Dies hier konnte einfach nicht wahr sein.

Doch trotz dem, was offenbar in den Sternen stand, und trotz unserer drei Jahre Paartherapie war ich am Ende des Wegs angekommen. Ich konnte mir nicht länger erlauben, an etwas festzuhalten, das ich als eine unausgeglichene Beziehung erkannt hatte. Ich musste zu mir selbst kommen. Ich war nicht länger willens, mich von jemand anderem kontrollieren zu lassen, sei es emotional, finanziell oder körperlich. Ich war schon zu weit vorangeschritten.

Schließlich war ich bereit, den letzten Teil der Selbstheilung in Angriff zu nehmen, auf den ich mich seit einem halben Jahrhundert vorbereitet hatte. Die Wechseljahre hatten mich dazu angespornt, die Ideale, die ich in meiner Arbeit vertreten hatte, in meinem eigenen Leben Wirklichkeit werden zu lassen. Ich wusste, ich hatte zwei Möglichkeiten: zu verstummen, um meine Ehe zu retten, oder den nötigen Mut zu finden, die Scheidung einzuleiten. Aber was für eine harte Entscheidung war das!

Einer der Gründe, warum mir diese Entscheidung so schwerfiel, war vielleicht, dass es die Fünfzigerjahre waren, in denen mein Gehirn für Beziehungen ausgelegt wurde. Wenn meine Ehe damals gescheitert wäre, hätte weitgehend Übereinstimmung geherrscht, dass ich unsere Ehe durch meinen Ehrgeiz zerstört hatte. Warum konnte ich nicht die Bedürfnisse meines Ehemannes über meine eigenen stellen? Warum bestand ich darauf, in meiner ehelichen Beziehung voll unterstützt und angenommen zu werden? Warum beharrte ich darauf, meinen Mann weiter zu drängen, als er mir folgen wollte? Ich tat es, weil ich keine andere Wahl hatte.

Irgendetwas in mir, eine innere Stimme, die direkt aus meiner Seele kam, drängte mich, so und nicht anders zu handeln, und ich musste mich ihr anvertrauen. Dennoch hatte ich Angst davor, wie es sein würde, ohne meinen langjährigen Partner zu leben. Aber dann erinnerte ich mich an etwas, das mir eine meiner Töchter mehrere Monate zuvor gesagt hatte: Die Atmosphäre bei uns zu Hause sei so unerfreulich, dass sie, sobald sie aufs College ging, in den Ferien wohl nicht nach Hause kommen würde. Das gab mir die Courage vorwärtszuschreiten.

Heilung durch Schmerz

Auch wenn ich rückblickend erkennen konnte, dass ich den Prozess, der zum Ende meiner Ehe führte, bereits viele Jahre zuvor eingeleitet hatte, war ich nicht auf das tiefe Gefühl des Verlustes vorbereitet, das ich empfand, als sie schließlich tatsächlich vorüber war. Anfangs hatte ich das Gefühl, mir fehle eines meiner Glieder. Wochenlang wachte ich vor Sonnenaufgang auf und fühlte einen heftigen Schmerz in meiner Kehle und in meinem Herzen, sobald mich aufs Neue die Erkenntnis übermannte, dass mein Mann nicht neben mir im Bett lag.

Einmal aus dem Haus, stellte ich fest, dass ich manchmal tagelang gut zurechtkam. Dann passierte es aber auch immer wieder, dass ich irgendwo hinging und eines dieser Formulare ausfüllen musste, die in unserem Leben allgegenwärtig sind, und ich dachte daran, dass irgendwann der Tag kommen würde, an dem ich das Kästchen »geschieden« würde ankreuzen müssen. Ich fürchtete diesen Tag. Ich erinnerte mich daran, wie schlimm es für meine Mutter war, als ihre Ehe endete. Aber sie hatte eine glückliche Ehe geführt, die ein jähes Ende fand, als mein Vater im Alter von 68 Jahren plötzlich auf dem Tennisplatz starb. Das war ein schrecklicher Schlag für sie gewesen. Dennoch erinnere ich mich daran, dass ich in den ersten Monaten meiner Trennung dachte, mein eigener Schmerz sei in gewisser Weise noch schlimmer, denn das Ende meiner Ehe ließ mich die zentralste Tatsache meines Lebens in den vergangenen 24 Jahren infrage stellen.

Auch wenn ich wusste, dass die Hälfte aller Ehen mit einer Scheidung endet, fühlte ich mich als unglaubliche Versagerin. Ich war dabei, zu der Art Frau zu werden, von der es immer hieß, niemand wolle sie einladen, weil sie den Ehemann einer anderen Frau stehlen könnte: eine Frau, in der Lebensmitte allein, unbegehrt, unerwünscht und darüber hinaus gefährlich für den Status quo. Verlust ist ein immer wiederkehrendes Thema in der Lebensmitte. Selbst Frauen, die in dieser Zeit keine Scheidung durchmachen, sehen sich oft anderen Verlusten gegenüber – sei es der Tod von Eltern oder Ehegatten, Entfremdung von einem Kind, Entlassung, körperliche Veränderung oder die Erkenntnis, dass die Jahre der Fortpflanzung vorbei sind. Für eine Frau, die niemals ein Kind geboren hat und immer gehofft hat, dies könne in Zukunft noch geschehen, kann das Ende der Fruchtbarkeit einen schrecklichen Verlust darstellen. Aber ganz gleichgültig, wie die Umstände auch sein mögen – fast jede Frau muss *irgendeinen* Traum aufgeben, den sie in ihrem Leben zu realisieren gehofft hat. Wenn man so etwas erkennen muss, ist es sehr schmerzhaft. Nach und nach erlaubte ich mir, all meine Trauer und all meinen Schmerz zu fühlen in dem sicheren Bewusstsein, dass sie mich nicht zerstören würden. Ich wusste, dass ich nur dann weiterleben konnte.

Heilung durch Wut

Ich würde Ihnen etwas vormachen und Frauen in der Lebensmitte einen schlechten Dienst erweisen, wenn ich Sie glauben machen wollte, ich hätte damals nur Trauer und Verlust gespürt. Es gab da auch ein anderes Gefühl, das in meinem Inneren hochkochte, und dieses Gefühl bewahrte mich vor der Lähmung, die ich sonst vielleicht verspürt hätte.

Es war das Gefühl der Wut, das mir die Energie gab, mit der beschwerlichen Aufgabe fortzufahren, 24 Jahre Eheleben zu demontieren – und eine andere Art von Leben aufzubauen. Ich nutzte die vulkanische Energie meines Zorns und ließ mich von ihr leiten, um meine Bedürfnisse zu erkennen und sie anschließend zu stillen. Da mein Mann meinem Empfinden nach mich und unsere Töchter im Stich gelassen hatte, als er ging, war ich entschlossen, alles mir Mögliche zu tun, um unsere Leben wieder »heil« zu machen.

Anfangs war ich mir nicht sicher, ob ich es schaffen würde. In meinen Zorn mischte sich eine gehörige Portion Angst. Aber jedes Mal, wenn ich am Rande der Verzweiflung oder des Schreckens stand, kam mit der Post irgendein Papierstück ins Haus geflattert, das mich zwang, der Wahrheit ins Auge zu sehen. Mit großer Regelmäßigkeit trafen Kontoauszüge ein, die mir zeigten, dass das Konto überzogen war, Kreditkartenrechnungen und Rechtsanwaltsbriefe. Ob ich es wollte oder nicht, ich war finanziell und in jeder anderen Hinsicht auf mich allein gestellt. Ich musste Abschied von der sentimentalen Fantasievorstellung nehmen, dass unsere Ehe noch zu retten war, und mich stattdessen auf mein eigenes Wohlergehen und das meiner Töchter konzentrieren. In dieser schweren Zeit hatte ich noch eine andere Stütze. Mein Bruder hatte einige Jahre zuvor selbst eine Scheidung durchgemacht, und er wusste offenbar instinktiv, wann er mich anrufen und ermutigen sollte. Seine klare Sicht der Dinge war für mich von unschätzbarem Wert.

Heilung durch Akzeptanz

Ich begann mir anzugewöhnen, täglich um den nötigen Mut zu beten, den es bedurfte, nach und nach meine Ehe und meine Identität als verheiratete Frau aufzugeben. Dazu gehörte jeden Morgen ein Spaziergang, bei dem ich auf halbem Wege stehen blieb, um über den Hafen zu blicken. Dort dachte ich an all das, für das ich in meinem Leben dankbar sein musste. Dann sprach ich laut ein Dankgebet und sandte die Worte den Fluss hinab zu seiner Quelle. Jeden Tag sah ich, wie das Eis auf dem Fluss zurückging, wie die Jahreszeiten sich änderten. Ich wusste, bald würde es Frühling werden und mit dem Frühling würde die heilende Energie von Wiedergeburt und Erneuerung kommen. Ich war dankbar für den Winter und für die Zeit, die er mir gab zu trauern, dankbar für den kommenden Frühling, auf den ich mich freuen konnte. An dem Wochenende vor unserem 24. Hochzeitstag, rund drei Monate nach unserer Trennung, fühlte ich mich besonders traurig, und mein Gefühl des Verlustes überdeckte zeitweilig alle meine intellektuellen und emotionalen Gründe dafür, die Scheidung voranzutreiben. Am Morgen hatte eine Freundin angerufen und mir gesagt, wie traurig sie über unsere Trennung sei, da sie spüren könne, dass zwischen mir und meinem Mann noch so viel Liebe sei. Sie meinte, sie würde übers Wochenende in dem Ashram, den sie besuchte, Gebetsstäbchen für uns verbrennen.

An unserem Hochzeitstag fühlte ich mich voller Sehnsucht. Den ganzen Tag über wollte ich meinen Mann anrufen. Dann, als ich mit meinen Töchtern beim Abendessen saß, klingelte es an der Tür. Es war der Blumenbote, der ein Dutzend weiße Rosen brachte, begleitet von einer Karte, auf der stand: »Danke für fast 24 Jahre Zusammensein. Und für unsere beiden Töchter.« Ich weinte und sagte zu den Kindern: »Zweifelt niemals daran, dass euer Vater und ich uns immer geliebt haben.«

Gürteltier-Medizin: Die Macht der Verwundbarkeit

In den Wochen direkt nach unserer Trennung interviewte mich die Reporterin einer Tageszeitung wegen eines Artikels über meine Arbeit. »Nur noch eine Frage«, meinte sie am Ende des Interviews. »Hat Chris Northrup jemals wirklich gelitten?« Ich war schockiert und sprachlos. Gerade in diesem Moment erlebte ich den Verlust der wichtigsten Beziehung in meinem Leben, erlebte ihn mit jeder Zelle meines Körpers. Wie konnte sie nur annehmen, mein Leben sei einfach? Doch ich sagte nichts. Es war noch zu früh, um meine Situation öffentlich zu diskutieren. Die Wunden waren noch zu frisch, zu offen.

Einige Wochen zuvor hatte Mona Lisa zu mir gesagt: »Du bist nicht verletzlich genug, daher fühlt sich niemand veranlasst, sich um dich zu kümmern. Ich hingegen habe so viele gesundheitliche Probleme gehabt, dass sich jedermann um mich kümmern möchte. Überall, wohin ich gehe, löse ich ›Mutterinstinkte‹ aus.«

Das machte mich wütend. Ich hatte mich nie getraut, verletzlich zu sein, weder an der Seite meines Mannes noch früher bei meiner Mutter. Irgendwann im Leben hatte ich dann die Fähigkeit dazu verloren. Überdies war es keine Fähigkeit, die ich bewunderte. Ich hatte viel zu viele Frauen gesehen, die sich in der Opferrolle gefielen und die Sympathie anderer ausnutzten, um zu bekommen, was sie wollten. Doch ich wusste, dass sich unsere Kultur so stark mit den Opfern identifiziert, dass sie an der Menschlichkeit derjenigen zweifelt, die diese Rolle nicht annehmen. Das war es, was die Reporterin mir mit ihrer Frage gesagt hatte. Nach dem Gespräch mit Mona Lisa suchte ich zwei Abende hintereinander Rat bei einem Satz »Medizinkarten« mit Tiermotiven, die ähnlich wie ein Tarot-Blatt funktionieren. Jedes Mal, wenn ich eine Karte zog, erhielt ich ein auf dem Rücken liegendes Gürteltier, dessen Botschaft lautet:

»Du denkst vielleicht, die einzige Möglichkeit, in deiner gegenwärtigen Lage zu gewinnen, sei, sich zu verstecken oder vorzugeben, du seiest gepanzert und unbesiegbar, aber das ist nicht der richtige Weg, um zu wachsen. Besser ist es, sich zu öffnen und den Wert und die Stärke deiner Verwundbarkeit zu entdecken. Wenn du das tust, wirst du etwas Wunderbares finden. Verwundbarkeit ist der Schlüssel, um die Gaben des physischen Lebens zu genießen. Indem du dir erlaubst zu fühlen, eröffnen sich dir Myriaden von Ausdrucksmöglichkeiten. Ein echtes Kompliment ist beispielsweise ein energetischer Fluss von Bewunderung. Wenn du Angst davor hast, verletzt zu werden, und dich vor etwas versteckst, wirst du niemals die Freude fühlen, die die Bewunderung durch andere auslöst.«[1]

Diese Botschaft traf bei mir ins Schwarze. Und wieder einmal wurde ich daran erinnert, wie gut ich von meiner stoischen Mutter gelernt hatte, meine Verletzlichkeit zu verbergen. Es war an der Zeit, dieses Verhaltensmuster als Teil meiner Vergangenheitsbewältigung zu verändern. In der Lebensmitte suchen manche Frauen nach neuer Befriedigung in einer Welt jenseits von Haus und Familie. Sie müssen sich unter Umständen einen gewissen Panzer zulegen. Doch andere Frauen müssen ihren Panzer möglicherweise ein wenig öffnen. Das war bei mir der Fall. Und das gilt auch für viele Männer, die traditionsgemäß die Jahre vor der Lebensmitte damit verbringen, sich auf den beruflichen Erfolg zu konzentrieren.

Der entscheidende Punkt ist, dass diejenigen Aspekte Ihrer Persönlichkeit, die Sie die erste Hälfte Ihres Lebens am Leben und in Gang gehalten haben, in der zweiten Hälfte zu einem Risiko werden können; das gilt in der Lebensmitte mehr als zu jedem anderen Zeitpunkt. Wir alle müssen den

Mut finden, die notwendigen Veränderungen vorzunehmen, die uns ermöglichen, unser Leben in erfüllter und selbstbestimmter Weise zu leben.

Die Vergangenheit in Ehren halten und zugleich zukunftsfähig sein

Nachdem mein Mann gegangen war, lief alles in unserem Haushalt viel entspannter. Die Anspannung war fort. Ich nahm ein paar Kätzchen aus unserem örtlichen Tierheim auf und stellte fest, dass sie mir und meinen Töchtern viel Freude bereiteten. Wir hatten nie zuvor Haustiere gehabt, weil uns ein Hund stets als zu aufwendig erschienen war und mein Mann auf Katzen allergisch reagierte.

Erstaunlicherweise stellte ich zudem fest, dass ich besser schlief als seit Jahren und jeden Morgen problemlos ohne Wecker zur richtigen Zeit aufwachte. Das war zuvor nie der Fall gewesen. Rückblickend kann ich endlich einschätzen, wie viel Energie ich darauf verwandt habe, meine Ehe fortzuführen.

Als die Wochen vergingen, begann ich langsam zu spüren, was es heißt, sich selbst für sich selbst zu haben. Und auf einer sehr fundamentalen Ebene spürte ich, wie ich meine inneren Batterien aus einer Quelle tief in meinem Inneren wieder auffüllte, wenn auch ganz allmählich. Wie bei dem ganzen Prozess des Trauerns und Loslassens gab es dabei Hochs und Tiefs. In einer Woche fing ich beispielsweise bei der Donnerstagabend-Show im Fernsehen, die ich als wöchentliches Ritual immer zusammen mit meinem Mann und meinen Töchtern angeschaut hatte, plötzlich zu weinen an. Aber dann, eine Woche später, konnte ich den Abend allein, fern vom Fernseher, verbringen und in dem wundervollen Licht am Fluss vor meinem Haus schwelgen. Ich war allein, aber nicht einsam. Ich wusste, dass ich es schaffen würde. Ich war glücklich.

Die Art Ehe, die ich geführt hatte, hatte viele Jahre lang für mich funktioniert, und ich war sehr dankbar, dass ich all die Freuden des Familienlebens mit meinem Mann und unseren beiden Kindern erleben durfte. Diese Freuden waren sehr real, woran ich an dem Tag erinnert wurde, als mein Mann kam, um seinen Teil der Bilder an den Wänden einzufordern. Als er sie mitnahm, blieb ich mit einem schrecklichen Gefühl der Leere und des Verlustes zurück, wie es nackte Wände in solchen Zeiten vermitteln.

Um mir über diese letzte Hürde der Trauer hinwegzuhelfen, verbrachten zwei Freundinnen und ich einen ganzen Nachmittag damit, eine ganze Wand im Esszimmer mit Familienfotos zu schmücken – konkreter und tröstlicher Beweis für die guten Zeiten in meiner Vergangenheit. Ein Jahr später ersetzte ich die Fotos meines Mannes durch Fotos von meinen Töchtern und mir. Ich habe gelernt, dass Loslassen ein Prozess ist, kein einmaliges Ereignis. Ich habe auch gelernt, dass ein Teil dieses Prozesses darin besteht, den Wert anzuerkennen, den die Beziehung, die man hinter sich lässt, in der Vergangenheit gehabt hat, und das nicht nur still für sich allein, sondern, wenn möglich, auch dem Menschen gegenüber, der Teil dieser Partnerschaft war.

Ich tat dies fünf Monate nach unserer Trennung, als mein Mann und ich uns einer Einigung über die Bedingungen der Scheidung näherten. Nach einer unserer Mediatorensitzungen bat ich ihn, sich mit mir privat zu treffen, und dann sprudelte ich alles heraus, was mir auf dem Herzen lag. Ich entschuldigte mich für meine Versuche, ihn zu ändern. Ich sagte ihm, wie froh ich war, dass keiner von uns mithilfe einer Affäre aus der Beziehung ausgestiegen war. Ich dankte ihm für den sicheren Familienhafen, den wir zusammen geschaffen hatten, und für die wunderbaren Kinder, die ohne unsere Liebe zueinander nicht existieren würden. Ich sagte ihm, dass ich ihm dankbar war für die Unterstützung und die Struktur, die er mir geliefert hatte, als ich in der Frauengesundheit neue Wege gegangen war. Ich sagte ihm auch, dass ich ihn liebe.

Meine Gefühle während dieses Dankesschwalles waren so wehmütig, dass ich leicht verstehen konnte, warum Paare ihre Wut und ihre Ressentiments wach halten wollen. Auf diese Weise müssen sie nicht die ganze Wucht und den ganzen Schmerz ihres Verlustes verspüren. Doch ich sah auch, wie schädlich dies für ihre Kinder, für sie selbst und alle übrigen Beteiligten sein konnte, und ich war froh, dass ich den Mut gefunden hatte zu sagen, was ich in meinem Herzen empfand.

Ich ließ in diesem Jahr so viel los, darunter auch mein Gefühl des Versagens. Die renommierte Anthropologin Margaret Mead hat einmal darauf hingewiesen, dass die meisten Ehen in der Vergangenheit deshalb fortdauerten, »bis dass der Tod uns scheidet«, weil nach 25 Ehejahren ein oder beide Ehepartner gestorben waren! Mit anderen Worten, im selben Alter, in dem die meisten von uns durch die Veränderung der Wechseljahre gehen, wurden unsere Vorfahren krank und starben – oder sie waren bereits tot. Das Versprechen »bis dass der Tod uns scheidet« war weitaus leichter einzuhalten, als das Leben noch kürzer war. Meads Beobachtung half mir, mich weniger als Versagerin zu fühlen, weil ich nicht vermocht hatte, meine Ehe zu erhalten. Meine Gesundheit blieb in diesem schwierigen und schmerzhaften Scheidungsjahr unbeeinträchtigt. Ich erlaubte meinen Tränen, frei zu fließen, und meiner Wut, auszubrechen und sich in alle Winde zu zerstreuen. Ich nahm auch ständig spirituelle Orientierungshilfe in Anspruch, und zusammen mit meiner neuen emotionalen Offenheit half mir dies, eine Zeitspanne, die durch bedeutsame hormonelle Veränderungen gekennzeichnet ist, mit einem Minimum an Symptomen zu überstehen. Mit einer Reihe von natürlichen Mitteln und Übungen stabilisierte ich mein hormonelles Gleichgewicht *(siehe sechstes Kapitel)*. Jetzt, 10 Jahre später, schaue ich mit leichter Belustigung und Mitgefühl auf die Frau, die ich damals war. Zu dieser Zeit war ich so besorgt, was die Zukunft anging, so besorgt, dass ich das Leben meiner Kinder verspielt haben mochte. Heute sehe ich, dass mir die Scheidung tatsächlich das Leben gerettet und sogar eine ganz neue Welt eröffnet hat, die ich zusammen mit meinen Töchtern genießen kann.

Nun ist es für mich wie für viele andere Frauen der Babyboom-Generation an der Zeit, als Pionierinnen die zweite Hälfte unseres Lebens zu unseren eigenen Bedingungen neu zu schaffen. Dabei dürfen wir nicht vergessen, dass physische und psychische Gesundheit selbst in dieser Zeit des Übergangs unser natürlicher Zustand ist. Und auch wenn das Leben, das vor uns liegt, unkartiertes Gelände ist, befrachtet mit der Ungewissheit, die mit jeder Veränderung einhergeht, so ist es doch nicht weniger wertvoll und muss nicht weniger glücklich sein als das Leben, das bereits hinter uns liegt.

Wie auch immer Sie sich entscheiden, bedauern Sie nichts. Nutzen Sie die Klarsicht, die das Geschenk der Wechseljahre ist, und nutzen Sie dieses Geschenk, um die zweite Hälfte Ihres Lebens wirklich zu Ihrer eigenen zu machen.

II

In den Wechseljahren fängt das Gehirn Feuer

Vor Kurzem erzählte mir eine Frau, dass ihr Vater, als ihre Mutter sich den Wechseljahren näherte, die ganze Familie zusammenrief und erklärte: »Kinder, eure Mutter macht nun eine Art Wechsel durch, und ich möchte, dass ihr darauf vorbereitet seid. Euer Onkel Richard hat mir erzählt, dass eure Tante Carol, als sie in die Wechseljahre kam, eine Lammkeule aus dem Fenster geworfen hat!« Auch wenn diese Geschichte wunderbar in das Stereotyp von der »verrückten« Frau in den Wechseljahren passt, sollte man nicht übersehen, dass Tante Carols Lammkeulenwurf möglicherweise der äußerliche Ausdruck der Vorgänge war, die in ihrem Inneren abliefen: die Rückgewinnung ihrer selbst.

Vielleicht war es ihre Art zu zeigen, wie leid sie es war, ihre Familie zu bedienen, ihr zu signalisieren, dass sie über das Köchin/Chauffeurin/Geschirrspülerin-Stadium ihres Lebens hinaus war. Für viele, wenn nicht die meisten Frauen gehört zu diesem Rückgewinnungsprozess, wütend zu werden und vielleicht zum ersten Mal den Kindern und/oder dem Mann gegenüber zu explodieren. Die Ereignisse, die diesen Wutausbruch provozieren, sind niemals neu. Was jedoch neu ist, ist unsere Bereitschaft und Kraft, uns diesen Ärger einzugestehen und ihn zu äußern, uns selbst wie auch anderen gegenüber. Das kann der erste Schritt zu notwendigen Veränderungen in unserem Leben sein – Veränderungen, die häufig seit Langem überfällig sind.

Gleichgültig, wo in Ihrem menstruellen oder klimakterischen Übergang Sie sich gerade befinden, vermutlich haben Sie ein paar Überzeugungen über Ihren Zyklus geerbt, die so oder ähnlich lauten: »Die Probleme, die prämenstruell auftauchen, haben nichts mit dem Leben zu tun, das ich führe. Sie sind strikt hormonell bedingt. Meine Hormone existieren in einem Universum, das mit meinem sonstigen Leben keinerlei Verbindung hat.« Ich fand ein wunderbares Beispiel für diese kulturell sanktionierte Desinformation über das prämenstruelle Syndrom (PMS) in einer populären Frauenzeitschrift:

»Ich liebe PMS. Es gibt mir so viel Perspektive! Es lässt mich im Gang des Supermarkts weinen, weil die Calamata-Oliven ausgegangen sind – eine geplante Bosheit des Filialleiters, um das neue Rezept zu boykottieren, das ich unbedingt an meinem einzigen freien Tag ausprobieren möchte! Es führt dazu, dass ich mit meinem Mann Streit um ungeheuer wichtige Dinge anfange – beispielsweise, weil er vergessen hat, meine Morgenkaffeetasse neben seine auf den Tisch zu stellen, was bestimmt etwas viel Tieferes symbolisiert, meinen Sie nicht auch? ... und dann – puff! – setzt meine Periode ein, und ich wache in einer Welt auf, die rosarot aussieht. Fort ist der Drang, mich scheiden zu lassen, meine Kinder in eine Besserungsanstalt zu schicken und in ein anderes Land zu ziehen. Im Vergleich dazu, wie ich mich in der vorangegangenen Woche gefühlt habe, geht's mir richtig gut.«[1]

Die Schreiberin fährt fort zu erläutern, dass sich ihr PMS mit zunehmendem Alter intensiviert hat und ihr Frauenarzt ihr vorgeschlagen hat, wieder die Pille zu nehmen oder vor Einsetzen ihrer Periode Prozac (deutscher Handelsname Fluctin) zu versuchen. Mit anderen Worten, sie muss »repariert« werden. Aber sie ignoriert potenziell wichtige Botschaften ihres Körpers. PMS und die Eskalation der Symptome, die im Klimakterium so häufig ist, sind in Wirklichkeit unser inneres Orientierungssystem, das versucht, unsere Aufmerksamkeit auf die Neujustierungen zu lenken, die wir in unserem Leben vornehmen müssen, Neujustierungen, die während der Wechseljahre besonders drängend werden.

Wenn wir den Problemen, die für uns in den Jahren, in denen wir regelmäßig menstruieren, jeden Monat aufkommen, keine Aufmerksamkeit schenken, werden unsere Symptome mit zunehmendem Alter eskalieren. Jedes prämenstruelle Problem, das diese Schreiberin auf PMS schiebt, ist potenziell mit einem größeren und tieferen Bedürfnis verknüpft, das nicht gestillt wird.

Die Probleme, die sie erwähnt, mögen auf den ersten Blick oberflächlich oder sogar töricht erscheinen. Aber wenn sie sich selbst gegenüber ganz ehrlich wäre, dann würde sie erkennen, dass das Fehlen von Oliven im Supermarkt und die Tatsache, dass ihr Mann morgens ihre Kaffeetasse nicht auf den Tisch stellt, auf tiefer liegende Bedürfnisse hindeutet, die sie bisher ignoriert hat: beispielsweise das Bedürfnis nach mehr freier Zeit, ein Verlangen nach der sinnlichen Befriedigung des Kochens, ein Verlangen, von ihrem Mann täglich angenommen zu werden. Wenn diese Bedürfnisse nicht anerkannt werden, führt das dazu, dass der Körper immer lauter schreit, um unsere Aufmerksamkeit zu erregen.

Dadurch, dass die Schreiberin die Signale ihres Körpers auf physische Symptome reduziert, hat sie sich die dualistische Sichtweise zu eigen gemacht, die der gesamten westlichen Medizin zugrunde liegt. Ihrer – nur allzu häufigen – Einstellung zufolge sind die Unruhe stiftenden Hormone ein Kreuz, das eine Frau zu tragen hat, doch mit einer Reihe von Heilmitteln und Sinn für Humor können sie in Schach gehalten werden, sodass sie zumindest erträglich bleiben. Statt darin eine Gelegenheit für neue Einsichten zu sehen, hat sie ihre innere Orientierung »klein« geredet und abgelehnt.

Unser Gehirn fängt Feuer

Unser Gehirn beginnt sich in den Wechseljahren tatsächlich zu verändern. Wie die aufsteigende Hitze in unserem Körper gerät auch unser Gehirn in Brand! Angefacht von den hormonellen Veränderungen, die für den Wandel im Klimakterium typisch sind, wird ein Schalter umgelegt, der Veränderungen in unserem Schläfenlappen signalisiert, also in derjenigen Gehirnregion, die mit verstärkter Intuition verknüpft ist. Wie uns dies letztlich beeinflusst, hängt sehr davon ab, inwieweit wir bereit sind, in unserem Leben die Veränderungen durchzuführen, zu denen uns unsere Hormone in den rund zehn Jahren des Klimakteriums drängen.

Es gibt genügend wissenschaftliche Belege für die Gehirnveränderungen, die in den Wechseljahren einsetzen. Schwankungen im Verhältnis von Östrogen- und Progesteronspiegel beeinflussen den Schläfenlappen und das limbische System unseres Gehirns, und wir stellen unter Umständen fest, dass wir reizbar, ängstlich und emotional labil werden.

Zwar will unsere Kultur uns glauben machen, dass unsere Stimmungsschwankungen nichts weiter als das Resultat wütender Hormone sind und nichts mit unserem Leben zu tun haben, doch es gibt überzeugende Beweise dafür, dass hinter vielen hormonellen Veränderungen in Gehirn und Körper in Wahrheit ständig wiederkehrende Stresssituationen stehen (beispielsweise Schwierigkeiten mit Partnern, Kindern oder im Beruf, über die Sie sich ärgern oder bei denen Sie sich machtlos fühlen).

Wenn sich Ihre Lebenssituation – ob im Beruf oder mit den Kindern, mit Ihrem Mann, Ihren Eltern oder wem auch immer – nicht verändert, dann kann der ungelöste emotionale Stress daher ein klimakterisch bedingtes Hormonungleichgewicht verschärfen. Bei einem normalen präklimakterischen Hormonzustand ist es weitaus einfacher, diejenigen Aspekte Ihres

Lebens, die nicht richtig funktionieren, zu ignorieren, genauso wie Sie sie in der ersten Hälfte Ihres Menstruationszyklus einfacher übersehen können – in der Phase, in der Sie meist eher euphorisch und glücklich gestimmt sind und Probleme leichter unter den Teppich kehren können. Aber das heißt nicht, dass die Probleme nicht da sind.

Weckrufe erkennen und beachten

Ob Sie sich mit 35 Jahren in den frühen Wechseljahren befinden oder an der Schwelle zur Menopause stehen, die innere Weisheit Ihres Körpers wird versuchen, mithilfe immer lauterer physischer und psychischer Weckrufe Ihre Aufmerksamkeit zu erregen.

Unser erster Weckruf: PMS

Was passiert, wenn wir während unserer reproduktiven Jahre unsere zyklische Natur ignorieren, wenn wir uns von der Weisheit des Körpers distanzieren und versuchen, so zu funktionieren, als wären wir lineare Wesen, die tagein, tagaus von denselben Triebkräften, Schwerpunkten und Neigungen geleitet würden? Sehr oft kommt es dann zu PMS. Das physische und emotionale Unbehagen, das PMS hervorruft, gibt dem Körper eine Möglichkeit, einer Frau jeden Monat einen Rippenstoß zu versetzen, um sie an den wachsenden Berg ungelöster Probleme zu erinnern, die sich in ihr aufstauen.

Alles von einer unausgewogenen Ernährung bis zu ungelösten Beziehungsproblemen kann das normale hormonelle Milieu stören und in den fruchtbaren Jahren physische und psychische Verwüstungen anrichten. Wenn eine Frau diese frühen, relativ sanften Rippenstöße Monat um Monat ignoriert, so prädestiniert sie dies für lautere und dringendere Botschaften. So unangenehm diese Rippenstöße auch sein mögen, sie sind unsere Verbündeten, die uns auffordern, aufzumerken und zu schauen, was in unserem Leben nicht funktioniert.

Oft reagieren wir jedoch nicht. Die meisten von uns sind zu beschäftigt, und das Unbehagen ist schließlich nicht so schlimm. Es ist einfacher, es zu ignorieren. Aber der Körper ist hartnäckig!

Schmerzlicher Weckruf: Wochenbettdepressionen

Es ist gut dokumentiert, dass Frauen, die deutlich ausgeprägte prämenstruelle Symptome zeigen, auch stärker gefährdet sind, in den ersten Tagen oder Wochen nach der Niederkunft unter Wochenbettdepressionen zu leiden. Manchmal ist es auch so, dass diejenigen Frauen, die an Wochenbettdepressionen leiden, später, wenn ihre Periode wiederkehrt, PMS entwickeln. Weil sich junge Mütter häufig viel zu verletzlich fühlen, um sich zu beklagen, wird die Wochenbettdepression in unserer Kultur zu selten diagnostiziert und behandelt, obwohl zwischen 10 und 15 Prozent aller Frauen nach der Niederkunft irgendeine Form von Stimmungsstörung erleben, die von einer ausgeprägten Depression bis zu Angststörungen wie zum Beispiel Panikattacken reichen kann.

Wie bei allen Erkrankungen gibt es genetische, umweltbedingte und ernährungsbedingte Faktoren, die mit der Wochenbettdepression verknüpft sind. Aber es stimmt auch, dass Wochenbettdepressionen häufig ein Zeichen der inneren Weisheit einer Mutter sind. Sie besagen, dass die Frau nicht die Hilfe und Unterstützung erhält, die sie gerade jetzt braucht, und dass gewisse Bereiche ihres Lebens, insbesondere ihre Beziehung zu einem/beiden Elternteilen oder zu ihrem Partner, Aufmerksamkeit verlangen. Wenn

Abbildung 1: Die beiden ersten Weckrufe: prämenstruelles Syndrom (PMS) und jahreszeitlich bedingte Affektstörung (SAD)

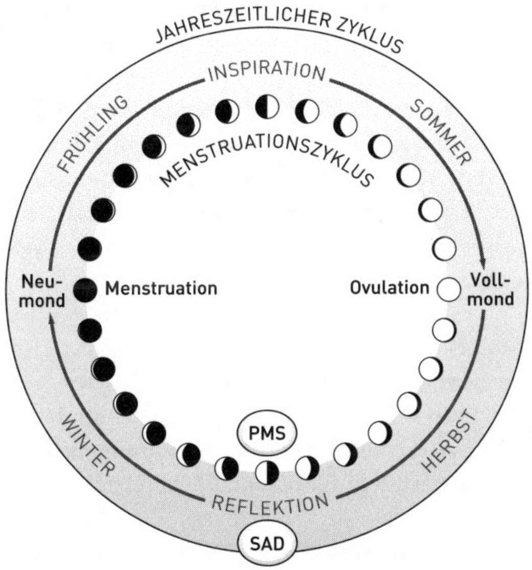

Das PMS im Monatszyklus entspricht der SAD im Jahresverlauf. Beide sprechen auf die gleiche Behandlung an und fordern uns auf, uns stärker auf die Weisheit der inneren Rhythmen einzulassen.

diese Probleme nicht gelöst werden, kommen sie höchstwahrscheinlich während der hormonellen Veränderungen in den Wechseljahren wieder an die Oberfläche.

Jährlicher Weckruf: Jahreszeitlich bedingte Affektstörung

Wenn die monatliche Botschaft ungehört verhallt, kann es sein, dass der Körper einer Frau auf jährlicher Basis einen lauteren Weckruf aussendet, und zwar in Form der jahreszeitlich bedingten Affektstörung (nach dem englischen *seasonal affective disorder* auch SAD = *traurig* genannt). Es beginnt mit einer Intensivierung der PMS-Symptome im Herbst und Winter des Jahres, wenn die Tage kürzer sind und es länger dunkel ist.

Schließlich kann sich dieses Krankheitsbild in der Zeit des Jahres, in der uns nur wenig Tageslicht erreicht, zu einer voll ausgeprägten Depression entwickeln. Wenn man sich abends zwei Stunden lang unter eine Lampe setzt, die ein künstliches Tageslichtspektrum ausstrahlt, und den Körper austrickst, indem sie ihm vorspiegelt, die Tage seien länger, als sie tatsächlich sind, kann man bekanntlich die Gewichtszunahme, Depression, das starke Verlangen nach Kohlenhydraten, den sozialen Rückzug, die Müdigkeit und Reizbarkeit der jahreszeitlich bedingten Affektstörung aufhalten. (Studien haben gezeigt, dass die Lichttherapie auch in der Schwangerschaft hilft.)[2]

Doch ohne eine kontinuierliche Lichttherapie können die Symptome im darauffolgenden Herbst wiederkehren – es sei denn, der Weckruf wird vernommen. Die Verbindung zwischen prämenstruellem Syndrom und jahreszeitlich bedingter Affektstörung zeigt beispielhaft, dass die Weisheit einer Frau sowohl in ihrem monatlichen Zyklus als auch im Zyklus der Jahreszeiten verborgen liegt.

Wechseljahre: Die Mutter aller Weckrufe

Für viele Frauen können die Wechseljahre so etwas wie »PMS mal zehn« sein, wie eine Patientin ihre Empfindung beschrieb – und das gilt besonders für diejenigen Frauen, die aus dem einen oder anderen Grund den Alarmknopf abgestellt haben, statt auf ihre monatlichen bzw. jährlichen Weckrufe zu reagieren.

Damit sollen die direkten körperlichen Effekte der sich verändernden Hormonspiegel nicht in Abrede gestellt werden. Man kann sich jedoch ziemlich sicher sein, dass sich alle unangenehmen Symptome, die sich zu Zeiten hormoneller Veränderung zeigen, verstärken und länger andauern, wenn eine Frau eine schwere emotionale Last mit sich herumträgt. 2010 erschien in den

Niederlanden eine Studie zu Frauen in den Wechseljahren. Sie besagte, dass je mehr Wut und Ärger die Frauen empfanden, desto mehr körperliche Beschwerden hatten sie während des Tages.[3] (Dieser Effekt zeigte sich besonders bei Frauen mit Fibromyalgie.) Diese Symptome reflektieren die Weisheit des Körpers, der die Frau immer wieder dazu drängt, sich um die ungelösten Probleme in ihrem Leben zu kümmern. Während der reproduktiven Jahre einer Frau wird eine Art »Schuldenkonto« eingerichtet, auf dem sich bereits vorhandene und zukünftige Probleme anhäufen, und mit jedem Monat, der vergeht und in dem die Schuld nicht beglichen wird, werden Überziehungszinsen fällig.

Eine Frau, die bis zum Beginn ihrer Menopause im Mittel schätzungsweise rund 480 Menstruationsperioden und 40 Jahreszeitzyklen erlebt, erhält daher etwa 500 Fortschrittsberichte. Wie steht es um ihre körperliche Gesundheit und ihre Ernährung? Wie um ihre Gefühle? Was passiert in ihrer Beziehung und in ihrem Beruf? Es hat annähernd 500 Gelegenheiten gegeben, diese Probleme zu lösen ... oder sie unter den Teppich zu kehren. In den Wechseljahren eskaliert dieser Prozess. Das ernsthafte, geradeaus denkende innere Selbst, das jahrelang versucht hat, unsere Aufmerksamkeit zu gewinnen, macht einen letzten hormonell übermittelten Versuch, uns dazu zu bringen, uns mit unseren über die Jahre angesammelten Bedürfnissen, Wünschen und Sehnsüchten zu befassen.

Das führt wahrscheinlich zu einer Phase starken emotionalen Aufruhrs, denn dann ringt jede Frau darum, sich ein neues Leben zu schaffen, eines, das zu ihrem sich entpuppenden Selbst passt. Äußerlich und innerlich ist diese Phase ein Spiegelbild der Pubertät, einer Zeit, als unser Körper und unser Gehirn ebenfalls bedeutende hormonelle Verlagerungen durchmachten, die uns die Kraft gaben, uns von unseren Familien zu lösen und die Person zu werden, die zu werden wir bestimmt waren. In den Wechseljahren nehmen wir den Faden da wieder auf, wo wir ihn in der Pubertät fallen gelassen haben. Es ist nun an der Zeit, das Werk zu vollenden.

Kaum überraschend hat die Forschung dokumentiert, dass Frauen, die unangenehme – oder sogar schwere – PMS-Symptome erleben, häufig auch ein turbulentes Klimakterium mit physischen und psychischen Symptomen haben, die zunehmend schwerer zu ignorieren sind.[4]

Wenn eine Frau in die zweite Hälfte ihres Lebens eintritt, bedeutet das für sie nicht nur ein Ringen mit ihrer eigenen Abneigung gegen Konflikte und Konfrontation, sondern auch mit der Sicht unserer Kultur, wie Frauen »sein sollten«. Die innere Weisheit des Körpers bekommt ihre letzte, beste Chance, die kulturell errichteten Barrieren zu durchbrechen, während sie

Licht auf noch ungelöste Probleme im Leben einer Frau wirft. In dieser Situation ist es dann Sache jeder einzelnen Frau, der Weisheit ihres Körpers auf halbem Wege entgegenzukommen.

Bin ich es oder sind es meine Hormone? Den Mythos von wütenden Hormonen entzaubern

Die schwankenden Hormonspiegel, die die meisten Frauen während der Wechseljahre erleben, führen nicht per se zu den aufwühlenden emotionalen und psychologischen Symptomen (wie Wut und Niedergeschlagenheit), unter denen so viele Frauen mit PMS und in mittleren Jahren leiden. Doch wenn eine Frau von vornherein zu Kummer und Verzweiflung neigt, tragen die Hormonschwankungen zweifellos dazu bei, dies an die Oberfläche zu bringen.

Auch wenn Hormonspiegel und Stimmungen in unseren reproduktiven Jahren häufig stark schwanken und sich diese Tendenz in den Wechseljahren verstärkt, hat die Forschung keinerlei nennenswerte Unterschiede zwischen den Hormonspiegeln von Frauen, die an PMS-ähnlichen Symptomen leiden, und denjenigen, die dies nicht tun, feststellen können. Gut dokumentiert ist jedoch, dass das Gehirn von Frauen, die besonders stark unter PMS-ähnlichen Symptomen leiden, empfindlicher auf die Effekte schwankender Hormonspiegel reagiert.[5]

Mit anderen Worten: Nicht die Hormonspiegel an sich sind das Problem. Vielmehr ist es die spezifische Kombination aus dem Hormonspiegel einer Frau und ihrer Gehirnchemie, die zusammen mit ihrer Lebenssituation zu ihren Symptomen führt. Man schätzt, dass 27 Prozent aller Frauen, die während ihrer Periode Unruhe und Niedergeschlagenheit verspüren, und 36 Prozent aller Frauen, die unter prämenstruellen Depressionen leiden, sehr empfindlich auf die hormonellen Veränderungen in den Wechseljahren reagieren.[6]

Auch wenn wir dazu neigen, klimakterische Symptome auf hormonelle Schwankungen im Körper zurückzuführen, sind ihre Ursachen weit komplexer. Mehrere Frauen in meiner Praxis haben beispielsweise mit Ende vierzig Symptome wie Hitzewallungen und Stimmungsschwankungen erlebt – obwohl sie sich seit mehr als 20 Jahren einer umfassenden Hormonersatztherapie unterzogen, da ihnen, als sie noch in den Zwanzigern waren, Gebärmutter und Eierstöcke entfernt werden mussten. Veränderungen in der Konzentration der Geschlechtshormone allein reichen eindeutig nicht aus, um diese Symptome zu erklären. Sie sind Signale unseres Geistes und unseres Körpers, die uns sagen, dass wir ein neues Entwicklungsstadium erreicht haben – eine Chance für Heilung und Wachstum.

WEISHEIT DER MENOPAUSE

Die Menopause fasst die Weisheit vorangegangener Stadien zusammen und hebt sie auf ein neues Niveau.

KÖRPERGESCHEHEN	VERSCHLÜSSELTES WISSEN
Menstruationszyklus	Kreislauf intuitiver Weisheit und emotionales Recycling und Verarbeitung
Schwangerschaft/ Fruchtbarkeit	Fähigkeit, eine Idee oder ein Leben zu empfangen, zu erhalten, zu nähren und zu gebären
Wechseljahre	Übergang zu den Jahren der Weisheit; Fähigkeit zu beständigem intuitivem Wissen; Befruchtung des Umfeldes

Den Blick nach innen richten

Bis in die mittleren Lebensjahre ist es typisch für eine Frau, ihre Energien auf die Sorge für andere zu konzentrieren. Sie wird darin teilweise von den Hormonen bestärkt, die ihren Menstruationszyklus antreiben – von den Hormonen, die ihren Instinkt, zu hegen und zu pflegen, ihre Hingabe zum Gruppenzusammenhalt und zur Harmonie innerhalb ihrer Welt fördern. Doch zwei bis drei Tage jeden Monat, kurz vor oder während unserer Periode, kommt es zu einem hormonellen Zwischenspiel, währenddessen der Schleier zwischen unserem bewussten und unserem unbewussten Selbst dünner ist. Dann spricht die Stimme unserer Seele zu uns, um uns leise an unsere eigenen Sehnsüchte und Bedürfnisse zu erinnern, die nicht immer den Bedürfnissen derjenigen, die wir lieben, untergeordnet werden können und sollen.

Diese Fluktuation zwischen innerer und äußerer Welt und die Art und Weise, wie sie von unseren Hormonen beeinflusst wird, wurden in den Dreißigerjahren von einer Psychoanalytikerin und einem Arzt in einer faszinierenden Studie belegt. Dr. Therese Benedek studierte die psychotherapeutischen Unterlagen von Patientinnen, während Dr. Boris Rubenstein die hormonellen Zyklen derselben Frauen untersuchte.

Wenn Dr. Benedek sich nur den emotionalen Zustand einer Frau ansah, konnte sie mit unglaublicher Präzision sagen, in welchem Stadium ihres

Menstruationszyklus die Betreffende sich befand. Die beiden fanden also heraus, dass die Gefühle und das Verhalten der Frauen kurz vor dem Eisprung, wenn der Östrogenspiegel am höchsten war, auf die Außenwelt gerichtet waren. Beim Eisprung waren die Frauen entspannter und zufriedener und sehr empfänglich dafür, umsorgt und von anderen geliebt zu werden. Während der postovulatorischen und prämenstruellen Phase, wenn der Progesteronspiegel am höchsten ist (und die PMS-Symptome am stärksten sind), neigten die Frauen eher dazu, sich auf sich selbst und auf nach innen gerichtete Aktivitäten zu konzentrieren.[7]

Ich stelle mir die erste Hälfte unseres Zyklus gern als die Zeitspanne vor, in der wir uns biologisch und psychologisch darauf vorbereiten, jemanden oder etwas außerhalb unserer selbst zu gebären. In der zweiten Hälfte unseres Zyklus bereiten wir uns darauf vor, nichts als uns selbst zu gebären. In dieser Phase werden die intuitivsten Teile unseres Gehirns aktiviert, die uns Rückkopplung und Orientierungshilfe über den Zustand unseres Innenlebens geben. Eine der Abonnentinnen meines Rundbriefes, Lucinda, beschreibt diesen Prozess eindrucksvoll:

Lucinda: PMS heilen

»PMS ist für mich ein Problem gewesen, das mein Leben eingeschränkt, die Erfahrung meiner Kinder mit ihrer Mutter verzerrt und das Leben meines Mannes mit mir für ihn unheimlich gemacht hat. Jahrelang sagte er, ein fremdes Wesen müsse von meinem Körper Besitz ergriffen haben, wenn meine Hormone in Vorbereitung auf meine Menstruation schwankten! Auch Migräneanfälle gehörten zu diesem Muster. Ich bestand darauf, dass es das ›wahre hässliche Ich‹ sei, das in Zeiten der Schwäche hervorkam! In einem Moment widmete ich mich vernünftig und friedlich meinen Aufgaben, im nächsten stritt ich, bis Krieg ausbrach!

Dann weinte ich und fühlte mich wie der schlechteste Mensch auf der ganzen Welt. Das passierte nicht jeden Monat, doch wenn es geschah, dann pünktlich nach Plan, um den 17. Tag meines Zyklus herum. Die Folge dieses Verhaltensmusters war, dass ich befürchtete, verrückt zu sein.

Ich konnte Ereignisse im häuslichen Leben nicht mehr normal planen, was mich zu einem unzuverlässigen Familienmitglied machte. Während ich mich nach Intimität sehnte, war ich gleichzeitig zu furchtsam, um mich einem anderen zu nähern. Ich war gefangen in dem geschäftigen Tagesplan einer berufstätigen Ehefrau und Mutter und konnte dieses Problem in meinem Leben nicht begreifen. Ich stolperte weiter durchs Leben und versuchte, gegenüber der Außenwelt eine normale Fassade aufrechtzuerhalten, fühlte mich aber immer erschöpfter. Während die Jahre dahinflossen, hörte ich von neuen Theorien über die Körper-Geist-Beziehung und erfuhr, wie hilfreich es ist, vergangenen wie gegenwärtigen emotionalen Stress durch Weinen, Gähnen, Schwitzen, Zittern und so weiter physisch freizusetzen. Diese Dinge blieben lange Zeit für mich nicht mehr als ein Konzept. Ich verfügte zwar in meinem Kopf über die nötigen Informationen, hatte sie aber nicht in mein Sein aufgenommen, um sie auch umzusetzen. Noch immer kämpfte ich gegen die monatliche Beeinträchtigung durch PMS und gegen das innere ›Warum?‹ – warum litt ich, die ich eine kreative, intelligente und liebende Frau war, unter diesen Symptomen, die mein Leben ruinierten?

Die Einsicht kam eines Tages, als ich eine Migräne bekam und wusste, was folgen würde. Ich fragte mich ganz bewusst, was passieren würde, wenn ich mir erlaubte, mit allen Fasern zu fühlen, was in meinem Körper passierte, anstatt gegen das Gefühl anzukämpfen und mich als ›mangelhaftes‹ Geschöpf anzusehen. Ich ließ meine Kontrolle fahren und konzentrierte mich darauf, zum allerersten Mal mit meinem Körper präsent zu sein. Ich fühlte mich verwundbar, ganz offenbar eine Folge der Veränderung meines Hormonspiegels.

Das war ein Zustand, den ich so nicht tolerieren konnte. Ich war eine Kriegerin und keine junge Maid. Ich weinte, akzeptierte meine Schutzlosigkeit. Zum ersten Mal erforschte ich meine weibliche Seite, gegen die ich aus Furcht mein Leben lang gewütet hatte.

Ich stellte mich diesem Gefühl – und starb nicht. Ich merkte, dass ich die Weichheit und Weisheit meiner weiblichen Seite brauchte. Die Migräne verschwand. Ich entspannte mich, beurteilte mich selbst nicht mehr so streng und nahm den Teil meiner selbst an, der so lange verborgen gewesen war – sogar vor mir selbst.

Die körperlichen Symptome, die mein PMS begleitet hatten, wurden schwächer. Ich nutzte die verstärkte Energie, etwas für mich selbst zu tun. Mithilfe einer Ernährungsberaterin stelle ich langsam meinen Speisezettel um. Ich gehe zu einem guten Massagetherapeuten. Ich lasse meinen vergangenen und gegenwärtigen Gefühlen freien Lauf. Ich habe Spaß an allem, was ich tue, weil ich es wichtig finde, als meinen eigenen kreativen Ausdruck betrachte. Ich rede, bevor es zu einer Krise kommt.

Ich werde weiterhin von körperlichen Reaktionen auf meine Fehlentscheidungen herausgefordert. Ich bin dankbar für seine Fähigkeit, dies zu tun, und wenn ich mir nun eine Frage stelle, ist es mehr eine Frage nach dem Was als dem Warum: Was tue ich, das meine weibliche innere Weisheit leugnet und meiner wahren spirituellen Identität zuwiderläuft?

Irgendwann steigt die Antwort aus meinem Inneren empor. Wir sind mit einem natürlichen Ratgeber ausgestattet, der uns weiterhilft, wenn wir nur zur Ruhe kommen, um dieses Wissen anzunehmen und neue Fähigkeiten zu erlernen.«

Vom Wechselstrom zum Gleichstrom der Weisheit

In den mittleren Jahren bleibt das hormonelle Milieu, das den größten Teil Ihrer reproduktiven Jahre hindurch jeden Monat nur ein paar Tage lang präsent war und dazu diente, Sie anzuspornen, Ihr Leben ein wenig genauer unter die Lupe zu nehmen, nun Wochen und Monate lang »angeschaltet«. Wir gehen von einem Wechselstrom innerer Weisheit zum Gleichstrom über, der nach Abschluss der Wechseljahre die ganze Zeit hindurch angeschaltet bleibt. In den Wechseljahren geht unser Gehirn von einer Zustandsform in die andere über.

Biologisch sind Sie in diesem Stadium des Lebens darauf programmiert, sich eine Zeit lang von der äußeren Welt zurückzuziehen und Ihre Vergangenheit wieder zu besuchen. Sie müssen sich von den Ablenkungen befreien, zu denen es kommt, wenn Sie Ihre mütterlichen Bemühungen einzig und allein auf andere richten. Die Wechseljahre sind eine Zeit, in der Sie sich selbst bemuttern sollen. Es ist vielleicht kein Zufall, dass der Begriff Menopause im Englischen zu der Assoziation *pause from men* – Pause von den Männern – einlädt. Tatsächlich werden Sie biologisch dazu gedrängt, von den Menschen Abstand zu halten und eine Pause einzulegen, um an sich selbst zu arbeiten. Vielleicht äußern daher so viele Frauen, die man fragt, wie sie ihren Wandel im Klimakterium erlebten, das Verlangen nach Zeit für sich allein, nach einem Refugium, das Frieden, Ruhe und Freiheit von Forderungen und Ablenkungen bietet.

Das ist ein Wunschtraum, der in diesem geschäftigen Zeitalter des Tauziehens in alle Richtungen anscheinend unerfüllbar ist. Doch diejenigen, die dieses Verlangen verspüren, glauben dennoch, dass sich ihre unangenehmen Wechseljahrssymptome einfach in Luft auflösen würden, wenn sie sich nur den Luxus leisten könnten, die Welt auszuschließen, um an dem Wachstumsprozess teilzuhaben, der in ihrem Inneren abläuft. Dieser Wunschtraum ist echt. Er kommt direkt aus Ihrer Seele. Ich habe im Lauf der Zeit erkannt, dass Sie ihm trauen und an ihn glauben können – und dass Sie ihm folgen müssen.

Selbst wenn dieser Traum unerfüllbar erscheint, ist die einfache Wahrheit, dass jede Frau dort, wo sie lebt, ein Refugium finden kann. Selbst wenn Sie kein Flugzeug chartern können, das Sie auf eine einsame Insel bringt, spricht vieles dafür, dass Sie, wenn Sie Ihr Bedürfnis nach Alleinsein akzeptieren und sich zu ihm bekennen, sich etwas Zeit nehmen und eine private Ecke finden können, in die Sie sich täglich zurückziehen können.

Abbildung 2: Ströme der Weisheit

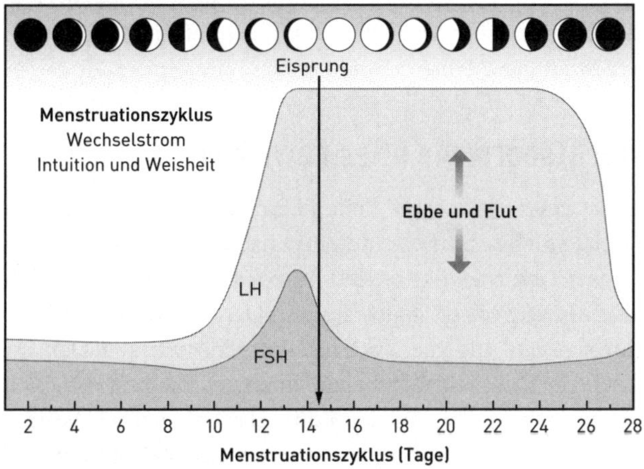

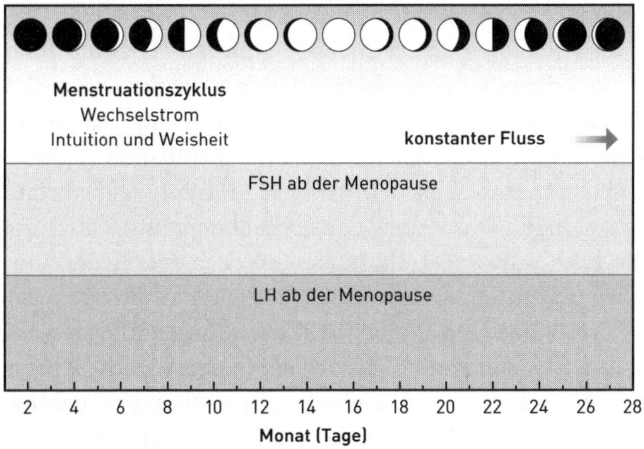

FHS und LH stimulieren den Eisprung (Ovulation) und werden bis in die Jahre vor der Menopause jeden Monat in zyklischen Rhythmen freigesetzt. Dann machen sie einen Wandel durch, währenddessen der Eisprung ganz allmählich aufhört und der FSH- und der LH-Spiegel nach und nach ansteigen. Ich glaube, dass diese hohen Spiegel irgendetwas mit der Veränderung von »Wechselstrom« zu »Gleichstrom« zu tun haben. Die intuitive Weisheit, die zuvor nur während bestimmter Phasen des Menstruationszyklus deutlich ausgeprägt war, steht nun potenziell die ganze Zeit hindurch zur Verfügung.

Sie können sich gegen Geräusche, Telefone und Kontakt mit anderen Menschen abschirmen. Ich ermutige wirklich jede Frau, irgendeinen Weg zu finden, dies zu tun, in welchem Maße auch immer. Wenn wir uns dazu durchringen, diesen ersten Schritt zu machen, können wir ein neues Selbstbewusstsein und auch ein neues Gespür für den Sinn unseres Lebens finden, ein überschäumendes Gefühl dafür, was für uns in der zweiten Hälfte unseres Lebens wirklich möglich ist.

Was Ihre Geschlechtshormone alles bewirken

Seit Langem ist bekannt, dass unsere weiblichen Hormone nicht nur bei der Fortpflanzung eine Rolle spielen. Sie beeinflussen unsere Stimmung und die Art und Weise, wie unser Gehirn funktioniert. Bis zur Pubertät leiden Mädchen und Jungen gleich häufig unter Depressionen. Danach, wenn die Eierstockhormone emporbranden und die Zyklen beginnen, nehmen Depressionen beim weiblichen Geschlecht zu, wobei die höchste Inzidenz zwischen 22 und 45 Jahren zu verzeichnen ist. Auf die Lebenszeit gerechnet, beträgt die Inzidenz von Depressionen bei Männern statistisch 1:10, bei Frauen hingegen 1:4. Nach der Menopause gleichen sich die Depressionsraten beider Geschlechter wieder einander an. Untersuchungen über Kulturgrenzen hinweg haben gezeigt, dass Frauen auch in anderen Kulturen im Laufe ihres Lebens häufiger an Depressionen leiden als Männer.

Ich glaube, dass diese weltweite geschlechtsspezifisch höhere Anfälligkeit für Depressionen teilweise mit der untergeordneten Rolle zusammenhängt, die die meisten Frauen in den meisten Kulturen seit Jahrtausenden zu spielen gezwungen wurden. Davon abgesehen trifft es auch zu, dass Menstruationszyklus, Schwangerschaft, die Zeit nach der Niederkunft und die Wechseljahre bei vielen Frauen mit Depression verknüpft sind. Und diejenigen, die anfällig für PMS sind, sind auch am anfälligsten für Wochenbettdepressionen und Stimmungsprobleme in den Wechseljahren. Das hat teilweise mit der komplexen Wechselwirkung zwischen Hypothalamus, Hirnanhangdrüse, Eierstöcken und den zahlreichen Hormonen zu tun, die in diesen Schlüsselregionen gebildet werden und dort wechselwirken. Die entscheidenden Hormone dabei sind:

- GnRH (*gonadotropin releasing hormone*, Gonadotropin freisetzendes Hormon), das im Hypothalamus produziert wird
- FSH (Follikel stimulierendes Hormon) und LH (luteinisierendes Hormon), die in der Hypophyse gebildet werden und der Reihe nach

den Anstieg von Östrogen und Progesteron während des monatlichen Menstruationszyklus stimulieren
- Östrogen wird in den Eierstöcken, im Körperfett und in anderen Körperregionen gebildet
- Progesteron wird vorwiegend in den Eierstöcken gebildet und bereitet zusammen mit Östrogen die Auskleidung der Gebärmutter (Gebärmutterschleimhaut) auf die Einnistung und das Wachsen des Embryos vor

Der Hypothalamus reguliert die Produktion all dieser Hormone und wird wiederum von ihnen – und vielen anderen – reguliert. Er besitzt nicht nur Rezeptoren für Progesteron, Östrogen und Androgene (wie Dehydroepiandrosteron, kurz DHEA, und Testosteron), sondern auch für Noradrenalin, Dopamin und Serotonin, das heißt für Neurotransmitter, die unsere Stimmung regulieren und die von unseren Gedanken und Überzeugungen, unserer Ernährung und Umwelt beeinflusst werden.

Wenn Östrogen, Progesteron und Androgen keine anderen Aufgaben im Körper hätten, als die Fortpflanzung anzukurbeln, würde die Konzentration dieser Hormone nach der Menopause auf null fallen. Aber das ist nicht der Fall. Ebenso gilt: Wenn GnRH, FSH und LH nach der Menopause plötzlich ohne Aufgabe wären, wäre zu erwarten, dass diese Hormone nach diesem Zeitpunkt aufhören würden, im Blut zu zirkulieren. Tatsächlich ist genau das Gegenteil der Fall.

Im Verlauf der Wechseljahre beginnt die GnRH-Konzentration im Gehirn zu steigen, was dazu führt, dass FSH und LH auf einen Höchstwert schnellen. Eine populäre Erklärung dafür ist, dass dies der Versuch des Körpers ist, die Eierstöcke mit aller Macht dazu anzutreiben, ihre ursprüngliche Funktion wieder aufzunehmen, was Sinn machen könnte, wenn nicht eine beredte Tatsache dagegen spräche: Diese erhöhten FSH- und LH-Spiegel bleiben auf Dauer auf diesem hohen Niveau, auch dann noch, wenn es physiologisch offensichtlich ist, dass die Ovarien (denen im Prinzip die Eier ausgegangen sind) nicht beabsichtigen, den Fortpflanzungsmotor wieder anzukurbeln.

Anscheinend hat Ihr Körper in seiner Weisheit Hintergedanken, die ihn veranlassen, mit der Produktion der sogenannten Geschlechtshormone fortzufahren, ohne dass es dabei noch um Fortpflanzung ginge. Tatsächlich sprechen mehr und mehr Befunde dafür, dass zumindest eine der Aufgaben für diese gesteigerte, GnRH-initiierte Produktion von FSH und LH darin besteht, die Veränderungen anzukurbeln, die im Gehirn von Frauen mittleren Alters stattfinden.

Abbildung 3: Die Verbindung Hypothalamus – Hypophyse – Eierstöcke

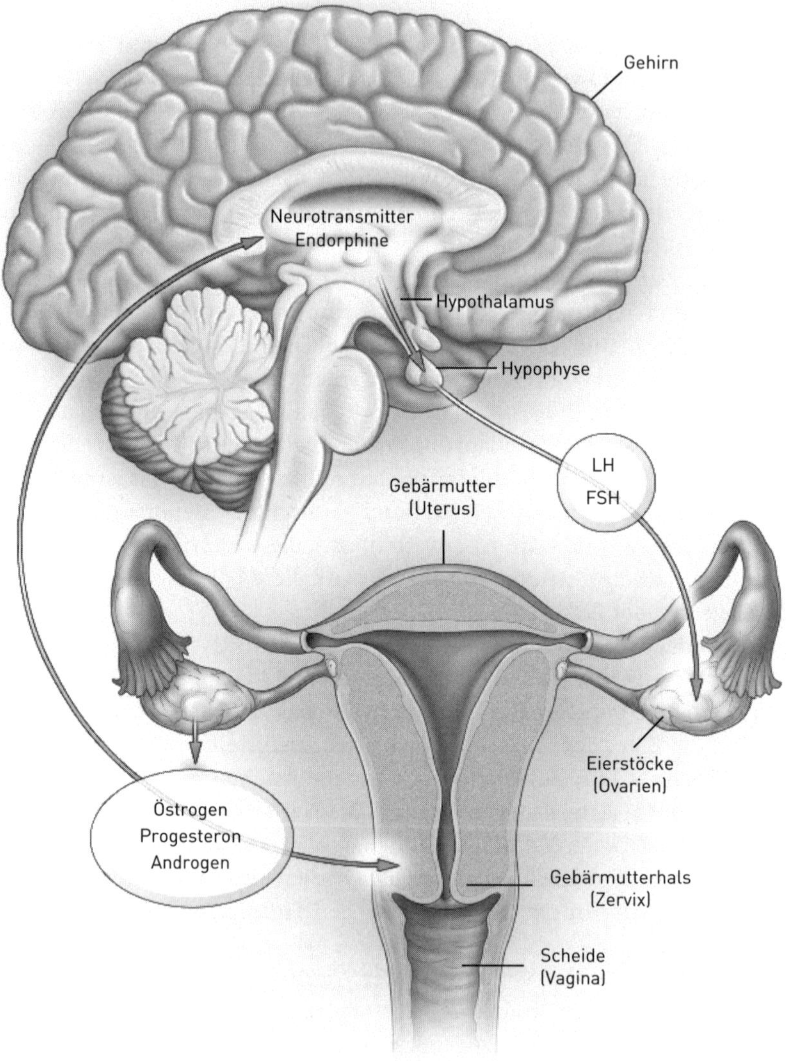

Das Gehirn und die Fortpflanzungsorgane sind durch eine Reihe von Rückkopplungsschleifen eng miteinander verbunden.

Aus biologischen Gründen sind weibliche Vertreter der menschlichen Spezies in der Zeit ihrer Fortpflanzungsfähigkeit oft intellektuell, psychologisch und sozial leichter zu kontrollieren als vor der Pubertät (von Geburt an bis ins Alter von elf Jahren) oder nach der Menopause. Wenn wir ein Heim schaffen und eine Familie gründen, besteht unsere größte Sorge darin, Harmonie und Frieden zu bewahren. Wir wissen offenbar instinktiv, dass es in diesem Fall besser für alle ist, wenn wir Kompromisse schließen und uns selbst dann, wenn die Situation alles andere als ideal ist, jede Unterstützung sichern, die wir bekommen können, statt zu riskieren, ganz allein dazustehen. Auch wenn das unter Umständen heißt, dass wir unsere individuellen Ziele eine Zeit lang aus den Augen verlieren, bietet uns unsere Fähigkeit zur Anpassung Schutz. Wie eine aktuelle medizinische Studie in Schweden beispielsweise gezeigt hat, ist das Risiko für alleinerziehende Mütter, vorzeitig zu sterben, gegenüber Müttern mit Partnern um fast 70 Prozent erhöht. Und erstaunlicherweise war dieses erhöhte Risiko eines verfrühten Todes unabhängig von sozioökonomischen und gesundheitlichen Faktoren. Mit anderen Worten: Selbst alleinerziehende Mütter in gesicherten finanziellen Verhältnissen, die physisch und psychologisch gesund waren, gingen ein erhöhtes Risiko ein.[8]

Dieser Prozess, unser wahres Selbst zu sublimieren, beginnt früh, bereits in der Pubertät. Die »aktivistische« Geisteshaltung eines jungen Mädchens vor der Pubertät, seine kindliche Geradheit und Ehrlichkeit, seine Neigung, sich einzumischen, wenn es einen Konflikt gibt, all dies wird hormonell sublimiert. Auch wenn sich ein adoleszentes Mädchen vielleicht mit sozialer Ungerechtigkeit befasst, beschäftigt es sich wahrscheinlich noch intensiver mit seinem Körperbild und seiner Anziehungskraft auf das andere Geschlecht. Anders gesagt, während eine Frau biologisch auf Schwangerschaft, Kindererziehung und Sichsorgen um andere – alles lebenswichtige und arterhaltende Rollen – vorbereitet wird, treten die Konflikte der Welt im Allgemeinen für sie eher in den Hintergrund. Auch ihr Interesse an persönlichen Ungerechtigkeiten und Kindheitstraumen kann verblassen oder unterdrückt werden. Wahrscheinlich schenkt sie kleineren Vergehen kaum mehr als flüchtige Aufmerksamkeit, denn ihre eigenen Wunden zu lecken, alte Verletzungen zu analysieren oder seit Langem bestehende Missstände anzuprangern würde kostbare Energie erfordern. Sie muss ihre primäre Rolle erfüllen, die, biologisch gesprochen, darin besteht, sich fortzupflanzen und ihren Nachwuchs zu hegen und zu pflegen.

Dafür, dass sie sich in diese biologische Rolle fügt, wird sie angemessen belohnt. Die Geschlechtshormone sind direkt für die Stimulation von

Opioid-Zentren im Gehirn verantwortlich. Diese Regionen produzieren rauschmittelähnliche Substanzen, die in den Blutstrom gelangen und ein natürliches Hochgefühl hervorrufen. In der fruchtbaren Phase des Menstruationszyklus, wenn eine Frau auf Männer am anziehendsten wirkt und für ihre Avancen besonders empfänglich ist, wird beispielsweise reichlich Östrogen ausgeschüttet. Hormone wie Prolactin und Oxytocin überfluten das System, wenn sie in mütterlicher Stimmung ist, ihr Baby stillt oder ihre Liebsten versorgt. Dieses starke Gefühl der Anziehung, dieses tiefe Gefühl der Befriedigung, dieser Mantel wärmender Liebe und Sinnerfüllung, die eine Frau empfindet, wenn sie sich um andere kümmert – all dies geht zum Teil auf natürliche, rauschmittelähnliche Substanzen zurück, die im Gehirn als Antwort auf Geschlechtshormone gebildet werden. Da es sich wunderbar anfühlt, wird sie darin bestärkt weiterzumachen. Das ist einer der Gründe dafür, dass Frauen so außerordentlich fürsorglich sind.

Abbildung 4: Kompensation im Verlauf des Lebenszyklus

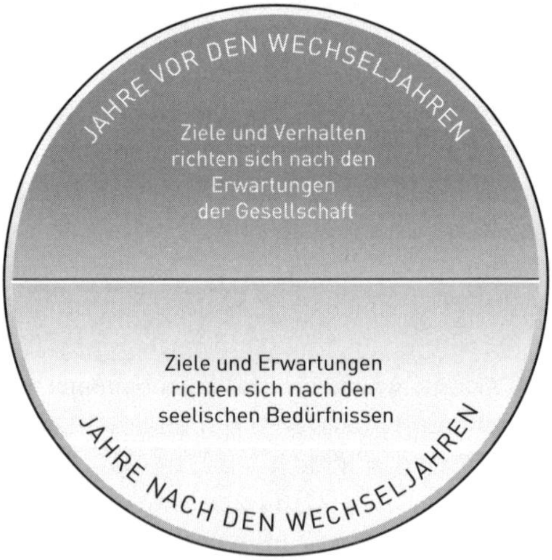
JAHRE VOR DEN WECHSELJAHREN
Ziele und Verhalten richten sich nach den Erwartungen der Gesellschaft
Ziele und Erwartungen richten sich nach den seelischen Bedürfnissen
JAHRE NACH DEN WECHSELJAHREN

Frauen, die lesbisch sind und/oder sich gegen eine Ehe bzw. Kinder entscheiden, sind nicht frei von diesem eingebauten Belohnungssystem, weil es in den ersten paar Tagen ihres Lebens als weiblicher Embryo in ihre Schaltkreise eingebrannt worden ist. Ob das Verhalten nun mit Schwangerschaft und Kinderaufzucht oder mit anderen Formen der Fürsorge verbunden ist, der biologische Rückkopplungsmechanismus ist unvermeidlich, stark und sehr, sehr positiv.

So hat die Forschung klar erbracht, dass, wenn Frauen unter Stress stehen, sie das Bindungshormon Oxytocin bilden, was die Unterstützung anderer befördert. Die Psychologin Dr. Shelley von der UCLA (University of California, Los Angeles) nennt das den Stress-Reflex des »Kümmerns und Sorgens« im Gegensatz zu dem eher männlichen »Kampf oder Flucht«-Reflex.[9]

Wie die hormonellen Veränderungen in den Wechseljahren die Neuverkabelung Ihres Gehirns unterstützen

Wenn eine Frau in die Wechseljahre kommt, tritt sie aus der vorwiegend auf Fortpflanzung und Fürsorge fixierten Rolle heraus, für die die Hormone das Drehbuch geschrieben hatten. Das soll nicht heißen, dass eine Frau nach der Menopause nicht mehr fürsorglich ist. Vielmehr wird sie freier zu wählen, wohin sie ihre kreativen Energien richtet, freier, sich zu entfalten und etwas Neues zu probieren.

Viele der Probleme, die für sie in den Hintergrund traten, als in der Pubertät die Hormone einschossen, können dann, wenn der Spiegel dieser Hormone wieder zurückgeht, plötzlich mit lebhafter Klarheit wieder auftauchen. Aus diesem Grund erinnern sich so viele Frauen in mittleren Jahren an vergangene Missstände und entscheiden sich nun, dagegen anzugehen. Die Beschäftigung mit sozialen Ungerechtigkeiten, die politischen Interessen und die persönlichen Leidenschaften, die in den reproduktiven Jahren sublimiert worden waren, kehren nun wieder scharf fokussiert ins Blickfeld zurück, um erneut geprüft und gegebenenfalls in Angriff genommen zu werden. Einige Frauen kanalisieren diese vermehrte Energie in neue Unternehmungen und neue Karrieren. Andere entdecken und kultivieren künstlerische Talente, von denen sie gar nicht wussten, dass sie sie besaßen. Wieder andere bemerken ein neu erwachtes sexuelles Interesse, das alles übersteigt, was sie jemals zuvor erfahren haben. Einige berichten über Veränderungen ihrer sexuellen Vorlieben.

Die Botschaft hören, die hinter der Wut der Wechseljahre steckt

Die GnRH-Schübe, die mit den Wechseljahren einhergehen, bereiten das Gehirn auf neue Wahrnehmungen vor – und damit letztlich auf ein neues Verhalten. Sehr häufig werden Frauen reizbarer oder sogar richtiggehend wütend und regen sich über Dinge auf, über die sie zuvor leichter hinweggesehen haben. Lange bevor wir aufgrund der sich verändernden Hormonspiegel Hitzewallungen erleben, durchläuft unser Gehirn Veränderungen im Hypothalamus, eben der Region, in der das GnRH gebildet wird.

Diese Gehirnregion ist die Schlüsselregion für das Erleben und letztlich auch für das Ausdrücken von Emotionen wie Ärger und Wut.[10] Es ist wohl bekannt, dass Hormone sowohl Aggression als auch Wut beeinflussen. In mittleren Jahren unterstützen unser Körper und unser Gehirn uneingeschränkt unsere Fähigkeit, Wut mit einer Klarheit zu erleben und auszudrücken, wie es zuvor nicht möglich war.

GnRH ist nur eines der vielen Hormone, die diese Veränderungen im Gehirn unterstützen. Östrogen- und Progesteronmoleküle docken in Regionen wie den Mandelkernen (Amygdala) und dem Hippocampus an, die bei Gedächtnis, Hunger, sexueller Lust und Wut eine wichtige Rolle spielen. Schwankende Konzentrationen dieser und anderer Hormone können durchaus dazu beitragen, alte Erinnerungen wieder aufleben zu lassen, die oft mit starken Emotionen, insbesondere Wut, einhergehen. Das soll nicht heißen, dass Ärger und Wut vom hormonellen Wechsel hervorgerufen werden. Vielmehr bedeutet es, dass die hormonellen Veränderungen lediglich die Erinnerung an unvollendete Angelegenheiten und deren Klärung erleichtern.

Viele Frauen sind beunruhigt oder ängstigen sich, wenn sie diese Wut hochkochen fühlen. Vielleicht sind Sie gar nicht wütend. Vielleicht sind Sie »nur« gereizt, quengelig, verärgert, neidisch, überwältigt oder deprimiert, oder Sie haben »nur« einen hohen Cholesterinspiegel oder einen hohen Blutdruck. Glauben Sie mir, all diese Emotionen und körperlichen Zustände sind mit einem Gefühl verknüpft: Wut. Wut bei Frauen hat im Allgemeinen einen schlechten Ruf, es sei denn, die Wut kommt anderen zugute.

Denn obwohl Wut bei Männern, dem Geschlecht, bei dem sie gesellschaftlich akzeptabel ist, intensiv untersucht worden ist, ist die einzige Form von weiblicher Wut, die eingehend erforscht worden ist, die mütterliche Wut, deren Funktion darin besteht, ein Kind zu schützen, das bedroht ist. Es ist für Frauen zudem auch kulturell akzeptabel, ihre persönliche Wut auszudrücken, indem sie für soziale Gerechtigkeit kämpfen, was allzu oft dazu führt, dass auf dieser Plattform persönliche Wut abreagiert wird. Auch wenn uns beigebracht worden ist zu glauben, unsere Wut erwachse aus dem Erleben von Ungerechtigkeiten, die anderen angetan werden – das Politische ist stets persönlich: Bei unserer Wut geht es letztlich immer um uns selbst, und ihre Kraft drängt uns stets zur Selbstverwirklichung.

Das heißt nicht, dass wir soziale Proteste, Reformen und die Suche nach Gerechtigkeit aufgeben sollten. Es besagt nur, dass wir unsere persönliche

Motivation, in diese Arenen zu steigen, im Auge behalten müssen und diesen Anliegen nicht erlauben dürfen, uns von unserer Selbsttransformation und Selbstheilung abzulenken – Prozesse, die uns stets zu noch effizienteren Vorreiterinnen des sozialen Wandels machen. Wir müssen unsere Wut einfordern. Insbesondere in der Lebensmitte kann sie eine wichtige Rolle dabei spielen, unsere Lebensqualität und unsere Gesundheit zu verbessern. Sie ist ein mächtiges Signal unserer inneren Weisheit – wir sollten lernen, ihm zuzuhören und zu handeln. Wut erwächst immer aus einem missachteten Bedürfnis. In seinem Grundlagenwerk zeigt Dr. Marshall B. Rosenberg, dass alles menschliche Verhalten dem Wunsch nach Bedürfnisbefriedigung entspringt (vgl. dazu Marshall B. Rosenberg: *Was deine Wut dir sagen will*, Paderborn 2013).

Hier einige Situationen, aus denen Wut erwachsen kann, und welche Botschaft dahinter steckt:

- Nicht eingelöste Versprechen und Zusagen (Bedürfnis nach authentischen Beziehungen)
- Verlust an Macht, Status und Respekt (Bedürfnis nach Anerkennung und Respekt)
- Beleidigt, geschwächt oder herabgesetzt worden zu sein (Bedürfnis nach Anerkennung und Respekt)
- Bedrohung durch seelischen oder körperlichen Schmerz (Bedürfnis nach Trost, Sicherheit und Vertrautheit)
- Verschiebung oder Absage eines wichtigen oder erfreulichen Ereignisses, der Bequemlichkeit eines anderen zuliebe (Bedürfnis nach Unterstützung, Spaß, Freude oder Trauern)
- Etwas vorenthalten zu bekommen, das uns unserem Gefühl nach rechtmäßig zusteht (Bedürfnis nach Gerechtigkeit und Anerkennung)[11]

Wenn eine Frau nicht vor den Wechseljahren gelernt hat, ihre Wut als solche zu erkennen und zu verstehen, was sie ihr sagt (und das trifft für viele Frauen zu), dann sind die Wechseljahre die beste Gelegenheit, das nachzuholen. In den Wechseljahren schärft die Neuverkabelung ihres Gehirns ihren Blick und erleichtert ihr, ihre Motivationen zu erkennen. Wut als Katalysator für positive Veränderung und Wachstum zu benutzen ist immer befreiend.

Im Frühstadium des Klimakteriums ist die Reizbarkeit, die Sie empfinden, unter Umständen nur relativ schwach ausgeprägt. Reizbarkeit ist eine Niedervoltform von Wut, die gewöhnlich nicht zu einer dauerhaften Veränderung – oder überhaupt irgendeiner Veränderung – führt. Reizbarkeit ist, als ob man Wasser in einem Topf kurz unterm Siedepunkt hält und immer neues Wasser zugießt oder die Hitze reduziert, bevor der Inhalt wirklich kocht. Wenn wir den Dingen in unserem Leben, die uns irritieren, keine Aufmerksamkeit schenken, wird die Natur beim Versuch, uns zu mobilisieren, die Flamme unter dem Topf hochdrehen.

Gladys: Immer schön den Deckel drauf halten
Gladys war ein Paradebeispiel für klimakterische Reizbarkeit. In meinem Sprechzimmer beklagte sie sich oft über ihren Ehemann, ihre Kinder und ihren Job. Sie hatte eine chronische Entzündung der Nasennebenhöhlen (Sinusitis), eine Erkrankung, die oft mit emotionaler Reizbarkeit und unter der Oberfläche köchelnder Wut verknüpft ist. Aber immer wenn ich Gladys fragte, wann sie Schritte zu unternehmen gedächte, die Aspekte ihres Lebens zu verändern, die sie so permanent ärgerten, riss sie sich sofort zusammen und entgegnete mir mit einem breiten Lächeln: »Aber, meine Liebe, mein Mann ist wirklich ganz wunderbar. Und meine Kinder sind eigentlich sehr liebevoll. Ich kann mich wirklich über nichts in meinem Leben beklagen.« Gladys suchte ihren Internisten auf und bekam Prozac (deutscher Handelsname Fluctin) verschrieben, aber sie hatte niemals das Gefühl, das Medikament – oder irgendetwas anderes – würde ihr wirklich helfen. Während all der Jahre, die ich mich um sie kümmerte, besserte sich ihr Gesundheitszustand nicht.

Den Boten köpfen: Unsere Wut und Reizbarkeit medikamentös behandeln, um den Status quo zu erhalten

In unserer Kultur besteht der übliche Ansatz, Wechseljahrssymptome wie Stimmungsschwankungen und Reizbarkeit zu behandeln, leider gewöhnlich darin, Frauen etwas zu verschreiben, das sie besänftigt und sich besser fühlen lässt. Wir fragen uns selten – und sicherlich fragen auch unsere Ärzte uns nur selten: »Was ist aus dem Gleichgewicht geraten und muss geändert werden?« Wenn wir nach einer Hormonersatztherapie greifen, um uns Erleichterung zu verschaffen, ohne die zugrunde liegenden Probleme anzugehen, dann helfen selbst angemessene Hormondosen unter Umständen nicht viel.

Die Frauen, die auf die Effekte von Hormonschwankungen am empfindlichsten reagieren und die meisten Schwierigkeiten haben, durch eine Hormonersatztherapie oder eine andere medikamentöse Behandlung Erleichterung zu finden, sind gleichzeitig diejenigen, die während der Menarche, nach der Niederkunft und in den Wechseljahren Probleme hatten.[12] Wenn sie ihre emotionalen Probleme ignorieren, wenn sie ihre Verluste in der Lebensmitte nicht ausgiebig betrauern und verarbeiten (wenn sie mit anderen Worten nicht auf ihre Wut hören und aktiv werden), kann es sein, dass sie schließlich eine ausgeprägte Depression entwickeln – was manchmal als nach innen gerichtete Wut beschrieben wird. Depressionen sind ihrerseits nachweislich ein unabhängiger Risikofaktor für Herzerkrankungen, Krebs und Osteoporose.

Emotionaler Aufruhr beeinflusst das Gehirn und alle seine Funktionen. Dieselbe unbefriedigende Situation fortzuführen ist praktisch eine Garantie dafür, dass die Hormonsituation einer Frau weiterhin unausgeglichen bleibt. Je länger sie zulässt, dass negative Situationen andauern, desto stärker werden ihre Hormone aus dem Ruder laufen, und umso unwohler wird sie sich fühlen. Eine Verschreibung von Östrogen kann diesen Zyklus möglicherweise zeitweilig stoppen, doch ihr Körper wird schließlich von ihr fordern, auf seine Botschaft zu hören.

Doris: Die Wut umgehen

Viele Frauen spielen ihren Schmerz herunter, indem sie sich mit jemand anderem vergleichen, dem es viel schlechter geht. Wenn dieses Verhaltensmuster andauert, kann es besonders in mittleren Jahren zu Gesundheitsproblemen führen. Hier ein Beispiel aus meiner Praxis:

Doris litt unter hohem Blutdruck und einem leicht erhöhten Cholesterinspiegel, die sich beide verschlimmerten, als sie sich mit 52 Jahren dem Ende ihrer Wechseljahre näherte. Wie mir Doris erzählte, hatte sich ihre der High Society angehörende Mutter in übertriebener Weise ihrem Ehemann und seiner Karriere gewidmet, was zu einer starken emotionalen Vernachlässigung ihrer Kinder geführt hatte, um die sich Kindermädchen und Haushaltshilfen gekümmert hatten. Doris hatte bei ihrem Mann, der so in seiner Arbeit gefangen war, dass er für sie emotional nicht verfügbar war, unbewusst dasselbe Muster wiederholt. Aber sie wollte sich nicht erlauben, Wut über ihre Mutter oder über ihren Mann zu empfinden und auszudrücken.

Wie so viele Frauen, deren Leben privilegiert erscheint, meinte Doris zu mir: »Ich fühle mich so selbstsüchtig und dumm, wenn ich mich bedauere. Ich habe eigentlich gar keinen Grund, mich zu beklagen. Schließlich gibt es so viele Frauen, die vergewaltigt worden sind oder zu Inzestopfern wurden oder deren Männer sie in mittleren Jahren ohne einen Pfennig sitzen gelassen haben. Ich habe viel, für das ich dankbar sein muss.«

Ich nenne Doris' Ansatz die intellektuelle Umgehungsstraße – intellektuell, weil der logische Teil unseres Gehirns stets gute Gründe dafür anführen kann, warum wir keinen Grund haben, uns zu beklagen. Und oberflächlich gesehen kann es durchaus so aussehen. Es gibt jedoch ein tiefer gehendes Problem. Wenn wir unseren eigenen Schmerz mit dem eines anderen Menschen vergleichen, führt uns dies zwangsläufig weg von unseren eigenen Emotionen und dem, was wir im Hinblick auf sie tun müssen. Das ist deshalb so, weil der Teil des Gehirns, der uns Emotionen fühlen lässt, sehr viel reichere und komplexere Verbindungen mit unseren inneren Organen wie Herz und Kreislaufsystem aufweist als die Region, die mit logischem, rationalem Denken assoziiert ist.[13] Vergleiche halten uns in unserem Intellekt gefangen. Es reicht nicht, lediglich über unsere Gefühle nachzudenken oder über sie zu reden. Denken Sie daran, dass der Begriff Emotion vom lateinischen motus – Bewegung – kommt. Unsere Gefühle dienen dazu, uns in Bewegung zu versetzen.

Zu einer Heilung kommt es so lange nicht, bis wir unseren Gefühlen nachgeben und uns von Sinnen übermannen lassen. Doris' Kreislaufsystem wird so lange nicht völlig gesunden, bis sie sich selbst erlaubt zu fühlen, wie schmerzlich es ist, einen Ehemann zu haben, der für sie emotional nicht zugänglich ist, eine Situation, die so viele Aspekte ihrer Kindheit widerspiegelt. Wenn sie sich schließlich dem Kummer und der Wut hingibt, die so viele Jahre – zuerst in ihrer Kindheit, dann in ihrer Ehe – in ihrem Inneren eingeschlossen waren, wird sie nicht nur ihre kardiovaskuläre Gesundheit wiedererlangen, sondern auch das Geschenk eines geheilten Lebens in Empfang nehmen können.

Emotionen, Hormone und Ihre Gesundheit

Ihre Emotionen sind Ihr inneres Leitsystem. Sie allein verraten Ihnen, ob Sie in einer Umwelt biochemischer Gesundheit oder in einer Umwelt biochemischen Stresses leben. Zu verstehen, wie Ihre Gedanken und Ihre Gefühle jedes einzelne Hormon und jede einzelne Zelle in Ihrem Körper beeinflussen, und zu wissen, wie sich diese Gedanken in einer Art und Weise verändern lassen, die gesundheitsförderlich ist, eröffnet Ihnen den Zugang zu dem mächtigsten gesundheitsschaffenden Geheimnis auf Erden.

Natürliche Nahrungsmittel, Nahrungsergänzungsstoffe, Kräuter, Meditation, Akupunktur und so weiter sind alles sinnvolle Werkzeuge, um Ihre Gesundheit aufzubauen und zu schützen. Doch unabhängig davon, welche Nahrungszusätze Sie nehmen und in welcher Weise Sie sich sportlich betätigen, letztlich sind es Ihre Einstellungen, Ihre Überzeugungen und Ihre alltäglichen Denkmuster, die die tief greifendsten Auswirkungen auf Ihre Gesundheit haben. Wie oft haben Sie jemanden sagen hören: »Ich verstehe das nicht – sie hat immer vernünftig gegessen und Sport getrieben. Wie kann es sein, dass ausgerechnet sie krank geworden ist?«

Am anderen Ende des Spektrums steht die Person, die Zigaretten raucht und zu viel Alkohol trinkt, und dennoch ohne irgendwelche manifesten Krankheiten gesund bis ins hohe Alter lebt. Die Antwort liegt zumindest teilweise in der Lebenseinstellung und den Gefühlen eines Individuums. Einstellungen und Überzeugungen haben auch Einfluss darauf, wie gut Sie Ihre Nahrung verdauen und wie wirksam Ihre körperliche Bewegung ist. Sie haben es in der Hand, ein Leben der Freude, der Fülle und der Gesundheit zu schaffen, oder Sie können dieselbe Fähigkeit nutzen, um ein Leben voller Stress, Erschöpfung und Sorgen zu schaffen. Von sehr wenigen Ausnahmen abgesehen, haben Sie die Wahl.

Spezifische emotionale Muster sind mit spezifischen Krankheiten in spezifischen Körperregionen verknüpft

Inzwischen ist wissenschaftlich belegt, dass spezifische Muster emotionaler Verletzlichkeit spezifische Organe oder Organsysteme im Körper beeinflussen. Es gibt allein über Brustkrebs Dutzende von medizinischen Untersuchungen, die zeigen, dass ein Gefühl der Machtlosigkeit in einer wichtigen Beziehung und eine Unfähigkeit, das volle Spektrum seiner Emotionen auszudrücken, das Risiko erhöht, an Brustkrebs zu erkranken bzw. die Überlebensrate bei Brustkrebs senkt. Ebenso sprechen Dutzende von Studien dafür, dass Schwierigkeiten im Umgang mit negativen Emotionen, insbesondere Feindseligkeit, mit einem plötzlichen Tod durch Herzinfarkt verknüpft sind.[14]

Darüber hinaus gibt es buchstäblich Hunderte von Studien, die belegen, dass Mangel an sozialer Unterstützung, Verlust/Trennung von der Familie oder Schwierigkeiten, ein Zugehörigkeitsgefühl mit einem Sinn für Unabhängigkeit in Einklang zu bringen, das Immunsystem beeinflussen und die Anfälligkeit für Infektionskrankheiten sowie Autoimmunerkrankungen erhöhen können.

Mediziner wissen seit Hunderten von Jahren, dass die Verbindung zwischen Emotionen und Gesundheitszustand direkt und stark ist. Erstaunlicherweise wird diese Tatsache in unserer nach außen gerichteten, auf Ursache und Wirkung konzentrierten, datengesteuerten Kultur einfach ignoriert. Noch in den Siebzigerjahren wurden die Pionierarbeiten von Wissenschaftlern wie Walter B. Cannon und Hans Selye, die bahnbrechende Forschungen über Stress und die Verbindung zwischen Körper und Geist durchführten, von der Schulmedizin nicht akzeptiert. Ihre Forschungsergebnisse waren wissenschaftlich präzise und überzeugend, doch unsere Kultur war einfach noch nicht reif für sie.

Wir Frauen in der Lebensmitte sind bereit, und wir haben die perfekte Gelegenheit, dieses Wissen gerade jetzt für uns selbst umzusetzen, während wir gleichzeitig das Feuer der Veränderung in unserer ganzen Kultur entfachen.

Unser Gesundheitszustand und unser Glück hängen stärker davon ab, wie wir Lebensereignisse rund um uns herum wahrnehmen, als von den Ereignissen selbst. Das ist eine Wahrheit, die uns unsere Kultur nicht lehrt. Stattdessen lernen wir von Kindheit an, dass unsere Gesundheit weitgehend von unserem genetischen Erbe bestimmt wird, unabhängig davon, ob wir geimpft worden sind, wie viele Nahrungsergänzungsprodukte wir zu uns nehmen und wie viel Sport wir betreiben. Zweifellos können diese Faktoren einen Beitrag zu unserer Gesundheit leisten. Doch ihr Einfluss verblasst im Vergleich zu der Macht unserer Überzeugungen und Einstellungen.

Wie Ihre Gedanken und Wahrnehmungen in Ihrem Körper biochemische Realität werden

Ihr vegetatives Nervensystem ist dasjenige System, das dabei hilft, Ihre Gedanken und Gefühle in das physische Milieu zu überführen, das mit der Zeit zu Ihrem physischen Körper wird. Dieser Teil des Nervensystems, der auch die alltägliche Aktivität all unserer inneren Organe steuert, ist in zwei Teile geteilt: in das parasympathische und das sympathische Nervensystem. Diese beiden Systeme innervieren jedes Organ in Ihrem Körper, einschließlich Augen, Tränengängen, Speicheldrüsen, Blutgefäßen, Schweißdrüsen, Herz, Kehlkopf, Luftröhre, Bronchien, Lungen, Magen, Nieren, Bauchspeicheldrüse, Darm, Harnblase und äußere Genitalien.

Allgemein gesprochen ist das parasympathische Nervensystem (PNS) die Bremse in Ihrem Körper. Es fördert Funktionen, die mit Wachstum und Wiederherstellung, Ruhe und Entspannung in Verbindung stehen, und kümmert sich vorwiegend darum, die Energie des Körpers zu erhalten, indem es Ihre inneren Organe veranlasst zu »ruhen«, wenn sie nicht »im Dienst« sind.

Im Gegensatz zum PNS ist das sympathische Nervensystem (SNS) das Gaspedal. Es bringt Ihren Stoffwechsel auf Touren, um mit Herausforderungen außerhalb des Körpers fertig zu werden. Eine Stimulation des SNS mobilisiert in kürzester Zeit Ihre körperlichen Reserven, sodass Sie sich schützen und verteidigen können. An dieser Stelle kommt es zu der berühmten »Kampf-oder-Flucht«-Reaktion: Ihre Pupillen weiten sich, Ihr Herz kontrahiert sich häufiger und stärker, und Ihre Blutgefäße ziehen sich zusammen, sodass Ihr Blutdruck steigt. Vom Darmreservoir wird Blut geborgt und ohne Umweg zu Ihren wichtigsten Muskelgruppen, Lungen, Herz und Gehirn geleitet, um Sie auf den Kampf vorzubereiten. Enddarm und Harnblase werden zeitweilig lahmgelegt, um Energie für die Muskelarbeit zu sparen, ob Sie sich nun dafür entscheiden, standzuhalten und zu kämpfen oder davonzurennen. (Das ist das genaue Gegenteil der PNS-Funktion, die darin besteht, die Pupillen zusammenzuziehen, den Herzschlag zu verlangsamen, die Darmbewegung anzuregen und die Schließmuskeln von Harnblase und After zu entspannen.)

Da das parasympathische Nervensystem primär mit Wiederherstellung und Konservierung der Körperenergie sowie der Ruhigstellung von inneren Organen befasst ist, schafft jedes Aktivitäts- oder Gedankenmuster, dass das PNS aktiviert, ein Guthaben auf Ihrem Gesundheitskonto. Umgekehrt führt eine Aktivierung des SNS zu Abbuchungen von diesem Konto.

An dieser Stelle wird die Wahrnehmung zentral: Was im Körper als Angriff von außen – als Stressfaktor – erfahren wird, ist von Mensch zu Mensch verschieden, je nach Lebensgeschichte, Kindheit, familiärem Hintergrund, Ernährung, Beruf und momentanen Aktivitäten eines jeden Individuums. Viele Frauen in mittleren Jahren leben in einem Zustand ständiger Besorgnis und Überlastung, zum großen Teil ein Nebeneffekt unserer Kultur. Wir wollen gute Frauen sein. Wir wollen das Richtige tun.

Doch die Kultur um uns herum verändert sich so rasch, und die Informationsüberflutung, die sie generiert, ist so immens, dass wir davon leicht überwältigt und verwirrt werden und schneller und immer schneller rennen, um nicht abgehängt zu werden. Da wir nicht wissen, was wir tun und was wir lassen sollen, geben wir unserem Körper widersprüchliche Signale. Unter Umständen treten wir gleichzeitig aufs Gas und auf die Bremse. Oder wir klemmen das Gaspedal in einer Stellung fest und leben in einen Dauerzustand von Kampf-oder-Flucht – und heben viel zu viel von unserem Gesundheitskonto ab.

Biologisch gesprochen, machen wir möglicherweise gerade einen evolutionären Prozess durch, der unserer Art ermöglicht, all diesen Stress geschickter und besser zu bewältigen. Offen gesagt, ich glaube, dass das multimodale Gehirn der Frau in mittleren Jahren dabei den Weg weist. Wir mussten schon immer in der Lage sein, mindestens drei Dinge auf einmal zu tun. Und nun, in der Lebensmitte, wenn sich die Forderungen unserer Seele stärker bemerkbar machen als je zuvor, wachen wir auf und entdecken, dass unser Gehirn und unser Körper mit neuen Werkzeugen ausgestattet werden, die dies auf wunderbare Weise erleichtern.

Stress und Temperament

Wissenschaftliche Untersuchungen haben eine Verbindung zwischen Temperament, Persönlichkeit und der Fähigkeit aufgedeckt, mit Stressfaktoren umzugehen. Ist Ihnen aufgefallen, dass einige Leute, gleichgültig, was ihnen im Leben auch widerfährt, anscheinend glücklich sind, während andere selbst dann, wenn es so aussieht, als gehe es ihnen gut, meist in einem tiefen Loch hocken? Oder dass Menschen ängstlich und furchtsam sind, wenn sie sich eigentlich sicher und geborgen fühlen könnten? Bis zu einem gewissen Grad sind wir mit einem dieser Temperamente geboren, und es gibt Belege für messbare biologische Unterschiede, die mit diesen verschiedenen Temperamenten einhergehen. Beispielsweise hat der Mediziner Stephen Porges herausgefunden, dass jedes Individuum von Geburt an sein charakteristisches Gleichgewicht zwischen PNS und SNS aufweist, was zum sogenannten »Vagustonus«[15] führt.

Ihr individuelles PNS/SNS-Verhältnis lässt sich mithilfe eines Elektrokardiogramms (EKG) sichtbar machen und zeigt, wie Ihre Herzrate mit Ihrer Atemfrequenz koordiniert ist. Das erlaubt wertvolle Rückschlüsse auf Ihr Stoffwechselgleichgewicht und Ihre innere Widerstandsfähigkeit gegenüber Stress. Porges hat gefunden, dass sogar bei frühgeborenen Babys diejenigen, die einen höheren Vagustonus haben (was bedeutet, dass Ihr parasympathisches Nervensystem stärker aktiviert ist), von äußeren Einflüssen auf der Säuglingsstation (wie dem Anlegen einer intravenösen Infusion) weniger unter Stress gesetzt werden als Babys mit einem niedrigen Vagustonus. Er beobachtete auch, dass die Persönlichkeitsmerkmale, die mit einem niedrigen bzw. einem hohen Vagustonus einhergehen (niedergeschlagen, melancholisch, besorgt, vertrauensselig, ängstlich, glücklich, widerstandsfähig), einen Menschen offenbar sein ganzes Leben lang begleiten.

Das sagt eine ganze Menge hinsichtlich unserer individuellen Reaktionen auf bestimmte Lebenssituationen. So ließ sich zum Beispiel klar belegen, dass ein Patient unter Umständen großen Stress empfindet, wenn er sich einem relativ geringfügigen medizinischen Eingriff unterziehen muss, während ein anderer bei einer viel schwierigeren Operation weitaus weniger Stress empfindet. Wahr ist aber auch, dass ein und derselbe Mensch manchmal auf eine Erfahrung kaum reagiert, zu einem anderen Zeitpunkt auf dieselbe Erfahrung aber eine massive physiologische Reaktion zeigt.

Aus diesem Grunde sind Versuche, eine Rangfolge für Stressfaktoren aufzustellen, nicht besonders sinnvoll. In einer aktuellen Untersuchung kam Dr. Charles B. Nemeroff von der Emory University School of Medicine zu dem Ergebnis, dass Frauen, die in ihrer Kindheit sexuell missbraucht oder physisch misshandelt wurden, im Vergleich zu Frauen ohne diese Erfahrungen später übertrieben starke körperliche Reaktionen auf Stress (wie zum Beispiel eine öffentliche Rede halten oder vor Publikum Rechenaufgaben lösen) zeigen. Ihr Risiko, im späteren Leben an Depressionen, Angstzuständen oder anderen emotionalen Störungen zu erkranken, ist ebenfalls erhöht.[16] Wenn man sich die große Zahl von Frauen mit einer Vorgeschichte von Missbrauch der einen oder anderen Art vor Augen hält, kann es nicht überraschen, dass so viele Frauen in den Wechseljahren Stimmungsschwankungen und andere Probleme haben.

Eines der schlimmsten Dinge, die Menschen sich selbst antun können, ist es, sich wegen ihres angeborenen Temperaments oder ihres Reaktionsmusters auf Stress schuldig zu fühlen. Darum möchte ich nicht behaupten, dass es einen Königsweg für den Umgang mit Emotionen gibt. Das wäre nicht anders, als Frauen zu sagen, sie sollten nach einem idealen Gewicht, einer idealen Körpergröße, Kleidergröße usw. streben. Im Übrigen scheint jedes Temperament seinen Träger zu einer bestimmten Art von Genie zu befähigen. Wenn Sie Ihr Leben beispielsweise damit verbringen, sich zu wünschen, Sie hätten eine »gesündere« Art von Temperament, dann würden Sie Ihr ganzes Genie und Ihre natürlichen Gaben nicht voll ausschöpfen.

Wie die Emotionen in den Wechseljahren Ihre Gesundheit beeinflussen

Ein Ungleichgewicht zwischen dem parasympathischen und dem sympathischen Nervensystem kann in Kombination mit dem sich verändernden hormonellen Milieu im Klimakterium die Anfälligkeit unseres Körpers für Symptome oder Krankheiten erhöhen. Der Thymus (der die T-Zellen in Ihrem Immunsystem produziert), die Lymphknoten (die die B-Zellen im Immunsystem produzieren) und das Knochenmark (das Ihre roten und weißen Blutkörperchen produziert) werden alle vom vegetativen Nervensystem innerviert. Daher weist jede Region, die Zellen für das Immunsystem herstellt, ein Gaspedal (sympathischer Tonus) und ein Bremspedal (parasympathischer Tonus) auf.

Warum ist das wichtig? Weil Ihr Körper über dieses System Ihre Emotionen sowie die Hormone und Neurotransmitter, die sie fördern, registriert und verarbeitet. Wenn Sie einen Rückstand an unverarbeiteten Emotionen haben, dann drängen diese, wie ich festgestellt habe, in den Wechseljahren an die Oberfläche. Infolgedessen kann Ihre Anfälligkeit für Krankheiten zunehmen. Wenn die von Furcht getriebene Kampf-oder-Flucht-Reaktion im Laufe der Zeit immer wieder ausgelöst wird, können Sie an Zuckerkrankheit (Diabetes), Bluthochdruck oder sogar an einer Autoimmunkrankheit, wie Lupus erythematodes und rheumatoider Arthritis, erkranken. Die Lokalisierung Ihrer Erkrankung wird vom schwächsten Glied in Ihrem Körper determiniert, von der Stelle, wo Ihre genetische Ausstattung Sie am verwundbarsten gemacht hat.

Die Grundvorstellung ist, dass das, was in Ihrem Kopf vor sich geht, entweder die Aktivität des parasympathischen oder die des sympathischen Nervensystems verstärkt.[17] Jeder Gedanke und jede Wahrnehmung, die Sie haben, verändert das Gleichgewicht Ihres Körpers. Wird die Bremse oder das Gaspedal im Vordergrund stehen, wird sich ein Guthaben auf dem Gesundheitskonto anhäufen oder es wird überzogen. Das ist, in wenigen Worten zusammengefasst, die Art und Weise, wie Ihr vegetatives Nervensystem Ihre Sicht der Welt um Sie herum auf Ihren Gesundheitszustand überträgt.

Wie Gedanken den Hormonspiegel in den Wechseljahren beeinflussen

Die »Sprache«, die von Ihrem vegetativen Nervensystem gesprochen wird, wird Ihrem übrigen Körper mittels Hormonen übersetzt. Die primären Botschafter des sympathischen Nervensystems sind die Hormone Noradrenalin und Adrenalin. Sie werden im Gehirn und in den Nebennieren gebildet. Jedes Mal, wenn der Adrenalinspiegel steigt, geht der Spiegel eines anderen Nebennierenhormons, Kortisol, ebenfalls in die Höhe.

Während Kortisol kurzfristig einen sehr notwendigen Energieschub liefert und Ihnen eine gelegentliche Krise überwinden hilft, hat es doch seine Schattenseiten. Wenn Sie lange Zeit auf der »Schnellstraße« des sympathischen Nervensystems verbringen, kann eine längerfristige Erhöhung des Kortisolspiegels zu einer Reihe von Problemen führen. Anfangs bringt Kortisol Ihr Immunsystem auf Trab, doch wenn Stress den Körper in einem Daueralarmzustand hält, werden die Kortisol-Auswirkungen auf das Immunsystem rasch zu einer Belastung. Weiße Blutkörperchen werden in den Blutstrom ausgeschüttet und überfluten das System mit keimabwehrenden Kriegern. Im Lauf der Zeit erschöpft sich die Produktion im Immunsystem und im Knochenmark.

Eine langfristige Kortisol-Überexposition führt dazu, dass Ihre Haut dünn wird, Ihre Knochen schwächer werden, Ihre Muskeln und Ihr Bindegewebe »aus den Fugen« gehen, Ihr Körper einen anomalen Insulinstoffwechsel entwickelt, Ihr Gewebe vermehrt Flüssigkeit einlagert, Ihre Arme und Beine rascher blaue Flecken bekommen und Sie sich leichter depressiv fühlen. Wenn Sie an Ihrem Wahrnehmungsmuster festhalten, dass die Ereignisse und Anforderungen in Ihrem Leben stressig und unkontrollierbar sind, nehmen Sie eine Geisteshaltung ein, die Ihre Nebennieren ständig dazu anpeitscht, mehr und mehr Kortisol zu produzieren. Im Laufe der Zeit kann das zur Erschöpfung Ihrer Nebennieren führen; sie verlieren die Fähigkeit, mit dem steigenden Bedarf an Kortisol Schritt zu halten. Das geht häufig mit nicht optimaler Ernährung, mangelhafter Verdauung und schlechter Nährstoffverwertung einher, die alle Hand in Hand mit einem Leben voller Stress gehen. Die resultierende Immunsystemschwäche erhöht nicht nur die Anfälligkeit für Infektionskrankheiten, sondern auch für Autoimmunstörungen und für alle Arten von Krebs.

Das überreizte sympathische Nervensystem führt auch zu einem Ungleichgewicht bei einer Gruppe von Hormonen, die als Eikosanoide bekannt sind, und damit zu einer Beeinträchtigung des zellulären Fettsäurestoffwechsels. Die Folge ist eine Gewichtszunahme, weil der Körper vermehrt Muskelgewebe abbaut und es durch gespeichertes Fett und überschüssige Flüssigkeit ersetzt. Eine unausgeglichene Eikosanoid-Balance fördert zudem Gewebsentzündungen, was bei einem Menschen, der unter chronischen Krankheiten, wie Lupus und rheumatoide Arthritis, leidet, zu verstärktem Missbehagen führt. Wie gezeigt werden konnte, fördert ein Ungleichgewicht der Eikosanoide auch das Tumorwachstum bei Menschen, die bereits Krebsherde beherbergen.

In einem gesunden, normalen Körper ist der Kortisolspiegel morgens nach dem Aufwachen am höchsten. Nachts hat das parasympathische Nervensystem darauf hingewirkt, unseren Organen Ruhe und Zeit zur Regeneration zu verschaffen. Mit anderen Worten, auf dem »Gesundheitskonto« hat sich ein Guthaben angesammelt. Der morgendliche erhöhte Kortisolspiegel hilft Ihnen, sich aus dem Bett zu schwingen und sich für den vor Ihnen liegenden Tag bereit zu machen. Wenn Sie abends abspannen, sinkt die Kortisolkonzentration gewöhnlich ab und erreicht um Mitternacht ihren Tiefststand.

Bei vielen stark gestressten Frauen beginnt sich dieses wellenförmige Muster der Kortisolausschüttung umzukehren. Der Spiegel ist morgens niedriger und liefert Ihnen keinen oder kaum »Anschub«, um den Tag zu beginnen; gegen Mitternacht ist er dann höher, was es praktisch unmöglich macht, sich zu entspannen und Ruhe zu finden.

Das ist noch nicht alles. Zusätzlich zu einer anomalen Kortisolausschüttung kann eine Überreizung des sympathischen Nervensystems auch zu einer verminderten Produktion von Progesteron führen, einem der natürlichen Beruhigungsmittel des Körpers. Infolgedessen neigen Frauen, die chronisch überlastet sind, auch zu einem hormonellen Ungleichgewicht zwischen Östrogen, Progesteron und Testosteron (das für Frauen wie für Männer wichtig ist).

Besänftigen Sie Ihre Gefühle, bevor sie zu Krankheiten werden

Zunächst sei gesagt, dass es gar nichts bringt, Gefühle in »gute« und »schlechte« einzuteilen. Stellen Sie sich Ihre Gefühle stattdessen als Wegweiser vor. Die Emotionen, die sich gut anfühlen, leiten Sie in Richtung Gesundheit, während diejenigen, die sich schlecht anfühlen, versuchen, Ihre Aufmerksamkeit zu erregen, sodass Sie entweder Ihre Wahrnehmung oder Ihr Verhalten ändern können. So einfach ist das!

Gefühle können auch toxisch werden, wenn man ihnen erlaubt, ungelöst weiter zu existieren, statt sie vollständig aufzuarbeiten und anschließend gehen zu lassen. Stellen Sie sich zum Beispiel eine Frau vor, die ein Kind verloren hat und 15 Jahre später, nun mitten in den Wechseljahren, noch immer nichts im Zimmer dieses Kindes verändert hat, sondern alles genau so gelassen hat wie am Todestag ihres Kindes. Das Gefühl, das sie dazu treibt, aus diesem Zimmer einen Schrein zu machen – die ungelöste Trauer, die Weigerung, im Leben vorwärtszuschreiten, das Verleugnen –, sind toxisch. Sie haben ihr nicht nur ungefähr 15 Jahre ihres Lebens geraubt, sondern bereiten außerdem den Boden für körperliche Erkrankungen, insbesondere, wenn man die Intensität bedenkt, mit der unsere ungelösten Probleme aus der Vergangenheit in den Wechseljahren an die Oberfläche drängen.

Die gesundheitlichen Probleme und Schmerzen, die Sie unter Umständen in den mittleren Lebensjahren erleben, werden nicht von schwierigen Emotionen als solchen hervorgerufen, sondern von der Bereitschaft, diese Emotionen ungelöst andauern zu lassen – oder von einer fehlerhaften Wahrnehmung dessen, was sie in Ihrem Leben bedeuten. Ungelöste, stagnierende Emotionen bringen dieselbe Körperchemie wieder und wieder in Unordnung. Man könnte den Einfluss von Emotionen auf unseren Körper mit Wasser in einem Fluss vergleichen. So lange wie unsere Emotionen ständig fließen und Veränderungen in unserer Wahrnehmung und unserem Verhalten auslösen, bleibt unser Körper sauber und frisch. In dem Augenblick, wo das Wasser nicht mehr in Bewegung ist, setzt der Verrottungsprozess ein, und alle Arten von Keimen beginnen zu gedeihen.

Eine meiner Patientinnen kam in den Wechseljahren zu einer wunderbaren Einsicht. Sie stellte fest, dass sie immer dann, wenn sie sich glücklich fühlt, gleichzeitig auch Nervosität empfindet, denn sie hat beobachtet, dass sie immer dann, wenn ihr Gutes widerfährt, vergangene Aspekte ihres Lebens, die ihr bis dato geholfen haben, hinter sich lassen muss. Eine berufliche Beförderung war für sie beispielsweise stets mit einem Wermutstropfen gemischt, weil sie wusste, dass der Aufstieg die Dynamik ihrer alten Beziehungen verändern würde. Die Leute, mit denen sie zuvor befreundet gewesen war, akzeptierten sie nicht mehr in gleichem Maße wie früher. Ich habe in meinem Leben genau dieselbe Erfahrung gemacht. Der Silberstreif am Horizont ist jedoch deutlich: Dadurch, dass Sie sich erlauben, ständig voranzuschreiten und auf wachsenden Erfolg und mehr Lebensfreude hinzuarbeiten, werden Sie neue Freunde gewinnen, die die Person, die Sie gerade werden, aus vollem Herzen unterstützen. Der Schlüssel für meine Patientin liegt darin, sich auf all das Gute zu konzentrieren, das aus ihrem Mut, glücklicher und erfolgreicher zu werden, erwachsen ist.

Der Psychologe Dr. Gay Hendricks hat in seinem Buch ***Lebe dein Leben, bevor es andere für dich tun*** (München 2010) darauf hingewiesen, dass wir alle mit einem inneren Thermostaten ausgestattet sind. Dieser zeigt uns an, wie viel Liebe, Reichtum und Erfolg wir in unser Leben lassen. Wenn wir uns der gefühlten Obergrenze nähern, ziehen wir uns unbewusst in unsere Komfortzone zurück. Das tun wir durch einen plötzlichen Streit, dadurch, dass wir krank werden, einen Unfall haben oder unser Leben in der ein oder anderen Weise sabotieren. Weil die Lebensmitte wie dafür gemacht ist, die gefühlte Obergrenze der ersten Lebenshälfte zu durchbrechen, ist es wichtig, dass wir unsere Obergrenzen-Probleme erkennen und sie als das sehen, was sie sind. Das ist der erste Schritt zu ihrer Überwindung.

Unsere Einstellung ist sehr wichtig. Die Arbeit von Dr. Ellen Langer aus Harvard zeigt dies auf wunderbare Weise. In einer ihrer berühmten Studien zur Achtsamkeit und darüber, wie Erwartungen auf den Körper einwirken, hat sie zwei Gruppen von Zimmermädchen untersucht. Der einen Gruppe wurde gesagt, dass ihre Arbeit eigentlich eine Art von anstrengender sportlicher Betätigung sei, die andere arbeitete einfach normal. Nach dem Ende des Beobachtungszeitraums hatten die Teilnehmerinnen, denen man gesagt hatte, ihre Arbeit sei eine Art Sport, abgenommen und einen niedrigeren Blutdruck. Nichts unterschied die beiden Gruppen, bis auf die Bedeutung, die sie ihrer Arbeit zuschrieben![18]

Doch es sei jedoch nochmals betont: Hüten Sie sich vor der allzu starken Vereinfachung, dass »Glücklich-Sein« gut und »Traurig-Sein« schlecht ist. Beide emotionalen Zustände sind notwendig, um als menschliches Wesen zu funktionieren. Ohne Trauer würde die Erfahrung von Glück ihren Reiz verlieren. Am besten ist es, nach einem der Gesundheit förderlichen Gleichgewicht der emotionalen Botenstoffe in Ihrem Körper zu streben und diese Emotionen durch Ihren Körper strömen zu lassen wie die Gezeiten des Meeres. Genauso, wie die Gezeiten wesentlich zur Reinigung des Meeres beitragen, reinigen unsere Emotionen unseren Körper und unseren Geist. In der Lebensmitte kann es geschehen, dass Gefühle wie Traurigkeit und Bedauern aus unserer Vergangenheit emporsteigen und eine Zeit lang eine wichtige Rolle spielen, um uns zu helfen, die versandeten Flussmündungen unseres Gefühlslebens zu reinigen. Dadurch können wir die gefühlte Obergrenze anheben und zu mehr Freude und Erfüllung gelangen.

Sind wir für unsere Gesundheit verantwortlich?

Kritiker der Körper-Geist-Verbindung weisen darauf hin, dass eine Konzentration auf die emotionalen Dimensionen einer Erkrankung dazu führt, dass sich Leute, die bereits verletzlich sind, noch schlechter fühlen, weil ihnen suggeriert wird, sie seien an ihrer Krankheit schuld. Ich stimme zu, dass die Gefahr besteht, diese Philosophie zu weit zu treiben und uns selbst für mangelnde Gesundheit verantwortlich zu machen. Der Wert der Körper-Geist-Verbindung ist jedoch zu groß, als dass man ihn missachten kann. Die einfache Wahrheit ist, dass die Menschen, die sich am schnellsten erholen und am längsten gesund bleiben, diejenigen sind, die das Gefühl haben, sie führten ein erfülltes und glückliches Leben.

Selbst wenn sie krank sind, haben sie das Gefühl, dass ihr Leben eine Bedeutung hat und dass sie eine gewisse Kontrolle darüber ausüben können. Diejenigen, die denken: »Die Welt tut mir dies an ... ich kann nichts dagegen tun ... ich habe keine Atempause ... die Welt legt es darauf an, mir das Leben schwer zu machen ... so ist die Welt nun einmal« und so weiter, werden durch ihre Gedanken und die Art ihrer Wahrnehmung zur Ohnmacht verdammt. Dies trägt indirekt zu einem Ungleichgewicht im vegetativen Nervensystem und den damit assoziierten Hormonsystemen bei.

Fünfundzwanzig Jahre medizinische Praxis haben mir sehr deutlich vor Augen geführt, dass Emotionen eine entscheidende Rolle dabei spielen, die Waagschalen in die eine oder andere Richtung – Krankheit oder Gesundheit – zu senken, und dass viele Krankheiten, ausgelöst durch ungünstige (adverse) Kindheitserlebnisse in einer Opfermentalität wurzeln. Der Zellbiologe Dr. Bruce Lipton hat das jüngst durch eine besondere Forschungsarbeit in seinem Buch *Intelligente Zellen: Wie Erfahrungen unsere Gene steuern* (Isen 2016) dokumentiert. In fast allen Fällen sind Vorstellungen wirksamer als Gene. In der Tat kontrollieren Glaube und Wahrnehmung, die Art und Weise der Genexpression.

Doch trotz allem, was wir täglich über gesunde Sportarten, gesunde Ernährung und gute medizinische Versorgung hören, können Sie nach dieser Sichtweise durch die Qualität Ihrer Gedankengänge am meisten für Ihre Gesundheit tun. Diese Fähigkeit ist angesichts des absoluten Mangels an Kontrolle, die wir über andere Aspekte des Lebens haben, ein höchst wertvolles Geschenk. Stellen Sie sich vor, Sie befinden sich bei schlechtem Wetter auf einem turbulenten Flug. Sie können weder die Winde kontrollieren noch die physischen und psychischen Fähigkeiten des Piloten beeinflussen, das Flugzeug zu fliegen.

Sie haben es jedoch in der Hand, Ihr eigenes Unbehagen möglichst gering zu halten. Sie können sich dafür entscheiden, ein Buch zu lesen, eine Unterhaltung mit Ihrem Sitznachbarn anzufangen, ein Antioxidationsmittel zu nehmen, sich in eine warme Decke zu hüllen, zu schlafen, Musik zu hören oder einen Film anzusehen. Auf der anderen Seite können Sie natürlich auch auf jedes Triebwerkgeräusch achten und zulassen, dass Sie sich den ganzen Flug hindurch ängstigen. Es ist Ihre Wahl.

Schließlich und endlich sind Sie die Einzige, die auf Ihrem Gesundheitskonto ein Guthaben ansammeln kann. Das ist nicht der Job Ihres Arztes, Ihres Ernährungsberaters, Ihres Liebhabers oder Ihrer Eltern. Es gibt kein Nahrungsergänzungsmittel, keinen Gesundheitslieferanten und kein exotisches Kraut, das so viel für Sie tun kann, wie Sie selbst es können.

Der Schlüssel dazu ist Mitgefühl mit sich selbst. Gay Hendricks hat festgestellt, dass es nur deshalb Bereiche von Schmerz, Schuld oder Scham in unserem Leben gibt, weil wir diesen Teil unseres Selbst nicht genug geliebt haben. Ganz egal, was Sie fühlen, die einzige Möglichkeit, ein schwieriges Gefühl zum Verschwinden zu bringen, besteht darin, sich selbst dafür zu lieben.

Wenn Sie denken, dass Sie dumm sind, dann lieben Sie sich für dieses Gefühl! Es ist paradox, aber es funktioniert. Um sich zu heilen, müssen Sie die Erste sein, die alle Bereiche in Ihrem Inneren, die Sie für nicht akzeptabel halten (und wir alle haben sie), mitfühlend betrachtet. Die hormonellen Verschiebungen, die Sie in den Wechseljahren erleben, können Ihnen dabei helfen.

Wie uns Gehirn und Körper in der Lebensmitte helfen können, unsere Vergangenheit zu heilen

Auch wenn sich Erinnerungen über den Körper und das Gehirn verteilen, spielen gewisse Regionen im Gehirn, wie die Amygdala (Mandelkerne) und der Hippocampus, für die Kodierung und den Wiederabruf von Erinnerungen eine besonders wichtige Rolle. Interessanterweise sind diese Gehirnareale besonders reich an Östrogen-, Progesteron- und GnRH-Rezeptoren, also an Andockstellen für diejenigen Hormone, die in den Wechseljahren am stärksten schwanken. Wenn man an die erhöhte Aktivität dieser Hormone in diesen Arealen denkt, kann man sich gut vorstellen, dass die Aktivierung und der Wiederabruf von Erinnerungen in den Jahren um die Menopause stärker wird.[19] Verletzungen und Verluste, die wir viele Jahre oder gar Jahrzehnte lang zu vergessen oder zu minimieren verstanden haben, können uns plötzlich überwältigen – selbst wenn wir meinen, wir sollten längst über all diesen Schmerz aus der Vergangenheit »hinweg« gekommen sein.

Rachel: Wenn die Angst zuschlägt

Rachel war eine starke, selbstsichere Frau mit einem anspruchsvollen Beruf und einer ernsthaften Arbeitseinstellung. Als sie jedoch 51 wurde, begannen sich alle möglichen Gesundheitsprobleme einzustellen. Erst litt sie unter Übelkeit und Gewichtsverlust. Dann musste ein Gebärmutterpolyp entfernt werden. Nachdem ihr Zahnarzt im Rahmen einer Routinekontrolle einen vereiterten Backenzahn ziehen musste, hatte Rachel den Eindruck, dass sie ziemlich in der Patsche saß. Sie hatte solche Angst und Panik, dass sie sich auf eine posttraumatische Belastungsstörung behandeln ließ. Obwohl sie keine Vorgeschichte hatte, was Depressionen und Ängste betrifft, hatte sie jeden Lebensmut verloren und fühlte sich ihren Emotionen hilflos ausgeliefert.

Ich versicherte Rachel, dass sie ganz normal sei. Das, was sie erlebte, war das klassische Beispiel dafür, dass die Vergangenheit in der Lebensmitte zuschlägt, um geheilt zu werden. Rachel war prinzipiell bereit, sich weitere professionelle Hilfe zu holen, doch ich riet ihr zunächst einmal zu Folgendem: Sie sollte eine Zahl zwischen eins und zehn wählen, und zwar die erste, die ihr in den Kopf kam. Dann sollte sie sich daran erinnern, was in dem der Zahl entsprechenden Alter passiert war. Vielleicht war ein Teil ihres Selbst traumatisiert und hielt noch immer ihr Zentralnervensystem besetzt. Jetzt mit ihrer Lebenserfahrung und ihren Fähigkeiten, sich dem lange Verdrängten zuzuwenden, musste Rachel ihr reifes erwachsenes Selbst darum bitten, sich der Situation anzunehmen. Es würde sich des kleinen Mädchens in ihrem Inneren, das unerlöst um Aufmerksamkeit und Zuwendung bettelte, annehmen und ihm helfen »erwachsen« zu werden. Welches Trauma auch immer da war, Rachel war bereit, es zuzulassen, um es zu erlösen – und es für immer loszuzulassen.

Christine: Selbstheilung in der Lebensmitte

Als sich ihre Vergewaltigung auf den Tag zum zwanzigsten Mal jährte, so Christine, erwachte sie wie mit einem so starken Energieschub, wie sie ihn noch nie zuvor empfunden hatte. Die Gefühlsausbrüche waren mit der Zeit der Menopause immer stärker geworden, Auf- und Abschwünge so wie vor der Menstruation, »nur zehnmal schlimmer«. Die Ausbrüche waren zunehmend von starken körperlichen Symptomen begleitet, weil ihr Körper angesichts seiner alten Wunden um Aufmerksamkeit bat.

»Kopfschmerzen, Körperschmerzen, Unwohlsein, Schlaflosigkeit, Panikattacken, Durchfall, Zahnschmerzen begleiteten meinen Weg der Genesung immer und immer wieder. Mit der Zeit habe ich gelernt, ruhig zu werden und mich ganz den Empfindungen, die diese ›Anfälle‹ begleiteten, hinzugeben. Jedes Mal kamen starke Emotionen hoch, um sich schließlich aufzulösen. Dann verschwanden die Symptome.« Christines Offenheit für die Signale ihres Körpers machten ihre Heilung leichter. »Im Verlauf des Reinigens, Loslassens und Heilens wurde mir von Mal zu Mal klarer, dass ich meine eigene Heilerin bin. Es war der Wahnsinn, wie stark meine Gefühle mit den verschiedenen Symptomen, die ich hatte, verbunden waren.«

Susan: In den Wechseljahren für sich selbst einstehen

Mit 45 Jahren schrieb Susan: »Die Wechseljahre sind für mich der Mut und Antrieb, den ich mein ganzes Leben lang gebraucht habe.« Susans Eltern waren Alkoholiker, und während sie »feierten«, mussten sie und ihr Bruder sich um den Haushalt und die jüngeren Geschwister kümmern. Mit 18 Jahren verließ sie ihr Elternhaus und heiratete.

»Natürlich heiratete ich einen Alkoholiker, wenn ich dies auch erst Jahre später erkannte. Unsere Beziehung war sehr kontrollierend und missbräuchlich – mental, emotional und physisch. Er kontrollierte alle meine Entscheidungen: wann ich meine Familie sah, wo ich arbeitete, welche Möbel angeschafft wurden und welchen Wagen ich fuhr, bis zu der Entscheidung, keine Kinder zu haben. Ich machte mir vor, dass wir eine wunderbare, enge Beziehung hätten. Wir wurden wie meine Eltern, feierten und tranken an den Wochenenden, genauso, wie sie es taten – ich trank, um meinem Mann Gesellschaft zu leisten und ›Teil‹ von etwas zu sein. Ich begann, bis zu zwei Päckchen Zigaretten pro Tag zu rauchen. Als ich mit 30 Jahren schwanger wurde, überredete er mich zu einer Abtreibung, weil er gerade zu sehr unter Druck stünde, und versprach, wir würden im darauffolgenden Jahr einen neuen Versuch unternehmen. Stattdessen hatte er eine Affäre. Ich harrte aus, und schließlich beendete er die Beziehung und kehrte zu mir zurück. Ich sah das als Beweis an, dass er mich wirklich liebte.«

Vier Jahre später vereinbarte Susan eine Paartherapie, doch im letzten Moment weigerte sich ihr Mann mitzugehen. Statt die Sache abzublasen, ging sie allein. Auf Anregung ihres Beraters begann sie, die Treffen von

Adult Children of Alcoholics (Erwachsene Kinder von Alkoholikern) und der Anonymen Alkoholiker zu besuchen. Dort merkte sie, dass sie nicht allein war. Das war für sie der Beginn eines neuen Lebens.

Für Susan war der erste Meilenstein, über ihre Abtreibung zu reden. Als Nächstes hörte sie mit dem Rauchen auf. »Das eröffnete mir eine ganz neue Welt. Ich musste nicht länger meine Gefühle unterdrücken und mir, statt zu reden, eine Zigarette anzünden. Ich hatte einen Mund. Ich hatte etwas zu sagen, und oho!, ich sagte eine ganze Menge – ich hatte buchstäblich Rededurchfall. Und eine solche Ehrlichkeit!« Dann hörte sie zu trinken auf. »Mein Mann mochte dieses neue Ich überhaupt nicht. Ich war nicht länger ein Partygirl, das nach seiner Pfeife tanzte.«

Als sich Susan veränderte, fühlte sie sich in zwei Teile gerissen, weil sich das Leben um sie herum, das Leben, das ihr Mann für sie zurechtgeschneidert hatte, überhaupt nicht änderte. »Ich wurde zu einer verheirateten Frau, die ein Single-Leben führte. Wir gingen nirgendwo mehr gemeinsam hin und taten auch überhaupt nichts mehr gemeinsam.« Sie gingen zu Eheberatungsstellen, trennten sich, versöhnten sich, er machte eine Alkoholtherapie, doch alles ohne Erfolg. Dann kam der ultimative Kick – das Kli-

Abbildung 5: Warum traumatische Erinnerungen in der Lebensmitte wieder aufbrechen

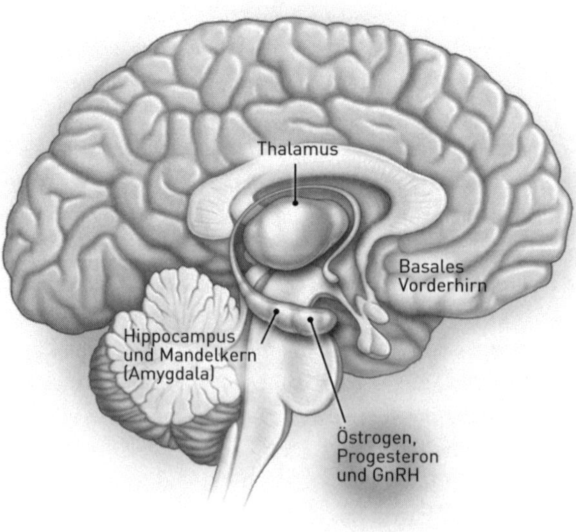

Die Gedächtniszentren des Gehirns weisen viele Rezeptoren für Hormone auf, die während der Wechseljahre Schwankungen unterliegen.

makterium! Susan schrieb: »Ich kam mit 42 Jahren in die Wechseljahre und ich hatte wirklich das Gefühl, dass mir dies den Mut und den Antrieb und die Ehrlichkeit gab, mir mein Leben anzusehen und klar zu erkennen, was ich wollte und was ich brauchte.« Sie begann, »so viele Dinge« zu tun, »die ich schon immer tun wollte und nie getan habe«.

Schließlich reichte sie die Scheidung ein und begann ein neues Leben, so wie sie es sich immer gewünscht hatte, 3000 Meilen von ihrem Geburtsort New York entfernt. »Ich hatte einen so einfachen Übergang«, freute sie sich. »Ich ließ mein ganzes Leben dort zurück – Mann, Beruf, Freunde und alles bis auf die paar Dinge, die ich eingepackt habe, als ich ging –, aber ich habe wohl in meiner Ehe meinen Teil Trauerarbeit geleistet. Mein Leben ist heute so erfüllt.«

Die erste Verteidigung gegen unerfreuliche Erinnerungen und Emotionen ist Verdrängung. Dieses Schlupfloch funktioniert oft recht gut – bis zum Klimakterium, wenn die hormonelle Schwerpunktverlagerung und die damit einhergehenden Veränderungen der Gehirnaktivität zusammenwirken und vergrabene Traumen und ungelöste Probleme durch körperliche Symptome ans Licht bringen, die sich nicht ignorieren lassen. Was auch immer die schwärenden Wunden einer Frau verursacht, man kann die Wechseljahre als eingebautes Hilfsmodul ansehen, das sie auf eine tief gehende Heilung vorbereitet.

Auch wenn es auf den ersten Blick nicht so aussehen mag, ist dies ein Geschenk. Zusätzlich zu der Klarsicht und dem Mut, die uns die Wechseljahre verleihen, sich vergangenen Schmerzen zu stellen, können sie einer Frau helfen, einen Schritt zurückzutreten, die Notwendigkeit einer Veränderung anzuerkennen und alles Nötige zu tun, um sich von alteingeschliffenen destruktiven Lebensmustern zu trennen. Selbst sehr tief eingeschliffene Muster lassen sich mithilfe der vom Klimakterium eingeleiteten Verschiebungen im Gehirn und den damit einhergehenden Verlagerungen von Energie und Aufmerksamkeitsschwerpunkt verändern.

Ein Wort zur Vorsicht: Vergangene Traumata verstärken

Die beunruhigenden Erinnerungen und die Depressionen, die in den Wechseljahren so oft auftreten, sind viel weniger furchterregend und hinderlich, wenn wir sie als das ansehen, was sie sind: Als den Beweis dafür, dass wir nun tief im Inneren stark genug sind, um diesem Schmerz und diesen verdrängten Ereignissen aus der Vergangenheit zu erlauben, an die Oberfläche zu kommen und ein und für alle Mal aus der Welt geräumt zu werden.

Die Erforschung und Bereinigung schmerzhafter Muster aus der Vergangenheit in der Lebensmitte ist notwendig, um wahrhaft geheilt zu werden. Vertrauen Sie darauf, dass Ihr Gehirn und Ihr Körper Ihnen die Informationen übermittelt, die Sie zum Handeln brauchen, wenn Sie dazu bereit sind. Es ist wertvoll und hilfreich, jemanden zu haben, der Ihren Schmerz miterlebt und ernst nimmt. Viele Leute haben festgestellt, dass es nicht allein die schmerzhafte Erfahrung war, die sie als Kinder so verwundete, sondern auch die Tatsache, dass es niemanden gab, an den sie sich vertrauensvoll wenden konnten, niemand, der damals ihre Wirklichkeit verstehen oder sie ernst nehmen konnte.

Vielleicht entscheiden Sie sich dafür, mit einem Therapeuten zu arbeiten, vielleicht auch, einen Meditationskurs zu belegen, um mit den Schlafproblemen, der Angst oder der Panik umzugehen, die auftreten können. Denken Sie jedoch daran, dass viele Angst lösende Psychopharmaka äußerst suchterzeugend sind. Viel zu vielen Frauen sind in den Wechseljahren Psychopharmaka verschrieben worden, die dann später feststellen mussten, dass sie für den Rest ihres Lebens davon abhängig waren. Wenn Sie gewillt sind, mit einem Therapeuten zu arbeiten und die erforderlichen Veränderungen in Ihrem Leben vorzunehmen, werden Sie wahrscheinlich nicht länger als über einen Zeitraum von sechs Monaten bis zwei Jahren Medikamente einnehmen müssen (siehe zehntes Kapitel für verschreibungspflichtige Medikamente und frei verkäufliche Alternativen).

Wenn ich den Verlauf der Genesung hier auch nicht im Detail wiedergeben kann, möchte ich Sie doch vor einer Fallgrube warnen: Einige Formen der Therapie verstärken negative Muster in Ihrem Gehirn wie in Ihrem Körper, zum Beispiel wenn es darum geht, das Trauma wiederholt neu zu »durchleben« und nach vergrabenen Erinnerungen zu schürfen.

Der Grund für meine Warnung ist folgender: Starker Stress jedweder Art – und dazu gehört auch das erneute Durchleiden schmerzhafter Erinnerungen – ist mit einem hohen Kortisolspiegel verbunden. Das ist genau das hormonelle Milieu, das die Wahrscheinlichkeit für die Speicherung von Erinnerungen aller Art erhöht, besonders aber von traumatischen Erinnerungen, die durch eine Gehirnregion, die Amygdala, vermittelt werden.[20] Wenn Sie ein sehr empfindsamer oder beeinflussbarer Mensch sind, der empfänglich für mentale Bilder ist, und Sie eine Menge Kortisol in Ihrem Blutstrom haben (wie es der Fall ist, wenn Sie gestresst sind), dann kann es leicht passieren, dass Sie in Ihrem Gehirn und Ihrem Körper neue traumatische »Erinnerungen« verinnerlichen, die nicht auf vergangenen Erfahrungen beruhen. Stattdessen sind sie unter Umständen das Produkt Ihrer gegenwärtigen Umgebung, kombiniert mit den Suggestionen und Bildern, die Sie von einem wohlmeinenden Therapeuten aufgeschnappt haben.

Wenn ein Therapeut Sie beispielsweise fragt: »Hat Ihr Vater Sie missbraucht, als Sie drei Jahre alt waren?«, und Sie sich in einem leicht beeinflussbaren biologischen Zustand befinden, kann es passieren, dass Ihr Gehirn die Frage als Tatsache in seinen Gedächtnispool einbaut – »Mein Vater hat mich missbraucht, als ich drei Jahre alt war« –, ob das nun tatsächlich passiert ist oder nicht. Dieses Szenario kann dann als neue traumatische Erinnerung kodiert werden – eine Erinnerung, mit der Sie zusätzlich zu den realen Erinnerungen fertig werden müssen, die eigenständig aufgetaucht sind.

Und schließlich: Machen Sie es sich zum Ziel, allmählich sich selbst und denjenigen zu vergeben, die Ihnen in der Vergangenheit Schmerz zugefügt haben. Vergebung heißt keineswegs, dass das, was Ihnen zugefügt worden ist, akzeptabel war. Es heißt nur, dass Sie nicht länger willens sind, sich durch eine frühere Verletzung davon abhalten zu lassen, erfüllt und gesund in der Gegenwart zu leben.

Einen größeren Zusammenhang finden

In manchen Kulturen, wie in der indischen Hindu-Kultur, ist die Lebensmitte eine Zeit, die von einer ernsthaften Auseinandersetzung mit den spirituellen Dimensionen des Lebens gekennzeichnet ist. In den Vereinigten Staaten geschieht, glaube ich, etwas Vergleichbares: Die übergroße Mehrheit all derjenigen, die an Konferenzen über die Verbindung zwischen Körper und Seele teilnehmen, sind Frauen in mittleren Lebensjahren. Nun, da unsere reproduktiven Jahre hinter uns liegen, werden unsere kreativen Energien frei.

Unsere Suche nach dem Sinn des Lebens gewinnt eine neue Dringlichkeit, und wir beginnen uns als potenzielle Gefäße für spirituelle Inhalte zu erfahren. Ich glaube seit Langem, dass jedes Leben von einer Kraft gelenkt wird, die ich mir als Gott vorstelle. Diese Kraft ist viel größer als unser eigener Intellekt, und sie drängt uns stets in Richtung der höchsten uns möglichen Bestimmung, wobei sie direkt durch die einzigartigen Ausdrucksmöglichkeiten eines jeden Menschen wirkt. Mein lebenslanges Interesse an Metaphysik und Astrologie hat mir sehr klare Belege für diese Wahrheit geliefert.

Barbara Hand Clow, eine Autorin, die Astrologie einsetzt, um uns mehr Zugang zu unseren Kräften zu verschaffen, erklärt, dass wir alle durch mehrere Schlüsselpassagen im Leben gehen müssen, um unsere volle Weisheit zu erreichen. Jede Passage ist mit sehr spezifischen und vorhersagbaren Verlagerungen verbunden, die uns, wenn wir sie bewusst bewältigen, unser volles Potenzial eröffnen. In ihrem 1996 erschienenen Buch *The Liquid Light of Sex: Kundalini Rising at Mid-Life Crisis* schreibt Clow: »Wir formen uns mit 30, wir transformieren uns mit 40 und wir verwandeln uns mit 50 Jahren.«[21] Im Alter von rund vierzig Jahren beginnt die universelle Energie, als Kundalini bekannt (und in vielen alten Heilertraditionen als Schlange dargestellt), natürlich und allmählich von der Basis unserer Wirbel hochzusteigen und dabei jedes Energiezentrum (oder Chakra) in unserem Körper zu aktivieren.

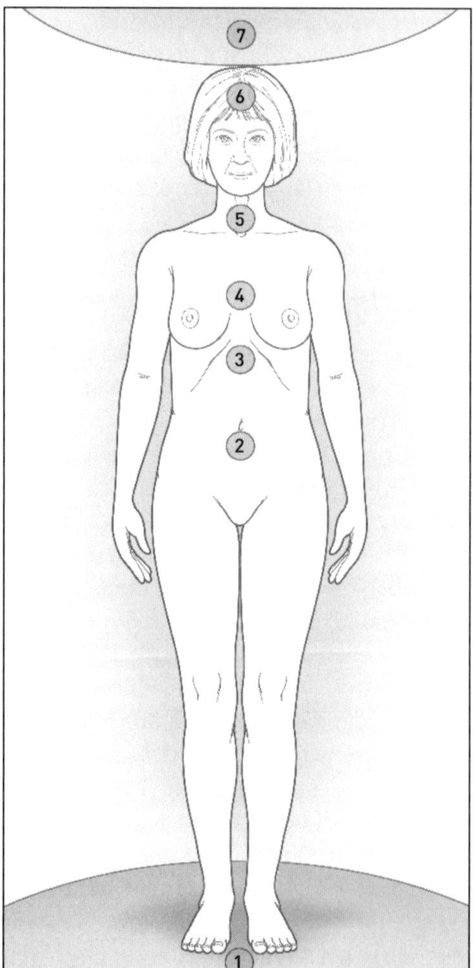

Abbildung 6: Emotionale Anatomie

Die Verbindung zwischen Emotionen und physischer Anatomie manifestiert sich in den sieben emotionalen Zentren. Diese korrespondieren im Großen und Ganzen mit den traditionellen Energiekarten des Körpers, die sieben energetische Zentren oder Chakren beschreiben.

DIE SIEBEN ZENTREN DER EMOTIONALEN ENERGIE

Die physischen Effekte mentaler und emotionaler Muster

EMOTIONALES ZENTRUM	ORGAN	MENTALE UND EMOTIONALE BEREICHE
7	jedes System kann beteiligt sein	Fähigkeit, den Sinn des Lebens zu spüren und in ihn zu vertrauen; Vertrauen zu Gott oder einer universalen Energiequelle; Fähigkeit zur Balance zwischen der Verantwortung für Lebensereignisse und der Akzeptanz von Dingen, die wir nicht kontrollieren können
6	Gehirn Augen Ohren Nase Hypophyse	Wahrnehmung: Klarsicht versus Doppeldeutigkeit Denken: linkes Gehirn versus rechtes Gehirn; rationales versus nichtrationales Denken Moral: konservativ versus liberal, soziale Regeln versus individuelles Gewissen; Repression versus Hemmungslosigkeit
5	Schilddrüse Luftröhre Halswirbel Hals, Mund Zähne und Gaumen	Kommunikation: Selbstausdruck versus Verständnis (Reden versus Zuhören) Timing: Vorwärtsdrängen versus Abwarten Sich-gedrängt-Fühlen oder Zeitmangel Wille: mein Wille oder dein Wille (geschehe)
4	Herz, Lunge Blutgefäße Schultern Rippen, Brüste Zwerchfell oberer Speiseröhrenbereich	Emotionaler Ausdruck: Fähigkeit, voll zu fühlen, Wut, Feindseligkeit, Freude, Liebe, Kummer und Vergebung ausdrücken Beziehungen: Fähigkeit, Partnerschaften auf Gegenseitigkeit zu bilden; Gleichgewicht zwischen Selbst- und Fremdliebe Intimität mit anderen versus Fähigkeit zum Alleinsein

EMOTIONALES ZENTRUM	ORGAN	MENTALE UND EMOTIONALE BEREICHE
3	Bauchregion oberer Darm- bereich Leber, Gallen- blase unterer Speise- röhrenbereich Magen Nieren, Bauch- speicheldrüse Nebennieren Milz mittlerer Wirbel- säulenbereich	Selbstwertgefühl, Selbstvertrauen und Selbstachtung Persönliche Macht: Kompetenz und Fähigkeiten in der Außenwelt Überstarkes versus zu geringes Verantwortungsgefühl Zucker-, Alkohol-, Drogen- und Tabaksucht Aggression versus Defensivverhalten; Wettbewerbsorientiert versus nicht wettbewerbsorientiert Gewinnen versus Verlieren
2	Gebärmutter Eierstöcke Scheide Gebärmutterhals Dickdarm Untere Rücken- wirbel Becken Blinddarm Harn- blase	Persönliche Macht: Sexualität, Geld und Beziehungen Fruchtbarkeit und Zeugungsfähigkeit: individuelle Kreativität; Kreativität gemeinsam mit anderen Grenzen in Beziehungen: Abhängigkeit versus Unabhängigkeit; Geben versus Nehmen Aktivität versus Passivität (genervt sein)
1	Muskulatur, Knochen Wirbelsäule Blut Immunsystem	Sicherheit und Geborgenheit in der Welt Wissen, wann zu vertrauen oder zu misstrauen Wissen, wann sich ängstigen und wann nicht Balance zwischen Unabhängigkeit und Abhängigkeit

Quellen: C. N. Shealy und C. M. Myss: *The Creation of Health: Merging Traditional Medicine with Intuitive Diagnosis* (Walpole, NH: Stillpoint Publication, 1988). Wissenschaftliche Dokumentation des menschlichen Energiesystems und aktualisierte Information von Mona Lisa Schulz. M. D., Ph. D., *Awakening Intuition: Using Your Body-Mind Network for Insight and Healing* (New York: Harmony Books, 1998).

Unter Umständen kann die daraus erwachsende sexuelle Energie, die zu diesem Zeitpunkt freigesetzt wird, sehr intensiv sein, was einige Frauen dazu veranlasst, Affären zu haben oder ihre Energie in Malen, Hausbauen oder irgendeiner anderen kreativen Betätigung zu kanalisieren.

Diese Energieaktivierung kann sich auch in körperlichen Symptomen manifestieren. Das Ausmaß an unbewältigten Angelegenheiten, das wir in jedem dieser Energiezentren angesammelt haben, entscheidet über Art und Schwere der Symptome, die wir in dieser Region erleben. So hatte ich persönlich zum Beispiel in dem Jahr, in dem meine Periode unregelmäßig wurde und ich Hitzewallungen bekam, mehrere Attacken von schlimmen Brustschmerzen, ein Hinweis auf Kummer und Verzweiflung, Gefühle, deren ich mir nie völlig bewusst gewesen war. Viele andere Frauen stellen fest, dass sie in mittleren Lebensjahren unter Herzklopfen, Angst, Beckenschmerzen oder Verdauungsstörungen leiden.

Wenn wir unsere Symptome neu bewerten und sie als unsere innere Orientierungshilfe ansehen, die an die Tür eines jeden emotionalen Zentrums klopft und uns auffordert, mehr Licht und Weisheit in diese spezielle Region einzulassen, fühlen wir uns nicht als Opfer unseres Körpers. Dann haben wir die Chance, uns durch die Lebensenergie, die in mittleren Lebensjahren durch unseren Körper kreist, stark und auch mächtig zu fühlen.

So fiel der Höhepunkt meiner Scheidung beispielsweise in eine Phase, die astrologisch als meine Chiron-Rückkehr gilt, der optimale Zeitpunkt für mich, mich zu verwandeln und mich stärker mit meinem Geist und meinem Lebenszweck zu verbinden. Gleichzeitig stand ich unter dem Einfluss einer astrologischen Konfiguration, die als Yod oder »Finger Gottes« bekannt ist. Der Zweck dieses Fingerzeigs war es, mich aus meinem alten Leben herauszuführen, sodass ich die Zeit und die Motivation gewann, neue, gesündere Beziehungen zu schaffen. Und auch wenn mich diese Erkenntnis nicht ganz von dem Leiden befreit hat, das ich durchgemacht habe, ziehe ich großen Trost aus dem Wissen, dass ein höherer Sinn und eine Bedeutung in den Ereignissen der letzten Jahre lag – dass meine Erfahrung auf mehr hinausläuft als auf eine schmerzliche Scheidung und das Einsetzen von Hitzewallungen.

III

Heimfinden zu sich selbst: Von der Abhängigkeit zur gesunden Eigenständigkeit

Das Bedürfnis, mehr Kontrolle über unser Leben zu erlangen, wird in den Wechseljahren zu einem drängenden Problem. Plötzlich ertappen wir uns dabei, dass wir die Bedeutung und den Wert vieler Beziehungen infrage stellen, die wir uns zuvor nie genauer unter die Lupe zu nehmen getraut haben. Auch wenn wir all diejenigen Beziehungen aufrechterhalten wollen, die uns im Innersten stützen, entdecken wir oft, dass unsere alte Art zu fühlen oder uns gegenüber denjenigen Menschen zu verhalten, die uns am nächsten stehen – ob Eltern, Kinder, Ehemänner, Freunde oder Chefs –, neu überdacht werden muss. Und jedes Mal, wenn wir unser Leben »auf den neuesten Stand« bringen, müssen wir um das alte Leben trauern, das wir hinter uns gelassen haben. Den Mut zu haben, die im mittleren Lebensabschnitt notwendigen Veränderungen in Angriff zu nehmen und den Verlust zu spüren, der mit diesen Veränderungen einhergeht, trägt entscheidend dazu bei, ein festes Fundament für unsere Gesundheit in der zweiten Lebenshälfte zu schaffen.

Das Leere-Nest-Syndrom

Sie müssen keine Mutter sein, um das leere Nest zu erleben, dieses schmerzliche Gefühl von persönlichem Verlust, von Einsamkeit und Übergang, das sich so oft einstellt, wenn Sie eine bedeutende Veränderung in Ihrem Leben durchmachen. Ganz gleichgültig, wie sicher und etabliert sich eine Frau vor der Lebensmitte auch fühlen mag, die Wandlung und der Übergang in die zweite Lebenshälfte erfordern fast zwangsläufig einen Exodus der einen oder anderen Art. Ob es die endgültige Trennung vom Ehemann ist, von dem Sie sich seit Langem entfremdet haben, ein Berufswechsel, der Weggang von Kindern, die volljährig geworden sind und ihr Zuhause verlassen haben, um ein eigenes Leben zu beginnen, das Sie nicht länger so selbstverständlich wie bisher einschließt, oder alles zusammen – wenn Ihr einst so turbulentes Heim ruhig wird und/oder sich Ihre tägliche Routine plötzlich ändert und Sie ruhelos und unausgefüllt zurückbleiben, ähnelt diese Erfahrung in gewisser Weise dem Verlust eines geliebten Menschen. Und selbst wenn Sie es kommen gesehen haben und dachten, Sie wären darauf vorbereitet, ja sogar dann, wenn Sie es sind, die geht, ist es schmerzhaft. Denn es ist unmöglich, sich völlig auf diese Form von innerem Aufruhr vorzubereiten, der so tief greifend ist, dass er Sie völlig von innen nach außen »umkrempeln« und verwandeln kann.

Eine meiner Freundinnen, eine Frau, die es geschafft hat, in einem Unternehmen eine steile Karriere zu machen und gleichzeitig zwei Kinder großzuziehen, meinte kürzlich zu mir: »Als mein Jüngster diesen Herbst auszog, um aufs College zu gehen, war ich sehr beschäftigt und arbeitete für eine kreative aufstrebende Firma, die mich häufig auf Kurzreisen nach Übersee schickte.

Obwohl jeder Tag neue Aufregung und Abenteuer brachte, passierte es mir immer wieder, dass ich, wenn ich im Auto saß, an einer roten Ampel in Tränen ausbrach. Ich fühle mich, als ob mir ein Teil meines Herzens aus der Brust gerissen worden wäre. Nach all diesen Jahren zielbewussten und stolzen Mutterseins, in denen meine Kinder trotz meiner Karriere immer an erster Stelle standen, war ich überrascht, wie überaus körperlich und schmerzhaft sich dieser Verlust anfühlt. Und ich habe ihn in keiner Weise kommen sehen.«

Ich kann sie sehr gut verstehen. Im Sommer 1999 bekam ich einen kleinen Vorgeschmack auf ein eigenes Leeres-Nest-Szenario: Kaum zwei Monate nachdem meine ältere Tochter zu einem Sommercamp aufgebrochen war, um sich auf den Besuch des Colleges im Herbst vorzubereiten, verließ meine jüngere Tochter ihr Zuhause, um ihrerseits ein Feriencamp zu besuchen. Da mein Mann gegangen und meine Scheidung fast abgeschlossen war, war dies seit der Zeit des Colleges und des Medizinstudiums das erste Mal, dass ich ganz allein war. Eine Weile lang fand ich nichts dabei. Mein Haus war sauberer, als es seit Jahren gewesen war (wenn das auch niemals eine bedeutende Rolle für mich gespielt hat), und als ich begann, das Interieur nach meinen Vorstellungen umzugestalten, empfand ich es als angenehmen Nebeneffekt, ohne das Chaos anderer Leute zu leben.

Ich aß, was ich wollte und wann ich wollte, arbeitete, wann immer ich Lust hatte, zündete Kerzen an und sah mir bis spät in die Nacht Filme an. Langsam begann ich es zu genießen, Ruhe zu haben und ganz ohne Unterbrechungen über mein Leben nachsinnen zu können. Schließlich und endlich, sagte ich mir, war ich nicht wirklich allein. Meine Tochter würde bald wieder zu Hause sein.

Doch einen Monat später wurde ich wie aus heiterem Himmel von Kummer und Einsamkeit übermannt. Ich hatte meine jüngere Tochter vom Camp abgeholt, und zusammen hatten wir eine Tour nach Dartmouth unternommen, denn sie war dabei, sich zu überlegen, welches College sie wohl besuchen sollte. Als meine medizinische Alma mater und als der Ort, an dem ich meinen Mann zum ersten Mal getroffen hatte, barg Dartmouth viele nostalgische Erinnerungen für mich. Ich erinnerte mich lebhaft an die Begeisterung, die ich empfand, als ich vor 28 Jahren hierherkam und von dem Ort und seiner Atmosphäre ganz überwältigt war.

Nun stand ich auf demselben Campus, eine 50-jährige, frisch geschiedene Mutter, die der jüngeren ihrer beiden Töchter zusah, wie sie Pläne für ihr eigenes Leben schmiedete. Ich sah mich nicht nur mit dem Verlust meines Mannes und meiner beiden Töchter konfrontiert, sondern auch mit dem Verlust aller Träume, die ich für meine Zukunft gehabt hatte. Während der dreistündigen Heimfahrt schlief meine Tochter die ganze Zeit, und ich entdeckte zu meiner Überraschung, dass ich mich noch einsamer fühlte als in der Zeit, in der sie nicht da war.

Wieder zu Hause, wachte ich am nächsten Morgen mit einem Gefühl tiefen Kummers auf und sagte mir selbst: »Aha, das ist das Leere-Nest-Gefühl, über das ich schon so viel gehört habe, das Gefühl, das dir sagt: ›Du bist in deiner neuen Welt noch nicht zu Hause, und deine alte Welt passt nicht länger zu dir.‹« Ich befand mich in einem Zwischenstadium, trauerte um das, was war, und um das, was hätte sein können. Intellektuell wusste ich, dass dies eine Wachstumsphase war, eine Art Wehenschmerz, der wunderbare Dinge hervorbringen würde, wenn ich mir nur erlauben würde, durch diese Phase zu gehen. (Es half zu wissen, dass ich tatsächlich gar keine andere Wahl hatte.) Statt meine Gefühle zu »glätten« und Wege zu finden, sie zu betäuben, um mir den Kummer zu ersparen, ließ ich meinen Schmerz zu. Ich war einsam und enttäuscht, litt an gebrochenem Herzen und fürchtete mich, und ich saß auf meinem Bett und weinte um all das in meinem Leben, das dabei war zu sterben.

Aber es gibt auch gute Nachrichten. Jede Frau, die den emotionalen Aufruhr der Wechseljahre durchgemacht hat, kann bestätigen, dass die schmerzlichen Gefühle, die mit dem leeren Nest einhergehen, zwar immer wieder hochkommen, mit der Zeit aber seltener werden, kürzer andauern und jedes Mal weniger tief schmerzen. Daher besteht unsere Aufgabe einfach darin, da zu sein, wenn sie hochkommen. Wie meine eigene Erfahrung und diejenige all der Frauen, die ihre Leere-Nest-Erfahrung mit mir geteilt haben, zeigt, besteht die Belohnung, sich ganz auf diese Emotionen einzustellen, die in dieser Phase über uns hinwegrollen, letztlich darin, dass das Ringen schneller vorübergeht, als wenn wir versuchten, uns diesen Gefühlen zu widersetzen oder sie zu leugnen.

Ob es eine Frau in diesem Augenblick wahrhaben will oder nicht, diese beunruhigende Leere-Nest-Erfahrung ist ein Segen. Stellen Sie sich diese Erfahrung als Wehenschmerz vor. Was Sie zu gebären versuchen, ist Ihr neues Leben, das Ihre Hormone, Ihr Gehirn und Ihr Körper bereits willkommen geheißen und angenommen haben, auch wenn Sie sich dessen vielleicht noch nicht bewusst sind. Um ein neues Leben zu schaffen, müssen Sie in den Abgrund, in die Leere hinabsteigen, die Sie möglicherweise ein Leben lang zu meiden versucht haben, indem Sie sich auf Beziehungen und Beruf konzentrierten. Da ich selbst in diese tiefe Schlucht geschaut habe, kann ich verstehen, warum eine Frau, die sie betritt, nur sehr schwer glauben kann, ihre Reise könne gut enden. Aber nun, da ich an der anderen Seite herausgekommen bin, weiß ich, dass die Reise den Schmerz und die Mühen wert war. Heute bin glücklicher und freier und fühle mich sogar jünger als mit 50.

Damit alles etwas einfacher wird, richten Sie Ihre Aufmerksamkeit mindestens ebenso auf das, was Sie erschaffen wollen, wie auf das, was Ihnen verloren geht. Fangen Sie am besten mit Dingen an, die Sie schon seit Jahren aufgeschoben haben. Vielleicht wollen Sie noch einen Abschluss machen, Ihre Traumziele bereisen, wieder fitter werden, die Wohnung oder das Haus renovieren. Vielleicht ist es aber auch Reiten, Tanzunterricht, Yoga, Meditation, Schreiben, ein Kochkurs oder Singen. Wenn Ihnen nicht gleich etwas einfällt, dann denken Sie an die Zeit, als Sie elf waren und an daran, was Sie damals gerne gemacht haben. Es ist sehr wahrscheinlich, dass es da etwas gibt, was nur darauf wartet, wiederbelebt zu werden.

Es kommt nicht darauf an, was Sie machen, sondern darauf, dass Sie Ihre Bedürfnisse erkunden wollen. Jetzt ist die Zeit, sich selbst neu zu erfinden, und zwar nicht nur als die Mutter oder Frau oder Angestellte von jemandem. Am Ende werden Ihre Kinder oder Ihre Lieben begeistert sein. Denn die Alternative hieße, Ihr Leben in ihren aufgehen zu lassen (Sehnsucht nach der »guten alten Zeit«), um am Ende mehr eine Last als eine Quelle bedingungsloser Liebe und Inspiration zu sein. (Viele Hinweise dazu, wie Sie sich selbst in der Lebensmitte neu erfinden, finden Sie in meinem Buch *Lustvoll durch die Wechseljahre: Sexualität, Lebensfreude und Neuorientierung in der zweiten Lebenshälfte*, München 2009.)

Patricia: Das Unvermeidliche verzögern

Viele Frauen tun alles, was in ihrer Macht steht, um einer Veränderung und einem Wandel Widerstand zu leisten, und ziehen sich dabei oft auf die Art von Fürsorge zurück, die sie ihr ganzes Leben lang geleistet haben. Sie verschwenden kostbare Energie bei dem Versuch, entscheidende Lebensveränderungen fernzuhalten; sie paddeln sozusagen gegen den Strom, statt sich von der Strömung in neue, unbekannte Gewässer tragen zu lassen. Oft ist ihre Angst, vorwärtszugehen, so groß, dass sie stattdessen einen Schritt rückwärts machen. Nachdem Patricia fünf Kinder großgezogen hatte, kam sie an einen Scheideweg, der sie völlig überraschte:

»Mein Mann war stets der Herr im Haus und traf alle Entscheidungen – welche Lebensmittel eingekauft wurden, welche Kinder bei welchen Hausarbeiten halfen, in welcher Farbe meine Küche gestrichen wurde –, und im Laufe der Jahre lernte ich, damit umzugehen, indem ich mich wie eine Auster verschloss und in die Welt zurückzog, die ich mir und meinen Kindern geschaffen hatte. Als unser jüngstes Kind das Haus verließ, traf mich die Erkenntnis wie ein Keulenschlag: Jetzt waren nur noch er und ich da. Ehrlich gesagt, darüber hatte ich mir nie zuvor Gedanken gemacht. Wir kamen ganz gut miteinander zurecht, aber hauptsächlich nur deshalb, weil er sein Leben lebte und ich meines. Immer dann, wenn es zu einem Konflikt hätte kommen können, verhielt ich mich unterwürfig und nachgiebig – es war mir zur Gewohnheit geworden und es war einfacher so. Nun, da die Kinder alle aus dem Haus waren, erkannte ich plötzlich, dass dies meine Zeit für mich sein könnte. Doch mein Mann hatte so etwas zuvor nie geduldet, und ich wusste, er würde es auch jetzt nicht dulden.«

Eheberatung und Scheidung waren in der Familie ihres Mannes Tabuthemen, und Patricia erkannte, dass sie nicht bereit war, weitere Zugeständnisse zu machen und weiterhin nach den Regeln zu leben, die er für ihr Leben aufgestellt hatte. Stattdessen entschied sie sich, die Zukunft, die sie in dieser Form nicht akzeptieren konnte, zu umgehen, indem sie versuchte, die Vergangenheit neu zu schaffen. Im Alter von 47 Jahren überredete sie ihn, ein Mädchen im Babyalter zu adoptieren.

»Ich erkannte es damals nicht bewusst, aber rückblickend vermute ich, dass ich wusste, das Baby würde mir ersparen, meine Ehe unter die Lupe zu nehmen. Ich wollte die Uhr zurückdrehen. Vorwärtszugehen, dazu hatte ich zu viel Angst. In gewisser Weise funktionierte es – es hielt mich beschäftigt. Doch obwohl das Großziehen von Kindern für mich in jüngeren Jahren eine Freude gewesen war,

erkannte ich – zu spät –, dass ich mich verändert hatte. Mein Leben Kindern zu widmen, das war mein vergangenes Leben. Heute, Mitte fünfzig, weiß ich, dass es überhaupt nicht das ist, was ich in diesem Stadium meines Lebens tun möchte. Ich bin die ganze Zeit so müde, dass ich mich wie sediert fühle, und nicht etwa deshalb, weil es eine so harte körperliche Arbeit wäre – mein Herz ist nicht bei der Sache. Ich fühle mich weggezerrt, als ob irgendeine Kraft mich von hier fortzuziehen versuchte. Ich fühle mich so, als würde ich alle zwei Jahre um zehn Jahre altern. Aber ich habe jetzt eine Verpflichtung gegenüber diesem kleinen Mädchen, das alles verdient, was ich ihm geben kann. Ich hoffe, ich halte durch, bis es erwachsen ist.«

Bumerang-Babys

Geschichten wie die von Patricia hört man aufgrund der stetig zunehmenden Zahl erwachsener Kinder, die aus dem einen oder anderen Grund wie ein Bumerang nach Hause zurückkehren, immer häufiger; oft kommen sie mit eigenen Kindern, die die Großmutter aufziehen soll, während deren Söhne und Töchter versuchen, beruflich und privat auf die Beine zu kommen. Wenn eine Frau die zweite Hälfte ihres Lebens für sich selbst beanspruchen will, um ihr eigenes kreatives Potenzial zu erforschen, muss sie einen Weg finden, nicht den Kräften nachzugeben, die sie dazu verleiten könnten, die langfristigen Verantwortlichkeiten eines anderen zu schultern. Mit diesen Kräften meine ich Schuldgefühle und den Drang, ihre Kinder vor den Konsequenzen ihrer eigenen Entscheidungen zu schützen. Wenn persönliche Entscheidungen und äußere Umstände zusammenwirken, um das Nest voll zu halten, dann besteht die große Gefahr, dass das neue Leben einer Frau nur zu einer Wiederholung des alten wird.

Anita: Endlich die Nabelschnur durchtrennen

Als Anitas und Ralphs frisch verheiratete (und schwangere) Tochter und ihr Mann ein Apartment in ihrem Komplex mieteten, war Anita begeistert. Doch im Laufe der folgenden Monate bekam sie mehr und mehr das Gefühl, irgendetwas stimme nicht.

»Zuerst dachte ich, ich wäre im Himmel. Jenny war ständig bei mir, manchmal, um die Wäsche zu waschen (sie behauptete, ihre Waschmaschine funktioniere nicht richtig und Jim habe keine Zeit, sie zu reparieren), manchmal, um eine Tasse Zucker zu borgen, manchmal auch nur, um ›herumzuhängen‹. Ich fand das toll – es war, als hätte ich meine Tochter nie verloren. Statt eines leeren Nestes sah es so aus, als könne ich sie behalten und dazu noch ein neues kleines Baby um mich herum

haben. Aber allmählich kamen mir mehr und mehr Zweifel. Ich dachte an die Zeit zurück, als ich eine frisch verheiratete junge Frau gewesen war, und obwohl ich meine Familie heiß und innig liebte, verbrachte ich damals nicht annähernd so viel Zeit mit ihr wie Jenny mit mir. Ich begann, nach Zeichen für Schwierigkeiten in ihrer Ehe Ausschau zu halten, ohne wahrzunehmen, dass ich bereits ein großes Alarmzeichen erkannt hatte – Jenny hatte ihr Zuhause noch gar nicht wirklich verlassen. Einen Monat später wurde Jim befördert, was einen Umzug an die Westküste bedeutete. Ich fühlte mich, als hätte ich einen Tritt in den Magen bekommen. Jenny war unser einziges Kind, und sie war mein ganzes Leben. Der Umzug musste rasch über die Bühne gehen – sie hatten nur sechs Wochen Zeit, um alles zu regeln und sich in Kalifornien einzurichten –, doch ich bemerkte, dass Jenny inmitten all der Vorbereitungen für den Umzug noch mehr Zeit als zuvor mit mir zu verbringen begann. Zwei Wochen später kam es zu einer heftigen Auseinandersetzung, und das Nächste, was ich sah, war Jenny, die auf unserer Türschwelle stand, bereit, ›nach Hause zurückzukehren‹; dabei lag ein Ausdruck auf ihrem Gesicht, der gequält, aber gleichzeitig auch ein wenig triumphierend war. Sie erzählte mir später, sie habe gedacht, ich würde mich freuen – sie wusste, wie sehr ich sie vermissen würde. Darum war sie von meiner Reaktion auch so überrascht. Es war herzzerreißend für mich. Ich hasste es, meine Tochter in ihrem Schmerz zu sehen, das Gesicht vom Weinen verquollen, der Bauch, dem man die ersten Zeichen ihrer Schwangerschaft anzusehen begann, gerundet. Doch glücklicherweise wachte ich auf, und das nicht zu früh. Ich sagte ihr, dass zurückzukommen keine Option sei. Ich sagte ihr, dass es an der Zeit sei, vorwärtszugehen. Ich erkannte, dass ich die Nabelschnur durchtrennen und beginnen musste, mein eigenes Leben zu erforschen, und dass sie dasselbe tun musste – sonst würden wir beide in einer Phase des Lebens stecken bleiben, aus der wir herausgewachsen waren.«

Wenn sich eine Frau der Aussicht auf ein leeres Nest gegenübersieht, so läuft dies, so schmerzlich diese Aussicht zunächst auch ist, letztlich auf Folgendes hinaus: Trennung ist eine notwendige und letztlich segensreiche Sache, die den Weg für die nächste Entwicklungsphase freimacht. Diesen Prozess zu blockieren kann ähnliche Folgen haben, wie eine Kübelpflanze in einem zu kleinen Behälter dahinvegetieren zu lassen. Eine Frau kann sich dafür entscheiden, ihr Wachstum zu erleichtern, was anfangs schmerzhaft sein mag, oder sie kann sich dafür entscheiden, dieses Wachstum zu blockieren, und damit einen Weg wählen, der zu einem beschleunigten Alterungsprozess und einem Verlust an Vitalität führt – genauso, wie es bei der Kübelpflanze der Fall wäre. Auf der Stelle zu treten ist mit anderen Worten keine lebensfähige Option. Wachse – oder stirb.

Starke Gefühle, starke Heilkräfte

Um einen neuen Weg zu betreten, muss man den alten hinter sich lassen. Das ist einer der erschreckendsten Aspekte der Transformation in mittleren Lebensjahren – zurückzulassen, was gewohnt und vertraut ist, und anzunehmen, was fremd und unbekannt ist. Im ersten Sommer nach meiner Scheidung sah ich beispielsweise meiner Tochter und meinem früheren Mann nach, als sie an einem wunderbaren Sommertag zum gemeinsamen Segeln aufbrachen, eine Familienaktivität, die wir jahrelang gemeinsam genossen hatten. Ich fühlte mich zurückgelassen und fragte mich, was mit meinem Leben passiert war. Tatsächlich fühlte ich mich so, als hätte ich außerhalb meiner Arbeit kein wirkliches Leben mehr.

Wenn wir an einem Scheideweg in unserem Leben stehen, beginnen wir zwangsläufig zu zweifeln. »Kann ich das wirklich durchziehen? Habe ich genug Talent? Die nötige Kraft? Werde ich es da draußen schaffen?« Oder wie in meinem Fall: »Was nützt es, es da draußen geschafft zu haben, wenn ich niemanden habe, zu dem ich nach Hause kommen kann?« Eine Frau, die keine Angst dabei empfände, aus dem Milieu herausgerissen zu werden, in dem sie sich bereits bewiesen hat, und in unbekannte Gewässer geworfen zu werden, in denen sie dahintreibt, wäre schon sehr ungewöhnlich. Ihre Selbstzweifel können zudem dadurch verstärkt werden, dass sie ihren Verlust zwar klar erkennt, der Weg, der zu einem neuen Leben führt, häufig jedoch noch im Dunkeln liegt.

Es ist außerordentlich wichtig für das Wohlbefinden einer Frau zu verstehen, dass die Richtung ihres neuen Weges deutlich werden wird, und ihre Bereitschaft, ihn zu versuchen, kommen wird – mit der Zeit. Die Schritte, die ihr altes Leben von dem neuen trennen, sind mit Absicht nicht leicht, ebenso wenig der Geburtsprozess. So schwierig, wie es in unserer schnelllebigen Kultur auch zu akzeptieren ist – das Ringen, das die Wandlung einer Frau in mittleren Jahren begleitet, ist offenbar ein integraler Teil des Lernprozesses, ohne den sie nicht den Anreiz verspüren würde, einen Fuß vor den anderen zu setzen.

Ihr leeres Nest, Ihr veränderter Lebensraum, Ihr auseinanderfallender Lebensschwerpunkt, dieses Gefühl zu schwimmen – all dies muss erst zur Kenntnis genommen und samt all der Emotionen, die damit einhergehen, erfahren werden, damit der Heilungsprozess beginnen kann.

Während wir dieses Wechselbad der Gefühle erleben und darauf warten, dass der neue Weg, der vor uns liegt, deutlich wird, müssen wir eine Weile in der »Unterwelt« verharren und uns erlauben, unsere Ängste, unseren Kummer und unsere Verwirrung zuzulassen. Dann und nur dann wird sich der Nebel zu lichten beginnen, werden sich neue Türen, neue Zielrichtungen und neue Schwerpunkte für die wunderbaren Jahre abzeichnen, die vor uns liegen.

Gut und schön, mögen Sie sagen. Aber wie soll man seine starken Gefühle intensiv erleben, ohne sich in sie zu verkrallen oder in Selbstmitleid zu schwelgen?

Erkennen Sie Ihre Gefühle, indem Sie sie niederschreiben

Es gibt eine Schreibtechnik, die einer Frau wirksam dabei helfen kann, ihre Aufmerksamkeit für diese Gefühle, die ungebeten an die Oberfläche drängen, zu schärfen, sie zur Kenntnis zu nehmen, zu identifizieren, auszudrücken und schließlich aktiv freizusetzen. Es ist eine Fertigkeit, die eine gewisse Übung erfordert, doch die Belohnung folgt auf dem Fuß – und es klappt immer besser, wenn Ihre Fähigkeiten durch Training wachsen. Und so geht man dabei vor:

Verpflichten Sie sich, Ihren Körper zu ehren und zu respektieren, indem Sie bereitwillig aus den Emotionen lernen, die ihn erfüllen, selbst wenn das nur bedeutet, ihm Ihre liebevolle Aufmerksamkeit zu schenken. Mit anderen Worten, seien Sie bereit, für Ihren Körper und seine Emotionen da zu sein, genauso, wie Sie für ein Kind oder jemanden da wären, den Sie lieben. Wenn Sie sich zum Beispiel plötzlich von Kummer oder Wut übermannt fühlen, halten Sie inne, und identifizieren Sie dieses Gefühl, statt einfach darauf zu reagieren. Nehmen Sie es zur Kenntnis. Sagen Sie sich selbst: »Ich bin traurig« oder »Ich bin wütend«.

Schauen Sie sich Ihren Kummer an, ohne zu versuchen, ihn zu heilen. Das Wesen eines guten Zuhörers – ob gegenüber sich selbst oder einem guten Freund – besteht einfach darin, sich oder anderen zu erlauben, Gefühle frei und ehrlich auszudrücken. Im Laufe der Zeit kann Ihre fürsorgliche Konzentration Schmerz in Mitgefühl verwandeln. Geben Sie sich Mühe, Ihre Gefühle zu identifizieren und bei ihnen zu sein, statt zu versuchen, sie zu ändern, sie abzuschütteln oder sie im hintersten Winkel zu verstecken. Wenn es Ihnen schließlich gelungen ist, sich auf diese Gefühle zu konzentrieren, nehmen Sie sich die Zeit, sie niederzuschreiben.

Wenn ich starke Gefühle empfinde, die mich auf meinem Weg innehalten lassen, hilft es mir fast immer, über diese Erfahrung zu schreiben, sobald ich Gelegenheit dazu finde.[1] Ich setze mich dann an meinen Schreibtisch, zünde eine Kerze an, lege eine CD mit Barockmusik auf, atme dreimal ein und aus und beginne zu schreiben, notiere meine Gedanken wie eine gute Sekretärin. Wenn ein bestimmter Gedanke mit einem gewissen »Summen« oder einer gewissen Energie einhergeht, dränge ich mich selbst, tiefer zu gehen, und frage mich, was ich mit »traurig«, »wütend«, »gereizt« usw. meine. Nach 10 oder 15 Minuten weiß ich meist genau, was mir das betreffende Gefühl sagen wollte und auf welchen alten, untauglichen Vorstellungen es beruhte. Und mehr als nur das – ich stelle fest, dass das Niederschreiben meine Energie auf einen ganz neuen Ort richtet. Dann bin ich in der Lage meine Aufmerksamkeit auf etwas Angenehmes zu richten.

Erzählen Sie Ihre Geschichte: Hören Sie auf Ihre Bedürfnisse

Beim Aufschreiben dessen, was Sie bewegt, sollten Sie auf Ihre Bedürfnisse hören. Wie schon in Kapitel zwei erwähnt, gibt es auf der Webseite von Dr. Marshall Rosenberg (cnvc.org) eine umfassende Liste aller möglichen Bedürfnisse, etwa Ruhe, Anerkennung oder Unterstützung. Jedoch wurden bei kaum jemandem, den ich kenne, Bedürfnisse berücksichtigt, sei es als Kind oder als Erwachsener. Tatsächlich wurde ich getadelt, wenn ich sie nur geäußert habe, ganz zu schweigen davon, dass sie befriedigt worden wären. Alles hat sich geändert, als ich sie überhaupt das erste Mal aufgelistet habe und dann lernen musste, wie man sie in angemessener Weise von der geeigneten Person einfordert. Zum Beispiel hatte ich in Bezug auf eine Kollegin das Bedürfnis, dass wir unsere vereinbarten Aufgaben rechtzeitig abschließen. Deshalb sagte ich zu ihr: »Ich möchte, dass Aufgaben zeitnah erledigt und rechtzeitig abgeschlossen werden. Kannst du mich darin unterstützen, indem du pünktlich zu unseren Sitzungen kommst?«

Wenn wir andere bitten, uns bei der Befriedigung unserer Bedürfnisse zu helfen, dann müssen wir vor allem verstehen, dass jemand etwas tun, aber auch lassen kann. Wenn unserem Wunsch also nicht stattgegeben wird, dann ist trotz allem das Fragen der erste und entscheidende Schritt bei der Sorge dafür, dass unsere Bedürfnisse befriedigt werden. Danach sorgt das Universum oft auf verschlungenen Wegen für Umstände, die unserem Anliegen förderlich sind.

Die Gefühle in Ihrem Körper ausmachen

Eine verwandte Form von Aufmerksamkeit besteht darin, sich auf körperliche Empfindungen einzustimmen und mitzuschwingen. Wenn Sie beispielsweise spüren, wie sich die Muskeln in Ihren Schläfen kontrahieren, dann beobachten Sie diese Muskeln einfach, und stellen Sie fest, wie sie sich entspannen, weil Sie sich auf sie konzentrieren.

Treten Sie innerlich einen Schritt zurück, und versuchen Sie, die vielen Arten und Weisen zu erkennen, in denen sich Emotionen in Ihrem Körper manifestieren – das Hängen Ihrer Schultern, der Kloß in Ihrem Hals, die Spannung in Ihren Kiefermuskeln, die zittrige Schwäche in Ihren Beinen, das Zusammenziehen Ihrer Magengrube, das Zuschwellen Ihrer Nasengänge, wenn Tränen fließen.

Wenden Sie die Heilkräfte Ihrer Aufmerksamkeit auf all diese Empfindungen an, die physischen wie die psychischen. Ihre Konzentration misst Ihren Gefühlen zunächst den Wert zu, der ihnen zusteht, um sie anschließend aus dem Weg zu räumen, und behebt damit jedwede Blockade für Ihre Fähigkeit, gesund und in Ihrem Leben voll präsent zu sein.

Eckhart Tolle lehrt, dass jeder von uns einen »Schmerzkörper« habe, angereichert mit Verletzungen und Schmerz aus der Vergangenheit. Doch nur unser Ego hält die Verbindung mit dem Schmerzkörper aufrecht. Indem wir uns selbst verurteilen und uns verspannen, wird er nur noch stärker. Der einzige Weg, den Schmerzkörper aufzulösen, liegt in seiner langsamen Erweichung durch Bewusstsein und Achtsamkeit. Die Anmut und Schönheit dieses Ansatzes liegt darin, dass er Ihrem Leid erlaubt, sich Zeit zu lassen, sodass es durch Sie hindurch und schließlich aus Ihnen hinaus fließen kann, was es auch tun wird. Damit bereiten Sie die Bühne für Ihre eigene Heilung vor – und für Ihre Fähigkeit voranzuschreiten.

Die Balance finden: Sich um sich selbst, sich um andere kümmern

Wir alle sind durch ein Kontinuum der Fürsorge miteinander verflochten, einer der weiblichen Werte, von denen die Welt mehr, nicht weniger braucht. Doch es trifft auch zu, dass Frauen ihr Leben manchmal unnötig dieser Tugend opfern.

Frauen in meinem Alter werden oft als die »Sandwich-Generation« bezeichnet, weil so viele einerseits für ihre noch abhängigen Kinder sorgen müssen und andererseits zunehmend aufgefordert werden, sich um betagte Eltern oder andere Verwandte zu kümmern. Das ist eine Zeit, in der unsere Programmierung, gute Töchter, gute Mütter und gute Ehefrauen zu sein – Rollen, die uns die Liebe und die Zustimmung anderer einbringen –, frontal mit dem immer drängenderen Bedürfnis kollidiert, uns um uns selbst und die Bedürfnisse unserer Seele zu kümmern. Der Konflikt, der aus diesen beiden starken, aber anscheinend widersprüchlichen Wünschen resultiert, kann unsere Gesundheit ruinieren, wenn wir diese Wünsche nicht sorgfältig erforschen und Prioritäten setzen. Marshall Rosenberg warnt uns vor den

Gefahren der emotionalen Versklavung – ein Zustand, der eintritt, wenn wir uns auf Kosten von uns selbst verantwortlich fühlen für das emotionale Wohlergehen anderer. Ein Medium hat mir einmal gesagt, ich sei hier auf Erden, um zu dienen, nicht aber um verschlungen zu werden.

Ich habe Hunderte von Frauen im mittleren Alter gesehen, die sich bei dem Versuch, einen Vater oder eine Mutter mit Alzheimer zu pflegen, einen Vollzeitberuf auszuüben und sich um Haushalt und Familie zu kümmern, kaputtgemacht haben. Dieser Versuch, auf mehreren Hochzeiten zu tanzen, führt nur allzu oft zu gesundheitlichen Problemen, wie erhöhtem Blutdruck und Cholesterinspiegel, Angststörungen, Herzrasen, schweren Hitzewallungen und Schlaflosigkeit. Wie Untersuchungen ergeben haben, leiden Menschen, die sich um Eltern mit chronischen Krankheiten kümmern, häufiger unter behandlungsbedürftigen gesundheitlichen Problemen als diejenigen, die nicht derartig belastet sind.[2]

Sharon: Unwohl mit dem Eigenwohl

Sharon suchte mich zum ersten Mal mit 51 Jahren auf und klagte über Hitzewallungen und Schlaflosigkeit. Als ich sie nach ihrer sportlichen Betätigung und ihren Ernährungsgewohnheiten fragte, zuckte sie nur mit der Schulter und entgegnete: »Wer hat schon Zeit, Sport zu treiben oder sich gut zu ernähren?« Obwohl Sharon etwa 14 Kilogramm Übergewicht hatte und gerne abnehmen wollte, sah sie einfach keine Möglichkeit, wie sie die Zeit finden sollte, ihre Lebensweise zu verbessern. Wie ich herausfand, war Sharon die Älteste von fünf Geschwistern und die einzige Tochter. Als ihre Mutter starb, war sie es, die sich um ihren Vater kümmerte, einen 72-jährigen Mann, der sich den größten Teil von Sharons Leben seinen Kindern gegenüber tyrannisch und distanziert verhalten hatte. Nachdem Sharons Mutter gestorben war, hatte sich sein Gesundheitszustand leicht verschlechtert. Obwohl Sharons Vater keine fachmännische Krankenpflege benötigte, brauchte er jemanden, der zu ihm kam, ihm seine Mahlzeiten kochte, die Wäsche wusch und das Haus sauber hielt – Aufgaben, die bis dato stets seine Frau erledigt hatte.

Automatisch übernahm Sharon diese Aufgaben zusätzlich zu ihren eigenen alltäglichen Pflichten, obwohl ihr Vater etwa eine halbe Stunde von ihr entfernt wohnte und sie vollberuflich als Krankenschwester arbeitete, verheiratet war und zwei Söhne im Teenageralter hatte, die noch zu Hause lebten. Das Erste, was ich Sharon fragte, war: »Wo sind Ihre Brüder?« Sie erzählte mir, dass zwei in einem anderen Staat lebten, die beiden anderen jedoch in derselben Stadt wie sie und ihr Vater wohnten. Die Frage, die sich als nächste anbot, war: »Helfen Ihre Brüder Ihnen dabei, sich um Ihren Vater zu kümmern?« Sharon entgegnete, sie könne sich nicht wirklich auf deren Unterstützung verlassen. Schließlich waren sie berufstätig, verheiratet und hatten eigene Kinder. »Außerdem«, fügte sie hinzu, »stellen sie sich beim Kochen und Putzen nicht gerade sehr geschickt an. Und überdies wünscht mein Vater, dass ich es bin, die zu ihm kommt und ihm hilft.«

Ich wies Sharon darauf hin, dass sie mit ziemlich großer Wahrscheinlichkeit selbst gesundheitliche Probleme bekommen würde, wenn sie keine Hilfe bei der Versorgung ihres Vaters erhielt. Dann würde sie ihrem Vater gar nicht mehr helfen können! Ich habe dieses Muster in meiner Praxis und in meinem Leben viele Male gesehen. Ich konnte auch ihre Befürchtung nachvollziehen, dass sich ihre Brüder ihrem Hilfeersuchen gegenüber ziemlich taub stellen könnten und dass sie ihr dieses Drängen auf Unterstützung möglicherweise eine Weile übel nehmen würden. Ihre Bereitschaft, die ganze Arbeit allein zu übernehmen, hatte es den Brüdern sehr bequem gemacht, ein Zustand, den sie vermutlich nicht so ohne Weiteres aufgeben würden. Und Sharons Bereitschaft, sich zu opfern, um die Zustimmung ihrer Brüder zu gewinnen, brachten ihr Liebe, Dankbarkeit und das Gefühl ein, gebraucht zu werden.

Obwohl sich Sharon in ihrer Situation wie ein Opfer fühlte, war ihr niemals in den Sinn gekommen, ihre Brüder um Hilfe zu bitten. Und auch von mir hörte sie diesen Vorschlag nicht gern. Doch als ich sie darauf hinwies, dass ihr Gewichtsproblem und ihr erhöhter Blutdruck möglicherweise mit ihrer gegenwärtigen Arbeitsüberlastung in Zusammenhang stehen könnten, erkannte sie, dass etwas geschehen müsse. Das Erste, was ich Sharon riet, war, sich einmal grundsätzlich und ehrlich damit auseinanderzusetzen, was es eigentlich für sie bedeutete, für andere zu sorgen.

Wie ihre Mutter vor ihr war Sharon davon überzeugt: »Wenn ich es nicht tue, dann wird es nicht getan.« Sie war in einem Haushalt voller Jungen aufgewachsen, von denen keiner kochte, putzte oder Geschirr spülte. Sie und ihre Mutter, die von der ganzen Familie als »Heilige« beschrieben wurde, erledigten die gesamte Hausarbeit. Kaum überraschend heiratete Sharon einen Mann, der sich ebenfalls nicht an der Hausarbeit beteiligte. Und ihre Brüder heirateten allesamt Frauen, die wie ihre Mutter gern zu Hause blieben und sich um Haushalt und Familie kümmerten. Leider hatte diese Art von Selbstaufopferung bereits einen hohen Preis von Sharons Mutter gefordert, die erst 68 Jahre alt war, als sie einem Herzinfarkt erlag. Wenn Sharon dem Schicksal ihrer Mutter entgehen wollte, musste sie ihre Überzeugungen und Verhaltensweisen im Hinblick auf Selbstaufopferung und Für-andere-da-Sein revidieren.

Ein derartiges Verhaltensmuster zu verändern ist jedoch meist alles andere als einfach, denn wenn eine »Fürsorgerin« wie Sharon endlich einmal den Mund aufmacht und ihre eigenen Interessen artikuliert, wird eine Art emotionaler Dominoeffekt in Gang gesetzt. Als ich Sharon mehrere Monate später wiedersah, hatte sie ihre Brüder aufgefordert, sich an der Versorgung ihres Vaters zu beteiligen. Einer wurde daraufhin so wütend, dass er einen ganzen Monat lang nicht mit ihr sprach. Doch der andere war etwas verständnisvoller. Während ich diese Zeilen schreibe, erzählt Sharon mir, dass es in ihrer Familie zu einer Spaltung über den Standpunkt gekommen ist, den sie eingenommen hat. Ihre Brüder haben inzwischen rund 40 Prozent der Versorgung ihres Vaters übernommen. Ihr Vater lernt, mehr selbst zu tun, und Sharon hat etwas an Gewicht verloren, und ihr Blutdruck ist niedriger. Auch wenn sie wegen des »Risses« in der Familie, den sie herbeigeführt hat, Gewissensbisse hat, fühlt sie sich doch durch die positiven Veränderungen ihres Gesundheitszustands ermutigt. Sie weiß, dass sie auf dem richtigen Weg ist.

Die Fesseln der Selbstaufopferung sprengen

Jeder von uns trifft jeden Tag Entscheidungen. Und jede Entscheidung, die wir treffen, hat Folgen. Je ehrlicher wir uns selbst gegenüber über die Motive sind, die uns dabei antreiben, desto gesünder werden wir sein. Das gilt für das Sich-um-andere-Kümmern genauso wie für andere Gebiete unseres Lebens, vielleicht sogar mehr. Die folgenden Schritte sollen Ihnen helfen, sich bewusst um sich selbst zu kümmern – und um andere in dem Maße, wie es wirklich nötig ist.

Schritt eins: Machen Sie sich klar, dass Frauen ein kulturelles und persönliches Vermächtnis der Selbstaufopferung geerbt haben, das seit Generationen an uns weitergegeben wird. Wenn Sie sich gewohnheitsmäßig für andere aufopfern, entspannen Sie sich. Sie sind normal. Wir sind dazu erzogen worden, unseren Beitrag zur Familie oder zu unserer sozialen Gruppe – unseren sozialen Wert – höher zu schätzen als uns selbst und unsere Beziehung zu unserer Seele. Zumindest die letzten 5000 Jahre hindurch, wenn nicht länger, ist der Wert einer Frau weitgehend dadurch bestimmt gewesen, wie gut und wie fleißig sie denjenigen dient, die mächtiger und schlagkräftiger sind als sie. Wenn Sie daran zweifeln, dann erinnern Sie sich daran, dass sich Frauen in den Vereinigten Staaten erst in den Zwanzigerjahren des 20. Jahrhunderts das Wahlrecht erkämpften, also vor knapp 100 Jahren. Zuvor wurden Frauen von der Regierung nicht einmal offiziell zur Kenntnis genommen. Wir haben noch nicht viel Zeit gehabt, die automatische Rolle der Fürsorgerin abzuschütteln, die uns Jahrtausende lang so viel Lob eingebracht hat, geschweige denn, sie durch neue Überzeugungen und Verhaltensweisen zu ersetzen, bei denen es darum geht, unser Leben ebenso ernst zu nehmen wie das von anderen, insbesondere von Männern. Im Angesicht dieses Erbes machen sich Tausende Frauen weltweit daran, für sich und ihre Bedürfnisse einzustehen. Wir sind mittendrin in einer spannenden – und oft ganz wunderbaren – Evolution auf diesem Gebiet.

Schritt zwei: Lernen Sie, den Unterschied zwischen Fürsorge und übertriebener Fürsorge zu erkennen. Echte Fürsorge für andere, die aus bedingungsloser Liebe erwächst, stärkt unsere Gesundheit. Das ist einer der Gründe dafür, dass die freiwillige Übernahme von gesellschaftlichen Verpflichtungen und Ehrenämtern oft mit einer Verbesserung der Gesundheit einhergeht. Aber eine übertriebene Fürsorge und das Gefühl, dadurch wie ausgebrannt zu sein, zerstören Ihre Gesundheit und entladen Ihre inneren Batterien. Übergroße Fürsorglichkeit ist oft durch Schuldgefühle und ungelöste Probleme motiviert, die wir durch unsere Rolle als Fürsorgerin auf irgendeine Weise zu kompensieren hoffen. Um den Unterschied zwischen beidem zu erkennen, ist es sehr wichtig, sich klarzumachen, wie Sie sich fühlen, wenn Sie für andere sorgen. Sie müssen sich selbst gegenüber auch wirklich vollkommen ehrlich sein, wenn Sie sich die Frage zu beantworten versuchen, was Sie durch Ihre Fürsorge gewinnen.

Eine meiner Freundinnen meinte dazu: »Wenn ich Dinge tue, um meine Familie glücklich zu machen, fühle ich mich gut und geliebt. Je mehr ich solche Dinge tue, wie backen, kochen oder das Haus blitzblank halten, desto mehr Komplimente bekomme ich. Obwohl das kräftezehrend sein kann und obwohl ich mir sage, dass mein Leben aus mehr bestehen müsste als arbeiten und hinter jedem herzuräumen, fürchte ich insgeheim, dass mich meine Familie ablehnen und nicht mehr so lieben wird, wenn ich mich dem widersetze und einen Teil der Verantwortlichkeiten für den Haushalt an andere delegiere. Daher ist die Belohnung dafür, alles selbst zu tun, die Liebe meiner Eltern und meines Ehemannes.« Wenn ich so etwas höre, dann muss ich mich fragen, ob es wirklich Freude ist, die diese Fürsorge motiviert, wie meine Freundin glaubt, oder doch eher Verlustangst.

Jede von uns muss sich Rechenschaft darüber ablegen, was wir daraus gewinnen, uns selbst aufzuopfern. Eine meiner Patientinnen, die von ihrer Mutter als Kind physisch und verbal misshandelt worden war, lernte bereits früh, dass die einzige Möglichkeit, Schläge zu vermeiden, darin bestand, alle

Mahlzeiten zuzubereiten, den Boden zu schrubben und das ganze Haus zu putzen. Bis heute fühlt sie sich, sobald sie neue Leute trifft, dazu gezwungen, zu kochen, zu putzen und ihnen Geschenke zu machen, um ihre Liebe zu gewinnen. Vor Kurzem erzählte sie mir, sie habe folgende Einsicht gehabt: »Wenn du dich wie eine Heilige benimmst, greift dich niemand an – niemand schlägt dich zusammen. Du wirst zu einem geschätzten Teil jeder Gruppe, in der du bist.«

Heiligkeit dieser Art erscheint mir als Vermeidungsstrategie. Andererseits ist der Wunsch, für andere – einschließlich Tiere und Pflanzen – zu sorgen, eine positive Emotion, die offenbar direkt in die biologische Programmierung der meisten Frauen (und auch vieler Männer) eingebaut ist. Wenn freiwillige Helferinnen in Pflegeheimen zum Beispiel lernen, wie sie den Bewohnern Massagen verabreichen können, dann verbessert sich Untersuchungen zufolge sowohl die Gesundheit der Massierten als auch die der Massierenden. Wer hat nicht schon einmal die Genugtuung verspürt, die es mit sich bringt, einem Kind einen besonderen Nachtisch zuzubereiten, der es überrascht und freut, oder einer kranken Freundin zu helfen, die eine warme Mahlzeit oder einen Babysitter braucht?

Es vermittelt uns ein gutes Gefühl, denjenigen zu helfen, die leiden. Tatsächlich basiert meine ganze berufliche Karriere darauf, anderen zu helfen, sich besser zu fühlen. Oft, wenn ich jemandem dabei helfe, gesund zu werden, fühle ich mich, als stünde ich mit einer Kraft in Verbindung, die größer ist als ich, mich jedoch durchströmt und mir ebenso hilft wie meiner Patientin. Doch wie ich selbst haben viele Frauen im Laufe der Jahre – manchmal durch die Weisheit einer persönlichen Erkrankung – gelernt, dass wir nicht in gesunder Weise für andere da sein können, wenn wir nicht dafür sorgen, dass unsere eigenen Bedürfnisse ebenfalls erfüllt werden. Und diese umfassen auch Zeit für Erholung, gut zu essen und ausreichend Schlaf.

Schritt drei: Lernen Sie die gesundheitlichen Vorteile eines gesunden Eigeninteresses kennen. Hierzu eine grundlegende wissenschaftliche Tatsache: Unserer Gesundheit ist am besten damit gedient, dass wir Dinge tun, die in unserem besten eigenen Interesse sind. Das ist keine Selbstsucht. Es ist die Grundregel eines gesunden Lebens. Es gibt keine einzige Zelle in unserem Körper, die dadurch gedeiht, dass sie ihre eigene Gesundheit für die Gesundheit der umliegenden Zellen opfert. Es macht einfach keinen Sinn. Stattdessen kommunizieren Zellen ständig miteinander. Die Gesundheit einer Zelle beeinflusst die Gesundheit aller. Je mehr Sie die Dinge tun, die Ihnen am meisten Spaß machen, umso gesünder werden Sie und Ihre ganze Gruppe werden.

Schritt vier: Machen Sie sich klar, dass die Sorge für Eltern oder alternde Verwandte ein Versuch sein kann, ungelöste Probleme aus unserer familiären Vergangenheit zu heilen. Claris, eine meiner Patientinnen in den Wechseljahren, deren Zuckerkrankheit besonders schwierig unter Kontrolle zu bringen war, als sie ihren sterbenden Vater pflegte, erzählt mir, dass sie allein bei dem Gedanken, ihren krebskranken Vater nicht zu pflegen, von Schuldgefühlen überwältigt wurde. Sie meinte dazu: »Papa wollte keine Fremden im Haus, sodass ich das Gefühl hatte, ich könne keine Krankenschwester oder einen häuslichen Pflegedienst beauftragen, obwohl Geld genug da gewesen wäre. Um die Wahrheit zu sagen, sein Beharren darauf, ich sei die Einzige, die ihm helfen könne, gab mir das Gefühl, etwas Besonderes zu sein.«

Als Claris nach dem Tod ihres Vaters eine Therapie begann, erkannte sie, dass sie stets das Gefühl gehabt hatte, ihr Vater schätze sie nicht so wie ihre Brüder. Darum hatte sie versucht, ihren Wert zu beweisen, indem sie etwas tat, das sie besser konnte als ihre Brüder: Sie kümmerte sich um ihn. Sie realisierte schließlich, dass dies ein Versuch gewesen war, die Liebe und die Zuneigung zu gewinnen, die sie von ihm in ihrer Kindheit nie gespürt hatte. Für manche Frauen ist die Sorge für einen sterbenden Elternteil eine sehr erfüllende und befriedigende Aufgabe. Auf der anderen Seite kann die Pflege eines sehr selbstbezogenen Elternteils eine sehr zehrende Aufgabe sein, die auch gesundheitliche Risiken birgt. Machen Sie sich nicht ohne Unterstützung daran.

Schritt fünf: Lernen Sie zu delegieren und um Hilfe zu bitten. In der Lebensmitte ist Sorge für andere eine weitere Möglichkeit zu lernen, gesunde Grenzen zu ziehen und die anderen Familienmitglieder aufzufordern (nicht zu bitten), einen Teil der Last mitzutragen oder Sie für Ihre Hilfe zu bezahlen. Wenn Ihr Mann nicht berufstätig ist oder zeitlich weniger belastet ist als Sie selbst, dann gibt es beispielsweise keinen Grund, warum er nicht einspringen kann.

Ich bin mir durchaus bewusst, dass viele Frauen nicht in der finanziellen Position sind, Hilfe von außen zu bezahlen, um Familienmitglieder zu pflegen. Doch in fast allen Fällen gibt es für derartige Probleme eine Lösung, bei der die ganze Last nicht nur auf der Schulter einer einzigen Frau abgeladen wird. Es ist an der Zeit, dass alle Männer die Grundregeln des Kochens und Putzens lernen. Wenn niemand sonst in Ihrer Familie einspringen kann oder will, dann besteht eine andere Möglichkeit darin herauszufinden, was es kosten würde, jemanden anzustellen, der kommt und die Arbeit erledigt, die Sie tun. Dann können Sie Ihre Brüder oder andere Familienmitglieder auffordern, Sie direkt zu bezahlen, sodass Sie Ihre Arbeitszeit außerhalb des Hauses reduzieren können. Auf diese Weise bliebe Ihnen mehr Zeit, Ihre Batterien täglich aufzufüllen, sich genügend körperliche Bewegung zu verschaffen und sich gesund zu ernähren.

Wie Sharon müssen Sie sich unter Umständen von der familiären Programmierung lösen, die Sie dazu gebracht hat zu glauben, Ihre Rolle als Frau sei gleichbedeutend mit Selbstaufopferung. Sharon musste ihrem Vater klarmachen, dass er lernen müsse, sich von jemand anderem als nur von ihr versorgen zu lassen. Und ihr Vater musste zudem von einer lebenslangen Konditionierung Abschied nehmen, die ihn gelehrt hatte, dass ihm alle Haushaltsdinge automatisch abgenommen werden würden. Es ist gut dokumentiert, dass ältere Leute, auch Männer, bis ans Lebensende lernen und wachsen können. Es gibt keinen vernünftigen Grund anzunehmen, ein Mann könne nicht lernen, wie man ein Ei kocht, ein Putenschnitzel brät oder seine Kleider in die Waschmaschine steckt! Eltern, die uns wirklich lieben, wollen unser Bestes, selbst wenn das bedeutet, dass sie einige ihrer Verhaltensweisen und Erwartungen überdenken und verändern.

Schritt sechs: Warten Sie nicht, bis ein Elternteil oder ein Verwandter versorgt bzw. gepflegt werden muss, bevor Sie mit Ihren Geschwistern einen möglichen Plan diskutieren. Auf diese Weise können Sie die »Notfallversorgung« vermeiden, die scheinbar unvermutet über uns hereinbricht, aber in Wirklichkeit bereits Jahre zuvor von unseren Überzeugungen und Entscheidungen in Gang gesetzt worden ist.

Eine meiner Freundinnen, eine älteste Tochter, die gerade vierzig geworden ist, hat ihrer jüngeren Schwester, die in derselben Stadt wie ihre Mutter wohnt, bereits klargemacht, dass sie nicht die Absicht hat, ihre Mutter, eine sehr unselbstständige, »klammernde« Frau, einzuladen, bei ihr zu leben, wenn ihrem Vater etwas passieren sollte. Meine Freundin ist nicht selbstsüchtig. Sie ist nur realistisch. Sie liebt ihre Mutter, aber sie ist nicht bereit, ihr Leben oder ihre Karriere für sie zu opfern. Mit ihrem ehrlichen Ansatz macht sie andere Familienmitglieder darauf aufmerksam, dass diese sich nicht automatisch darauf verlassen können, dass sie es ist, die ihre Mutter in Zukunft beherbergen und versorgen wird, sollte sich die Notwendigkeit ergeben. Das zerreißt die Kette mit der Gravierung *Die älteste Tochter muss sich opfern*, bevor sie überhaupt erst zusammengefügt wird.

Schritt sieben: Lernen Sie Nein zu sagen. Die Kunst, mit Charme und Leichtigkeit Nein zu sagen, gehört zu den wichtigsten Fähigkeiten überhaupt. Das

Schöne an den mittleren Jahren ist, dass Sie nun Ihre Schuldigkeit getan und genug Erfahrung haben, um zu wissen, was Sie erschöpft und was Sie aufbaut. In dem Buch *Sei dir wichtig* (Berlin 2015) schreibt meine Kollegin Cheryl Richardson: »Es ist schon komisch, aber nach Jahren angewandten Sich-selbst-wichtig-Nehmens habe ich Folgendes bemerkt: Wenn Sie ein authentisches und sinnvolles Leben leben wollen, dann müssen Sie die Kunst der Enttäuschung lernen, des Andere-in-Wallung-Bringens, die des Gefühle-Verletzens und sich dem Umstand stellen, dass manche Leute Sie einfach nicht mögen. Das ist vielleicht nicht einfach, aber entscheidend. Vor allem, wenn Ihr Leben Ihre wahren Sehnsüchte, Werte und Bedürfnisse spiegeln soll.«[3] Das ist auch der Grund, warum ich in ihrem Buch das Kapitel mit der Überschrift »Lassen Sie mich Sie enttäuschen« so mag.

Auf eine Goldmine stoßen: In der Lebensmitte die finanziellen Verhältnisse klären

Was immer die Veränderungen sind, die die Leere-Nest-Erfahrung einer Frau mit sich bringt, der einzige Weg, der ihr in der zweiten Hälfte ihres Lebens die volle Umsetzung ihres kreativen Potenzials erlaubt, ist der Weg, der ihre wahre Unabhängigkeit etabliert, finanziell wie emotional.

Selbst wenn sie gegenwärtig einen Mann hat, der sie unterstützt, oder Geld von ihrer Familie erhält, ist es für sie wichtig zu wissen, dass sie für sich allein einstehen kann, falls sich die Notwendigkeit ergeben sollte. Die Unfähigkeit, finanziell ganz allein zurechtzukommen, ist der Hauptgrund, warum Frauen in Beziehungen ausharren, die alles andere als ideal sind und in denen sie nicht als eigenständige und gleichberechtigte Individuen wahrgenommen werden. Finanzielle Freiheit eröffnet eine Welt voller Annehmlichkeiten.

Obwohl ich nicht behaupte, eine Finanzexpertin zu sein, weiß ich doch Folgendes: Wie, wofür, wo, wann und für wen eine Frau Geld ausgibt und woher sie dieses Geld bekommt, sagt mehr über ihre wahren Werte, Überzeugungen und Prioritäten aus als irgendein anderer Aspekt ihres Lebens. Unser Verhalten rund ums Geldverdienen, Geldausgeben und Sparen offenbart in glasklarer Weise, was wir von uns selbst und unserem Wert in der Gesellschaft halten. Die Dynamik des Geldes spiegelt auch unsere Beziehung wider und zeigt uns, wie der Beitrag eines jeden Partners eingeschätzt wird und ob wir in einer wahrhaft gleichberechtigten Partnerschaft leben. Das ist der Grund, warum es oft so unangenehm und schwierig ist, darüber zu diskutieren, wer in einer Beziehung für was finanziell aufkommt und wer welche Aufgabe übernimmt.

Kulturelle Ambivalenz im Hinblick auf Frauen und Geld

Obwohl heutzutage viele amerikanische Frauen mehr verdienen als ihre Männer, sprechen die Daten dafür, dass wir uns mit diesem Muster als Individuen bzw. als Kultur noch immer nicht so recht wohlfühlen. Dazu folgendes Forschungsergebnis: Obwohl eine Untersuchung von der Universität Missouri-St. Louis ergab, dass Frauen in den Vereinigten Staaten in jeder fünften Ehe inzwischen mehr Geld verdienen als ihre Männer, gaben bei der *Virginia Slims Poll 2000*-Umfrage nur 56 Prozent aller befragten Männer an, es sei für sie akzeptabel, dass ihre Frau mehr Geld nach Hause brächte als sie selbst.

Viele Frauen stimmen dem zu. Bei derselben Umfrage meinten nur 61 Prozent der befragten Frauen, sie fänden es akzeptabel, die Hauptverdienerin in der Familie zu sein.

Wenn eine Frau mehr als ihr Mann verdient, hebt dies das Machtgefälle keineswegs auf – ganz im Gegenteil scheint es dies aufgrund der gemischten Gefühle, die solche Paare wegen ihrer Statusumkehr empfinden, eher zu verschärfen. So stellte Julie Brines, eine Soziologin an der Universität Washington, die solche Paare untersucht, beispielsweise fest, dass der Mann im statistischen Mittel umso weniger zur Hausarbeit beiträgt, je mehr eine Frau zum Familieneinkommen beiträgt.

Wenn Frauen das ganze Geld verdienten, während ihre Männer zu Hause blieben, dann leisteten diese Männer sogar weniger Hausarbeit pro Woche als Männer, die außer Haus arbeiteten![4] Brines fand auch, dass die Frauen in Ehen mit Statusumkehr ihren Männern oft einen großen Teil der Entscheidungsvollmacht abtreten. Das ist das genaue Gegenteil dessen, was in traditionellen Ehen üblich ist, wo der Mann, der die Brötchen verdient, in der Regel auch sagt, wo's langgeht. Mit anderen Worten: Wenn Frauen die Hauptverdienerinnen sind, gibt es keine direkte Beziehung zwischen Einkommen und Macht. Vielmehr überwiegt das Bemühen um eine Balance, obwohl diese sogenannte Balance alles andere als ausgewogen ist.

Die Schlüsse, die sich aus dieser Studie ziehen lassen, sind klar: Gleichgültig, wie groß der Teil der finanziellen Last ist, die wir schultern, wir fühlen uns noch immer verantwortlich dafür, dass unsere Ehemänner glücklich und zufrieden sind und ihr Selbstwertgefühl intakt bleibt – selbst wenn sie weniger verdienen als wir.

Die äußerst traurige Wahrheit ist, dass sich so viele von uns noch immer unsicher fühlen, was ihren Wert als Frauen in Beziehung zu Männern angeht – wenn man unsere Geschichte bedenkt, nur allzu verständlich. Darum tun wir mehr als unseren Teil, damit die Männer in unserem Leben glücklich bleiben und uns nicht wegen jemandem verlassen, der sie mehr schätzt als wir. Insgeheim fürchten wir, dass wir, wenn wir zu viel verlangen, verlassen werden.

Und dann ist da noch der andere, zutiefst weibliche Wunsch: Wir wollen geliebt und umsorgt werden. Wir halten an der Hoffnung fest (trotz genügend Beweisen für das Gegenteil), dass einen Ehemann haben heißt, versorgt zu werden. In meiner Jugend liebte ich Tarzanfilme. Kürzlich schaute ich mir wieder den Klassiker *Tarzans Vergeltung* an, den ich eine Ewigkeit lang nicht mehr gesehen hatte. Diesmal sah ich ihn mit neuen Augen. Die Programmierung hinsichtlich der Geschlechterrollen war sehr deutlich: Jane verkörperte das Kindlich-Verspielte und die Sexualität, während Tarzan Jane vor wilden Tieren beschützte und eine Menge schwerer Brocken stemmte, um ein sicheres, bequemes Heim für sie zu schaffen. Sehr überzeugend. Sehr ansprechend. Genau wie die meisten Frauen möchte ich natürlich die Vorteile dieser Strategie, ohne aber ein Selbstopfer begehen zu müssen. Mittlerweile habe ich herausgefunden, wie das gehen kann. Dazu aber musste ich erst einmal mein unbewusstes Verhalten, was Beziehungen betrifft, komplett umpolen. Das hat mehrere Jahre gedauert, und noch heute lerne ich täglich dazu.

In meiner eigenen Familie erklärte mein Vater meinen Brüdern, sobald sie achtzehn wurden, dass sie nun für sich selbst sorgen müssten. Aber er zahlte selbstverständlich für mein College. Ich finanzierte mein Medizinstudium mit Studentenkrediten und Stipendien, doch als ich während meiner letzten Monate an der medizinischen Fakultät heiratete, überließ ich bei unserem ersten Hauskauf – eine Transaktion, die mir damals sowohl schleierhaft war als auch Angst machte – meinem Mann frohen Herzens die Regelung aller Einzelheiten. Er benutzte den Rest seines Ausbildungsfonds als Anzahlung, und ich fühlte mich unbeschreiblich glücklich, ein derart märchenhaftes Leben zu führen! Wir zahlten meine Kredite ohne Schwierigkeiten zurück.

Obwohl wir damals alles in allem dasselbe verdienten, traf mein Mann auch alle Entscheidungen über Investitionen oder Spenden an karitative Vereinigungen; Spenden gingen an die Bildungsinstitutionen und Wohltätigkeitsvereine, die er bevorzugte. Ich stellte dies nie infrage. Ich fand das Thema Geld belastend, bis ich in mittleren Jahren gezwungen war aufzuwachen. Damit stehe ich nicht allein; viele Frauen finden sich in derselben Situation wieder. Obwohl wir am College durch die Phase der Frauenbewegung gingen, waren wir im Interesse eines glücklichen Familienlebens immer bereit, »etwas mehr« Hausarbeit und Kinderpflege zu übernehmen als unsere Ehemänner. Nun muss unsere Generation den nächsten Schritt tun.

In der ersten Zeit meiner Scheidung hoffte ich noch, dass mein Leben auf geheimnisvolle Weise von einem finanziell gut ausgestatteten neuen Mann wiederhergestellt werden würde, den ich nur zu heiraten brauchte. Ja, ich gebe zu, dass ich auf den Prinzen auf dem weißen Pferd hoffte, der mich erretten würde. (An dieser alten Sehnsucht hatte offenbar auch mein beruflicher Erfolg nichts geändert.) Es stellte sich aber schon bald heraus, dass kein Prinz auf einem weißen Pferd in Sicht war, ich im Gegenteil lernen musste, mich selbst zu retten. Erst als mir das klar wurde und ich allmählich lernte, mich zu schätzen und mir selbst zu vertrauen sowie meinen Wünschen und meinem finanziellen Verstand, konnte ich auch irgendwann meine Projektionen auf Männer zurücknehmen. Sie waren Menschen und nicht perfekt, genau wie ich. Nicht besser und nicht schlechter. Durch meinen Umgang mit Bankleuten, Versicherungsvertretern und Verkäufern lernte ich, dass Männer finanziell genauso wie ich nur mit »Wasser kochten«. Es war sogar so, dass mein Leben umso angenehmer wurde, je mehr ich begriff, dass ich selbst Urheberin meines finanziellen Raumgewinns war.

Aus dieser neuen Perspektive, durch die Begeisterung über meinen gewonnenen Wohlstand in der Welt, begann ich Männer mehr als zuvor zu schätzen! Ich fand heraus, dass wenn man ihnen gegenüber klar zu seinen Bedürfnissen steht und nett bittet – ohne Wut oder Bedürftigkeit –, sie oft mehr als bereit sind, Dinge für einen zu tun. Letzte Weihnachten beispielsweise habe ich zu meinem ältesten Bruder gesagt, dass ich zur Sonnenwende ein Feuer im Freien anzünden würde. Als ich bei ihm ankam, hatten er und mein jüngerer Bruder einen derart riesigen Holzstapel vor dem Haus errichtet, dass man das Feuer bestimmt noch aus dem Weltraum sehen konnte. Ich war total gerührt und dankbar angesichts dieser Geste der Unterstützung. Genauso letzten Frühling: Da hat mir ein Freund die Autobatterie ersetzt, als mein Auto nicht mehr ansprang. Da ist mir klar geworden, dass ich nur fragen muss, anstatt alles selbst regeln zu müssen. Meine alte stoische Haltung des »Ich brauche keinen« taute in der Wärme der Selbstakzeptanz, des Mitgefühls und der eingestandenen Verletzlichkeit allmählich auf.

Aber all das Wunderbare hat sich erst ereignet, als ich von Männern nicht mehr erwartete, dass sie mich »vollkommen« oder glücklich machten. Als ich begriff, dass ich alles hatte, um glücklich zu sein, gab ich die Vergeblichkeit des Selbstopfers in dem Versuch auf, meine Bedürfnisse auf indirekte Art befriedigt zu sehen. Damals hat sich die Welt für mich verändert. Und das kann Ihnen auch widerfahren.

Mary: Genug ist nie genug

Die 46-jährige Mary war lange Zeit überzeugt davon, dass ihr Mann besser mit Geld umgehen könne als sie. Er zahlte alle Rechnungen und machte jedes Jahr die Steuererklärung. Doch die Verwaltung ihrer Finanzen erfüllte ihn stets mit Unruhe und Besorgnis. Sein Mantra schien zu sein: »Es ist nie genug. Es ist nie genug.« Mary gewann immer mehr das Gefühl, sie könne ihren Mann nur um Geld für das absolut Notwendige bitten, und glaubte, ihre einzige Möglichkeit, die Lage zu verbessern, bestünde darin, weniger auszugeben und eisern zu sparen. Doch schließlich entschied sich Mary nach ausführlicher Seelenerforschung dafür, wieder als Krankenschwester zu arbeiten, der Beruf, den sie ausgeübt hatte, bevor sie ihren Mann heiratete. Da Mangel an Krankenschwestern herrschte und sie in einer Stadt mit mehreren großen Krankenhäusern lebten, hatte Mary keine Schwierigkeit, eine Stellung mit guter Bezahlung und guten Sozialleistungen zu finden. Innerhalb eines Jahres begann sie, einen beträchtlichen Beitrag zum Familieneinkommen zu leisten. Das gab ihr ein gutes Gefühl, wenn sie auch die Rufbereitschaft an ihrem Job hasste. Doch trotz ihres finanziellen Beitrags fuhr ihr Mann damit fort, all ihre finanziellen Entscheidungen mit eiserner Hand zu kontrollieren.

Mary vermutete, ihr Mann lehne es unter anderem deshalb ab, die finanzielle Entscheidungsmacht, so unglücklich sie ihn offenbar auch machte, zu teilen, weil er gerade seine eigene Midlife-Crisis durchlief. Er schien deprimiert über seine beruflichen Aussichten und die Tatsache, dass er nicht den Erfolg hatte, den er sich für seine Vierziger erhofft hatte – eine Zeit, die er gern als seine »Powerjahre« bezeichnete. Er begann davon zu reden, sich frühzeitig aus dem Berufsleben zurückzuziehen, das Haus zu verkaufen und zu reisen. Mary hoffte, dass ihr Mann gerade nur durch eine schwierige Phase ging und sich bald wieder besinnen würde. Sie schlug vor, er solle sich psychotherapeutisch beraten lassen, doch er wurde wütend und erklärte ihr, mit ihm sei alles in Ordnung und er sei nicht depressiv.

Inzwischen hatte Mary dadurch, dass sie jeden Monat eine Gehaltsüberweisung heimbrachte, draußen viel mehr Spielraum, wenn auch nicht zu Hause. Nichtsdestotrotz begann sie unter einer ganzen Reihe von Gesundheitsproblemen zu leiden, beispielsweise Herzjagen, starken Hitzewallungen und Kreuzschmerzen. Daraufhin suchte Mary mich auf, und ich fragte sie nach ihren Lebensumständen.

Als sie mir darüber berichtete, gab ich ihr eine Reihe von Empfehlungen, um ihre körperlichen Symptome zu lindern. Darüber hinaus riet ich ihr aber, eine aktivere Rolle bei der Verwaltung der Familienfinanzen zu übernehmen; dem stimmte sie zu.

Als sie drei Monate später wiederkam, hatten sich viele ihrer klimakterischen Symptome gebessert. Sie berichtete, dass ihr Mann zunächst keineswegs von ihrem Wunsch begeistert war, mehr über ihre familiären Finanzen zu erfahren und ihm bei der Verwaltung ihrer Finanzen und darüber hinaus auch bei Entscheidungen über Geldausgaben zu helfen. Doch bald nachdem sie dieses Thema zum ersten Mal angeschnitten hatte, begann er, unter Brustschmerzen zu leiden, die als Angina pectoris diagnostiziert wurden.

Er erkannte, dass er, wenn er sein Leben so weiterführte, wie er es bisher getan hatte, riskierte, an einem Herzinfarkt zu sterben. Das war sein eigener Midlife-Weckruf, und dieser Alarmruf ließ ihn erkennen, dass er ebenfalls einige seiner veralteten Überzeugungen und Verhaltensweisen revidieren musste. In der Zwischenzeit unternahm Mary eigene Schritte, um ihr Wissen über Finanzen zu erweitern. Ihr neues Selbstvertrauen erzwang natürlich Veränderungen in ihrer Ehe. Sie erzählte mir, dass sie und ihr Mann ihre Übereinkunft über Geld und Hausarbeit vollständig neu ausarbeiten müssten. Es war nicht einfach. Doch mit der Zeit erkannte Marys Mann, dass es sowohl in seinem als auch in Marys Interesse lag, wenn sie sich beide gemeinsam um ihre Finanzen kümmerten und sich über die Ausgaben ihres Geldes einigten.

Ihr kulturelles Erbe verändern

Mittelschichtfrauen aus der Generation meiner Mutter wurden in dem Glauben erzogen, dass ihre Ehemänner schon für sie sorgen würden. Dank Lebensversicherungen und dem noch nie da gewesenen wirtschaftlichen Wachstum, das auf den Zweiten Weltkrieg folgte, traf das auch auf viele von ihnen zu. Die meisten Freundinnen meiner Mutter waren nach ihrer Eheschließung nicht mehr berufstätig und mussten auch, als sie Witwen wurden, nicht mehr arbeiten. Die Frauenbewegung machte uns klar, welchen Preis unsere Mütter dafür zahlten, in dieser Weise versorgt zu werden, und meine Generation schwor, dass wir nicht wie unsere Mütter werden würden. (Meine Mutter erzählte mir, dass sie immer wieder bestürzt war über die abwertende und beleidigende Art, in der viele Ehemänner ihrer Freundinnen ihre Frauen behandelten.) Auch wenn wir gerne denken, wir seien mittlerweile ein gutes Stück vorwärtsgekommen, was das Geldverdienen und was den Umgang mit Geld angeht, ist es doch in Wahrheit noch immer so, dass viel zu vielen Frauen jegliches Grundwissen über den Umgang mit Geld fehlt. Infolgedessen sind sie, wenn es um die Finanzplanung geht, allzu abhängig von ihren Ehemännern, Arbeitgebern oder auch von ihren Familienmitgliedern. Es läuft stets auf Folgendes hinaus: Wir Frauen sind erzogen worden zu denken, irgendjemand werde schon finanziell für uns sorgen, wenn wir nur all die anderen Arten der Versorgung übernehmen. Unsere Vorstellung von Investment ist, in Menschen zu investieren (meist in Ehemänner, aber nicht immer), von denen wir annehmen, sie würden uns versorgen und lieben.

Wie können wir Frauen investieren und finanziell für unseren Ruhestand planen, wenn wir in der Überzeugung verharren, wir hätten nicht die Fähigkeiten oder das Interesse, mit Geld umzugehen, wir könnten nicht ohne die Liebe und die Akzeptanz anderer Menschen leben und müssten uns aufopfern, indem wir für andere sorgen, damit wir diese Liebe verdienen? Kein Wunder, dass Untersuchungen ergeben haben, dass viele Frauen über die Planung ihres Ruhestandes und ihre Altersversorgung, über Investieren (statt lediglich über Geldverdienen und Geldausgeben) und über das Setzen von finanziellen Zielen usw. nur sehr wenig wissen.

Glücklicherweise beginnt sich die Situation nun zu verändern. Frauen, besonders Frauen in mittleren Lebensjahren, sind inzwischen als lukrativer neuer Markt für die Finanzindustrie entdeckt worden. Und es stellt sich heraus, dass wir gut darin sind, unser Geld zu verwalten. Wie Untersuchungen gezeigt haben, sind Investmentgruppen von Frauen auf lange Sicht beispielsweise erfolgreicher als die von Männern. Frauen neigen eher dazu, sich auf langfristige finanzielle Ziele zu konzentrieren als auf kurzfristige Leistungen – vielleicht, weil wir länger leben und wissen, dass wir eher Kinder oder betagte Eltern unterstützen werden. Deshalb liegt nicht nur bei uns, sondern auch in den Entwicklungsländern der Schlüssel zu einer nachhaltigen Entwicklung in der Förderung von Unternehmen, die Frauen gehören oder von ihnen geführt werden.[5]

Finanzieller Durchblick zahlt sich aus

Ganz unabhängig von Ihren gegenwärtigen Lebensumständen ist es wichtig, dass Sie sich über Ihr Verhältnis zum Geld sehr klar werden, sodass Sie beginnen können, die Verantwortung für Ihr Geld zu übernehmen, genauso, wie Sie tagtäglich die Verantwortung für Ihre Gesundheit übernehmen. Geld ist eine sehr konkrete Form von Energie – es bedeutet Macht in unserer Gesellschaft und erlaubt Ihnen, dahin zu gehen, wohin Sie gehen wollen, und da zu bleiben, wo Sie bleiben wollen. Ihr eigenes Geld zu kontrollieren gibt Ihnen ein Gefühl von Freiheit und Sicherheit. Wie eine Studie nach der anderen belegt, geht ein höherer sozioökonomischer Status stets mit einem besseren Gesundheitszustand einher. Ich glaube jedoch, dass es das Gefühl der Macht und der Kontrolle und nicht der Kontostand ist, das den wirklichen Unterschied macht.

Viele Frauen berichten, dass sie in den Frühstadien der Übernahme der finanziellen Kontrolle von Wut und Angst beseelt wurden. Ich war da keine Ausnahme. In diesen ersten Monaten nach meiner Trennung empfand ich ein neues Gefühl der Zielgerichtetheit, getrieben von der Notwendigkeit, mein Leben zu regeln. Ich musste Schulden tilgen, das überzogene Konto ausgleichen und die Haushaltsabrechnungen reorganisieren. Zuerst erschien mir dies beängstigend und lästig, doch es wurde rasch aufregend, als ich erkannte, dass ich tatsächlich alles allein schaffen konnte. In Wahrheit hatte ich die Tatsache, dass ich diese Fähigkeit zuvor bezweifelt hatte, niemals wirklich zur Kenntnis genommen.

Ich lernte, dass ich meine Haushaltsfinanzen ebenso effektiv managen konnte, wie ich viele Jahre lang meine beruflichen und geschäftlichen Finanzen geregelt hatte – alles ohne das Einkommen, den Rat oder die Unterstützung meines Mannes. Das sage ich nicht, um seinen Beitrag während all der Jahre unserer Ehe zu minimieren oder herabzusetzen. Vielmehr geht es um den persönlichen Machtzuwachs, den finanzielle Unabhängigkeit mit sich bringt.

Vom Armutsbewusstsein zum Reichtumsbewusstsein

So richtig gemerkt, was finanziell Sache ist, habe ich erst, als ich für die Hypothekenzahlungen und das meiste der Privatcollege-Studiengebühren meiner Töchter aufkommen musste. Natürlich hatte ich ein wenig über Vermögensbildung gelesen, es aber nie so richtig auf mich bezogen. Doch das war nun vorbei. Jeden Tag auf dem Laufband las ich *Denke nach und werde reich* von Napoleon Hill (München 2015). Es handelt davon, wie man durch die richtige Einstellung Wohlstand anzieht. Oder Suze Orman *Trau dich, reich zu werden* (Frankfurt/Main 2003). Dann alles von Robert Kiyosaki, dem Autor von *Rich Dad, Poor Dad* (München 2015).

Auch sein tolles Spiel Cash Flow habe ich so lange gespielt, bis ich aus dem »gnadenlosen Wettkampf« (ein Leben von der Hand in den Mund) zum »Leben auf der Überholspur« gewechselt bin, d. h. zu konstantem Einkommen aus Geschäften und Investments, unabhängig von regelmäßiger Arbeit. Zum ersten Mal in meinem Leben sah ich mich als ein Unternehmen, das etwas produziert. Ich begriff, dass meine Bücher, CDs, der Newsletter allesamt »Produkte« waren und damit marktgängig. Auch erkannte ich, wie sich meine Haltung zum Geld auf meinen Konten abzeichnete.

Damals begegnete ich Suze Orman im Green Room der *Today*-Show. Sie erzählte mir, dass man die schlechte Gesundheit von Leuten zuerst an ihrem Geld und ihrem Barvermögen sehen könne, weil Geld nicht ausweichen kann. Du hast entweder Geld oder Schulden. Ganz einfach. Früher oder später kommt es dann, sofern sich am Geldverhalten und der Einstellung zum Geld nichts ändert, zu gesundheitlichen Problemen. Als ich mich damals bei ihr über die finanzielle Verantwortung für meine Töchter beklagte, sagte sie zur mir: »Nur Angst und Wut halten das Geld von dir fern.« Da hatte sie den Nagel auf den Kopf getroffen. Die Wut auf meinen Ex-Mann, der mittlerweile wieder verheiratet war und ein neues Kind erwartete, hatte eine gewisse Verbitterung bei mir ausgelöst. Es war Zeit loszulassen, statt mich in meinem selbst gemachten Gefängnis zu verschanzen. Suzes Bemerkung war der Weckruf gewesen.

Statt mich als Opfer zu sehen, beschloss ich, die Gelegenheit zur Selbstsorge dankbar anzunehmen. Auf der Stelle entschied ich, Wohlstand in meinem Leben zuzulassen, und zwar so viel, wie ich mir niemals vorzustellen wagte. Auch wurde mir klar, dass es mich überhaupt nicht negativ beeinflussen musste, was mein Ex-Mann tat oder nicht tat. Außer ich ließ es zu. Mir wurde klar, dass ich meine Einstellung zum Geld ändern musste, um mich und meine Kinder noch besser versorgen zu können. Außerdem las ich noch Catherine Ponders *The Dynamic Laws of Prosperity* (De Vorss & Company 1985) und fing daraufhin mit regelmäßigen Affirmationen zu Wohlstand an. Ich mache sie immer noch täglich, um die nachteiligen Wirkungen des Armutsbewusstseins auszugleichen, das die meisten von uns umtreibt. Ich möchte das Gegenteil erwirken. Lesen Sie das Folgende und spüren Sie nach, wie Sie sich dabei fühlen.

»Ich bin vollkommen gesund, wohlhabend, ganz und gar glücklich. Das ist deshalb wahr, weil die Welt voller wunderbarer Menschen ist, die mir in diesem Moment in jeder Hinsicht helfen. Ich bin in der Gesellschaft unzähliger Engel. Ich lebe ein wunderbares, interessantes und zufriedenes Leben, das allen nützt. Weil ich wohlhabender, gesünder und glücklicher werde, kann ich anderen helfen, auch so ein wunderbares, interessantes und zufriedenes Leben zum allgemeinen Nutzen zu leben. Mein Gott – unser Gott – ist universell.«

Nun stellen Sie sich vor, Sie wiederholen diese Gedanken Tag für Tag. Das wird Ihr Leben ändern. Durch meine Bemühungen in dieser Richtung ist meine finanzielle Situation heute Lichtjahre besser als vor meiner Hochzeit. Genauso meine psychische und körperliche Verfassung. Ich bin, was mein Leben, das meiner Töchter, meiner Familienangehörigen und engen Freunde angeht, so beeindruckt von diesem Ansatz, dass ich das Wohlstandsbewusstsein als essenziellen Teil der Gesundheitsvorsorge mit aufnehme.

Anfangen

Wenn Sie zu den Frauen gehören, die schon ihre eigene Firma haben und auch für die Finanzen der Familie zuständig sind, dann rate ich Ihnen dringend zu einem Update Ihres Wohlstandsbewusstseins. Dann werden Sie sich besser fühlen. Wichtig ist, die Verbindung zwischen Selbstwert und Reinvermögen zu verstehen. Geldprobleme vererben sich oft innerhalb der Familie und sind Ausdruck von Selbstwertproblemen.

Frauen, die von Ihrem Mann oder anderen Familienmitgliedern ausgehalten werden, können sich durch folgende einmonatige Übung auf die Schiene der finanziellen Unabhängigkeit begeben: Stellen Sie sich vor, Sie seien geschieden, verwitwet oder plötzlich mit der Notwendigkeit konfrontiert, für sich selbst zu sorgen. Fragen Sie sich zunächst einmal: »Wo sind die Versicherungsunterlagen? Die Hauskaufverträge? Die Hypothekenverträge? Die Papiere zur Rentenversicherung? Die Steuererklärungen der letzten Jahre? Wie ist der Marktwert des Hauses? Wie hoch ist mein Nettovermögen? Wann habe ich zuletzt einen Einkommensnachweis ausgefüllt?« Wenn Sie diese Informationen verinnerlicht haben, dann bleiben Sie in erster Linie in einer Beziehung, weil sie Sie erfüllt und Ihr Leben bereichert, und nicht weil Sie Angst haben, dass bei einer Trennung alles den Bach runtergeht. Ohne zu wissen, wie Sie klarkommen, ohne sich mit Ihrer Abhängigkeit auseinandergesetzt und etwas dagegen getan zu haben, sind Sie gar nicht bereit für eine wirkliche Partnerschaft und gemeinsames Wachstum. Ob Sie nun vermögend sind oder nicht: Die Finanzkrise 2008 war für alle ein Weckruf. Jedes Geschäftsmodell, das nicht nachhaltig ist und wirklich etwas abwirft, wird früher oder später scheitern. Wenn Sie sich vorstellen, dass Sie und Ihr Geld ein Teil einer größeren Entwicklung sind, können Sie nur gewinnen. Denken Sie daran, dass ein gesunder Umgang mit Geld und Finanzen Ihrerseits auch zum Wohl der globalen Ökonomie beiträgt.

Heimfinden zu sich selbst

Als ich die erste Auflage dieses Buches schrieb, war ich mitten in den Wechseljahren, einer Zeit, in der ich mich in den Klauen von etwas befinden sollte, das viele Leute als »Hormonhölle« bezeichnen. Doch ich fühle mich heute besser als seit Jahren. Die starken Hitzewallungen, die ich in den letzten Monaten meiner Ehe erlebt habe, verflogen buchstäblich, als mein Mann ging – ein Phänomen, das ich wiederholt bei anderen Frauen beobachtet habe, die den Mut hatten, aus Beziehungen auszusteigen, die in einer Sackgasse gelandet waren. Immer wieder habe ich erlebt, wie sich klimakterische

Symptome bei Frauen, die den Mut aufbrachten, die Stromschnellen ihres Midlife-Wandels tatkräftig zu durchschiffen, buchstäblich in Luft auflösten.

Aber ich habe auch etwas noch Grundsätzlicheres beobachtet: das Aufkommen eines Gefühls, das man nur als reine Freude beschreiben kann, ein Gefühl, das sich entwickelt, wenn eine Frau wirklich nach Hause findet. Meine eigene Erfahrung bestätigt dies, während ich über die Macht meines neu gefundenen Nestinstinkts staune und darüber, wie anders ich Dinge heute tue, nun, da ich die Schwelle zu meinem neuen Leben bewusst überschritten habe.

Eines der überraschendsten Dinge, die ich entdeckte, nachdem mein Mann das Haus verlassen hatte, war das fast körperliche Bedürfnis, mein Heim für mich zu reklamieren und neu zu gestalten, insbesondere die Familienräume und das Gästezimmer. Eines Tages kaufte ich, Kataloge, Telefon und Kreditkarte in der Hand, in weniger als einer Stunde eine Couch, einen Läufer, Tische für das Gästezimmer und sogar Vorhänge, etwas, das ich mit meinen 49 Jahren noch nie getan hatte. Meine Arbeit und meine Rolle als Mutter hatten mir weder Zeit noch Lust dazu gelassen, mich mit Ausstattungsfragen zu beschäftigen, geschweige denn Möbel auszuwählen. Aber das war mein altes Leben. Nun, wo meine innere Landschaft sich rasch veränderte, empfand ich einen mächtigen Drang, meine äußere Umgebung so umzugestalten, dass sie die Verjüngung widerspiegelte, die in mir ablief.

Ich entdeckte, dass mir Feng-Shui, die chinesische Kunst des Einrichtens, bei diesem Prozess außerordentlich half. Ich erkannte, dass unser Zuhause unser Leben reflektiert und wir, wenn wir unser Heim bewusst nach den Prinzipien des Feng-Shui verändern, unser Leben tatsächlich auf allen Ebenen verbessern können. Mithilfe einer sogenannten Bagua-Karte kann man feststellen, welche Bereiche eines Zimmers oder eines ganzen Hauses mit bestimmten Aspekten des Lebens korrespondieren, zum Beispiel mit Gesundheit und Familie, Reichtum und Wohlstand, hilfreichen Menschen und Reisen, Liebe und Ehe. Diese Informationen erlauben Ihnen, Ihre physische Umgebung zu verstärken und zu verändern, um diesen spezifischen Bereich Ihres Lebens zu verstärken und zu verändern. Und wie es bei allen Dingen im Leben ist, wenn Sie das tun, werden die Dinge manchmal schlimmer, bevor sie besser werden – es ist ein bisschen so, als ob man den Müll hinausträgt, bevor man mit dem Frühjahrsputz beginnt. Als ich meine Freundin und Kollegin Terah Kathryn Collins, die Autorin des 1999 erschienenen Buches *The Western Guide to Feng Shui* konsultierte, lachten wir beide, als wir feststellten, dass mein Mann innerhalb von vier Monaten, nachdem ich den Bereich Liebe und Ehe unseres Anwesens mit einer wunderbaren Laube »verstärkt« hatte, aus dem Haus gegangen war. Sie meinte zu mir: »Ich sehe so etwas immer wieder. Wenn du einen Bereich deines Lebens verstärkst, der nicht funktioniert, musst du zuerst die Teile loslassen, die dem im Weg stehen, was du wirklich willst.« Ich stellte auch einen erleuchteten Laternenpfahl im Bereich für hilfreiche Menschen und Plätze im Garten auf. Innerhalb von zwei Monaten füllte sich mein Leben mit Menschen, die mir auf allen Ebenen meines Lebens, zu Hause und im Beruf, zur Seite standen.

Ich wollte mein Haus zu einem Ort machen, wo Menschen sich wohl und willkommen fühlen. Und ich wollte mich selbst dort zu Hause fühlen, umgeben von Farben und Materialien, die mir gefielen. Zum ersten Mal in meinem Leben wusste ich genau, was mein persönlicher Stil war. Als die Möbel eintrafen und die Räume allmählich Gestalt annahmen, war ich von dem Ergebnis begeistert und ging immer wieder von Raum zu Raum, um mir alles anzuschauen. Langsam begann ich zu begreifen, was ich da eigentlich tat: Ich schuf einen potenziellen Raum für all die neue Energie, die in mein Leben einzuströmen begann. Während ich zuvor das leere Nest betrauert hatte, wandelte ich nun mein altes Nest in einen neuen Ort um, der widerspiegelte, was ich wurde. Es war ein Nest, in dem natürlich auch meine Kinder, ihre Freunde und die neuen Menschen, die ich sicherlich kennenlernen würde, bequem unterkommen könnten. Und das konnten sie dann auch!

Pamela: Ein eigenes Heim

Während der Prozess der Heimkehr zu mir selbst von mir verlangte, das Zerbrechen meiner Ehe zu akzeptieren, fand Pamela einen anderen und sehr unkonventionellen Weg. Sie schrieb:

»Ich bin 47 Jahre alt und bin seit acht Jahren mit Don zusammen; vor fünf Jahren haben wir geheiratet. Er ist zwölf Jahre älter, und seine Lebensphilosophie lautet: ›So, wie ich's will, oder gar nicht.‹ Dons einseitige Entscheidungen waren für mich nicht immer hilfreich, und im letzten Jahr kam ich zu dem Schluss, dass ich Entscheidungen treffen musste, die meine Überzeugungen widerspiegeln und mich auf die Zukunft vorbereiten. Er reist aus beruflichen Gründen und zum Vergnügen viel herum, und ich verbringe sehr viel Zeit allein in einem Haus, in dem ich mich nicht zu Hause fühle. Ich hatte mir einen eigenen Raum geschaffen, doch das war nicht genug. Daher habe ich mir ein eigenes Haus gekauft. Da wir nun nicht mehr Tag für Tag zusammen sind, musste unsere Ehe sich ändern, und es hätte schiefgehen können. Heute lebt Don dort, wo er leben will, und ich lebe dort, wo ich das Bedürfnis habe zu leben. Ich kann die Freude nicht beschreiben, die ich fühle, an einem Ort zu leben, der mich emotional und spirituell trägt. Ich hege und pflege

mein Haus und meinen Garten, so wie sie mich hegen und pflegen. Ich kann mich an den einfachsten Dingen freuen. Freunde, die zu Besuch kamen, meinen auch, dass ich mich in diesem Haus verwirklicht habe. Ich bin dankbar dafür, dass ich meinen Lebensunterhalt verdiene und finanziell unabhängig von Don bin. Und vielleicht hat mir mein später beruflicher Erfolg letztlich das Selbstvertrauen gegeben, mein Traumhaus zu schaffen. Nachdem ich ein Leben lang meinen Wert an männlicher Zustimmung festgemacht habe, lebe ich nun aus meinem Herzen statt aus Verpflichtungen.«

Berufliches Erwachen in der Lebensmitte

Für manche Frauen wird das Heim – das vor den mittleren Lebensjahren im Zentrum ihres Interesses stand – zweitrangig, und eine neue Passion schiebt sich in den Vordergrund, die sich in Form eines Berufswunsches manifestiert. Andere Frauen geben ihre Arbeit auf, um ihr eigenes Unternehmen zu starten oder ihren Beruf zu wechseln. Wieder andere werden durch ihre Lebensumstände gezwungen, neue Wege zu beschreiten.

Die Bandbreite der Interessen und außerhäuslichen Kontakte einer Frau in den reproduktiven Jahren spielt eine wichtige Rolle, wenn es darum geht, wie leicht sie sich in ihrem neuen Leben zurechtfindet. Vielleicht muss eine Frau erst einmal ein wenig experimentieren, bevor sie herausfindet, wo ihre Passionen liegen, und einige mögen länger brauchen als andere, um ihre Nische zu finden. Diejenigen, die sich weiterhin durch Rollen definieren, die sie nicht länger haben – wie Mutter oder Ehefrau – und die lange in diesen Rollen wie in einem Isolierzelt gelebt haben, lassen sich unter Umständen von Furcht übermannen und verfallen in eine Art Lähmung. Aber der Schlüssel zu neuen Interessen ist herauszugehen und sich vorwärtszubewegen, selbst wenn Sie nicht wissen wohin. Manchmal kommt es nur darauf an, von Punkt A nach Punkt B zu stolpern und dabei die Augen weit offenzuhalten für die Möglichkeiten, die sich Ihnen bieten.

Sylvia: Die Künstlerin in sich entdecken

Sylvia trat im selben Jahr als Lehrerin in den Ruhestand, in dem ihr jüngster Sohn heiratete und wegzog. Es war schwierig für sie, gleichzeitig ihre Rolle als Mutter und Mentorin ihrer eigenen Kinder wie auch der Grundschüler aufzugeben, die sie 25 Jahre lang unterrichtet hatte. Sie blieb mit mir während des Trauerprozesses in Kontakt und gab offen zu, dass es Zeiten gegeben hatte, in denen sie glaubte, sie würde sich niemals finden. »Alles, was ich bin, ist auf Kinder fokussiert«, schrieb sie. »Auf der einen Seite machte es die zusätzliche Freizeit schwieriger für mich, weil ich nicht wusste, was ich mit mir anfangen sollte. Die Tage waren so lang und inhaltsleer.« Doch rückblickend war diese Zeit ein Luxus, denn sie erlaubte ihr, sich ganz auf ihre Gefühle zu konzentrieren und sie herauszulassen – laut und klar. »Mein Mann ging weiterhin seiner Arbeit nach, und darum konnte ich laut aufschreien, wehklagen, ja sogar brüllen in meiner Frustration. Allein im Haus, produzierte ich einige qualvolle, ziemlich tierische Laute – nur ich und diese mächtigen Gefühle, die von den Wänden abprallten.«

Dann, einige Wochen später, begann Sylvia sich ihr Haus anzusehen, als sei es ein Objekt, das sie sich zu kaufen überlege – es hatte viel Potenzial, brauchte jedoch Veränderungen, um zu ihrem neuen Leben zu passen. Sie riss Wände nieder und integrierte die Kinderzimmer in den Hauptwohnraum, sodass ein großer Raum entstand, in dem sie ihre monatlichen Treffen mit berufstätigen Frauen aus der Umgebung abhalten konnte; man traf sich nicht nur wegen der Geselligkeit, sondern auch, um neue Fertigkeiten, Projekte und Philosophien zu teilen.

Sylvia leistete einen großen Teil der Umbauarbeiten selbst, obwohl sie niemals zuvor Sperrholzverkleidungen angebracht oder Keramikfliesen verlegt hatte. Als Sylvia an der Reihe war, der Gruppe eine neue Fertigkeit vorzustellen, zeigte sie den Frauen ihre Fliesenlegerarbeit im Badezimmer. Von nun an begann Sylvia, die Badezimmer ihrer Freunde zu fliesen, und verwendete dabei handgemachte Fliesen und neue Muster. Was ursprünglich nur als Projekt für mehrere Wochenenden gedacht war, hat sich zu einem zweiten Beruf entwickelt.

Zwei Jahre später hat Sylvia allein durch Mundpropaganda einen Kundenkreis, der bis nach New York reicht, und sie hat inzwischen zwei weitere Frauen eingestellt und ausgebildet, um die Nachfrage zu bewältigen. »Ich liebe das Reisen – ich war immer ein häuslicher Mensch und bin nirgendwo ohne meinen Mann hingegangen. Nun reise ich herum und besuche wunderbare Häuser, um sie durch meine Magie noch schöner zu machen, während mein Mann hierbleibt und den Haushalt versorgt. Einige Kunden haben mich sogar gebeten, meinen Namen auf eine Kachel in ihrem fertigen Badezimmer zu setzen, wie eine Künstlerin, die ihr Gemälde signiert. Ich bin begeistert und frei wie ein Vogel. Ich liebe dieses neue Leben.«

Julia: Die wahre Berufung finden

Für viele Frauen liegt der Schlüssel zu ihrer neuen Nische darin, die Interessen zu identifizieren, die sie stets hatten, aber niemals ganztägig verfolgt haben. Nach mehr als 30 Jahren im Geschäftsleben entschied sich Julia mit

54 Jahren, sich aus ihrem Beruf zurückzuziehen. Im Rückblick auf die vielen Jahre, in denen sie sich ehrenamtlich um ältere Menschen gekümmert hatte, stellte sie fest, dass diese Tätigkeit ein Traum war, den sie weiterverfolgen wollte. Statt sich mit ihrem Alter zu entschuldigen, absolvierte sie ein anspruchsvolles akademisches Programm, um sich auf ihre neue Arbeit vorzubereiten. Sie schrieb:

»Ich entschied mich, meine Stellung als Unternehmensberaterin aufzugeben und meinen Beruf zu wechseln. Ich verließ meinen alten Beruf mit einer klaren Vision: Mein Lebenswerk der Selbsterleuchtung, der kreativen Entwicklung und der Freude zu widmen, ein älterer Mensch zu sein und älteren Menschen dabei zu helfen, ihr physisches, mentales und spirituelles Wachstum zu verstärken. Ich knüpfte Kontakte zu Leitern von Tagesstätten und Programmmanagern, während ich weiterhin als ehrenamtliche Helferin warme Mahlzeiten zu betagten Leuten brachte, die an ihre Wohnung gefesselt waren. Im vergangenen Juni schloss ich die erforderlichen Kurse und medizinischen Praktika für meinen Master in gerontologischer Psychologie ab. Ich habe gelernt, dass ein Individuum nur durch den Prozess des Übergangs, mit weit geöffnetem Herzen und offenen Augen, erfolgreich wachsen kann, auch wenn dies manchmal außerordentlich schmerzlich sein mag. Nun fühle ich die Begeisterung und das Flattern im Bauch, das es mit sich bringt, meine Pläne in die Tat umzusetzen – tatsächlich zu tun, was ich studiert und worüber ich immer geredet habe! Meine Tochter sagt: ›Mama, wer wird dich in deinem Alter noch einstellen?‹ Mein Mann wünscht mir Erfolg. Ich weiß, dass ich unbegrenzte innere Ressourcen habe und dass ich mich wie neugeboren fühlen werde, wenn ich in diese neue Phase meines Lebens eintrete.«

Viele Frauen in der Lebensmitte entdecken, dass sie selbst zu einem neuen Menschen werden, wenn sie eine neue Lebensrichtung finden, und dadurch auch neue Freunde anziehen. Eine Patientin drückte das so aus: »Ich wurde interessanter. Ich hatte auf einer persönlichen Ebene mehr zu bieten – ich konnte über mehr reden als über Kinder und Fußballtraining und den beruflichen Erfolg meines Mannes. Dieses neue Ich ist jemand, den ich wirklich mag!«

Eine Straßenkarte für die Navigation in unbekanntem Gelände

Diese fünf Schritte auf Ihrer Reise heim zu sich selbst sind möglicherweise die schwersten, die Sie jemals tun werden. Aber wenn Sie sich auf diesen neuen Pfad wagen, werden Sie finden, dass er seine beängstigenden Seiten verliert und stattdessen zu einer Reise der Erkundungen und Entdeckungen wird. Hier sind ein paar Wegweiser, die Ihnen die Richtung weisen sollten.

Fassen Sie Mut. Obwohl Ihr Gefühl der Einsamkeit schmerzlich ist, wird es sich wie alle Gefühle mit der Zeit abschwächen und verändern. Erleben Sie dies bewusst mit, während es geschieht. Im selben Maße, wie Sie den Schmerz zulassen, werden Sie auch die Freude empfinden. Und Sie müssen darauf vertrauen, dass die Freude wiederkehren wird, wenn Ihr Leben auch niemals wieder genauso wie früher sein wird. Ich weiß, dass uns gute Nachrichten erwarten, denn ich vernehme sie seit Jahren. Eine Abonnentin meines Rundbriefes schrieb:

»Ich habe mich nicht mehr so gut gefühlt, seit der ganze Unsinn in meinen Teenagerjahren begann. Nach einer schrecklichen klimakterischen Zeitspanne in meinen Vierzigern freute ich mich richtig auf meinen 52. Geburtstag! All diese Jahre, in denen ich Beziehungen hinterhergejagt bin, um meine Identität zu finden! Ich lebe nun glücklich und zufrieden allein (abgesehen von meiner Katze Harriet) und habe eine interessante Beziehung mit einem ungewöhnlichen Mann, der mich nicht zu dominieren versucht. Selbst wenn mein Körper nicht mehr bei allem mitmacht, was ich tun möchte, akzeptiere ich die Wehwehchen und Schmerzen mit Gleichmut. Das Leben ist voller Möglichkeiten und wunderbarer Freundschaften, Heim und Garten, argentinischem Tango, Reisen und vielen anderen guten Dingen, die man tun kann – aber auch voller großem Respekt für Zeiten der Ruhe, der Entspannung und des stillen Genießens.«

Machen Sie sich die Weisheit zunutze, die in Routine und Disziplin liegt: Beginnen Sie oder führen Sie zumindest eine Aktivität fort, die regelmäßig auf dem Plan steht. Sie können sich gar nicht vorstellen, wie heilsam eine regelmäßige Routine ist. In meinem Fall umfasste diese Routine tägliche körperliche Bewegung und zweimal pro Woche einen Pilates-Kurs. Pilates ist eine anstrengende Form von Übungen, bei denen es darum geht, sich auf sein sogenanntes »Zentrum« oder »Kraftwerk« zu konzentrieren, auf die Muskeln in Beckenboden, Gesäß und Abdomen, die den Unterleib wie ein Band umgeben.

Ganz gleichgültig, was sonst noch in meinem Leben abläuft, ich nehme mir die Zeit, ins Studio zu gehen und an dem Bindeglied zwischen meinem Körper und meinem Gehirn zu arbeiten. Die Eintönigkeit dieser Aktivität und die Disziplin, die sie erfordert, sind für mich so etwas wie ein Anker –

ein Teil meines Lebens, der sich nicht verändert hat oder der Vergangenheit angehört. An dem Morgen, als mein Mann aus dem Haus ging, besuchte ich wie gewöhnlich meinen Kurs. Obwohl ich zu diesem Zeitpunkt noch nicht wusste, was aus unserer Ehe werden würde, und obwohl mein Herz raste und ich Angst hatte, war es sehr beruhigend, meine übliche Routine zu absolvieren. Obwohl ein wichtiger Teil meiner Welt auseinanderbrach, konnte ich mich noch immer auf meine Atmung und auf die Kraft meiner Muskeln konzentrieren – und auf die Tatsache, dass die Planeten am Himmel noch immer ihre Kreise drehten.

Verschönern Sie Ihren Alltag: In den ersten Monaten in meinem fast leeren Nest – meine jüngere Tochter war noch zu Hause, aber völlig mit ihren eigenen Dingen beschäftigt – begann ich damit, jeden Abend ein Feuer anzuzünden und die Tür des Holzofens offen zu lassen, sodass ich beim Abendessen den Flammen zuschauen konnte. In all den Jahren unserer Ehe hatten mein Mann und ich nur selten die Ofentür geöffnet, weil es die Wärmemenge verringert, die produziert wird. Aber nun war ich nicht an Thermodynamik interessiert, sondern wollte lediglich die Behaglichkeit eines offenen Feuers in mein Heim bringen – besonders um die Zeit des Abendessens, wenn mir die Vorstellung, einen langen Abend allein zu verbringen, deutlich vor Augen stand.

Ich zündete auch jeden Abend beim Essen Kerzen an und spielte meine Lieblings-CDs. Sechs Monate später, als meine zweite Tochter das Haus verließ, um ihr erstes Semester anzutreten, und ich wirklich mit der Tatsache konfrontiert war, jeden Abend allein zu sein, hatte ich beschlossen, meine Zeit zu nutzen, um mich auf mich selbst einzustimmen und meine Beziehung mit mir selbst und meinem Geist zu vertiefen. Am meisten wünschte ich mir, diejenigen Teile von mir zu heilen, die zunächst einmal zu meinem Bedürfnis geführt hatten, mich scheiden zu lassen. Und ich wollte mich so wohl dabei fühlen, allein zu Hause zu sein, dass ich mich nicht sofort in eine neue Beziehung stürzen musste, um die Leere zu füllen, die der Weggang meines Mannes und meiner Töchter hinterlassen hatte. Ich wusste, wenn ich das tun würde, könnte dies zu einer Beziehung führen, die lediglich alte, unverheilte Muster wiederholte.

Haben Sie keine Angst vor Verlust: Machen Sie sich bewusst, dass die Angst vor einem Verlust oft schlimmer ist als der Verlust selbst. Ich fand, dass meine Furcht vor dem leeren Nest viel schlimmer war als die reale Erfahrung. Tatsächlich war ich so beschäftigt, dass ich mich darüber freute, mich nur um mich selbst kümmern zu müssen. Daneben machte ich die Erfahrung, dass ich gerne so lange im Bett lese, wie ich will, in so viele Filme gehe, wie es mir gefällt, zu jeder Tages- oder Nachtzeit ein Bad nehmen konnte und ganz allgemein entdecken wollte, was eigentlich meine eigenen Bedürfnisse und Wünsche waren. Obwohl ich ursprünglich geplant hatte, in meinem ersten Winter ohne meine Kinder meine Mutter zu bitten, mich zu besuchen und mit mir zusammen Ski zu fahren, ging die Zeit so rasch vorbei, dass wir nie dazu kamen. Dennoch war es gut zu wissen, dass sie bereit war, zu kommen und mir Trost und Stütze zu sein, falls ich es brauchte.

Vertrauen Sie auf Ihre Stärke: Denken Sie daran, dass wir stärker und widerstandsfähiger sind, als wir vielleicht meinen. An dem Tag, der mein 25. Hochzeitstag gewesen wäre, wachte ich auf und blieb einfach im Bett liegen, während ich einige Minuten lang meine Gefühle erforschte. Ich hatte es in meiner Ehe nicht bis zur 25-Jahre-Marke geschafft, und darüber war ich traurig. Ich dachte, ich würde wohl den ganzen Tag in gedrückter Stimmung verbringen.

Aber zu meiner Überraschung war es nicht so. Diane, eine Frau, mit der ich seit über 20 Jahren zusammenarbeitete, schenkte mir eine Scherzkarte. Sie zeigte auf dem Deckblatt ein lächerliches Foto eines muskelbepackten, mit einem Ballettröckchen bekleideten Mannes, über dessen Schulter eine Schlange drapiert war. Wenn man die Karte öffnete, kam die Grußbotschaft zum Vorschein: »Noch immer auf der Suche nach dem Märchenprinzen?« Ich lachte laut und legte die Karte in mein Tagebuch. Abends besuchte ich die Dinnerparty einer Freundin, die ihren Geburtstag feierte. Der Tag kam und ging, und ich blieb ruhig und glücklich. Im Jahr zuvor hatte ich am Jahrestag meiner Hochzeit geglaubt, mein Herz würde brechen, und ich war beim Abendessen mit meinen beiden Töchtern in Tränen ausgebrochen. Ein Jahr später fühlte ich mich wie ein neuer Mensch und hatte meinen inneren Frieden gefunden.

Ich will nicht so tun, als sei es leicht gewesen, im selben Jahr eine Scheidung durchzustehen und zuzusehen wie meine beiden Töchter das Haus verließen. Das erste Jahr im leeren Nest war das schwierigste in meinem Leben, denn ich musste erleben, wie alles um mich herum auseinanderbrach, von dem ich immer geglaubt hatte, ich könne mich darauf verlassen. Paradoxerweise war dieses Jahr gleichzeitig auch das kraftspendendste und aufregendste meines ganzen Lebens.

Zurückblickend staune ich, wie weit ich gekommen bin. Dadurch, dass ich meinem Leben eine neue Wendung gegeben habe und bereit gewesen bin, die Ärmel aufzukrempeln und mein Leben neu aufzubauen, ist mir die Energie eingeflößt worden, die Hoffnung, Erleichterung und Neubeginn mit sich bringt. Jeden Tag werde ich aufs Neue daran erinnert, dass die Energie, die neues Leben trägt, im Überfluss vorhanden ist. Wir müssen nur daran glauben, uns ihr überlassen und um Hilfe bitten.

IV

Das können doch nicht die Wechseljahre sein? Die körperliche Grundlage des Klimakteriums

Viele Frauen werden von den ersten Anzeichen des Klimakteriums überrascht. Sie erwarten nicht, dass Symptome auftreten, bevor sie den Endpunkt erreicht haben – das völlige Ausbleiben ihrer Periode. Doch der letzten Periode einer Frau geht in der Regel eine lange Phase des Übergangs voraus, in der es zu Symptomen wie Hitzewallungen, Stimmungsschwankungen, Schlafschwierigkeiten und nächtlichen Schweißausbrüchen kommen kann.

Doreen war eine vitale, jugendlich aussehende Frau von 46 Jahren, als sie ihre erste Hitzewallung erlebte. Sie hatte an sich eine gewisse Reizbarkeit im Umgang mit ihrem Mann bemerkt, der begonnen hatte, sie damit aufzuziehen, sie sei in den Wechseljahren, doch sie hatte diese Möglichkeit rundweg verneint. »Nach meiner Periode kann man noch immer die Uhr stellen«, argumentierte sie. »Meine Mutter war bei ihrer Menopause 53. Ich bin noch nicht alt genug, um in den Wechseljahren zu sein!«

Es ist wahr, dass das Alter, in dem die Mutter einer Frau ihre letzte Periode hatte, wohl die beste Voraussage darüber erlaubt, wann es bei ihr so weit ist. Aber wenn sie nicht versteht, dass sich die ersten Symptome des Klimakteriums deutlich vor diesem Zeitpunkt manifestieren können – manchmal zehn und mehr Jahre früher –, wird sie vermutlich wie Doreen protestieren: »Das können nicht die Wechseljahre sein ... oder etwa doch?«

Die Antwort lautet: Wenn Sie Grund haben zu fragen, dann sind sie es vermutlich.

Was in Ihrem Körper geschieht: Hormonelle Veränderungen

Die Menopause ist offiziell als der Zeitpunkt definiert, an dem Ihre Periode endgültig aufhört. Eine Frau, die eine natürliche Menopause erlebt, kann nicht wissen, ob irgendeine Menstruationsblutung wirklich ihre letzte war, bis ein Jahr vergangen ist. Wenn die Menopause naht, kann der Zyklus unregelmäßig werden, und es ist nicht ungewöhnlich, dass zwischen den einzelnen Perioden mehrere Monate liegen. Im Alter vor vierzig Jahren haben einige der anfänglichen hormonellen Veränderungen, die mit den Wechseljahren – auch Klimakterium oder Perimenopause (peri bedeutet so viel wie »rund um« oder »nahe bei«) genannt – einhergehen, bereits eingesetzt. Wie Untersuchungen zeigen, hat sich bei vielen Frauen im Alter von vierzig Jahren beispielsweise die Knochendichte bereits verändert, und im Alter von 44 Jahren sind die Perioden bei vielen schwächer und/oder kürzer oder aber stärker und länger als gewöhnlich.

Bei rund 80 Prozent aller Frauen fällt die Periode hin und wieder auch ganz aus.[1] Tatsächlich hören die Monatsblutungen nur bei etwa 10 Prozent aller Frauen völlig auf, ohne dass es zuvor über einen längeren Zeitraum hinweg zu Zyklusunregelmäßigkeiten gekommen wäre. In einer ausführlichen Untersuchung, an der mehr als 2700 Frauen teilnahmen, dauerte die klimakterische Übergangsphase zwischen zwei und acht Jahren.[2]

MUTTERSCHAFT MIT ÜBER 40

Aus vielerlei Gründen nimmt die Zahl der älteren Mütter rasant zu. Einer davon ist der karrierebedingte Aufschub der Geburt. In den letzten dreißig Jahren ist die Zahl der Frauen, die nach 40 ihr erstes Kind bekommen, von eine unter 600 auf eine unter 77 gesprungen. Wenn eine Frau die Menopause durchlebt, wendet sie sich nach innen. Dann für ein Fünfjähriges zu sorgen, kann zur Herausforderung werden, wenn sie sich am liebsten in eine Höhle zurückziehen und meditieren würde. Interessant für ältere Mütter ist *Hot Flashes, Warm Bottles: First-Time Mothers over Forty* [Celestial Arts, 2001] von der Therapeutin Nancy London. Die Harvard-Professorin Ellen Langer in ihrem Buch *Die Uhr zurückdrehen? Gesund alt werden durch die heilsame Wirkung der Aufmerksamkeit* (Paderborn 2011) aufgedeckt, dass ältere Mütter tatsächlich länger leben. Langer erklärt das damit, dass sie durch ihre Umgebung und ihre Reize dazu gebracht werden, sich jugendlich zu fühlen und zu verhalten. Schließlich sind sie immer mit jungen Leuten zusammen. Bei diesem Konzept gilt umgekehrt aber auch, dass wenn Leute von uns erwarten, alt und minderbemittelt zu sein, wir es auch werden!

Wenn Sie nicht aufgrund eines chirurgischen Eingriffs oder einer medikamentösen Behandlung abrupt in die Wechseljahre kommen, können Sie sich die Wechseljahre als das andere Ende eines Prozesses vorstellen, der begonnen hat, als Sie zum ersten Mal Ihre Periode bekamen. Auf diese erste Menstruation folgt im Allgemeinen eine Zeitspanne von fünf bis sieben Jahren mit relativ langen Zyklen, die oft unregelmäßig und häufig anovulatorisch (das heißt ohne Eisprung) sind. Gegen Ende der Teenagerjahre oder in den frühen Zwanzigern verkürzt sich die Zykluslänge schließlich, und der Zyklus wird, wenn eine Frau den Gipfel ihrer Fortpflanzungsfähigkeit erreicht, die etwa die nächsten zwanzig Jahre andauert, regelmäßiger. In unseren Vierzigern beginnt sich der Zyklus wieder zu verlängern. Obwohl man den meisten von uns glauben gemacht hat, dass 28 Tage die normale Zykluslänge sind, haben Untersuchungen gezeigt, dass nur 12,4 Prozent aller Frauen tatsächlich einen 28-tägigen Zyklus haben. Die große Mehrheit hat Zyklen, die zwischen 24 und 35 Tage dauern, und bei 20 Prozent aller Frauen sind die Zyklen unregelmäßig.[3]

Zwei bis acht Jahre vor der Menopause beginnt der Eisprung bei den meisten Frauen hin und wieder auszusetzen. In diesen Jahren gehen die Eierstockfollikel, in denen jeden Monat die Eizellen heranreifen, zunehmend schneller zur Neige, bis der Follikelvorrat schließlich erschöpft ist. Untersuchungen sprechen dafür, dass dieser beschleunigte Follikelverlust zumindest in unserem Kulturkreis im Alter von etwa 37 bis 38 Jahren einsetzt. Inhibin, eine Substanz, die in den Eierstöcken produziert wird, nimmt ab, was zu einer steigenden Konzentration von FSH führt, dem Follikel stimulierenden Hormon, das in der Hypophyse produziert wird. (Das heißt jedoch nicht, dass Sie nicht schwanger werden können. Mehr Information über die Fruchtbarkeit in dieser Zeit finden Sie in meinem Buch *Frauenkörper, Frauenweisheit* (Überarbeitete Neuausgabe, ZS Verlag 2017).

Im Gegensatz zu dem, was gemeinhin angenommen wird, bleibt unser Östrogenspiegel in den Wechseljahren relativ stabil oder erhöht sich sogar. Er geht erst weniger als ein Jahr vor der letzten Periode zurück.[4] Bis zur Menopause produziert der Körper einer Frau vorwiegend das Östrogen Östradiol. In den Wechseljahren beginnt der Körper jedoch, vermehrt ein anderes Östrogen herzustellen, das sogenannte Östron, das in den Eierstöcken und im körpereigenen Fettgewebe produziert wird.

Der Testosteronspiegel sinkt während der Wechseljahre in der Regel nicht stark ab. Tatsächlich sondern die Ovarien vieler (nicht aller) Frauen nach der Menopause mehr Testosteron ab als in der Prämenopause.

Andererseits beginnt der Progesteronspiegel in den Wechseljahren abzunehmen, und zwar oft schon lange, bevor es zu Veränderungen beim Östrogen oder beim Testosteron kommt. Dies für die Mehrheit der Frauen das bedeutendste Problem in den Wechseljahren.

Halten wir also Folgendes fest: Auch wenn es nicht länger um Fortpflanzung geht, spielen diese sogenannten Geschlechtshormone weiterhin eine wichtige vitalitäts- und gesundheitsfördernde Rolle, die nichts mit der Produktion von Babys zu tun hat. Das zeigt sich schon darin, dass man Steroidhormon-Rezeptoren in fast allen Organen des Körpers findet. Östrogen und Androgene (wie Testosteron) tragen zum Beispiel dazu bei, das Gewebe der Knochen stark und gesund und dasjenige von Scheide und Harnröhre elastisch und widerstandsfähig zu erhalten. Und sowohl Östrogen als auch Progesteron sind wichtig, wenn es darum geht, die Kollagenschicht in der Haut straff und gesund zu erhalten.

Die Wechseljahre sind ein normaler Vorgang, keine Krankheit

Das Wichtigste, was man sich im Hinblick auf die Wechseljahre immer vor Augen halten muss, ist, dass es sich dabei um einen vollkommen normalen Prozess handelt, nicht um eine Krankheit, die behandelt werden muss. Damit der weibliche Körper weiterhin Hormone in angemessenen Mengen produziert, um gesund zu bleiben, muss eine Frau, wenn sie in die Wechseljahre kommt, optimal gesund sein – körperlich, emotional, spirituell und was ihre Lebensumstände angeht. Mit anderen Worten, ihr zukünftiges Wohlergehen hängt nicht nur von der Gesundheit ihres physischen Körpers ab, sondern auch von ihrem nichtphysischen Gerüst; beide reflektieren, wie sie sich um sich selbst kümmert und wie sie bisher gelebt hat. Da die Wechseljahre in der Mitte unseres Lebens stattfinden, ist dies ein sehr guter Zeitpunkt, Bilanz zu ziehen und sicherzustellen, dass wir alles tun, was uns möglich ist, um unsere Gesundheit zu erhalten oder wiederherzustellen.

Auch wenn sich alle Medien auf das Thema Hormonsubstitution gestürzt haben – welche Hormone man nehmen sollte, in welcher Dosierung, ob lieber natürliche oder künstliche und so weiter –, ist es wichtig, eine Tatsache im Gedächtnis zu behalten, die oft vergessen wird: Der Körper einer Frau ist voll ausgerüstet, all die Hormone zu produzieren, die sie ihr ganzes Leben hindurch braucht. Alle sogenannten Geschlechtshormone (Östrogen, Progesteron und die Androgene) werden aus demselben, allgegenwärtigen Vorläufermolekül – Cholesterin – hergestellt.

Darüber hinaus vermag unser Körper die eine Form von Geschlechtshormon in eine andere umzuwandeln. So kann Östrogen zum Beispiel in Testosteron konvertiert werden und Progesteron in Östrogen. Ob diese Umwandlungen tatsächlich stattfinden, hängt vom aktuellen Bedarf Ihres Körpers, Ihrem Gemütszustand, Ihrem Ernährungszustand und einer ganzen Reihe weiterer Faktoren ab.

Das heißt, dass nicht alle Frauen eine Hormonsubstitution wünschen oder brauchen werden. In vielen Kulturkreisen sind Hormonsubstitutionen selten, doch die Frauen in diesen Kulturen leiden kaum unter unangenehmen klimakterischen Symptomen. Wie kommt das?

Erstens ist es so, dass die Eierstöcke ihre Hormonproduktion zwar zurückschrauben, sie aber nicht völlig einstellen. Überdies werden Östrogen, Progesteron und Testosteron auch an anderen Stellen im weiblichen Körper als in den Ovarien produziert, und der Körper ist willens und bereit, die Ausschüttung aus diesen »Hilfsproduktionsstätten« zu erhöhen oder anzupassen, wenn dies in mittleren Jahren notwendig werden sollte. Wie Untersuchungen gezeigt haben, werden Östrogen, Progesteron und Androgen beispielsweise im Fettgewebe, in der Haut, im Gehirn, in den Nebennieren und sogar in peripheren Nerven produziert! Ob die Produktion jedoch ausreicht oder nicht, hängt davon ab, was sich sonst noch im Leben einer Frau abspielt.

Wenn eine Frau beispielsweise unter starkem Stress steht – wenn sie überarbeitet ist, wenn sie sich falsch ernährt, wenn sie körperlich krank ist, wenn sie raucht und/oder trinkt, wenn sie spirituelle Probleme umgeht, mit denen sie sich beschäftigen müsste, oder wenn sie in einer Beziehung lebt, in der Energie-Input und -Output nicht im Gleichgewicht sind –, kann es sein, dass ihre Fähigkeit, mit den Bedürfnissen ihres endokrinen Systems Schritt zu halten, vermindert ist. Das wird so lange so bleiben, bis sie bereit ist, Veränderungen in den Bereichen ihres Lebens vorzunehmen, um die sie sich kümmern muss. Das führt unter Umständen in mittleren Lebensjahren zu einer Übergangsphase, die durch ihre eigene, individuelle Kombination von Symptomen gekennzeichnet ist – von Kopfschmerzen, Hitzewallungen, Aufgeschwemmtheit und zurückgehender Libido bis zu Stimmungsschwankungen und Schlafstörungen.

In unserem Kulturkreis mit seinem sich ständig beschleunigenden Lebensrhythmus leiden rund 75 Prozent aller Frauen in den Wechseljahren unter klimakterischen Symptomen, die so unangenehm sind, dass sie Hilfe suchen, sei es durch Hormonsubstitution, Ernährungsumstellung, sportliche Betätigung oder alternative Therapien. Wenn eine Frau feststellt, dass sie zusätzliche Hormone braucht, um wieder in einen grünen Bereich zu kommen, in dem sie sich körperlich und emotional wohlfühlt, sollte sie dies nicht als persönliches Versagen ansehen. Vielmehr ist es ein Weckruf und eine Gelegenheit, notwendige Veränderungen in die Wege zu leiten.

Eine Frau in dieser Situation könnte überlegen, ob sie nicht einen »Hauch« Hormone akzeptieren möchte – gerade genug, um ihr die Unterstützung zu liefern, die sie braucht, um sich wohl und gesund zu fühlen, und nicht mehr.

Abbildung 7: Hormonproduktionsstätten des Körpers

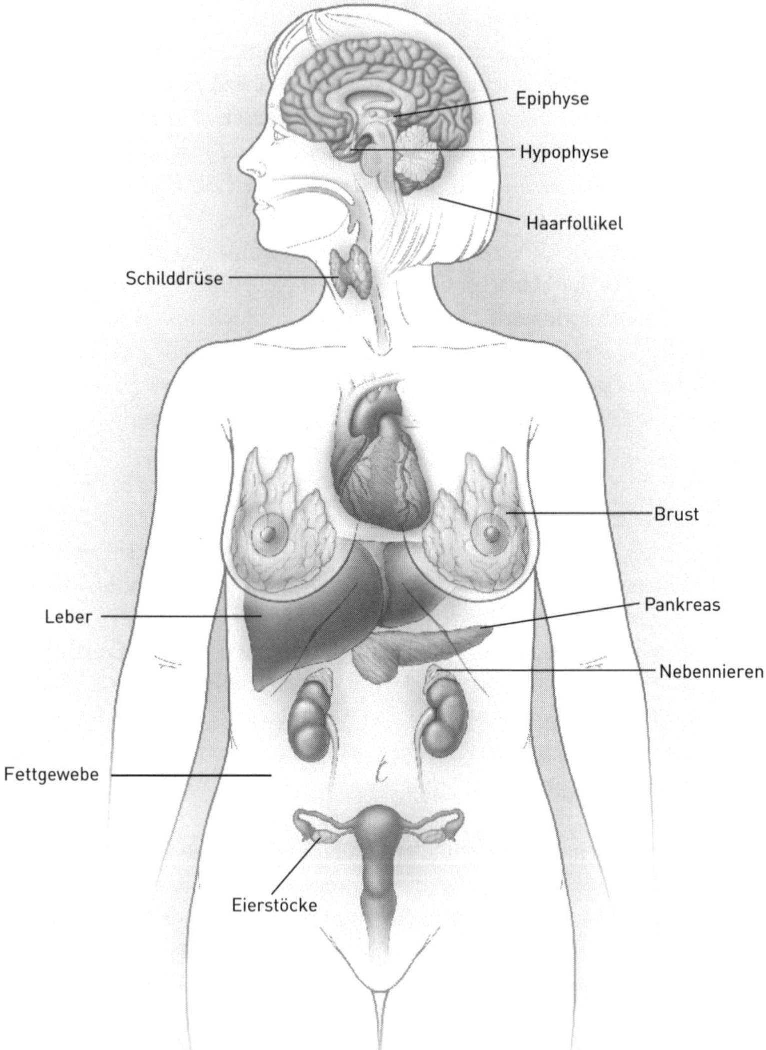

Ein gesunder Körper ist dazu geschaffen, all die Hormone zu produzieren, die eine Frau im Leben braucht. Ob diese natürliche Fähigkeit gefördert oder unterdrückt wird, hängt vom Lebensstil und vom – physischen, emotionalen, spirituellen und situationsbedingten – Gesundheitszustand einer Frau ab.

Gleichzeitig wäre sie gut beraten, wenn sie der Botschaft ihres Körpers Aufmerksamkeit schenkte. Ihr Körper verlangt nach mehr als nur einer Verschreibung oder einer Substitution. Entscheidend ist Folgendes: Bevor Sie etwas einnehmen, um klimakterische Symptome zu lindern, sollten Sie auf die Weisheit Ihres Körpers hören und herausfinden, warum er diese Symptome zeigt. Diese Symptome sind eine Botschaft nur für Sie. Wie sich Ihre Hormone in den Wechseljahren verhalten und wie Ihr Körper und Ihr Geist auf hormonelle Veränderungen reagieren, ist so typisch für Sie wie Ihre Fingerabdrücke.

Die drei Formen der Menopause

Stellen Sie sich vor, Sie stünden am Fuß eines wunderbaren Berges. Sie können das Licht sehen, das von der anderen Seite des Berges über den Gipfel hinüberstrahlt, und Sie möchten gern den Blick vom Gipfel genießen. Es gibt drei Möglichkeiten, dorthin zu gelangen: Sie können den langsam ansteigenden, gewundenen Pfad nehmen und werden dabei vielleicht dann und wann über einige Felsbrocken klettern müssen. Sie können auch die steile Abkürzung nehmen, die viel schwieriger zu bewältigen ist und mehr Ausrüstung sowie technische Unterstützung erfordert. Oder Sie können ganz auf den Aufstieg verzichten und sich von jemand anderem mit dem Helikopter hinaufbringen lassen – was sich leicht anhört, bis Ihnen klar wird, dass Ihre Muskeln und Organe nicht die nötige Zeit gehabt haben, um sich an die Kälte und den Sauerstoffmangel auf dem Gipfel anzupassen.

- **Die natürliche Perimenopause** (der langsam ansteigende, gewundene Pfad) setzt bei einer Frau, bei der zumindest ein Eierstock funktioniert, allmählich ein, in der Regel im Alter von 45 bis 55 Jahren. Diese Phase dauert in den meisten Fällen fünf bis zehn Jahre, manchmal aber auch bis zu 13 Jahre. In dieser Zeitspanne kann die Periode für mehrere Monate aussetzen und dann wiederkehren, wobei Dauer, Intensität und Blutfluss zu- oder abnehmen können. Vielleicht benötigen Frauen, die natürliche Wechseljahre durchmachen, eine Behandlung, um sich körperlich wohlzufühlen, vielleicht aber auch nicht, wenn ihre Gesundheit insgesamt robust ist und ihr Übergang allmählich genug erfolgt, damit ihr Körper mit den notwendigen Veränderungen Schritt halten kann. Es hängt mit anderen Worten davon ab, was sonst noch im Körper und im Leben einer Frau abläuft.

- **Die vorzeitige Perimenopause** (die steile Abkürzung) setzt schneller und früher ein als in der Regel, bereits bei Frauen in ihren Dreißigern oder zu Beginn der Vierziger, die zumindest einen Eierstock haben. Schätzungsweise eine von hundert Frauen schließt ihre Wechseljahre vor oder kurz nach dem 40. Geburtstag ab. In manchen Fällen ist die Ursache eine Erkrankung (ausgelöst durch eine Autoimmunstörung oder Ernährungsmängel) oder aber chronischer Stress (zum Beispiel durch exzessive sportliche Betätigung); beides wirkt sich negativ auf die hormonell gesteuerten Fortpflanzungsfunktionen aus. Die vorzeitige Perimenopause ist in der Regel kürzer als die natürliche Perimenopause und beträgt nur ein bis drei Jahre. Da der Übergang schneller erfolgt und da der frühe Eintritt in die Wechseljahre häufig mit einem bereits seit Längerem existierenden physischen Problem verbunden ist, ist es sehr wahrscheinlich, dass eine Frau, die vorzeitig in die Wechseljahre kommt und eine frühe Menopause hat, während der Anpassungsphase ergänzende Hormongaben benötigt.[5]

- **Zu einer künstlichen Menopause** (der Helikopterflug) kann es ganz abrupt kommen, sei es durch eine operative Entfernung oder Unterbrechung des Fortpflanzungstrakts (beispielsweise durch Entfernung der Ovarien oder operative Unterbrechung der Blutzufuhr zu den Ovarien), durch Bestrahlung, Chemotherapie oder durch die Gabe gewisser Medikamente, die aus medizinischen Gründen (zum Beispiel, um Myome in der Gebärmutter zum Schrumpfen zu bringen) eine Menopause hervorrufen bzw. nachahmen.

Selbst eine Unterbindung der Eileiter (Tubenligatur) kann, wie man inzwischen weiß, den Progesteronspiegel für die Dauer von mindestens einem Jahr nach dem Eingriff senken.[6] Und viele Frauen, die sich einer operativen Entfernung der Gebärmutter (Hysterektomie) unterziehen, deren Ovarien dabei aber unangetastet bleiben, erleben Symptome einer hormonellen Veränderung – natürlich zusätzlich zum Verlust ihrer Periode.

Aktuellen Schätzungen zufolge wird rund eine von vier Amerikanerinnen eine abrupte, künstliche Menopause erleben. Da keine Gelegenheit für eine allmähliche Anpassung an das Absinken des Hormonspiegels besteht, können die Symptome einer künstlich herbeigeführten Menopause schwer und stark beeinträchtigend sein. Um die körperlichen Beschwerden zu lindern, ist eine hormonelle Substitution in fast allen Fällen unvermeidlich.

Patti: Künstliche Menopause

Sechs Wochen nachdem vage Symptome (nächtliche Schweißausbrüche, Gewichtsverlust, ein hartnäckiger Ausschlag in der Bikinizone) in einem Notfallaufnahmezentrum fälschlicherweise als »Perimenopause und Stress«

diagnostiziert worden waren, wurde bei Patti, einer 41-jährigen alleinerziehenden Mutter und Besitzerin eines kleinen Unternehmens, Morbus Hodgkin festgestellt, ein bösartiges Lymphom. Nach zwei sechswöchigen chemotherapeutischen Behandlungen fühlte sie sich zwar recht erschöpft und vermisste ihr lockiges blondes Haar – aber sie war geheilt. Die Erschöpfung ließ mit der Zeit nach, und die Haare wuchsen wieder – der einzige Nebeneffekt, der sich nicht als temporär herausstellte, war der Verlust ihrer Periode.

Sie schrieb: »Einige Wochen nachdem die Chemotherapie vorüber war und ich begann, einen Teil meiner Energie wiederzugewinnen, bekam ich auch wieder nächtliche Schweißausbrüche. Das machte mir Angst, weil ich dachte, der Krebs kehre zurück, und ich dachte, meine Stimmungsschwankungen wären eine Folge meiner ständigen Unruhe und Sorge.« Ihre Internistin machte Hormontests, stellte fest, dass Patti in den Wechseljahren war, und verschrieb ihr eine geeignete, sanfte Hormonersatztherapie. »Schon nach wenigen Tagen fühlte ich mich deutlich besser, und ich denke mir, in meinem Zustand – nach all dem, was ich durchgemacht habe – hat es mir wirklich geholfen, mich rascher wieder zu erholen, weil mein Körper ziemlich traumatisiert und meine Seele aus dem Gleichgewicht geraten war.«

Wechseljahre und Hormonspiegel

Die konventionelle Sichtweise dessen, was in den Wechseljahren passiert, ist, dass der Östrogenspiegel absackt. Das ist eine grobe Vereinfachung und führt allzu oft zu einer Behandlung, die zuvor nur leicht unangenehme Symptome verschlimmert. Beim natürlichen Klimakterium ist die erste hormonelle Veränderung, die auftritt, ein allmählicher Abfall von Progesteron, während der Östrogenspiegel im Normalbereich bleibt oder sogar ansteigt. Da Progesteron und Östrogen einander während des Menstruationszyklus ausbalancieren, wobei die Konzentration des einen Hormons fällt, während die des anderen ansteigt und umgekehrt, führt ein Rückgang der Gesamt-Progesteronkonzentration dazu, dass das Östrogen allein das Feld beherrscht – das heißt ohne das übliche Gegengewicht. Das Resultat ist ein relativer Östrogenüberschuss, ein Zustand, der oft als Östrogendominanz bezeichnet wird – und damit genau das Gegenteil der konventionellen Sichtweise beschreibt.

Wenn eine Frau beginnt, unter unangenehmen Symptomen zu leiden, dann darum, weil ihr Körper diesen relativen Östrogenüberschuss spüren kann – und versucht, sich anzupassen. Leider überschneiden sich die Symptome verschiedener Hormonungleichgewichte stark, und nicht selten passiert es, dass einer Frau mit Symptomen eines Östrogenüberschusses zusätzliches Östrogen verschrieben wird. Dadurch verschlimmern sich ihre vormals vielleicht nur leichten Symptome natürlich.

Im weiteren Verlauf des Klimakteriums sinkt der Progesteronspiegel weiter ab, während der Östrogenspiegel unter Umständen stark zu schwanken beginnt. Östrogenspitzen treten deshalb auf, weil in den Eierstöcken während mehrerer Menstruationszyklen hintereinander ganze Gruppen von Follikeln heranwachsen und heranreifen statt nur eines einzigen Follikels pro Zyklus, als ob die Eierstöcke versuchten, die verbleibenden Eizellen noch rasch zu »verbrauchen«. (Aus diesem Grund nimmt die Häufigkeit von Zwillingsgeburten mit zunehmendem Alter zu.) Zu einem Progesteronabfall kommt es deshalb, weil immer weniger dieser heranreifenden Eizellen den ganzen Ovulationsprozess vollständig durchlaufen.

Die Spiegel der Hormone FSH und LH, die von der Hypophyse im Gehirn normalerweise in ganz genau abgemessenen Mengen freigesetzt werden, um ein kontrolliertes Follikelwachstum und eine kontrollierte Ovulation zu stimulieren, beginnen regellos zu schwanken, weil unsere Ovarien anfangen, Ovulationen ausfallen zu lassen. Kurz vor der Menopause stabilisieren sich die hormonellen Konzentrationen allmählich. FHS- und LH-Spiegel glätten sich und steigen auf ihre neue, höhere Reiseflughöhe, die sie für den Rest unseres Lebens beibehalten.

SYMPTOME EINES ERNIEDRIGTEN PROGESTERON- UND ÖSTROGENSPIEGELS

- verringerter sexueller Antrieb
- unregelmäßige oder anderweitig anomale Perioden (meist starke vaginale Blutungen)
- Aufschwemmung (Wasserrückhalt im Gewebe)
- Anschwellen und Berührungsempfindlichkeit der Brust
- Stimmungsschwankungen (meist Reizbarkeit und Depressionen)
- Gewichtszunahme (besonders um Bauch und Hüften)
- kalte Hände und Füße
- Kopfschmerzen, besonders kurz vor dem Einsetzen der Periode

Gibt es einen Test, den ich machen kann?

Jahrelang basierte die Diagnose »Wechseljahre« nur auf Ihrem Alter und Ihren Symptomen. Inzwischen wird es immer üblicher, Ihren Hormonspiegel im Labor zu bestimmen. Und das hat folgenden Grund: Erstens gibt es, wie Pattis Geschichte illustriert, Krankheiten, die Wechseljahrssymptome sehr überzeugend nachahmen können (Schilddrüsenunterfunktion ist ein weiteres Beispiel dafür, siehe auch Seite 143 ff.). Dadurch, dass Sie sich Ihren Eintritt in die Wechseljahre bestätigen lassen, können Sie also auch gleichzeitig ein unerwartetes medizinisches Problem ausschließen. Zweitens lässt sich dadurch, dass Sie Ihr Niveau an relevanten Hormonen bestimmen lassen – Östrogen, Progesteron und Testosteron, möglicherweise auch noch DHEA und Schilddrüsenhormon –, besser entscheiden, wo auf der klimakterischen Zeitskala Sie sich wirklich befinden und wie Ihre Symptome am besten zu behandeln sind, falls dies nötig sein sollte.

Bluthormonspiegel: FSH und LH

Die Testmethode, die in den meisten ärztlichen Praxen angewandt wird, besteht darin, eine Blutprobe zu entnehmen und sie zur Analyse des FSH- und des LH-Spiegels in ein Labor zu schicken. Diese Analyse basiert auf der Tatsache, dass der FSH- und der LH-Spiegel in den Wechseljahren und danach ihren Höchststand erreichen. Doch diese Methode ist nicht ohne Probleme. Erstens sagt sie Ihnen nichts über den Östrogenspiegel, denn FSH wird von Inhibin, nicht von Östrogen kontrolliert. (Das ist einer der Gründe dafür, dass ein Östrogenersatz den FSH-Spiegel nach der Menopause nicht senkt.)[7] Überdies können der FSH- und der LH-Spiegel in den fünf bis zehn Jahren des Klimakteriums – bevor die Menstruation vollkommen aufhört – stark schwanken. Die Ovarien können ein paar Tage oder Wochen lang inaktiv sein und dann die Eizellenproduktion wieder aufnehmen. Daher ist es beispielsweise möglich, dass der FSH-Spiegel einer Frau ein postmenopausales Niveau erreicht (mehr als 30 IU/l, das heißt International Units [internationale Einheiten] pro Liter), während sie noch immer normale Monatsblutungen hat. Ihr LH-Spiegel wird währenddessen im normalen prämenopausalen Bereich bleiben.

Aus diesem Grund kann man anhand eines einzelnen hohen FSH/LH-Werts nicht entscheiden, ob sich eine Frau in den Wechseljahren befindet oder nicht. So lange, bis eine Frau ein ganzes Jahr lang keine Monatsblutungen hatte und ihr FSH/LH-Spiegel deutlich im postmenopausalen Bereich liegt – FSH höher als 30 IU/l, LH höher als 40 IU/l –, besteht sogar die Möglichkeit, dass sie schwanger wird. Aus diesem Grund ist es ratsam, noch ein Jahr lang, nachdem Sie glauben, dass Ihre Regel aufgehört hat, zu verhüten.

Bluthormonspiegel: Östrogen, Progesteron und Testosteron

In einem anderen häufigen Bluttest wird die Gesamtmenge an Östrogen, Progesteron und Testosteron im Blut bestimmt. Der Hauptnachteil dieser

Methode besteht darin, dass der größte Teil der so gemessenen Hormone inaktiv ist. Der Körper einer gesunden Frau produziert bis zu zehnmal mehr an diesen Hormonen, als sie gebrauchen kann, daher docken spezialisierte Proteine an mehr als 90 Prozent der produzierten Hormonmoleküle an, inaktivieren sie und verschließen die »Türen«, durch die sie anderenfalls aus dem Blutstrom ins Gewebe gelangen könnten. Die biologisch aktive Form des Hormons ist der Anteil, der ungebunden oder frei ist. Dieser Teil gelangt rasch ins Gewebe, statt weiter im Blutstrom »herumzulungern«. Der Standard-Bluttest, der gebundene nicht von freien Hormonmolekülen unterscheidet, ergibt daher ein irrelevantes Resultat, denn er misst primär inaktives, nicht nutzbares, proteingebundenes Hormon.

Aussagekräftigere Testmethoden

Angesichts des individualisierten Ansatzes in der Menopause als neuem Standard setzen Ärzte zunehmend auf die Bestimmung der Hormone. Diese bietet einen sinnvollen Anhaltspunkt, um die Hormone über Ernährung oder eine bioidentische Ersatztherapie auszugleichen. Bluttests zur Hormonbestimmung sind mittlerweile Standard.[8] Dennoch finde ich, dass Speicheltests ihre Berechtigung haben, vorausgesetzt, dass Ihr Arzt oder Ihre Ärztin weiß, wie die Ergebnisse zu interpretieren sind. Ich will auch sagen warum: Plasmabasierte Hormontests geben nicht den Hormonspiegel der Gewebe wieder, wo erstere ihre Wirkung tun. Es gibt Hinweise darauf, dass Speicheltests den Hormonstatus besser wiedergeben. Hinzu kommt, dass Bluttests einen bestimmten Wert zu einer bestimmten Zeit bestimmen, und das, obwohl Hormone schubweise alle zwei Stunden ausgeschüttet werden.

Der Unterschied zwischen dem Höchst- und dem Tiefststand kann bis zu 500 Prozent betragen.[9] Ein Speicheltest hingegen kann eine Entnahme von fünf Proben mit je drei Stunden Abstand über den Tag verteilt umfassen, um die Schwankungen zu erfassen. Speichelproben lassen sich zu Hause entnehmen, ganz ohne den Stress einer Blutentnahme in der Praxis, ein Vorgang, der an und für sich schon den Hormonspiegel verändern kann.

Eine Hürde beim Speicheltest ist allerdings, dass er nicht von den Kassen übernommen wird. Frauen, die sich für ihn entscheiden, müssen die Ausgaben aus ihrer eigenen Tasche bezahlen. Dazu kommt, dass das Fehlerrisiko bei der Probennahme höher ist. Essensreste, Zahnfleischbluten oder eine wunde Stelle können die Probe kontaminieren. Dennoch gibt es viele Ärzte und Heilpraktiker, die die Tests mit guten Ergebnissen anwenden.

Die Forschung hat im Übrigen ergeben, dass gerade Testosteron sehr gut mit Speichelproben bestimmt werden kann.[10] Als Richtschnur gilt daher: Verwenden Sie das Testverfahren, mit dem sich Ihr Arzt am besten auskennt. Am Ende sind Sie es, die von ihm behandelt werden, und nicht der Laborbefund! Gut ist auch, das immer mehr Forschung im Bereich des Hormonstoffwechsels gemacht wird. Mittlerweile gibt es zugelassene Tests, die nicht nur das biologisch aktive Östrogen, Progesteron und Testosteron bestimmen, sondern auch deren Abbauprodukte.

Die Forschung kommt immer mehr dahinter, dass die hormonelle Balance den Knochenumbau beeinflusst, den Fettstoffwechsel und die Immunfunktion. Das betrifft auch hormonabhängige Krebsarten, einschließlich Brust- und Gebärmutterhalskrebs. Weil sich die Ergebnisse von Bluttests durch Änderungen des Lebensstils ändern lassen, einschließlich Nahrungsergänzungsmitteln, der Ernährung, Sport und möglichem Hormonersatz, ist es womöglich sinnvoll, ein Hormonprofil erstellen zu lassen. Das gilt vor allem, wenn Sie unter Symptomen leiden oder eine Hormonersatztherapie ins Auge fassen. Wichtig ist jedoch, dass Ärztin oder Arzt Erfahrung damit haben.

Wie und wann testen

Wenn Sie unter Symptomen leiden und schon dabei sind, Ihre Hormonwerte zu verbessern, dann empfehle ich eine Untersuchung vor und nach der Behandlung. In einer idealen Welt wäre es sicherlich das Beste, dass alle verschiedene Hormontests durchlaufen würden, bevor sie sich für eine Behandlung entscheiden. Doch in der realen Welt ist es für Frauen schon schwierig, überhaupt nur einen Test vor der Hormonbehandlung zu machen. Denken Sie jedoch daran, dass die Hormonspiegel, unabhängig vom Testergebnis, starken Schwankungen während des Monats und sogar während des Tages unterliegen. Der beste Zeitpunkt der Probenentnahme ist während des frühen Morgen. (besonders für Testosteronspiegel), und die beste Zeit im Monat ist zwischen dem 20. und dem 23. Tag des Monatszyklus. Weil Hormonspiegel sehr stark lebensstilabhängig sind, bieten sich, um die Motivation zu stärken, Nachfolgeuntersuchungen an.

Menopause und Schilddrüsenfunktion

Die Eierstöcke sind die Organe, auf die wir uns in den Wechseljahren am stärksten konzentrieren, doch die physische Basis der klimakterischen Erfahrung einer Frau beruht auf der Gesundheit all ihrer hormonproduzierenden Organe. In den Wechseljahren und danach sind zum Beispiel Schilddrüsenprobleme sehr verbreitet. Während viele Frauen mit solchen Problemen völlig beschwerdefrei sind, zeigen andere unter Umständen ein breites Spektrum von Symptomen. Zu den häufigsten Symptomen gehören Stimmungsstörungen (meist in Form von Depressionen oder Reizbarkeit), Antriebslosigkeit, Gewichtszunahme, mentale Verwirrung und Schlafstörungen.

Schilddrüsenprobleme sind mit den Wechseljahren eng verwoben, und das nicht nur aufgrund der epidemiologischen Tatsache, dass bei rund 26 Prozent aller Frauen in oder kurz vor den Wechseljahren eine Schilddrüsenunterfunktion (Hypothyreose) festgestellt wird.[11] Dem renommierten Arzt und Autor John R. Lee zufolge gibt es offenbar eine Ursache-Wirkung-Beziehung zwischen einer Schilddrüsenunterfunktion, die durch eine zu niedrige Konzentration an Schilddrüsenhormonen gekennzeichnet ist, und einer Östrogendominanz. Wenn Östrogen nicht von Progesteron in geeigneter Weise ausbalanciert wird, kann es die Wirkung der Schilddrüsenhormone blockieren, sodass die Hormone selbst dann, wenn die Schilddrüse normale Hormonmengen produziert, wirkungslos gemacht wird und es zu den Symptomen einer Schilddrüsenunterfunktion kommt. In diesem Fall kann es sein, dass Labortests eine normale Schilddrüsenhormonkonzentration im Körper einer Frau anzeigen,weil die Schilddrüse selbst ja ordnungsgemäß funktioniert.

Verständlicherweise kompliziert sich dieses Problem, wenn einer Frau zusätzlich Östrogen verschrieben wird, was zu einem noch größeren Ungleichgewicht führt. Unter diesen Umständen wird es auch mit einer Verschreibung von zusätzlichem Schilddrüsenhormon nicht gelingen, das grundlegende Problem zu korrigieren: Östrogendominanz. Diese und glykämischer Stress (vgl. Kapitel sechs) werden oft von hohen Adrenalinwerten begleitet, und diese besondere Stoffwechsellage kann Schilddrüsenprobleme noch verschlimmern. Folgendes passiert: Adrenalin stimuliert das sympathische Nervensystem, genauso wie glykämischer Stress. Das führt zu einer gesteigerten Herzfrequenz und erhöhtem Blutdruck, was mit Herzrasen einhergehen kann. Aber es führt auch dazu, dass Östrogen zu Katecholaminen verstoffwechselt wird, Östrogenen mit adrenalinartiger Wirkung. Auch stimuliert das wichtigste Schilddrüsenhormon Thyroxin das Herz und das sympathische Nervensystem. Um sich an das ohnehin hohe Adrenalinniveau anzupassen, verringert die Schilddrüse daraufhin die Thyroxin-Stimulation etwas, was sich wiederum in leicht erhöhten Spiegeln von TSH (Thyreoidea-stimulierendes Hormon) widerspiegelt.

Eine Schilddrüsenunterfunktion kann verwirrend sein, weil die Grenze zwischen starkem und ganz leichtem (subklinischem) Mangel fließend ist. Hier gibt es eine Grauzone. Je nachdem, mit welchem Experten sie sprechen und welche Diagnosemethode zur Anwendung kommt, haben bis zu 25 Prozent aller Frauen in den Wechseljahren ein Problem mit der Schilddrüse. Die meisten davon leichte Fälle. Dabei weichen die Tests bei einer leichten Symptomatik nur wenig vom Referenzwert ab. (Ein TSH von 0,5–5,0 bei normalen Werten von Trijodthyronin (T3) und Thyroxin (T4). Gemäß der Amerikanischen Vereinigung klinischer Endokrinologen sollte der obere Normwert für TSH bei ungefähr 3,0, nicht jedoch höher als 5,0 liegen (obwohl viele Experten einschließlich mir selbst sich mit einer Obergrenze von 2,5 wohler fühlen).[12] Unglücklicherweise weisen viele Labore den oberen Normwert immer noch bei 5,0 bis 5,5 aus, was dazu führt, dass Tausende Frauen, die eigentlich ein Schilddrüsenhormon oder Jod nehmen sollten, gesagt bekommen, ihr Test sei normal, obwohl er das nicht ist.

Wilson-Syndrom der Schilddrüse

Wenn Ihre Körpertemperatur konstant zu niedrig ist und Sie Symptome einer Schilddrüsenunterfunktion (also zu wenig Schilddrüsenhormone) haben, obwohl die Tests immer normale Werte anzeigen, haben Sie womöglich das Wilson-Syndrom (auch das Wilson-Temperatursyndrom genannt). Obwohl das Wilson-Syndrom von der Mainstream-Medizin nicht anerkannt ist, weisen es Heilpraktikerschulen in ihren Lehrplänen auf. Komplementärmediziner werden zunehmend darauf aufmerksam.

Das Wilson-Syndrom tritt normalerweise in Phasen starken emotionalen oder physischen Stresses auf. Die Symptome bestehen jedoch fort, nachdem die eigentliche Stressquelle versiegt ist. Sie sind recht unspezifisch, darunter Fatigue, Kopfschmerzen, Migräne, Gewichtszunahme, Reizbarkeit, Depression, Erinnerungsverlust, Ängstlichkeit, Gelenk- und Muskelschmerzen, Verstopfung und andere unangenehme Zustände. Das Schlüsselsymptom ist aber eine permanent niedrige Körpertemperatur. Und das ist der Grund: Normalerweise wandelt der Körper T4 (das eine der beiden Schilddrüsenhormone) in T3 (das andere Schilddrüsenhormon) um. Wenn der Körper aber nicht warm genug ist, verliert er die Fähigkeit dazu. Am Ende ist der Zellstoffwechsel blockiert, was unter anderem zu Gewichtszunahme führt. Wenn jemand mit Wilson-Syndrom die Standardtherapie bei Schilddrüsenfehlfunktion bekommt, dann passiert nichts, weil diese Medikamente nur T4 enthalten, was Menschen mit Wilson-Syndrom aber nicht in T3 umwandeln können.

Um festzustellen, ob Sie am Wilson-Syndrom leiden, messen Sie an fünf aufeinanderfolgenden Tagen in folgender Weise die Temperatur. Benutzen Sie nach Möglichkeit ein Glasthermometer, ein digitales tut es aber auch. Messen Sie gleich nach dem Aufwachen, dann nach drei Stunden und wieder nach drei Stunden. Zählen Sie alle drei Werte zusammen und teilen Sie sie durch drei, um die Tagesdurchschnittstemperatur zu ermitteln. Verfahren Sie an allen fünf Tagen so. (Wenn Sie noch nicht in den Wechseljahren sind, dann nehmen Sie die Messung in den ersten beiden Wochen des Zyklus vor). Wenn Ihre Tagesdurchschnittstemperatur unter 36,8 °C liegt, dann haben Sie womöglich das Wilson-Syndrom.

Die Standardtherapie sieht eine Tablette verzögert wirkenden Trijodthyronins (SR-T3) alle zwölf Stunden vor. Währenddessen fahren Sie mit Ihren Messungen fort, und wenn Ihre Temperatur 36,8 °C erreicht und das drei Wochen lang, dann wird Ihr Arzt oder Heilpraktiker die Therapie langsam ausschleichen, bis Sie sie nicht mehr brauchen.

Eine Studie mit 11 Probanden, durchgeführt in der Friedman Clinic in Montpelier, Vermont, ergab eine Verbesserung bei allen fünf Symptomen. Diese wurden in Zeiträumen von drei Wochen bis zu einem Jahr gemessen.[13]

Jod bei einer Erkrankung der Schilddrüse

Manche Menschen mit Schilddrüsenunterfunktion haben einen Mangel an Jod, einem essenziellen Element, das der Körper für die Produktion von Schilddrüsenhormonen benötigt. Sind Ihre T3- oder T4-Werte normal, Ihr TSH aber erhöht, dann leiden Sie womöglich an einem Jodmangel. (Zeichen eines Jodmangels können sein: Apathie, Depression und eine eingeschränkte geistige Aktivität. Weil Jod über die Nieren ausgeschieden wird, kann der Arzt einen Urinsammeltest während eines Tages veranlassen.

Weil Jodmangel mit zu niedrigen Schilddrüsenhormonwerten beitragen kann, ist es in den letzten Jahren stärker in den Fokus geraten. So hat die erste nationale Verzehrsstudie (National Health and Nutrition Examination Survey, NHANES I), durchgeführt zwischen 1971 und 1974, ergeben, dass 2,6 Prozent der US-Bürger einen Jodmangel aufweisen. Die dritte Studie von 1988 bis 1994 hat jedoch gezeigt, dass diese Zahl sprunghaft auf 11,7 Prozent angestiegen ist. Gegenwärtig liegt sie bei 13 Prozent.[14]

Experten führen dafür eine Reihe von Gründen an. So führen Umweltveränderungen, wie Entwaldung und Erosion zu niedrigeren Jodkonzentrationen im Boden, was auch den Jodanteil der Nahrung reduziert. Auch essen die Menschen weniger Eier (aus Sorge um Cholesterin) und Fisch (aus Sorge um Quecksilberbelastung). Am bedeutsamsten aber ist, dass Amerikaner, um Bluthochdruck zu vermeiden, weniger Tafelsalz verwenden, eine wichtige Jodquelle. Auch kochen wir weniger und essen mehr verarbeitete Lebensmittel, die weniger jodhaltiges Salz aufweisen. Gleichzeitig ist vermehrtes Nachsalzen nicht die Lösung, weil nach Aussagen der Weltgesundheitsorganisation der Jodgehalt im Speisesalz schwankt und von Packung zu Packung variieren kann. Der Jodgehalt verringert sich auch, wenn das Salz in offenen Behältern gelagert wird, gerade bei höherer Luftfeuchtigkeit. Eine bessere Möglichkeit, die Jodwerte zu verbessern, ist das Essen von Meeresgemüse einschließlich Nori, Kombu, Wakame und Arame), die höchste Jodkonzentrationen unter den Nahrungsmitteln aufweisen. Meeresgemüse gibt es in Bioläden, in der Feinkostabteilung im Supermarkt oder in asiatischen Lebensmittelläden und natürlich im Internet.

Es ist allerdings zu beachten, dass zu viel Jod im Körper die Produktion von Schilddrüsenhormonen verringert, was wiederum zu einem Mangel führen kann. Übertreiben Sie es also nicht. Fangen Sie langsam an und fügen Sie Ihrer Nahrung ein bis zwei Esslöffel Algen pro Woche zu. Zur gleichen Zeit sollten Sie das Spurenelement Selen zu sich nehmen (enthalten in Eiern, Fisch, Fleisch, Getreide und Nüssen). Wenn Sie schon Schilddrüsenhormone nehmen, wird Ihr Arzt wahrscheinlich Ihre TSH-Werte prüfen, um gegebenenfalls die Dosierung zu erhöhen.

WISSENSWERTES ÜBER JOD

Jodid (eine jodhaltige Verbindung, die Speisesalz zugesetzt wird) ist chemisch gesehen ein Halogenid. Andere Halogenide enthalten Chlorid, Fluorid oder Bromid. Während der letzten 40 Jahre haben Großbäcker Bromid durch Jodid ersetzt, auch wird mancherorts Fluorid dem Trinkwasser zugesetzt. Diese Halogenide, die sehr toxisch sein können, verdrängen Jod aus den Zellen. Wenn Sie daher Jod als Nahrungsergänzung zuführen, kann dieses Chlorid, Fluorid oder Bromid verdrängen, was zu Ausschlag führen kann. Dieser wird dann auf das Jod zurückgeführt, auch wenn es sich nur um eine Entgiftungsreaktion des Körpers handelt, der sich seiner überschüssigen Bromide oder anderer toxischer Halogenide entledigt. Hier sollten Sie die Joddosis am besten verringern.

Wer Schilddrüsenhormone nimmt, bei dem führt die Jod-Ergänzung oft von allein zu einer verbesserten körpereigenen Produktion von Schilddrüsenhormonen. Deshalb können Frauen, die neben ihren Schilddrüsenhormonen Jod nehmen, zittrig werden, einen schnelleren Puls bekommen und nervös werden – alles durch zu viele Schilddrüsenhormone. Abhilfe schafft hier die langsame Absenkung der Hormondosis. Wenn Sie Jod nehmen, sollten Sie das nur in Absprache mit dem behandelnden Arzt machen. Der Arzt oder die Ärztin sollte sich mit dem Zusammenhang von Jod und Schilddrüsenhormonen auskennen. Sie sollten auch wissen, dass die Frage der Jod-Supplementierung sehr umstritten ist.

Wenn Nebennierenstress, glykämischer Stress, Jodmangel und Östrogendominanz zunächst einmal mit Nahrungsergänzungen, viel Ruhe und natürlichem Licht behandelt worden sind, dann werden sich auch die Schilddrüsenwerte wieder erholen. Zwischenzeitlich kann eine kleine Dosis Schilddrüsenhormon, das beide Schilddrüsenhormone (T3 und T4) enthält, hilfreich sein. Doch kommt es vor, dass Schilddrüsenhormone zwar eine Schilddrüsenunterfunktion lindern, nicht aber die depressiven Symptome. Dies liegt daran, dass eine Depression selbst zu einer Schilddrüsendysfunktion führen kann. Eine Unterfunktion zu behandeln heißt mit anderen Worten an den Symptomen zu laborieren, nicht aber das Grundproblem anzugehen.

Lassen Sie mich das erläutern: Die Schilddrüse ist im Bereich des fünften Chakras angesiedelt, dem Bereich des Körpers, wo kreativer Ausdruck, Timing und Wille angesiedelt sind. Lassen Sie uns mit der Kreativität beginnen. Obwohl wir alle von Natur aus kreativ sind, verbinden wir Kreativität mit Künstlern. Es ist kein Geheimnis, dass es viel mehr erfolgreiche und bekannte männliche Künstler, Schriftsteller, Komponisten und Musiker gibt als weibliche. Das liegt daran, dass bis vor Kurzem der weibliche kreative Ausdruck einschließlich unserer Worte nicht so gewürdigt oder angenommen wurde wie die der Männer. Wir haben Angst, dass wir nicht gehört werden, oder dass das, was wir zu sagen haben, zu unserem Nachteil gereicht. Deshalb haben wir, um des lieben Friedens willen, gelernt, unsere Worte herunterzuschlucken oder das zu streichen, von dem wir annehmen, dass andere es nicht hören wollen.

Dann gibt es noch den Aspekt des Timings: Unser Umgang mit Zeit hat eine direkte Wirkung auf unsere Zellen, einschließlich der Schilddrüse. Wie oft sagen wir: »Ich habe keine Zeit«, »mir läuft die Zeit davon« oder »nie ist genug Zeit«. Wir leben in einer Kultur, in der jede von uns mehr Information pro Tag verarbeiten muss, als unsere Großeltern in einem Jahr. Die Zeit, so unser Eindruck, beschleunigt sich, immer gibt es noch mehr in noch weniger Zeit zu erledigen. Als ich an der Erstauflage zu *Frauenkörper, Frauenweisheit* schrieb, hatte ich kein Handy, und mit dem Internet ging es gerade erst los! Die einzige Möglichkeit, dieses sinnlose Rennen zu ändern, ist ein anderes Verhältnis zur Zeit. Der Psychologe Gay Hendricks schlägt so etwas wie eine »Einstein-Zeit« vor, bei der wir uns vorstellen, dass wir der Ort sind, in dem die Zeit ihren Ursprung hat. Auch weist er auf das subjektive Erleben der Zeit hin. Wenn unsere Hand auf einem glühend heißen Ofen liegt, dann fühlt sich jede Sekunde wie die Ewigkeit an. Wenn man Sex hat, vergeht die Zeit wie im Fluge. Hendricks sagt, dass wir keine Zeit verschwenden sollten mit Dingen, die wir nicht tun wollen. Das gilt besonders in der Lebensmitte. Dann sollen wir einen Weg finden, Dinge zu tun, die unsere Seele nähren, Aktivitäten, in denen die Zeit stillzustehen scheint. Wie sieht es nun mit dem Willen aus? Die Lebensmitte ist eine Zeit, in der sich das Ego dem göttlichen Willen der Seele beugen muss. Eine Freundin hat mir erzählt, dass ihre Schilddrüsenprobleme in dem Moment anfingen, als sie sich vorstellte, ein Leben als Mutter und Unternehmerin sei vor allem eine Frage des Willens. Wie konnte sie es erreichen, dass ihr Mann, die Kinder und der Chef machten, was sie wollte? »Als ich noch im College war«, sagte sie, »hatte ich das Gefühl, ich sei Teil eines göttlichen Plans. Ich wandte mich an meine höhere Kraft, um mich in meinem Handeln zu leiten. Aber nach der Heirat vergaß ich den göttlichen Willen und ließ mein Leben stattdessen von altmodischen Regeln dessen bestimmen, was eine Mutter angeblich zu tun hat.« Meine Freundin hat dann begriffen, dass sie ganz unterbewusst in den Fußstapfen ihrer Mutter wandelte. Diese verbringt Stunden in der Woche damit, Leute zu unterhalten, und sagt doch, dass sie all das nur ungern tue, dass sie die Aufgaben in der Kirche nur aus Pflichtgefühl mache, obwohl es ihr überhaupt keine Freude bereite.

Wie Sie sehen können, ist die Schilddrüse eine vielschichtige Angelegenheit. Deshalb muss eine Frau möglicherweise nicht nur zusätzlich Progesteron und Schilddrüsenhormone und Jod einnehmen, sondern auch einen unvoreingenommenen Blick auf ihr Leben und ihre zwischenmenschlichen Beziehungen werfen.

Wechseljahre und Nebennierenfunktion

Die beiden nicht einmal daumengroßen Nebennieren sondern drei Schlüsselhormone ab, die uns helfen, mit vielen der Stressfaktoren und Belastungen des Lebens fertigzuwerden. Wenn eine Frau ihr Leben jedoch schon sehr lange als ausweglos stressig empfunden hat oder wenn sie chronisch krank ist, dann ist die Wahrscheinlichkeit groß, dass sie zu viel von ihren Nebennieren verlangt hat und ihnen nicht genügend Zeit gegeben hat, sich wieder zu erholen. Sie könnte dann zu den vielen Frauen gehören, die mit überlasteten Nebennieren in die Wechseljahre kommen.

Um zu verstehen, was chronische Erschöpfung für den Körper bedeutet und wie sie Ihr Erleben der Wechseljahre beeinflusst, ist es wichtig zu wissen, was die Nebennieren mithilfe dreier eigenständiger, komplementär wirkender Hormone, die sie in den Blutstrom ausschütten, tagein, tagaus für Sie tun.

Adrenalin ist das sogenannte Kampf-oder-Flucht-Hormon, das produziert wird, wenn etwas Sie bedroht (oder wenn Sie meinen, etwas bedrohe Sie). Es führt dazu, dass Ihr Herz stärker klopft, Ihr Blut zum Herzen und in große

Muskelgruppen strömt, Ihre Pupillen sich erweitern, Ihre Sinne geschärft werden und Ihre Schmerztoleranz zunimmt, sodass Sie bestens für den Kampf gerüstet sind. Heutzutage bestehen unsere Schlachten vorwiegend aus alltäglichen Herausforderungen, beispielsweise Ihren Körper dazu zu bringen, in einem stressigen Job weiterzuarbeiten, wenn er erschöpft ist, oder mit schnellen Reflexen zu reagieren, um einen Verkehrsunfall zu vermeiden. Stellen Sie sich diese Adrenalinschübe als Abbuchungen von einem Konto vor, das Ihnen helfen soll, die schwierigen Passagen des Lebens zu meistern. Wenn Sie sich angewöhnt haben, zu häufig Adrenalin von Ihrem Konto abzuheben, werden Sie es schließlich überziehen. Ihre Nebennieren werden überlastet, und Sie werden zu wenig Adrenalin zur Verfügung haben, wenn Sie es brauchen.

Kortisol erhöht Ihren Appetit und Ihren Antrieb, während es gleichzeitig die allergischen Reaktionen und die Entzündungsreaktionen Ihres Immunsystems zähmt. Es stimuliert die Freisetzung und die Speicherung von Energie im Körper, hilft Ihrem Körper, den Stresswirkungen von Infektionen, Traumen und Temperaturextremen zu widerstehen, und hilft Ihnen, Ihren Gefühlshaushalt zu stabilisieren. Synthetische Versionen von Kortisol – zum Beispiel Kortison – werden in der Human- und Veterinärmedizin häufig verschrieben, damit Patienten schneller genesen und sich besser fühlen, sodass sie mehr Appetit haben und motorisch aktiver sind, was ihnen erlaubt, Krankheiten oder Verletzungen leichter zu überstehen.

Unter idealen Bedingungen wird Kortisol nur gelegentlich in den Blutstrom entlassen und nicht etwa ständig als Reaktion auf chronischen Stress. Zu unerwünschten Nebenwirkungen kann es kommen, wenn der Kortisolspiegel zu lange auf zu hohem Niveau verweilt: Dazu gehören eine Abnahme der Knochendichte, Muskelschwund, eine verminderte Fähigkeit zur Proteinbildung, Nierenschäden, Flüssigkeitsrückhalt, überschießende Blutzuckerkonzentrationen, Gewichtszunahme und eine erhöhte Anfälligkeit gegenüber Bakterien-, Viren- und Pilzinfektionen, Allergien, Parasitenbefall und sogar Krebs. Wenn Sie schon einmal jemanden gesehen haben, die oder der viel Kortison bekommt, dann wissen Sie, welche nachteiligen Wirkungen dieses Medikament haben kann.

Dehydroepiandrosteron, kurz DHEA, ist ein Androgen, das in den Nebennieren wie auch in den Ovarien produziert wird. Bei Frauen wie auch bei Männern hilft DHEA, die immunsuppressiven Effekte von Kortisol zu neutralisieren, und verbessert damit die Widerstandskraft gegen Krankheiten. (DHEA und Kortisol verhalten sich umgekehrt proportional zueinander: Wenn die Konzentration des einen steigt, fällt die des anderen.) DHEA hilft auch dabei, die Knochendichte zu erhalten bzw. zu erhöhen, wacht über die Gesundheit des Kreislaufsystems, indem es die Konzentration des »schlechten« Cholesterins (LDL) unter Kontrolle hält, verleiht ein allgemeines Gefühl von Vitalität und Energie, und hilft überdies, den Verstand scharf und ein normales Schlafmuster aufrechtzuhalten. Ähnlich wie Adrenalin und Kortisol verbessert auch DHEA Ihre Fähigkeit, sich von belastenden Ereignissen oder Episoden, wie Stress, Traumen, Überarbeitung, Temperaturextremen und so weiter, zu erholen. Und wenn eine Frau aufgrund ihres sinkenden Testosteronspiegels einen Libidoverlust erleidet, verbirgt sich hinter dem Testosteronmangel oft ein fallender DHEA-Spiegel, denn DHEA ist die wichtigste Vorstufe für die Testosteronherstellung.

Wenn Sie von Ihren Nebennieren zu viel verlangen, fordert das seinen Preis. Ist der Körper zu lange zu hohen Adrenalin- und Kortisolkonzentrationen ausgesetzt, so kann dies zu Stimmungs- und Schlafstörungen, einer verringerten Widerstandskraft gegen Krankheiten und Kreislaufveränderungen führen – Klagen, die man beim heutigen rasanten und kräftezehrenden Lebensstil immer wieder hört. Und weil diese Nebeneffekte nicht so unangenehm sind, dass sie unerträglich wären, wird der selbstzerstörerische Lebensstil oft weitergeführt. DHEA, das dem Körper hilft, sich von einer derart chronischen Überbelastung zu erholen, ist damit ständig im Dienst, statt nur von Zeit zu Zeit als »Troubleshooter« einzugreifen. Allmählich beginnen die Nebennieren ernsthafte Erschöpfungssymptome zu zeigen, wobei der erste und wichtigste Effekt ist, dass ihre Fähigkeit zur DHEA-Produktion langsam schwindet. Wenn die Konzentration dieses »Stärkungshormons« zurückgeht, beginnen Adrenalin- und Kortisolspiegel ebenfalls zu schwanken, während die Nebennieren versuchen, zunehmend unmöglicher zu erfüllenden Aufforderungen nach einer höheren Hormonproduktion nachzukommen.

Eines der Kardinalzeichen einer Nebennierenerschöpfung – ständige Müdigkeit und Schwäche – wird zu einem Dauersymptom. Auch wenn diese Müdigkeit oft mit einer deprimierten Grundstimmung, Reizbarkeit und Verlust an Lebensfreude einhergeht, heißt das nicht, dass Nebennierenprobleme zwangsläufig die Ursache für diese Stimmungsveränderungen sind, denn ähnliche Probleme treten auch stets bei einer Schilddrüsenfehlfunktion auf. Aus diesem Grund verschwinden diese emotionalen Probleme bei einer Behandlung nicht immer – die ihnen zugrunde liegenden Probleme bleiben ungelöst. Eine Frau, deren Nebennieren überlastet sind, wenn sie in die Wechseljahre kommt, wird höchstwahrscheinlich Probleme bekommen, weil die Wechseljahre, einfach gesagt, eine andere Form von Stress darstellen. Zudem spricht eine Nebennierenüberlastung dafür, dass es seit längerer Zeit Lebensprobleme gibt, die auf ihre Lösung warten. Diese Probleme werden im Lichte der mentalen Klarheit der Wechseljahre, die keine Selbsttäuschung erlaubt, umso größer erscheinen. Eine Nebennierenermüdung wird jedoch nicht nur die Übergangsphase unnötig schwierig machen, sondern kann einer Frau auch der Ressourcen berauben, die sie braucht, um solche Probleme anzupacken und das kreative Versprechen der zweiten Lebenshälfte voll zu ihrem Vorteil zu nutzen.

Wenn sich eine Frau ständig müde oder deprimiert fühlt, wenn sie sich bei Tagesbeginn stets unausgeruht vorkommt oder wenn sie feststellt, dass gewöhnliche Stresssituationen sie ungewöhlich stark belasten, dann leidet sie unter Umständen an einer Nebennierenfunktionsstörung.

FAKTOREN, DIE DIE NEBENNIEREN BELASTEN

Die folgenden Stressoren können zu Müdigkeit und Erschöpfung und letztlich zu einer Funktionsstörung der Nebennieren führen – was wiederum einige Stressoren verschlimmern kann:

- große, andauernde Sorgen, Ärger, Schuldgefühle oder Angst
- Depressionen
- übertriebene körperliche Bewegung
- chronische Exposition gegenüber industriellen oder anderen Giftstoffen
- chronische oder schwere Allergien
- Überarbeitung, sowohl körperlich wie geistig (das gilt nur, wenn Sie eine Arbeit tun, die Sie nicht erfüllt)
- chronisches spätes Zubettgehen oder zu wenig Schlaf
- unverheilte Traumen oder Verletzungen
- chronische Erkrankungen
- Unterbrechung des Lichtzyklus: Schichtarbeit
- Operationen

Testung der Nebennierenfunktion

Die DHEA- und der Kortisol-Spiegel im Speichel oder im Serum lassen sich leicht labortechnisch bestimmen. Konventionelle Bluttests, bei denen die Blutproben eben dann entnommen werden, wenn Sie Ihren Arzt besuchen, ergeben unter Umständen, dass Ihre Nebennieren »normal« arbeiten. Ein besserer diagnostischer Ansatz besteht darin, Ihre Hormonspiegel zu verschiedenen Tageszeiten zu bestimmen, wodurch sich ein aus dem Takt gekommenes Muster der Kortisol- und DHEA-Sekretion viel leichter feststellen lässt. Wenn Sie möchten, dass Ihre Nebennierenfunktion untersucht wird, dann suchen Sie einen Arzt auf, der die Komplexität der Nebennierentestung versteht.

Wie Sie die Funktion Ihrer Nebennieren unterstützen

Wenn Sie nach der Laboranalyse feststellen, dass der Haushalt Ihrer Nebennierenhormone unausgeglichen ist, gibt es mehrere Möglichkeiten, um DHEA oder Kortisol bzw. beide zu substituieren. Ziel ist jedoch letztlich, Gesundheit und Funktion Ihrer Nebennieren so wiederherzustellen, dass sie die Hormone, die Sie brauchen, ohne Ergänzung von außen produzieren können.

Das wird höchstwahrscheinlich eine Veränderung Ihres Lebensstils erfordern, der ja zu einer Ermüdung Ihrer Nebennieren geführt hat. Wenn Sie Ihre Nebennierenhormone mit Dosen unterstützen, die zu hoch sind, oder wenn Sie zu lange derartige Medikamente einnehmen, führt das im Endeffekt zu einer dauerhaften Unterdrückung der Nebennierenfunktion.

DHEA: gibt es in Deutschland in Form von Kapseln oder Tabletten. Ganz gleichgültig, in welcher Form Sie DHEA zu sich nehmen, sollten Sie alle drei Monate einen Blut- oder Speicheltest zur Bestimmung des Hormonspiegels machen lassen. Wenn er in den normalen Bereich zurückkehrt, sollten Sie die Dosis allmählich verringern, bis Sie gar kein zusätzliches DHEA mehr benötigen. DHEA kann auch durch die Konzentration auf angenehme Gedanken (etwa an geliebte Menschen, Lieblingstiere, ein leckeres Essen oder eine schöne Erinnerung) im Gegensatz zur Fokussierung auf stressige gesteigert werden.

Dieses Denken »mit dem Herzen« kann zuerst komisch sein, aber weil es die körperlichen Schäden durch Stressreaktionen ausgleicht, ist es eine wertvolle Fähigkeit. Darüber hinaus sollten Sie einfach mehr Dinge tun, die Ihnen Spaß machen oder Sie zum Lachen bringen und weniger solche, die sich nach Pflichterfüllung anfühlen. Verbringen Sie mehr Zeit mit Menschen, in deren Gegenwart Sie sich gut fühlen, und weniger mit Menschen, die Sie auslaugen. Denken Sie mehr an das, was Sie an sich mögen und weniger an Ihre vermeintlichen Begrenztheiten. Kurz gesagt: Haben Sie mehr Spaß! Setzen Sie Spaß an die erste Stelle statt ihn als Luxus zu betrachten. Das erfordert Mut, aber es ist die Sache wert!

Kortisol: Einige Menschen benötigen sehr geringe Dosen von Kortison, das von einem Arzt verschieben werden muss, der weiß, wie und wann es eingenommen werden sollte.[15]

Ernährung: Der Ernährungsplan im siebten Kapitel ist so zusammengestellt, dass er unter anderem auch Ihre Nebennieren unterstützt und »wieder auflädt«. Achten Sie auf eine ausreichende Proteinzufuhr; am besten nehmen Sie bei jeder Mahlzeit oder Zwischenmahlzeit Proteine zu sich. Und denken Sie daran, dass Koffein Ihre Nebennieren »zum Kochen« bringt; am besten verzichten Sie ganz darauf. Überdies sollten Sie Diäten oder Heilfastenkuren vermeiden.

Nahrungsergänzungen: Diese sollten Sie für mindestens drei Monate in den oberen Referenzbereichen, aufgelistet in Kapitel sieben, zuführen. Danach können Sie sie bedarfsgemäß reduzieren. Sie sollten reichlich Vitamin C nehmen (1 g bis 2 g in verteilten Dosen), einen Vitamin-B-Komplex (25 bis 50 mg pro Tag), Zink (15 bis 30 mg täglich), Magnesium (als -fumarat, -citrat, -glycinat oder -malat 300 bis 800 mg pro Tag in verteilten Dosen).

Schlaf: Schlaf ist der beste Weg, um hohe Adrenalinlevel zu erzielen. Schlaf lädt die Nebennieren besser auf als alles andere. Wenn ich im Stress bin, dann schlafe ich regelmäßig 10 oder mehr Stunden pro Nacht. Auf volle acht Stunden Schlaf sollten Sie mindestens kommen.

Sport: regelmäßiger leichter bis moderater Sport, aber nicht so viel, dass Sie sich hinterher erschöpft fühlen.

Sonnenlicht: Sich dem Sonnenlicht auszusetzen ist nicht nur für die Nebennieren gut, sondern fördert auch das Vitamin D. Seien Sie jedoch umsichtig. Nehmen Sie ein Sonnenbad, bei dem so viel Haut wie möglich frei ist, vorzugsweise am frühen Morgen oder am späten Nachmittag. Niemals während der Mittagszeit und niemals so lange, dass Sonnenbrand entsteht. Steigern Sie sich auf 10 bis 30 Minuten Sonne drei- bis viermal die Woche. (Die zeitliche Länge hängt von ihrer Hautfarbe ab. Menschen mit dunkler Hautfarbe brauchen eine längere Exposition.) Für alles, was darüber hinausgeht, verwenden Sie einen Sonnenschutz. Diese Art Sonnenbad wird ihr Hautkrebsrisiko nicht erhöhen.

Kräuter: Weil ein Bestandteil des Sibirischen Ginsengs mit einer DHEA-Vorstufe und Kortisol verwandt ist, ist seine Einnahme geeignet, um die Nebennierenfunktion zu stärken. Versuchen Sie es mit einer 100-mg-Kapsel zweimal täglich. Ginseng kann sehr stimulierend sein und den Schlaf stören. Deshalb sollten Sie es vor 15 Uhr nehmen. Auch Süßholzwurzel stärkt die Nebennieren, weil es Pflanzenhormone enthält, die die Wirkung von Kortisol nachahmen.

Nehmen Sie dreimal täglich bis zu einem Viertel Teelöffel eines Süßholzwurzelextrakts 5:1. Süßholzwurzeltee ist eine andere gute Alternative. Bei stabilem Blutdruck kann man drei bis vier Tassen täglich trinken.

Abbildung 8: Der zeitliche Ablauf der Wechseljahre

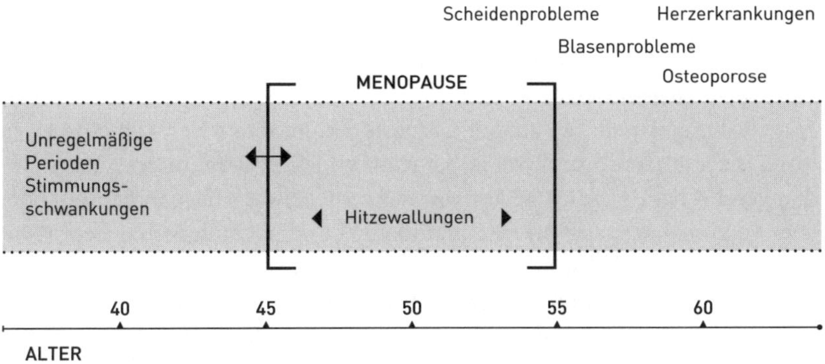

Was Sie während Ihrer Übergangsphase zu erwarten haben

Obwohl es haufenweise Bücher gibt, die die »normalen« Symptome der Wechseljahre beschreiben, entwickeln viele Frauen nur wenige oder gar keine dieser Symptome. Dennoch gibt es eine Reihe von Symptomen, über die Frauen unseres Kulturkreises häufig berichten. Lesen Sie die folgenden Seiten, um informiert und vorbereitet zu sein. Es könnte auch Ihre Besorgnis wegen eines bestimmten Symptoms mindern, wenn Sie wissen, dass es zum normalen Übergang in den Wechseljahren gehört.

Beherzigen Sie dabei aber folgende Warnung: Es gibt so etwas wie sich selbst erfüllende Prophezeiungen, das heißt, es kann passieren, dass Sie bestimmte Symptome entwickeln, weil Sie erwarten, sie zu entwickeln. Denken Sie daran, dass Frauen in einigen Kulturkreisen kaum über irgendwelche Wechseljahrssymptome klagen und es biologisch keineswegs zwingend ist, dass Sie überhaupt irgendwelche Beschwerden haben werden.

Machen Sie sich zudem klar, dass Sie unter Umständen unbewusst stark von den Erfahrungen Ihrer Mutter mit ihren Wechseljahren geprägt worden sind. Wenn Ihre Mutter negative Erfahrungen gemacht hat, dann sollten Sie nicht davon ausgehen, dass Sie in ihre Fußstapfen treten müssen. Konzentrieren Sie sich vielmehr auf das, was Sie von Ihrer Mutter unterscheidet, und wählen Sie für sich ein neues, besseres Drehbuch. (Siehe auch mein

Buch *Mutter-Tochter-Weisheit*, ZS Verlag 2005.) Die folgenden Zitate stammen von Patientinnen oder Abonnentinnen meiner Rundbriefe. Ich habe an den entsprechenden Stellen die Kapitel angegeben, in denen Symptome und Behandlungsmöglichkeiten eingehender diskutiert werden.

Hitzewallungen

»Ich kann keine Pullover mehr tragen, weil es mir manchmal plötzlich so warm wird, dass ich sogar im Winter alle Fenster aufreißen und so viele Kleiderlagen wie nur möglich ausziehen muss.«

Hitzewallungen gehören zu den häufigsten klimakterischen Symptomen in unserem Kulturkreis und treten bei rund 70 bis 85 Prozent aller Frauen in den Wechseljahren auf.[16] Sie können nur sehr schwach ausgeprägt sein oder aber auch so stark, dass sie zu Schlafmangel und nachfolgenden Depressionen führen.

Sie beginnen als ein plötzliches, vorübergehendes Wärmegefühl, das sich auf Gesicht, Kopfhaut und Brustregion zu einem intensiven Hitzeempfinden verstärken kann und unter Umständen mit Hautrötung und Schweißausbrüchen einhergeht. Manchmal erhöht sich auch die Herzschlagfrequenz, es kommt zu einem Kribbeln in den Händen und/oder Übelkeit und Schwindel. In einigen Fällen folgt auf die Hitzewallungen ein Gefühl des Fröstelns. Bei den meisten Frauen beginnen die Hitzewallungen in den Wechseljahren kurz vor oder während der Menstruation. Da sie vom sinkenden Östrogenspiegel und dem steigenden FSH-Spiegel ausgelöst werden, nimmt ihre Häufigkeit im Allgemeinen zu, wenn die Monatsblutungen tatsächlich enden; dann ist der Östrogenspiegel am niedrigsten und der FSH-Spiegel am höchsten. Die Hitzewallungen verschwinden in der Regel ein oder zwei Jahre nach der endgültig letzten Regel, auch wenn sie in einigen (recht seltenen) Fällen noch viele Jahre andauern können.

Zu diesen Hitzewallungen kommt es, wenn sich Blutgefäße in der Haut von Kopf und Hals weiter als in der Regel öffnen, sodass mehr Blut in diese Region gelangen kann, was zu einer Erwärmung und Rötung der betroffenen Hautareale führt.

Neben hormonellen Veränderungen können äußere Faktoren die Intensität und Dauer der Hitzewallungen einer Frau beeinflussen: Verstärkend wirken psychische Faktoren, wie Ängste und Spannungen, aber auch eine Ernährung, die reich an einfachen Zuckern und raffinierten Kohlenhydraten ist, wie man sie in Fruchtsäften, Kuchen, Plätzchen, Süßigkeiten, Weißbrot, Wein, Bier usw. findet. Kaffee, selbst entkoffeinierter, löst sie bei einigen Frauen aus. Übergewicht und Zigarettenkonsum sind gleichfalls

Risikofaktoren.[17] Es gibt viele Methoden, um Hitzewallungen zu behandeln. In ungefähr 95 Prozent aller Fälle hilft eine Östrogensubstitution. Eine Hautcreme mit Progesteron wirkt ebenfalls bei rund 85 Prozent aller Frauen in den Wechseljahren; bereits ein Viertel Teelöffel pro Tag, in die Haut einmassiert, kann Erleichterung bringen[18] (siehe dazu auch fünftes Kapitel). Gewisse Antidepressiva haben sich als hilfreich bei Hitzewallungen erwiesen. Allerdings gehören Übelkeit, Mundtrockenheit, verminderter Appetit und Schlaflosigkeit zu den Nebenwirkungen.[19]

Der Wirkstoff Clonidin, eigentlich gegen hohen Blutdruck eingesetzt, reduziert bei über die Haut aufgenommener Anwendung Hitzewallungen um 80 Prozent. Zu seinen Nebenwirkungen gehört niedriger Blutdruck, Mundtrockenheit und Sedierung.[20] Eine bessere Option könnten da Meditation und Entspannungstechniken sein, etwa eine langsame, tiefe Bauchatmung, wenn eine Hitzewallung einsetzt.[21] Studien zeigen, dass Meditation Hitzewallungen bei 90 Prozent der Frauen verringert, und das ganz ohne Hormontherapie.[22] Der Grund liegt darin, dass Meditation Stresshormone absenkt.

Vielen Frauen hilft es auch, wenn sie ihre Ernährung umstellen (siehe auch siebtes Kapitel). Sojaprodukte (insgesamt 45 bis 160 mg Soja-Isoflavone pro Tag) schaffen Erleichterung, ebenso viele Kräuter, wie die Traubensilberkerze, Dong Quai oder Mönchspfeffer, Maca und Pueraria mirifica. Akupunktur ist darüber hinaus ebenfalls sehr wirksam. (Diese Ansätze werden im sechsten Kapitel beschrieben.)

HITZEWALLUNGEN SIND EINE FEUERPROBE UND KEIN FLUCH

Eine sehr inspirierende Einschätzung von Hitzewallungen stammt von meiner guten Freundin und Kollegin, Dr. Deborah Kern, einer Gesundheitswissenschaftlerin und Mind-Body-Forscherin. Dieses Stück erschien ursprünglich in ihrem Blog www.drdebkern.com. Sein Besuch lohnt sich, ist er doch witzig und klug.

»Es ist Juli und überall im Land gibt es Hitzewellen. Ich bin keine Ausnahme. Ich bin eine lebende Hitzewelle. Mir ist heiß. Ich bin heiß! Seit Sonntagabend habe ich meinen ersten Schub Hitzewallungen erlebt. In der ersten Nacht waren es sechs, am nächsten Tag zwölf. Es klingt vielleicht verrückt, aber ich erwarte meine Hitzewellen mit einer gewissen nervösen Erwartung. Das liegt an Dr. Joan Borysenko. Obwohl sich die meisten Frauen vor Hitzewallungen fürchten, habe ich mich auf sie gefreut. Warum? Weil ich 1996 Dr. Borysenkos Buch »Das Buch der Weiblichkeit« (München 2006) gelesen habe und besonders eingenommen war von dem Kapitel über Menopause und Hitzewallungen. Damals mit Ende dreißig hatte ich noch nicht einmal meinen ältesten Sohn geboren, aber die Art, wie sie Hitzewallungen beschrieb, hatte etwas sehr Kraftvolles. Ich speicherte das ab und wartete darauf, irgendwann selbst an der Reihe zu sein.«

Im Folgenden gebe ich wieder, was Borysenko in ihrem Buch schreibt: »Im Alter von 47 gab eine mutige Französin mit Namen Alexandra David-Néel ihr privilegiertes und beschützes Leben auf. Sie ließ ihren Mann in Paris, rasierte sich den Kopf, kleidete sich in safranfarbene und purpurrote Roben und reiste um die halbe Welt zu den verbotenen tibetischen Bergen. Als Lama verkleidet gelang es ihr, einen Einblick in ein Kloster zu bekommen.

Während des Februarvollmonds nahm sie an einem Ritual teil, bei dem sich die Mönche in einer frostig kalten Höhle nackt auszuziehen, sich in nasse Tücher zu wickeln und diese mit eigens produzierter Körperwärme im Rahmen einer Meditation, genannt Tumo yoga, zu trocknen hatten. Wer die meisten Tücher trocknete, wurde als der würdigste Schüler betrachtet. Tumo bedeutet »grausame Frau« auf Tibetisch und steht unabhängig vom Geschlecht für die Lebensenergie eines jeden Menschen, welche in tausenden Kanälchen zirkuliert. Diese heißen Nadis und sind mit den Meridianen der Akupunktur vergleichbar.

Tumo yoga wurde vor allem aus spirituellen Gründen und nicht so sehr aus gesundheitlichen Gründen praktiziert. Im Rahmen einer Abfolge detaillierter Visualisierungen und dem Wiederholen heiliger Klänge hoben die Mönche die Energie der Lebenskraft von den unteren Energiezentren bis zum höchsten Kronenchakra über dem Scheitel. Dadurch erhofften sie sich das Vergehen von Irrtümern, falschen Glaubensmustern und Ich-Anhaftungen, die sie davon abhielten, die Natur ihres wahren Selbst zu erkennen.

Was hat nun Tumo yoga mit meinen Hitzewallungen zu tun? Tja, wie Dr. Borysenko in ihrem Buch ausführt, können Frauen in den Wechseljahren ihre Hitzewallungen wie die Mönche einsetzen: bewusst an die einschränkenden Selbstbilder, Irrtümer, Stressoren und Egoismen denken und sie den inneren Feuern der Veränderung anheimgeben. Sechs- bis zwölfmal täglich (und nächtlich) kann ich nun bewusst alles verbrennen, was mich von der vollen Verwirklichung meines Potenzials abhält. Das begeistert mich! Klar nehme ich noch bioidentische Hormone, ernähre mich gesund, mache Sport, Meditation und Yoga, damit die Hitzewallungen weniger häufig und heftig ausfallen. Doch wenn sie dann kommen, dann reite ich in froher Erwartung auf der Hitzewelle, dankbar für alles, was da verglüht.«

Dr. Kern hat in ihrem Anschreiben an mich noch Folgendes hinzugefügt: »Ich spüre wirklich, wie alte Bindungen im Feuer vergehen.« Versuchen Sie das doch auch einmal, und schauen Sie, was Kraftvolles daraus erwächst!

Nächtliche Schweißausbrüche

»Ich schwitze nachts immer so stark, dass ich die Laken wechseln muss.«

Nächtliche Schweißausbrüche treten oft gemeinsam mit Hitzewallungen auf. Die traditionelle chinesische Medizin sagt uns, und viele meiner Patientinnen haben das bestätigt, dass nächtliche Schweißausbrüche am häufigsten zwischen 3 und 4 Uhr morgens auftreten. Das kann dazu führen, dass Sie in Schweiß gebadet aufwachen.

Herzklopfen

»Ganz plötzlich wird mir mein Herzschlag bewusst, während mein Herz vorher ganz einfach seine Arbeit getan hat, ohne dass ich es bemerkt hätte.«

Wie Hitzewallungen kann Herzklopfen in leichter bis schwerer Form auftreten. Herzklopfen ist selten gefährlich, wenn es auch manchmal angsteinflößend sein kann (Herzjagen, Herzrasen). Es ist die Folge eines Ungleichgewichts zwischen sympathischem und parasympathischem Nervensystem und entsteht oft, wenn eine Frau ängstlich oder angespannt ist. Wenn das Herzklopfen anhält, suchen Sie Ihren Arzt auf (siehe auch vierzehntes Kapitel).

Leslie: Energieschübe in den Wechseljahren

Leslie ist Kunstlehrerin in einer örtlichen Highschool und arbeitet auch als nichtoffizielle Beraterin für ihre Schülerinnen und Schüler, die sie einhellig wegen ihrer sichtlichen Hingabe an ihren Beruf lieben und respektieren.

»Ich bin eine von diesen Kunstlehrerinnen, die man schon aus einem Kilometer Entfernung erkennen kann«, schrieb sie. »Ich sehe einfach so aus, denke ich. Ich versuche, mehr zu tun, als Kindern nur beizubringen, wie man malt oder eine Skulptur anfertigt – ich meine, überall um uns herum in der Welt gibt es Kunst, und ein großer Teil der Lebensfreude besteht darin, dies zu sehen und zu würdigen. Ich versuche, das in der Art und Weise auszudrücken, wie ich lebe.«

Leslie mag das Bild von den Hitzewallungen als »Energieschüben«, weil dies einen positiven Wandlungsprozess symbolisiert, und sie fand ihre Hitzewallungen und ihre anderen Symptome weder unangenehm, noch versuchte sie, sie durch Medikamente zu dämpfen. »Meine Ärztin war nicht überrascht, als ich ihr mitteilte, dass ich mich entschlossen hatte, auf eine Hormonersatztherapie zu verzichten. Sie wusste, dass ich dies als eine Möglichkeit sah, meinen Körper und die natürlichen Veränderungen, die in mir abliefen, zu ehren.

Gleichzeitig wollte ich meinen Körper unterstützen und ihm bei der Anpassung helfen, sodass meine Symptome nicht zu stark würden.« Leslie entschied sich dafür, ihrem Körper diese Unterstützung mithilfe einer verbesserten Ernährung, Heilkräutern und auf Pflanzen basierenden Hormonen (Phytohormonen) angedeihen zu lassen.

Sie nimmt auch Wanzenkraut, was ihre Hitzewallungen bereits innerhalb einer Woche milderte, sodass sie nur noch »interessant« statt hinderlich waren. Sie trinkt außerdem jeden Morgen und jeden Abend ein Glas Sojamilch mit Vanillegeschmack.

Migränekopfschmerzen

»Seitdem ich vierzig geworden bin, bekomme ich ein oder zwei Tage, bevor meine Periode einsetzt, schreckliche Kopfschmerzen. Das ist mir zuvor nie passiert.«

Unausgeglichene Hormonspiegel tragen in der Peri- und der Menopause zu einer menstruationsbedingten Migräne bei. Dieser Kopfschmerztyp setzt in der Regel kurz vor Ihrer Periode ein, wenn sowohl der Östrogen als auch der Progesteronspiegel drastisch abfallen können.

Hunderten von Frauen ist es gelungen, sich durch den Gebrauch einer zweiprozentigen Progesteroncreme vollständig von menstruellen und menopausalen Migränen zu befreien. Massieren Sie einfach zwei Wochen vor Ihrer Periode oder drei Wochen jeden Monat, wenn Sie keine Periode mehr haben, täglich ¼ bis ½ Teelöffel (25 bis 50 mg) davon in Ihre Haut ein. Oder Sie versuchen Progesteron-Kapseln oder Vaginalgel, die verschreibungspflichtig sind. Akupunktur und Kräuter (z. B. Mutterkraut) sind auch oft hilfreich.

Anschwellen und Berührungsempfindlichkeit der Brust

»Meine Brüste sind manchmal so empfindlich, dass es schmerzt, wenn ich meine Kinder drücke.«

Viele Frauen haben kurz vor ihrer Periode berührungsempfindliche Brüste. In den Wechseljahren sind ihre Brüste jedoch unter Umständen viel häufiger als früher empfindlich oder geschwollen. Das ist meist dann der Fall, wenn bei einer Frau eine Östrogendominanz vorliegt.

Erleichterung bringt häufig eine hormonregulierende Ernährung (siehe siebtes Kapitel), die eine adäquate Aufnahme von Vitaminen des B-Komplexes und Omega-3-Fettsäuren, wie EPA und DHA (100 bis 200 mg ein- bis zweimal täglich), sicherstellt, die Einstellung der Koffeinaufnahme und/oder der Gebrauch von Progesteronkapseln oder -creme. Eine sichere zusätzliche Jodaufnahme sind einige Kelp-Tabletten pro Tag und der Verzehr von mehreren Eiern pro Woche. Zu Jod als Nahrungsergänzung vgl. Seite 147, Wissenswertes über Jod. Auch die Aufnahme von Sojaprodukten in den Speiseplan kann helfen (siehe dreizehntes Kapitel).

Starke Blutungen während der Periode

»Meine Perioden sind so stark geworden, dass ich mehrere Tampons und eine Übernachtbinde in 15 Minuten durchblute. Manchmal blute ich sogar bei der Arbeit durch meine Kleidung.«

Wenn der Östrogenspiegel hoch oder auch nur normal ist, der Progesteronspiegel jedoch zu niedrig ist, weil es zu keinem Eisprung kommt, geht der monatliche Aufbau der Gebärmutterschleimhaut (Endometrium) unvermindert weiter. Wenn sie schließlich abgestoßen wird, kann das Ergebnis eine regellose, starke Blutung sein, die unter Umständen tagelang anhält.

Das Problem kann so belastend werden, dass einige Frauen Zuflucht zu einer operativen Entfernung des Uterus (Hysterektomie) nehmen, doch weil sich die starken Blutungen oft legen, wenn sich eine Frau der Menopause nähert, ist ein solcher Eingriff nur selten notwendig. Das Östrogen, das seinen Gegenspieler verloren hat, lässt sich in häufigen Fällen mit verschiedenen Typen von Progesteron oder mit oralen Verhütungsmitteln behandeln.

Da das Problem bei Frauen, die zu viel Körperfett haben (Fettgewebe produziert Östrogen), oft schlimmer ist, bringen körperliche Bewegung und kalorienbewusste Ernährung häufig Abhilfe. Alternativen wie Akupunktur und traditionelle chinesische Medizin helfen in vielen Fällen ebenfalls. In schweren Fällen kann man die Gebärmutterschleimhaut laserchirurgisch durch eine Kauterisation (Verätzung) veröden (siehe achtes Kapitel).

Unregelmäßige Menstruationsblutungen

»Ich weiß nie, wann meine Periode einsetzt. Manchmal habe ich eine normale Periode. Dann, eine Woche später, ein paar Blutflecken. Dann kann es passieren, dass ich drei Monate gar keine Periode habe. Ich muss die ganze Zeit Binden bei mir haben, um für alle Fälle gerüstet zu sein.«

Wenn eine Frau die hormonellen Veränderungen der Wechseljahre durchmacht, ist praktisch jede Form von Gebärmutterblutung möglich; dabei reicht das Spektrum von sehr schwachen und kurzen Perioden bis zu Perioden, die alle drei Monate oder sogar in noch längeren Abständen voneinander eintreten. Und einige Frauen haben Perioden, die so unregelmäßig sind, dass sie kaum noch wie Perioden erscheinen.

Wenn Sie eine Zeit lang mit unregelmäßigen Perioden leben können, wird das Problem vorübergehen.

Solche Unregelmäßigkeiten sind nichts Anomales. Doch wenn Sie auch noch andere Symptome haben, wie Stimmungsschwankungen und Kopfschmerzen, oder einfach nur eine regelmäßigere Periode wollen, steht Ihnen ein breites Spektrum von Behandlungsmöglichkeiten zur Verfügung, das von oralen Verhütungsmitteln bis zu wirkungsvollen Alternativen reicht, wie natürliches Progesteron oder Extrakte von Mönchspfeffer bzw. Keuschlamm (Vitex Agnus castus, erhältlich als Fructus Agnu casti in Apotheken), die helfen, die Achse Hypothalamus-Hypophyse-Eierstöcke zu regulieren und die Progesteronproduktion anzuregen.

Myome

»Ich hatte unregelmäßige Perioden, und als ich meinen jährlichen Check bei meiner Gynäkologin hatte, sagte sie mir, dass sich in meinem Uterus ein Myom entwickelt habe. Eine Ultraschalluntersuchung bestätigte die Diagnose meiner Ärztin. Meine Ärztin meinte, wir könnten es einfach beobachten.«

Rund 40 Prozent aller Frauen entwickeln während der Wechseljahre in der Gebärmutter gutartige Geschwülste, sogenannte Myome. Ihr Wachstum wird von Östrogen angeregt, und sie können recht groß werden. Nach der Menopause schrumpfen diese Myome drastisch, und wie starke Blutungen müssen sie in der Regel nicht operativ oder anderweitig behandelt werden, besonders dann, wenn sie keine Symptome hervorrufen. Einige Myome lösen jedoch je nach Lage im Becken schwere Blutungen aus.

Kleine Myome lassen sich durch Laparoskopie (mit einem Endoskop) oder manchmal auch durch die Scheide operativ entfernen. Bei größeren Myomen muss unter Umständen die Bauchhöhle geöffnet werden. Gewichtsreduzierung, Akupunktur, Heilkräuter, Ernährungsumstellung und natürliches Progesteron sind in vielen Fällen wirkungsvolle Alternativen.

Verlust des sexuellen Interesses

»Mit meiner Ehe ist alles in Ordnung. Ich liebe meinen Mann. Aber ganz offen gesagt, nicht mal Tom Cruise macht mich mehr an, geschweige denn mein Mann.«

Das Erste, was bei einer Frau, die ihre Libido verloren hat, geprüft werden sollte, ist ihr Hormonspiegel. Aus bisher noch ungeklärten Gründen sinkt bei einigen Frauen in den Wechseljahren der Testosteronspiegel; das kann zu einem Mangel an sexuellem Interesse führen. Auch eine Erschöpfung der Nebennieren spielt dabei möglicherweise eine Rolle. Wenn diese Hormonspiegel niedrig sind, kann eine hormonelle Substitution mit kleinen Mengen Testosteron oder seinem Vorläufer DHEA die Libido wieder auf ein normales Niveau bringen. Bei einigen Frauen hängen Libidoprobleme auch mit einem Mangel an Östrogen oder einer dünner werdenden Vaginalschleimhaut (siehe neuntes Kapitel) zusammen. Frauen, die sich einer operativen Entfernung der Eierstöcke unterziehen mussten oder deren Ovarialfunktion durch Erkrankungen, Chemotherapie oder Bestrahlungen stark beeinträchtigt ist, haben eine Hauptquelle ihrer normalen Hormonproduktion verloren. In solchen Situationen kann eine Reihe sicherer Alternativen, wie hohe Dosen von Soja-Isoflavonen, oft helfen.

Scheidentrockenheit und/oder Schmerzen beim Geschlechtsverkehr

»Ich werden beim Sex einfach nicht mehr feucht. Und wenn wir miteinander schlafen, dann tut es weh!«

Die Auskleidungen des unteren Drittels des Harnleiters (Urethra) und der Scheide sind östrogensensitiv, das heißt, sie reagieren empfindlich auf Östrogen. Symptome können aus einem Mangel an Östrogen erwachsen, ebenso aber auch auf einer Abnahme des Muskeltonus und einer schlechteren Durchblutung des urogenitalen Bereichs beruhen.

Bei vielen Frauen ist das erste Zeichen der Wechseljahre eine Abnahme der normalen vaginalen Befeuchtung (Lubrikation): Das ist eine direkte Folge der abnehmenden Östrogenkonzentration. Einige Frauen benötigen unter Umständen beim Geschlechtsverkehr ein vaginales Gleitmittel, weil Erregung und volle Lubrikation länger dauern. Eine Östrogen-Hautcreme, Vitamin-E-Suppositorien, eine systemische (den ganzen Organismus betreffende) Östrogentherapie oder eine gesteigerte Zufuhr von Phytoöstrogenen wie Soja können in dieser Situation sehr hilfreich sein. Einigen meiner Patientinnen ist es gelungen, die Feuchtigkeitsabscheidung in ihrer Vagina durch kreative Visualisierung zu erhöhen (siehe neuntes Kapitel).

Harnwegsprobleme

»Ich habe immer wieder Symptome, die sich wie eine Harnwegsinfektion anfühlen. Ich habe das Gefühl, ich müsste dauernd Wasser lassen, doch meine Urintests zeigen keine Hinweise auf eine Infektion.«

»Ich hatte meine erste Harnwegsinfektion mit 45 – und wie sich herausstellte, war es nicht die letzte.«

»Manchmal geht bei mir Urin ab, wenn ich huste oder niese. Ich mache mir Sorgen, dass ich, wenn das so weitergeht, irgendwann mit Windeln herumlaufen muss.«

Wiederholte Harnwegsinfektionen oder sogenannte Stress- oder Belastungsinkontinenz (unwillkürlicher Harnabgang beim Husten, Niesen oder Lachen) können auftreten, weil die Auskleidung des unteren Teils der Harnröhre östrogensensitiv ist. Die Harnwegssymptome verschwinden oft bereits durch einen kleinen Tupfer lokal aufgetragener Östrogencreme. Auch durch kegelsche Übungen lässt sich die Durchblutung in dieser Region verbessern und Stressinkontinenz mildern bzw. beheben (siehe auch achtes Kapitel).

Haut

»Ich habe das Gefühl, als ob meine Haut fast über Nacht trocken und faltig wie beispielsweise Krepppapier geworden ist, insbesondere rund um die Augen.«

Wenn unsere Hormonspiegel fallen, wird die Kollagenschicht unserer Haut dünner. Zum Glück stehen heutzutage eine Vielzahl äußerst wirkungsvoller Präparate zur Hautbehandlung zur Verfügung, die helfen können, die Kollagenschicht wiederaufzubauen, die Haut neu zu beleben und den Falten vorzubeugen. Systemische Hormone, eine phytoöstrogenreiche Ernährung, zum Beispiel mit Sojaprodukten, und mit Antioxidantien, wie zum Beispiel Vitamin C, Vitamin E, Glutathion und Proanthocianidine (aus Traubenkernen und Kiefernrinde) helfen ebenfalls dabei, Kollagen aufzubauen und die Haut zu verjüngen (siehe auch elftes Kapitel).

Verlust von Knochensubstanz

»Meine Großmutter wird jedes Jahr kleiner und geht stärker vornübergebeugt. Ich möchte nicht, dass mir das auch passiert.«

Bei vielen Frauen beginnt der heimliche Prozess des Knochensubstanzverlustes, als Osteoporose bekannt, bereits im Alter von 30 Jahren – oder sogar noch früher. Aufgrund ständiger Diäten, Unterernährung, übertrieben viel Bewegung, Nährstoffmangel oder Magersucht (Anorexie) erreichen viele Frauen nicht die optimale Knochendichte, die sie haben sollten, wenn sie im Teenageralter oder in ihren Zwanzigern und Dreißigern sind.

Wenn eine Frau dann vierzig wird und ihr Hormonspiegel anfängt, sich zu verändern, ist ihre Knochendichte unter Umständen bereits geringer als normal. Wenn sich dann die Östrogen-, Progesteron- und Androgenkonzentrationen allmählich verändern, kann es passieren, dass die Kollagenmatrix, die die Grundlage für gesunde Knochen bildet, schwächer zu werden beginnt, besonders dann, wenn Ernährung und körperliche Bewegung einer Frau zu wünschen übrig lassen.

Sie können die Kollagenmatrix in Ihren Knochen erhalten und auch auf vielfältige Weise dazu beitragen, gesundes Knochengewebe aufzubauen, zum Beispiel durch die Aufnahme von genügend Phytohormonen via Sojaprodukte, durch Heilkräuter, Hormonersatzpräparate, Kalzium- und Magnesiumtabletten, Vitamin D aus Sonnenlicht sowie durch das Trainieren mit Gewichten (siehe zwölftes Kapitel).

Stimmungsschwankungen

»Es kann passieren, dass ich beim Fernsehen während der Werbung zu weinen anfange. Und dann verliere ich ganz ohne Grund die Geduld mit meinen Kindern.«

Wie ich im zweiten Kapitel bereits erwähnt habe, erleben viele Frauen eine Intensivierung der Art von Stimmungsschwankungen, die sie, wenn überhaupt, früher nur kurz vor ihrer Periode empfanden.

Zum Teil sind diese »Flatterhaftigkeit« oder auch diese verstärkt auftretenden düsteren, negativen Stimmungen hormonell bedingt. Doch es kann sich auch um ein Signal Ihrer inneren Weisheit handeln, die versucht, Ihre Aufmerksamkeit zu erregen.

Schlaflosigkeit

»Ich kann anscheinend nachts einfach nicht einschlafen. Wenn ich doch einschlafe, wache ich oft schweißnass und erhitzt wieder auf. Also werfe ich die Decken weg, und dann wird mir eiskalt.«

Viele Frauen würden nicht unter Schlaflosigkeit leiden, wenn sie nicht nächtliche Schweißausbrüche und Hitzewallungen hätten. Andere fühlen sich ängstlich und angespannt und finden aus diesem Grund keinen Schlaf. Wenn Ihre Schlafprobleme mit Hitzewallungen in Zusammenhang stehen, verschwinden sie häufig, wenn Sie etwas gegen die Hitzewallungen tun (siehe oben). Gehen sie hingegen auf Ängste zurück, müssen Sie unter Umständen einiges in Ihrem Leben verändern und die Missstände beseitigen, auf die Ihre Angstgefühle Sie auf diese Weise aufmerksam machen.

Andere Schlafprobleme hängen möglicherweise mit der Tatsache zusammen, dass das Klimakterium wie die Pubertät, was das Schlafmuster angeht, eine Übergangsphase ist. Einige von uns beginnen plötzlich wie Teenager, viel mehr Schlaf zu benötigen als vorher. Typischerweise ändert sich dies nach der Menopause wieder; dann brauchen wir in der Regel weniger Schlaf als in unseren Zwanzigern und Dreißigern. Einige Frauen legen während der Übergangsphase gern eine kleine Mittagsruhe ein (siehe zehntes Kapitel).

Konzentrationsstörungen

»Ich verliere andauernd meine Schlüssel. Ich gehe in ein Zimmer und habe vergessen, was ich dort wollte. Manchmal fühlt sich mein Kopf an, als sei er voller Watte.«

Viele Frauen berichten in den Wechseljahren von Vergesslichkeit und einem »Wattekopf«. Es ist keineswegs ungewöhnlich, Konzentrationsschwierigkeiten zu haben oder Dinge zu tun, wie das tragbare Telefon in den Kühlschrank statt auf den Tisch zu legen. Dasselbe passiert oft nach der Niederkunft, wenn eine Frau mit einem Neugeborenen nach Hause kommt und sich auf einmal nicht in der Lage fühlt, mit allem fertig zu werden. Der Unterschied zwischen der Zeit nach der Niederkunft und der Perimenopause ist, dass Sie sich in der Perimenopause selbst gebären. Oft hat es den Anschein, als ob sich die logische Seite des Gehirns eine Weile schlafen legt, um uns zu zwingen, intuitiver zu werden und uns mehr auf unsere Emotionen und unsere innere Weisheit einzustimmen. Heilkräuter wie Ginkgo oder Johanniskraut können dazu beitragen, Ihren Kopf zu klären. Einige Frauen finden auch Soja-Isoflavone oder Hormone wie Progesteron bzw. Östrogen hilfreich. Das Wichtigste ist, sich darüber im Klaren zu sein, dass Sie keinen Alzheimer entwickeln. Sie verkabeln Ihr Gehirn lediglich neu und eröffnen sich damit eine ganz neue Art zu denken.

Wie lange werden die Symptome anhalten?

Viele Frauen glauben, dass die Symptome, die sie gerade erleben, über die Menopause hinaus bis ans Lebensende anhalten werden. Die Wahrheit ist, dass diese Symptome, falls sie auftreten, nichts anderes als Wehenschmerzen sind – Teil Ihrer Anpassung an die hormonellen Veränderungen, die stattfinden, wenn sich unser biologischer Energieschwerpunkt von Fortpflanzung auf persönliches Wachstum verlagert. Mit anderen Worten, die Wechseljahrssymptome sind eine temporäre Erscheinung und gehen vorüber. Wie lange sie anhalten, hängt von einer ganzen Reihe von Faktoren ab, zum Beispiel von der Form der Wechseljahre, die eine Frau erlebt, davon, was sich sonst noch in dieser Zeit in ihrem Leben abspielt, und von der Fähigkeit ihres Körpers und ihrer Seele, sie in dieser Phase des Übergangs zu unterstützen. In unserem Kulturkreis dauern die klimakterischen Symptome bei einem natürlichen Übergang fünf bis zehn Jahre: Sie setzen zu Beginn langsam ein, steigern sich, wenn sich eine Frau der Mitte ihres Übergangs nähert, allmählich bis auf ein Maximum und gehen dann gegen Ende, wenn der Körper lernt, in Harmonie mit dem neuen hormonellen System zu leben, langsam wieder zurück.

Da alle klimakterischen Symptome miteinander verknüpft sind, kann es sein, dass die Behandlung eines Symptoms alle anderen ebenfalls lindert. Weil es so viele verschiedene wirksame Behandlungsweisen gibt, kann sich eine Frau diejenigen aussuchen, die ihr am meisten zusagen. Viele Frauen entscheiden sich gleichzeitig für mehrere verschiedene Behandlungen. Sie machen zum Beispiel eine konventionelle Hormonersatztherapie, nehmen aber zugleich Sojaprodukte und Multivitaminpräparate zu sich und verschaffen sich zusätzlich körperliche Bewegung. Der entscheidende Punkt ist dieser: Keine Frau muss in den Wechseljahren leiden. Wenn Sie die folgenden Kapitel lesen, suchen Sie sich die Behandlungsmethoden aus, die Sie ansprechen. Experimentieren Sie! Ihr Körper ist in ständiger Wandlung begriffen. Sie können gar nichts falsch machen.

V

Hormonsubstitution: Eine persönliche Entscheidung

Die Wissenschaft der Hormonsubstitution hat sich, seitdem in den Sechzigerjahren die ersten Antibabypillen eingeführt wurden, sehr rasch entwickelt. Diese magische kleine Pille gab Frauen die Möglichkeit, ihrem Alltag nachzugehen, ohne sich ihres natürlichen hormonellen Rhythmus und ihres Fortpflanzungsrhythmus bewusst zu sein. Die Kehrseite der Medaille ist, dass diese Rhythmen und die natürliche Weisheit, die sie schufen, pathologisiert wurden. Den Frauen wurde suggeriert, dass »von Menschen geschaffene« synthetische Hormone sicherer und besser seien als die in unserem Körper vorkommenden natürlichen Hormone, deren Verhalten so »unvorhersehbar« ist. Die konventionelle Hormonersatztherapie ist eine direkte Fortführung dieses Denkens, wonach es einem weiblichen Körper an etwas fehlt und er »repariert« werden muss.

Heutzutage gibt es jedoch neue Optionen, die die Weisheit des Körpers sehr viel stärker respektieren, als es in früheren Zeiten der Fall war. Um besser verstehen zu können, wie sie sich entwickelt haben, hilft es zu wissen, woher wir kommen.

Eine kurze Geschichte der Hormonsubstitution

Als ich in einem kleinen Krankenhaus in Vermont ein Praktikum absolvierte, ging ich, so erinnere ich mich, in die Bibliothek und nahm mir ganz oben aus dem Regal ein Buch herunter, das mir ins Auge fiel: Es hieß *Feminine forever* von Dr. Robert Wilson und beschrieb detailliert, wie der Mangel von Östrogen in den Wechseljahren zwangsläufig zu einem Welken des weiblichen Körpers führt und ihn alt und schwach werden lässt.

Seine Lösung: Östrogenpillen, um zu ersetzen, was der unzulängliche Körper nicht länger produzierte. Östrogen wurde als eine Art Zaubertrank präsentiert, der die Frau »für immer weiblich« sein lassen würde, also jugendlich, flexibel, feucht, sexy und begehrenswert. So, wie Wilson die Vorzüge des Östrogens beschrieb, konnte ich mir nicht vorstellen, dass irgendeine Frau in den Wechseljahren ohne dieses Wundermittel leben wollte – eine Lebensphase, über die ich während meiner gesamten medizinischen Ausbildung so gut wie gar nichts erfahren hatte.

Damals wusste ich noch nicht, wie tief die Missachtung des weiblichen Körpers in unserem Kulturkreis verankert ist und wie stark diese Missachtung die Praxis der Medizin und der sie unterstützenden Wissenschaften beeinflusst. (Damals wurde jede Frau, die ihr erstes Baby mit dreißig oder älter bekam, als »Spätgebärende« bezeichnet.) Wie bei vielen Frauen um mich herum wurden meine eigenen Überzeugungen von meinem kulturellen Vermächtnis überschattet: Genauso, wie das Männliche dem Weiblichen überlegen ist, ist das Junge dem Alten überlegen.

Das Heil würde aus der Verleugnung jedweder Unterschiede zwischen dem Männlichen und dem Weiblichen erwachsen sowie dem Bestreben, auf ewig jung zu bleiben. Unsere »Besser-leben-durch-Chemie«-Gesellschaft stand bereit, uns Frauen zu helfen, unsere ungebärdige weibliche Physiologie in unseren reproduktiven Jahren mithilfe von Antibabypillen und in den Wechseljahren mit Östrogen zu kontrollieren. Kaum überraschend begann der Absatz von Premarin – dem ersten Östrogenpräparat, das auf den amerikanischen Markt kam – rasant in die Höhe zu schnellen.

Ein Schatten fällt auf Premarin

Als ich Medizinstudentin im dritten Ausbildungsjahr war, vertraute mir eine der engsten Freundinnen meiner Mutter an, dass sie Premarin absetzen müsse, weil sie immer wieder Blutungen bekam. Später wurde festgestellt, dass sie unter einer adenomatösen Hyperplasie des Endometriums litt – ein Zeichen, dass die Schleimhautauskleidung ihrer Gebärmutter von Premarin überstimuliert worden war. Obwohl sie niemals wieder Premarin nahm, kehrte ihre Blutung nicht wieder, und sie begann auch nicht, plötzlich zu welken. Bis zum Ende ihres Lebens mit fast 90 ist sie auf Berge gestiegen und hat mit ihren Freunden lange Wanderungen unternommen

Die Freundin meiner Mutter war kein Einzelfall. Mitte bis Ende der Siebzigerjahre erschien eine Untersuchung nach der anderen, die über jeden Zweifel hinaus belegte, dass eine Östrogeneinnahme das Risiko, an Gebärmutterkrebs zu erkranken, erhöhen konnte, und zwar bis um das Vierfache. Etwa um dieselbe Zeit zeigte sich, dass Antibabypillen das Risiko für Schlaganfall, Lungenembolie und Herzinfarkt steigerten – allesamt potenziell tödliche Komplikationen für junge Frauen. Der Absatz von Premarin rutschte schlagartig in den Keller und Frauen begannen, sich vor der Einnahme der Pille zu fürchten. Es sollte mehrere Jahre dauern, bis neue Untersuchungen über geringer dosierte Pillen und große Werbefeldzüge diese Ängste unterdrücken konnten.

Der Absatz von Premarin steigt wieder

Dann stellte sich heraus, dass Östrogen zur Vorbeugung von Osteoporose beitragen konnte. Ich war interessiert. Mein Mann machte eine Ausbildung in orthopädischer Chirurgie, und er verbrachte viele Abende damit, Hüftfrakturen bei älteren Frauen zu operieren, von denen viele niemals wieder würden laufen oder unabhängig leben können.

Ich durchforstete die Literatur nach diesem Bindeglied zwischen Östrogen und Knochengesundheit und hielt über das, was ich in diesem Zusammenhang gefunden hatte, einen kurzen Vortrag vor den Geburtshelfern und Gynäkologen des Krankenhauses.

Viele meiner Professoren waren strikt gegen den Einsatz von Premarin, gleichgültig bei welcher Indikation; die Gebärmutterkrebsbefunde waren ihnen noch zu deutlich in Erinnerung. Und obwohl ich überzeugt war, dass Östrogenersatz helfen konnte, Osteoporose vorzubeugen, war ich weit mehr an Alternativen, wie Kalzium-Ergänzung und körperlicher Bewegung, interessiert.

Ein Kollege und ich diskutierten sogar darüber, ob wir eine Langzeitstudie über den Einfluss von Ernährung und körperlicher Bewegung durchführen sollten, aber wir waren viel zu sehr damit beschäftigt, unsere Assistenzzeit zu bewältigen, und wir wussten, es würde weitere 20 Jahre dauern, bis sich solche Vorstellungen beweisen ließen und von der Schulmedizin akzeptiert werden würden.

Unterdessen zeigten andere Untersuchungen, dass sich Krebs der Gebärmutterschleimhaut verhindern ließ, wenn eine Frau zusammen mit ihrer Östrogendosis Progesteron erhielt. Die Östrogenersatztherapie gewann langsam wieder an Boden – diesmal zusammen mit Provera, einer synthetischen Form von Progesteron (MPA; Medroxyprogesteronacetat), die allen Frauen verabreicht wurde, die sich einer Östrogenersatztherapie unterzogen, es sei denn, ihnen war die Gebärmutter entfernt worden. (In einem solchen Fall, argumentierten die Ärzte, gebe es keinen Grund für eine derartige Verabreichung.) Die Rolle des Progesterons wurde daher auf die eines uterinen Staubsaugers reduziert, der eine übermäßige Wucherung der Gebärmutterschleimhaut verhindert, aber keinen eigenen Nutzen hat.

Premarin wird mit Hormonersatz gleichgesetzt

Premarin besteht aus Östrogenverbindungen, die aus dem Urin von trächtigen Stuten (englisch *pregnant mares*, daher Premarin) gewonnen werden. Seitdem es 1949 auf den Markt gekommen ist, hat es seinen Platz als Königin der Hormonersatzwelt behauptet. Wenn Sie »Hormonersatz« sagen, denken die meisten Menschen in den Vereinigten Staaten einschließlich der Ärzte noch immer an Premarin – Ende der Diskussion.

Auf eine nie mehr erreichte Höhe stieg der Premarin-Absatz in den Achtziger- und Anfang der Neunzigerjahre, als eine Studie nach der anderen (viele vom Premarin-Hersteller Wyeth-Ayerst unterstützt) die positive Rolle von Östrogen bei der Gesunderhaltung des Herz-Kreislauf-Systems zu belegen schien. So wurde beispielsweise gezeigt, dass Östrogen die Konzentration von LDL-Cholesterin senkt, das in der berühmten Framingham-Studie als Risikofaktor für Herzinfarkte ausgemacht worden war.

Eingedenk der Tatsache, dass sich bei Frauen nach der Menopause kardiovaskuläre Erkrankungen zum Killer Nr. 1 entwickelten, ließen sich die Ärzte überall davon überzeugen, dass alle postmenopausalen Frauen Östrogen brauchten, um ihr Herz zu schützen. Einige Ärzte weigerten sich, Frauen weiter zu behandeln, die die Einnahme ablehnten. Auch mit anderen Vorzügen wurde um Kunden geworben. Premarin war anscheinend ein Tausendsassa: Es konnte Depressionen mildern, das Scheidengewebe verstärken, Hitzewallungen stoppen, Herzkrankheiten und Osteoporose vorbeugen und sogar die Alzheimer-Krankheit auf Abstand halten. Premarin wurde freigebig nach dem Motto »eine Passgröße für alle« verschrieben – dieselbe Dosis für alle Frauen, ganz unabhängig von ihrer Statur und ihrer medizinischen Vorgeschichte. Zehn bis zwölf Tage jeden Monat wurde Provera zugesetzt, um die Gebärmutter zu schützen. Das war die typische Hormonersatztherapie.

Erneute Zweifel

Aber dann wurde plötzlich eine dicke Fliege in der Suppe entdeckt. Zahlreiche Studien begannen eine unbestreitbare Verbindung zwischen Östrogensubstitution und Brustkrebs zu belegen. Diese Verbindung macht biologisch Sinn, weil bekannt ist, dass Östrogen das Wachstum von östrogensensitivem Gewebe wie Brust und Gebärmutter stimuliert. Die Vorteile für das Herz-Kreislauf-System erschienen jedoch so groß, dass viele Frauen überredet wurden, ihre Angst vor Brustkrebs zu überwinden und weiterhin Premarin zu nehmen. Um die Jahrtausendwende stellten jedoch mehrere große Untersuchungen das Evangelium von der herzschützenden Östrogenwirkung infrage. In der umfassenden HERS-Studie (*Heart and Estrogen/Gestagen Replacement Study*) mit Frauen, die bereits herzkrank waren, stellte sich heraus, dass eine Hormonersatztherapie mit Premarin und Provera ihr Risiko, in Zukunft eine Herzattacke zu erleiden, nicht nur nicht senkte, sondern dieses Risiko im ersten Jahr der Einnahme sogar ***deutlich erhöhte***, während es sich anschließend einpendelte.

Dann wurde im Juli 2002 ein Zweig der großen Studie *Women's Health Initiative*, eine mit öffentlichen Mitteln geförderte Langzeitstudie, plötzlich gestoppt. Die Auswertung hatte ergeben, dass bei der Langzeitanwendung von Prempro die Risiken die Vorteile eindeutig überwogen. In der Studie waren 16 000 zunächst gesunde Frauen nach den Wechseljahren beobachtet worden. Die Teilnehmerinnen nahmen im randomisierten Verfahren entweder Prempro oder ein Placebo. Diejenigen, die die synthetische Hormonkombination nahmen, sollten häufiger an Brustkrebs, Herzinfarkt, Schlaganfall und Thrombosen erkranken, als die Frauen, die das Placebo nahmen.[1] Eine zweite Studie des National Cancer Institute, die noch am gleichen Tag veröffentlicht wurde, wusste zu berichten, dass Frauen, die eine allein östrogenhaltige Hormontherapie für länger als 10 Jahre einnahmen, ihr Risiko auf Ovarialkrebs verdoppelten.[2]

Als sich diese Nachricht verbreitete, hatte das eine sehr verunsichernde Wirkung auf Millionen Frauen und ihre Ärzte. Mehr als zehn Jahre hatte man angenommen, dass eine lebenslange Östrogeneinnahme der Schlüssel sei für Herzprävention, für schöne Haut, gesunde Knochen und ein befriedigendes Sexualleben. Wahrhaft über Nacht kam es zu einer Revolution im Hinblick darauf, wie unsere Gesellschaft eine Hormontherapie im Allgemeinen und die mit Prempro im Besonderen bewertet. Massenhaft wendeten sich die Frauen ab, und wir Ärzte kamen zu der Erkenntnis, dass unser Ansatz viel stärker individualisiert werden musste.

2006 wurden dann die Daten der ***Nurses' Health Study*** und der ***Women's Health Initiative (WHI)*** noch einmal neu analysiert. Das ergab, dass jüngere Frauen, die Hormone innerhalb der ersten 10 Jahre nach der Menopause nahmen, ein 11 bis 30 Prozent geringeres Risiko hatten, einen Herzinfarkt zu bekommen – genau das Ergebnis, was sich Forscher zu Beginn der WHI-Studie erhofft hatten.

Wer von den Frauen aber später mit der Einnahme anfing (10 Jahre oder später nach der Menopause, so wie die meisten Frauen der WHI) hatte ein höheres Risiko für Schlaganfall, Herzinfarkt und sogar Alzheimer. Jüngere Frauen, die nur Östrogen nahmen, hatten ein um 44 Prozent verringertes Herzinfarktrisiko, solange sie nicht später als 10 Jahre nach Einsetzen der

Menopause damit anfingen.[3] (Damals vermutete ich, dass die Unterschiede beim Risiko zwischen jüngeren und älteren Anwenderinnen damit zu tun hatte, dass die Hormontherapie in der Tat den Gefäßschaden reduzieren kann, der aus jahrelangem Stress, hohem Blutzucker, einer nährstoffarmen Diät und zu wenig Bewegung resultiert.)

Doch eine weitere Analyse der großen Studien ergab 2010 noch einen weiteren Teilaspekt: Selbst die jüngeren Frauen, die Östrogen plus Progesteron nahmen, erhöhten ihr Risiko einer koronaren Herzerkrankung innerhalb der ersten beiden Jahre nach Therapiestart, auch wenn das Ergebnis nicht signifikant war.[4] Nach sechs Jahren Einnahme jedoch verlor sich das erhöhte Risiko, woraus die Forschung schloss, dass die HET doch einen gewissen Schutz bietet. Wie auch immer, die meisten Frauen, die eine HET anwenden, nehmen sie gar nicht sechs Jahre lang, was den Schutzaspekt eher zu einer theoretischen Erwägung macht.

Am Ende bleibt uns nun dies: Nachdem Frauen jahrzehntelang eingeredet worden war, dass die Wechseljahre ein Mangelzustand seien, der durch eine HET »behoben« werden könne, wissen wir nun Bescheid. Es gibt kein Wundermittel, schon gar keins, was für alle gleichermaßen wirkt, geschweige denn von einer Frauenmehrheit lebenslang genommen werden kann. Und weil wir alle unterschiedlich sind, verschiedene Bedürfnisse haben, eine unterschiedliche Konstitution, unterschiedliche Vorstellungen und in einem unterschiedlichen Umfeld leben, wird es das Wundermittel auch nie geben, egal, wie viele Studien noch gemacht werden. Ehrlich gesagt finde ich das gut.

Auf der anderen Seite sollten wir das Kind nicht mit dem Bade ausschütten. Die Erforschung der Hormone geht weiter. So hat die North American Menopause Society kürzlich ein evidenzbasiertes Positionspapier veröffentlicht, wonach der Nutzen einer HET das Risiko überwiegt, wenn die HET kurz nach der Menopause erfolgt. (Das Papier legt dar, dass der Nutzen bei älteren zuvor unbehandelten Frauen sowie im Zeitverlauf nach der Menopause abnimmt.)[5]

Auch die neuesten Daten aus der Women's Health Initiative sind in puncto ältere Frauen ermutigend: Die Frauen, die Prempro nahmen (was ich als die schlechteste Wahl bei der Hormontherapie betrachte) hatten ein geringeres Risiko für Blasenkrebs und Knochenbrüchen im Vergleich zur Placebogruppe. Auch stellt niemand in Abrede, dass eine Hormontherapie bei Hitzewallungen das Mittel der Wahl ist. Zum Glück gibt es Möglichkeiten, die Vorteile zu nutzen und gleichzeitig die Risiken so gering wie möglich zu halten.

Bioidentische Hormone: Der ideale Entwurf der Natur

Im Gegensatz zu Premarin und Provera sind die Hormone, die ich empfehle, genau dieselben wie diejenigen, die man im weiblichen Körper findet. Obwohl sie im Labor aus Hormonvorläufern synthetisiert werden, die man in Sojabohnen oder Jamswurzeln findet, sind sie in ihrer molekularen Struktur ein genaues Ebenbild der Hormone im menschlichen Körper. Daher nennen wir sie bioidentisch – ein Terminus, der viel präziser ist als natürlich, ein Begriff, der in verwirrender und mehrdeutiger Weise gebraucht werden kann – beispielsweise wird von einigen Leuten behauptet, Premarin sei ein »natürliches« Produkt, weil es aus Pferdeurin gewonnen wird. Dr. Joel Hargrove, ein Pionier beim Einsatz bioidentischer Hormone und medizinischer Direktor des Menopause-Zentrums am medizinischen Zentrum der Vanderbilt University in Tennessee meint: »Premarin ist ein natürliches Hormon, wenn Sie sich von Heu ernähren.«

Da bioidentische Hormone genau so gebaut sind wie die Hormone, die unser Körper erkennt und nutzt, sind ihre Effekte physiologischer, das heißt, sie passen zu unserer normalen Biochemie. Daher weisen diese Hormone bei niedriger Dosierung ein geringeres Risiko für unvorhersehbare Nebeneffekte auf als die synthetischen, nichtbioidentischen.

Endlich nehmen sich auch die großen klinischen Studien den bioidentischen Hormonen an. Das *Early Versus Late Intervention Trial with Estradiol (ELITE)*, finanziert vom National Institute on Aging und durchgeführt von Forschern der Keck School of Medicine der University of Southern California, wurde von 2004 bis 2012 durchgeführt. Diese Studie untersucht, ob eine natürliche Östrogentherapie eine frühe Arteriosklerose aufhalten kann, wenn die Einnahme gleich nach der Menopause erfolgt. In ähnlicher Weise verfährt die *Kronos Early Estrogen Prevention Study (KEEPS; www.keepstudy.com)*. Sie wird vom Kronos Longevity Research Institute, einer Nonprofit-Einrichtung mit Sitz in Phoenix durchgeführt, ist als prospektive Studie an mehreren Orten konzipiert und vergleicht die Anwendung bioidentischer Hormone mit der von konjugierten Östrogenen (Premarin) bei Frauen am Beginn der Menopause. Sie sucht genauer die Frage zu beantworten, ob entweder Premarin oder eine bioidentische Östrogentherapie, gleich zu Beginn der Menopause eingenommen, das Herzinfarktrisiko von Frauen senkt.

Um diese Vorteile zu nutzen, müssen Sie sich zunächst einmal von der Vorstellung verabschieden, dass es eine einfache, auf alle Fälle zutreffende Antwort gibt. Die gibt es nämlich nicht. Einige Frauen brauchen oder wollen eine Hormonersatztherapie, andere nicht. Wenn es um die Frage der Hormonsubstitution geht, ist die Wissenschaft, bei der wir nach Antworten suchen, widersprüchlich, von Marktkräften beeinflusst und für Forscher, Ärzte und Patienten gleichermaßen verwirrend. Der Segen ist, dass uns dieses Dilemma zwingt, uns stärker auf unsere innere Weisheit zu verlassen und unsere Entscheidungen gemeinsam mit unserer Intuition und unserem Intellekt zu treffen. Dieser Ansatz ist die Essenz der weiblichen Weisheit.

Über Premarin hinaus

Als Premarin auf den Markt kam, waren andere Östrogentypen technisch noch nicht herstellbar, daher wurde es zum Maßstab. Diese Pferdeöstrogene sind jedoch im Körper von Frauen normalerweise nicht zu finden, und sie gehen oft mit Nebeneffekten, wie Kopfschmerzen, Aufgeschwemmtheit und empfindlichen Brüsten, einher. Überdies sind die metabolischen, das heißt im Stoffwechsel entstehenden, Abbauprodukte von Premarin im weiblichen Körper biologisch stärker und aktiver als die ursprünglichen Pferdeöstrogene. Viele Untersuchungen haben gezeigt, dass diese Abbauprodukte DNA-Schäden hervorrufen können, die im Gewebe karzinogen wirken. Eingedenk dessen kann es kaum verwundern, dass die Inzidenz von Brustkrebs statistisch zunimmt, wenn Frauen dieses Präparat nehmen.[6] Im Gegensatz dazu sind die metabolischen Abbauprodukte von bioidentischen Östrogenen biologisch schwächer, daher hält ihre Wirkung auf das Gewebe nicht so lange an.

Es gibt Grund zu der Annahme, dass bioidentisches Östrogen in individuell abgestimmten, niedrigen Dosierungen nicht denselben karzinogenen Effekt auf das Brustgewebe hat wie Premarin. Doch bevor keine Langzeitstudien über bioidentisches Östrogen vorliegen, um diese Daten mit der großen Datenmenge über Premarin zu vergleichen, haben wir nicht die wissenschaftliche Bestätigung, die wir brauchen. Leider ist Premarin noch immer das einzige Östrogen, das in all den umfassenden, mit öffentlichen Mitteln geförderten Untersuchungen, wie beispielsweise der Women's Health Initiative, die die amerikanische Öffentlichkeit mindestens 628 Millionen Dollar kostet, getestet wird.[7] Sie wurde zum Teil von Wyeth-Ayerst, dem Hersteller von Premarin und Prempro, in der Hoffnung mitfinanziert, diese Medikamente zur Prävention und Behandlung von Herzerkrankungen zu positionieren, der häufigsten Todesursache bei Frauen.[8]

Im Hinblick auf die überraschenden Ergebnisse der ersten WHI-Studie ist es fraglich, ob ein Hersteller von Hormonen noch einmal so ein finanzielles Risiko auf sich nehmen will. Es bleibt abzuwarten. Dennoch haben klinisch tätige Ärzte festgestellt, dass die Verschreibung von bioidentischen Hormonen bei einer Reihe von Symptomen, wie Scheidentrockenheit, Hitzewallungen und Stimmungsschwankungen für die betroffenen Frauen Wunder bewirkt. Die unterschiedlichen Nachrichten zu Premarin und Prempro haben den Weg für diese gut verträglichen Alternativen bei vielen Frauen und Ärzten frei gemacht. Das ist erst der Anfang. Gerade heutzutage müssen Sie Ihre Hormonentscheidungen mit Ihrer inneren Stimme gemeinsam treffen.

Der ausgewogene Ansatz: Eine individuell zugeschnittene Ersatztherapie mit bioidentischen Hormonen

In der Apotheke kann nach Verschreibung vom Arzt eine große Bandbreite an bioidentischen Hormonen – entweder einzeln oder in Kombination – bezogen werden. Dosierungen können individuell angepasst werden; ich verschreibe Hormone auf der Grundlage der Testergebnisse und der Symptome einer Patientin, sodass sie nur das einnimmt, was sie braucht, um optimale Hormonkonzentrationen in ihrem Körper aufrechtzuerhalten. Dies ist Standard beim Schilddrüsenhormon, wurde aber bei Sexualhormonen bis vor Kurzem nicht angewandt. Man kann mit Hormonpräparaten einen bioidentischen Hormonersatzplan schaffen. Sie müssen nur wissen, welche Marken bioidentisch sind und welche nicht.

Diese individuell abgestimmten Hormone können oral (durch den Mund), transdermal (über die Haut) oder vaginal (über die Scheidenschleimhaut) aufgenommen werden – auf dem Weg, der für die Patientin am besten ist. Auch wenn die meisten Frauen gewöhnt sind, Pillen zu nehmen, ist der Weg durch die Haut der physiologisch geeignetere, weil die Hormone aus der Haut direkt in den Blutstrom gelangen. (Die körpereigenen Hormone werden direkt von den Hormondrüsen in den Blutstrom abgegeben.)

Oral aufgenommene Präparate müssen hingegen erst vom Darm resorbiert und zur Leber transportiert werden, wo sie metabolisch weiter abgebaut werden, bevor sie in den Blutstrom gelangen. Das führt dazu, dass die Leber immer mehr Blutgerinnungsfaktoren produziert, einer der Gründe, warum oral aufgenommenes Östrogen besonders in hohen Dosen mit einem erhöhten Risiko für Schlaganfall, Herzinfarkt und Thrombophlebitis einhergeht.

Zu empfehlen ist es, sich eine Form der Hormonersatztherapie verschreiben zu lassen, die speziell für Sie entworfen ist, beispielsweise eine Zusammenstellung von einem oder mehreren bioidentischen Östrogenen (Östradiol, Östron, Östriol), kombiniert mit bioidentischem Progesteron und, falls nötig, einem Androgen in Form von DHEA oder Testosteron. Diese Hormone werden in eine Lotion, eine Creme oder eine andere Salbengrundlage gemischt und auf die Haut aufgetragen.

FORSCHUNGSSTAND HORMONTHERAPIE

VORTEILE VON ÖSTROGEN

- **Hitzewallungen:** Östrogen ist bei Hitzewallungen wirksamer als fast alles. Es dauert ungefähr vier Wochen, bis Sie die Wirkung merken.
- **Haut:** Östrogen, entweder innerlich oder topisch verwandt, kann die Haut- und Kollagendicke bei Frauen mit Östrogenmangel verbessern. Ebenfalls gut gegen Falten.
- **Sexualfunktion:** Östrogen kann die sexuelle Funktion durch die Aufhebung von Vaginaltrockenheit und dem Dünnerwerden der Scheidenwände verringern, das den Geschlechtsverkehr für viele Frauen schmerzhaft macht. Sowohl eine innerliche als auch eine äußerliche (topische) Anwendung ist möglich. Einige Studien legen nahe, dass Östrogen die sexuelle Erregbarkeit verbessert. Hoch dosiertes transdermales Testosteron hat bei Frauen nach einer Entfernung von Eierstöcken und Gebärmutter ebenfalls zu einer Erhöhung der sexuellen Lust geführt.
- **Harnwege:** Lokal angewandtes Östrogen verringert hier womöglich das Auftreten von Harnwegsinfekten. Zur Beachtung: Die innerliche Anwendung von Östrogen erhöht womöglich das Risiko der Stressinkontinenz.
- **Kognition:** Östrogen und andere Steroidhormone haben gut dokumentierte Wirkungen auf Nervenzellen. Obwohl Östrogen eine bereits bestehende Demenz nicht verringert, sieht die Forschung beim Östrogen – besonders dem Östradiolpflaster – einen moderaten Schutz gegen kognitiven Abbau, wenn die HET bald nach Einsetzen der Menopause beginnt.[9]
- **Depression:** Östrogen hat womöglich bei einigen Frauen antidepressive Wirkungen, sollte aber nicht als Erstbehandlung verwendet werden. Synthetische Progestine haben dagegen bei einigen Frauen einen depressiven Effekt.
- **Osteoporose:** Östrogen hat eine gut dokumentierte Wirkung auf die Knochendichte, vergleichbar mit Bisphosphonaten (z. B. Fosamax). Es reduziert definitiv das Frakturrisiko, und zwar anders als SERMs (vergleiche Seite 182) oder Bisphosphonate.
- **Herz und Blutgefäße:** Viele Studien belegen den positiven Effekt von Östrogen auf das kardiovaskuläre System. Dennoch ist dies ein kontroverser Punkt, weil die WHI-Studie von 2002 gezeigt hat, dass Prempro das Risiko für Herzinfarkt und Schlaganfall erhöht. Bei dieser Studie wurden vor allem ältere Frauen untersucht, die zehn Jahre oder länger nach Einsetzen der Menopause mit einer Hormontherapie angefangen haben (in diesem Fall Östrogen plus synthetisches Progesteron). Die Neuanalysen der Daten der WHI und der Nurses' Health Studien von 2006 und 2010 ergaben ein unheitliches Bild im Hinblick auf Östrogen und das Herzinfarktrisiko. Zwei große Studien (ELITE und KEEPS) untersuchen gegenwärtig diese Frage genauer. Im Moment raten die meisten hochrangigen Experten-Panel (so zuletzt das Positionspapier der North American Menopause Society) von einer Östrogeneinnahme zur Prävention chronischer Erkrankungen ab.

Quelle: American College of Obstetrics und Gynecology Hormone Therapy Task Force, *Obstetrics und Gynecology* 104, suppl. 4 (October 2004): 35–45.

RISIKEN BEI ÖSTROGEN

- **Brustkrebs:** Mehrere randomisierte klinische Studien sowie Beobachtungsstudien haben gezeigt, dass Östrogen das Brustkrebsrisiko erhöht. Wenn es abgesetzt wird, verschwindet das Risiko schnell wieder. Das absolute Brustkrebsrisiko ist bei einer konventionellen HET (Östrogen plus synthetisches Progesteron) sehr gering (nur zwanzig zusätzliche Fälle über der erwartbaren Zahl bei 10 000 Frauen im Fünfjahresintervall). Zur Beachtung: Viele gut gemachte Studien zeigen kein erhöhtes Brustkrebsrisiko bei einer HET. Dazu gehört auch die bis dato größte, welche das Brustkrebsrisiko zwischen der Einnahme von natürlichen bioidentischen Hormonen und der synthetischen Hormontherapie vergleicht. Die Ergebnisse dieser Studie, bei der mehr als 80 000 postmenopausale Frauen über einen Zeitraum von mehr als acht Jahren beobachtet wurden, haben erbracht, dass das Brustkrebsrisiko der natürlichen Hormone signifikant geringer ist.[10]
- **Ovarialkrebs:** Das Risiko, Eierstockkrebs zu bekommen, erhöht sich bei Frauen, die Östrogen einnehmen um 63 Prozent im Vergleich zu Nichtnutzerinnen, so die Ergebnisse der *European Prospective Investigation into Cancer and Nutrition*, präsentiert auf der Jahreskonferenz 2010 der American Association for Cancer Research.[11] Das Risiko für Eierstockkrebs erhöhte sich um 29 Prozent bei allen Arten der HET im Vergleich zum Nichtgebrauch von Hormonen. Bei Frauen, die Östrogen und Progestin nahmen, war das Ergebnis allerdings nicht signifikant.
- **Pankreatitis und Gallensteine:** Frauen mit erhöhten Triglyceridwerten haben ein erhöhtes Risiko für eine gelegentlich tödliche Bauchspeicheldrüsenentzündung bei Einnahme von oralem Östrogen zusammen mit oder ohne Progesteron. Bei allen Frauen unter Östrogen ist das Risiko, Gallensteine oder Probleme mit den Gallengängen, die eine OP erfordern, erhöht.
- **Blutgerinnsel und Schlaganfall:** Hier scheint Östrogen das Risiko einer Thrombose zu verdoppeln. Auch vergrößert es das Risiko einer Lungenembolie. Zu Embolien kommt es vor allem im ersten Jahr der Therapie und besonders bei Vorbelasteten. Randomisierte Studien weisen ebenfalls auf ein erhöhtes Risiko für einen Schlaganfall bei alleiniger Östrogengabe. Das Risiko ist bei Rauchern und älteren Frauen höher.

SONSTIGE WIRKUNGEN VON ÖSTROGEN

- **Gewichtszunahme und Insulinresistenz:** Weder führt Östrogen bei Diabetikern zu Gewichtszunahme noch scheint es ihren Blutzucker zu beeinflussen.
- **Osteoarthritis:** Östrogen hat hier keinen Einfluss.
- **Ovarial-, Endometriums- und Blasenkrebs:** Einige Studien deuten auf ein gesteigertes Ovarialkrebsrisiko hin, wenn Östrogen länger als zehn Jahre angewandt wird. Eine Östrogen-Therapie ohne Progesteron erhöht das Risiko für Krebs der Gebärmutter. Hinzugefügtes Progesteron hebt das Risiko wieder auf. Östrogen vermindert definitiv das Darmkrebsrisiko, aber Experten raten von einer Verschreibung ausschließlich aus diesem Grunde ab.

Wie Untersuchungen eindeutig gezeigt haben, liefert diese über die Haut (transdermal) aufgenommene bioidentische Hormonsubstitution einen adäquaten Bluthormonspiegel, schützt die Gebärmutterschleimhaut vor Überstimulation, verhindert Durchbruchsblutungen und erleichtert klimakterische Beschwerden sehr wirksam.[12] Ich empfehle die Aufnahme über die Haut, weil jede Frau so die Dosierung sehr einfach anpassen kann ohne das Risiko von Nebenwirkungen. Zum Beispiel hat sie bei PMS-Symptomen, wie Wassereinlagerungen, Kopfschmerz oder Aufgedunsenheit, zu viel Östrogen und muss deshalb die Dosis verringern.

Dasselbe trifft bei Vaginalblutungen zu. Wenn sie Hitzewallungen ohne prämenstruelle Beschwerden hat, braucht sie mehr Östrogen und sollte die Dosis erhöhen. Die übliche Anfangsdosis ist 0,3 mg 17-beta Östradiol und 100 mg bioidentisches Progesteron, aufgetragen als Creme an den Handgelenken oder anderswo. Die Dosis kann allmählich bis auf 0,6 mg Östradiol und 200 mg Progesteron täglich erhöht werden.

Warum so viele Hormone synthetisch sind

Obwohl es sowohl intuitiv als auch wissenschaftlich ganz offensichtlich sein sollte, dass bioidentische Hormone in individuell angepassten Dosierungen die besten Resultate ergeben, stellen sich viele Wissenschaftler und Ärzte in dieser Hinsicht taub. Der Grund ist nicht schwer zu finden: Es geht um Geld.

Bioidentische Hormone können nicht patentiert werden, daher gibt es keinen finanziellen Anreiz für die pharmazeutische Industrie, in die kostspielige Forschung und Entwicklung zu investieren, die notwendig ist, um neue Produkte zu entwickeln, die diese Hormone enthalten. (Spezielle Verabreichungssysteme können jedoch patentiert werden, und darum lässt sich mit Hormonpflastern [wie zum Beispiel Estraderm u. a.], die bioidentisches Östradiol enthalten, auch Profit machen.)

Bei synthetischen Hormonen hingegen wird die Molekularstruktur eines Hormons so weit verändert, dass man es patentieren kann. Diese Hormone behalten einen Teil der Aktivität des natürlichen Hormons, doch jede Veränderung in der dreidimensionalen Struktur eines Hormons, so geringfügig sie auch sein mag, verändert dessen biologische Wirkungen auf die Zelle in einer Art und Weise, die wir noch nicht vollständig verstehen.

Ehrlich gesagt, vertraue ich der Weisheit von Mutter Natur, die Millionen von Jahren experimentiert hat, viel mehr als den fünfzig Jahren biochemischer Hexenküche von Vater pharmazeutische Industrie. Aber nicht alle Frauen denken so. Einige fühlen sich viel sicherer dabei, dem zu folgen, was ihre Ärzte ihnen verschreiben. Und da der Glaube die Biologie beeinflusst, kann das, was Sie glauben, Ihre Erfahrung prägen. Es ist Ihre Entscheidung, und mein Ansatz soll keineswegs die positiven Erfahrungen eines anderen Menschen in Abrede stellen.

Wie steht es mit Antibabypillen?

Orale Verhütungsmittel oder kurz Antibabypillen werden häufig als bequeme Methode verschrieben, den klimakterischen Körper und seine Symptome auf Autopilot zu schalten, bis es Zeit ist, zu einer konventionellen Hormonersatztherapie überzugehen. Gegenwärtig herrscht allgemein die Tendenz, Frauen davon zu überzeugen, dass unsere Menstruation per se gefährlich ist und dass es langfristigen Gesundheitsproblemen vorbeugt, wenn wir bereits in den Teenagerjahren zur Pille greifen und dabei bleiben, es sei denn, wir wollen Kinder haben. Bedenken Sie jedoch, dass alle Antibabypillen aus synthetischen Hormonen bestehen, die unseren natürlichen hormonellen Rhythmus und die Botschaften über unseren Gesundheitszustand, die sie uns übermitteln, verschleiern.

Antibabypillen haben außerdem eine ganze Reihe von Nebenwirkungen; sie können unter anderem zu Blutgerinnseln, Kopfschmerzen und PMS führen. Obwohl sie in manchen Fällen angebracht sein mögen, würde ich es immer vorziehen, dass meine Hormone im Zyklus des Mondes und der Planeten schwingen – und nicht im Takt einer pharmazeutischen Firma. Sie sind vielleicht noch nicht bereit, gleich jetzt andere Verhütungsmethoden anzuwenden, oder vielleicht nehmen Sie die Pille auch, um Symptome wie starke oder unregelmäßige Perioden zu unterdrücken – Sie sollten aber wissen, dass es andere Möglichkeiten gibt.

Ein Hormonleitfaden: Wichtige Informationen für jede Frau

Es ist wichtig, im Gedächtnis zu behalten, dass an der Hormonsubstitution mehr als nur Östrogen beteiligt ist. Auch andere, von den Ovarien produzierte Hormone spielen in diesem Zusammenhang eine wichtige Rolle: Progesteron und Androgene wie Testosteron. Einige Frauen fühlen sich vielleicht völlig wohl ohne zusätzliche Hormone, andere brauchen nur Progesteron, und wiederum andere alle drei.

Die normalen physiologischen Funktionen zu kennen, die diese Hormone in Ihrem Körper ausüben, und die Reaktionen zu verstehen, die einige Frauen erleben, wenn die Hormonspiegel fallen, kann Ihnen helfen, Ihre eigene, ganz persönliche Entscheidung für oder gegen eine Hormonersatztherapie zu treffen.

Östrogen

Generationen lang war Östrogen das erste (und oft einzige) Hormon, das Frauen verschrieben wurde, die unter Symptomen wie Hitzewallungen, Scheidentrockenheit und Stimmungsschwankungen litten. Wie ich jedoch im vierten Kapitel bereits erwähnt habe, sinkt der Östrogenspiegel erst spät in den Wechseljahren ab, und die Mehrheit aller Wechseljahrssymptome bei Frauen mit intakten Ovarien geht eher auf einen Mangel an Progesteron als an Östrogen zurück.

Östrogen besteht in Wirklichkeit aus drei eigenständigen Östrogenverbindungen, die natürlicherweise im Körper produziert werden: Östradiol, Östron und Östriol. Östriol erreicht während der Schwangerschaft seinen Höchstwert; seine biologische Wirkung auf das Gewebe von Brust und Gebärmutter ist schwächer als die von Östron und Östradiol. (Frauen mit einem natürlich höheren Östriolspiegel haben offenbar eine geringere Brustkrebshäufigkeit als andere, was dazu geführt hat, dass einige Ärzte Östriol verschreiben, um das Brustkrebsrisiko zu senken.[13] Um die Wirksamkeit dieses Ansatzes zu belegen, bedarf es jedoch noch weiterer gründlicher Forschung.) Es gibt einen Problembereich, wo zusätzliches Östriol nachweislich ganz besonders wirksam ist: bei urogenitalen Symptomen.

Abbildung 9: Verschiedene Östrogenformen

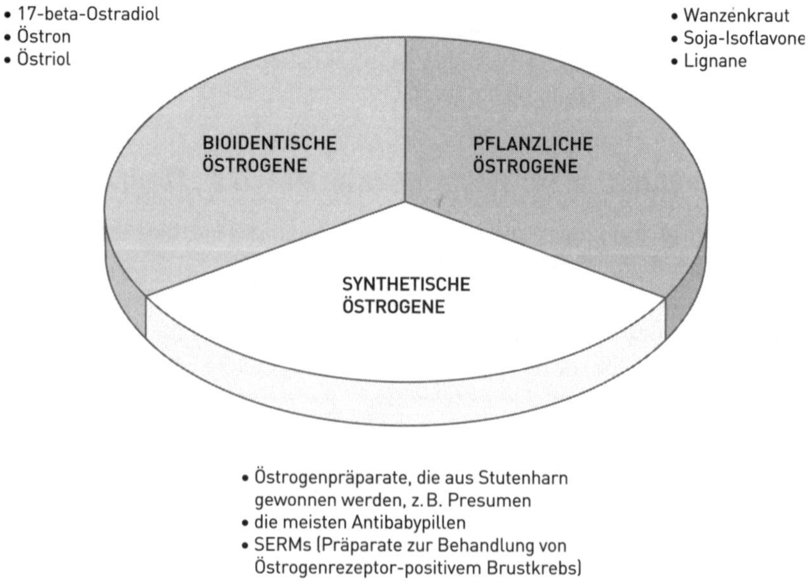

Lokal in die Scheide appliziert, hilft es bei häufigem Harndrang, Scheidentrockenheit und anderen Beschwerden, die mit der Ausdünnung dieser Gewebe zusammenhängen.[14] Wie ich im vierten Kapitel bereits angemerkt habe, spricht viel dafür, dass sich die Rolle des Östrogens in den reproduktiven Jahren deutlich von seiner Rolle nach der Menopause unterscheidet. Vor der Menopause besteht die Aufgabe des Östradiols vorwiegend darin, das Wachstum der Brüste, der Ovarien und der Gebärmutter anzuregen und am Wachstum und an der Reifung der Follikel mitzuwirken, die die Eizellen enthalten. Es übt auch einen wichtigen Einfluss auf die Stimulation des mütterlichen Verhaltens aus. Mit anderen Worten: Es fördert die Geburt des Kindes und die Fürsorge für das Kind.

Nach der Menopause wird Östron zum vorherrschenden Östrogen. Niemand weiß genau, warum das so ist, aber offensichtlich hat es nichts mit der Fortpflanzung zu tun. Wahrscheinlich spielt die Fähigkeit dieses Östrogens, Herz- und Hirnfunktion zu schützen wie auch die Knochenstärke zu erhalten, in dieser Lebensphase eine wichtige Rolle.

Denken Sie überdies daran, dass die Ovarien weiterhin kleine Mengen an Östradiol produzieren, wie es auch die sogenannten sekundären Hormonproduktionsstätten tun. Infolgedessen kann eine Frau biologisch durchaus genug eigenes Östrogen produzieren, um in der zweiten Hälfte ihres Lebens bei optimaler Gesundheit zu bleiben. Das wird selten bedacht, vielleicht, weil Stress, unerfüllte spirituelle Bedürfnisse und kulturelle Erwartungen zusammenwirken, um die natürliche Fähigkeit einer Frau, genügend Östrogen zu produzieren, zu beeinträchtigen.

Der offensichtlichste Vorteil einer Östrogensubstitution ist die Linderung von Symptomen, die auf einen Östrogenmangel zurückgehen (siehe Kasten Seite 182). Ein langfristiger Nutzen ist die Fähigkeit des Östrogens, den übermäßigen Verlust von Knochenmineralien zu verhindern, der zu Osteoporose führt. Es führt auch zu einer Verdickung der Kollagenschicht in der Haut.

Östrogen könnte auch helfen, geistige Funktionen zu erhalten oder zumindest die sogenannten normalen, altersbedingten Hirnveränderungen zu verzögern, ebenso Demenzen vom Alzheimer-Typ. Eine Durchsicht der großen Studien zeigt jedoch, dass es diesbezüglich keinen Nutzen gibt, zumindest nicht mit Prempro oder Premarin.[15] Es liegen noch nicht genügend Ergebnisse vor, die es rechtfertigten, das Hormon nur deswegen zu verschreiben. Östrogen gibt es als Tabletten, Hautpflaster und Vaginalcremes. In niedrigen Dosen verbreitet sich selbst synthetisches Östrogen in Vaginalcremes nur in vernachlässigbarer Menge. Es ist sinnvoll für Frauen, die die lokale Wirkung von Östrogen brauchen, aber nicht mehr Aufnahme als nötig wünschen.

SYMPTOME EINES ÖSTROGENMANGELS

- Hitzewallungen
- nächtliche Schweißausbrüche
- Scheidentrockenheit
- Stimmungsschwankungen (meist Reizbarkeit und Depressionen)
- Konzentrationsschwäche
- Scheiden- und/oder Blaseninfektionen
- Inkontinenz; wiederholte Harnwegsinfektionen
- Dünnerwerden der Scheidenwand
- verminderte sexuelle Reaktion

SYMPTOME EINES ÖSTROGENÜBERSCHUSSES

- beidseitige pochende Kopfschmerzen
- wiederholte Scheideninfektionen
- Anschwellen und Berührungsempfindlichkeit der Brust
- Depressionen
- Schwindel, Übelkeit, Erbrechen
- Aufgeschwemmtheit
- Beinkrämpfe
- Gelbstich der Haut
- starke vaginale Blutungen

Eine Bemerkung zu »Design-Östrogenen«: SERMs

Die Selektiven Estrogenrezeptormodulatoren (SERMs) sind synthetische Wirkstoffe, wie Tamoxifen oder Raloxifen. Ihren Namen verdanken sie der Fähigkeit, an Östrogenrezeptoren zu binden und dort selektiv in verschiedenen Geweben die Wirkung von Östrogen zu modulieren. Tamoxifen (Handelsname Nolvadex und diverse Generika) blockieren die Östrogenrezeptoren an Zellen der Brust, während sie die Wirkung von Östrogen im Knochen, dem Gebärmuttergewebe und dem Herzen zulassen. Raloxifen (Handelsname Evista) befördert die Knochendichte, während es die Stimulation des Brustgewebes durch Östrogen verhindert. Diese Selektivität ist möglich, weil es zwei verschiedene Östrogenrezeptoren gibt, ER-alpha and ER-beta (ER steht für Estrogenrezeptor), die jeweils in verschiedenen Geweben dominieren. Das gleiche Östrogen kann je nach dem, an welchen Rezeptor es bindet, verschiedene Wirkungen haben.[16]

Der bekannteste SERM Tamoxifen wurde von der US-amerikanischen Zulassungsbehörde FDA zunächst für die Behandlung von östrogenrezeptorpositivem Brustkrebs 1978 zugelassen. In den USA bekommen es die Hälfte aller Brustkrebspatientinnen.

Wie sich gezeigt hat, reduziert es das Brustkrebsrisiko in der (nach einer Operation) verbliebenen Brust sowie ein Wiedererkranken und den Tod. Tamoxifen ist auch zur Prävention bei Risikopatientinnen zugelassen. Er verhindert Knochendichteverlust und hat einen positiven Effekt auf LDL-Cholesterin, allerdings nicht auf das Herzinfarktrisiko.

Seitdem die WHI-Studienergebnisse von 2002 das Risiko von Östrogen besonders bei älteren Frauen unterstrichen haben, wird Raloxifen mehr denn je zum Schutz vor Osteoporose verschrieben. Allerdings schützt es die Knochen nicht so wie Östrogen das tut. Mit oder ohne Östrogen können sich die meisten Frauen durch Gerätetraining und ausreichend Vitamin D schützen (siehe meine Hinweise in Kapitel zwölf). Warum sollten Sie sich dem Risiko eines relativ wenig getesteten Medikaments aussetzen?

Ich bin wirklich besorgt, was die SERMs angeht. In der Natur kommen sie nicht vor, und wir haben nicht genug Erfahrung mit ihnen, um wirklich ihr Nutzen-Risiko-Profil zu bestimmen. Obwohl sie dafür gepriesen werden, die »guten« Effekte des Östrogens ohne die »schlechten« zu haben, werden sie von Frauen nachgefragt, die sie eigentlich nicht brauchen oder für die es sicherere Alternativen gibt. Wenn eine junge Frau aus Angst vor Brustkrebs SERMs nimmt, dann macht sie das wahrscheinlich über einen längeren Zeitraum. Doch die Rezeptorblockade bei gleichzeitiger Stimulanz anderer Östrogenrezeptoren ist ein zweischneidiges Schwert. Was ist, wenn man feststellt, dass diese Wirkstoffe tatsächlich das Alzheimerrisiko erhöhen, weil die Östrogenrezeptoren im Gehirn blockiert werden?

Bedenkliche Nebenwirkungen von Tamoxifen wurden bereits dokumentiert, etwa ein erhöhtes Risiko für Sehstörungen, Lungenembolien mit tödlichem Ausgang sowie Gebärmutterkrebs. Obwohl Studien nahelegen, dass Raloxifen, anders als Tamoxifen, vor Gebärmutterkrebs schützt, sollen sowohl Tamoxifen als auch Raloxifen mit einem höheren Risiko für Darmkrebs in Zusammenhang stehen.[17] Auch führen sie zu mehr Hitzewallungen, dem Symptom, von dem sich die meisten Frauen in den Wechseljahren insgesamt Linderung erhoffen.[18]

Noch bedenklicher ist das Ergebnis, dass sicher die antiöstrogenen Wirkungen von Tamoxifen bei Brustkrebs nach fünf Jahren umkehren. Eine Studie aus dem Jahr 2009 zeigte, dass Frauen, die nach einer Lumpektomie oder Mastektomie Tamoxifen mindestens fünf Jahre nehmen, ein vierfach höheres Risiko haben, in ihrer gesunden Brust einen ER-negativen Burstkrebs zu bekommen, einen aggressiveren, schwer zu behandelnden Krebs.[19]

Obwohl die Tamoxifeneinahme weniger als fünf Jahre nicht mit dem aggressiven Krebs verbunden war, ist das nicht von Belang, weil Frauen normalerweise unter fünf Jahren gar nicht in den Genuss der positiven Wirkungen kommen. Während also die Mehrheit der Brustkrebspatientinnen eine Wiederkehr ihres Krebses mit der Einnahme von Tamoxifen verhindert, erhöhen 24 Prozent dieser Gruppe das Risiko an einer noch gefährlicheren Krebsart zu erkranken.

Damit fühle ich mich unbehaglich, besonders im Hinblick darauf, dass Tamoxifen auch das Risiko von Blutgerinnseln, Schlaganfall und Gebärmutterkrebs erhöht. Obwohl diese Studie Frauen mit Krebs und nicht mit einem duktalen Carcinoma in situ (DCIS) im Visier hatte, bekommen es Letztere doch standardmäßig. Vor dem Hintergrund, dass die meisten DCIS sich nicht zu invasivem (malignem) Krebs entwickeln, stellt sich die Frage, ob Tamoxifen wirklich das Risiko wert ist.

Unterm Strich bleibt: Auch wenn Sie keine Alternative haben, sollten Sie meiner Empfehlung nach SERMs vermeiden oder ihren Einsatz auf höchstens fünf Jahre beschränken. Am besten jedoch bleiben Sie bei bioidentischen Hormonen oder den Alternativen, wie in Kapitel sechs beschrieben.

Progesteron

Ein Absinken des Progesteronspiegels ist die erste hormonelle Veränderung, die bei einer Frau, die sich der Menopause nähert, zu Symptomen führt – manchmal bereits Jahre, bevor sie vermutet, dass sie in die Wechseljahre kommt. Da der Körper darauf eingestellt ist, dass Progesteron und Östrogen in einem dynamischen Gleichgewicht stehen, resultiert aus dem Absinken des Progesteronspiegels eine Östrogendominanz mit Symptomen eines Progesteronmangels und eines Östrogenüberschusses.

Progesteron wird sowohl vor als auch nach der Menopause vorwiegend in den Ovarien erzeugt, es wird aber auch im Gehirn und in den peripheren Nerven hergestellt.[20] Seine Hauptaufgabe in den fortpflanzungsfähigen Jahren besteht darin, die Gebärmutter auf ihre wichtigste Funktion vorzubereiten und diese Funktion aufrechtzuerhalten: die Schwangerschaft. Es wirkt auch als uterines Muskelrelaxans (das heißt, es entspannt die Gebärmuttermuskulatur) und verhindert vorzeitige Muskelkontraktionen (Wehen). In Erwartung einer Schwangerschaft steigt der Progesteronspiegel und regt die Gebärmutterschleimhaut an, sich mit nährstoffreichem, gut durchblutetem Gewebe zu verdicken, um einen Embryo versorgen zu können; wenn es nicht zu einer Schwangerschaft kommt, fällt der Progesteronspiegel jäh ab. Dieser abrupte Abfall ist es, was die Abstoßung des »Nestes« (der verdickten Uterusschleimhaut) in Form der Menstruationsblutung signalisiert. Progesteron beeinflusst auch die Gehirnfunktion. Es erzeugt ein Gefühl von Ruhe, und sein sedierender, angstlösender Effekt fördert einen erholsamen Schlaf. Progesteron wird von einer nur zeitweilig vorhandenen, gelblichen Drüse im Ovar erzeugt, dem sogenannten Gelbkörper (*Corpus luteum*), der zurückbleibt, wenn ein Eisprung stattgefunden hat. Der Gelbkörper produziert so lange steigende Mengen an Progesteron, bis der Körper das Signal sendet: »Wir sind nicht schwanger!«, und der Gelbkörper wieder resorbiert wird. Sobald eine Frau Mitte dreißig bis Anfang vierzig ist, passiert es (zumindest in unserem Kulturkreis) häufiger, dass das Follikel keine Eizelle freisetzt, sodass sich auch kein Gelbkörper ausbildet.[21] Im Laufe der Zeit führt das zu einem steigenden Progesteronmangel.

Anmerkung: Unser Körper ist darauf eingerichtet, in der Schwangerschaft sehr hohe Progesteronkonzentrationen zu tolerieren. Aus diesem Grund sind Symptome aufgrund eines Progesteronüberschusses selten. Bei synthetischen Progesteronen (Gestagenen) wie Provera sind Depressionen jedoch ein häufiger Nebeneffekt. Und einige wenige Frauen reagieren so empfindlich auf Progesteron, dass sie bereits bei sehr kleinen Dosen von bioidentischem Progesteron Depressionen entwickeln. Frauen, die unter diesem Nebeneffekt leiden, sollten es einmal mit Mönchspfeffer (*Vitex agnus-castus*) (siehe auch viertes Kapitel) versuchen, um ihr körpereigenes Progesteron auf natürliche Weise zu erhöhen.

Abbildung 10: Verschiedene Progesteronarten

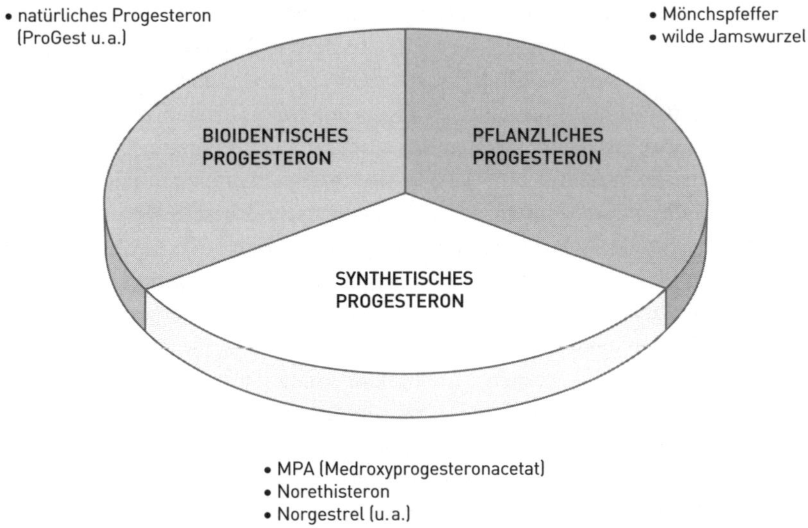

SYMPTOME EINES PROGESTERONMANGELS

- prämenstruelle Migräne
- PMS-artige Symptome
- unregelmäßige oder außerordentlich starke Perioden
- Ängstlichkeit und Nervosität

SYMPTOME EINES PROGESTERONÜBERSCHUSSES

- Schläfrigkeit
- Benommenheit
- Depressionen

Bioidentisches Progesteron

Substitution mit bioidentischem Progesteron kann dazu beitragen, die Symptome von Progesteronmangel wie auch von Östrogenüberschuss zu mildern und das Gleichgewicht des Körpers wiederherzustellen.

Das bringt langfristige wie auch kurzfristige Vorteile. Wie ich festgestellt habe, sprechen immer mehr Befunde dafür, dass Östrogendominanz einer der Hauptfaktoren für die Förderung von Brust- und Gebärmutterkrebs bei dafür empfänglichen Frauen ist. Wie Untersuchungen gezeigt haben, nimmt die Inzidenz von Gebärmutterkrebs nicht zu, wenn im Rahmen einer Hormonersatztherapie eine Östrogensubstitution mit einer geeigneten Dosis an Progesteron kombiniert wird. Das gilt sowohl für synthetisches wie für bioidentisches Progesteron. Es ist auch klar, dass Prempro (Premarin und Provera) in den Dosierungen der WHI-Studie das Brustkrebsrisiko erhöht. Die letzte Analyse der WHI-Daten aus dem Jahr 2011 zeigt, dass das Brustkrebsrisiko für Frauen, die eine Kombination von Östrogen und Progestin nehmen, höher ist als bei solchen, die nur Östrogen nehmen.[22] Die gleiche Studie weist auch darauf hin, das mit der östrogen-progestinhaltigen HET sowie der allein östrogenhaltigen sich das Brustkrebsrisiko bei den Frauen erhöht, die eine HET kurz vor oder bis zu fünf Jahren nach der Menopause beginnen. Bei Frauen, die mindestens fünf Jahre nach der Menopause anfangen, ist das Risiko gering bzw. nicht erhöht. Diese Wirkung ist jedoch bei bioidentischen Hormonen anders.

Eine der größten Studien, die bioidentische Hormone mit synthetischen Hormonen verglich, ergab, dass bioidentische Hormone (einschließlich Progesteron) ein signifikant geringeres Brustkrebsrisiko mit sich bringen. Die 2008 in Frankreich durchgeführte Studie beobachtete mehr als 80 000 postmenopausale Frauen für mehr als acht Jahre.[23] Ein Follow-up von 2009 der gleichen französischen Forscher untersuchte, wann die HET begonnen wurde. Das Ergebnis zeigte kein signifikantes Brustkrebsrisiko bei den Frauen, die Östrogen plus natürliches Progesteron über kurze Zeiträume nahmen, egal, ob die HET drei oder weniger Jahre nach der Menopause begann oder drei Jahre danach[24] (vergleiche Kapitel dreizehn).

Die neueste Forschung zeigt, dass natürliches Progesteron in kleinen Dosen (¼ Teelöffel oder 20 mg einer zweiprozentigen Progesteroncreme auf der Haut aufgetragen) Brustschmerzen durch Spasmen der Koronararterien lindert.[25] Eine Firma namens Dimera, teilfinanziert durch die amerikanischen National Institutes of Health (NIH), hat kürzlich das erste Herzmedikament – eine transdermale Form natürlichen Progesterons – für Frauen entwickelt (www.dimera.net). Das Medikament durchläuft im Moment die klinischen Versuche, ist noch nicht auf dem Markt, scheint aber sehr vielversprechend.

WARNUNG VOR JAMSCREME

Weil bioidentisches Progesteron zumeist aus wildem mexikanischem Jams hergestellt wird, versuchen sich manche Frauen aus Kostengründen an Cremes aus wildem Jams. Das Problem ist, dass Jams nur einen Vorläufer des Progesterons enthält, der inaktiv bleibt, wenn er über die Haut aufgenommen wird. Die Umwandlung von wildem Jams in Progesteron kann sich jedoch nur unter Laborbedingungen vollziehen. Jamscreme hat förderliche Phytoöstrogene, aber bietet sicherlich nicht den dokumentierten Nutzen eines standardisierten Progesterons.

Ein weiterer Vorteil der Progesteronsubstitution bezieht sich auf die fast einzigartige Fähigkeit dieses Hormons, bei Bedarf in andere Hormone umgewandelt zu werden. Wenn der Progesteronspiegel beispielsweise angemessen, die Testosteronkonzentration aber zu niedrig ist, kann sich zusätzliches Progesteron tatsächlich in Testosteron umwandeln. Es kann sogar die DHEA-Spiegel erhöhen (siehe *Wie Sie die Funktion Ihrer Nebennieren unterstützen, Seite 153*). Unter den richtigen Bedingungen kann zusätzliches Progesteron sogar zu Östrogen metabolisiert werden. Das ist einer der Gründe, warum so viele Frauen eine Linderung ihrer Symptome empfinden, wenn sie zu Anfang des Klimakteriums, wenn die Spiegel aller drei Hormone stark schwanken, eine Creme mit natürlichem Progesteron verwenden. In der Apotheke gibt es Progesteroncremes (4- oder 8-prozentig) zu kaufen, und ich empfehle sie seit Jahren. Sie können die Creme an einer beliebigen Stelle Ihres Körpers auftragen – am besten direkt auf die Handflächen, weil sie sehr gut durchblutet sind. Progesteron kann aber auch als Gesichts- oder Körpercreme angewandt werden. Es ist kürzlich belegt, dass sogar eine ganz geringe Menge Progesteron auf der Haut sehr wohl vom Körper aufgenommen wird und den Speichelwert des Hormons erhöht.[26]

Das Problem mit synthetischem Gestagen

Synthetisches Gestagen ist eine ganz andere Sache. Das am häufigsten verschriebene Gestagen ist Medroxyprogesteronacetat (MPA; Handelsname Clinofem, Clinovir, Farbutol oder MPA Gyn). Wieder andere sind Norethisteron (Primolut Nor, Gestakadin u. a.), Norgestrel (u. a. in dem Kombinationspräparat Cyclo Progynova) und Medrogeston (u. a. in Presumen Compositum). Gestagen verursacht oder verstärkt viele Symptome (siehe Liste auf der nächsten Seite).

Im Lichte der Ergebnisse der WHI-Studie von 2002 finden sich Progestine als Risikofaktor im Zusammenhang mit Schlaganfall, Herzkrankheit und Brustkrebs. Das ist ein weiterer Grund, warum ich keine der Hormonersatztherapie-Programme empfehle, die synthetisches Gestagen verwenden. MPA schwächt, wie sich gezeigt hat, auch einige der gut dokumentierten positiven Östrogeneffekte auf die Blutgefäße ab. Es erhöht den Gefäßwiderstand, behindert die Durchblutung und steigert den arteriellen Widerstand im Gehirn.

Eine umfassende Untersuchung mit Frauen, die eine Dauertherapie aus Östrogen plus MPA erhielten, ergab in den ersten beiden Jahren der Therapie eine deutliche Zunahme von Myokardinfarkten (Myokard ist die muskuläre Wand des Herzens), Todesfälle aufgrund von Koronararterienerkrankung und Venenthrombosen (Blutgerinnsel in den Venen).[27]

Die Neuanalyse der WHI-Daten von 2010 bestätigt, dass das Risiko auch bei den Frauen bsteht, die eine HET innerhalb von 10 Jahren nach der Menopause nehmen, auch wenn es sich nach sechs Jahren des Gebrauchs wieder abschwächt (was länger ist als der typische Einnahmezeitraum).[28] Eine frühere Analyse der *WHI*- und der *Nurses' Health*-Studiendaten von 2006 ist ebenfalls interessant, weil es den nachteiligen Effekt von synthetischem Progestin belegt. Jüngere Frauen, die Prempro nahmen, hatten ein 30 Prozent höheres Risiko für eine Herzkrankheit, wenn sie mit einer HET innerhalb von zehn Jahren nach der Menopause begannen. Frauen, die allein Östrogen nahmen, hatten ein 44 Prozent niedrigeres Risiko. Ich vermute die Unterschiede bei den beiden Gruppen hat mit dem nachteiligen Effekt von MPAs (Medroxyprogesteronacetat) zu tun.

Bioidentisches Progesteron birgt keine derartigen Risiken, bringt dafür aber viele Vorteile mit sich. In der berühmten PEPI-Untersuchung *(Post-*

menopausal Estrogen/Progestin Intervention) verhinderte oral verabreichtes natürliches Progesteron die negativen Effekte von Cholesterin, die bei Frauen auf Provera beobachtet wurden.

SYMPTOME, DIE DURCH DIE EINNAHME VON SYNTHETISCHEN GESTAGENEN HERVORGERUFEN WERDEN KÖNNEN

- Kopfschmerzen
- Depressionen
- Gewichtszunahme und Aufgeschwemmtheit
- Mangel an sexuellem Interesse
- Gefahr einer Verengung von Blutgefäßen, was zu Brustschmerzen und einer Sauerstoffunterversorgung des Herzens führen kann

Ellen: Zu viel Östrogen, zu wenig Progesteron

Ellen, Töpferin und Yogalehrerin, stellte im Frühjahr des Jahres, in dem sie 43 geworden war, fest, dass sie unter einem leichten »watteköpfigen« Gefühl und Morgenschwindel litt. Eines Tages, als sie ein Röhrchen Aspirin kaufte, wurde ihr plötzlich klar, dass sie, die niemals zuvor Kopfschmerzen gehabt hatte, allmählich regelmäßig damit zu kämpfen hatte – und diese Beschwerden Spannungen, Wetterumschwüngen oder PMS zugeschrieben hatte.

Ihr Arzt entnahm ihr eine Blutprobe und ließ ihren FSH-Wert bestimmen, der hoch war, was ihn überzeugte, dass sie sich in den Wechseljahren befand. Er erklärte Ellen, dass ihre Symptome – Konzentrationsschwäche, Schwindelgefühl und Kopfschmerzen – Wechseljahrssymptome waren und zurückgehen würden, wenn sie hormonell substituiert würde. Er verschrieb ihr Premarin, das sie täglich einnehmen sollte, und zusätzlich Provera für die letzten zwölf Tage eines jeden Monats. Schon nach wenigen Tagen fühlte sich Ellen miserabel. Was sich zuvor wie Spannungskopfschmerz angefühlt hatte, war nun zu einer pochenden, schweren Migräne geworden; sie fühlte sich deprimiert, sie hatte ***restless legs*** (Syndrom der unruhigen Beine), die sie nachts wach hielten, und die meisten ihrer anderen Symptome dauerten an.

Es stimmt, dass die Symptome, die Ellen erlebte, zum Klimakterium »passten«, aber angesichts ihrer relativen Jugend und der Tatsache, dass sie diese Symptome erst seit ein paar Monaten hatte, stand sie wahrscheinlich am Beginn ihrer Wechseljahre – was bei vielen Frauen mit einem niedrigen Progesteronspiegel und einem relativen Östrogenüberschuss einhergeht. Der Bluttest für FSH, auf den ihr Arzt seine Diagnose »Wechseljahre« stützte, ist eine ungenaue Methode, um das Gesamtbild zu beurteilen. Tatsächlich sprachen die Symptome, die Ellen nach Einnahme der verschriebenen Östrogene erlebte, für eine Östrogenüberdosis. Ohne es zu wissen, tat Ellen intuitiv das Richtige: Sie setzte die Östrogene ab. Innerhalb von 24 Stunden begann sie sich besser zu fühlen, und sie schwor sich, hartnäckig auf ihrem Standpunkt zu beharren und nicht mehr zu ihrem Arzt zu gehen. Doch ihre ursprünglichen Symptome hielten an, und schließlich empfahl ihr eine Freundin einen anderen Arzt, der einen Speichel-Hormontest auf Östrogen, Progesteron und Testosteron anordnete.

Die Ergebnisse bestätigten, dass Ellen im Frühstadium des Klimakteriums war und vor allem einen niedrigen Progesteronspiegel aufwies. Nun, da Ellen eine Creme mit natürlichem Progesteron benutzt, um die schwindenden Reserven ihres eigenen Körpers sanft zu ergänzen, fühlt sie sich sehr viel besser und versteht ihren Übergangsprozess auch viel besser. »Ich bin ein Werk, das im Entstehen begriffen ist«, schrieb sie. »Mein hormoneller Zustand verändert sich, und ich weiß, dass das, was jetzt für mich richtig ist, in sechs Monaten vielleicht ein wenig angepasst werden muss.«

Testosteron

Testosteron wird in den Eierstöcken und in den Nebennieren produziert. Seine Hauptaufgabe besteht darin, zusätzliche Energie und sexuellen Antrieb zu liefern. Testosteron und andere Androgene steigern sexuelle Erregung und Aktivität einer Frau. Testosteron erhöht auch die Sensitivität der erogenen Zonen, die Häufigkeit der Orgasmen, die Intensität sexueller Fantasien und die Inzidenz von orgasmischen Träumen.

Nicht bei allen Frauen sinkt der Testosteronspiegel in den Wechseljahren ab – bei einigen erhöht sich der Androgenspiegel sogar. Doch wenn eine Frau aufgrund von chronischem Stress an einer Überlastung der Nebennieren leidet (siehe auch viertes Kapitel), kann es zu einem jähen Testosteronabfall mit Symptomen wie einer verminderten Libido und allgemeiner Abgeschlagenheit kommen. Die operative Entfernung von Eierstöcken, Gebärmutter oder von beidem, wie auch Chemotherapie, Bestrahlung oder Autoimmunerkrankungen können zu einem Testosteronabfall beitragen, der schwerwiegend genug ist, um Beschwerden hervorzurufen.

Aus bis zum jetzigen Zeitpunkt noch ungeklärten Gründen geht bei einigen Frauen die Testosteronkonzentration vom frühen Erwachsenenalter bis ins hohe Alter langsam zurück, während andere Frauen weiterhin ihr ganzes Leben hindurch viel Testosteron produzieren. Die Nebennieren spielen hierbei sicherlich eine wichtige Rolle, doch ob es noch weitere Faktoren gibt, bleibt zu klären. Bevor Sie sich für eine Testosteronsubstitution entscheiden, sollten Sie sich auf jeden Fall via Speichel- oder Bluttest auf freies (ungebundenes) Testosteron einen Mangel bestätigen lassen. Wie bei anderen Symptomen, die mit den Wechseljahren einhergehen können, gibt es zwischen den diskutierten drei Hormonen beträchtliche Überschneidungen.

Bei vielen Frauen liegt ein Rückgang der Libido beispielsweise an einem Östrogenmangel, während der Testosteronspiegel normal ist. Zusätzliches Testosteron bringt natürlich nichts, wenn überhaupt kein Testosteronmangel vorliegt. Ich betone dies so ausdrücklich, weil Testosteronsubstitution von vielen Frauen angefragt wird, weil sie denken, es würde ihrem Sexualleben neuen Schwung verleihen.

Wenn ein Mangel vorliegt, dann gehören zu den Vorteilen einer Testosteronsubstitution ein erhöhtes sexuelles Interesse und eine verbesserte sexuelle Funktion, allgemein mehr Antrieb, ein verbesserter Muskeltonus, eine bessere Stimmung und optimistischere Weltsicht. Vieles spricht auch dafür, dass die Wiederherstellung eines normalen Testosteronspiegels hilft, die Knochendichte zu verbessern.

Testosteron in Vaginalcreme kann auch dazu beitragen, die normale Scheidenwanddicke und Lubrikation (Sekretion einer Gleitsubstanz) wiederherzustellen. Wenn jedoch gar kein Testosteronmangel vorliegt, führt eine Substitution zu einer Überdosierung, die Symptome hervorruft, welche die meisten Frauen äußerst unangenehm finden.

Bioidentisches Testosteron oder DHEA (Dehydroepiandrosteron), eine in den Nebennieren gebildete Vorstufe von Testosteron, gibt es in der Apotheke und kann als Haut- oder Vaginalcreme angewendet werden. Obwohl DHEA frei verkäuflich ist, gibt es doch große Qualitätsunterschiede. Ich empfehle ausschließlich Apothekenqualität. Testosteron gibt es auch als Pflaster.

SYMPTOME EINES TESTOSTERONMANGELS

- Abnahme der Libido
- gestörte Sexualfunktion
- Antriebsschwäche
- vermindertes Wohlbefinden
- Ausdünnung der Schambehaarung

SYMPTOME EINES TESTOSTERONÜBERSCHUSSES

- Stimmungsschwankungen
- Akne, besonders im Gesicht und auf der Kopfhaut
- verstärktes Haarwachstum im Gesicht
- tiefere Stimme

Hormone nehmen oder lieber nicht?

Ob Sie sich in den Wechseljahren für eine Hormonsubstitution entscheiden oder nicht, hängt von einer Reihe von Faktoren ab, darunter Ihr gesundheitlicher Allgemeinzustand, Ihr emotionales und spirituelles Wohlbefinden, Ihr Ernährungszustand, Ihre Lebensweise und so weiter. All diese Faktoren können Einfluss darauf haben, wie gut Ihre sekundären Hormonproduktionsstätten den Bedarf Ihres Körpers zu decken vermögen. Einigen Frauen genügt es zu erfahren, dass die Wechseljahrssymptome nur temporär sind und vorübergehen; sie sind dann bereit, diese Symptome zu erleben, ohne sie medikamentös zu maskieren.

Vor der Entscheidung steht die Bestandsaufnahme

Bevor Sie sich für oder gegen eine Hormonersatztherapie entscheiden, sollten Sie einen kritischen Blick auf sich selbst und Ihre medizinische Vorgeschichte – einschließlich die Ihrer Familienmitglieder – werfen, sodass Sie sich ein präzises Bild von Ihren Zielen und Bedürfnissen machen können. Einige Frauen entscheiden sich primär deswegen für eine Hormonersatztherapie, damit ihre Symptome in den Wechseljahren gemildert werden, und setzen die Hormone ab, sobald die Übergangsphase abgeschlossen ist. Andere fühlen sich hin- und hergerissen. Sie würden es gern mit einer Hormonersatztherapie versuchen, doch es gibt einen Aspekt in ihrer persönlichen oder familiären Krankheitsgeschichte, der, so befürchten sie, ihr Risiko erhöht, wenn sie zusätzlich Östrogen nehmen. Daher besteht der erste Schritt, den Sie tun müssen, wenn es um eine Hormonersatztherapie geht, darin, Ihre Risikofaktoren zu identifizieren und entscheiden, wie viel Gewicht Sie ihnen zumessen.

Wenn ich schreibe, »wie viel Gewicht Sie ihnen zumessen«, dann will ich damit sagen, dass nur Sie allein darüber entscheiden können, wie groß der Einfluss Ihrer kulturellen und familiären Drehbuchanweisungen auf Ihre Realität ist. Klimakterische Beschwerden sind für die meisten Amerikanerinnen eine Realität, während Frauen in anderen Kulturen andere Erfahrungen machen. Wie Untersuchungen gezeigt haben, erleben nur 18 Prozent der chinesischen Fabrikarbeiterinnen in Hongkong Hitzewallungen, während 70 bis 85 Prozent aller nordamerikanischen Frauen darunter leiden.[29] Ich kann Ihnen versichern, dass die Biologie der Eierstöcke in China sich nicht grundlegend von der in Nordamerika unterscheidet. Das spricht für die Macht der Erwartungen und dafür, wie eine ganze Kultur diktieren kann, was jedes Individuum erlebt. Ungeachtet dessen hat jede von uns die Kraft, diesen Einfluss zur Kenntnis zu nehmen und dann ihre Reaktion darauf zu verändern.

Statistiken sagen voraus, was in Gruppen im Allgemeinen passieren wird; sie sagen nichts über Individuen. Untersuchungen haben gezeigt, dass der Glaube einer Frau an ihr kulturelles und genetisches/familiäres Skript (bzw. dessen Ablehnung) entscheidenden Einfluss darauf hat, wie sich ihre Realität abspielt. Menschen, die in ihrer Familie als »schwarze Schafe« gelten, haben die geringste Wahrscheinlichkeit, familientypischen Krankheiten zum Opfer zu fallen, vielleicht weil es ihrem Stil entspricht, Regeln zu missachten und ihren eigenen Weg zu gehen. Da die meisten Ärzte aufgrund ihrer Ausbildung auf Statistiken schielen, wenn sie Entscheidungen treffen und Vorhersagen über unsere Gesundheit machen, ist es entscheidend, dass jede von uns die uns eigene Fähigkeit betont, ein »schwarzes Schaf« zu werden, wenn und falls eine solche Haltung unsere Gesundheit und unsere Perspektive verbessern kann.

Auch wenn wissenschaftliche Untersuchungen vielleicht die Art und Weise verändern können, wie wir intellektuell über etwas denken und wie wir mit wissenschaftlicher Information umgehen, wird unser Verhalten viel stärker von unserer täglichen Beziehung zu Freunden und Familie geprägt als von irgendeinem anderen Faktor. Wenn Sie beispielsweise beobachtet haben, wie Ihre Mutter, Schwester oder beste Freundin nach einer Hormonersatztherapie buchstäblich wieder zum Leben erwachte, werden Sie die Vorzüge einer solchen Therapie vermutlich sehr positiv sehen. Wenn Sie auf der anderen Seite erlebt haben, wie ein Familienmitglied unter Kopfschmerzen, empfindlichen Brüsten und Gewichtszunahme gelitten hat, weil es zu hohe Östrogendosen genommen hat, werden Sie nicht sehr begierig darauf sein, es selbst zu probieren. Und wenn Sie umgeben sind von Tanten, Großmüttern oder anderen älteren weiblichen Rollenvorbildern, die bis ins hohe Alter außerordentlich rüstig und gesund sind und niemals irgendeine Art von Hormonersatztherapie gemacht haben, werden Sie darüber, was wohl passieren wird, wenn Sie ohne Medikamente durch die Wechseljahre gehen, recht positiv denken.

Zu meinem persönlichen Vermächtnis gehören Herz-Kreislauf-Erkrankungen. Meine Mutter verlor beide Eltern durch Herzkrankheiten, und mein geliebter Vater brach im Alter von 68 Jahren auf dem Tennisplatz zusammen und starb – Opfer eines geplatzten Aneurysmas im Gehirn, als meine Mutter erst 52 Jahre alt war und sich gerade in den Wechseljahren befand. Sie beendete ihre Wechseljahre als Witwe in einer Zeit, in der erwartet wurde, dass Frauen nach der Menopause körperlich und gesellschaftlich verblassten. Zwar neigt meine Mutter dazu, konventionelle Weisheiten im Allgemeinen und Arztbesuche im Besonderen zu meiden, doch ihre Schwester und ihre

Freundinnen bekamen immer wieder zu hören, dass sie ohne zusätzliches Premarin kleine, alte Damen mit zerbrechlichem Knochengerüst und schwachem Herzen werden würden. Meine Mutter tat diese Unkenrufe mit einer verächtlichen Handbewegung ab. Noch in ihren Siebzigern, erkletterte sie Berge mit einem schweren Rucksack und war eine begeisterte Skiläuferin. Sie war sozial aktiv, ihr Geist war rasiermesserscharf, ihr Blutdruck lag bei 120/60, ohne dass sie jemals ein Östrogenpräparat genommen hätte. (Sie benutzte gelegentlich einen Tupfer Hautcreme mit natürlichem Progesteron, weil es gegen das »Krachen« in einigen Gelenken hilft.)

Welches medizinische Vermächtnis werde ich von meiner Familie erben? Ich glaube fest, dass ich durch die physischen und emotionalen Entscheidungen, die ich treffe – und durch die Erwartungen und Überzeugungen, die mein Leben prägen –, meine eigene Zukunft gestalte. Ich glaube, dass meine Töchter und meine Enkelkinder dasselbe tun werden. Wäre ich gern ebenso gesund wie meine Mutter, wenn ich in den Siebzigern bin? Natürlich wäre ich das, doch ich glaube, dies wird geschehen, weil ich mich so entschieden habe, nicht, weil ich es geerbt habe.

Was wollen Sie?

Zu viele Frauen (und zu viele Ärzte) sehen die Entscheidung über eine Hormonersatztherapie als eine Entweder/Oder-, eine Ja/Nein-Entscheidung an. Ich sehe darin lieber einen Prozess. Zunächst ist es wichtig, die Ziele zu definieren, die Sie mit einer Hormonersatztherapie zu erreichen hoffen. Anders als Ihnen die Plakate und Werbespots der Pharmaindustrie versprechen, erlaubt Ihnen eine Hormonersatztherapie nicht, die Zeit zurückzudrehen, den Alterungsprozess aufzuhalten und ewig jung zu bleiben.

Tatsächlich wäre so etwas für Ihre physische, emotionale und spirituelle Gesundheit kontraproduktiv. Wenn Sie sich entschlossen haben, zu verleugnen, dass Sie die Lebensmitte überschritten haben kann Sie auch eine Hormonersatztherapie nicht mit dieser Tatsache versöhnen. Ein auf Sie persönlich zugeschnittenes Programm – mit oder ohne zusätzliche Hormongaben – kann jedoch helfen, Ihre körperlichen Symptome und gesundheitlichen Beschwerden zu lindern, sodass Sie Ihre Energie darauf konzentrieren können, Ihre kreativen Leidenschaften zu finden, die in und durch sich selbst die Flammen Ihrer Lebenskraft schüren können. Eine Hormonersatztherapie kann helfen, das Herzklopfen und die Reizbarkeit zu maskieren, die oft mit den Wechseljahren einhergehen. Sie kann jedoch die zu Grunde liegenden Partnerschaftsprobleme nicht lösen, die diese Symptome unter Umständen dazu benutzen, Ihre Aufmerksamkeit zu erregen.

HORMONELLE INTERVENTION – EINE AUSWAHL				
	ART DER ANWENDUNG	ÖSTROGEN	PROGESTERON	BIOIDENTISCHES ODER SYNTHETISCHES HORMON
Ovestin, Oekolp u. v. a.	Vaginalcreme	Estropipat	kein	synthetisch
Estring	Vaginal-Siliconring	Estradiol	kein	
Estramon, Estradot, Dermestril u. a.	Hautpflaster	Estradiol	kein	
Estrogel, Estreva	Hautgel	Estradiol	kein	
„Minipille": alle Präparate auf Mono-Gestagenbasis	innerliche Einnahme	kein	Norethisteronacetat	synthetisch
Depo Provera	innerliche Einnahme	kein	Medroxyprogesteronacetat	synthetisch
Depo-Clinovir	innerliche Einnahme	kein	Medroxyprogesteronacetat	synthetisch
Utrogest	innerliche Einnahme	kein	Mikroprogesteron	bioidentisch
Crinone	Vaginalgel	kein	Progesteron	synthetisch
Prometrium	Vaginalgel	kein	Progesteron	synthetisch
Presomen	innerliche Einnahme	konjugiertes Pferdeöstrogen	Medroxyprogeteronacetat	synthetisch
alle Kontrazeptiva auf der Basis einer Östrogen-Gestagen-Mischung (Activelle u. v. a.)	innerliche Einnahme	Ethinylestradiol	Norethindronacetat	bioidentisches Östrogen, synthetisches Progesteron

Cilest, Pramino	innerliche Einnahme	17-ß-Estradiol	Norgestimat	bioidentisches Östrogen, synthetisches Progesteron
Dermestril, Estradiol u.a.	Hautpflaster	Estradiol	Norethindronacetat	bioidentisches Östrogen, synthetisches Progesteron
Angeliq	innerliche Einnahme	Estradiol	Drospirenon	bioidentisches Östrogen, synthetisches Progesteron

Tag für Tag zeigen neue Untersuchungen, wie wirksam natürliche Methoden, zum Beispiel Ernährungsumstellung, Nahrungsergänzungsmittel, körperliche Bewegung und Heilkräuter einer Frau durch ihre menopausale Übergangsphase helfen können. Obwohl einige Ärzte immer noch nichts über derartige Ansätze wissen und sie Ihnen gegenüber vielleicht gar nicht erwähnen werden, funktionieren sie oft genauso gut wie eine Hormonersatztherapie, wenn nicht gar besser.

Solche Verfahren können auch zusätzlich zu einer hormonellen Substitution eingesetzt werden, um die Dosierung und damit Nebeneffekte sowie potenzielle Risiken zu verringern. Mit anderen Worten: Sie müssen sich nicht unbedingt zwischen einer Hormonersatztherapie und anderen Alternativen entscheiden. Stellen Sie sich Methoden, die Ihren klimakterischen Übergang erleichtern sollen, wie Speisen bei einem Buffet vor. Sie wählen das aus, was Ihnen im Augenblick gefällt, und lassen das stehen, was Ihnen nicht zusagt.

Eine aktive Partnerin bei der Entscheidung werden

Für unsere Mütter und Großmütter war die Entscheidung, eine Hormonersatztherapie zu machen (oder auch nicht), oft eine passive Angelegenheit, die von ihren Ärzten (oder ihren Männern oder ihren besten Freundinnen) getroffen wurde, wobei sich ihre eigene Beteiligung darauf beschränkte, »gute Patientinnen« zu sein.

Oder sie entschieden sich dadurch, dass sie sich nicht entschieden, und ließen die Zeit einfach verstreichen. In jenen Tagen standen nur sehr wenige Präparate für Hormonersatztherapien zur Verfügung; daher gab es praktisch lediglich zwei Wahlmöglichkeiten: ja oder nein. Und bis vor sehr kurzer Zeit wurden die potenziellen Vorzüge allzu oft durch Nebenwirkungen eines falsch gewählten Präparats oder durch die Furcht vor langfristigen Konsequenzen überschattet. Gegen Ende der Neunzigerjahre griffen weniger als 20 Prozent aller Amerikanerinnen zu einem Hormonersatzpräparat, und diejenigen, die es taten, ließen oft schon innerhalb von sechs Monaten wieder davon ab.[30]

Heute sind viele Frauen und ihre Ärztinnen verwirrt angesichts der uneinheitlichen Studienlage. Es bleiben immer noch viele Fragen unbeantwortet, dazu das Risiko von Brustkrebsrisiko durch Prempro. Eins ist klar: Wir brauchen viel mehr Forschung, was die Hormone betrifft, besonders über bioidentische Hormone in niedriger Dosierung.

Gleichzeitig sollten wir im Hinterkopf haben, dass Medizin immer eine Kunst und keine exakte Wissenschaft ist. In den frühen Neunzigern schien alles in der Wissenschaft darauf hinzudeuten, dass die Mehrzahl der Frauen von einer HET profitiert. Frauen wurden damals von Ärzten schräg angesehen, wenn sie das infrage stellten. Dann schlug das Pendel in die ganz andere Richtung aus und nähert sich nun wieder der Mitte. Immer mehr Frauen kennen ihre Optionen und wissen, dass sie die Therapie ändern können, wenn das Ergebnis nicht ihren Wünschen entspricht. Ihnen stehen eine Fülle neuer Informationen über die Physiologie und die Medizin der Wechseljahre zur Verfügung.

Heute verbirgt sich hinter der Frage: »Brauche oder wünsche ich eine Hormonersatztherapie?« ein ganzes Bündel von Fragen, zum Beispiel: Welche Art von Hormonersatztherapie? Welche Stärke? In welcher Kombination? Aus welchem Grund? Für wie lange? Was sind die Risiken?

Die Zahl der Optionen kann zunächst einmal als beängstigend erscheinen, doch am Ende sind die Frauen, die heute eine Hormonersatztherapie wählen, viel zufriedener, als sie es früher waren. Und obwohl ich davon abrate, sich einer Hormonersatztherapie zu unterziehen, um sich gegen das abzustumpfen, was während der Wechseljahre in Körper und Geist passiert, lässt sich durch stilles Erdulden nichts gewinnen. Eingedenk der Vielfalt an Zusammensetzungen und Dosierungen wie auch der vielen Alternativen zu einer Hormonersatztherapie, die es heute gibt, können Sie ein persönliches Behandlungsprogramm entwerfen, das Ihnen durch die Übergangsphase hilft, statt Ihnen zu helfen, das, was geschieht, zu leugnen.

Evie: Labiler Diabetes, labile Hormone

Evie ist eine energische, optimistische Versicherungskauffrau, die sich standhaft weigert, ihrer Zuckerkrankheit – die sich bei ihr im Alter von 13 Jahren manifestierte – zu erlauben, ihr Leben zu beherrschen. Sie überprüft ihren Blutzuckerspiegel regelmäßig und verabreicht sich täglich zwei Insulinspritzen, doch sie gilt als »labile« Diabetikerin und erleidet noch immer mindestens eine diabetische Krise im Jahr.

Evie akzeptiert diese Episoden als naturgegeben und treibt ihre Freunde und Familie mit ihrer Nonchalance manchmal zur Verzweiflung, die wünschten, sie würde ihren Zustand »ernster« nehmen, doch sie gibt zu, dass sie »kratzbürstig« wird, wenn alle sie verhätscheln wollen. Sie hat auch begonnen, eine Verbindung zwischen dem Stand ihres Diabetes und ihrem Gemütszustand zu ziehen. Wenn sie sich über eines ihrer Kinder, ihren Chef oder ihren Mann aufregt, können sich ihr Insulinbedarf und ihre Ernährungsbedürfnisse rasch und drastisch ändern. Evies Ärztin war daher auch nicht überrascht, dass ihr Blutzuckerspiegel aufgrund ihrer Stoffwechselprobleme verrückt spielte, als sie durch ihren klimakterischen Übergang holperte und stolperte. Evie schrieb: »Nebenan ist ein Freizeitpark mit einer wirklich beängstigenden Achterbahn. Sagen wir es so: Ich hab sie zum Tanzen gebracht. Östrogen, Glukose, FSH – alles hüpfte kreuz und quer über den Platz.«

Da ihre Hormonspiegel so erratisch und empfindlich waren, war es schwierig, sie richtig einzustellen, doch nach dem Prinzip von Versuch und Irrtum gelang es Evie und ihrer Ärztin, ein Programm zur Hormonsubstitution zu entwickeln, das ihre Beschwerden sanft linderte, ihren Stoffwechsel stabilisierte und ihrem Körper durch die Übergangsphase half. »Eine Zeit lang war die Reise ziemlich rau und stürmisch, doch als ich endlich die richtigen Hormonkonzentrationen bekam, bemerkte ich innerhalb von Wochen einen Unterschied.«

Ihre Bedürfnisse klären

Um eine optimale Wahl für sich zu treffen, müssen Sie sich über Ihre Bedürfnisse klar werden und dann eine aktive Partnerin werden, indem Sie dafür sorgen, dass diese auch erfüllt werden. Das kann erfordern, mehr als einen Berater zu konsultieren – zum Beispiel neben Ihrem Gynäkologen einen Homöopathen oder einen Arzt für Naturheilkunde. Es kann auch erfordern, Ihren Arzt oder Ihre Ärztin zu bitten, einen Ansatz zu versuchen, mit dem er oder sie nicht vertraut ist – und die Verantwortung für das Ergebnis mitzutragen.

Um damit zu beginnen, verschaffen Sie sich einen Überblick über die folgenden acht gesundheitlichen Situationen und entscheiden Sie, welche auf Sie zutreffen. Das wird Ihnen helfen herauszufinden, welchen Hormonersatz Sie verwenden wollen und für wie lange.

1. Situation: Sie suchen Erleichterung bei Beschwerden, insbesondere bei Hitzewallungen, die Ihren Schlaf stören. Das ist der häufigste Grund, aus dem Frauen sich für eine Hormonersatztherapie, insbesondere für eine Östrogensubstitution, entscheiden. Beschwerden sind jedoch auch der häufigste Grund, warum Frauen eine Hormonersatztherapie wieder absetzen – die Zusammensetzung und/oder die verordnete Dosierung war vielleicht nicht das Richtige für ihre Stoffwechselbedürfnisse, was zu ständigen unangenehmen Nebenwirkungen und/oder zu Symptomen einer Überdosierung führt.

Wenn es Ihnen bei einer Behandlung allein um die Erleichterung von Beschwerden geht, werden Sie wahrscheinlich nur so lange eine Behandlung benötigen, bis der klimakterische Übergang abgeschlossen ist, was sich entweder am Ausbleiben der Periode für mindestens ein Jahr oder durch die Labortests bestätigen lässt, die im vierten Kapitel erläutert sind. Wenn die Hormone abgesetzt werden, kann es zu einer kurzen, klimakteriumsartigen Anpassung kommen, aber wenn Sie über einen Zeitraum von mehreren Monaten von den Hormonen »entwöhnt« werden, sind die Symptome im Allgemeinen schwach. Viele Frauen verzichten auf eine weitere Hormonsubstitution, wenn sie mit Heilkräutern, Sojaprodukten, körperlicher Bewegung und/oder Nahrungsergänzungsmitteln allein gut zurechtkommen. Dies erleichtert häufig die Anpassung an die neuen physiologischen Verhältnisse. Wenn Sie Ihre Symptome lindern wollen, aber aus persönlicher Überzeugung lieber die Finger von zusätzlichen Hormonen lassen möchten, gibt es zahlreiche nichthormonelle Behandlungsweisen, über die Sie sich bei einem Heilpraktiker oder einem Akupunkteur informieren können (siehe sechstes Kapitel).

2. Situation: Sie leiden unter urogenitalen Problemen. Die Gesundheit der Scheidenschleimhaut und des Harnweggewebes wird vom hormonellen Milieu in unserem Körper stark beeinflusst. Viele Frauen leiden unter ganz unterschiedlichen Inkontinenzproblemen. Bei Stressinkontinenz verlieren sie Urin, wenn sie husten, niesen, lachen oder schwere Objekte heben. Bei Dranginkontinenz haben sie Schwierigkeiten, ohne Urinabgang den Weg bis zur Toilette zu schaffen. Außerdem klagen sie über wiederholte Scheideninfektionen mit Hefepilzen, Scheidentrockenheit und/oder Beschwerden beim Geschlechtsverkehr, wiederholte Blaseninfektionen oder häufiges Wasserlassen (sie müssen häufiger als achtmal pro Tag bzw. mehr als einmal pro Nacht Wasser lassen).

Östrogensubstitution (sei es oral oder lokal durch die Haut) und/oder Androgensubstitution (oral, mittels eines Hautpflasters oder auch als Vaginalcreme) hilft selbst in nur relativ kleinen Dosen, das Gewebe von Scheide und Harntrakt gesund zu halten. Schon ein bis zwei mg natürliches Testosteron auf Cremebasis zwei- bis dreimal pro Woche in der Vaginalregion aufgetragen, reichen oft aus. Und manchmal können die Phytoöstrogene, die man in Kräutern, Soja oder Leinsamen findet, dem Vaginalgewebe seine präklimakterische Feuchtigkeit und Elastizität wiedergeben (siehe neuntes Kapitel).

Einige Frauen finden, dass im ganzen Körper zirkulierendes Östrogen (oral oder transdermal aufgenommen) dem Scheiden- und Harnwegsgewebe nicht hilft. Niemand weiß, warum das der Fall ist, doch die Lösung ist eine örtliche Anwendung des Östrogens.

3. Situation: Ihr Herz ist gegenwärtig gesund, doch Sie haben ein erhöhtes Risiko für Herz-Kreislauf-Erkrankungen. Das erhöhte Risiko einer Frau für Herz-Kreislauf-Erkrankungen steht in der Regel zum einen mit einer familiären Belastung (Herzkrankheit oder Herzschlag beim Vater jünger als 55 Jahre oder bei der Mutter oder anderen weiblichen Verwandten ersten Grades jünger als 65) und all den damit einhergehenden Emotionen in Zusammenhang.

Zum anderen geht es mit Lebensstilfaktoren wie Rauchen oder mangelnder körperlicher Bewegung oder aber auch mit einer Prädisposition, wie einem niedrigen HDL- bzw. einem hohen LDL-Cholesterinspiegel oder hohen Triglyceridwerten einher. Die Menopause ist auch eine Zeit, in der die Progesteronwerte fallen, was bei manchen Frauen zu einer Verengung der Herzkranzgefäße führen kann. Die Forschung legt nahe, dass niedrige Progesteronspiegel eher mit einer Herzerkrankung einhergehen als ein Östrogenmangel. Progesteron wird immer noch unterschätzt und nicht richtig verstanden.[31]

Eine Östrogensubstitution senkt das LDL-Cholesterin und erhöht das HDL-Cholesterin.[32] Östrogen übt auch nachweislich einen positiven Effekt auf die Gefäßwände aus, der wahrscheinlich über Stickoxid (NO) vermittelt wird, einer Verbindung, die im Körper produziert wird und dazu beiträgt, die Blutgefäße zu erweitern. (Auch Viagra, das Präparat gegen männliche Impotenz, wirkt über die Stickoxid-Bahnen.) Ich bin davon überzeugt, dass Östrogen viel größere potenzielle Vorteile zeigen würde, wenn Frauen individuelle, auf ihre Bedürfnisse abgestimmte Dosen von natürlichen, bioidentischen Hormonen erhielten.

Wegen ihrer schädlichen Wirkung auf Blutgefäße glaube ich, dass synthetische Gestagene (insbesondere Provera und Amen) gefährlicher sind als ein völliger Verzicht auf Hormone. Um das Risiko für Herzkrankheiten zu senken, empfiehlt es sich auf jeden Fall, nicht zu rauchen, sich regelmäßig genügend körperliche Bewegung zu verschaffen, für eine ausreichende Zufuhr von Vitamin E zu sorgen, sich obst- und gemüsereich zu ernähren und das

Körpergewicht im Normalbereich zu halten (siehe mein Programm für die Herzgesundheit im vierzehnten Kapitel).

4. Situation: Bei Ihnen ist bereits eine Herzkrankheit festgestellt worden. Sie haben vielleicht von aktuellen epidemiologischen Studien gelesen, die dafür sprechen, dass Frauen, die bereits unter einer Herzkrankheit leiden, wenn sie mit einer Hormonersatztherapie beginnen, im ersten Jahr ein leicht erhöhtes Risiko eingehen, eine lebensbedrohliche Kreislaufstörung, wie einen Herzinfarkt oder einen Schlaganfall, zu erleiden. Nach dem ersten Einnahmejahr verringert sich dieses Risiko wieder.

Viele Wissenschaftler sind der Ansicht, dass dies die Folge einer hormonstimulierten Zunahme sogenannter »Entzündungsparameter«, wie C-reaktives Protein, ist, dessen Spiegel im Blut von Frauen, die sich einer Hormonersatztherapie unterzogen, um 85 Prozent erhöht war. Das ist jedoch wieder einmal ein Fall, wo Sie das Kleingedruckte lesen müssen.

Fast alle Frauen in der Studie nahmen Premarin und synthetisches Gestagen. Wie ich oben bereits erwähnt habe, glaube ich, dass dieses erhöhte Risiko hauptsächlich auf den negativen Effekt von Medroxyprogesteronacetat (deutscher Handelsname Clinofem, Clinovir, Farbutol oder MPA Gyn u.a.) zurückgeht. Es trifft auch zu, dass Östrogen in hohen Dosen seit Langem mit einem gesteigerten Risiko für Blutgerinnsel in Zusammenhang gebracht worden sind, die besonders bei Raucherinnen die Gefahr eines Herzinfarkts erhöhen. Zusammenfassend kann man sagen: Frauen mit oder ohne Herzkrankheiten sollten synthetische Gestagene meiden und ihre Östrogendosen so natürlich und so niedrig wie möglich halten.

5. Situation: Sie haben ein erhöhtes Osteoporoserisiko oder bei Ihnen ist bereits ein Verlust an Knochensubstanz festgestellt worden. Eine Frau, deren Mutter oder Großmutter an Osteoporose leidet, hat ein potenziell erhöhtes Risiko für diese Erkrankung, auch wenn wir nicht wissen, ob dies aufgrund einer Vererbung so ist oder weil wir dazu neigen, Gewohnheiten, Lebensstile und Lebenserwartungen zu »erben«, die uns für eine weniger optimale Knochendichte prädisponieren (siehe zwölftes Kapitel, was weitere Risikofaktoren angeht; viele davon lassen sich kontrollieren). Eine Östrogensubstitution hilft ohne Zweifel, einem Knochensubstanzverlust, wie er mit den Wechseljahren einhergeht, vorzubeugen, und eine ständige Östrogenzufuhr senkt das Risiko für Knochenbrüche um 50 Prozent oder mehr. Der knochenschützende Effekt von Östrogen hält jedoch nur so lange an, wie eine Frau Östrogen einnimmt.

Androgene, wie Testosteron, spielen ebenfalls eine Rolle beim Erhalt der Knochengesundheit. Frauen, die einen natürlich hohen Testosteronspiegel haben, sind weniger gefährdet, Osteoporose-bedingte Knochenbrüche zu erleiden. Wie sich gezeigt hat, hilft eine niedrig dosierte Testosteronsubstitution, die Knochendichte zu erhalten.

Eine Reihe von Substanzen – Calcitonin, Bisphosphonate wie Alendronat (Handelsname Fosamax), aber auch Präparate wie Tamoxifen (Nolvadex) und Raloxifen (Evista) für Frauen mit Hormonrezeptor-positiven Mammakarzinomen – verhindert ebenfalls einen Verlust der Knochensubstanz und senkt das Frakturrisiko. Wie im Fall der Hormonsubstitution wirken sie nur so lange, wie eine Frau sie einnimmt.

Hohe Dosen von Sojaprotein, regelmäßiges Training mit Gewichten und Vitamin D sind ebenfalls sehr effiziente Mittel, um die Knochendichte zu erhalten und das Frakturrisiko zu senken, und das sowohl in den Wechseljahren als auch danach.

6. Situation: Sie haben ein erhöhtes Alzheimer-Risiko. Nach unserem heutigen begrenzten Verständnis dieser hirnorganischen Störung ist eine familiäre Belastung der stärkste krankheitsbegünstigende Faktor, auch wenn die meisten Menschen, die an Alzheimer erkranken, keine genetische Prädisposition aufweisen. Weniger Übereinstimmung herrscht in Bezug auf die These, die in einigen Untersuchungen geäußert wird, dass eine hohe Aluminiumaufnahme (via Aluminium-Kochgeschirr oder Nahrung aus Aluminiumbüchsen) ebenfalls zum Alzheimer-Risiko eines Menschen beitragen kann.

Alle Hormone können die Gehirnfunktion beeinflussen – Androgene und Progesteron ebenso wie Östrogen – und viele Frauen produzieren ihr ganzes Leben hindurch genügend dieser Hormone, um ihr Gehirn zu schützen. Tatsächlich hat eine britische Untersuchung an postmenopausalen Frauen, die sich keiner Hormonersatztherapie unterzogen haben, im Jahr 2000 ergeben, dass diejenigen mit dem höchsten endogenen Östradiolspiegel das geringste Risiko hatten, an Alzheimer zu erkranken.[33] Und es gibt darüber hinaus viele Dinge, die eine Frau heute tun kann, um ihre geistigen Funktionen im späteren Leben zu schützen (siehe zehntes Kapitel).

7. Situation: Sie haben ein erhöhtes Risiko für Brust-, Gebärmutter-, Eierstock- oder Blasenkrebs. Eine persönliche oder familiäre Krankengeschichte, die ein erhöhtes Risiko für eine oder mehrere dieser hormonkorrelierten Krebsarten nahelegt, macht die Entscheidung für oder gegen eine Hormonersatztherapie für viele Frauen sehr belastend. Hier sind die Fakten: Aktuelle

Untersuchungen sprechen dafür, dass die Dosis und die Zusammensetzung des Hormonpräparates beim Krebsproblem eine wichtige Rolle spielen.

Obwohl alle Typen von Östrogen in hohen Dosen, über lange Zeit eingenommen, potenziell das Wachstum von Brustkrebs fördern können, glaube ich, dass Premarin (siehe auch Seite 170) wegen seiner vermuteten DNA-schädigenden Wirkung und seiner höheren biologischen Wirksamkeit stärker karzinogen wirkt als bioidentische Östrogene. Mit anderen Worten: Es könnte sein, dass das erhöhte Brustkrebs- und Gebärmutterkrebsrisiko, das frühere Untersuchungen ergeben haben, eher mit einer Überdosierung bzw. einer falschen Darreichungsform von Östrogen in Zusammenhang stand als mit Östrogen an sich.

Die Zugabe von synthetischem Progestin verkompliziert die Sache zusätzlich. Die WHI-Studie von 2002 hat klar gezeigt, dass Frauen, die Prempro über fünf Jahre oder länger nehmen, ihr Brustkrebsrisiko im Vergleich zur Placebogruppe erhöhen. Doch nicht alle Studien haben ein erhöhtes Brustkrebsrisiko ergeben.

Tatsächlich zeigen die jüngsten Studien, dass bioidentische Hormone (einschließlich Progesteron) ein signifikant niedrigeres Brustkrebsrisiko aufweisen. Auch der Östrogen-Arm der WHI-Studie hat kein erhöhtes Risiko erbracht. All diese Frauen hatten jedoch Hysterektomien und von daher ohnehin ein geringeres Risiko.

Wenn Östrogen in einer Weise verabreicht wird, die stärker der Art und Weise ähnelt, wie es im Körper produziert wird – in physiologischen Dosen, die auf die Bedürfnisse des Körpers abgestimmt sind, in bioidentischer Form und gemeinsam mit bioidentischem, nicht mit synthetischem Progesteron –, beginnt es, seinen Schrecken zu verlieren (siehe dreizehntes Kapitel).

Für eine Frau, die in die höchste Risikokategorie für Brust-, Gebärmutter- oder Ovarialkrebs fällt, sich aber in der symptomatischen Phase der Wechseljahre Unterstützung wünscht, gibt es zwei Optionen, die dieses Risiko wahrscheinlich nicht weiter erhöhen.

Erstens kann sie in den ersten fünf Jahren oder kürzer, wenn ihre Symptome am stärksten sind, bioidentische Hormone in der geringstmöglichen Dosis nehmen. Das erfordert eine Feinabstimmung der Dosierung mittels Speichel- oder Bluttests auf freies Hormon, sodass sie nicht mehr als die Menge zu sich nimmt, die notwendig ist, um ein physiologisches Gleichgewicht und eine Linderung der Symptome zu erreichen.

Zweitens kann sie sich für eine nichthormonelle, auf Kräutern basierende Behandlung entscheiden (siehe sechstes Kapitel). Was Dickdarmkrebs (Colon-Rektum-Krebs) angeht, so ist das Bild klarer. Dickdarmkrebs macht

11,2 Prozent aller Krebsfälle unter Amerikanerinnen aus – und steht damit an dritter Stelle hinter Brustkrebs und Lungenkrebs. In Häufigkeit und Mortalität übersteigt er damit Gebärmutterschleimhaut-, Eierstock- und auch Gebärmutterhalskrebs. Eine Zusammenfassung von zehn Untersuchungen über die Einnahmedauer von Östrogen bei Frauen ergab ein um 34 Prozent verringertes Risiko für Dickdarmkrebs. Dieser Schutz geht innerhalb weniger Jahre nach dem Absetzen der Hormontherapie jedoch fast völlig verloren. Auch wenn niemand sicher weiß, warum, sieht es so aus, als ob Östrogen zu einer Abnahme von Gallensäuren führt, Verbindungen, die in der Leber produziert und mit der Förderung von Dickdarmkrebs in Verbindung gebracht werden.[34]

8. Situation: Ihre Menopause ist vorzeitig (vor Ihrem 40. Lebensjahr) eingetreten oder künstlich und abrupt ausgelöst worden (durch Operation, Krankheit, Chemotherapie oder Bestrahlung). Frauen mit einer derartigen medizinischen Vorgeschichte benötigen mit höherer Wahrscheinlichkeit eine systemische Hormonersatztherapie, ein Programm, das ihnen im ganzen Körper physiologisch angemessene Hormonkonzentrationen liefert, statt eher lokal wirkende Präparate oder Kräuter und Ernährungspläne.

Dafür gibt es mehrere Gründe. Erstens sind die physischen und mentalen Symptome, die mit einem verfrühten oder abrupten Abbruch der natürlichen Hormonproduktion einhergehen, in der Regel schwerwiegender als bei einem allmählicheren klimakterischen Rückgang. Zweitens erfordert sowohl die verfrühte als auch die künstliche Menopause offenbar eine erhöhte Unterstützung für Herz-Kreislauf-System, Knochengerüst und Gehirn, die eine Hormonersatztherapie liefern kann.

Bei einer vorzeitigen Menopause bleibt der Körper einer Frau viel länger ohne körpereigene hormonelle Unterstützung, als es der Fall wäre, wenn die Menopause erst später im Leben eingetreten wäre. Meine Empfehlung ist, eine Kombination von bioidentischen Hormonen zu verwenden, wobei die Dosierung auf den Ergebnissen Ihres Blut- oder Speichel-Hormonspiegels basieren sollte.

Sandy: Menopause aufgrund einer Operation

Sandy hatte eine »plötzliche« Menopause im Alter von 35 Jahren, als ihre Eierstöcke wegen einer schweren Endometriose (Versprengung der Gebärmutterschleimhaut) entfernt werden mussten. Das führte zu dem abrupten Hormonentzug, der für die künstliche Menopause typisch ist. Bis zu ihrer Operation hatte Sandy geglaubt, dass sie keine Hormonersatztherapie machen werde, wenn sie auf natürliche Weise in die Wechseljahre käme. Nun waren ihre Beschwerden, gelinde gesagt, erheblich. Und die Tatsache, dass sie nun annähernd 15 Jahre länger ohne ihre normale Hormonausstattung sein würde, bedeutete, dass ihre Knochendichte, ihre Herzgesundheit und ihre geistigen Funktionen in Zukunft leiden könnten.

Daher kam Sandy zu dem Schluss, sie habe keine andere Möglichkeit, als mit einer Hormonersatztherapie zu beginnen. »Ehrlich gesagt«, schrieb sie, »fühlte ich mich so elend, dass ich der Entscheidung über diesen Punkt hinaus nicht mehr meine volle Aufmerksamkeit widmen konnte.«

Sie und ihr Arzt entschieden sich für ein Hautpflaster, das bioidentisches Östrogen (17-beta-Östradiol) enthielt; dazu nahm sie Kapseln mit natürlichem Progesteron ein. Ohne große Probleme fanden sie die optimale Dosis für sie, und Sandys Wohlbefinden besserte sich deutlich.

»Nun konnte ich mich endlich den Entscheidungen zuwenden, die meine Zukunft betrafen«, schrieb Sandy. »Ich hatte nach der Menopause wirklich keine Hormonersatztherapie machen wollen, aber ich wollte mein Risiko für Osteoporose oder Herzerkrankungen auch nicht erhöhen, daher erschien es mir richtig, unter diesen Umständen zu einer Hormonsubstitution zu greifen. Dann fiel es mir ganz plötzlich wie Schuppen von den Augen: Ich kann die Vorteile von beiden Ansätzen kombinieren! Ich entschied mich, diese Hormone zu nehmen, bis ich 55 bin, wenn ich meine klimakterische Übergangsphase vermutlich natürlich vollendet hätte, und dann werde ich die Hormone langsam absetzen und au naturel durch meine postmenopausalen Jahre segeln! Seitdem ich diesen Plan gefasst habe, fühle ich mich viel glücklicher. Ich habe das Gefühl, diese Idee war ein Dankeschön meines Körpers dafür, die ›Regeln‹ ein wenig zu verbiegen und ihn während dieser zusätzlichen 15 Jahre Menopause mit Hormonen zu versorgen.«

Wann man mit einer Hormonersatztherapie beginnen sollte

Im Verlauf der Jahre habe ich Hunderte von Frauen erlebt, denen empfohlen wurde, während ihrer stürmischen Wechseljahre »durchzuhalten«, weil ihre Ärzte ihnen keine Hormone verschreiben wollten, bis sie die Menopause eindeutig hinter sich hatten. Das muss nicht so sein. Sie sollten sich frei fühlen, sich das zu nehmen, was Sie brauchen, wenn Sie es brauchen – und dazu gehören Hormone, Kräuter, Ernährung, Veränderungen der Lebensweise oder eine Kombination aus allem.

Da Menopause eine retrospektive Diagnose ist, werden Sie nicht wissen, dass Sie dort sind, bis Sie dort sind! Für diejenigen Frauen, die bei klimakterischen Beschwerden Hilfe wollen und finden, dass ein nichthormoneller Ansatz keine echte Erleichterung bringt, die jedoch befürchten, dass zusätzliches Östrogen ihr Brustkrebs- oder ihr Gebärmutterkrebsrisiko erhöht, steht eine Hormonersatztherapie nicht unbedingt außer Frage (siehe auch achtes und dreizehntes Kapitel).

Wie ich bereits erklärt habe, bin ich nicht davon überzeugt, dass die Einnahme von niedrig dosierten, bioidentischen Östrogenen in den fünf Jahren oder weniger, in denen die klimakterischen Symptome im Allgemeinen am stärksten sind, ein bedeutendes Risiko darstellt. Danach kann man langsam einige oder alle Hormone absetzen oder sie durch andere Alternativen ersetzen. Erstaunlicherweise gibt es keine Untersuchungen, die belegen, dass die Einnahme von Östrogen selbst bei Frauen mit Brustkrebs kontraindiziert ist, obwohl viele Ärzte und ihre Patientinnen verständlicherweise Bedenken haben, dieses Hormon in einem solchen Fall zu nehmen.

Bisher bin ich in der Lage gewesen, meine eigenen Hitzewallungen mit einer täglichen Portion Sojaproteinpulver, das 160 mg Soja-Isoflavone enthält, in den Griff zu bekommen. Ich benutze auch eine Hautcreme mit natürlichem Progesteron, Don Quai, und eine Kombination chinesischer Heilkräuter (siehe sechstes Kapitel).

Vielleicht gehe ich später einmal zu einer Form von niedrig dosiertem, bioidentischem Östrogen über. Gegenwärtig liegt mein Östrogenspiegel nach Speicheltest (siehe Seite 142) noch immer im Normalbereich. Ich folge auch einem Ernährungsplan, der den Insulinspiegel normal hält, betreibe regelmäßig Sport und unterziehe mich von Zeit zu Zeit einer Akupunkturbehandlung. Mein Blutdruck und mein Cholesterinspiegel sind niedrig, und meine Knochendichte ist gut.

DIE PRINZIPIEN EINER HORMONERSATZTHERAPIE

- Stellen Sie Ihren natürlichen Hormonspiegel fest, indem Sie Ihren Hormonspiegel mit Ende dreißig oder zu Beginn Ihrer Wechseljahre analysieren lassen.
- Substituieren Sie nur solche Hormone, die auch tatsächlich ergänzt werden müssen.
- Verwenden Sie die niedrigste Dosis, die effektiv ist.
- Verwenden Sie bioidentische Hormone, die dieselbe molekulare Struktur aufweisen wie diejenigen in Ihrem Körper.
- Unterstützen Sie Ihre Hormonersatztherapie mit einer gesunden Ernährung, den richtigen Nahrungsergänzungsmitteln und körperlicher Bewegung.
- Seien Sie realistisch: Das Ziel ist nicht, die Uhr zurückzudrehen. Vielmehr besteht das Ziel darin, Ihr Wohlbefinden und Ihren Allgemeinzustand zu optimieren, sodass Sie die zweite Hälfte Ihres Lebens mit höchster Vitalität und geistiger Klarheit genießen können.

BEI DER HORMONTHERAPIE KOMMT ES AUF DAS TIMING AN

Eine der brandheißen Themen in der Hormonforschung ist die Frage, warum eine Hormontherapie für eine Frau gut ist, die sie früh, d. h. vor 60 nimmt, aber schlecht für eine Frau, die sie später nimmt. Warum dieser Unterschied besteht, ist Teil der »Hypothese des Timings«, die sich sowohl auf die Herz- und Gehirngesundheit bezieht wie auch auf das relative Risiko für verschiedene Krebsarten, Osteoporose und affektive Störungen. Dieses Konzept wurde sogar im Januar 2010 auf einem Symposium mit dem Titel »Window of Opportunity of Estrogen Therapy for Neuroprotection« (Das Zeitfenster der Östrogentherapie bei der Neuroprotektion) präsentiert vom Stanford Center for Neuroscience in Women's Health am Stanford Center for Longevity.

Hier die Zusammenfassung, warum führende Wissenschaftler glauben, dass das Alter bei der HET eine Rolle spielt. Wenn man einem gesunden Gehirn Östrogen zuführt, dann agieren seine Moleküle wie kleine Schlüssel, die in alle möglichen Schlösser passen, mittels derer sich die Türen zu einer Reihe von positiven Effekten öffnen: HDL (das »gute« Cholesterin) wird erhöht, was herzschützend wirkt. Wohlfühlhormone wie Serotonin und Dopamin reguliert.

Östrogen hilft bei Gehirnzellwachstum und Plastizität (der Fähigkeit, auf verschiedene Einflüsse zu reagieren), was das Gehirn fördert und einen Schutz vor Krankheiten wie Alzheimer bietet. Doch wenn das Östrogen einem Gehirn zugeführt wird, das schon natürlich gealtert ist oder sich in den frühen Alzheimer-Stadien befindet, dann lassen sich die meisten Schlösser nicht mehr öffnen. Dann hat Östrogen entweder keinen Schutz oder schlimmer noch schädigt Hirnzellen und befördert ihren Untergang.

Deshalb suggeriert die Timing-Hypothese, dass Nutzen oder Schaden einer HET davon abhängt, wie gesund ihr Gehirn bei der Erstanwendung ist. Dies nun aber festzustellen ist nicht leicht. Deshalb bleibt den Frauen nur, die unbekannten Faktoren (zukünftige Risiken und unsichtbare Vorgänge im Körper) abzuwägen. Bleiben Sie dran, was weitere Entwicklungen und Ergebnisse dieser innovativen Wissenschaft betrifft.

Renée: Die Kontrolle verlieren, Mitgefühl finden

Auch wenn viele von uns genaue Vorstellungen davon haben, wie wir unsere Wechseljahre meistern werden und was wir tun bzw. nicht tun werden, müssen wir bereit sein, all unsere vorbereiteten Pläne fallen zu lassen, sobald wir tatsächlich beginnen, durch diese Erfahrung zu gehen. Renées Geschichte ist dafür ein wunderbares Beispiel.

»Ich hatte bereits vor langer Zeit entschieden, mein Haar nicht zu färben, wenn es grau wird, und keine Hormone zu nehmen, wenn ich in die Wechseljahre komme. Die Wechseljahre würden für mich eine wunderbare Sache werden. Ich hatte mir alles genau ausgemalt. Dann, an meinem 47. Geburtstag, starb mein Vater ohne

Vorwarnung an einem schweren Herzanfall. Meine Mutter, verwirrt und verängstigt und auf Unterstützung angewiesen, zog zu uns. Kurz darauf verlor mein Mann David sein Kapital und stand plötzlich vor der Aussicht, Ende des Jahres seinen Job zu verlieren. Und ich wurde eine Woche später von meiner ersten Hitzewallung überrascht und erschreckt, die so stark war, dass meine Brillengläser beschlugen. Emotional, finanziell, hormonell und was mein allgemeines Gefühl für Sicherheit anging, war mir, als würde mir der sprichwörtliche Boden unter den Füßen weggezogen. Meine Hitzewallungen wurden immer störender, besonders, wenn sie mitten in der Nacht auftraten und mir den Schlaf raubten. Ich benahm mich meiner Mutter und David gegenüber reizbar, bekam in meinem eigenen Haus klaustrophobische Anfälle – ich vermute, ich konnte mit all den unerwarteten Belastungen nicht fertig werden, die zum ungünstigsten Zeitpunkt meiner biologischen Entwicklung aufkamen, den ich mir vorstellen konnte.

Als meine Gynäkologin meinte, ich bräuchte wohl ein wenig hormonelle Unterstützung, seufzte ich erleichtert und akzeptierte sie, und jetzt fühle ich mich viel besser. Bereits die Entscheidung, Hilfe anzunehmen, hat auf der Stelle bewirkt, dass ich mich besser fühlte! Das, was ich aus all dem gelernt habe, trifft nicht nur für die Wechseljahre zu: Man kann nicht alles kontrollieren. Ich habe immer alles gern perfekt unter Kontrolle gehabt, aber jetzt verstehe ich, dass wir alle den Wechselfällen des Lebens unterworfen sind und dass wir Mitgefühl mit uns selbst haben und bereit sein müssen, hin und wieder die Richtung zu wechseln, um uns an das anzupassen, was das Leben von uns verlangt, ganz gleichgültig, in welcher Lebensphase wir uns gerade befinden!«

Ein Hauch Hormone

Nehmen wir einmal an, Sie hätten sich dafür entschieden, es mit einer Hormonersatztherapie zu versuchen. Sie haben noch immer Ihre Periode, aber Sie bekommen vor Beginn der Blutungen Hitzewallungen. Sie haben auch gelegentlich nächtliche Schweißausbrüche. Ich würde Ihnen empfehlen, in dieser Situation zunächst einmal Ihren Hormonspiegel testen zu lassen.

Der ideale Zeitpunkt ist etwa eine Woche vor Einsetzen der Periode, weil Sie dann Ihren Progesteron-Spitzenwert zu diesem Zeitpunkt ermitteln können, und dies sollte Ihnen auch eine Vorstellung davon geben, wie viel Östrogen und Testosteron normalerweise in Ihrem Körper zirkuliert. Diese Werte werden Ihnen auch einen Anhaltspunkt für das Niveau geben, auf dem Sie Ihre Hormone halten wollen, wenn Sie einmal mit der Hormoneinnahme angefangen haben.

Als Nächstes sollten Sie, abhängig von Ihrem Hormonspiegel, beginnen, dasjenige Hormon zu substituieren, das am niedrigsten ist. In den meisten Fällen wird es Progesteron sein, vielleicht auch Östrogen. Wir stellen jedoch zunehmend fest, dass viele Frauen in den Wechseljahren überdies einen Androgenmangel aufweisen. Wie bereits erwähnt, führt natürliches Progesteron in Form einer Hautcreme nachweislich zu guten Blutwerten. Unter Umständen ist das schon alles, was Sie brauchen. Versuchen Sie es zwei Wochen vor Ihrer Periode, und setzen Sie nach Beginn Ihrer Periode die Verwendung zwei Wochen aus. Sie können es auch mit einem Drei-Wochen-/Eine-Woche-Turnus versuchen. Die allermeisten Frauen stellen fest, dass sich ihre Symptome innerhalb eines Monats, vom Beginn der Anwendung an gerechnet, abschwächen. Fahren Sie damit fort, solange Sie gute Ergebnisse erzielen. Wenn Ihr Östrogenspiegel zu niedrig ist, sollten Sie mit der niedrigstmöglichen Östrogendosierung beginnen. Östrogen ist verschreibungspflichtig, und Sie müssen mit einem Arzt zusammenarbeiten, um Bluttests durchzuführen und die für Sie richtige Dosierung herauszufinden. Viele Frauen mögen Östrogenpflaster, weil sie so bequem anzuwenden sind, in vielen verschiedenen Stärken erhältlich sind und mehrere Tage lang auf der Haut verbleiben können. Andere nehmen lieber eine Pille ein.

Wenn Sie Östrogen nehmen, müssen Sie sicherstellen, dass Sie genug Progesteron haben, um zu verhindern, dass sich Ihre Gebärmutterschleimhaut zu stark aufbaut. Das lässt sich bei manchen Frauen mit einer Progesteron-Hautcreme erreichen. Andere brauchen unter Umständen höher konzentriertes Progesteron, was nur auf Rezept erhältlich ist.

Die gute Neuigkeit ist folgende: Immer mehr Ärzte kennen sich inzwischen mit bioidentischen Hormonen aus und arbeiten eng mit Apothekern zusammen, die darauf spezialisiert sind, individuelle Kombinationen zuzubereiten, die auf die speziellen Bedürfnisse einer bestimmten Frau zugeschnitten sind. Es ist immer am besten, vorzubauen und sicherzustellen, dass Ihr Arzt bereit ist, mit Ihnen über einen individuellen Behandlungsplan mit natürlichen Hormonen zu sprechen, bevor Sie Zeit und Geld für einen Arztbesuch verschwenden. Wenn Ihr Arzt/Ärztin über diesen natürlichen Ansatz nichts weiß, dann sollten Sie ihn/sie darüber informieren oder sich einen anderen Arzt/Ärztin suchen.

Wie lange sollten Sie Hormone nehmen?

Die Dauer Ihrer Hormonsubstitution hängt gänzlich davon ab, warum Sie Hormone nehmen und was Sie sonst noch tun, um dieselbe Wirkung zu erzielen. Wenn Sie beispielsweise ursprünglich mit der Östrogeneinnahme begonnen haben, um Ihre Knochen gesund zu erhalten, inzwischen aber regelmäßig ein Gewichtstraining absolvieren, können Sie das Östrogen wahrscheinlich langsam absetzen, ohne dass Ihre Knochendichte zurückgeht.

Wenn Sie jedoch auf der anderen Seite ein überzeugter Stubenhocker und Bewegungsmuffel sind und wissen, dass Sie ein erhöhtes Osteoporoserisiko haben, dann nehmen Sie besser weiterhin Östrogen oder eines der anderen Präparate, um Ihre Knochendichte für den Rest Ihres Lebens zu erhalten. Mit niedrig dosierten, bioidentischen Hormonen übertreffen die Vorteile einer Hormonersatztherapie die Nachteile wahrscheinlich bei Weitem – insbesondere dann, wenn Sie sich dabei gut fühlen, Risikofaktoren aufweisen, die durch eine Hormonersatztherapie nachweislich verringert werden, oder eine Familiengeschichte haben, in der keine gesunden, vitalen neunzigjährigen weibliche Verwandten vorkommen!

Die übergroße Mehrheit aller Frauen beginnt Hormone, Kräuter oder beides zu nehmen, um sofort Erleichterung bei Wechseljahrssymptomen wie Hitzewallungen oder Scheidentrockenheit zu finden. Andere machen sich weit mehr Sorgen wegen Alzheimer, Osteoporose und Herzerkrankungen; ihnen geht es um eine mögliche Vorsorge. Hormone zu nehmen, um sich kurzzeitig symptomatisch Erleichterung zu verschaffen, ist etwas ganz anderes, als Hormone zur langfristigen Krankheitsvorbeugung zu nehmen. Die meisten Frauen erleben den größten Teil ihrer Wechseljahrssymptome in einer Zeitspanne von 5 bis 10 Jahren. Danach verschwinden die Symptome im Allgemeinen ganz von selbst. Immer mehr Frauen wenden nunmehr seit über 10 Jahren bioidentische Hormone an. Sie fühlen sich gut, wenn sie sie nehmen und schlecht, wenn nicht. Hier ist ein Beispiel einer 60-jährigen Frau aus meiner Praxis:

»Seit dem Abbruch der WHI-Studie nehme ich Östrogentabletten plus 100 mg Progesteron am Tag. Meine Gebärmutter sowie der größte Teil meiner Eierstöcke wurden bei mir aufgrund von Endometriose schon mit Ende 30 entfernt. Bis zur Menopause habe ich keine Hormone genommen, doch dann litt ich an Herzrasen, Benommenheit und schlimmen Hitzewallungen. Als ich die Hormone einnahm, fühlte ich mich wie neugeboren. Nehme ich sie nicht, dann fühle ich mich seltam und habe Blaseninkontinenz. Ich mache Sport und regelmäßig Yoga, trinke keinen Alkohol und bin mit meinem Leben zufrieden. Ist es ungewöhnlich, über einen so langen Zeitraum Hormone zu nehmen?« Zieht man in Betracht, dass diese Frau wie Tausende auch, keine normale Eierstockfunktion hat und sich sehr gut mit einer kleinen Menge bioidentischer Hormone fühlt, empfehle ich, die fortgesetzte

Einnahme. Ja, es gibt ein mögliches Risiko. Aber warum Einbußen in der Lebensqualität in Kauf nehmen, um ein mögliches zukünftiges Risiko zu vermeiden? Wie bei allem, muss die Entscheidung von den individuellen Umständen abhängig gemacht werden.

WENN SIE HORMONE GENOMMEN HABEN, SIE NUN ABER GÄNZLICH ABSETZEN MÖCHTEN

Hören Sie nicht einfach so auf. Schleichen Sie ihre Einnahme aus, damit sich Ihr Körper daran gewöhnen kann. Hier ein Ausschleichungsplan:

Erste Woche:	Lassen Sie die Sonntagspille aus
Zweite Woche:	Lassen Sie die Sonntags- und Dienstagspille aus
Dritte Woche:	Lassen Sie die Sonntags-, Dienstags- und Donnerstagspille aus
Vierte Woche:	Lassen Sie die Sonntags-, Dienstags-, Donnerstags- und Samstagspille aus
Fünfte Woche:	Lassen Sie die Sonntags-, Dienstags-, Donnerstags-, Freitags- und Samstagspille aus
Sechste Woche:	keine Hormone mehr

Während und nach dem Abgewöhnen unterstützen Sie Ihren Körper mit Pflanzenhormonen. Essen Sie viel Obst und Gemüse plus Leinsamen und Soja (vgl. Kapitel sechs). Sie brauchen ebenfalls ein gutes Multivitamin- und Mineralstoffpräparat, um Ihre Nebennieren und Eierstöcke bei der Hormonregulation zu unterstützen.

Nicht in Stein gemeißelt

Nachdem die ersten Ergebnisse der *Women's Health Initiative Study* veröffentlicht waren, hörten viele Frauen umstandslos mit ihrer HET auf. Auch sorgten sich viele, dass Sie sich und Ihrem Körper mit der Therapie irreparablen Schaden zugefügt hätten. Doch das stimmte nicht. Um das Ganze in die Perspektive zu bringen: Die allermeisten Frauen der WHI-Studie, die Prempro eingenommen hatten, hatten keine negativen Ergebnisse zu befürchten. Ihr Sterberisiko war nicht größer als in der Placebogruppe.

Die Daten sagen, dass wenn 10 000 Frauen Prempro ein Jahr lang nehmen, acht mehr einen invasiven Brustkrebs bekommen hätten, als es der Fall gewesen wäre, wenn sie es nicht genommen hätten. Zusätzliche sieben werden einen Herzinfarkt bekommen, acht einen Schlaganfall und achtzehn Blutgerinnsel. Es werden allerdings auch sechs weniger Darmkrebsfälle dabei sein und fünf weniger Hüftfrakturen.[35] Deshalb haben wir jetzt die Situation, dass Frauen, die wirklich von einer HET profitieren würden, durch das potenzielle Krebsrisiko so verängstigt sind, dass sie keine machen und unnötig leiden. Deshalb sollten alle Frauen wissen, dass sie ihr Nebenwirkungsrisiko durch ein Umsteigen vom synthetischen Prempro auf niedrig dosierte bioidentische Hormone senken können. Auch können sie bei Bedarf eine HET ausschleichen, um unerwünschte Ausschläge einzelner Hormone zu vermeiden.

Weil der Körper jeder Frau ein Werk ist, das im Entstehen begriffen ist, kann es sein, dass sich Ihr hormoneller Status – und Ihr Bedarf für ein bestimmtes hormonelles Substitutionsprogramm – im Laufe der Zeit ändert. Wenn Sie sich für eine Hormonsubstitution entschieden haben, empfiehlt es sich, im ersten Jahr Ihren Hormonspiegel alle drei bis sechs Monate überprüfen zu lassen. Vergleichen Sie die Ergebnisse damit, wie Sie sich fühlen. Das kann Ihnen helfen, herauszufinden, ob und wo Ihre Verschreibung einer Feinabstimmung bedarf. Wenn Sie ein Niveau erreicht haben, bei dem Sie sich wohlfühlen, müssen Sie Ihren Hormonspiegel nur noch etwa einmal pro Jahr testen lassen.

Denken Sie auch daran, dass Rezepturen, die bei einer Frau gut funktionieren, bei einer anderen nicht unbedingt zu optimalen Resultaten führen. Sie möchten vielleicht eine andere Rezeptur, einen anderen Applikationsweg oder eine andere Dosierung versuchen oder von Hormonsubstitution auf nichthormonelle Präparate wie Kräuter umsteigen oder vice versa. Bleiben Sie bei diesem Entscheidungsprozess ruhig und gelassen – Sie können Ihre Meinung jederzeit ändern, wenn Ihre Wahl den Erwartungen nicht entspricht.

VI

Nahrungsmittel und Nahrungsergänzungsmittel

Jahrtausende hindurch, lange bevor unsere Kultur auf pharmazeutische Produkte vertraut hat, haben sich Frauen auf ihre Intuition und Mutter Natur verlassen, um sich und ihre Familien gesund zu halten. Geleitet von ihrer inneren Weisheit haben unsere Vorfahrinnen in der bunten Apotheke der Natur heilende Pflanzen gesammelt – duftende Kamille für beruhigende Tees, frischen Ingwer, um Übelkeit und Schwindel vorzubeugen und den Magen zu beruhigen, und Fingerhut, um den Herzschlag zu regulieren.

Es ist bemerkenswert, dass unsere heilpflanzenkundigen Ahninnen, obwohl durch Tausende von Kilometern getrennt, oft gleiche Heilpflanzen wählten, um die gleichen Beschwerden zu behandeln. Indianerinnen und ihre chinesischen Geschlechtsgenossinnen verwendeten beide Angelika (Dong Quai), um Wechseljahrssymptome zu behandeln.

Heute wird diese uralte, intuitive Weisheit durch objektive wissenschaftliche Untersuchungen vertieft, die bestätigen, was weise Frauen stets gewusst haben: Pflanzen enthalten eine breite Palette von Inhaltsstoffen, wie essenzielle Fettsäuren, Phytoöstrogene und Antioxidantien, die heilen und uns helfen können, in allen Lebensphasen, einschließlich der Wechseljahre, gesund zu bleiben.

Heilpflanzen und Nahrungsmittel optimal einzusetzen erfordert ein Umdenken. Pflanzenmedizin und Nahrungsmittel wirken nicht so auf den Körper, wie es Medikamente oder selbst bioidentische Hormone tun. Moderne Pharmaka und Hormone bestehen in der Regel aus einem einzigen, gereinigten Wirkstoff (oft aus einer pflanzlichen Quelle gewonnen und dann biochemisch verändert), der sorgfältig standardisiert worden ist und dessen biologische Wirkungen gemessen worden sind. Auf der anderen Seite enthalten ganze Heilpflanzen und vollwertige Nahrungsmittel viele unterschiedliche aktive Inhaltsstoffe, die synergetisch im Körper arbeiten. Vieles spricht für die Annahme, dass man, um den vollen Nutzen aus einer Pflanze zu ziehen, die ganze Pflanze konsumieren muss – oder ein Produkt, das aus einem Teil der ganzen Pflanze, wie Wurzel oder Blätter, hergestellt ist – statt nur einen einzigen Inhaltsstoff. Untersuchungen zeigen, dass ganze Sojaprodukte bessere Resultate erbringen als Kapseln oder Pillen, die isolierte Soja-Isoflavone enthalten.

In der allopathischen westlichen Medizin, der sogenannten Schulmedizin, versuchen wir, ein Symptom oder eine Krankheit mit einem einzelnen Wirkstoff zu behandeln – wir verabreichen zum Beispiel Hormonpillen, um starke Menstruationsblutungen zu stoppen oder auch um unregelmäßige Perioden zu regulieren. Die Hormonpillen kontrollieren Symptome, sie wirken jedoch nicht gegen das zugrunde liegende Ungleichgewicht.

Heilpflanzen und Nahrungsmittel mit ihrer ganz besonderen Kombination interaktiver Ingredienzien arbeiten hingegen anders; sie versuchen, den Körper gleichzeitig auf mehreren Ebenen auszubalancieren.

Entsprechend gibt es viele verschiedene Pflanzen und Lebensmittel, die man zur Regulation des Menstruationszyklus oder als allgemeine Stärkungsmittel in den Wechseljahren anwenden kann, beispielsweise Sojaprodukte, gemahlene Leinsamen, Dong Quai, Pueraria mirifica oder Mönchspfeffer, um nur einige zu nennen. Sie alle enthalten Substanzen, die helfen, das endokrine System in unterschiedlicher, doch synergistischer Weise auszubalancieren.[1]

WER SOLLTE HEILPFLANZEN IN BETRACHT ZIEHEN?

- Ihre Symptome sind nicht sehr ausgeprägt, aber Sie hätten gern ein wenig Unterstützung.
- Sie glauben, dass Heilpflanzen einfach natürlicher und besser sind als verschriebene Hormone.
- Sie möchten eine Hormonersatztherapie aus Angst vor Brustkrebs oder anderen gesundheitlichen Bedenken gern vermeiden.
- Sie unterziehen sich einer Hormonersatztherapie in irgendeiner Form, würden aber gern zusätzlich die Vorzüge von Heilpflanzen nutzen.
- Sie vertragen keine Hormonsubstitution.

Heilpflanzen wirken zudem am besten, wenn sie als Teil eines Gesamtplanes betrachtet werden, der eine gute Ernährung, körperliche Bewegung und verbesserte Beziehungen einschließt.

Mit anderen Worten: Wir müssen uns Heilpflanzen und Lebensmitteln in einer ganzheitlichen Denkweise nähern, die fragt: »Welche Lebensmittel oder Heilpflanzen werden mir am besten helfen, meinen Körper auszubalancieren, sodass er sich selbst heilen kann?«, statt der stärker dualistischen: »Welche Pille brauche ich, um dieses Symptom zu bekämpfen?«

Grundprinzipien der Heilpflanzentherapie in den Wechseljahren

Um Heilpflanzen in den Wechseljahren richtig und gezielt einzusetzen, sollten Sie folgende Grundprinzipien verstehen.

- Alle pflanzlichen Nahrungsmittel enthalten sogenannte Phytonährstoffe (von phyto, griech. = Pflanze). Das sind einzigartige Substanzen, die während des natürlichen Wachstums produziert werden und spezifisch für bestimmte Pflanzengene und Umweltbedingungen sind. Über den Geschmack und den Nährwert hinaus, den sie Speisen verleihen, können Phytonährstoffe eine therapeutische Rolle spielen, indem sie die physiologischen Prozesse in unserem Körper beeinflussen. Das ist die Ausgangsbasis der Pflanzenheilkunde. Ein Beispiel dafür ist das phytochemische Indol-3-Carbinol, das man in Gemüsearten aus der Familie der Kreuzblütler (Cruciferen) findet, zum Beispiel in Brokkoli. Diese Substanz wandelt die stärksten Östrogene im Körper offenbar in schwächere, weniger karzinogene Formen um. Eine Ernährung, die viel Gemüse aus der Familie der Kreuzblütler beinhaltet, senkt daher das Risiko für Brustkrebs, Brustempfindlichkeit und Aufgeschwemmtheit, die alle mit einem zu hohen Östrogenspiegel in Zusammenhang stehen.
- Die Grenze zwischen dem Einsatz von Heilpflanzen als Nahrung und ihrem Einsatz als Medikament ist unter Umständen fließend. Ganz allgemein gilt, dass der potenziell pharmazeutische Effekt umso größer ist, je mehr Sie von einer Pflanze zu sich nehmen. Aus Sicherheitsgründen sollten Sie die Dosis möglichst niedrig halten und den Anweisungen auf den Packungen oder den Empfehlungen eines Heilpflanzenkundigen, zum Beispiel eines Apothekers, folgen. Sie sollten Ihren Arzt auch wissen lassen, welche Heilpflanzen Sie nehmen, weil einige Heilpflanzen die Wirkung von manchen Medikamenten abschwächen oder auf andere Weise verändern können. Das liegt daran, dass beide über dieselben Leberenzyme verstoffwechselt werden.
- Aktuelle Fortschritte bei der Standardisierung von Heilpflanzenpräparaten haben zu einer durchgängig einheitlicheren Qualität und Stärke

geführt. Die wirksamsten Produkte sind diejenigen, die die ganze Pflanze (oder Pflanzenteile wie die Wurzel) mit einem standardisierten Prozentsatz aktiver Inhaltsstoffe kombinieren.

- Die üblichen Heilpflanzen gegen Wechseljahrsbeschwerden, die in diesem Kapitel erwähnt werden, werden seit Tausenden von Jahren sicher und wirksam verwendet und haben nur selten Nebenwirkungen. Einige Menschen können jedoch manchmal empfindlich auf sie reagieren – genauso, wie es bei bestimmten Nahrungsmitteln oder Medikamenten zu Überreaktionen kommen kann. Es gibt auch viele Heilpflanzen, deren Giftigkeit bekannt ist und die nur unter Aufsicht eines erfahrenen Arztes, Heilpraktikers oder Pharmazeuten genommen werden sollten. Dazu gehören beispielsweise Tollkirsche (Belladonna), Frauenwurzel (Caulophyllum), Lobelie (Lobelia) und Kermesbeere (Phytolacca).
- Phytoöstrogene, die natürlichen Hormone, die man in Pflanzen findet, sind nicht dasselbe wie die Hormone im weiblichen Körper, auch wenn sie ähnliche positive Wirkungen haben mögen. Solche Phytoöstrogene kommen in mehr als 300 Pflanzen vor, darunter auch einigen, die in den Vereinigten Staaten und Europa regelmäßig auf dem Speiseplan stehen, wie Äpfel, Möhren, Weizen, Pflaumen, Oliven, Kartoffeln, Grün- und Schwarztee und Kaffeebohnen sowie Sonnenblumensamen. Sojabohnen und Leinsamen sind besonders reich an diesen Substanzen.[2] Phytoöstrogene lassen sich in zwei große Familien unterteilen: in die Isoflavone, zu denen Verbindungen wie Genistein, Daidzein und Coumestrol gehören, und in die Lignane, zu denen Matairesinol, Enterolacton und Enterodiol gehören.

Die Östrogenaktivität von Phytoöstrogenen ist geringer als die von menschlichen Östrogenen – sie liegt im Bereich von einem Hundertstel oder einem Tausendstel derjenigen von Östradiol. Phytoöstrogene zeigen darüber hinaus eine antioxidative und antiproliferative (das heißt Zellwucherungen hemmende) Wirkung, die noch erforscht wird. Das heißt, dass sie die Fähigkeit besitzen, Zellschäden zu verhindern, die durch freie Radikale hervorgerufen werden, der Hauptursache für vorzeitige Gewebsalterung, und sie helfen überdies, ein abnormes Zellwachstum zu verhindern.

Wie andere Östrogene binden Phytoöstrogene an Östrogenrezeptoren in unserem ganzen Körper. (Wie Forschungen gezeigt haben, finden sich Östrogenrezeptoren auf der Oberfläche fast jeder Körperzelle, nicht nur auf den Zellen von Scheiden-, Gebärmutter- und Brustgewebe.) Wenn diese Phytoöstrogene andocken, üben sie eine ausgleichende oder »adaptogene« Wirkung aus[3], das heißt, wenn Ihr Östrogenspiegel niedrig ist, haben diese

Pflanzeninhaltsstoffe einen östrogenen Effekt, wenn Ihr Östrogenspiegel jedoch zu hoch ist, blockieren sie die stärkeren Östrogene. Aus diesem Grund kann dieselbe Heilpflanze sowohl in Fällen benutzt werden, in denen ein Östrogenüberschuss herrscht (wie beim PMS), als auch in denjenigen, wo ein Östrogenmangel vorliegt (wie bei Hitzewallungen).

Phytoöstrogene regen das Wachstum von östrogensensitivem Gewebe in der Brust und im Uterus nicht an; tatsächlich konnte in einigen Tierstudien gezeigt werden, dass sie Brusttumoren hemmen, wahrscheinlich deshalb, weil sie Östrogenrezeptoren besetzen und eine Überstimulierung der Zellen verhindern.[4] Zudem spricht nichts dafür, dass Heilpflanzen gegen Wechseljahrsbeschwerden beim Menschen krebsfördernd wirken; einige sind sogar für ihre antikanzerogene Wirkung bekannt.[5] Aus diesem Grund sind Heilpflanzen zur Linderung von Wechseljahrsbeschwerden für Frauen, die sich wegen des Krebsrisikos sorgen, eine ausgezeichnete Wahl.

- Viele Pflanzenextrakte üben eine stärkende Wirkung auf die Unterleibsorgane – und andere Organe – einer Frau aus. Das heißt, sie regen die Durchblutung an und erhöhen in einigen Fällen sogar das Gewicht dieser Organe.[6] Wie gezeigt werden konnte, erleichtern Heilpflanzen wie Wanzenkraut und Mönchspfeffer (Keuschlamm) Wechseljahrsbeschwerden auch durch ihre Wirkung auf die Hypophyse.
- Im Allgemeinen üben Heilpflanzen ihre Wirkung viel langsamer und allmählicher aus als Medikamente oder selbst die bioidentischen Hormone, die ich oft empfehle. Haben Sie also ein wenig Geduld, und seien Sie darauf vorbereitet, drei bis vier Wochen zu warten, bis sich eine Wirkung zeigt.
- Und schließlich werden Heilpflanzen gegen Wechseljahrsbeschwerden häufig kombiniert, weil erfahrene Naturheilkundler herausgefunden haben, dass ihre Wirkungen synergistisch sind, das heißt sich verstärken und zu besseren Ergebnissen führen, wenn sie auf diese Weise angewandt werden. Chinesische Heilpflanzenrezepturen haben den Standard für diese Synergie gesetzt.

Die wichtigsten Heilpflanzen gegen Wechseljahrsbeschwerden

Ich möchte Ihnen im Folgenden einige der am besten untersuchten Heilpflanzen gegen Wechseljahrsbeschwerden vorstellen. Sie können allein oder in Kombination angewendet werden. Bitte seien Sie sich darüber im Klaren, dass diese Liste alles andere als vollständig ist. Viele andere Heilpflanzen, wie Chinesische Pfingstrose (Paeonia lactiflora), Herzgespann (Leonurus cardiaca) und Falsches Einhorn (Chamaelirium luteum) sind ebenfalls wirksam.

Don Quai (Angelica sinensis, auch als Chinesische Angelika, Dang Gui und Tang Kuei bekannt) hat eine ausgezeichnete phytoöstrogene Wirkung und ist auch schon als das Ginseng der Frauen bezeichnet worden, weil es Energie und Wohlbefinden steigern kann. Es wird eingesetzt bei Amenorrhoe (Ausbleiben der monatlichen Regelblutung), unregelmäßigen Perioden und starken uterinen Blutungen. Meine Akupunkteurin, die aus Taiwan stammt, hat mir erzählt, dass Don Quai eines der am häufigsten benutzten Pflanzenpräparate in China ist und von vielen Frauen sowohl in ihren reproduktiven Jahren als auch in den Wechseljahren genommen wird.

Don Quai wirkt darüber hinaus schmerzstillend, antiallergisch und antibakteriell; es entspannt die glatte Muskulatur und kann die Blutgefäße stabilisieren.[7]

Don Quai ist frei verkäuflich. Es bildet die Grundlage fast aller Rezepturen gegen Wechseljahrsbeschwerden und kann ohne zeitliche Beschränkung genommen werden. In Asien kochen die Frauen die unbehandelte, getrocknete Pflanze zusammen mit Hühnchen, um daraus eine Suppe oder einen Eintopf zuzubereiten. Die empfohlene Dosierung für die meisten Don-Quai-Präparate ist wahrscheinlich zu niedrig, um wirklich hilfreich zu sein (in der Regel 4,5 g/Tag). Wenn Sie diese Dosis eigenmächtig erhöhen wollen, werden Sie wohl kaum Probleme bekommen, doch es empfiehlt sich stets eine Überwachung durch einen Arzt oder Heilpraktiker, der sich mit traditioneller chinesischer Medizin auskennt.

Hinweis: Wenn die Möglichkeit besteht, dass Sie schwanger sind, sollten Sie auf die Einnahme von Don Quai verzichten.

Mönchspfeffer oder Keuschlamm (Vitex agnus-castus): Mönchspfeffer ist ein Laubbaum, der in der Mittelmeerregion heimisch ist. Er übt nachweislich eine starke Wirkung auf die Hypophyse aus, erhöht die Sekretion von LH (Luteinisierendes Hormon) und verringert die Produktion von FSH (Follikel stimulierendes Hormon), was wiederum die Hormonproduktion in Richtung auf mehr Progesteron und weniger Östrogen verschiebt.[8] Das gilt als der Hauptgrund dafür, dass Mönchspfeffer dazu beiträgt, unregelmäßige Perioden zu regulieren, die aus den hormonellen Schwankungen in den Wechseljahren resultieren. Er wirkt zudem ähnlich wie der Neurotransmitter Dopamin. Mönchspfeffer hat sich besonders bei Frauen bewährt, die unter PMS-ähnlichen Symptomen oder spärlichen, unregelmäßigen Perioden leiden. Wie sich gezeigt hat, verringert er den Appetit, lindert Depressionen und verbessert den Schlaf. Bis Mönchspfeffer wirkt, können mehrere Monate vergehen.

Die übliche Dosierung ist 1 Teelöffel der zerstoßenen Frucht auf eine Tasse Wasser viermal täglich oder 20 bis 75 Tropfen eines Pflanzenauszugs im Verhältnis 1:3 ein- bis viermal pro Tag.
Hinweis: Mönchspfeffer kann bei empfindlichen Menschen zu Ausschlag führen. Nehmen Sie ihn nicht zusammen mit Neuroleptika ein, und auch dann nicht, wenn Sie schwanger sind oder stillen.

Wanzenkraut (Cimifuga racemosa), auch Silberkerze genannt: Wanzenkraut wird in Nordamerika schon seit Hunderten von Jahren verwendet. Indianer bezeichnen es als »Krampfrinde«. Es ist überdies eine beliebte chinesische Heilpflanze und findet häufig Anwendung in Rezepturen gegen Wechseljahrsbeschwerden. Wanzenkraut bindet an Östrogenrezeptoren, wo es selektiv eine Erhöhung von LH unterdrückt, die in den Wechseljahren auftritt.[9] Sein östrogenartiger Effekt lindert Hitzewallungen, nächtliche Schweißausbrüche und emotionale Labilität.

Es hilft auch bei PMS-Symptomen. Wie klinische Untersuchungen zeigen, lindert es Wechseljahrsbeschwerden wie Depressionen, Scheidentrockenheit, Hitzewallungen und Menstruationskrämpfe (obwohl jüngste Studien anzeigen, dass Wanzenkraut nur bei einem Drittel der Frauen wirkt, viel weniger als in der Placebo-Gruppe).[10] Viele Frauen nehmen Wanzenkraut gegen Wechseljahrsbeschwerden und brauchen nichts anderes. Obwohl dieses Kraut ursprünglich als Phytoöstrogen betrachtet wurde, zeigen Studien, dass es eher auf die Neurotransmitter Dopamin und Serotonin einwirkt.

Eine standardisierte Formulierung von Wanzenkraut wird unter der Handelsmarke Remifemin vertrieben und gehört zu den meistverwandten Kräutern in Europa, wo der Gebrauch als Alternative zur HET gut dokumentiert ist. Viele Frauen nehmen Remifemin allein zur Linderung von Wechseljahrsbeschwerden. Klinische Studien zeigen, dass es wirkt bei: Depression, Vaginaltrockenheit und Menstruationsbeschwerden. Dänemark allerdings hat das Kraut kürzlich aus dem Verkehr gezogen, weil es im Verdacht steht, schwere Leberschäden hervorzurufen. Doch derlei Schäden sind selten und die Evidenz noch nicht gesichert. (Schuld war womöglich ein verwandtes Kraut, was fälschlicherweise auf der Packung als Wanzenkraut angegeben war.)

Die übliche Eingangsdosis bei Remifemin ist 1–2 Tabletten (20 mg pro Tablette) zweimal täglich. Eine weitere Möglichkeit der Wanzenkrauteinnahme geht so: dreimal täglich 1–2 g Wanzenkrautpulver als Tee. Eine neue Formulierung von Wanzenkraut ist das BNO 1055, was von der Firma Biono-

rica im angelsächsischen Sprachraum als Menopret vertrieben wird. Es hat bei Brustkrebspatientinnen Hitzewallungen genauso gut gelindert wie konjugierte Östrogene (bei 47 Prozent der Frauen in der Studie sogar gänzlich).[11]
Hinweis: Wanzenkraut kann mit Medikamenten gegen zu hohen Blutdruck in Wechselwirkung treten und bei einigen Frauen zu niedrigem Blutdruck führen.

Maca (Lepidium peruvianum Chacon): Dieses Kraut ist adaptogen, was bedeutet, dass es den Körper in seinen Anpassungsleistungen auf alle Arten von Stress unterstützt. Maca wird in Peru (dort ein Grundnahrungsmittel) traditionell zur Hormonregulierung bei Männern und Frauen eingesetzt; und die Forschung zeigt, das es die (Sexual)Hormone anregt, die sexuelle Lust und die Energie steigert. Diese Eigenschaften machen es ganz besonders geeignet für Frauen in und nach den Wechseljahren.[12] Femmenessence MacaPause ist eine Rezeptur mit garantiert hoher Wirksamkeit und hoher Bioverfügbarkeit. Es wird hergestellt von Natural Health International (www.naturalhi.com).

Die Standarddosierung ist zwei 500-mg-Kapseln zweimal täglich. Wenn Sie nach vier bis sieben Wochen keine Besserung bemerken, dann fragen Sie Ihre Ärztin, ob sie etwas mehr nehmen können.
Hinweis: Frauen, die Schilddrüsenhormone nehmen, sollten unter der Einnahme von Femmenessence ihre Werte beobachten, denn womöglich muss die Schilddrüsenmedikation verringert werden. Frauen, die Tamoxifen nehmen, sollten Femmenessence nicht verwenden.

Süßholz (Glycyrrhiza glabra): Süßholz ist eine holzige, ausdauernde Pflanze der gemäßigten Breiten, die ein bis zwei Meter hoch werden kann. Verwendet werden die getrockneten Ausläufer und die Wurzeln. Süßholz gehört zu den am häufigsten verwendeten und wissenschaftlich am besten untersuchten Heilpflanzen. Zu den aktiven Komponenten in der Süßholzwurzel gehören Isoflavone und Lignane. Süßholz hat vielfältige pharmakologische Wirkungen; es wirkt unter anderem östrogen, antiallergisch, antibakteriell und antikarzinogen und hilft zudem, das Östrogen/Progesteron-Verhältnis zu regulieren. Überdies unterstützt es die Nebennierenfunktion und wirkt aus diesem Grunde sehr gut bei Erschöpfungszuständen.

Die übliche Dosis beträgt bis zu ¼ Teelöffel des eingedickten Extrakts ein- oder zweimal pro Tag.
Hinweis: Sie sollten Ihren Blutdruck überwachen, um sicherzustellen, dass er stabil bleibt. Die Kortisol-ähnlichen Eigenschaften bestimmter Inhaltsstoffe

dieser Wurzel können bei Menschen, die zu einem erhöhten Blutdruck (Hypertension) neigen, zu Problemen führen. Bei Menschen mit niedrigem Blutdruck kann diese Pflanze dazu beitragen, das Problem zu korrigieren und unter Kontrolle zu bringen.

Nutrafem: Dieses neue und vielversprechende natürliche Phytoöstrogen enthält Pflanzenauszüge aus der Rinde von *Eucommia ulmoides* (Chinesischer Gummibaum) und *Vigna radiata* oder Mungbohnen. Dieses Ergänzungsmittel bewirkt, dass die körpereigenen Östrogene besser wirken. Eine placebokontrollierte Studie aus 2010 hat ergeben, dass bei 43 Prozent der Frauen, die Nutrafem nahmen, innerhalb von 7 Tagen die Symptome um die Hälfte zurückgingen, bei Hitzewallungen waren es sogar 90 Prozent.[13] Obwohl die meisten Frauen schnell zu einer Besserung kamen, braucht es normalerweise drei Monate, bis die volle Wirkung einsetzt. Wenn Sie eine Hormonersatztherapie absetzen, kann es über einen Zeitraum von mehreren Wochen zu wechselnden Symptomen kommen, bevor sich unter Nutrafem wieder alles einpendelt.

Nutrafem vermindert auch Fatigue und diffuse Schmerzen, Phytoöstrogene erhalten die Knochengesundheit. Natürliche Antioxidantien gleichen den Schaden durch freie Radikale aus. Nutrafem gibt es nur im angelsächsischen Raum. (nähere Informationen unter www.emersonecologics.com bzw. www.nutrafem.com).
Hinweis: Nicht anwenden bei Schilddrüsenüberfunktion oder Zysten in der Brust.

Amberen: Ebenfalls eine Ergänzung für Frauen in den Wechseljahren. Amberen wird von Lunada Biomedical hergestellt. Es ist im angelsächsischen Raum frei verkäuflich und enthält Kalzium, Magnesium, Zink, Vitamin E, den Neurotransmitter Monosodium L-Glutamat und die Aminosäure Glyzin, die die Gehirnzellaktivität reguliert.

Amberen verbessert den Austausch zwischen Gehirn und Hormonsystem, was zu einer verbesserten Hormonregulation führt. Eine kürzlich erhobene Studie hat gezeigt, dass es bei Hitzewallungen, Gewichtszunahme, Stimmungsschwankungen, Fatigue, Ängstlichkeit und Libidoverlust ohne Nebenwirkungen Linderung verschafft.[14]
(Bezug: www.amberenonline.com.)
Hinweis: Krebspatientinnen sollten ihren Arzt oder ihre Ärztin konsultieren, bevor sie Amberen nehmen; das gilt auch für Frauen, die hormonstimulierende Medikamente bekommen.

Pueraria Mirifica (PM): Auch als Thailändische Kudzu-Wurzel bekannt. PM ist zweifellos eine der wirksamsten Mittel bei Wechseljahrsbeschwerden. Mehr als 700 Jahre findet es aufgrund seiner hormonähnlichen Wirkung Einsatz bei Männern und Frauen. Bei einer Vielzahl von Beschwerden hat es sich als sicher und wirksam erwiesen. Dazu zählen: Vaginaltrockenheit, Hitzewallungen, Nachtschweiß und Depressionen. In einer Phase-I-Studie wurden alle Wechseljahrssymptome von »mittelschwer« auf »leicht« verringert, wobei sich der größte Effekt in den ersten 30 Tagen einstellte. Normalerweise setzt bei Frauen die Wirkung schon in der ersten Woche ein.

Nicht alle Pueraria sind gleich. Von den dreizehn verschiedenen Arten in Asien, enthält nur eine genügend von dem Pflanzensterol Miroestrol, das eine östrogenartige Wirkung auf Knochen und Scheidengewebe ausübt sowie Brust- und Gebärmuttergesundheit vor den Nachteilen einer Östrogendominanz schützt.[15]

Seine Wirkung resultiert aus der Interaktion mit Östrogenrezeptoren, wodurch das körpereigene Östrogen reguliert, nicht aber verändert wird. In einer Studie, die PM mit konjugierten Pferdeöstrogenen (Premarin) vergleicht, hat PM vergleichbare östrogene Effekte ohne die Nebenwirkungen.[16]

Eine andere Studie, die in Thailand von Dr. Chatsri Deachapunya durchgeführt wurde, wurde belegt, dass PM keine Wirkung auf das Epithelgewebe der Gebärmutter hat (einschließlich normaler und Krebszellen), was die Sicherheit unterstreicht.[17]

Auch ist gezeigt worden, dass PM im Labor das Wachstum von Brustkrebszellen anhalten kann (womit aber nicht bewiesen ist, dass dies auch bei menschlichen Krebszellen der Fall ist, A. d. Ü.).[18] Nehmen Sie eine Marke mit standardisiertem Miroestrol (ungefähr 20 mg von Miroestrol auf 100 g). Bislang gilt eine maximale Einnahme von 10 mg pro kg Körpergewicht pro Tag als sicher. Prüfen Sie dies bei der Anwendung. Ich empfehle unter anderem H.R.T. Plus von Longevity Plus (H.R.T. steht für Herbal Remedy from Thailand), erhältlich bei www.longevityplus.com oder PM in PhytoGen Complex von Solgar.

Jede der erwähnten Heilpflanzen gegen Wechseljahrsbeschwerden hilft, ob allein oder in Kombination mit anderen, ein breites Spektrum von Symptomen zu lindern, darunter Scheidentrockenheit, Hitzewallungen und Stimmungsschwankungen. Ich rate Ihnen, eine oder mehrere von ihnen mindestens einen Monat lang auszuprobieren. Wenn Sie dann immer noch Beschwerden haben, fügen Sie eine weitere dieser Heilpflanzen hinzu oder wählen Sie eines der spezifischeren Heilmittel, die in den anderen Kapiteln aufgeführt sind.

Heilende Lebensmittel für die Wechseljahre

Zwar enthalten viele Lebensmittel Vitamine, Mineralstoffe und Phytoöstrogene, die sich gesundheitsfördernd auf den klimakterischen Übergang auswirken, doch einige sind besonders hilfreich: Soja, frisch gemahlener Leinsamen und Nahrungsmittel, die Bioflavone enthalten. Ganz unabhängig davon, für welche Behandlung – falls überhaupt – Sie sich in den Wechseljahren entscheiden: Ich empfehle Ihnen, Ihre Ernährung mit wenigstens einem dieser »Supernahrungsmittel« zu ergänzen.

Soja

Soja kann wie die erwähnten Heilpflanzen bei Wechseljahrsbeschwerden als sichere Alternative zu einer Hormonersatztherapie benutzt werden; es bietet die meisten Vorteile einer Hormonersatztherapie ohne irgendwelche Risiken oder Nebenwirkungen. Wenn Sie Hormone nehmen und sich gut dabei fühlen, können Sie dennoch die Vorteile von Soja nutzen. Möglicherweise erlaubt Ihnen eine Kost, die reich an Soja und anderen Phytoöstrogenlieferanten ist, sogar, die Gesamtdosis der Hormone zu verringern, die Sie nehmen. Viele Frauen, die im Rahmen einer Krebstherapie Antiöstrogene (Tamoxifen, siehe Seite 550) erhalten, berichten über eine Linderung ihrer Symptome, wie Hitzewallungen und Depressionen, wenn sie ihre Sojazufuhr erhöhen.

Die schulmedizinische Forschung bestätigt, dass Sojaproteine als regelmäßige Komponenten der Ernährung Häufigkeit und Intensität von Hitzewallungen sowie anderen Wechseljahrsbeschwerden vermindern können. Anscheinend kann praktisch jedes Körpersystem von Sojaproteinen profitieren. Viele Frauen in den Wechseljahren berichten, dass Soja ihrer Haut, ihren Haaren und Nägeln hilft, und nach zwei bis drei Monaten mit hohen Sojaproteindosen berichten viele, dass ihre Scheidenfeuchtigkeit wieder so ist wie vor Beginn der Wechseljahre.

Es hilft auch Frauen mit Stimmungsschwankungen, PMS-Symptomen, Migränekopfschmerzen, unregelmäßigen Perioden und Gewichtszunahme, und senkt nachweislich den Kalziumverlust durch die Nieren.[19] Untersuchungen haben auch gezeigt, dass Sojaprotein dazu beiträgt, das Fettgewebe bei menopausalen Frauen zu reduzieren und das Muskelgewebe zu fördern.[20] Wie ebenfalls gezeigt werden konnte, senkt es aufgrund seines wucherungshemmenden Effekts das Risiko für Brust- und Gebärmutterschleimhautkrebs.[21]

Hunderte von Untersuchungen dokumentieren weitere Vorzüge von Soja. Eine aktuelle Untersuchung beobachtete beispielsweise 50 Frauen in den Wechseljahren, die zwölf Wochen lang pro Tag drei Sojamilchdrinks oder drei Handvoll geröstete Sojakerne zu sich nahmen, was einer Tagesdosis von 60 bis 70 mg Isoflavonen entspricht.[22] Die folgenden Vorzüge wurden berichtet:

Herz: Die Forscher haben eine 5,5-prozentige Zunahme an »gutem« HDL-Cholesterin und eine 9-prozentige Abnahme an »schlechtem« LDL-Cholesterin gemessen. Viele andere Studien haben ebenfalls die Fähigkeit von Soja dokumentiert, das LDL zu senken[23], den Cholesterinspiegel insgesamt und Triglyceride[24]. Ferner reduziert Soja den Plasmaspiegel von c-reaktivem Protein (CRP), ein wichtiger Entzündungsmarker im Blutbild[25], sowie Homocystein[26]. Tatsächlich hat die FDA am 26. Oktober 1999 die Aussage gebilligt, dass Sojaprotein das Risiko für Erkrankungen der Herzkranzgefäße herabsetzt.[27] Es konnte ebenfalls gezeigt werden, dass es einen positiven Effekt auf die Blutgefäßreaktivität[28] ausübt, was der Grund sein könnte, warum es bei Migränekopfschmerz hilft. Darüber hinaus wirkt es auf das Endothel, die Auskleidung der Blutgefäße, in gesunden postmenopausalen Frauen.[29]

Knochen: Die Untersuchung ergab eine 13-prozentige Zunahme von Osteocalcin, einem Marker der Knochenbildung und eine 14,5-prozentige Abnahme bei Markern für Osteoklasten, Zellen, die zu Knochenverlust führen. Sojaprotein trägt damit in einer Weise zur Knochenbildung bei, wie es Östrogen nicht tut. Dieselben Vorzüge sind bei isolierten Isoflavonen in Tablettenform noch nicht nachgewiesen worden, obwohl ein künstlicher Isoflavontyp, Ipriflavon, Untersuchungen zufolge die Knochendichte erhöht.[30] Es sind mindestens acht verschiedene Marken von östrogenähnlichen Tabletten auf Pflanzenbasis auf dem amerikanischen Markt, es gibt jedoch keine Studien, die die Wirkungen der verschiedenen Dosierungen zeigen. Ebenso wenig gibt es Studien, die zeigen, dass der Körper Isoflavone in Tablettenform genauso gut resorbieren kann wie solche aus vollständigen Sojaprodukten. Wahrscheinlich enthalten vollständige Sojaprodukte zusätzlich zu den Isoflavonen andere bekannte und unbekannte Ingredienzien, die die Resorption fördern. Neuere Studien zeigen, dass sich die Wirkung auf den Knochenstoffwechsel besonders bei den Frauen einstellt, die eine geringe Knochendichte haben.[31]

Dickdarmkrebs und andere Darmprobleme: Große Beobachtungsstudien haben gezeigt, dass Sojaverzehr das Darmkrebsrisiko senkt.[32] Weitere Studien zeigen, dass eine um Sojaprotein ergänzte Ernährung helfen könnte, die Ausbruchsrate bei familiär gehäuft vorkommendem Dickdarmkrebs oder nach der Entfernung von Darmpolypen zu senken. Wegen dieser vorläufigen Ergebnisse vermutet Dr. Maurice Bennink von der Michigan State University, dass Patienten, die Sojaprodukte zu sich nehmen, von einer 50-prozentigen Reduktion des Krebsrisikos und einer zusätzlichen Verzögerung des Ausbruchs um 10 bis 15 Jahre profitieren könnten.[33] Zahlreiche Tierstudien zeigen ebenfalls, dass Sojaprotein (nicht Isoflavon-Tabletten) präkanzerogene Colonzustände rückgängig machen kann. Darüber hinaus belegen Tieruntersuchungen, dass Soja einen hemmenden Effekt auf Entzündungszustände des Darms hat, wie Morbus Crohn und Colitis ulcerosa. Eine 2009 durchgeführte Studie an 25000 britischen Erwachsenen hat allerdings für den Verzehr von Phytoöstrogenen inkl. Soja keinen Unterschied im Hinblick auf das Risko von Darm-, Brust- oder Prostatakrebs ergeben.[34]

SERMs: Viele Frauen, die Tamoxifen einnehmen, haben berichtet, dass ihre Hitzewallungen und die Depressionen besser werden, wenn sie mehr Soja essen.

Gibt es eine Verbindung zwischen Sojakonsum und Schilddrüsenproblemen?
Eine Abonnentin meiner Rundbriefe schrieb mir wegen einer kürzlich bei ihr festgestellten Schilddrüsenerkrankung und stellte eine Frage, die ich häufig höre: Hat der Konsum von Sojaprodukten einen negativen Einfluss auf die Schilddrüsenfunktion?

»Aufgrund eines Standard-Bluttests ist festgestellt worden, dass ich dabei bin, eine Hashimoto-Thyreoditis zu entwickeln. Mein Arzt sagt, es habe nichts mit den Wechseljahren zu tun, doch ich bin 45 Jahre alt, und Sie haben in Ihrem Rundbrief geschrieben, dass Wechseljahre und Schilddrüsenprobleme oft vereint auftreten. Ich würde gern mehr Sojaprodukte essen, um meine Wechseljahrsbeschwerden zu lindern und mein Herz und meine Knochen zu schützen. Ich habe aber gelesen, dass der Konsum großer Mengen von Soja zu einer Schilddrüsenunterfunktion führt. Ich bin verunsichert. Was soll ich tun?«

Meine Leserin hat wohl einen Bericht über einige Untersuchungen an Tierzellen in vitro oder über auf Sojabasis ernährte Kleinkinder gesehen, die für einen möglichen negativen Effekt von Soja auf die Schilddrüsenfunktion sprachen. Erst kürzlich wurde jedoch am Health Research and Studies Center in Los Altos, Kalifornien, eine randomisierte, Placebo-kontrollierte Doppelblindstudie mit 38 postmenopausalen Frauen im Alter zwischen 64 und

83 Jahren durchgeführt, die keine Hormone nahmen. Im Verlauf der sechs Monate, in denen diese Frauen 90 mg Soja-Isoflavone pro Tag zu sich nahmen, zeigte sich kein negativer Effekt auf die Schilddrüse.[35] Das korreliert mit der epidemiologischen Lage in Japan, einem Land, dessen Bewohner kein erhöhtes Risiko für eine Schilddrüsenunterfunktion zeigen, obwohl Japaner durchschnittlich 100 bis 200 mg Soja-Isoflavone pro Tag zu sich nehmen.[36]

Zusammenfassend kann man Folgendes sagen: Es gibt keine überzeugenden Beweise, dass der Konsum von Soja das Risiko erhöht, in den Wechseljahren an einer Schilddrüsenunterfunktion zu erkranken. Frauen beginnen jedoch häufig in den Wechseljahren, Soja zu sich zu nehmen, also in einer Zeit, in der sie oft auch erstmals ihre Schilddrüsenfunktion überprüfen lassen. Und wenn man bedenkt, dass ein Viertel aller Frauen in den Wechseljahren ein Schilddrüsenproblem hat, ist es verständlich, wenn viele glauben, Soja sei dafür verantwortlich.

Wenn Sie wegen Ihrer Schilddrüsenfunktion in Zweifel sind, lassen Sie sie testen. Es ist ein einfacher Bluttest, und er wird Sie beruhigen. Der Test sollte TSH (Thyreoidea-stimulierendes Hormon) sowie T3 und T4, die beiden Schilddrüsenhormone, umfassen. Es ist ein einfacher Bluttest, und er wird Sie beruhigen. Der TSH-Wert sollte nicht höher sein als 3,0, obwohl sich viele Experten, einschließlich meiner selbst, mit der Obergrenze 2,5 wohler fühlen.

Hinweis: Soja-Isoflavone, besonders in hoher Dosierung, können die Schilddrüsenfunktion bei Menschen stören, die einen Jodmangel haben. Das sind in den USA ca. 13 Prozent. Frauen mit Jodmangel und Schilddrüsenunterfunktion sollten insgesamt ihre sogenannten goitrogenen (kropfbildenen) Nahrungsmittel reduzieren. Dazu gehören roher Kohl, Brokkoli und Rettich. Wenn Sie keinen Jodmangel haben, brauchen sie das nicht zu tun, denn es gibt keine Hinweise in dieser Richtung.[37]

EINIGE BEMERKUNGEN ZU PHYTOÖSTROGENEN, ISOFLAVONEN UND KREBSRISIKO

In letzter Zeit hat man viel über Phytoöstrogene (Östrogene aus Pflanzen) und Isoflavone (ein Phytoöstrogen) in Nahrungsmitteln wie Soja oder Leinsamen gehört, die das Brustkrebsrisiko erhöhen sollen. Viele Frauen vermeiden nun diese hilfreichen Nahrungsmittel aus Angst, dass sie Schaden anrichten. Doch dies ist nicht der Fall.

Die Literatur zeigt, dass Phytoöstrogene und Isoflavone Ihr Brustkrebsrisiko nicht erhöhen. 2009 hat das Council for Responsible Nutrition ein Treffen von fast zwanzig internationalen Experten in Mailand gesponsert, um sich dieses Themas anzunehmen.

Insgesamt haben die auf dieser Konferenz präsentierten Ergebnisse gezeigt, dass Isoflavone nicht nur für Frauen mit Brustkrebs, sondern auch für solche mit einem Brustkrebsrisiko sicher sind, so das Konferenzresümee von Dr. Mark Messina, einem anerkannten Soja-Isoflavon-Experten.

Nach den auf der Konferenz präsentierten Ergebnissen haben Isoflavone keinen Einfluss auf die Brustkrebszellproliferation oder auf die Brustgewebsdichte, beides anerkannte Biomarker das Brustkrebsrisiko betreffend. Tatsächlich ist es so, dass epidemiologische Daten, die auf der Konferenz präsentiert wurden, darauf hinweisen, dass isoflavonreiche Sojaprodukte die Prognose von Brustkrebspatientinnen sogar erhöhen. Darüber hinaus zeigen neue Ergebnisse, dass Befunde aus Tierversuchen, die einen Einfluss von Isoflavonen auf das Brustkrebsgeschehen nahelegen, nicht auf Menschen übertragbar sind.[38]

Dr. Margaret Ritchie, eine weltweit anerkannte Expertin in Sachen Phytoöstrogene und Brustkrebs von der Universität von St. Andrews in Schottland erklärt, dass Pflanzenöstrogene nicht in der gleichen Weise agieren wie Östradiol (die am stärksten biologisch aktive Form des Östrogens), weil sie eine andere chemische Zusammensetzung und Molekülstruktur aufweisen. Obwohl es richtig ist, dass Nager, die mit Genistein (einem Phytoöstrogen) gefüttert und anschließend mit krebsförderndenden Chemikalien behandelt werden, ein höheres Krebsrisiko haben, erklärt Dr. Ritchie: »Weil kein Mensch sich nur von Pflanzenöstrogen ernährt und Nager sehr große Mengen Äquol [eine Östrogenart] produzieren, sind diese Studien von geringem Wert. Andere Studien der gleichen Forscher haben gezeigt, dass Tiere, die mit Soja mit weiteren Phytochemikalien gefüttert wurden, eine Bereitschaft zu einer geringeren Tumorbildung und -größe zeigten.«[39]

Die Vorzüge von Soja sind dosisabhängig

Es ist nicht immer einfach, Sojaprodukte Gramm für Gramm hinsichtlich ihrer Wirksamkeit zu vergleichen, weil einige Sojaprodukte mehr Isoflavone enthalten als andere. Viel hängt davon ab, wo die Sojabohnen gezogen und wie sie verarbeitet werden. Eine Portion eines typischen Sojaproduktes enthält 20 g Protein und rund 30 mg Soja-Isoflavone (Genistein, Daidzein etc.). Einige Nahrungsergänzungsmittel, die aus ganzen Sojapflanzen hergestellt werden, sind viel konzentrierter.

Die meisten amerikanischen Forschungsstudien sind mit Versuchspersonen durchgeführt worden, die nur 40 bis 60 g Sojaprotein pro Tag (aufgeteilt auf zwei oder drei kleine Portionen) zu sich nahmen, denn das ist die größte Menge, die amerikanische Freiwillige essen wollen!

Gleichzeitig ist es auch das Minimum dessen, was man zu sich nehmen muss, um überhaupt einen merklichen Effekt zu erzielen. Bei einem solchen täglichen Konsum dauert es vier bis sechs Wochen, bis sich eine merkliche Wirkung einstellt.

Das stimmt mit Forschungsergebnissen überein, die zeigen, dass Frauen, die 60 g Sojaprotein pro Tag in Form eines pulverisierten Mixgetränks zu sich nahmen, nach zwölf Wochen eine 45-prozentige Reduktion von Hitzewallungen feststellten.[40] Forschungen und meine klinische und persönliche Erfahrung zeigen, dass die meisten Frauen 100 bis 160 g Soja-Isoflavone pro Tag benötigen, um andere Wechseljahrssymptome, wie Scheidentrockenheit, zu lindern und um ihr Herz und ihre Knochen zu schützen. Eine Placebo-kontrollierte, randomisierte Doppelblindstudie der Johns Hopkins Universität von 2009 ergab, dass Frauen, die 160 mg Isoflavone täglich über 12 Wochen erhielten, eine Besserung ihrer Hitzewallungen und ihres Nachtschweißes sowie ihrer Lebensqualität erfuhren.[41]

Jede der folgenden Portionen enthält schätzungsweise 35 bis 50 mg Soja-Isoflavone:

- 1 Tasse Sojamilch
- ¾ Tasse Tofu
- ½ Tasse Tempeh
- ½ Tasse grüne Sojabohnen, frisch oder gefroren
- 3 Handvoll geröstete Sojabohnenkerne

Erhöhen Sie den Sojaanteil an Ihrer Ernährung allmählich, sonst kann es sein, dass es zu einer starken Gasentwicklung kommt, weil sich Ihre Darmbakterien erst einmal an dieses neue Nahrungsmittel gewöhnen müssen. Sie können zusätzlich pflanzliche Verdauungshilfen einnehmen, um Abhilfe zu schaffen.

Was zu erwarten ist, wenn Sie Ihrer Ernährung Soja hinzufügen

Je nach der Menge, die Sie zu sich nehmen, können Sie unter Umständen bereits innerhalb von ein paar Tagen, nachdem Sie Ihre Ernährung durch Sojaprodukte ergänzt haben, eine Abnahme der Hitzewallungen feststellen. Frauen in Japan (wo Hitzewallungen relativ selten sind) nehmen durchschnittlich vier bis sechs Portionen Soja pro Tag zu sich, was 100 bis 200 mg Soja-Isoflavonen entspricht.

Einige Frauen in den Wechseljahren haben festgestellt, dass ihre Periode wiederkehrte, als sie begannen, Soja oder eine der Heilpflanzenmixturen zu nehmen, die gegen Wechseljahrsbeschwerden auf dem Markt sind. Eine Patientin kam, nachdem das passiert war, zu mir zur Beratung, weil ihre reguläre Gynäkologin sehr beunruhigt war und befürchtete, dass die Heilpflanzen einen gefährlichen, negativen Effekt haben könnten. Die Phytoöstrogene in Soja oder in den Heilpflanzen gegen Wechseljahrsbeschwerden lösen jedoch keine Perioden bei Frauen aus, die die Wechseljahre vollständig hinter sich haben. Unregelmäßige Perioden während der Wechseljahre sind vielmehr eine Folge des schwankenden Hormonspiegels. Es ist bei Frauen im Klimakterium sehr häufig, dass sie monatelang keine Periode haben und dann wieder mehre Monate oder gar Jahre lang regelmäßig zu menstruieren beginnen. Sojakonsum verhindert das nicht.

Und dasselbe gilt für Frauen, die berichteten, dass ihre Myome zu wachsen begannen, als sie anfingen, hohe Sojadosen zu nehmen. Soja fördert das Wachstum von Myomen nicht, doch der in den Wechseljahren oft stark fluktuierende Östrogenspiegel führt häufig zu einem sehr raschen Myomwachstum. Tatsächlich berichten einige Frauen über ein Schrumpfen ihrer Myome, wenn sie statt konventioneller Hormone Soja nehmen.

Eine meiner Patientinnen erzählte mir, dass ihre Hitzewallungen und ihre Unterzuckerung verschwanden, als sie begann, Sojadrinks aus ihrem Naturkostladen zu trinken. Später meinte sie: »Ich begann daran zu zweifeln, dass etwas so Einfaches wie ein Sojagetränk Hitzewallungen vertreiben könne. Daher hörte ich damit auf. Und innerhalb einer Woche kehrten meine Hitzewallungen wieder. Also begann ich wieder, meinen Sojadrink zu trinken. Ich wünschte, ich hätte nicht damit aufgehört, denn es dauerte zwei Wochen, bis die Wirkung wieder eintrat.

Soja ist etwas für die ganze Familie

Wenn Sie regelmäßig Sojaprodukte auf Ihren Familien-Speiseplan setzen, kann die ganze Familie davon profitieren. Bei Männern trägt Sojaprotein dazu bei, das Prostatagewebe gesund zu erhalten. Tatsächlich haben viele Männer festgestellt, dass sie nachts nicht länger aufstehen und Wasser lassen müssen, sobald sie beginnen, Soja zu essen. Eine Menge Untersuchungen haben die Wirkung von Soja auf Prostatakrebs gezeigt, und zwar sowohl im Hinblick auf die Prävention als auch dann, wenn der Prostatakrebs schon besteht.[42]

Verwenden Sie Bio-Sojaprodukte, die nicht gentechnisch verändert wurden

Ungefähr 20 Prozent der amerikanischen Sojapflanzen sind genetisch verändert, um die Dürreresistenz und andere wünschenswerte Merkmale zu verstärken.

Solche gentechnischen Eingriffe werfen beunruhigende ethische und gesundheitliche Fragen auf, und in Europa hat das Unbehagen über diese Entwicklung zum Verbot von gentechnisch veränderten Organismen (GVOs) geführt. Diese Bewegung wird nun in den Vereinigten Staaten aktiv. Bis wir mehr über mögliche Gefahren für Umwelt und Gesundheit wissen, sollten Sie bei Sojapflanzen bleiben, die organisch gewachsen sind und die Aufschrift »nicht gentechnisch verändert« tragen.

Leinsamen: Eine Superquelle für Lignane, Ballaststoffe und Omega-3-Fettsäuren

Leinsamen sind die beste verfügbare Quelle für antikanzerogene und phytoöstrogene Verbindungen, die als Lignane bezeichnet werden – mit einer Konzentration, die mehr als hundertmal größer ist als in anderen lignanhaltigen Lebensmitteln, wie Getreide, Obst und Gemüse.

Lignane sind Pflanzeninhaltsstoffe, die von den Darmbakterien in zwei Verbindungen aufgebrochen werden, Enterodiol und Enterolacton. Diese Verbindungen zirkulieren durch die Leber und werden später mit dem Urin ausgeschieden.[43] Leinsamen sind überdies reich an Fasern bzw. Ballaststoffen und an Omega-3-Fettsäuren. Es gibt eine Reihe von Gründen, warum wir alle Interesse daran haben sollten, mehr Lignane auf unseren Speiseplan zu setzen. Im Folgenden einige der überzeugendsten:

Lignane

Lignane wirken stark antikanzerogen. Eine beeindruckende Zahl von Untersuchungen hat gezeigt, dass Leinsamen-Lignane helfen können, Brust- und Darmkrebs vorzubeugen, denn sie können die Produktion, Verfügbarkeit und Wirkung von Hormonen modulieren, die in unserem Körper produziert werden.[44]

Lignane sind starke Phytoöstrogene. Bei Frauen, die Leinsamen zu sich nehmen, wurden in Untersuchungen bedeutende hormonelle Veränderungen festgestellt; so verändert sich der Östradiolspiegel in ähnlicher Weise wie bei der Einnahme von Soja-Isoflavonen. Das macht Leinöl oder gemahlene Leinsamen zu einer guten Alternative für Frauen, die kein Soja vertragen oder einfach eine andere Phytohormonquelle wünschen.[45]

Lignane sind gute Antioxidantien. Wie Soja und viele Heilpflanzen haben Lignane antivirale, antibakterielle und antioxidative Eigenschaften, was bedeutet, dass sie helfen, einer Schädigung des Gewebes durch freie Radikale vorzubeugen – der Schädigung auf zellulärem Niveau, die mit Alterung und Krankheit einhergeht.

Lignane tragen dazu bei, das Herz-Kreislauf-System zu schützen. Untersuchungen haben überdies gezeigt, dass Lignane in Form von Leinsamen das

»schlechte« LDL-Cholesterin senken, das »gute« HDL-Cholesterin heben und die Häufigkeit von Arteriosklerose verringern.[46]

Ballaststoffe

Leinsamen sind eine ausgezeichnete Quelle für Ballaststoffe. Zusätzlich zu ihren phytoöstrogenen Eigenschaften sind Leinsamen reich an löslichen und unlöslichen Fasern. Eine tägliche Portion gemahlener Leinsamen kann Ihr Verstopfungsproblem lösen, falls Sie eines haben. (Stellen Sie nur sicher, dass Sie die Leinsamen mit genug Flüssigkeit einnehmen.)

Während die Fasern in Weizenkleie sehr hart sind und den Darm reizen können, sind die Leinsamenfasern viel weicher. Wenn sie zusammen mit Flüssigkeit eingenommen werden, bilden die Leinsamenfasern eine Schleimschicht im Körper, die nachweislich helfen kann, das Risiko für Diabetes und kardiovaskuläre Erkrankungen zu reduzieren. Wie gezeigt werden konnte, senken diese Ballaststoffe den Gesamtcholesterin- und den Triglyceridspiegel im Blut. Der Gehalt an Ballaststoffen von 45 g Leinsamen (etwa ¼ Tasse) beträgt 11,7 g. Das ist fast das Vierfache des Fasergehalts in einer halben Tasse Weizenmehl.

Hinweis: Gemahlener Leinsamen ist ebenfalls eine exzellente Quelle für hochwertiges Protein und Ballaststoffe. 80 ml enthalten circa 14 Gramm Ballaststoffe und 11 Gramm Protein.

Omega-3-Fettsäuren

Leinsamen ist reich an Omega-3-Fettsäuren. Diese Fettsäuren sind essenziell für die Gesundheit einer jeden Zelle in unserem Körper, einschließlich der Zellen in unserem Gehirn und in unserem Herzen. Ein Mangel an Omega-3-Fettsäuren, der recht häufig ist, kann zu Müdigkeit, trockener Haut, brüchigen Nägeln, dünnem und splissigem Haar, Verstopfung, Störungen der Immunabwehr, schmerzenden Gelenken, Depressionen, Arthritis und Störungen des hormonellen Gleichgewichts führen. Sie werden auch mit reduziertem Gewicht und einer Körperfettzusammensetzung in Verbindung gebracht.

Eine Forschung aus Australien belegt, dass höhere Werte von EPA und DHA im Blut mit einer geringeren Fettleibigkeit einhergehen. Leute mit höheren Omega-3-Plasmawerten hatten einen geringeren Body-Mass-Index, einen geringeren Taille-Hüft-Quotienten und einen geringeren Bauchumfang. Darüber hinaus wiesen die Zellmembranen der übergewichtigen und adipösen Studienteilnehmer einen fast 14 Prozent niedrigeren Gehalt von Omega-3 auf als die mit gesundem Gewicht.[47] Eine spanische Studie von 2008 zeigte, dass Omega-3-Fett das Sättigungsgefühl übergewichtiger Teilnehmer eines Abnehmprogramms verbesserte.[48] Omega-3-Fettsäuren findet man nicht nur in Leinsamen, sondern auch in fettem Fisch (insbesondere in Lachs, Makrelen, Sardinen und Anchovis), Fischöl, Innereien, Eigelb und Algen.

Leinsamenmehl ist, frisch gemahlen, reich an Omega-3-Fettsäuren. (Auch Leinöl enthält diese Fettsäuren, doch es liefert keine Ballaststoffe. Außerdem muss das Öl kühl gelagert werden, sonst wird es ranzig.) Denken Sie jedoch daran, dass Sie sich nicht auf Leinsamenprodukte allein verlassen können, um Ihren Bedarf an essenziellen Fettsäuren zu decken. Während Lein EPA (Eicosapentaensäure) enthält, fehlt ihm DHA (Docosahexaensäure; das A stammt vom engl. acid, Säure), ein Baustein des Hirngewebes, den Ihr Körper nicht herstellen kann. Fisch, besonders fettreiche Kaltwasserarten, sind eine gute EPA- und DHA-Quelle.

Das könnte der Grund dafür sein, dass Menschen, die viel Fisch essen, Untersuchungen zufolge seltener an Depressionen leiden. Weiterer Nutzen liegt in der Abschwächung von Hitzewallungen (und zwar um 25 Prozent im 24-Wochen-Zeitraum, so eine italienische Studie)[49] und der verlängerten Lebenszeit bei Frauen unter Chemotherapie bei Brustkrebs[50]. Wenn Sie nicht regelmäßig Fisch essen können oder dies nicht wollen, ist DHA (200 bis 2500 mg pro Tag) meiner Meinung nach eines der besten Nahrungsergänzungsmittel, das Sie nehmen können.

Wie man Leinsamen am besten zu sich nimmt

Mahlen Sie Ihre tägliche Dosis (¼ Tasse) in einer Kaffeemühle, und rühren Sie das Pulver in Suppen und Getränke oder geben Sie es über Salat und Müslis. Ich gebe die Hälfte meiner Tagesdosis in meinen morgendlichen Sojadrink und esse die andere Hälfte bei derselben Mahlzeit mit einem Vanillejoghurt. Diese Kombination schafft ein wunderbar ballaststoff- und phytoöstrogenreiches Powerfrühstück für Frauen in den Wechseljahren. Und die Zubereitung dauert nicht einmal drei Minuten!

Bioflavonoide

Auch unter den Bioflavonoiden, die in vielen Heilpflanzen, Gemüsen und Früchten enthalten sind, finden sich etliche hormonaktive Phytoöstrogene. Bioflavonoide konkurrieren mit überschüssigem Östrogen um Rezeptor-Bindestellen und helfen somit auch dabei, die Hormone in den Wechseljahren auszubalancieren und die Beckenorgane zu stärken.

Die weiße, schwammige innere Schicht von Zitrusfrüchten ist sehr reich an Bioflavonoiden, darum sollten Sie davon etwas essen, wenn Sie Ihre

Orange oder Grapefruit verzehren. (Ich nehme die Orangenschale und esse die innere weiße Schicht direkt – genauso, wie ich ein Artischockenblatt essen würde.) Andere reiche Quellen sind beispielsweise Kirschen, Preiselbeeren, Heidelbeeren, Vollkorngetreide, die Haut von Trauben und die Blüten des Rotklee. Nahrungsergänzungen, die neben Vitamin C auch Bioflavonoide enthalten, eignen sich sehr gut, um Hitzewallungen zu lindern.[51]

Traditionelle chinesische Medizin und Akupunktur

Über die Jahre habe ich Hunderte von Frauen bei einer Reihe von gynäkologischen Problemen, einschließlich solcher in Zusammenhang mit den Wechseljahren, auf Akupunktur und traditionelle chinesische Medizin verwiesen, ein medizinisches System, das mehr als 2000 Jahre alt ist. Ich persönlich habe Elemente der traditionellen chinesischen Medizin verwendet, darunter verschiedene Heilpflanzenmixturen und Akupunktur, um Menstruationskrämpfe und Hitzewallungen zu lindern.

Die traditionelle chinesische Medizin ist ihrem ureigensten Wesen nach ganzheitlich und konzentriert die Behandlung auf Körper, Geist und Gefühle eines Menschen. Dieses medizinische System sieht unsere Gesundheit als Gleichgewicht zwischen zwei gegensätzlichen Zuständen, Yin und Yang, an. Das Folgende ist eine sehr einfache Erklärung des häufigsten Musters, das während der Wechseljahre auftritt, wie mir mein persönliches Mutter-Tochter-Akupunktur-Team erklärt hat.[52]

Der chinesischen Medizin zufolge beginnt der Teil von uns, der als Yin bezeichnet wird – unsere vitalen Körperflüssigkeiten –, zu schwinden, wenn wir älter werden. Das führt zu einem Überschuss an Yang – Vitalenergie und Hitze – und/oder zu einer Stagnation von Qi (Lebensenergie). Wenn unser Yin, unser Yang und unser Qi im Gleichgewicht sind, agiert unser Körper im Idealfall ähnlich wie ein Kessel, der Flüssigkeit enthält (Yin), die von einem Feuer (Yang) erhitzt wird. Der resultierende Dampf (der verstärkte Qi-Fluss) zirkuliert durch den Körper und wärmt und nährt ihn. Wie stark und bis zu welchem Grad Yin erschöpft wird, hängt von unserer Lebensweise, unserer Ernährung und unseren Genen ab. Eine Erschöpfung von Yin führt dazu, dass die Vitalflüssigkeit im Kessel schwindet, sodass das Feuer brennt, ohne den Dampf zu produzieren, der nötig ist, um zu befeuchten und zu nähren.

Überschüssige Hitze führt zu Hitzewallungen, dem auffälligsten Symptom, und zur Trockenheit von Haut, Augen und Scheide. Die überschüssige Hitze kann zudem das Shen (Geist) aus dem Herzen vertreiben, was in der Folge zu Ruhelosigkeit und Schlaflosigkeit führt. Wenn die überschüssige Hitze ins Blut gelangt, kann sie zu schweren Menstruationsblutungen führen. Qi-Stagnation kann überall im Körper Schmerzen hervorrufen, ebenso Stimmungsschwankungen und emotionale Instabilität. Eine Kombination aus überschüssiger Hitze und Qi-Stagnation kann Ruhelosigkeit und Angstzustände bewirken.

Ernährung

Der chinesischen Medizin zufolge ist Ernährung die wirksamste Methode, viele Symptome zu lindern, und ich kann das nur aus eigener Erfahrung bestätigen. Alle Hitze produzierenden Nahrungsmittel und Substanzen sollten vom Speiseplan gestrichen werden. Koffein, Alkohol, raffinierter Zucker, Lebensmittelfarbe, Konservierungsmittel und Zusätze (einschließlich Antibiotika und Hormone, die häufig dem Futter von Mastvieh und Hühnern beigesetzt werden und sich im Fleisch und den Eiern nachweisen lassen) führen zu überschüssiger Hitze und einer Yin-Erschöpfung. Rotes Muskelfleisch sollte nur in kleinen Mengen konsumiert werden, doch einen vollständig vegetarischen (veganen) Lebensstil empfehle ich nicht. Sie sollten je nach Statur und Lebensweise alle ein bis zwei Wochen wenigstens 60 bis 120 g Fisch oder Fleisch essen. Es hilft auch, den Konsum von stark gewürzten, scharfen Speisen, wie Currys oder Chilis, und fetten, frittierten oder öligen Speisen einzuschränken.

Lebensmittel sollten leicht gekocht, nicht etwa roh oder kalt verzehrt werden. (Ich stelle das Grünzeug für meinen Salat beispielsweise 30 Sekunden mit etwas Zitronensaft in die Mikrowelle.) Um rohe Lebensmittel zu verdauen, muss der Körper viel schwerer arbeiten, was zu Hitze und einer Qi-Stagnation führt.

Im Gegensatz zu dem, was die meisten Menschen glauben, kühlen kalte Speisen den Körper nicht in ausgeglichener Weise. Vielmehr schaffen Kälte und Eis Blockaden im Qi-Kanal, die wiederum zu Qi-Stagnationen führen. Die folgenden Lebensmittel sind besonders kühlend und hilfreich: Melonen, Bohnensprossen, Tofu, weißfleischige Meeresfische, Sellerie, Äpfel, Spargel und Trauben.

Rauchen verstärkt offensichtlich ein herrschendes Ungleichgewicht. Wenn Sie rauchen, atmen Sie ganz wörtlich Feuer und Gifte ein, die direkt in den Blutstrom und ins Gehirn gelangen. Es ist auch gut belegt, dass Rauchen die Ovarien vergiftet und dass bei Raucherinnen der Östrogenspiegel etwa zwei Jahre früher absinkt als bei Nichtraucherinnen.

TCM-Praktiker raten im Übrigen von einem regelmäßigen Konsum von Ingwer, Asiatischem Ginseng und Sibirischem Ginseng während der Wechseljahre ab, weil alle auf die Dauer zu innerer Hitze führen.

Chinesische Heilpflanzen für die Wechseljahre

Eine unglaubliche Vielzahl von chinesischen Heilpflanzen und Heilpflanzenmischungen steht zur Verfügung, um jeden nur denkbaren Zustand zu behandeln – und dabei bilden die Wechseljahre keine Ausnahme. Während es für viele chinesische Heilpflanzen westliche Pendants gibt, existieren für die wirksamsten chinesischen Heilpflanzenmischungen keine solchen Entsprechungen. Viele dieser sogenannten Patentrezepturen werden seit Tausenden von Jahren angewendet und sind immer wieder verbessert worden. Eine ausführliche Diskussion der traditionellen chinesischen Medizin und der chinesischen Pflanzenheilkunde würde den Rahmen dieses Buches sprengen.

Die weiter unten erwähnten Rezepturen kratzen nicht einmal an der Oberfläche dessen, was verfügbar ist und was fast alle Leute ohne Probleme nehmen können. Da die allermeisten Heilpflanzenrezepte auf der einzigartigen Konstitution eines Individuums basieren, ist es am besten, man arbeitet mit einem Arzt oder mit einer Ärztin zusammen, der/die sich auf traditionelle chinesische Medizin (TCM) spezialisiert hat. Die folgenden Kräutermischungen haben sich besonders bei Frauen in den Wechseljahren bewährt:

Joyful Change (mit den Inhaltsstoffen Yin Yang Huo (Epimedium), Ba Ji Tian (Morinda), Dang Quai (Angelica), Xian Mao (Curculigo), Nu Zhen Zi (Ligustri), Han Lian Cao (Eclipta), Mu Dan Pi (Moutan), Di Gu Pi (Lycium), Da Zao (Ziziphi), Zhi Mu (Anemarrhena), Huang Bai (Phellodendron), Zhi Gan Cao (Glycyrrhizae) ist ein sicheres und allgemein wirksames Tonikum für die Menopause.

Es ist speziell von ausgewiesenen Fachleuten der TCM für die komplexen menopausalen Symptome für Frauen unserer Kultur entwickelt worden. Es wirkt bei Hitzewallungen, Schlaflosigkeit und Trockenheit. Es lindert die Symptome, indem es die Hitze herausleitet und das Yin nährt. Darüber hinaus reguliert es die Monatsblutungen bei Frauen, die durch ausfallende Eireifung eine unregelmäßige Periode haben.

Yunnan Bai Yao (mit den Inhaltsstoffen Ginseng, Geranium, Moschus u. a.) wirkt ausgleichend bei heftigen Menstruationsblutungen, wie sie für Frauen in den Wechseljahren typisch sind. Nicht für die Langzeitanwendung geeignet, weil es nur die Symptome lindert. Die möglichen Ursachen für heftige Blutungen wie Myome oder Östrogendominanz sollten Sie ebenfalls untersuchen lassen.

Chai Hu Long Gu Muli Wang (mit den Inhaltsstoffen Chai Hu (Radix Bupleuri Chinensis), Long Gu (Os Draconis), Mu Li (Concha Ostreae), (Ren Shen) Radix Ginseng, Fu Ling (Sclerotium Poriae Cocos), Huang Qin (Radix Scutellariae Baicalensis), Gui Zhi (Ramulus Cinnamomi Cassiae), Zhi Ban Xia (Rhizoma Pinelliae Ternatae), Da Zao (Fructus Jujubae), Da Huang (Radix Et Rhizoma Rhei), Sheng Jiang (Rhizoma Zingiberis Officinalis Recens) bewegt das Leber-Qi und beruhigt den Geist. Es hilft bei Stimmungsschwankungen, Ängstlichkeit, emotionaler Instabilität, Wutausbrüchen und Frustrationsgefühlen. Diese Kräuterkombination kann fortwährend angewendet werden. In China findet es breite Verwendung, nicht nur bei Frauen in den Wechseljahren.

Akupunktur

Akupunktur ist ein wesentlicher Teil der traditionellen chinesischen Medizin. Weil sie bewirkt, dass sich der Fluss der Lebensenergie oder Qi im Körper normalisiert, ist sie besonders geeignet für die Wechseljahre, eine Zeit, in der sich unsere Energie vollständig erneuert. Sie ist sehr wirksam, wenn es darum geht, Hitzewallungen, Schlaflosigkeit, nächtliche Schweißausbrüche, Ruhelosigkeit, emotionale Instabilität, Stimmungsschwankungen, Menstruationskrämpfe und starke Blutungen zu lindern.

Auch wenn die meisten Menschen erst dann zur Akupunktur Zuflucht nehmen, wenn konventionelle westliche Medikamente und Operationen versagt haben, und auch wenn Akupunktur selbst in diesen schwierigen Situationen oft erfolgreich ist, nutzt man sie am besten als Vorbeugemaßnahme zur Erhaltung der Gesundheit oder beim ersten Anzeichen von Symptomen. Sie kann blockiertes Qi lösen, lange bevor sich das Problem in einer akuten Erkrankung manifestiert.

Als ich in meinen Dreißigern war, konnte ich meine Menstruationskrämpfe mit einer einzigen Akupunkturbehandlung loswerden. Ich habe überdies Patientinnen zur Akupunktur geschickt, die an Krankheiten litten, welche von Migränekopfschmerzen bis zu chronischen Harnwegsinfektionen reichten. Akupunktur kann dazu beitragen, die Menstruation zu regulieren, starke Menstruationsblutungen zu kontrollieren, Schlaganfällen vorzubeugen, und sie kann in manchen Fällen sogar Myome zum Schrumpfen bringen. Untersuchungen haben gezeigt, dass Akupunktur die Kortisolbalance im Körper verbessert, das Immunsystem stärkt und die Abhängigkeit von Zigaretten oder Alkohol verringert.

Akupunktur wirkt, indem sie den Fluss des Qi auf Energiebahnen im Körper lenkt, die man als Meridiane bezeichnet. Da die Meridiane keine bekannten anatomischen Pendants haben, hat die Schulmedizin die Wirksamkeit der Akupunktur lange bestritten, bis die Präsenz der Meridiane in einer französischen Untersuchung nachgewiesen wurde. Die Forscher injizierten einen radioaktiven Tracer einerseits in traditionelle Akupunkturpunkte, andererseits in zufällig ausgewählte Scheinpunkte. Der Tracer, der in die echten Akupunkturpunkte injiziert worden war, ließ sich auf seinem Weg längs der Meridiane leicht verfolgen.[53] Die klinischen Belege für die Wirksamkeit der Akupunktur sind inzwischen zu überzeugend geworden, als dass man sie noch länger ignorieren könnte.

Beginnen Sie irgendwo!

Lassen Sie sich von dieser überwältigenden Menge an Alternativen nicht abschrecken, und schreiben Sie sie nicht auf eine weitere lange Liste guter Vorsätze. Die Weisheit der Natur ist benutzerfreundlich, und Sie tragen bereits eine Menge davon in sich. Um diese Quelle anzuzapfen, nehmen Sie einfach das Kraut, die Mixtur oder die Lebensmittel, die Ihnen ins Auge springen und rufen: »Versuch's mit mir!« Da all die Kräuter, Heilpflanzen und Nahrungsmittel, die ich erwähnt habe, Phytohormone in der einen oder anderen Form enthalten und praktisch keine Nebenwirkungen haben, können Sie einfach frisch drauflos experimentieren.

VII

Der Ernährungsplan in den Wechseljahren

Im Verlauf der Jahre sind zahllose Frauen Ende dreißig oder in ihren Vierzigern mit einer oder mehreren der folgenden Klagen zu mir gekommen: »Woher kommt der Rettungsring um meine Hüften?«, »Warum kann ich die letzten fünf oder zehn Pfund nicht wie früher in ein paar Wochen loswerden?« oder »Warum scheint sich mein Körper verändert zu haben, obwohl ich noch das Gleiche wie früher im College wiege?«

Einige Frauen stellen in ihren mittleren Jahren fest, dass sie an Gewicht zulegen, selbst wenn sie nicht mehr essen als früher. Andere verändern einfach ihre Form. Ihr Taillenumfang nimmt zu, und in der Bauchregion, rund um die Hüften und um die Schultern sammelt sich Fett an. Die meisten von uns müssen ihre Ernährung und ihr Fitnessprogramm umstellen, wenn wir ohne 5 bis 10 zusätzliche Kilos durch die Wechseljahre kommen wollen, eine Gewichtszunahme, die nicht nur verheerend für das Aussehen ist, sondern außerdem nachweislich ein Gesundheitsrisiko darstellt.[1]

Die Gewichtszunahme der Wechseljahre resultiert aus einer Reihe von Stoffwechseländerungen, die Jahrzehnte zuvor angelegt, ihre kritische Masse (ja, das Wortspiel ist gewollt) während der Menopause erreichen.

Glücklicherweise gibt es Möglichkeiten, die metabolischen Verschiebungen aufzufangen und Ihre Hormone ohne einen erheblichen Gewichts- oder Fettzuwachs auszubalancieren. Ich kenne mich da aus, nicht nur als Ärztin, sondern auch ganz persönlich.

Ich schließe (wieder einmal) Frieden mit meinem Gewicht

Mein Gewicht ist für mich ein Problem gewesen, seit ich zwölf Jahre alt war und zum ersten Mal eine Diät machte. In meiner Teenagerzeit und Anfang zwanzig habe ich stets versucht, etwa 5 bis 10 kg weniger zu wiegen, als notwendig gewesen wäre, wenn man meinen recht untersetzten Bau und meinen großen Muskelanteil berücksichtigt. (Damals verstand noch niemand, dass Gewicht ein sehr irreführendes Maß für Gesundheit sein kann.) Meine ganze Teenagerzeit hindurch kämpfte ich darum, knapp 52 kg zu wiegen, ein Gewicht, das ich während meiner Collegezeit höchstens einen Monat lang halten konnte, wenn ich hungerte. In meinen Zwanzigern lief ich regelmäßig und konnte mein Gewicht mit großer Mühe auf rund 56 kg halten, musste dabei aber gegen ein ständiges starkes Verlangen nach Süßigkeiten ankämpfen.

Wie vielen anderen Frauen auch ist es mir nach meinen Schwangerschaften niemals mehr gelungen, mein Gewicht wieder auf 56 kg zu reduzieren, ganz gleichgültig, was ich auch unternahm. Ich war geradewegs auf einen anderen Aspekt der Weisheit von Mutter Natur gestoßen, die eine Gewichtszunahme nach der Geburt festgelegt hat, sodass wir frischgebackenen Mütter auch in mageren Zeiten bessere Überlebenschancen haben und unsere Kinder stillen und für sie sorgen können.

In meinen Dreißigern, nachdem ich meine beiden Töchter insgesamt fast vier Jahre lang gestillt hatte, stabilisierte sich mein Gewicht zwischen 62 und 63 kg. In diesen Jahren nahm ich Krafttraining in mein Fitnessprogramm auf, und ich stellte fest, dass meine Gewichtszunahme ebenso sehr auf Muskulatur wie auf Fett zurückging. (Muskelgewebe wiegt mehr als Fettgewebe und verbrennt zudem Kalorien weitaus effizienter.)

Schließlich, Anfang vierzig, schloss ich mit meinem Gewicht und meiner Größe Frieden, obwohl mein Knochengerüst niemals in Größe 36 passen würde! Weil ich sorgfältig auf meine Ernährung achtete – die überwiegend aus vollwertigen Nahrungsmitteln, gesunden Fetten, viel Früchten und Gemüse und schlanken Proteinen besteht – und konsequent Sport, einschließlich Krafttraining, betrieb, war es mir gelungen, den prozentualen Anteil von Fettgewebe in meinem Körper auf gesunden 25 Prozent und mein Gewicht auf rund 63 kg plus bzw. minus (meist plus) ein paar Pfunden zu halten. Ja, es wäre noch immer schön gewesen, zwei bis vier Kilo zu verlieren, doch ich war nicht gewillt, meinen Lebensstil noch weiter zu verändern – oder auf meine regelmäßigen, wenn auch bescheidenen Portionen von Schokoladenkuchen oder Torte zu verzichten –, um sie loszuwerden. Tatsächlich befolgte ich meine eigenen Empfehlungen und hielt meinen Blutzucker stabil.

Mein Stoffwechsel macht sich selbstständig

Etwa einen Monat nach meinem 50. Geburtstag – ungefähr zum gleichen Zeitpunkt, als meine Perioden unregelmäßig wurden – begann ich, in unerklärlicher Weise zuzunehmen. Jeden Tag zeigte die Waage ein Pfund mehr an, obwohl ich weder mehr aß noch weniger Sport trieb. Ich war entsetzt. Ja, wirklich entsetzt. Wenn Sie meinen, das sei ein zu starkes Wort, lassen Sie mich erklären. Ich habe die Art Körperform und die Art Stoffwechsel, die sehr leicht zur Fettleibigkeit führen könnten, wenn ich nicht so diszipliniert auf meine Ernährung und mein Fitnessprogramm achten würde. Es gab auf der Waage ein oberes Limit, über das ich mir nicht zu gehen erlauben würde, und dies lag bei 65 kg. Aber jetzt stand ich hilflos da und sah den Zeiger im Laufe weniger Wochen auf 67 kg klettern, ein Pfund weniger, als ich am Ende meiner Schwangerschaft mit meiner ersten Tochter gewogen hatte!

Ich wusste, das verlangte nach einem neuen Handlungsplan. Aber wie? Ich war mir so sicher gewesen, endlich die Schlacht mit meinem Gewicht gewonnen und einen angenehmen Weg zu essen gefunden zu haben, der bis an mein Lebensende funktionieren würde.

Die Ketonämie und ich

In der Folge entschied ich mich dafür, meinen Kohlenhydratkonsum noch stärker einzuschränken. Ich ging in den Buchladen und erwarb ein Exemplar von Dr. Atkins *New Diet Revolution*. Der Klappentext sagte, dass zwei Millionen Exemplare verkauft worden seien – konnten so viele Menschen völlig falsch liegen?[2] Eingedenk der Beziehung zwischen Kohlenhydraten, Insulin und Gewichtszunahme (die ich weiter unten ausführlicher diskutieren werde) erschienen mir Atkins' Forschungen und klinische Erfahrungen auf jeden Fall logisch und sinnvoll.[3]

Ich hatte mich auch mit der Ketonämie beschäftigt, dem Stoffwechselzustand, der entsteht, wenn Sie die Kohlenhydrate so weit reduzieren, dass Ihr Körper mit der Verbrennung von Körperfett als Energiespender beginnt. Obwohl Kritiker in der Ketonämie die Gefahr einer sehr proteinreichen Ernährung sehen, wusste ich, dass dieser Stoffwechselzustand für Menschen ohne Nierenprobleme keinerlei Risiken barg, zumindest nicht für den begrenzten Zeitraum, den Atkins empfahl, und wahrscheinlich auch nicht für deutlich längere Zeiträume. Überdies ging eine Ketonämie offenbar mit einem durchgängigen und relativ raschen Gewichtsverlust einher.

Ich entschied mich, Atkins' »Einführungsdiät« mindestens 14 Tage lang buchstäblich zu folgen, und kaufte mir in der Apotheke Urinteststäbchen, um auf Ketonkörper zu testen. (Ketonkörper, die aus dem Abbau von Körperfett resultieren, werden mit dem Urin ausgeschieden und lassen sich zu Hause leicht testen.) Atkins zufolge ist das Auftreten von Ketonen im Urin praktisch eine Garantie dafür, dass man Fett als Energieträger verbrennt. Dann reduzierte ich meine Kohlenhydrataufnahme auf weniger als 20 g pro Tag, so wenig, wie ich es nie zuvor versucht hatte. Nach Atkins gerät die große Mehrheit aller Menschen innerhalb von 48 Stunden in einen Zustand der Ketonämie. So lange dauert es, bis der Glykogenspeicher der Leber erschöpft ist, sodass der Körper beginnt, Fett zur Energiegewinnung zu verbrennen. Also reduzierte ich die Aufnahme von Kohlenhydraten, wartete 48 Stunden und begann, meinen Urin jeden Tag zwei- bis dreimal zu testen. Nichts. Die Teststreifen wurden einfach nicht purpurrot. Obwohl ich mich wirklich gut und voller Energie fühlte, schied ich keine Ketone aus, bis ich begann, zusätzlich hohe Dosen von L-Carnitin (ein vitaminähnlicher Wirkstoff) zu nehmen.

Nach zehn wirklich langen Tagen strenger Kohlenhydratbeschränkung schaffte ich es gerade eben, ein paar Ketonkörper zu produzieren – die Urinstäbchen maßen »Spuren«. Doch selbst dann verlor ich weder an Gewicht noch an Umfang. Tatsächlich nahm ich während dieser Eingangsphase der Atkins-Diät sogar mehr als 1 kg zu. Ich bewegte mich gewichtsmäßig nun auf einer neuen, noch nie da gewesenen Höhe. Welch ein Frust! Hier stand ich, betrieb regelmäßig Sport, aß nur sehr wenig Kohlenhydrate, hielt den Rest meiner Essportionen normal und folgte einer Diät, die Millionen Menschen geholfen hatte abzunehmen. Aber es funktionierte bei mir einfach nicht. Wie viele andere Frauen in den Wechseljahren war ich gegen eine Stoffwechselwand gelaufen; unser Körper hält in mittleren Jahren an jeder Fettzelle fest, als ob es um das liebe Leben ginge.

Aufgrund dieser Erfahrung durchforstete ich die Literatur, redete mit Experten und suchte weiter nach einer Lösung meines Gewichtsdilemmas – und fand sie. Innerhalb von vier Monaten hatte ich mein ursprüngliches Gewicht von 63 kg wieder erreicht. Das folgende Programm basiert auf meiner eigenen Erfahrung sowie auf Tausenden von Berichten der Leserinnen meiner Rundschreiben und vieler meiner Patientinnen. Es wird Ihnen helfen, Ihre Fettzellen in mittleren Lebensjahren zu zähmen, Ihre Hormone auszubalancieren und Ihre Gesundheit auf allen Ebenen zu erhalten.

Sechs Schritte zur Gewichtskontrolle in den mittleren Jahren

Erster Schritt: Halten Sie Blutzucker- und Insulinspiegel stabil

Wie viele Frauen (und viele Ärzte) ging auch ich lange davon aus, dass der Grund, warum wir in der Menopause zulegen, in einer Verlangsamung des Stoffwechsels liegt, der verbesserten Fähigkeit des Körpers, Energievorräte in Fett anzulegen und in einem gesteigerten Appetit durch fallende Östrogenspiegel.[4] Wie es jedoch aussieht, sind diese durchaus realen Stoffwechelvorgänge nicht Ergebnis der Menopause an sich, sondern eines weit früher einsetzenden Prozesses – dem glykämischen Stress, resultierend aus einem dauerhaft erhöhten Blutzuckerspiegel und erhöhten Insulinausschüttungen. Und so muss man sich das Ganze vorstellen:

Wenn Sie zu viel raffinierte Kohlenhydrate zu sich nehmen (Pommes frites, Kartoffelbrei, Kekse, Eis, Limonade, Weißbrot und Brötchen), erhöht sich der Blutzucker schlagartig. Dieser wird dann in der Leber zu Triglyceriden umgewandelt. Zur gleichen Zeit führt aber der überschüssige Blutzucker zu Mikroentzündungen der Gefäßwände, angefangen in der Muskulatur. Das bezeichnet man als »glykämischen Stress«, ein Begriff, der von dem Allgemeinmediziner Dr. Ray Strand geprägt wurde. Strands Forschung hat belegt, dass ein permanenter glykämischer Stress irgendwann zur Insulinresistenz oder dem sogenannten Syndrom X führt. Die Folge ist eine abdominelle Fettleibigkeit (zu viel Bauchfett) und ein erhöhtes Risiko für Diabetes vom Typ 2, androgenetischer Haarausfall und Herzerkrankungen.

Dies wird auch von der neuesten Forschung bestätigt, etwa der italienischen Studie E*uropean Prospective Investigation into Cancer and Nutrition* (EPICOR) von 2010 mit 47 000 Teilnehmern. Diese ergab, dass bei Frauen, die sich hochglykämisch ernährten, das Risiko eines Herzleidens zweimal so hoch war wie das in der Gruppe der Frauen, die weniger Kohlenhydrate zu sich nahmen. (Bei Männern gab es diesen Zusammenhang allerdings nicht.)[5]

Darüber hinaus war es die zum gleichen Zeitpunkt veröffentlichte Studie der *Emory University School*, die den Zusammenhang zwischen einer zuckerreichen Ernährung und einem erhöhten Herzrisiko belegte. Hier hatte man 6000 Erwachsene aus der *National Health and Nutrition Examination Survey* (NHANES) beobachtet und zeigen können, dass, wer am meisten Tafelzucker – etwa in verarbeiteten Nahrungsmitteln, nicht aber natürlichen Fruchtzucker in Obst und Obstsäften – zu sich nahm, sehr viel eher einen hohen Triglyceridwert hatte und auch ein höheres Verhältnis von Triglyceriden zu HDL-Cholesterin (einem der besten Indikatoren eines Herzerkrankungsrisikos).[6]

Ist der Blutzuckerspiegel dauerhaft zu hoch, führt das langfristig zur Insulinresistenz. Lassen Sie mich das näher erklären: Insulin wird in der Bauchspeicheldrüse (Pankreas) produziert und ist dafür verantwortlich, Glukose aus dem Blutstrom in unsere Zellen zu transportieren. Dort dient sie als Energielieferant. Eine gute Gesundheit hängt von der Fähigkeit unseres Körpers ab, genau die richtige Menge an Insulin zu produzieren und zu verbrauchen, um unseren Blutzuckerspiegel auf einem optimalen Niveau zu halten, sodass unser Stoffwechsel normal arbeitet. Der Konsum von raffinierten Kohlenhydraten führt zu einem sofortigen Anstieg des Blutzuckers. Das regt die Bauchspeicheldrüse dazu an, große Mengen an Insulin auszuschütten, um den Blutzucker zu verarbeiten. Jede Körperzelle trägt auf ihrer Oberfläche Insulinrezeptoren. Diese ermöglichen es dem Insulin, »die Tür zu öffnen«, sodass Glukose in die Zelle hineingelangen kann.[7]

Doch wenn der Blutzuckerspiegel ständig zu hoch ist, verlieren die Insulinrezeptoren mit der Zeit ihre Fähigkeit, auf diese erhöhte metabolische Beanspruchung zu reagieren. Sie werden unempfindlich, und es entwickelt sich eine sogenannte Insulinresistenz, bei der immer mehr Insulin ausgeschüttet wird, das aber immer weniger Effekt hat. Schließlich können weder die Körpergewebe noch die Bauchspeicheldrüse mit der Blutzuckermenge fertigwerden. Buchstäblich jede Zelle in unserem Körper wird von diesem abnormen metabolischen Zustand negativ beeinflusst. In schweren Fällen kann es sein, dass bei dem betroffenen Menschen ein Diabetes vom Typ 2 (Erwachsenen- oder Altersdiabetes) diagnostiziert wird und Insulininjektionen erforderlich sind, um den Bedarf zu decken.

Starkes Übergewicht bzw. Fettleibigkeit trägt zu diesem Problem bei. Körperfett ist voller Insulinrezeptoren, und je dicker Sie werden, desto mehr Insulin ist erforderlich, um Blutzucker in die Zellen zu bringen. Ein Diabetes vom Typ 2 verschwindet häufig einfach allein durch Gewichtsverlust.

Rund 25 Prozent der amerikanischen Bevölkerung sind genetisch resistent gegen die negativen Effekte einer Insulin-Überproduktion und einer Insulinresistenz. Diese Menschen bleiben in der Regel sehr schlank, ganz gleichgültig, was sie essen. Doch 75 Prozent der Population haben nicht so viel Glück, und das gilt besonders für die Zeit während der Wechseljahre.

Die meisten klimakterischen Syndrome, wie starke Blutungen, Krämpfe, Myome und PMS reagieren auf eine Ernährung, die Ihren Blutzucker- und Ihren Insulinspiegel stabil hält und zellulärer Entzündung vorbeugt. Im Allgemeinen bleiben Insulin- und Blutzuckerspiegel normal, wenn man sich vorwiegend mit unraffinierten vollwertigen Lebensmitteln wie Früchten, Gemüse und vollwertigem Getreide ernährt, die Kohlenhydrate mit einem niedrigen bis mittleren glykämischen Index enthalten.

Der glykämische Index ist einfach ein Maß für die Geschwindigkeit und das Ausmaß, mit dem ein bestimmtes kohlenhydrathaltiges Nahrungsmittel den Blutzuckerspiegel erhöht. Kohlenhydrate mit einem hohen glykämischen Index – beispielsweise Alkohol oder stärke- und zuckerreiche Nahrungsmittel, wie Plätzchen, Süßigkeiten, Limonaden, Weißbrot und fast alle raffinierten, verarbeiteten Nahrungsmittel – werden rasch zu Zucker verstoffwechselt, was zu einem Insulinausstoß ins Blut führt.

Auf der anderen Seite werden Kohlenhydrate mit einem niedrigen glykämischen Index langsam abgebaut und erhöhen den Blutzuckerspiegel über einen längeren Zeitraum verteilt in geringerem Maße. Daher lassen sie sich mit wenig Insulin metabolisieren.

Evolutionsbiologisch gesprochen sind die meisten Kohlenhydrate mit einem hohen glykämischen Index »neue« Nahrungsmittel, die erst im letzten Jahrhundert verstärkt Teil unserer Ernährung wurden. Bis dahin hat sich unsere Ernährungsweise über Jahrtausende Hand in Hand mit dem aktiven Lebensstil entwickelt, der auch den Insulinspiegel normal erhält.

INSULINRESISTENZ (SYNDROM X)

Die Symptome in Zusammenhang mit einer Insulinresistenz werden allgemein unter der Bezeichnung Syndrom X zusammengefasst, ein Begriff, der erstmals von Dr. Gerald Reaven, einem weltbekannten Endokrinologen an der Stanford University School of Medicine, geprägt wurde.[8] Dazu gehören:

- ein erhöhtes Risiko für Diabetes vom Typ 2[9]
- anomaler Cholesterinspiegel[10]
- Bluthochdruck
- Herzkrankheiten: Erkrankung der Koronararterien (Herzkranzgefäße) und periphere Gefäßerkrankungen[11]
- Fettleibigkeit (Obesitas)
- Ausbleiben des Eisprungs (Anovulation)[12]
- Überstimulation des ovarialen Testosterons[13]
- polyzystisches Ovarialsyndrom
- starke Behaarung im Gesicht, Haarausfall oder eine Kahlköpfigkeit nach männlichem Muster bei Frauen
- Erwachsenen-Akne
- erhöhtes Risiko für Brustkrebs und Gebärmutterkrebs[14]

Eine Ernährung, die reich an raffinierten Kohlenhydraten ist, verschärft wegen ihres negativen Effekts auf die Hormonbalance sämtliche klimakterische Probleme. Sie verstärkt die Tendenz zur Fettleibigkeit vom Apfeltyp, die ihrerseits die Produktion von Östrogen und Androgenen fördert. Diese Fettleibigkeit und ein hoher Insulinspiegel – der selbst bei Frauen mit normalem Gewicht und BMI vorkommen kann – gehen auch mit höheren Triglyceridwerten im Blut einher. Das hat natürlich einen negativen Einfluss auf die Herzgesundheit und beeinflusst überdies den normalen Mechanismus, durch den der

Körper freies Östradiol deaktiviert. Eine relative Zunahme des metabolisch aktiven Östradiols im Blutstrom kann unter Umständen zu einem exzessiven Wachstum des östrogensensitiven Brust- und Gebärmutterschleimhautgewebes führen. Das ist einer der Gründe dafür, dass Hyperinsulinämie mit einer Insulinresistenz ein bedeutender Risikofaktor für Brustkrebs wie auch für ein polyzystisches Ovarialsyndrom ist.[15] Ein hoher Insulinspiegel erhöht auch die Gewebeempfindlichkeit für ein Protein, das sogenannte Somatomedin-C (IGF-1), von dem man weiß, dass es das Wachstum von Brust- und anderem Gewebe fördert.[16]

Skelettmuskeln sind eigentlich für die Verbrennung von Blutzucker wie gemacht. Das ist auch der Grund, warum der Erhalt der Muskelmasse und regelmäßige Bewegung für einen stabilen Blutzucker entscheidend sind. Doch wenn Frauen älter werden, bewegen sie sich nicht mehr so viel wie in ihrer Jugend.

NOCH MEHR GRÜNDE, DIE GEGEN HOCHVERARBEITETE NAHRUNGSMITTEL SPRECHEN

Verarbeitete Nahrungsmittel sind nicht nur deshalb weniger gesund, weil sie viel zugefügten Zucker enthalten, sondern auch viel Salz und Zusatzstoffe. Vor Kurzem hat die Harvard School of Public Health erstmalig gezeigt, dass auch verarbeitetes Fleisch Diabetes und Herzerkrankungen befördert.[17] Eine Metaanalyse von 2010 hat zunächst Daten aus zwanzig verschiedenen Studien mit insgesamt einer Million Erwachsener in zehn Ländern noch einmal untersucht.

Allein der tägliche Genuss von 50 Gramm verarbeitetem Fleisch (entspricht einem US-amerikanischen Hotdog oder zwei Scheiben Aufschnitt) war mit einem 42 Prozent höheren Risiko einer Herzerkrankung und einem 19 Prozent höheren Risiko für Diabetes verbunden. Wurstwaren waren dabei als entweder gesalzen, gepökelt oder geräuchert definiert. Die Aufnahme einer doppelt so großen Menge unverarbeiteten Fleisches hingegen erhöhte die Risiken nicht. Das bedeutet nun allerdings keinen Freibrief für einen Double Cheeseburger, ist aber eine Warnung, die Zusätze von verarbeiteter Nahrung betreffend. Die Forscher fanden ferner heraus, dass der Gehalt von Cholesterin in beiden Klassen gleich war, der Salzgehalt bei der Wurst aber vierfach höher lag. Außerdem enthält Wurst Nitrate zur Konservierung.

Mangelnde Bewegung führt deshalb zu Beginn der Wechseljahre zu einem Austausch von Muskel- zu Fettgewebe. Durch Jahre des Insulinmissbrauchs wird überschüssige Energie als Fett, besonders als Bauchfett, eingelagert. (Fett wiegt weniger als Muskulatur, braucht aber mehr Platz. Deshalb passen Frauen in den mittleren Jahren oft nicht mehr in ihre Kleidung, obwohl sie nicht zugenommen haben!) Einer der ersten Anzeichen einer Insulinresistenz ist zunehmendes Bauchfett – der berühmte Rettungsring. Bauchfett ist voller Insulinrezeptoren, und je mehr Fett man hat, desto mehr Insulin braucht es, um Blutzucker in die Zellen zu transportieren. Diabetes vom Typ 2 geht deshalb oft allein durch eine Gewichtsreduktion zurück. Glykämischer Stress und Insulinresistenz gehen außerdem einher mit Sodbrennen, Schlaflosigkeit, Aufgedunsenheit, Süßhunger, Fatigue und Schläfrigkeit am Tag.

All dies zusammengenommen ist dann verbunden mit Mikroentzündungen des Gewebes als Ergebnis eines komplexen Zusammenspiels zwischen Insulin, Blutzucker, Stresshormonen und essenziellen Fettsäuren. Menschen mit zu viel Körperfett durch jahrelange Ernährung mit hochglykämischen Nahrungsmitteln bilden in ihrem Körperfett viele inflammatorische Botenstoffe wie IL-6 (Interleukin-6). Zipperlein, Östrogendominanz und PMS sind dann oft nicht weit. Am Ende führt glykämischer Stress zu einer Insulinresistenz und später zu Diabetes oder einer Herzerkrankung, wenn man nichts dagegen tut.

Zweiter Schritt: Bestimmen Sie Ihr Taillen-/Hüft-Verhältnis, Ihren Body-Mass-Index und Ihren Anteil an Körperfett

Wenn wir jahraus-jahrein verarbeitete Kohlenhydrate zu uns nehmen und uns zu wenig bewegen, wird uns das in der Lebensmitte einholen. Langsam aber sicher wird uns dieser Lebensstil für Bauchfett anfällig machen, was problematisch ist. Fettzellen in der Bauchregion sind metabolisch aktiver – und potenziell gefährlicher – als die Fettzellen auf Ihren Hüften und Oberschenkeln. Sie können zu einer Insulinresistenz beitragen, einem Stoffwechselzustand, in dem Ihr Körper immer mehr Insulin ausschütten muss, um den Zucker im Blut zu verarbeiten.

Und sie können zu viele Androgene und Östrogene produzieren. Die klassische apfelförmige Figur geht mit einem gesteigerten Risiko für Herzkrankheiten, Brustkrebs, Gebärmutterkrebs, Diabetes, Nierensteinen, Bluthochdruck, Arthritis, Inkontinenz, polyzystischen Eierstockerkrankungen, Stressinkontinenz, Gallensteinen, Schlaganfall und Schlafapnoe (einem episodisch auftretenden Atemstillstand während des Schlafs) einher.[18]

Ihr Taillen-/Hüft-Verhältnis gibt Ihnen rasch die Möglichkeit, Ihr Risiko abzuschätzen. Messen Sie zunächst Ihren Gesäßumfang an seiner stärksten Stelle. Anschließend messen Sie Ihren Taillenumfang an seiner schmalsten Stelle. Teilen Sie nun Ihr Taillenmaß durch das Maß Ihres Gesäßumfangs. Ein gesundes Verhältnis zwischen Gesäß- und Taillenumfang liegt unter 0,8.

Das Ideal ist 0,74. Ein Verhältnis von mehr als 0,85 bringt all die oben aufgeführten Gesundheitsrisiken mit sich.[19]

Dr. Ray Strand, ein Experte auf dem Gebiet der Insulinresistenz, empfiehlt dagegen den Taillenumfang, weil er unmittelbar das Bauchfett erfasst. Wenn Ihr Taillenumfang mehr als 88 cm beträgt, dann haben Sie bereits ein erhöhtes Risiko für eine Insulinresistenz und das metabolische Syndrom.

Der sogenannte Body-Mass-Index, kurz BMI, ist eine andere Möglichkeit, um Ihr Gesundheitsrisiko abzuschätzen. Um Ihren BMI zu bestimmen, benötigen Sie nur Ihre Größe in Zentimeter und Ihr Gewicht in Kilogramm. Multiplizieren Sie Ihre Körpergröße in Metern mit sich selbst. Teilen Sie dann Ihr Gewicht in Kilo durch das Ergebnis. Beispiel: Sie sind 1,65 m groß und wiegen 60 kg. 1,65 x 1,65 = 2,7225.

60:2,7225 ergibt einen BMI vom 22,03. Damit liegen Sie im Bereich des Normalgewichts. Ein BMI von 24 oder darunter ist ideal. Für Nichtraucher und Menschen ohne chronische Erkrankungen ist ein BMI höher als 30 (Fettleibigkeit) mit einem zwei- bis dreifach erhöhten Risiko eines vorzeitigen Todes verbunden. Ein leicht erhöhter BMI im Bereich von 25 bis 29 liegt dieses Risiko bereits 20 bis 40 Prozent höher als bei Normalgewichtigen.[20]

Der Prozentsatz an Körperfett ist der letzte Wert, den Sie benötigen. Sie können ihn von Ihrem Arzt oder in einem Fitnessstudio ermitteln lassen. Waagen, die im Handel erhältlich sind und mit denen Sie Ihren Körperfettanteil selbst messen können, fand ich nicht sehr zuverlässig. Es ist möglich, einen gesunden Körperfettanteil (zwischen 20 und 28 Prozent) zu haben und einen BMI, der über 24 liegt. Das gilt besonders für Sportlerinnen, die viel Muskelmasse haben.

Wenn Ihr Taillen-/Hüft-Verhältnis, Ihr BMI und Ihre Fettanteil alle im grünen Bereich liegen, dann müssen Sie lediglich das, was Sie bereits tun, um Ihr Gewicht zu halten und Ihre Hormone auszubalancieren, fein abstimmen. Wenn nicht, dann sollten Sie alles tun, was Sie können, um Ihr Erkrankungsrisiko zu senken. Eine Untersuchung, die 1999 von der Harvard Medical School durchgeführt wurde, ergab, dass Frauen, die im Laufe ihres Erwachsenenlebens rund 10 kg zunehmen, einen Rückgang ihrer körperlichen Funktionen und ihrer Vitalität erleben, der noch größer ist als derjenige, der mit dem Rauchen einhergeht. (Und wo wir schon vom Rauchen sprechen: Eine Studie von 2010 ergab, dass Übergewicht mittlerweile ein höheres Gesundheitsrisiko darstellt als Rauchen. Der Anteil der Raucher ist in den letzten Jahren um 18,5 Prozent zurückgegangen, der der Fettleibigen ist um 85 Prozent gestiegen.[21] Und nach einer neuen Statistik des Centers of Disease Control, der US-amerikanischen Gesundheitsbehörde, ist eine unerhörte Zahl von 28 Prozent aller Amerikaner über 20 fettleibig, wobei der Anteil seit 1997 kontinuierlich steigt.) In der Harvard-Studie war dies mit einer Zunahme von Schmerzen verbunden, und zwar unabhängig vom Ausgangsgewicht der Frauen. Der Grund dafür ist, dass überschüssiges Fett entzündliche Botenstoffe bildet, wie Zytokine und Interleukin-6, was zu Gewebeschäden und Schmerzen führt. Glücklicherweise ist all dies reversibel. Eine Gewichtszunahme ist zudem unabhängig vom Grundgewicht einer Frau mit einer Zunahme an körperlichen Schmerzen verbunden. Glücklicherweise ist alles reversibel.

Sobald die übergewichtigen Frauen abgenommen haben, verbessern sich ihre Gesundheit und Vitalität in jeder Beziehung wieder.[22] Das sind sehr gute Nachrichten. Sie müssen nicht Ihr Idealgewicht erreichen; selbst ein bescheidener Verlust von 2,5 bis 5 kg Fett – oder ein BMI-Wert, der einen Punkt unter Ihrem gegenwärtigen Wert liegt – kann Ihren Gesundheitszustand drastisch verbessern, Ihren Blutdruck senken und Ihren Hormonspiegel ausbalancieren.

Dritter Schritt: Finden Sie Ihre Stoffwechsel-Stressoren

In ihrem Buch *Fight Fat After Forty* dokumentiert Dr. Pamela Peeke, eine Wissenschaftlerin am National Institute of Health, die Verbindung zwischen toxischem Stress und toxischer Gewichtszunahme – die Art von Gewicht, die sich in der Bauchregion ansammelt und für Frauen das Risiko erhöht, eines vorzeitigen Todes zu sterben. Toxischer Stress kann aus jeder alltäglichen Herausforderung entstehen, doch eine Reihe von Umständen macht ihn bei Frauen über vierzig ganz besonders häufig: Das Wiederauftauchen von Kindheitstraumen, Perfektionismus, Beziehungsveränderungen wie Scheidung oder Pflege, Stress im Beruf, akute oder chronische Erkrankungen, Diäten und die Auswirkungen der Wechseljahre.

Dies traf auch bei mir zu, denn meine anfängliche klimakterische Gewichtszunahme fiel mit neuen Stressfaktoren in meinem Leben zusammen. Der Zeiger der Waage begann kurz vor Thanksgiving zu klettern, als meine älteste Tochter zum ersten Mal aus dem College über die Ferien nach Hause kam und wir offiziell unsere erste Feriensaison als »zerbrochene Familie« begannen. Meine Töchter planten, ihre Ferienzeit zwischen meinem Haus und dem ihres Vaters zu verbringen, eine Situation, von der ich stets geglaubt hatte, sie würde bei uns nie eintreten.

Gleichzeitig kümmerte ich mich auch um meine beste Freundin, die sich von einer schweren Wirbelsäulenoperation erholte. Ich kochte für sie, versuchte, ihre Bedürfnisse zu erahnen, erlebte ihre starken Schmerzen, die kein Schmerzmittel lindern konnte, und versuchte ganz allgemein, ihr einen sicheren Platz zu bieten, wo sie gesund werden konnte. Mehr als einen Monat lang war ich abgesehen von gelegentlichen Pausen im Grunde 24 Stunden am Tag im Dienst. Rückblickend wundert es mich nicht mehr, dass sich bei mir die Pfunde anhäuften.

Nehmen Sie Ihren Kalender zur Hand, leisten Sie ein wenig Detektivarbeit, und stellen Sie fest, ob auch Sie ein Stressmuster haben, das zu einer Gewichtszunahme führen könnte. Seien Sie sich ganz besonders der Gefahren der späten Nachmittagsstunden bewusst, wenn die wichtigsten Hormone, die uns erlauben, Stress zu bewältigen – Serotonin und Kortison –, in der Regel absinken, sodass wir uns unseren emotionalen Grundströmungen gegenüber verwundbarer fühlen. Besonders dann, wenn Serotonin, der Neurotransmitter für das »Mir geht's gut«-Gefühl, erschöpft ist, neigen wir in der Regel dazu, alles in Sichtweite zu essen – insbesondere raffinierte Kohlenhydrate –, um den Serotoninspiegel wieder auf seinen Normalwert zurückzubringen.

Die Wirkung von Stress auf das Gewicht funktioniert auch in entgegengesetzter Richtung. Eine meiner Kolleginnen, die in den Wechseljahren ist, unternahm kürzlich mit einem ihrer erwachsenen Kinder, das Medizin studiert, einen Trip. Sie besuchten ein anregendes medizinisches Treffen und erkundeten dann zusammen den Grand Canyon.

Obwohl sie nicht auf Kalorien geachtet und alles gegessen hatte, was sie wollte, kam sie gut fünf Pfund leichter nach Hause! Sie meinte mir gegenüber: »Ich denke, dass mein Kortisonspiegel auf seinen Normalwert zurückkehrte, weil ich zehn Nächte lang durchschlafen konnte und mir keine Gedanken machen musste, ob ich wegen eines Notfalls herausgerufen würde. Und darüber hinaus war mein Serotonin hoch wegen all der positiven Anregungen und wegen des gesunden Sonnenscheins, den ich bekam!«

Vierter Schritt: Machen Sie Sport

Wenn Sie nicht bereits Sport treiben, dann gibt es keine bessere Zeit als jetzt, damit zu beginnen. Ihre Muskeln sind voller Insulinrezeptoren. Je mehr Muskelmasse Sie haben und je mehr Wärme Sie regelmäßig mit Ihren Muskeln produzieren, desto effektiver verbrennen Sie Kohlenhydrate und Körperfett. Und überdies schützen Sie Ihre Knochen und Ihr Herz. Von allen Veränderungen des Lebensstils, die einen permanenten Gewichtsverlust versprechen, steht regelmäßige körperliche Betätigung an erster Stelle. (Eine Studie aus dem Jahr 2008 hat gezeigt, dass sogar moderate körperliche Bewegung die Lebensqualität von Frauen in den Wechseljahren signifikant deutlicher verbessert als eine Hormontherapie.)[23] Ein Ratgeber der US-Regierung (*Physical Activity Guidelines for Americans)* empfiehlt in der Woche zweieinhalb Stunden moderaten Sport (zügiges Gehen, Wassergymnastik, Tanzen, Gartenarbeit) oder eineinviertel Stunden anstrengenden Sport (schnelles Walken, Joggen, Bahnschwimmen, Seilspringen, Bergwandern mit einem schweren Rucksack).

Die Empfehlungen beinhalten auch ein zusätzliches Krafttraining an zwei Tagen (Krafttraining mit Gewichten, Push-ups, Sit-ups oder schwere Gartenarbeit).[24] Wenn Sie bereits Sport treiben, sollten Sie Ihre sportliche Routine ändern. Vielleicht haben Sie wie ich gefunden, dass Sie, was Ihren Stoffwechsel angeht, »festhängen«, obwohl Sie bereits Ihren Kohlenhydratkonsum reduziert haben und regelmäßig Sport treiben. Wenn das der Fall ist, dann normalerweise deshalb, weil sich Ihr Körper an Ihr gegenwärtiges Aktivitätsniveau angepasst hat – genauso, wie es möglich ist, sein Gewicht mit nur 1000 Kilokalorien pro Tag zu halten: Die Stoffwechselrate des Körpers hat sich einfach vermindert, weil er »meint«, er müsse sonst verhungern.

DARF ICH BITTEN? VON DER ÜBERLEGENHEIT DES TANGOS

Es sollte eigentlich nicht überraschen, dass Tanzen ein wunderbarer Sport ist und sicherlich viel mehr Spaß macht als Bauchmuskelübungen oder Laufen auf einem Laufband. Neueste Forschungsergebnisse jedoch legen nahe, dass Tango vielleicht der König unter den Tänzen ist, der jeden anderen Sport und womöglich auch andere Tanzformen in puncto Gesundheit übertrifft.

Zwei Studien der Washington University School of Medicine in St. Louis haben untersucht, was passiert, wenn Parkinsonkranke Tango lernen. In der ersten Untersuchung wurden die Patienten in zwei Gruppen eingeteilt: Eine nahm Tango-Unterricht, die andere machte Krafttraining und Gymnastik, und zwar zweimal eine Stunde pro Woche bei je insgesamt zwanzig Stunden. Die Tangogruppe konzentrierte sich auf Dehnen, Gleichgewicht, Fußarbeit und Timing – und natürlich das Tangotanzen (mit oder ohne Partner). Die Gymnastikgruppe konzentrierte sich auf Core Training und Dehnungen im Stehen und Sitzen.

Obwohl beide Gruppen von den Übungen profitierten, zeigte nur die Tangogruppe Verbesserungen in puncto Gleichgewicht, Sturzprävention und Gangsicherheit.[25] Auch hatten die Teilnehmer hier mehr Zutrauen in ihr Gleichgewicht als bei der anderen Gruppe.

Bezeichnend ist noch, dass die Mitglieder der Tangogruppe an weiteren Stunden teilnahmen, nachdem die Studie abgeschlossen war. Das Interesse war so groß, dass im Anschluss sogar eine kostenlose wöchentliche Tangostunde für Parkinsonpatienten und ihre Angehörigen ins Leben gerufen wurde.

Die gleichen Forscher haben eine zweite Studie abgeschlossen, die die Wirkung von Tango, von Walzer bzw. Foxtrott und Tai-Chi auf die Lebensqualität von Parkinsonpatienten vergleicht. Auch hier bekam wieder jede Gruppe 20 Unterrichtsstunden über einen Zeitraum von 13 Wochen. Im Ergebnis verbesserte sich bei den Mitgliedern der Tangogruppe Mobilität und soziale Unterstützung, was bei den Mitgliedern der anderen Gruppen (plus der Kontrollgruppe) nicht der Fall war.[26]

Was hier zu Buche schlug, war das Bewegungsspektrum des Tangos mit seinem dynamischen Ausgleich, den Drehungen, der Rückwärtsbewegung und der Beginn der Bewegung in verschiedenen Tempi. Darüber hinaus nehmen Forscher an, dass, weil der Tango ein Paartanz ist, er Menschen zur Zusammenarbeit bewegt, um Probleme zu überwinden. Soziale Unterstützung trägt sicherlich in großem Ausmaß zum Wohlbefinden bei.

Weil die Ergebnisse so vielversprechend waren, beobachten die gleichen Forscher die tangotanzenden Parkinsonpatienten nun für ein Jahr, in dem sie ihren Unterricht in einem Bürgerhaus und nicht in einem Krankenhaus nehmen und sich damit mehr als Tänzer denn als Studienobjekte fühlen. Parkinsonpatienten sind insofern besonders interessant, weil sie schneller als gesunde Menschen ihre funktionelle Beweglichkeit einbüßen. Wenn also der Tango dieser Gruppe signifikante Zugewinne an Beweglichkeit beschert, dann tut er es erst recht bei uns!

Um Ihre widerspenstigen Fettzellen dazu zu veranlassen, ihre Fettlast abzugeben, müssen Sie sie ein wenig verwirren. Versuchen Sie es mit einer anderen Art von körperlicher Betätigung, die andere Muskelgruppen belastet. Wenn Sie bisher gejoggt sind, versuchen Sie es einmal mit einem Stepper, einem Rudergerät oder mit Krafttraining.

Die Grundidee ist, Ihren Körper aus seinen gewohnten Stoffwechselgleisen zu bringen. Ich musste die Intensität und Länge meines Krafttrainings erhöhen, während ich mein Walking zurückschraubte – es war so leicht geworden, dass ich kaum mehr ins Schwitzen geriet. Das Arbeiten mit den Gewichten war viel schwerer. Mit der Zeit funktionierte diese Umstellung. Im Moment besteht mein Work-out aus regelmäßigem Pilates, Walking und einem Crosstrainer. Gewichte verwende ich kaum noch, weil das Pilates für einen guten Muskeltonus sorgt. (Das ist aber eine ganz individuelle Entscheidung. Ich bekomme und behalte Muskelmasse auch ohne Gewichte. Aber das gilt nicht für alle Frauen.

Wenn sich bei Ihrem Gewicht nichts tut, lassen Sie sich nicht entmutigen. Bei einer 2010 veröffentlichten Beobachtungsstudie an über 34000 gesunden Frauen über einen Zeitraum von 15 Jahren war eine tägliche Bewegungseinheit verbunden mit dem Halten des bestehenden Gewichts. Allerdings galt das nur für Frauen mit einem gesunden BMI – nicht für solche mit einem überhöhten.[27] (Für normalgewichtige Frauen war eine Stunde normaler körperlicher Aktivität ausreichend, um ihr Normalgewicht zu halten. Doch sportliche Bewegung hat noch andere gesundheitliche Vorteile: Eine Studie von 2009 hat herausgefunden, dass ein Jahr moderaten Sports das Ausmaß niedriggradiger zellulärer Entzündung senkte, die u. a. mit Herzkrankheit und einigen Krebsarten in Verbindung steht. Dieser Effekt aber stellte sich aber nur bei fettleibigen Frauen in den Wechseljahren ein, nicht bei normalgewichtigen.[28] Wenn Sie durch andere hier vorgeschlagene Maßnahmen an Gewicht verlieren, dann wird Sie regelmäßige sportliche Bewegung vor einer Rückkehr der Pfunde bewahren.

Fünfter Schritt: Lassen Sie Ihre Schilddrüsenfunktion überprüfen

Rund 25 Prozent aller Frauen entwickeln in den Wechseljahren Schilddrüsenprobleme oder haben bereits Schilddrüsenprobleme, wenn sie in die Wechseljahre kommen. Eine Schilddrüsenunterfunktion geht mit einem reduzierten Grundumsatz einher. Wenn Sie irgendwelche Symptome einer Schilddrüsenunterfunktion aufweisen (etwa Müdigkeit, Gewichtszunahme, kalte Hände und Füße, ausdünnendes Haar oder Verstopfung), dann sollten Sie Ihre Schilddrüse überprüfen lassen. Ich tat das schließlich während meiner eigenen Stoffwechselverlangsamung und fand heraus, dass mein Schilddrüsenhormonspiegel für eine sogenannte subklinische Hypothyreose sprach. Mein einziges Symptom war die Gewichtszunahme.

Ich begann daher mit einer sehr niedrigen Dosis von Schilddrüsenhormonen. Wie jede Entscheidung hinsichtlich einer Medikamenteneinnahme treffe ich auch diese Monat für Monat neu. Meine Bluttests sind inzwischen wieder normal. Es ist schwer zu sagen, ob es die Schilddrüsenhormonsubstitution gewesen ist, die schließlich mein Gewichtsproblem löste, weil ich auch mein Fitnessprogramm geändert habe und weitgehend auf raffinierte Kohlenhydrate verzichte.

Überdies nahm meine Stressbelastung beträchtlich ab, als die Ferien endeten und sich meine Freundin völlig erholte. Schließlich konnte ich das Schilddrüsenmedikament ganz absetzen. Andere Frauen dagegen brauchen nur ihre Jodaufnahme zu erhöhen und ihre Schilddrüsenfunktion verbessert sich von ganz allein.

Sechster Schritt: Zelluläre Entzündung vermeiden

Der Hauptursache für Entzündungen auf der Zellebene – und all die Krankheiten und Symptome, die mit ihr einhergehen – ist eine Ernährung mit hochraffinierten und hochglykämischen Lebensmitteln. Diese ist vor allem gekennzeichnet durch:

- Zu viele raffinierte Kohlenhydrate, die zu einer Überproduktion von Insulin führen. Zu viel Insulin fördert die Produktion von entzündungsfördernden Eikosanoiden, wie Prostaglandin F2-alpha und andere Zytokine.
- Mangel an mehrfach ungesättigten Fettsäuren, bekannt als Omega-3-Fettsäuren. Omega-3-Fettsäuren sind notwendig für das Funktionieren fast aller Zellen im Körper, das gilt besonders für diejenigen des Nervensystems, der Augen und des Immunsystems. Omega-3-Fettsäuren vermindern insbesondere Entzündungsvorgänge auf der Zellebene. Gegenwärtig ist der Spiegel der besonders wichtigen Omega-3-Fettsäure DHA (Docosahexaensäure) bei amerikanischen Frauen durchschnittlich um 40 Prozent niedriger als bei Europäerinnen.
- Zu viele teilweise gehärtete Fette, in der Regel aus Margarine und Backfett.
- Mangel am Mikronährstoffen, die für einen optimalen Eikosanoidstoffwechsel notwendig sind. Ein Mangel an Vitamin C, Vitamin B6 und Magnesium fördert beispielsweise die Überproduktion von entzündungsfördernden Botenstoffen.

Dauerstress ist ebenfalls ein Faktor, der bei einem Eikosanoidungleichgewicht eine Rolle spielt. Er führt zu einer Überproduktion von Adrenalin und Kortisol, Stresshormonen, die ebenfalls die Mikroentzündungen auf der Zellebene befördern. Koffein, das oft dazu dient, die Effekte von Stress und Erschöpfung zu mindern, hat dieselbe Wirkung. Wenn Sie sich an den unten genannten Ernährungsplan für hormonelles Gleichgewicht halten, sollten Sie Ihre Nahrung mit zusätzlichen Antioxidantien ergänzen und Stress ganz bewusst durch Meditation, Entspannung und regelmäßige Bewegung lindern.

Der Ernährungsplan für hormonelles Gleichgewicht

Wenn man die heutige Lebensweise einer ganz normalen Frau in den Wechseljahren bedenkt, fällt es nicht schwer zu sehen, warum Insulin und Östrogen aus dem Gleichgewicht geraten. Das setzt uns einem erhöhten Risiko aus, alle möglichen Erkrankungen zu entwickeln, von Herzerkrankungen und hohem Blutdruck bis zu Arthritis und Brustkrebs.

Zum Glück müssen Sie, wenn Sie dem Ernährungsplan folgen, den ich hier vorschlage, nicht lange warten, bis Sie sich besser fühlen. Schon nach wenigen Tagen werden Sie unter Umständen bemerken, dass Sie besser schlafen, überschüssiges Fett verlieren, dass verschiedene lästige Symptome zu verschwinden beginnen und Ihre Haut einen gesunden Schimmer annimmt. Gleichzeitig senken Sie Ihr Risiko für Alterserkrankungen.

Nehmen Sie wenigstens drei Mahlzeiten pro Tag zu sich

Viele Frauen lassen das Frühstück und das Mittagessen aus und sparen sich ihr Kalorienkontingent für das Abendessen auf. Das Problem dabei ist, dass die Stoffwechselgeschwindigkeit natürlicherweise um die Mittagszeit einen Gipfel erreicht und anschließend absinkt. Daher werden die Nahrungsmittel, die Sie am Abend zu sich nehmen, mit höherer Wahrscheinlichkeit als Fett gespeichert als diejenigen, die Sie früher am Tag konsumieren. Es gibt noch einen weiteren Grund, warum Sie es sich nicht leisten können, Mahlzeiten ausfallen zu lassen, um Ihr Gewicht zu kontrollieren: Es ist wohl bekannt, dass Jo-Jo-Diäten und periodisches Hungern auf die Dauer Ihre Stoffwechselrate insgesamt reduzieren, was zu einem Körper führt, der metabolisch so effizient ist, dass es trotz einer Ernährung mit sehr wenigen Kalorien möglich ist, auf demselben Gewicht zu bleiben.

Als ich mich in meinen mittleren Jahren meinem eigenen Gewichtsproblem gegenübersah, war eine starke Kalorieneinschränkung daher keine Option. Ich habe in meinen Teenagerjahren und in meinen Zwanzigern zu häufig gehungert und gefastet. Meine Stoffwechselrate ist schon immer relativ niedrig gewesen, und nun sank sie im mittleren Alter noch weiter. Ich konnte keine weitere Verlangsamung riskieren. Es ist auch klar, dass strenge Nahrungseinschränkungen oft zu einer Abnahme der guten Muskelmasse führen, aber nicht notwendigerweise zu einer Reduktion des Körperfetts. Das heißt, dass Sie nach einer strengen Fastenkur möglicherweise mit einem höheren Prozentsatz an Körperfett dastehen als zuvor.

Die meisten Frauen in den Wechseljahren fahren am besten damit, wenn sie ihren Blutzuckerspiegel den ganzen Tag hindurch stabil halten, indem sie häufiger kleine Mahlzeiten essen. Ich empfehle einen Snack um etwa vier Uhr nachmittags, genau dann, wenn Blutzucker, Stimmung und Serotonin dazu tendieren, in den Keller zu sacken. Diese kleine Zwischenmahlzeit kann Sie davor bewahren, sich abends, wenn Sie nach Hause kommen, zu überessen. (Wenn Sie's nicht tun, besteht die Gefahr, dass Sie bei dem verzweifelten Versuch, einen ganzen Tag voller Verzicht auszugleichen, in dem Augenblick, in dem Sie das Haus betreten, zu essen anfangen, und erst wieder aufhören, wenn Sie zu Bett gehen.)

Um die metabolischen Herausforderungen der Lebensmitte erfolgreich zu meistern, müssen Sie Geduld haben. Und Sie müssen überdies Ihre »Diät-Mentalität« überdenken. Mit anderen Worten: Sie müssen sich Ihren Stoffwechsel als etwas vorstellen, das eine neue Art von Leben und Essen erfordert, nicht eine weitere Diät, die es »schon rasch richten« wird. (Das habe ich sicherlich gelernt, als ich das Einführungsprogramm zur Atkins-Diät ausprobiert habe.)

Konzentrieren Sie sich auf die Portionsgröße, nicht auf den Kaloriengehalt

Statt Kalorien zu zählen, konzentrieren Sie sich darauf, kleine Portionen qualitativ besonders hochwertige Nahrungsmittel zu essen. Legen Sie Ihre beiden gewölbten Hände aneinander. So groß ist das Fassungsvermögen Ihres Magens. Begrenzen Sie Ihre Nahrungsaufnahme bei jeder Mahlzeit oder jedem Snack auf nicht mehr als dieses Volumen.

Zu viel Essen geht generell – ganz unabhängig davon, was es ist – mit einer Überproduktion von Insulin einher. Im Allgemeinen sind die Portionen in amerikanischen Restaurants viel größer als in Europa, was einer der Gründe dafür ist, dass Amerikaner im Vergleich zu Europäern so stark übergewichtig sind. In meinem Stammlokal enthält das Hühnchengericht, das ich mir normalerweise bestelle, beispielsweise zwei Hühnerbrusthälften. Ich esse stets nur eine und nehme die andere mit nach Hause für eine weitere Mahlzeit.

Um mein Gewicht stabil zu halten, musste ich meine Nahrungsaufnahme insgesamt einschränken, Getreideprodukte weitgehend von meinem Speiseplan streichen, meinen Dessertkonsum auf nicht öfter als einmal die Woche beschränken, das Mittagessen zu meiner Hauptmahlzeit machen, abends nur noch sehr leicht essen und mich dafür öfter und länger sportlich betätigen.

Nehmen Sie bei jeder Mahlzeit Proteine zu sich

Proteine – das heißt Eier, Fisch, mageres Fleisch, Milchprodukte oder eine vegetarische Alternative zu tierischen Proteinen, wie Sojaproteinpulver, Hirsepulver, ganze Sojabohnen, Tofu und Tempeh. Bohnen enthalten Protein, jedoch auch eine beträchtliche Menge an Kohlenhydraten. Obwohl die Kohlenhydrate in Bohnen am unteren Ende der glykämischen Skala stehen, sind Bohnen für einige Frauen in den Wechseljahren unter Umständen zu kohlenhydratreich, während sie bei anderen sehr gut funktionieren. Das müssen Sie für sich selbst entscheiden.

Der Proteinbedarf variiert je nach Ihrer Größe und Ihrer körperlichen Aktivität. Je größer und aktiver Sie sind, desto mehr Proteine brauchen Sie. Wenn Sie eine gewisse Tendenz haben, in der Lebensmitte an Gewicht zuzulegen, sollte Ihre Ernährung im Allgemeinen ungefähr zu 40 Prozent aus Proteinen, zu 35 Prozent aus Kohlenhydraten mit einem niedrigen glykämischen Index und zu 25 Prozent aus Fett bestehen. Sie müssen diesen Werten nicht bei jeder Mahlzeit und bei jedem Snack sklavisch folgen, es sind jedoch Durchschnittswerte, die man, über die Woche gesehen, im Kopf behalten sollte.[29]

Wenn Sie ein erhöhtes Risiko für irgendeine Krankheit, einschließlich Krebs, haben, die durch überschüssiges Östrogen stimuliert wird, sollten Sie Ihre Proteinzufuhr unter Umständen noch stärker erhöhen. Proteine können Ihr Risiko tatsächlich senken. Und so funktioniert das: Wenn die Leber, das Körperfettgewebe und die Ovarien Östrogen verstoffwechseln, tun sie dies mithilfe eines Enzymsystems namens P450.

Eine Ernährung, die reich an Proteinen ist, erhöht die Aktivität des gesamten P450-Systems und hilft dadurch, Ihren Körper vor einer Überstimulation durch Östrogen zu schützen. In einer Untersuchung konnten Versuchspersonen, deren Nahrung zu 44 Prozent aus Proteinen, zu 35 Prozent aus Kohlenhydraten und zu 21 Prozent aus Fett bestand, überschüssiges Östrogen viel besser deaktivieren, als es ihnen bei einer proteinärmeren Ernährung gelungen wäre.[30]

Reduzieren Sie Ihren Konsum an raffinierten Kohlenhydraten und solchen mit hohem glykämischem Index, einschließlich Alkohol

Denken Sie daran: Nicht alle Kohlenhydrate sind gleich. Ein Gramm Kohlenhydrate aus Tafelzucker hat einen anderen metabolischen Effekt als dieselbe Menge Kohlenhydrate aus Blaubeeren.

Wenn Sie Ihren Blutzuckerspiegel konstant halten, dann haben Sie:

- mehr Energie
- mehr Ausdauer im Sport
- keine Benommenheit mehr
- Muskelkraft bzw. die Fähigkeit, diese aufzubauen
- weniger Hunger und mehr Entschlossenheit, Portionsgrößen und Heißhunger zu kontrollieren
- weniger PMS-Symptome
- weniger Hitzewallungen
- ein besseres Hautbild
- klare Augen, keine Schwellungen oder dunkle Schatten
- einen tieferen, erholsameren Schlaf
- weniger Stimmungsschwankungen und mehr Optimismus

Allein der Verzehr von Nahrungsmitteln mit niedrigem glykämischem Index wird den Erfolg bringen. Der Index wurde entwickelt, um zu bestimmen, wie stark der Blutzucker nach dem Essen von kohlenhydratreicher Nahrung steigt, wobei Weißbrot als Grundwert gilt. Weißbrot hat einen glykämischen

Index (GI) von 100, während der glykämische Index von Mais 54 beträgt, der eines Apfels 38 und der einer Avocado 0. Als Daumenregel gilt, dass Weißmehlprodukte und raffinierte Lebensmittel einen hohen glykämischen Index haben, während Vollkornprodukte und solche mit hohem Eiweißanteil normalerweise einen niedrigen glykämischen Index haben. Forschungsseitig werden Nahrungsmittel mit niedrigem glykämischen Index favorisiert. Eine 2010 erschienene Studie der Universität Kopenhagen, veröffentlicht im *New England Journal of Medicine*, hat erbracht, dass Menschen nach einer kontrollierten Gewichtsabnahme ihr neues Gewicht eher hielten, wenn Sie mehr proteinhaltige und niedrigglykämische Nahrungsmittel zu sich nahmen.[31]

Das heißt: Streichen Sie geschälten Reis und Nahrungsmittel, die aus weißem Mehl gemacht sind, wie Muffins, Brötchen, Biskuits, französisches Weißbrot, Cracker, Kekse und Brezeln. Ein paar Ausnahmen gibt es jedoch: Dr. Jennie Brand-Miller von der Universität Sydney, eine der weltweit führenden Expertinnen in Sachen glykämischer Index, weiß, dass Hartweizennudeln einen relativ geringen glykämischen Index haben, weil sie etwas schwerer verdaulich sind. Auch hat eine al dente gekochte Pasta einen geringeren GI als weich gekochte. Auch bei Sauerteigbroten und Pumpernickel ist dies aufgrund des sauren pH-Werts des Teigs der Fall. (Eine Absenkung des GI erreichen Sie im Übrigen auch durch die Zugabe von Zitronensaft oder Essig an einem Gericht.)

Sie sollten auch auf Limonadengetränke verzichten, denn das ist nichts anderes als Zuckerwasser. Wenn Sie nicht empfindlich auf Aspartam reagieren, ist eine Diät-Limonade hin und wieder in Ordnung (siehe auch zehntes Kapitel). Man sollte auch auf Alkohol in jeder Form verzichten bzw. den Konsum einschränken, sei es Wein, Bier oder Schnaps.

Alkohol ist nichts als Zucker in einer Form, die so leicht resorbierbar ist, dass man die Wirkung bereits innerhalb weniger Minuten im Gehirn verspürt. Eines der ersten Dinge, die Frauen feststellen, wenn sie die leeren Kalorien weglassen, die sich im Alkohol befinden, ist, dass sie sehr rasch an Gewicht verlieren. Viele stellen auch fest, dass ihre Hitzewallungen aufhören. Das ist so, weil Alkohol stark in den Östrogenstoffwechsel eingreift und zu einem fast sofortigen Hormonungleichgewicht – zu viel Östrogen im Blut in Relation zu Progesteron – führt. Sie sollten auch Ihren Konsum an Süßigkeiten zurückschrauben: Bonbons, Plätzchen, Kuchen, Gebäck, Torte und Eiscreme. Vielleicht wollen Sie solche Dinge zu speziellen Gelegenheiten noch immer essen, doch Sie werden feststellen, dass Ihr Heißhunger auf diese Süßigkeiten drastisch abnimmt, sobald Ihr Blutzucker und Ihre Eikosanoide ins Gleichgewicht kommen, und Sie werden das Gefühl, das sich nach dem Verzehr von Süßigkeiten einstellt, nicht länger mögen. (Dunkle Schokolade und vollfette Eiscreme sind ebenfalls niedrig im GI – Sie sollten aber jetzt nicht reinhauen!)

Denken Sie daran, Ihr Körper kann das gespeicherte Fett nur dann verbrennen und Ihren Insulin- und Blutzuckerspiegel nur dann normal halten, wenn Sie auf große Mengen falscher Kohlenhydrate verzichten. Anderenfalls wird überschüssiger Zucker im Blut als Fett gespeichert, das sich nicht nur in Ihrer Hüftregion ansammelt, sondern auch an anderen Orten, wie in Ihren Arterien, Ihrem Herzen und Ihrem Gehirn.

DIE WAHRHEIT ÜBER ZUCKER

Was Zucker im Körper bewirkt, darüber hat der Fitnesstrainer und Diätcoach Jorge Cruise in seinem Bestseller *The Belly Fat Cure* (Hay House 2009) einen wichtigen Beitrag geleistet. Danach sind die verschiedenen Zuckertypen (Laktose, Saccharose, Fruktose, Glukose etc.) allgegenwärtig. Cruises Forschungen haben ergeben, dass in der ganzen Menschheitsgeschichte der tägliche Zuckerkonsum bei etwa 15 Gramm lag.

Heute liegt der tägliche Zuckerverbrauch bei 200 Gramm! Cruises Diätansatz zur gezielten Fettverbrennung sieht ein gezieltes Weglassen von Kohlenhydraten vor. 15 Gramm Zucker pro Tag plus 6 Portionen Kohlenhydrate, wobei eine Portion 5–20 Gramm entspricht. Eine Scheibe Brot oder 60 Gramm Reis gilt als eine Portion. Alles unter 5 Gramm zählt nicht.

Cruises Diät geht mit dem genauen Lesen von Etiketten einher und führt zu der Erkenntnis, dass auch Nahrungsmittel, von denen man dachte, sie seien okay, oftmals Zucker enthalten. Ich war geschockt, als ich feststellte, dass etwa 60 Gramm Spaghettisauce 13 Gramm Zucker enthalten!

Das Studium der Etiketten hat mir die Augen geöffnet. Joghurt, der Inbegriff des Gesunden, enthält reichlich Zucker. Anders eine Handvoll Nüsse oder ein hart gekochtes Ei. Wenn Sie erst mal den Zuckergehalt Ihrer Nahrung herunterfahren, werden Sie feststellen, dass Sie sich besser fühlen und besser schlafen. Auch Sodbrennen gehört dann in den allermeisten Fällen der Vergangenheit an. (Das hat damit zu tun, dass Zucker den Insulinspiegel anhebt, der die Zusammensetzung der Magenschleimhaut verändert, was zu Sodbrennen führt.)

Wenn Sie den Zuckeranteil der Nahrung verringern, werden Sie merken, dass Sie gefahrlos wieder bei gesunden Fetten einsteigen können. Käseomeletts, Avocados, Nussbutter und Kokosöl gehören bei mir jetzt wieder zum Speiseplan. Auch habe ich herausgefunden, dass für die meisten Leute eine fettarme Ernährung problematisch ist. Sie funktioniert einfach nicht.

In den letzten dreißig Jahren haben wir Fett durch versteckte Zucker ersetzt, und die Menschen werden immer dicker. (Vgl. dazu den Teil über die gesunden Fette auf Seite 262.) Tun Sie sich einen Gefallen: Fahren Sie den Zuckerkonsum runter und greifen Sie bei gesunden Fetten zu.

Vorsicht bei Getreideprodukten!

Selbst wenn Sie raffinierte Getreideprodukte in jedweder Form von Ihrem Speiseplan gestrichen haben, können Sie auch mit vollwertigem Weizen-, Roggen-, Hafer- oder Hirsemehl Probleme bekommen. Einige faszinierende Untersuchungen sprechen inzwischen dafür, dass die degenerativen Erkrankungen, die die menschliche Rasse gegenwärtig plagen, erst aufkamen, als der Ackerbau eine weite Verbreitung erreichte. Paläoarchäologische Untersuchungen zeigen, dass viele der alten Ägypter fett waren und an Zahnerkrankungen litten – Krankheiten, die mit einer auf Getreide basierenden Ernährung einhergehen und in Jäger-und-Sammler-Gesellschaften praktisch unbekannt sind.

Viele kohlenhydratsensitive Menschen finden, dass der Verzehr von Getreideprodukten Heißhungerattacken auslöst. Ich habe so etwas mit braunem Reis erlebt – ein »gesundes Produkt«, das ich regelmäßig gegessen habe, aber praktisch eliminieren musste. Ich musste auch fast alle Brotprodukte aus vollwertigem Getreide von meinem Speiseplan streichen, selbst die ungesäuerten. (Einige Ernährungsexperten vermuten, dass Hefebrot schwierig zu verdauen ist, weil es im Darm zu übermäßigem Hefewachstum kommen kann. Ungesäuertes Brot wird von vielen besser vertragen, aber nicht von allen. Selbst eine ungesäuerte Tortilla-Hülle aus Weizenvollkornmehl zum Mittagessen führt bei mir inzwischen zu einem leichten Schwindelgefühl sowie Aufgedunsenheit.) Rückblickend kann ich erkennen, dass der Verzehr von zu viel Brot für mich seit Jahren ein Problem gewesen ist.

WENN SIE EIN RICHTIGER KOHLENHYDRAT-JUNKIE SIND

Frauen, die in Alkoholikerfamilien oder in chaotischen Verhältnissen aufgewachsen sind, haben womöglich eine Körper- und Gehirnchemie, die sehr auf die Wirkung von Essen anspringt und besonders auf den Neurotransmitter Serotonin. Letzteres wird relativ schnell im Gehirn ausgeschüttet, wenn man gewisse kohlenhydrathaltige Nahrungsmittel verzehrt, etwa Frühstückszerealien oder Kekse. Wahre Kohlenhydrat-Süchtige können nicht aufhören, wenn sie einen Keks oder ein paar Chips gegessen haben, es muss dann die ganze Schachtel sein. Sie haben kein normales Sättigungsgefühl, weil Essen Ersatzbefriedigung ist. Ich empfehle Ihnen, sich mit Ihren wahren Bedürfnissen auseinanderzusetzen und Stress abzubauen.

Aber in den Wechseljahren hat mein Körper schließlich gesagt: »Genug!« Ein weiteres Problem mit Getreideprodukten ist, dass einer von drei Menschen eine Glutenintoleranz hat. Gluten ist ein Eiweiß und kommt in Hafer, Weizen, Kamut, Roggen und Gerste vor. Es steckt aber auch in vielen verarbeiteten Lebensmitteln, wie Brot, Pasta, Pizza und Brötchen. Circa ein Prozent der Amerikaner haben eine ausgewiesene Zöliakie, eine autoimmunvermittelte Störung des Dünndarms, bei der Gluten nicht verdaut werden kann. Aber hier handelt es nicht bloß um ein Verdauungsproblem. Menschen mit Zöliakie und Glutenunverträglichkeit haben ein höheres Sterblichkeitsrisiko, besonders durch Herzerkrankungen und Krebs. Eine Beobachtungsstudie über 50 Jahre an 30 000 Patienten aus dem Jahr 2009 hat bei Zöliakiepatienten ein 72 Prozent höheres Sterblichkeitsrisiko gefunden und immerhin noch ein 35-prozentiges Risiko bei Glutensensitiven ohne Zöliakie-Nachweis in der Biopsie.[32]

Die meisten Menschen mit Glutenintoleranz wissen nicht, dass sie sie haben. Sie können durch einen Glutenantikörpertest ermitteln, ob sie empfindlich auf Gluten reagieren oder – einfacher noch – alles Gluten im Essen für zwei bis vier Wochen weglassen und es dann wieder einführen. Denken Sie jedoch daran, dass Gluten sich auch in Suppen, Salatdressings, Fertigsaucen und vielen anderen Nahrungsmitteln befindet. Verzeichnisse glutenhaltiger Produkte finden Sie im Internet und beim Gastroenterologen.

Essen Sie viel frisches Obst und Gemüse verschiedener Sorten

Sie haben das Ziel, mindestens fünf Portionen pro Tag zu sich zu nehmen, aber es ist zumindest im Sommer leicht, diese Zahl noch zu steigern. Denken Sie daran, dass eine Portion klein ist, in vielen Fällen nicht viel mehr als 60 g. Die gesündesten Früchte und Gemüse sind diejenigen, die am intensivsten gefärbt sind. Das ist so, weil die Farbstoffe (Pigmente) in diesen Nahrungsmitteln, wie die Carotine und Carotinoide, sehr starke Antioxidantien sind. Essen Sie Brokkoli, rote, gelbe und grüne Paprikaschoten, Gemüse mit dunkelgrünen Blättern, wie Grünkohl und Spinat, sowie Tomaten. Blaubeeren haben, wie sich herausgestellt hat, im Vergleich mit 40 anderen Frucht- und Gemüsesorten die höchste Konzentration an Antioxidantien.

Untersuchungen legen nahe, dass der Carotinoidgehalt des Gewebes bei Primaten, einschließlich des Menschen, möglicherweise der wichtigste Faktor für die Entscheidung über die Lebensspanne ist.[33] Auch wenn Betacarotin (der Vitamin-A-Vorläufer, den man in Möhren, anderem orange-gelben Gemüse und dunkelgrünem Blattgemüse findet) am besten untersucht ist und das Carotinoid ist, das man am häufigsten in Multivitaminpräparaten findet, üben andere Carotine, die wenig oder keine Vitamin-A-Typ-Aktivität aufweisen, eine viel größere antioxidative Schutzwirkung aus.

Die antioxidative Wirkung von Alphacarotin (das in der Regel in denselben Nahrungsmitteln wie Betacarotin vorkommt) ist rund 38-mal stärker als die Wirkung von Betacarotin, und es hat sich im Tierversuch als zehnmal effizienter erwiesen, wenn es darum geht, Leber-, Haut- und Lungenkrebs entgegenzuwirken.[34] Noch stärker wirkt Lycopin, der rote Farbstoff, den man in Tomaten findet.

ÜBERWINDEN SIE IHREN SÜSSHUNGER INTELLIGENT

Bei den meisten Frauen verschwindet der Süßhunger oder nimmt deutlich ab, sobald sie erst einmal ihren Blutzucker im Griff haben. Dieses Ziel lässt sich durch die Glyx-Diät erzielen oder eine Gesamtzuckeraufnahme von nicht mehr als 15 Gramm am Tag.

Nach einigen Tagen lässt der Heißhunger nach, und glauben Sie mir, das fühlt sich wunderbar an. Manchen Frauen hilft in dieser Phase die Aminosäure L-Glutamin, die Müdigkeit, möglicherweise ausgelöst durch den Zuckerentzug, vermindern hilft. Nehmen Sie 1 g pro Tag zum Mittagessen. Es gibt eine Untersuchung, die besagt, L-Glutamin unterstütze trockene Alkoholiker bei der Kontrolle ihrer Alkoholsucht – die ultimative Zuckerbombe.[35]

Doch Sie müssen nicht lebenslänglich auf Süßes verzichten. Mittlerweile gibt es eine Vielzahl gesunder Süßungsmittel.

Mein Favorit ist Stevia, ein Pflanzenextrakt der südamerikanischen Stevia rebaudiana. Sie können es sogar selbst im Garten züchten und die Blätter einem Eistee oder Limonade hinzufügen.

Weiterhin gibt es Auszüge der Steviapflanze in flüssiger oder Pulverform. Einige Steviazubereitungen haben einen bitteren Nachgeschmack, das ist aber bei den Marken Truvia und NuStevia nicht der Fall.

Bei einer Reihe an Labortieren durchgeführten Studien hat sich gezeigt, dass Stevia das Lipidprofil fettleibiger Mäuse verbessert. Es muss sich noch zeigen, ob das auch für Menschen gilt.[36]

Eine andere sichere Süßstoffgruppe sind die Alditole (Zuckeralkohole). Trotz ihrer Bezeichnung sind es weder Zucker noch Alkohole, sondern schlecht resorbierbare Kohlenhydrate. Weil sie nicht zu Energie umgebaut werden, brauchen sie auch nicht als Kohlenhydrate mitgezählt zu werden. Sie verursachen auch keinen Karies.

Zu den Zuckeralkoholen gehört Sorbitol, Maltitol, Xylitol und Erythritol. Sorbitol und Maltitol können zu Verdauungsbeschwerden (Gasbildung und Blähbauch) führen, wenn man davon zu viel isst. Bei Xylitol und Erythritol ist das nicht der Fall.

Agavendicksaft hat viel Furore als niedrig-glykämisches Süßungsmittel gemacht. Aus einer mexikanischen Sukkulente gewonnen, ist Agavendicksaft ein hochraffiniertes Produkt, das mehr Fruktose enthält als High-Fructose Corn Syrup. Die Forschung legt nahe, dass es zu der gleichen Insulinausschüttung führt wie Sukrose (Haushaltszucker) oder Maissirup. Ich verwende ihn nicht.

Die meisten künstlichen Süßstoffe sind kurz gesagt ungesund. Sie enthalten Aspartam, Saccharin oder Sucralose. Vermeiden Sie sie.

Einige Untersuchungen an älteren Amerikanern, die viel Tomaten verzehren, haben ergeben, dass sich ihr Risiko, an irgendeiner Krebsart zu erkranken, um bis zu 50 Prozent reduziert.[37] Da Lycopin bei der Verarbeitung von Tomaten nicht zerstört wird, bieten auch Tomatensaft und Tomatenprodukte aus der Dose Schutz.

Jeden Tag wird die Liste der Vorzüge natürlicher Antioxidantien länger, die man in intensiv gefärbten Früchten und Gemüse findet. Sie tragen dazu bei, die Hormone auszubalancieren, schützen die Haut vor Sonnenschäden, lassen Haut und Augen strahlen, erhalten die Auskleidung der Blutgefäße und helfen, Krampfadern vorzubeugen. Sie stärken überdies das Immunsystem und helfen dem Körper bei der Abwehr von Krebs und anderen degenerativen Erkrankungen.

Früchte und Gemüse sind nicht nur reich an cholesterinsenkenden Ballaststoffen, sondern sie sind auch eine überaus gute Quelle an Lignanen, die vom Körper in Phytohormone metabolisiert werden. Diese Phytohormone helfen wiederum, den Hormonspiegel auszubalancieren und überschüssiges Östrogen abzubauen. Leinsamen sind bei Weitem die reichste Lignanquelle und überdies sehr reich an Omega-3-Fettsäuren (siehe Seite 230 ff.).

Früchte und Gemüse mit einem hohen glykämischen Index wie Kartoffeln, Mais und Bananen sind reich an wichtigen Nährstoffen, auch wenn ihr Gehalt an Antioxidantien nicht so hoch ist wie in den bereits erwähnten Nahrungsmitteln. Sie müssen diese Lebensmittel nicht völlig von Ihrem Speiseplan streichen. Denken Sie nur daran: Je stärker sie weiterverarbeitet sind, desto höher ist ihr glykämischer Index.

Eine gebackene Kartoffel ist etwas vollkommen anderes als Kartoffelchips oder Pommes frites; sie ist weitaus gesünder. Und frischer Mais am Kolben, wenn er gerade reif ist, ist gesünder, als es Maiskonserven sind. Obwohl frische Gemüse immer am besten sind, hat die Forschung gezeigt, dass selbst tiefgefrorene oder in Dosen abgefüllte Gemüse noch viele wichtige Nährstoffe enthalten.

Essen Sie jeden Tag gesunde Fette

Für mehr als dreißig Jahre haben Ernährungsfachleute das Credo verkündet, eine fettärmere Ernährung schütze vor Herz-Kreislauf-Erkrankungen. Die Wahrheit aber ist, dass nichts falscher sein könnte. Natürlich sage ich nicht, dass der Verzehr von Schweineschmalz in rauen Mengen gesund sei. Es ist aber so, dass, obwohl die Amerikaner seit Jahrzehnten dem Low-Fat- und Non-Fat-Kult huldigen, die Rate der Herzerkrankungen keineswegs auf dem Rückzug ist.

Das liegt zum Teil daran, dass die Nahrungsmittelhersteller gesättigte Fette durch Transfette ersetzt haben, von denen wir mittlerweile wissen, dass sie äußerst ungesund sind. Der andere Grund ist, dass Amerikaner einen Teil des Nahrungsfettes durch Kohlenhydrate (und oft die falschen) ersetzt haben. Eine Metaanalyse aus Harvard von 2010 hat sich noch einmal acht Beobachtungsstudien mit mehr als 13 000 Teilnehmern vorgenommen. Und siehe da: Statt eines Fettverzichts ist es eher ein Mehr an mehrfach ungesättigten Fettsäuren, was das Risiko für Herz-Kreislauf-Erkrankungen um 19 Prozent verminderte. Die Ironie ist, dass der Low-Fat-Kult die Amerikaner dicker werden ließ.[38]

Das ist auch der Grund, warum die Fettleibigkeit Spitzenwerte erreicht – die Fachleute haben uns einfach auf die falsche Fährte geführt. Mittlerweile sind auch die Lebensmittelpyramiden dahingehend angepasst worden, dass die breite Basis nicht mehr aus Getreide besteht, sondern aus Obst und Gemüse. Doch außer Gewichtszunahme und erhöhtes Herzerkrankungsrisiko hat die Fettreduktion noch andere Folgen für die Gesundheit.

WAS SOLLTE ICH TRINKEN?

Die Antwort lautet ganz einfach: Wasser. Allzu viele Frauen meiden Wasser, weil sie irrtümlicherweise glauben, dass sie Gewicht ansetzen, wenn sie zu viel trinken. Das führt dazu, dass sie austrocknen, was sich an ihrer Haut zeigt. Tatsächlich brauchen Sie, wenn Sie abzunehmen versuchen, sehr viel Wasser, um Ihrem Körper zu helfen, die Fettabbauprodukte auszuscheiden.

Wenn Sie die üblichen geschmacklosen Wasser nicht mögen, greifen Sie zu Mineralwasser mit Zitronengeschmack oder Ähnlichem. Geeister Tee ist eine andere gesunde Wahl. Ich habe immer eine Karaffe mit entcoffeiniertem grünen Tee im Kühlschrank. Er ist voller Antioxidantien und enthält Phytohormone, die sich positiv auf die Knochendichte auswirken. Ich liebe frische zerdrückte Minzblätter im Clubsoda mit Stevia – mein gesunder Virgin Mojito.

Im Verlauf der letzten beiden Jahrzehnte haben wir den Wenig-Fett-Ansatz bei der Ernährung stark übertrieben. Als die Bevölkerung eine bescheidene Menge gesunden Fetts durch Kohlenhydrate ersetzte, sind wir einfach nur immer dicker geworden.

In den Achtziger- und den frühen Neunzigerjahren, als die Fettverteufelung ihren Höhepunkt erreichte, kamen immer wieder Patientinnen zu mir, die über schlaffe Haut, brüchige Fingernägel, Gewichtszunahme, Infektionsanfälligkeit, Konzentrationsprobleme und Erschöpfung klagten. Keine dieser Frauen nahm mit ihrer Nahrung genug gesunde Fette auf, weil sie einer

Gehirnwäsche unterzogen worden waren und dachten, alle Fette seien des Teufels. Inzwischen wissen wir es besser.

Essenzielle Fettsäuren sind für die menschliche Entwicklung und Gesundheit unverzichtbar. Unser Körper kann diese essenziellen Fettsäuren nicht selbst synthetisieren, daher müssen wir sie mit der Nahrung aufnehmen. Es gibt zwei verschiedene Typen von essenziellen Fettsäuren: Omega-6-Fettsäuren und Omega-3-Fettsäuren. Omega-6-Fettsäuren sind in unserer Nahrung relativ häufig; der gegenwärtigen amerikanischen Ernährung mangelt es jedoch stark an Omega-3-Fettsäuren. Das ist unter anderem eine Folge unserer Nahrungswahl, in der häufig teilweise gehärtete Fette und Kohlemhydrate Omega-3-Fettsäuren ersetzen. Überdies enthalten die Fette in Eiern und Fleisch aufgrund der modernen landwirtschaftlichen Praxis weit weniger Omega-3-Fettsäuren als früher. Nutzvieh, das mit Wildgräsern statt mit Getreide aufgezogen wird, hat eine gesündere, schlankere Zusammensetzung. Wie Menschen werden Tiere bei einer Ernährung, die vorwiegend aus Getreide besteht, rasch dick, besonders dann, wenn sie sich nicht genügend bewegen können.

Oft beginnt ein Mangel an Omega-3-Fettsäuren schon in der Gebärmutter, wenn unsere einzige Quelle für diese Fettsäuren unsere Mutter ist, die wahrscheinlich bereits unter einem dementsprechenden Mangel leidet. Im Idealfall sind Omega-3-Fettsäuren, insbesondere eine Fettsäure namens DHA, reichlich in der mütterlichen Milch vorhanden, doch in den Fertigmilchprodukten für Babys, wie sie in den USA und in Kanada angeboten werden, fehlt DHA. Inzwischen sprechen immer mehr Untersuchungen dafür, dass der DHA-Mangel in der Epidemiologie von Aufmerksamkeitsstörungen bei Kindern und Erwachsenen eine Rolle spielt. Diese essenzielle Fettsäure ist auch einer der Gründe dafür, dass Kinder, die als Babys gestillt wurden, im Durchschnitt einen höheren IQ haben als mit Milchpulver aufgezogene Babys.[39]

Wurde die Ernährung von Kindern und Erwachsenen mit Omega-3-Fettsäuren ergänzt, verbesserte sich die Lernfähigkeit, und die Stimmung stabilisierte sich. Zusätzlich zu ihrer Rolle im Nervensystem und bei der Gehirnfunktion fördern Omega-3-Fettsäuren auch die Produktion von Eikosanoiden der Serie 1 und 3, während sie die Produktion der entzündungsfördernden Eikosanoide der Serie 2 einschränken. So hat sich auch gezeigt, dass die Ergänzung der Ernährung mit Omega-3-Fettsäuren – sei es via Nahrungsmitteln oder in Form von Tabletten – Zustände erleichtern kann, die mit einem Eikosanoidungleichgewicht einhergehen, zum Beispiel Arthritis, PMS, Ekzeme, Brustempfindlichkeit, Akne, Diabetes, brüchige Fingernägel, dünnes, splissiges Haar, Schuppenflechte (Psoriasis), trockene Haut und ein Ungleichgewicht der Geschlechtshormone, wie sie in den Wechseljahren so häufig sind. Reich an Omega-3-Fettsäuren sind Kürbissamen, Sonnenblumensamen, Leinsamen oder Leinsamenöl, Innereien, Kaltwasserfische oder Fischöl (Lebertran) und Nahrungsergänzungsmittel, die Docosahexaensäure (DHA) enthalten. Nüsse sind ebenfalls eine gute Quelle, und sie stellen einen sehr sättigenden Snack mit wenig Kohlenhydraten dar. Ich nehme sie anstelle des kohlenhydratreichen Popcorns ins Kino mit. Achten Sie jedoch darauf, dass Sie Maß halten – nicht mehr als eine Handvoll ein- bis zweimal pro Tag.

Teilweise gehärtete Fette: Die Bösewichte in der Fettwelt

Die bei Weitem gefährlichsten Fette sind die teilweise gehärteten Fette (Trans-Fettsäuren) – die teilweise hydrierten Fette und Öle, die nirgendwo in der Natur vorkommen. Man findet diese Kunstprodukte ausschließlich in Margarine und Backfett; sie werden durch einen chemischen Prozess gewonnen, bei dem flüssiges Pflanzenöl bei sehr hohen Temperaturen und hohem Druck mit Wasserstoff reagiert. So gehärtete Fette tragen direkt zur Überproduktion von entzündungsfördernden Botenstoffen und damit zur Entwicklung von Brustkrebs und Herzerkrankungen bei.

Leider werden teilweise gehärtete Fette fast allen Formen von abgepackten Backwaren beigefügt, weil sie nicht annähernd so schnell ranzig werden wie unverarbeitete Fette. Das verlängert das Leben der Produkte in den Regalen. Da solche Produkte auch stets reich an raffinierten Kohlenhydraten sind, ist es das Beste, sie einfach ganz zu streichen. (Wenn sie doch gelegentlich nicht an ihnen vorbeikommen, sprechen Sie zuerst ein Stoßgebet.)

Gesättigte Fettsäuren: Eine überschätzte Bedrohung

Meiner Ansicht nach sind gesättigte Fettsäuren nicht die Schuldigen, zu denen wir sie gestempelt haben, soweit es um Herzkrankheiten geht. Wenn Sie sich so ernähren, dass Ihr Insulin- und Ihr Blutzuckerspiegel im Normalbereich liegen, werden gesättigte Fettsäuren Ihnen höchstwahrscheinlich keine Probleme bereiten.

Schließlich begann die Epidemie der Herzkrankheiten in den USA nicht, bevor in den Vierzigerjahren Margarine und Backfett – teilweise gehärtete Fette, keine gesättigten Fettsäuren – in den Speiseplan aufgenommen wurden. Vorher verwendete man allgemein Butter und Speck, und Herzkrankheiten waren selten. Untersuchungen der Atkins-Diät, die reich an gesättigten Fetten sein kann, haben gezeigt, dass sie offenbar nicht zu einem hohen

Cholesterinspiegel und zu Herzproblemen beitragen. Einige Frauen reagieren jedoch empfindlich auf die Arachidonsäure, die man in Milchprodukten, Eiern und Rindfleisch findet.

Diese Säure führt bei ihnen zu einer Zunahme von entzündungsfördernden Botenstoffen, und solche Frauen leiden unter Menstruationskrämpfen und Arthritis, wenn sie diese Nahrungsmittel verzehren. Die Symptome verschwinden, sobald sie diese Lebensmittel von ihrem Speiseplan streichen. Andere Frauen haben keine Probleme. Wie bei allen Dingen rate ich, dass Sie gesättigte Fette in Maßen zu sich nehmen. Sie müssen keine Fett-Gramme zählen, wenn Sie Ihren Kohlenhydratkonsum relativ niedrig halten. Ohne überschüssiges Insulin wird das Fett in Ihrer Ernährung offensichtlich nicht als Fett gespeichert. Aber in dem Augenblick, in dem das Fett mit Zucker oder Stärke kombiniert wird – wie beispielsweise in einem Krapfen – stapeln sich die Pfunde!

Koch- und Salatöle

Die meisten Salat- und Kochöle enthalten Omega-6-Fettsäuren, und da ein Überschuss an diesen Fettsäuren zu einer Überproduktion von entzündungsfördernden Botenstoffen führen kann, schlage ich vor, ihren Gebrauch zu begrenzen. Ersetzen Sie sie, wann immer möglich, durch Leinöl oder Olivenöl. (Olivenöl ist eine einfach ungesättigte Omega-9-Fettsäure mit metabolischen Effekten, die, was die Eikosanoidbalance angeht, neutral sind.) Meine Lieblings-Salatsauce besteht aus einer Mischung von etwas Balsamico-Essig mit hochwertigem Olivenöl. Zur Abwechslung können Sie auch leichte Sesam- oder Nussöle versuchen.

Schützen Sie sich mit Antioxidantien

Jeden Tag werden neue Forschungsergebnisse veröffentlicht, die den Nutzen von Vitaminen und von Mineralien belegen, insbesondere solchen, die als Antioxidantien bekannt sind. Antioxidantien bekämpfen die Zellschäden, die von freien Radikalen verursacht werden; diese Zellschäden sind eine der Hauptursachen für chronische Erkrankungen, wie beispielsweise Herzerkrankungen, Katarakte, Makuladegeneration und viele Krebsformen.

Freie Radikale sind hochreaktive, instabile Moleküle, die ein Elektron verloren haben und aggressiv nach einem Ersatz suchen – ein Prozess, der in Ihrem Körper überall zu Schäden führt, von der DNA in den Zellen bis zur Kollagenschicht Ihrer Haut. Man kann diesen freien Radikalen nicht ganz entkommen, weil sie Nebenprodukte des normalen Stoffwechsels sind. Sie bilden sich beispielsweise in unserem Körper, wenn Fettmoleküle in einem

Prozess ähnlich demjenigen, der Fett ranzig werden oder Eisen rosten lässt, mit Sauerstoff reagieren. Doch freie Radikale entstehen auch, wenn man Ozon, Tabakrauch, Autoabgasen, chemischen Ausdünstungen aus einem neuen Teppichboden und anderen Schadstoffen ausgesetzt ist. Strahlung, Insektizide und Sonnenlicht im Übermaß können ebenfalls zur Bildung von freien Radikalen führen. Die Schäden, die durch freie Radikale entstehen, verursachen zelluläre Entzündungen und fördern die Freisetzung von zu vielen der »schlechten« Eikosanoide, die offenbar an jedem bekannten Krankheitsprozess beteiligt sind.

Der Körper ist darauf eingerichtet, die Schäden durch freie Radikale in derselben Weise zu bekämpfen, wie Ihr Immunsystem darauf eingerichtet ist, Viren und Bakterien zu bekämpfen. Ein Mechanismus, den Ihr Körper anwendet, um die Schäden durch freie Radikale gering zu halten, besteht darin, den Schaden zu reparieren, sobald er eingetreten ist.

Ein anderer Mechanismus besteht darin, die freien Radikale »abzufangen«, bevor sie Schaden anrichten können, das heißt, das zusätzliche Elektron, das sie brauchen, zu liefern, bevor sie es verletzlichem Gewebe entreißen können. Das ist es, was Antioxidantien tun.

Ein tolles Beispiel liefert eine südkoreanische Studie von 2010, die die Wirkung von Nahrungsergänzungsmitteln auf eine Infektion mit HPV (Humanes Papillomavirus) der riskanten Sorte (z. B. HPV 16, A. d. Ü.) und Gebärmutterhalskrebs. Man fand heraus, dasss Frauen mit HPV, die die antioxidativ wirkenden Vitamine C, E und A (sowie Kalzium) nahmen, ihr Risiko einer Zervixdysplasie (ein Krebsvorstadium) um 79 Prozent verringerten.[40]

Antioxidantien findet man in großen Mengen in frischem Obst und in frischem Gemüse, insbesondere in den leuchtend bunt gefärbten Sorten. Die Menge an Antioxidantien in einer bestimmten Frucht, Gemüsesorte, Getreidesorte oder Proteinquelle hängt vom Boden ab, auf dem sie bzw. auf dem die Nahrung des Tieres gewachsen ist.

Biologisch angebaute Früchte und Gemüse, die geerntet und dann möglichst kurz danach gegessen werden, haben, wenn sie reif sind, den höchsten Gehalt an Antioxidantien und Mineralstoffen. Nahrung ist die beste Quelle für Antioxidantien.

Diese wirken offenbar synergistisch – das heißt, sie sind effektiver, wenn sie im Gleichgewicht miteinander und mit anderen Nährstoffen stehen, wie sie in der Natur vorkommen. Wenn Sie es allerdings nicht schaffen sollten, täglich fünf Portionen Obst und Gemüse zu essen, können Nahrungsergänzungsmittel einen wichtigen Schutz bieten.

NAHRUNGSERGÄNZUNG IN DEN WECHSELJAHREN

Obwohl einige Ärzte noch immer darauf beharren, dass wir keine Nahrungsergänzungsmittel brauchen, wenn wir uns gesund ernähren, spricht immer mehr dafür, dass das einfach nicht stimmt. Im Lauf der Jahre habe ich Hunderte von Patientinnen gesehen, denen ein gutes Nahrungsergänzungsprogramm geholfen hat.

Wenn Sie diesem Programm folgen, heißt das, dass Sie die Idee aufgeben müssen, alles, was Sie brauchen, in einer Tablette zu bekommen. Sehen Sie diese Präparate als Nahrungsmittel an, nicht als Medikamente.

ANTIOXIDANTIEN	ANGABEN PRO TAG
Vitamin A (als Betacarotin)	25 000 IE
Vitamin D	2 000 bis 5 000 IE
Vitamin E als Tocopherolgemisch	200 bis 800 IE
Vitamin C	1 000 bis 5 000 mg
Gluthathion	2 bis 10 mg
Alphaliponsäure	10 bis 100 mg
Coenzym Q10	10 bis 100 mg
OMEGA-3-FETTSÄUREN	
DHA	200 bis 2 500 mg
EPA	500 bis 2 500 mg
	(in der Gesamtsumme 1 000 bis 5 000 mg)
VITAMIN-B-KOMPLEX	
Thiamin (B1)	8 bis 100 mg
Riboflavin (B2)	9 bis 50 mg
Niacin (B3)	20 bis 100 mg
Pyridoxin (B6)	10 bis 100 mg
Pantothensäure (B5)	15 bis 400 mg
Pyridoxin (B6)	10 bis 100 mg
Cobalamin (B12)	20 bis 250 µg
Biotin	40 bis 500 µg
Inositol	10 bis 500 mg
Cholin	10 bis 100 mg

MINERALSTOFFE	ANGABEN PRO TAG
Kalzium	500 bis 1 200 mg (Menge hängt vom Kalziumgehalt der Nahrung ab)
Magnesium	400 bis 1 000 mg
Kalium	200 bis 500 mg
Zink	6 bis 50 mg

Mangan	1 bis 15 mg
Bor	2 bis 9 mg
Kupfer	1 bis 2 mg
Eisen	15 bis 30 mg
Jod	3 bis 12,5 µg
Chrom	100 bis 400 µg
Mangan	1 bis 15 mg
Zink	6 bis 50 mg
Selen	50 bis 200 µg
Kalium	200 bis 500 mg
Molybdän	10 bis 20 µg
Vanadium	50 bis 100 µg

Spurenelemente – in der Regel aus marinen Mineralkomplexen.

Die Verdauung in der Lebensmitte optimieren

Verdauungsprobleme, insbesondere in Form von Völlegefühl und Blähungen, sind bei Frauen sehr häufig. Manchmal beginnen sie in der Lebensmitte, manchmal entwickeln sie sich auch erst später, wenn Sie in Ihren Sechzigern oder Siebzigern sind. Vor Kurzem sprach ich mit einer Mentorin aus meiner Kindheit, einer Frau, die mit neunzig Jahren noch immer Yoga in einem Pflegeheim unterrichtet. Zwei ihrer größten Probleme sind Verstopfung und Sodbrennen, doch ansonsten geht es ihr gut.

Ein Darmreaktor sein: Verdauung und Ihr drittes emotionales Zentrum

Eines der ersten Dinge, die Sie tun sollten, um Ihre Verdauungsprobleme in mittleren Lebensjahren zu heilen, besteht darin, Ihr drittes emotionales Zentrum zu stützen. Das dritte emotionale Zentrum liegt im Bereich des Sonnengeflechts (Solarplexus), und die Gesundheit dieser Region beeinflusst all Ihre Verdauungsorgane, darunter Magen, Leber, Gallenblase, Bauchspeicheldrüse, Dünndarm und oberer Dickdarmbereich. Frauen mit Gewichtsproblemen haben in der Regel ungelöste Themen mit dem dritten emotionalen Zentrum.

Die Gesundheit des dritten emotionalen Zentrums hängt von einem Gleichgewicht zwischen der Verantwortung uns selbst gegenüber und der Verantwortung anderen gegenüber ab sowie von unserem Selbstwertgefühl. Die Gesundheit wird negativ beeinflusst, wenn wir uns zu sehr für das

Wohlbefinden anderer verantwortlich fühlen, aber auch, wenn wir es ganz vermeiden, Verantwortung zu übernehmen. Gloria, eine Patientin, die ich jahrelang begleitet habe, ist ein sehr gutes Beispiel für Konflikte im dritten emotionalen Zentrum.

Gloria ist die Älteste von vier Kindern. Ihre Mutter erklärte ihr stets, sie sei verantwortlich für ihre Geschwister, weil sie die Älteste sei und »es besser wissen sollte«. Wann immer eines ihrer Geschwister sich verletzte oder in Schwierigkeiten geriet, wurde sie getadelt. Diese Verantwortung, die ihr in relativ jungen Jahren auferlegt wurde, führte bei Gloria dazu, dass sie ein sehr akutes »Darmgefühl« dafür entwickelte, wenn etwas schieflaufen würde. Diese Fähigkeit hat ihr in ihrem Beruf als Chefsekretärin in einem großen Krankenhaus sehr gute Dienste geleistet. Nichtsdestotrotz leidet sie an Verdauungsstörungen, wann immer es Konflikte gibt – Konflikte, für die sie sich stets verantwortlich fühlt. Sie erzählte mir einmal, dass sie sich immer zwischen ihrem Chef und einem Mitarbeiter gefangen fühlt, und dieser Konflikt äußert sich ganz buchstäblich in der Mitte ihres Körpers.

Es ist nicht überraschend, dass Gloria Probleme mit ihrem Gewicht und ihrem Blutzucker hat und dazu neigt, zu viel zu essen, wenn sie sich schuldig fühlt, weil sie in ihrem Beruf nicht genug arbeitet. Tatsächlich tut sie mehr als die meisten, hat aber dennoch das Gefühl, sie täte zu wenig. In der Lebensmitte ist es unsere Aufgabe zu lernen, uns um uns selbst zu kümmern statt um alle anderen. Wenn wir nicht lernen, dies zu tun, werden wir bald erfahren, dass es niemand anders für uns tun wird. Aber wenn wir beginnen, diese wichtige Fähigkeit zu lernen, stellen wir oft fest, dass wir uns schuldig fühlen. Wer wird zu Hause oder im Büro alles erledigen, wenn wir es nicht tun? Dieses Gefühl der Schuld schlägt uns direkt in den Solarplexus, das Körperzentrum, das mit Selbstwertgefühl und persönlicher Macht assoziiert ist.

Selbstwertgefühl entsteht, wenn wir uns gut fühlen in der Welt. Es entsteht durch die Entwicklung von Fähigkeiten in der Außenwelt des Berufs – und das ist einer der Gründe, warum so viele Frauen in mittleren Jahren ihr Leben und ihre Verdauung heilen, wenn sie zurück ans College gehen und den Abschluss nachholen, den sie nach der Highschool nicht gemacht haben. Unser drittes emotionales Zentrum ist auch mit der Zufriedenheit verbunden, die wir im Hinblick auf unsere Beziehungen, unseren Körper, unser Zuhause und unser Leben im Allgemeinen empfinden. Manchmal werden lebenslange Gewichts- und Selbstwertprobleme in mittleren Lebensjahren gelöst, wenn wir endlich lernen, dass Selbstakzeptanz ein Teil des Selbstwertgefühls ist.

WAS TUN BEI AUFGEDUNSENHEIT?

In den Wechseljahren kommt es zu einer Verlagerung in Richtung auf fettansammelnde Hormone (Kortisol und Insulin) und weg von fettmobilisierenden Hormonen (Östrogen und Wachstumshormone). Wenn Ihr Körper unter Stress steht, verstärkt sich diese Verlagerung. Überdies weisen Ihre Fettzellen in der Bauchregion in mittleren Lebensjahren mehr Kortisolrezeptoren auf, daher wird das Fett bevorzugt dort eingelagert. Das führt oft zu einer Flüssigkeitsretention und zu Aufgedunsenheit.[41] Versuchen Sie Folgendes, um diese Aufgedunsenheit zu verringern:

Verringern Sie den Konsum von Kohlenhydraten mit einem hohen bis mittleren glykämischen Index. Ein weiteres Syptom zellulärer Mikroentzündung ist überschüssige Magensäure. Eine Ernährung, die ärmer an Kohlenhydraten und reicher an Fetten und Proteinen ist, führt sehr oft zu einer vollständigen und raschen Linderung von Sodbrennen und Verdauungsstörungen.

- Essen Sie pro Tag drei bis fünf kleine Mahlzeiten. Der Konsum großer Nahrungsmengen erhöht den Insulinspiegel und verschlimmert Aufgeschwemmtheit – selbst wenn die Nahrung gesund ist.
- Essen Sie bei jeder Mahlzeit oder Zwischenmahlzeit Proteine, gesunde Fette und Kohlenhydrate mit niedrigem glykämischem Index. Früchte isst man jedoch am besten ohne zusätzliche andere Nahrungsmittel wie zum Beispiel Joghurt oder Milch. Viele Frauen leiden unter Aufgeschwemmtheit und Verdauungsstörungen, wenn sie Obst zusammen mit Fetten zu sich nehmen.
- Verzichten Sie mindestens eine Woche lang auf alle Formen von Brot und Backwaren. Stellen Sie fest, ob Sie einen Unterschied bemerken. Viele Frauen reagieren empfindlich auf Gluten.
- Trinken Sie viel Wasser. Es hilft dem Körper, sich von Giftstoffen zu befreien.
- Nehmen Sie Probiotika besonders nach der Einnahme von Antibiotika, weil sie die Darmflora schädigen. Dadurch können sich mit der Zeit zu viele Hefen ansammeln, was zu Allergien und Verdauungsbeschwerden führt. Regelmäßige Probiotikaeinnahme wirkt hier vorbeugend. Joghurt enthält im Übrigen nicht genug, es sei denn, sie machen ihn selbst.
- Zwischen Ihrer letzten Mahlzeit und dem Zubettgehen sollten mindestens drei Stunden liegen. Mit einem vollen Magen zu Bett zu gehen kann zu einem Säurerückfluss führen.
- Hören Sie auf, Alkohol zu trinken, oder reduzieren Sie Ihren Alkoholkonsum. Alkohol reizt den Magen.
- Nehmen Sie magensaftresistente Pfefferminzölkapseln als Verdauungshilfe. Zwei bis drei Kapseln zwischen den Mahlzeiten. Bei Afterbrennen Dosis reduzieren.
- Nehmen Sie Verdauungsenzyme, um auf natürliche Weise Zucker, Stärke, Proteine und Fette zu verdauen. Verdauungsenzyme können ein Wundermittel bei Aufgeblähtheit sein und auch sonst der Verdauung auf die Sprünge helfen. Sie sollten eine Rezeptur mit angemessenem pH-Wert nehmen, z. B. Wobenzym.

Melba: Stress und Antazida

Melba war 42 und in den Wechseljahren, als sie erstmals zu mir kam. Sie arbeitete seit zehn Jahren bei der Zulassungsstelle für Kraftfahrzeuge. Jeden Morgen musste sie endlose Schlangen mürrischer Fahrer abfertigen, die auf die Erneuerung ihrer Fahrerlaubnis, auf neue Nummernschilder und so weiter warteten. Nachdem sie mehrere Monate in diesem Job gearbeitet hatte, begann Melba, unter Bauchschmerzen, Völlegefühl und Verdauungsstörungen zu leiden. Nach einer Routineuntersuchung bei ihrem Arzt empfahl man ihr »Stressminderung« und eine kohlenhydratreiche, fettreduzierte Diät. Ihre Probleme verschlimmerten sich, doch eine Mitarbeiterin führte sie in die Welt der Antazida (Medikamente zur Neutralisierung der Magensäure) ein.

Bald reiste sie nicht mehr ohne eine Packung Maloxan in ihrer Handtasche. Zuerst bemerkte sie nach der Einnahme von Antazida eine sofortige Erleichterung, aber nach einer Weile begann sie immer früher am Tag mit der Einnahme, bis sie schließlich von 9 Uhr morgens bis 5 Uhr nachmittags, wenn sie nach Hause ging, Antazida schluckte. Mit der Zeit stellte sie jedoch fest, dass sie sich schwach und müde zu fühlen begann und ihren Appetit verlor. Überdies bekam sie Probleme mit dem Stuhlgang.

Als sie mich erstmals wegen ihrer jährlichen gynäkologischen Routineuntersuchung besuchte, vermutete ich, dass einige ihrer Probleme mit ihrer Ernährung und ihrem exzessiven Antazida-Gebrauch zu tun hatten. Schon eine Woche nachdem sie raffinierte Kohlenhydrate und Getreideprodukte weggelassen und auch einige Entspannungstechniken gelernt hatte, konnte Melba ihren Antazida-Verbrauch reduzieren. An manchen Tagen brauchte sie gar keine Antazida mehr.

Antazida-Sucht vermeiden

Viele Frauen sind abhängig von Antazida und Säuremedikamenten. Antazida werden seit vielen Jahrzehnten bei Verdauungsstörungen und sogar bei der Behandlung von Ulkuskrankheiten eingesetzt. Es gibt verschiedene Typen von Antazida; die meisten enthalten Aluminium- oder Magnesiumhydroxid. Keines ist ohne Nebenwirkungen. Aluminiumhydroxid neutralisiert die Magensäure, führt aber leicht zu Verstopfung. Langer und regelmäßiger Gebrauch reduziert möglicherweise den Phosphatspiegel im Körper, was zu Müdigkeit und Appetitlosigkeit führt. Überdies streiten sich die Gelehrten noch immer darüber, ob Aluminiumkonsum zur Alzheimer-Erkrankung beiträgt; daher sollte man es, wann immer möglich, am besten vermeiden. Magnesiumhydroxid wiederum führt bei einigen Menschen zu weichem Stuhl oder Durchfall. Obwohl einige Antazida Aluminium- und Magnesiumhydroxid kombinieren, können dennoch Nebenwirkungen auftreten. Andere Antazida bestehen hauptsächlich aus Kalziumkarbonat. Auch wenn Antazida bei Verdauungsproblemen helfen können, führen sie im Lauf der Zeit zu einem Säure-Rebound, einem Zustand, in dem das überschüssige Kalziumkarbonat den Magen zu einer gesteigerten Säureproduktion anregt. Überdies kann eine chronische exzessive Kalziumkarbonataufnahme mit einer anomalen Blutchemie einhergehen, die als das Milch-Alkali-Syndrom (auch Burnett-Syndrom) bezeichnet wird; dabei sind neben anderen Anomalien die Spiegel von Kalzium, Phosphat, Bikarbonat im Blut erhöht.

Mit der Zeit können sich Nierensteine oder sogar eine progressive Nierenerkrankung entwickeln.[42] Während viele Leute meinen, dass Verdauungsstörungen und Sodbrennen auf zu viel Magensäure zurückgehen, und vornehmlich aus diesem Grund Antazida nehmen, resultieren chronische Verdauungsstörungen ironischerweise zum Teil nicht aus überschüssiger Magensäure, sondern von einem Mangel an Magensäure. Und wenn es chronisch an Magensäure fehlt, kann dies zu einem Mangel an Vitaminen, beispielsweise an Vitamin B12 führen, was wiederum das Risiko für chronische Blutarmut (Anämie) und Demenz erhöht. Wenn der Gehalt an Proteinen und Kohlenhydraten in Ihrer Nahrung unausgewogen ist und raffinierte Kohlenhydrate dominieren, kann diese Ernährung eine Abnahme der Magensäureproduktion und eine Überproduktion an Eikosanoiden der Serie 2 begünstigen, die unter Umständen erstens Ihr Immunsystem schwächen, zweitens eine Entzündung der Magenschleimhaut fördern und drittens Magenbeschwerden und andere Schmerzen vermehren.

Da ein hoher Blutzuckerspiegel nachweislich zu einer Verringerung der Magensäuresekretion führt, kann es nicht überraschen, dass raffinierte Kohlenhydrate einer Einladung zu Verdauungsstörungen gleichkommen. Hunderte von Menschen, die zu einer kohlenhydratärmeren, proteinreicheren Ernährung übergegangen sind, um abzunehmen, haben feststellen können, dass Magenschleimhautentzündung (Gastritis), Refluxkrankheit (Rückfluss von Mageninhalt in die Speiseröhre) und Verdauungsstörungen völlig verschwinden. Ich habe manchmal nach dem Abendessen Antazida genommen und dies nie mit dem Brot in Zusammenhang gebracht, das ich aß, bis mein Problem gleichzeitig mit Brot, Reis und Plätzchen verschwand.

Wie sich gezeigt hat, verbessert diese Ernährung die Qualität der schützenden Schleimschicht, die von der Magenschleimhaut produziert wird, und normalisiert zudem auch die muskuläre Kontrolle, die einen Rückfluss von Magenflüssigkeit und Krämpfe verhindert. Wenn Sie regelmäßig Antazida nehmen, schlage ich Folgendes vor:

- Steigen Sie aus dem Antazid-Karussell aus. Wenn Sie eine Tablette nehmen müssen, nehmen Sie eine ohne Aluminium.
- Nehmen Sie Antioxidantien. Niedrige Werte an Vitamin C, Vitamin E und anderen antioxidativ wirkenden Faktoren im Magensaft fördern nachweislich das Wachstum von Helicobacter pylori, einem Bakterium, dessen übermäßiges Wachstum mit Magengeschwüren in Verbindung gebracht wird. Eine vermehrte Aufnahme von Antioxidantien hindert diese Bakterien am Wachsen und verbessert auch die Heilung des Magens und der Magenschleimhaut.
- Versuchen Sie mal glycyrrhetinsäurefreies Süßholz (DGL) auch bei einer Heliobacter-pylori-Besiedelung. DGL stimmuliert die natürliche Abwehr. Im Gegensatz zu Antazida verringert es aber nicht die Magensäure, sondern verbessert die Durchblutung der Darmschleimhaut.[43] DGL gibt es im Naturkostladen oder im Reformhaus.
- Nehmen Sie das richtige Kalzium-Ergänzungsmittel. Wenn Sie Kalzium-Tabletten nehmen, achten Sie darauf, dass diese außerdem Magnesium und Vitamin D enthalten, die dem Körper helfen, Kalzium effektiv zu nutzen.

Die letzte Hürde: Unseren Körper akzeptieren

Letztlich werden unsere Verdauungs-, Ernährungs- und Gewichtsprobleme nicht völlig geheilt werden, bis wir unseren Körper bedingungslos akzeptiert haben. Das Schaffen von Gesundheit in mittleren Jahren besteht zum Teil darin, die Körperakzeptanz und das Selbstwertgefühl wiederzugewinnen, das die meisten von uns beim Eintritt in die Pubertät verloren haben. Das ist kein Widerspruch zu dem Wunsch nach Veränderungen – es kann Veränderungen sogar erleichtern. Die folgende Geschichte einer Rundbrief-Abonnentin zeigt, was alles möglich ist, wenn wir genug Mitgefühl und Selbstakzeptanz entwickeln und uns entschließen, unser drittes Chakra zu heilen.

Tracey: In den Wechseljahren den Körper wieder akzeptieren lernen

»Ich distanzierte mich von meinem Körper, als ich mit 18 schwanger wurde – eine unverheiratete Studentin im ersten Semester auf dem College, die ihr Studium wegen einer ›Mussheirat‹ abbrach. Ich hasste es, schwanger zu sein – es war eine tägliche Erinnerung an meine Schuld und meine Scham darüber, Sex vor der Ehe gehabt zu haben, und die ganze Welt konnte es sehen. Ich streichelte meinen dicken Bauch nie, massierte niemals meine schmerzenden Füße oder meinen Rücken, fühlte nicht die Wunder und den Zauber dessen, was in mir vorging. Ich betrachtete mich selbst nur einmal ganz nackt und empfand nichts als Scham und Abscheu.«

Von dieser Zeit an hatte Tracey stets rund 20 bis 40 kg Übergewicht und stand mit ihrem Körper auf Kriegsfuß. Rückblickend meint sie, das Übergewicht sei ein Weg gewesen, um sie vor sexuellen Beziehungen zu schützen, da das negative Selbstbildnis, das sie damit schuf, Intimität nicht zuließ. Mit der Zeit, mit zunehmender Reife und Jahren der Selbsterfahrung und Therapie erkannte Tracey langsam, dass sie einen solchen Schutz nicht länger nötig hatte. Nun, im Alter von 47 Jahren und in der Mitte der Wechseljahre, hat sich ihre Sicht geklärt. Sie schrieb:

»Ich erinnere mich an etwas, das ich vor Jahren zu meinem Therapeuten gesagt habe. Wir sprachen darüber, was ich an meinem Körper mag, und mir fiel wirklich nichts ein, was ich an ihm mochte. Ich sagte: ›Schauen Sie mich doch nur einmal an. Ich sehe schwanger aus!‹ Und das stimmt. Seit meiner Schwangerschaft hat mein Körper stets mehr oder minder schwanger ausgesehen und geduldig darauf gewartet, dass ich ihn liebe, was ich nie getan hatte, als ich tatsächlich schwanger war. Nun kann ich darüber trauern, dass ich die echte Erfahrung nicht genossen habe, und nach vorn schauen. Ich liebe mein Wesen. Ich bin sehr glücklich mit dem, was ich im Innersten bin. Ich verstehe endlich, dass mein physischer Körper die Art und Weise ist, in der meine Essenz in dieser Welt präsent sein kann. Daher kann ich ihn nun feiern – ich kann meine Essenz wieder mit meinem Körper versöhnen. Ich kann feiern, dass meine Hände und meine Sinne mir erlauben, Kreativität auszudrücken, und mein Körper mir erlaubt, meine Liebe auszudrücken.«

Ganz gleichgültig wie Ihre Kleidergröße, Figur, Prozentsatz von Körperfett oder BMI sind – Sie und ich können wie Tracey in diesem Augenblick damit beginnen, Dankbarkeit für unseren Körper zu empfinden, dafür, dass er die Heimat unserer Seele ist und uns erlaubt, unsere Einzigartigkeit jetzt und hier auf Erden auszudrücken.

VIII

Kraft aus dem Becken schöpfen

In der Beckenregion bzw. dem Unterleib liegt das Zentrum der kreativen Energie. Am offensichtlichsten tritt das bei der Empfängnis und der Geburt zutage. Was weniger offensichtlich ist, dass unsere sexuelle Energie, die nichts anderes ist als Lebenskraft, dort ihren Ausgang nimmt. Ich stelle mir den Beckenboden gern als ein Trampolin vor, von dem unsere Lebenskraft zum Herzen und zum Verstand hinauf- und dann in die Welt hinausfedert Weil die Menopause der Weckruf ist, wie und ob wir unsere Kreativität einsetzen, wundert es nicht, dass gerade zu dieser Zeit Frauen häufig Unterleibsprobleme bekommen. Das können stark blutende Myome sein oder Inkontinenz. Auch wird ihnen gerade jetzt oft die Gebärmutter entfernt wird oder Unterleibsbeschwerden werden operativ behandelt.

Auch wenn es zahlreiche Ansätze gibt, um Unterleibssymptome in den mittleren Lebensjahren zu lindern, kann eine Frau nur dann vollständig heilen, wenn sie die Botschaft zur Kenntnis nimmt, die sich wirklich hinter den Symptomen verbirgt. Die emotionalen und natürlich auch die energetischen Ursachen, die in den allermeisten Fällen dazu führen, dass so viele Frauen in der Lebensmitte Probleme im Unterleib haben, wurzeln in dem steigenden Bedürfnis, sich in der Lebensmitte auf sich selbst zu konzentrieren und die Beziehungskonflikte zu transformieren, die sich häufig in den Organen des zweiten emotionalen Zentrums manifestieren: in den Geschlechtsorganen, dem Enddarm, der Kreuzregion und der Harnblase.

Wenn die transformierende Kundalini-Energie in uns aufsteigt, hält sie in vielen Fällen in unseren Beckenorganen inne, um Symptome zu kreieren, die uns daran erinnern sollen, die lästigen – aber längst überfälligen – Geld-, Beziehungs- und Machtprobleme in Angriff zu nehmen, die mit dieser Körperregion verknüpft sind. Ob wir nun einen chirurgischen Eingriff benötigen oder aber eine andere Art von Behandlung – die Wechseljahre sind eine entscheidende Zeitspanne, während der wir Kraft aus dem Becken schöpfen können, indem wir uns besser und energischer nach außen hin abgrenzen und dadurch mehr Dominanz über unsere kreative Energie gewinnen.

Was ist dein, was ist mein, was ist unser? Unsere Grenzen abstecken

Die Gesundheit unseres zweiten emotionalen Zentrums ist eng mit unseren schöpferischen Triebkräften verbunden: Wie gut stimmen wir unsere Ziele in der Welt mit der Zeit und Energie ab, die wir auf unsere Beziehungen verwenden? Wie ich bereits erläutert habe, sind junge Frauen biologisch und kulturell dafür prädisponiert, einen großen Teil ihrer kreativen Energie in den Erhalt von Beziehungen zu investieren. Männer hingegen sind biologisch und sozial darauf programmiert, sich auf die äußere Welt zu konzentrieren. Da sich der Energieschwerpunkt unseres Körpers jedoch in den Wechseljahren verlagert, beginnen viele Frauen, sich stärker nach draußen zu orientieren. Männer im selben Alter wenden sich dagegen oft stärker nach innen und fangen an, sich mehr um Beziehungen zu sorgen.

Eingedenk unseres kulturellen Vermächtnisses und unserer sich verschiebenden kreativen Triebkräfte ist es nicht überraschend, dass es oft zu Abgrenzungskonflikten kommt, wenn wir – manchmal zum ersten Mal – beginnen, das zu tun, was wir wollen. Das verlangt stets von uns, die gesunden persönlichen Grenzen zu behaupten oder zu reklamieren, die uns Zugang zu unserer Kraft und unserer Eigenständigkeit erlauben.

Betty: Unerfüllte kreative Bedürfnisse

Betty war 42, als sie mich zum ersten Mal wegen immer wiederkehrenden Harnwegsinfektionen aufsuchte. Sie schien überrascht, als ich sie fragte, wie sie lebe und was ihrem Leben Bedeutung gebe, doch sie begrüßte ganz offensichtlich die Gelegenheit zu reden.

Betty hatte vor mehr als 20 Jahren einen College-Abschluss gemacht und hatte vor ihrer Heirat ihren Lebensunterhalt als freiberufliche Autorin verdient. Sie besaß eindeutig einen klaren Verstand und eine Menge Ehrgeiz. Mit 32 traf Betty einen wunderbaren Mann namens Ralph, der ihr Schreiben unterstützte. Ralphs Traum war es, sein eigenes Unternehmen, ein Familienrestaurant, zu führen. In den ersten Jahren ihrer Ehe wurde Betty flexibler, was ihre eigene produktive Schreibtätigkeit anging. Schließlich brauchte Ralph Hilfe, wenn er Personal für sein Restaurant interviewte. Und könnte sie ihm vielleicht beim Einrichten der Buchhaltung helfen? Es würde nur etwa eine Woche dauern, erklärte er. Doch was als Arbeit für eine Woche begann, dehnte sich zu einem Monat aus, und es entwickelte sich schließlich zu einem Beinahe-Vollzeitjob.

Trotz Ralphs angekündigter Unterstützung für ihre Schreibtätigkeit standen Bettys Projekte stets zwangsläufig hinter den Bedürfnissen seines Restaurants zurück. Als sie begann, Termine zu versäumen, wurden die Aufträge spärlicher. Ein immer größerer Teil ihrer Arbeitskraft floss in sein Geschäft – was er nun »unser« Restaurant nannte. Irgendwie war auf unerklärliche Weise aus »sein« »unser« geworden. Und »ihres« (Bettys Karriere als selbstständige Autorin) war fast völlig verschwunden.

Als Erwachsene in der Lebensmitte ist es unverzichtbar, dass wir nicht nur für unsere gegenwärtigen Lebensumstände Verantwortung übernehmen, sondern auch für die oft altmodischen Überzeugungen, die sie geschaffen haben – Überzeugungen, die in der Regel aus der Programmierung in der Kindheit resultieren. Als ich Betty nach ihrer Familiengeschichte fragte, erzählte sie mir, dass ihr Vater sehr fordernd und bestimmend gewesen sei, als sie heranwuchs. Er kontrollierte jedes Detail ihres Lebens, und sie musste ihm über jede Minute Rechenschaft ablegen. »Du solltest nun deine Hausaufgaben machen!«, »Wann fängst du an zu spülen?«, »Warum räumst du deine Klamotten nicht sofort weg, wenn du nach Hause kommst?«

Bettys Körper hatte dieses Eindringen in ihr zweites emotionales Zentrum bereits in jungen Jahren registriert. Sie war erst acht Jahre alt, als sie unter Blaseninfektionen zu leiden begann. Diese kehrten in längeren oder kürzeren Abständen immer wieder, bis sie aufs College ging. Anschließend hatte sie in dieser Hinsicht fast 20 Jahre lang keine Probleme mehr. Nach fünf Jahren Ehe setzten die Blasenentzündungen wieder ein.

Als Betty mir ihre Geschichte erzählte, erkannte sie, dass ihre Blase und deren Symptome Teil ihrer inneren Weisheit waren, die sie wissen ließen, dass ihr Leben aus dem Tritt geraten war. Sie war als Kind von ihrem Vater dominiert worden und sie hatte mit ihrem Mann ein ganz ähnliches Muster aufgebaut. Nach einer gründlichen Untersuchung ihres Harnwegsystems schlug ich also Betty vor, einmal darüber nachzudenken, ob es jetzt nicht wirklich an der Zeit sei zu beginnen, ihre löchrigen Abgrenzungen zu festigen.

Wie gesund sind Ihre Grenzen?

Jede Einzelne von uns hat schon einmal eine Verletzung ihrer persönlichen Identität erlebt – Versuche anderer Menschen zu kontrollieren, wie wir denken, uns kleiden, unser Geld ausgeben oder unsere Zeit verbringen, unsere

Kreativität benutzen und unsere berufliche Karriere verfolgen. Als Kinder haben wir nicht die Fähigkeit, uns abzugrenzen, und wir brauchen unsere Eltern, die uns helfen, vernünftige Entscheidungen zu treffen. Aber wenn wir älter werden, benötigen wir mehr und mehr Distanz zwischen unseren Entscheidungen und denjenigen unserer Eltern. Diese Individualisierung beginnt, wenn wir zwei bis drei Jahre alt sind, und aus diesem Grund sagen Kinder in diesem Alter auch so gerne »Nein«. In vielen Fällen ist dieser Prozess jedoch unvollständig, und wir lernen es nicht, in einer Weise Grenzen aufzubauen, wie es wünschenswert wäre – vielleicht sind wir uns dessen bis zum Weckruf der Wechseljahre nicht einmal bewusst.

Welche Geschichte wir auch haben, wir müssen lernen, mit einem gesunden Respekt für unsere eigenen Abgrenzungen zu leben – und für diejenigen anderer. Wenn wir das tun, werden wir es leichter haben, in unserem zweiten emotionalen Zentrum Gesundheit zu schaffen.

Sich laufender Abgrenzungsprobleme bewusst werden

Welche Ereignisse verschlimmern Ihre Beschwerden offenbar? Welche lindern sie? Wann haben Sie sich das letzte Mal so richtig gesund gefühlt? Betty stellte zum Beispiel fest, dass ihre Harnwegsinfektionen auf dem College und während der ersten Jahre ihrer freiberuflichen Arbeit als Autorin vollständig verschwunden waren – Zeiten, in denen sie sich nicht verpflichtet fühlte, ihre Kreativität zu unterdrücken, um die Bedürfnisse anderer Menschen, die sie liebte, zu erfüllen.

Eine Grenzverletzung kann so unbewusst und so subtil sein, dass Sie sie gar nicht als solche wahrnehmen. Eine meiner Patientinnen konnte zum Beispiel keine Schuhe kaufen, ohne sich zuerst mit ihrem Mann abzusprechen. Als ich sie nach dem Grund fragte, antwortete sie: »Nun, er bezahlt sie, oder etwa nicht?« Ich wies darauf hin, dass die Schuhe für ihre Füße bestimmt seien, nicht für seine. Stellen Sie sich doch einmal folgende Fragen:

- Können Sie sich ein Kleidungsstück kaufen, ohne Ihren Partner um seine Meinung oder Erlaubnis zu fragen? Fühlen Sie sich schuldig, wenn Sie es tun?
- Haben Sie jemals einen größeren Kauf (wie beispielsweise eine Videokamera) getätigt, ohne sich vorher mit Ihrem Partner zu beratschlagen? Trifft Ihr Partner solche Entscheidungen, ohne Sie vorher zu konsultieren?
- Hat Ihr Partner das Recht, ein Veto gegen Ihre Entscheidungen einzulegen? Haben Sie das gleiche Recht ihm gegenüber?

- Wenn Sie etwas gekauft haben, das Ihrem Partner nicht gefällt, haben Sie das Gefühl, Sie müssten es umtauschen?
- Wenn Sie wählen gehen, entscheiden Sie und Ihr Partner gemeinsam, wen bzw. welche Partei Sie beide wählen? Wie lösen Sie Meinungsverschiedenheiten?
- Merken Sie, dass Sie letztlich immer Ihrem Partner nachgeben, wenn es darum geht, wie Sie Geld ausgeben oder Ihre Zeit verbringen?
- Ordnen Sie Ihr berufliches Fortkommen der Karriere oder dem Wohlbefinden Ihres Partners unter?
- Wenn Ihr Partner mehr Geld verdient als Sie, heißt das automatisch, dass seine Karriere ernster genommen wird und stärker unterstützt wird als Ihre?
- Werden Sie ständig von Ihrem Partner oder Ihrer Familie kritisiert, oder erhalten Sie von ihm/ihr unerbetene Ratschläge, wie Sie Ihr Leben führen sollten?

Manchmal kann allein die Tatsache, dass man sich der Grenzverletzungen bewusst wird, dazu beitragen, gesunde Grenzen zu schaffen. Wenn Sie jedoch der Meinung sind, dass Ihre Abgrenzungsprobleme Ihre körperliche Gesundheit gefährden, sollten Sie Ihre Situation mit einer vertrauenswürdigen Freundin diskutieren oder fachliche Beratung suchen. Auf diese Weise können Sie sich darüber klar werden, wie eine gesunde Abgrenzung in einer Beziehung aussieht und, noch wichtiger, ob Sie eine Chance haben, so etwas in Ihrer gegenwärtigen Beziehung zu verwirklichen.

Hormonungleichgewicht: Öl ins Feuer

Die emotionalen Unausgeglichenheiten, die in den Wechseljahren unsere Aufmerksamkeit fordern, werden von einem hormonellen Ungleichgewicht auf zellulärem Niveau gespeist und tragen ihrerseits wiederum dazu bei. Typisch für dieses hormonelle Ungleichgewicht ist ein relativer Östrogenüberschuss, nicht genug Progesteron und oft zu viel Insulin; all dies kann auch zu einer Überproduktion von Androgenen führen.

Stress jeder Art, sei er emotional, physisch oder ernährungsbedingt, führt überdies zu einem Ungleichgewicht bei den schwindenden zellulären Hormonen, den sogenannten Eikosanoiden, wie Prostaglandine und Zytokine, die alle Aspekte des zellulären Stoffwechsels kontrollieren. Diese gleichen metabolischen Ungleichgewichte in mittleren Jahren tragen auch zu physischen Problemen bei, wie Myomen, Krämpfen, Endometriose, Adenomyose (eine Sonderform der Endometriose) und starken Blutungen. Einige Frauen leiden unter all diesen Problemen gleichzeitig. Ob es sich bei Ihrem Problem um ein asymptomatisches Myom oder um starke Blutungen handelt, der diätische und ernährungsphysiologische Ansatz mit Nahrungsergänzungsmitteln ist in beiden Fällen identisch, weil sowohl eine Östrogendominanz als auch ein Eikosanoidungleichgewicht mit denselben Ernährungsfaktoren zusammenhängt. Folgen Sie den Richtlinien im siebten Kapitel, was raffinierte Kohlenhydrate, Proteine, Fette, essenzielle Vitamine und Mineralstoffe angeht. In den folgenden Abschnitten möchte ich zusätzliche medizinische Ansätze im Hinblick auf die verschiedenen Probleme im Unterleib diskutieren.

Menstruationskrämpfe und Unterleibsschmerzen

Rund die Hälfte aller Frauen leidet von ihren Teenagertagen an unter Menstruationsschmerzen, besonders unter Krämpfen (Dysmenorrhoe). Während der Wechseljahre kann sich die Neigung zu Krämpfen aufgrund des Hormonungleichgewichts und der damit einhergehenden Probleme, wie Myomen und Adenomyosis, verschlimmern. Meine eigenen Menstruationskrämpfe begannen, als ich etwa 14 Jahre alt war, und traten an den beiden ersten Tagen meiner Periode auf, bis ich mein erstes Kind bekam. Dann verschwanden sie für ein paar Jahre (was sehr häufig ist, weil sich die Gebärmutter durch die Schwangerschaft verändert), kehrten aber Mitte dreißig zurück. Meine Krämpfe reagierten auf Akupunktur und Ernährungsumstellung, und mit vierzig war ich dann vollständig von ihnen genesen.

Zu viele »schlechte« Eikosanoide

Zu Krämpfen kommt es, wenn die Gebärmuttermuskulatur und die Gebärmutterschleimhaut (Endometrium) zu viel Eikosanoide – nämlich Prostaglandin E2 und F2-alpha – produzieren. Wenn diese Eikosanoide in Ihren Blutstrom ausgeschüttet werden (in der Regel ein bis zwei Stunden nach Eintreten der Periode, manchmal auch schon vorher), beginnen Sie, die Effekte dieser Hormone zu spüren: Spasmen in der Gebärmuttermuskulatur, Schweißausbrüche, Hitzewallungen, Schüttelfrost, Durchfall und möglicherweise Schwindel. Ein Gel, das Prostaglandin E2 enthält, wird als Wehenauslöser eingesetzt, und es kann dieselben Symptome hervorrufen, die Sie haben, wenn Ihre Periode einsetzt. Bei Menstruationskrämpfen beginnt das Eikosanoidungleichgewicht jedoch in Ihrem eigenen Körper, und es wird unter anderem von der Nahrung beeinflusst, die Sie zu sich nehmen, und vom Stress, unter dem Sie stehen.

Die Botschaft Ihrer Krämpfe

Versuchen Ihre Krämpfe, Sie dazu zu bringen, Ihr Tempo zu verlangsamen, sich auszuruhen und sich auf sich selbst einzustimmen? Ein langsameres Tempo und Ruhe können dazu beitragen, die Eikosanoide ins Gleichgewicht zu bringen. Als was sehen Sie Ihren Menstruationszyklus an? Stellt er für Sie lediglich eine biologische Unbequemlichkeit dar – oder betrachten Sie ihn als Teil Ihrer Weisheit?

Die Menstruation ist eine natürliche Zeit der Ruhe und Erneuerung. Es ist die Methode der Natur, Ihr Tempo zu drosseln, sodass Sie Ihren Körper für den nächsten Mondzyklus auftanken können. In vielen alten Kulturen und sogar in einigen zeitgenössischen Gesellschaften, beispielsweise in Teilen Indiens, erwartete bzw. erwartet man von Frauen, das Leben während ihrer Periode leicht zu nehmen. In unserer westlichen Industriegesellschaft sind wir hingegen alle dazu erzogen worden, möglichst effizient zu sein, immer auf Draht und die ganze Zeit hundertprozentig energiegeladen. Kein Wunder, dass unsere weiseren körperlichen Prozesse versuchen, unsere Aufmerksamkeit zu gewinnen! Frauen sind Mondwesen.

Unser Körper und unsere Energien folgen ganz natürlich den Phasen des Mondes. Dies ist als ein Zeichen weiblicher Schwäche angesehen worden, doch sobald Sie einmal beginnen, auf Ihren Körper zu hören, werden Sie feststellen, dass Ihre zyklischen Energieverlagerungen eine Quelle der Inspiration sind. Wenn wir dies in unseren Zwanzigern und Dreißigern nicht regelmäßig getan haben, können unsere Schmerzen in den Wechseljahren besonders heftig werden, wenn die Weckrufe, die uns mahnen, auf unsere Gesundheit zu achten, lauter werden. Wie es eine meiner klimakterischen Patientinnen ausdrückte: »Wenn ich es einfach nur langsamer angehe, ein langes Bad nehme und mich richtig um mich selbst kümmere, habe ich nur selten Probleme während meines Zyklus. Doch wenn ich versuche, mit dem Kopf durch die Wand zu gehen, und meine Bedürfnisse ignoriere, versuchen mein Körper und meine Krämpfe, meine Aufmerksamkeit zu erringen.«

Wenn Sie lernen, es in der prämenstruellen und menstruellen Phase langsamer angehen zu lassen, werden nicht nur Ihre Krämpfe nachlassen, sondern Sie werden häufig auch feststellen, dass Ihre Intuition besonders stark ausgeprägt ist. Einsichten fallen Ihnen unter Umständen leichter. Sie werden beginnen, sich auf diese besondere Zeit zu freuen. Machen Sie sich Folgendes bewusst: Wann immer die Mehrheit einer Bevölkerung – in diesem Fall die Mehrheit der Frauen – im Zusammenhang mit einer völlig normalen Funktion wie der Menstruation unter Beschwerden leidet, können Sie sicher sein, dass hinter dieser Angelegenheit ein kulturelles Tabu steckt. Aufwachen und das Tabu entlarven – und erkennen, wie es mit Ihren Krämpfen in Verbindung stehen könnte – ist Teil der Akzeptanz Ihrer weiblichen Weisheit.

Die Behandlung von Unterleibsschmerzen und Krämpfen

Folgen Sie dem Masterplan für Beckengesundheit weiter hinten in diesem Kapitel. Darüber hinaus gibt es weitere Optionen:

- **Nicht-steroidale Entzündungshemmer** (NSAID) oder nicht-steroidale Antirheumatika (NSAR): Das sind Medikamente wie Ibuprofen, Diclofenac oder Ketoprofen. Sie hemmen die Synthese von Prostaglandin F2-alpha. Das tun auch noch Aspirin oder Paracetamol, aber durch einen etwas anderen Wirkmechanismus. Die Medikamente sollten, damit sie ihre Wirkung entfallen, genommen werden, bevor die Schmerzen richtig einsetzen. Haben sie das bereits, befindet sich das Prostaglandin schon im Blut. Da können dann auch NSAID nichts ausrichten, weil sie nur deren Produktion hemmen, nicht aber die Zellwirkung beeinflussen, sobald Prostaglandin erst einmal freigesetzt wurde.

- **Antibabypille:** Alle Unterleibsprobleme werden abgeschwächt, sobald die natürlichen Hormonschwankungen durch die gleichmäßige Hormonzufuhr einer empfängnisverhütenden Pille eingeebnet sind. Nehmen Sie die geringstmögliche Dosis. Wenn Sie Raucherin sind, sollten Sie Antibabypillen gänzlich vermeiden.

Starke Blutungen

Viele Frauen entwickeln in den Jahren vor der Menopause starke und unregelmäßige Blutungen, da die Östrogendominanz dazu führt, dass die Auskleidung der Gebärmutter zu stark wächst. Emotionaler Stress in jeder Form kann diesen Zustand verschlimmern. Statt des normalen monatlichen Aufbaus und der anschließenden Abstoßung der Gebärmutterauskleidung baut sich zu viel endometriales Gewebe auf und wird dann unkontrolliert abgestoßen, was zu Schmierblutungen oder unregelmäßigen, starken Blutungen führt. Was meine ich mit starken Blutungen?

Viele Frauen erleben am ersten oder zweiten Tag ihrer Periode einen stärkeren Blutfluss, der sie ein wenig ruhebedürftiger macht, doch das halte ich für durchaus normal. (In diesem Fall möchten Sie vielleicht einige der aufgeführten sanfteren Methoden versuchen.) Wenn Ihre Blutungen Sie jedoch länger als zwei Tage pro Monat daran hindern, das Haus zu verlassen oder voll am Leben teilzunehmen, wenn Sie routinemäßig durch mehrere Tampons und Einlagen bluten und dann auch noch durch Ihre Kleidung oder Ihr Nachthemd oder wenn bei Ihnen eine Eisenmangelanämie festgestellt worden ist, dann sollten Sie etwas unternehmen.

Die Botschaft Ihrer Blutungen: Verlieren Sie Lebensenergie?

Ich frage meine Patientinnen mit starken Blutungen stets, ob sie ihr Lebensblut in einem Job versickern lassen, der ohne Perspektive ist, oder in eine Beziehung, die ihre Bedürfnisse nicht voll erfüllt. Geben Sie mehr, als Sie im Gegenzug empfangen? Zapft irgendetwas oder irgendjemand Ihre Energie an wie eine Art Dracula? Nehmen Sie sich etwas Zeit für sich allein, setzen Sie sich direkt auf die Erde und bitten Sie um Führung und einen Energieschub für sich selbst.

Körperliche Ursachen für starke Periodenblutungen

Neben einem hormonellen Ungleichgewicht können physische Probleme die normalen Gebärmutterkontraktionen behindern, die jeden Monat dazu beitragen, den menstruellen Blutfluss zu stoppen. Gutartige Wucherungen, die überwiegend aus Muskelfasern bestehen (Myome), sind die häufigste physische Ursache für exzessive Blutungen. Ob ein Myom zu Blutungen führt oder nicht, hängt von seiner Lage in der Gebärmutterwand ab. Blutungen werden meistens von submukösen Myomen hervorgerufen, die direkt unter dem Endometrium liegen, das heißt unter der Schleimhaut, die die Gebärmutter auskleidet. Eine Adenomyosis kann ebenfalls zu heftigen Blutungen führen. Sie entsteht, wenn die Drüsen im Endometrium in die Uterusmuskulatur (das Myometrium) einwachsen. Wenn das passiert, bilden sich in der Gebärmutterwand kleine Blutseen, die während der Menstruation nicht abfließen. Im Laufe der Zeit vergrößert sich die Gebärmutter, wird löchrig wie ein Schwamm und saugt sich voll mit Blut. Dadurch wird das normale Muster der Gebärmutterkontraktionen behindert. Da sowohl die Entstehung von Myomen als auch die Adenomyosis mit einem Überschuss an Östrogen, zu wenig Progesteron, zu viel Prostaglandin F2-alpha und häufig auch zu viel Insulin einhergehen, sind oft hormonelle und physische Faktoren gleichzeitig präsent.

Behandlungsmöglichkeiten bei starken Blutungen

Zum einen sollten Sie den Masterplan der Beckengesundheit weiter hinten im Kapitel beherzigen. Hatten Sie eine Unterleibsuntersuchung inklusive Abstrich ohne Befund und wünschen sich dennoch Linderung Ihrer Beschwerden, sollten Sie Folgendes ausprobieren:

- **Nicht-steroidale Antirheumatika:** Nehmen Sie täglich ein nicht-steroidales Antirheumatikum, wie Ibuprofen, Naproxen oder Ketoprofen. Beginnen Sie damit ein oder zwei Tage vor Ihrer Periode, und setzen Sie die Einnahme durch Ihre stärksten Tage hindurch regelmäßig fort. Verwenden Sie die niedrigste Dosierung, die zu einem Resultat führt. Die nicht-steroidalen Antiphlogistika vermindern den menstruellen Blutverlust nachweislich, weil sie die Entzündungskaskade, ausgelöst von zu viel Prostaglandin F2-alpha unterbrechen.

- **Tranexamsäure (Cyklokapron):** Dieser neue Therapieansatz, den es seit 2010 gibt, kann erwiesenermaßen den Blutfluss in einem Anwendungszeitraum von drei bis sechs Monaten bis zu 40 Prozent verringern. Normalerweise tritt die Wirkung nach vier Wochen Anwendungsdauer ein.[1] Starke Monatsblutungen gehen mit der Bildung von Blutklümpchen einher. Dies wird von Tranexamsäure verhindert. Anwendungsdosis mit dem Arzt/der Ärztin abstimmen.

- **Synthetisches Progesteron:** Wenn natürliches Progesteron nicht wirkt, ist es manchmal notwendig, ein starkes synthetisches Progesteron wie Medroxyprogesteronacetat (MPA) zu nehmen. (Das ist auch die einzige Gelegenheit, bei der ich synthetische Hormone empfehle.) Das gilt besonders dann, wenn Sie ein Myom haben, das blutet, und Sie Ihr Problem nicht mit einer sanfteren Methode in den Griff bekommen können. MPA wird bei starken Menstruationsblutungen in einer Dosis von 10 mg ein- bis zweimal am Tag in den zwei Wochen vor Eintritt der Periode verschrieben.

  Dann gönnen Sie Ihrem Körper eine Ruhepause von zwei Wochen und beginnen von Neuem. In der Regel führt ein dreimonatiger Zyklus von zwei Wochen mit und zwei Wochen ohne Pille zu einer signifikanten Abnahme der exzessiven Blutungen. Auch wenn MPA Nebenwirkungen haben kann, sind diese im Vergleich zum Verlust Ihrer Gebärmutter akzeptabel.

- **Orale Verhütungsmittel:** Viele Frauen, die aufgrund von Myomen, einem ausbleibenden Eisprung, Östrogenüberschuss in Relation zum Progesteron oder einer Kombination von allem unter starken, unregelmäßigen Perioden leiden, kommen oft mit Antibabypillen gut zurecht. Obwohl diese Pillen keine echte Heilung bringen, sind sie eine gute Option, wenn die Alternative ein operativer Eingriff ist.

- **Ausschabung (Kürettage, Abrasio):** Diese chirurgische Standardbehandlung bei starken Blutungen umfasst eine Ausschabung der Gebärmutterauskleidung und das Abtragen von überschüssigem Gewebe. Aus noch nicht ganz geklärten Gründen hilft dies häufig bei zu starken Blutungen. Sie dient überdies oft dazu, den spezifischen Zustand zu diagnostizieren, der die Blutungen hervorruft.

- **Abtragung des Endometriums (Ablatio):** Bei diesem chirurgischen Verfahren wird die Auskleidung des Uterus mit einem Laser oder einem elektrischen Thermokauter verödet. Da dadurch die Gebärmutterschleimhaut zerstört wird, führt dies oft zu einem vollständigen Aufhören der Periode oder aber zu sehr schwachen Perioden. Es sollte niemals bei einer Frau angewandt werden, die ihre Fähigkeit, Kinder zu bekommen, bewahren möchte.

Eine Abtragung des Endometriums funktioniert bei hartnäckigen Blutungen oft sehr gut. Die Operation sollte von einem erfahrenen Operateur durchgeführt werden. Ziehen Sie bei einer Universitätsklinik oder Ihrem örtlichen Krankenhaus Erkundigungen ein.

Ich habe einer Reihe von Frauen diesen Eingriff empfohlen. Für einige stellte er eine große Erleichterung dar. Eine Abonnentin meines Rundbriefes schrieb mir: »Vor drei Monaten unterzog ich mich einer Abtragung des Endometriums und einer Eileiterunterbindung. Mit 44 Jahren sterilisiert mich dies auf zweierlei Weisen, wofür ich dankbar bin, und es hat die ständigen, wochenlangen Blutungen und Blutgerinnsel geheilt. Nun habe ich keine Perioden mehr! Toll!«

Martha: Starke Blutungen ohne erkennbaren Grund

Von Martha erfuhr ich Folgendes über ihre Blutungen in den mittleren Jahren:

»Ich bin 42 Jahre alt, wiege 86 kg dank eines starken Knochenbaus. Ich mache regelmäßig Sport und bin eigentlich ganz gesund. Mein Problem sind Monatsblutungen, die eher einer Flut gleichen, wobei ich diesbezüglich schon bei mehreren Ärzten war. Man hat mir die Pille in doppelter Dosierung verordnet, die ich auch mehrere Monate – leider ohne Ergebnis – einnahm. Sowohl Abstrich als auch Biopsie waren ohne Befund. Meine Blutungen dauern zwölf Tage und enthalten sehr viele Gewebeklumpen. Zwischenblutungen habe ich auch dauernd. Eine Kräuterärztin, die ich aufsuchte, meinte, dass, durch das Übergewicht bedingt, meine Fettzellen zu viel Östrogen produzierten. Deshalb haben Pille und Progesteroncreme auch nichts gebracht. Durch eine Ratgeberlektüre bin ich dann auf homöo-

pathische Mittel wie Lachesis gestoßen. Auch trinke ich Himbeerblättertee und nehme Hirtentäschel. Eisen nehme ich auch, weil ich einen Mangel habe. Dazu kommen noch Lactobacillus acidophilus, Kalzium, Magnesium und ein ordentliches Multivitamin. Doch die Blutungen hören einfach nicht auf. Ich bin erschöpft. Auch mein Interesse an Sex hat, wie man sich denken kann, nachgelassen, muss ich doch immer eine Binde tragen. Die Blutungen dauern nun schon vier Monate an. Haben Sie eine Idee, was vielleicht noch helfen könnte?«

Ich schlug Martha vor, sofort mit Akupunktur anzufangen und auch das Eisen weiterhin zu nehmen. Dann habe ich ihr noch die chinesische Rezeptur Yunnan Bai Yao empfohlen, die bei starken Blutungen einfach klasse ist. Die Wirkung setzt zumeist nach zwei Wochen ein (siehe Kapitel sechs für die genaue Zusammensetzung). Auch habe ich ihr geraten, 5 bis 10 Kilo abzunehmen, was die Bildung überschüssigen Östrogens signifikant vermindern wird.

Vielleicht hat Martha auch eine Zyste in der Gebärmutterschleimhaut, die nicht diagnostiziert wurde. Die Diagnose erfolgt hier mit Ultraschall, MRI oder einer HSSG (Hysterosalpingo-Sonografie), bei der Kontrastmittel in die Einschlüsse der Gebärmutter gespritzt und das Ganze unter dem Röntgenbildschirm eingesehen wird. Bei positivem Befund kann eine Abtragung des Endometriums notwendig werden oder eine Myomentfernung über die Vagina. Auch eine Ausschabung hat sich in vielen solcher Fälle als sinnvoll erwiesen.

Bei schweren Blutungen gibt es grundsätzlich viele Behandlungsmöglichkeiten, wobei immer nach Alternativen zu einer Gebärmutterentfernung gesucht werden sollte. Grundsätzlich gilt: Alle Frauen in den Wechseljahren mit heftigen Blutungen sollten wissen, dass es sichere und effiziente Behandlungswege gibt. Eine Gebärmutterentfernung – im Grunde die Bestrafung der Botin, die die Botschaft überbringt – sollte wirklich nur das allerletzte Mittel sein.

Myome

In den Vereinigten Staaten haben 30 bis 50 Prozent aller Frauen gutartige Wucherungen, sogenannte Myome. Sie kommen bei Frauen jeder Rasse und jeder sozialen Schicht vor, sind aber bei Afroamerikanerinnen oder Frauen karibischer Herkunft häufiger als bei Frauen europäischer Abstammung. Myome bilden sich in der glatten Muskulatur und im Bindegewebe der Gebärmuttermuskulatur selbst.

Auch wenn sie bereits bei jungen Frauen Ende der Teenagerjahre oder Anfang zwanzig auftreten können, werden sie am häufigsten bei Frauen in den Dreißigern und Vierzigern diagnostiziert.[2]

Die meisten Myome führen nicht zu echten Problemen. Mit anderen Worten: Sie sind bloß da. Manchmal – je nach Lage – können Sie sie ertasten. Sie fühlen sich wie ein glatter Klumpen in Ihrem Unterbauch an, direkt über Ihrem Schambein. Weil das weibliche Becken sich an Wucherungen von der Größe eines neugeborenen Babys anpassen kann, ist offensichtlich, dass kleine und selbst große Myome nicht unbedingt zu Problemen führen. Vielleicht wissen Sie nicht einmal, dass Sie ein Myom haben, bis Sie sich gynäkologisch oder mit Ultraschall untersuchen lassen.

Ihre Periode muss sich nicht verändern, und möglicherweise haben Sie weder Schmerzen noch andere Symptome. Myome können aufgrund der Östrogendominanz in den Wechseljahren drastisch wachsen (ihr Wachstum wird von Östrogen angeregt), doch sie schrumpfen nach der Menopause oft genauso drastisch – die Behandlung durch »Mutter Natur«.

Abbildung 11: Verschiedene Myomtypen

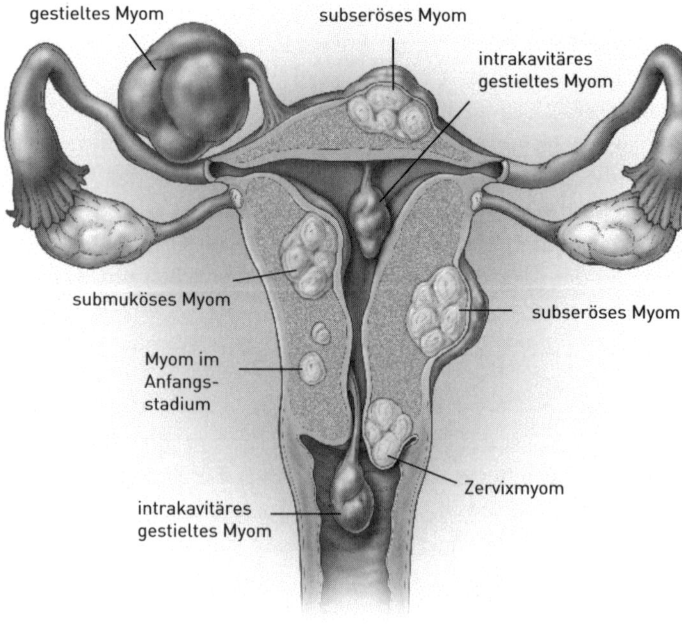

Die Botschaft Ihrer Myome

Obwohl es allgemein anerkannte ernährungsphysiologische und hormonelle Ursachen dafür gibt, dass so viele Frauen Myome haben, sind die grundlegenden energetischen Muster, die zu Myomen führen, mit einer Blockade oder Stagnation der Energie im zweiten emotionalen Zentrum verknüpft. Wir Frauen riskieren Myome (oder andere Probleme in der Beckenregion), wenn wir unsere kreative Energie in auswegslose Beziehungen stecken, aus denen wir hinausgewachsen sind. Als ich beispielsweise mit 42 Jahren selbst ein Myom bekam, wusste ich, dass dies teilweise damit in Zusammenhang stand, dass ich mehrere Jahre länger in einer Praxis mit sehr intensiver Patientenversorgung blieb, als ich es wirklich wollte. Ich befürchtete, nicht als »vollwertige« Ärztin akzeptiert zu werden, wenn ich nicht regelmäßig operierte und eine durchgängige Praxis unterhielt.

Obwohl ich mich danach sehnte, meine Kreativität im Schreiben und Lehren auszuleben, fürchtete ich auch, dass meine Kollegen mich ablehnen würden, wenn ich nur Teilzeit arbeitete. Das ist die klassische Doppelbotschaft des zweiten emotionalen Zentrums. Unser Bedürfnis, Anerkennung im Beruf zu finden, und das gleichzeitige Bedürfnis, geliebt und anerkannt zu werden, führen zu einer Blockade im kreativen Zentrum unseres Körpers, die unter entsprechenden Umständen in einem Myom resultieren kann.

Ellen: Kreativität gebären

Ellen, 38 Jahre alt, war verheiratet, hatte zwei Kinder und arbeitete als Wissenschaftlerin an der Universität. Sie mochte alles an ihrem Beruf, von der Thematik ihres Forschungsgebietes bis zu den Menschen, mit denen sie tagtäglich arbeitete, und war stolz auf die Tatsache, dass ihre Kollegen sie aufsuchten, wenn sie Schwierigkeiten bei ihren Projekten hatten. Aber als die Jahre ins Land zogen, verspürte Ellen das Bedürfnis, eigenständiger zu arbeiten. Leider war es sehr schwierig für sie, diese anderen Projekte beiseitezuschieben, um ihre eigene Kreativität zu gebären, weil sie inzwischen für die anderen »unabkömmlich« geworden war. Um diese Zeit wurde ihr Myom diagnostiziert.

Im Verlauf der nächsten Jahre wuchs ihr Myom weiter, während Ellen sich zwischen ihren eigenen Bedürfnissen hinsichtlich ihrer Forschungsarbeit und den Bedürfnissen ihrer Kollegen, ihrer Kinder und ihres Mannes hin- und hergerissen fühlte. Als sie mich aufsuchte, um mich wegen eines möglichen operativen Eingriffs hinsichtlich des Myoms zu konsultieren, forderte ich sie auf, darüber nachzudenken, wohin ihre Energie »entwich«. Sie erwiderte, ein großer Teil ihrer Identität und ihres Selbstwertgefühls stamme aus dem Gefühl, für andere da zu sein. Sie befürchtete, dass sie sich, wenn sie sich stärker zurückziehen und für sich selbst arbeiten würde, nicht mehr so gebraucht fühlen würde – und dass die anderen sie für selbstsüchtig halten würden. Als wir darüber sprachen, erkannte sie, dass sie einige seit Langem überfällige Veränderungen in ihrem Lebensplan und in ihren Prioritäten würde machen müssen. Dann erklärte sie mir, sie wolle sich selbst nochmals sechs Monate geben, bevor sie sich einem operativen Eingriff unterzöge. Als ich sie das nächste Mal sah, war ihr Myom nicht weiter gewachsen und sogar ein wenig geschrumpft. Was aber noch wichtiger war: Ellen hatte ihren Kollegen gesagt, was sie bereit war, für sie zu tun, und was nicht – und hatte gleichzeitig einige wichtige Schritte unternommen, um ihre eigenen Projekte voranzutreiben.

Mit anderen Worten, sie hatte begonnen, ihre eigene Kreativität zu gebären. Wenn Sie ein Myom haben oder gehabt haben, stellen Sie sich die folgenden Fragen: Was sind die schöpferischen Dinge in mir, die ich noch in die Welt setzen möchte? Wenn alles möglich wäre, wie sähe mein Leben dann aus? Wenn ich noch sechs Monate zu leben hätte, welche Beziehungen würde ich sofort aus meinem Leben streichen? Welche Beziehungen würde ich intensiver pflegen? Welche Beziehungen speisen und nähren mich wirklich? Welche saugen mich aus? Schreiben Sie Ihre Antworten in ein Tagebuch. Diskutieren Sie sie mit Freunden, die Sie wirklich unterstützen. Tief in Ihrem Inneren kennen Sie alle Antworten, die Sie brauchen. Sie müssen nur offen sein, sie zu hören.

Behandlung von Myomen

Auch hier möchte ich gleich wieder auf den Masterplan der Beckengesundheit weiter hinten verweisen. Es ist wichtig zu wissen, dass nicht jedes Myom behandelt werden muss. In vielen Fällen ist »Abwarten und Tee trinken« durchaus keine unvernünftige Haltung; Sie können jahrelang ohne negative gesundheitliche Folgen mit Myomen leben, wenn sie Sie nicht stören. Was Sie jedoch stören könnte, ist das Wissen darum, dass sie da sind. Eingedenk unseres kulturellen Erbes hinsichtlich Unterleibsorganen ist die Erwartung, dass irgendetwas schiefgehen wird, oft ein größeres Risiko für das Wohlbefinden einer Frau als das Myom an sich.

Es würde vielen Frauen sehr helfen, sich nicht so viele Gedanken um ihre Myome zu machen. Zu dem Zeitpunkt, an dem Ihr Myom diagnostiziert wird, wissen Sie in der Regel nicht, was dieses Ungleichgewicht in Ihrem zweiten emotionalen Zentrum ausgelöst hat. Das Verständnis kommt in der Rückschau. Versuchen Sie stattdessen, aus dem Prozess zu lernen, ganz gleichgültig, für welche Behandlung Sie sich entscheiden. Ein wesentliches Element dieses Lernprozesses ist es, sich von Schuldgefühlen frei zu machen. Es ist niemals hilfreich, an der Vorstellung festzuhalten, dass Sie eine bestimmte Krankheit haben, weil Sie »irgendetwas falsch machen«.

Wenn Sie vorher gewusst hätten, was Ihnen Ihr Myom sagen will, hätten Sie es nicht manifestieren müssen. Und zudem weisen alle körperlichen Probleme gleichzeitig genetische, ernährungsphysiologische, umweltbedingte und emotionale Komponenten auf. Auf der anderen Seite haben Sie möglicherweise Gründe, Ihr Myom behandeln zu lassen. Obwohl die meisten Myome schrumpfen, sobald die Menopause abgeschlossen ist, möchten Sie vielleicht nicht mit einer Wucherung leben, die Sie aussehen lässt, als ob Sie schwanger seien.

Wenn Sie wie ich feststellen, dass Sie ständig Ihr Myom kaschieren, und Ihre Menopause noch fünf oder sechs Jahre vor Ihnen liegt, dann möchten Sie vielleicht handeln. Und Sie werden natürlich definitiv Erleichterung wünschen, wenn Sie Symptome wie Schmerzen, starke Blutungen, Krämpfe oder Kreuzschmerzen haben. Glücklicherweise gibt es zahlreiche Behandlungsmöglichkeiten.

Ernährungsumstellung und Nahrungsergänzungsmittel

Jede Ernährungsumstellung und jeder andere Ansatz, der dazu dient, das überschüssige Östrogen auszubalancieren oder den Energiefluss (Chi) durch die Beckenorgane zu verstärken, hilft bei Myomen in häufigen Fällen genauso gut wie bei starken Blutungen und bei Menstruationskrämpfen.

Dazu gehören Akupunktur und auch chinesische Heilkräuter, Phytoöstrogene aus Sojaprodukten oder Leinsamen, Ernährungsumstellung und östrogenausbalancierende Nahrungsergänzungsmittel (siehe sechstes Kapitel). Auch Yogaübungen können hilfreich sein – auf jeden Fall ist es einen Versuch wert, alternative Behandlungsmöglichkeiten auszuprobieren, wie dieses Schreiben einer meiner Rundbrief-Abonnentinnen bestätigt:

»Ich habe jahrelang unter multiplen Wucherungen in meiner Gebärmutter gelitten und hatte in meiner Uteruswand schätzungsweise 25 bis 30 Myome. Zwei Wochen jeden Monat litt ich unter schrecklichen, schier unerträglichen Schmerzen. Ich konnte nicht schlafen und lag schweißnass und wie ein Ball zusammengerollt im Bett. 1991 und 1992 hatte ich zweimal Laserchirurgie via Laparoskop, doch der Chirurg konnte nur drei oder vier der größeren Myome entfernen. Dann las ich Ihr Buch und bin strikt Ihrem Rat gefolgt, Milchprodukte vom Speiseplan zu streichen und Vitamine aus dem B-Komplex sowie 800 mg Magnesium zu nehmen. Und das

Ergebnis? Ich könnte Ihnen aus Dankbarkeit um den Hals fallen! Meine Schmerzen sind verschwunden! Obwohl ich eine weitere Operation geplant hatte, änderte ich meine Absichten, als ich erkannte, dass Ihre Vorschläge funktionieren. Ich fühle mich wie eine vollständig andere Frau – wie neugeboren, voller Vitalität und Tatendrang.«

Hormonelle Behandlungsmöglichkeiten

Orale Verhütungsmittel: Antibabypillen sind eine Kombination aus synthetischem Östrogen und Progestin; sie können die Östrogendominanz glätten, die oft dazu führt, dass Myome wachsen oder symptomatisch werden. Da diese Pillen synthetische Hormone enthalten, schlage ich vor, sie erst dann zu benutzen, wenn natürlichere Ansätze keine Hilfe gebracht haben, oder in Situationen, in denen eine Frau einem natürlicheren Ansatz nicht folgen will oder kann.

Ulipristalacetat (EllaOne, Ella): Von der FDA 2010 (und in Deutschland bereits 2009, A. d. Ü.) als »Pille danach« zugelassen, kann Ulipristalazetat erwiesenermaßen Myome schrumpfen lassen und starke Blutungen verringern. Der Wirkstoff ist Teil einer neuen Medikamentenklasse, selektive Progesteronrezeptor-Modulatoren genannt. Diese hemmen das Hormon Progesteron, was mit einer verzögerten Ovulation und einer Schwangerschaftsverhütung einhergeht. Weil aber Progesteron auch Zysten wachsen lässt, werden diese bei der Einnahme des Wirkstoffs kleiner. EllaOne eignet sich somit zur Myombehandlung bei Erhalt der Empfängnisfähigkeit.

GnRH-Agonisten: GnRH-Agonisten wie Nafarelin oder Leuprorelin wirken auf der Ebene der Hypophyse und versetzen den Körper in den Zustand einer künstlichen Menopause. Das senkt den Östrogenspiegel und lässt Myome schrumpfen. Zu den Nebenwirkungen gehören alle Symptome der späten Wechseljahre, wie Verlust von Knochensubstanz, Hitzewallungen und Scheidentrockenheit, doch diesen Symptomen kann man manchmal mit einer niedrig dosierten Hormontherapie, die kein Myomwachstum nach sich zieht, effektiv entgegenwirken. GnRH-Agonisten können bei manchen Frauen recht wirksam als Alternativen zu einer Operation eingesetzt werden. Ich empfehle sie nicht, wenn in Ihrer Familie gehäuft Alzheimer auftritt, weil der rasche Entzug von Östrogen aus dem Gehirn bei empfindlichen Frauen unter Umständen nicht ratsam ist.

Chirurgische Eingriffe

Myomenukleation: Myome lassen sich oft chirurgisch entfernen. Dabei entscheiden Größe und die Lokalisation eines Myoms über die chirurgische Vorgehensweise. Myome, die tief in der Gebärmutter direkt unter der Gebärmutterauskleidung liegen, lassen sich beispielsweise manchmal durch die Scheide entfernen. Andere können laparoskopisch entfernt werden (man spricht in diesem Zusammenhang manchmal von »Bauchnabelchirurgie«). Große Myome, wie dasjenige, das ich hatte, erfordern eine Eröffnung der Bauchhöhle.

Wenn Sie sich dafür entscheiden, Ihr Myom chirurgisch entfernen zu lassen, sollten Sie sich an einen Chirurgen wenden, der auf dieses Gebiet spezialisiert ist und der Ihren Wunsch versteht, Ihre Gebärmutter zu behalten. Nach der Operation meinte mein Chirurg: »Ich freue mich, Ihnen sagen zu können, dass Sie nun völlig gesunde und normale Unterleibsorgane haben. Ich musste nichts entfernen außer dem Myom!« Das war genau das, was ich hören wollte.

Die Entfernung Ihrer Myome kann eine sehr positive Erfahrung sein. Wie mir eine meiner Rundbrief-Abonnentinnen schrieb:

»Nachdem ich meine Myome hatte entfernen lassen, entfernte ich auch die meisten negativen Erfahrungen aus meinem Leben. Es ist wunderbar! Keine Kopfschmerzen, keine Krämpfe, keine Rückenschmerzen. Ich arbeite noch an weiteren Ernährungsumstellungen, doch diejenigen, habe mich positiver, stärker und sorgenfreier gemacht. Ich habe außerdem begonnen zu beten. Damit und mit der Veränderung meiner Lebensgewohnheiten bin ich auf dem Weg, im Alter von 40 Jahren gesund und erwachsen zu werden!«

Hysterektomie: Eine Gebärmutterentfernung sollte das letzte Mittel sein, um Myome zu behandeln, und sich auf diejenigen Frauen beschränken, die zusätzlich zu ihren Myomen außerdem hartnäckige Blutungen oder Schmerzen haben, die mit anderen Maßnahmen einfach nicht in den Griff zu bekommen sind. In diesem Fall kann eine Hysterektomie ein wahrer Segen sein und die Lebensqualität einer Frau drastisch verbessern.

Carol: Loslassen

Carol war 46, als sie das erste Mal zu mir kam, um eine zweite Meinung über einen operativen Eingriff einzuholen. Carol hatte in ihrem Uterus zahlreiche Myome, die dazu führten, dass sie jeden Monat starke Blutungen hatte. Das hatte chronische Blutarmut (Anämie) und Erschöpfung zur Folge. In den vergangenen vier Jahren hatte sie verzweifelt darum gekämpft, ihre Gebärmutter zu behalten, und sich an die Hoffnung geklammert, dass sie irgendwann einmal ein Kind haben werde. Carols Zustand hatte sich so verschlechtert, dass der Kampf um ihre Gebärmutter zu ihrem Lebenssinn geworden war.

Sie hatte sogar ihren Job verloren, weil sie aufgrund ihrer ständigen Arztbesuche häufig fehlte oder sich wegen ihrer starken Blutungen krankmelden musste. Obwohl Carol mit Antibabypillen, synthetischen Hormonen und mehreren Ausschabungen versucht hatte, die Blutungen zu stoppen, hatte nichts geholfen. Ihr Zustand war zu ernst, als dass alternative Behandlungen wie Akupunktur oder Ernährungsumstellung infrage gekommen wären. Ich sagte ihr, dass meiner Meinung nach eine Hysterektomie für ihre Gesundheit und für ihr Wohlbefinden das Beste wäre. (Wenn sie zum jetzigen Zeitpunkt zu mir käme, würde ich ihr eine Embolisation der Uterusarterie vorschlagen.)

Der Zustand ihres Uterus hielt Carol davon ab, ihr Leben zu leben. Sie war gefangen in einem Muster des Festhaltens, das darin bestand, ihr Lebensblut ganz buchstäblich in unrealistische Hoffnungen und Träume einfließen zu lassen, die kaum oder gar keine Chance auf Verwirklichung hatten. Wie wir alle in der Lebensmitte musste Carol von einem Traum aus ihrer Vergangenheit (ein eigenes Kind zu haben) Abschied nehmen, musste sich zu trauern erlauben und dann in ihrem Leben weiter voranschreiten. Auch wenn so etwas niemals leicht ist, ist es manchmal die heilsamste Entscheidung.

Weitere Behandlungsformen

Myomembolisation: Eine Embolisation der Uterusarterie (*uterine artery embolization*, UAE) ist eine relativ neue Behandlung von Myomen. Dabei wird eine Substanz (in der Regel polymerisierende Kunststoffe, Kunststoffkügelchen) in eine Uterusarterie injiziert. Das führt zu einer Unterbrechung der Blutversorgung des Myoms, das daraufhin mit der Zeit schrumpft. Um die Uterusarterie zu erreichen, wird ein Gefäßkatheter in die Oberschenkelvene eingeführt. Anschließend werden die Arterien künstlich verschlossen.
Die Erfahrungen mit dieser Technik sind gut; weltweit liegt die Erfolgsrate bei 85 Prozent. Alle Arten von myombedingten Symptomen, wie starke oder unregelmäßige Blutungen, Gebärmuttervergrößerung und Symptome, die mit der Größe des Myoms zusammenhängen, wie häufiges Wasserlassen, lassen sich auf diese Weise lindern bzw. beheben.

Nach der Statistik kann eine Patientin, die sich diesem Eingriff unterzieht, nach etwa sechs Monaten einen vierzig- bis fünfzigprozentigen Rückgang der Uterusgröße erwarten, doch selbst diejenigen Frauen, deren Uterus nicht schrumpft, berichten über eine Besserung von Symptomen wie starken Blutungen. Obwohl bisher noch keine Langzeitstudien vorliegen, weist die UAE im Vergleich zur Myomenukleation oder zur Hysterektomie ein geringes Risiko auf. Es sind jedoch auch einige ernsthafte Komplikationen wie Nierenversagen oder allergische Reaktionen auf das Verschlussmittel dokumentiert.[3] Wenn Ihnen dieses Verfahren zusagt, suchen Sie eine Klinik auf, die viel Erfahrung mit UAEs hat und solche Eingriffe häufig durchführt.

ExAblate: ExAblate ist ein Magnetresonanz-unterstütztes Ultraschallverfahren, bei dem die MRI-Bildgebung genutzt wird, um Myome in den tieferen Gewebeschichten zu erkennen und der Ultraschall, um die Myome zu erhitzen und dann zu zerstören. Weil die Gefäße der stark durchbluteten Myome die starke Hitze bei diesem Verfahrens gut verteilen, ist das Verfahren gerade für die Myombehandlung gut geeignet.

Es ist nichtinvasiv und lässt sich ambulant durchführen. Uterus und Eileiter bleiben intakt. Der Aufenthalt in der Röhre kann bis zu drei Stunden betragen. Nebenwirkungen können sein: Blasen auf der Haut des Unterleibs, Krämpfe, Übelkeit und leichte Schmerzen, die gut mit rezeptfreien Schmerzmitteln behandelbar sind.)

Bei ca. 70 Prozent der Patientinnen schlägt die Behandlung an, die Symptome gehen deutlich zurück. 20 Prozent allerdings benötigen innerhalb eines Jahres eine weitere Operation. Die amerikanische Zulassungsstelle berichtet ferner, dass sowohl Symptome als auch Myome wiederkehren können. (Deshalb rate ich allen Betroffenen ebenfalls zu einer Änderung ihres Lebensstils, um so auf den Hormonspiegel und myombedingte Symptome natürlich Einfluss zu nehmen.)

Dennoch finde ich, dass ExAblate eine spannende neue Technologie ist und ein großer Schritt nach vorn. Wenn es sie damals, als ich eine zugegebenermaßen große Zyste hatte, schon gegeben hätte, hätte ich eine Behandlung in Erwägung gezogen.

Hinweis: Frauen mit Schwangerschaftswunsch sollten von ExAblate Abstand nehmen, weil bislang Daten zu den Folgen für Gebärmutterwand und -schleimhaut fehlen. Für weitere Informationen: http://www.frauenaerzte-im-netz.de/de_myom-therapie_394.html

Ein selbstbestimmter Zugang zu einer Operation oder einem invasiven Eingriff

Wenn Sie sich mit der Entscheidung zwischen einem chirurgischen Eingriff oder einer UAE auseinandergesetzt haben und Ihre Möglichkeiten kennen, dann haben Sie die Opferrolle abgestreift und sind in das Partnerschaftsmodell eingetreten. Schon dieser Rollenwechsel verbessert Ihre Chancen auf ein gutes Behandlungsergebnis.

Hysterektomie aus den falschen Gründen

Holen Sie in jedem Fall eine zweite Meinung ein, wenn Ihnen jemand aus einem der folgenden Gründe rät, wegen eines Myoms eine Hysterektomie vornehmen zu lassen:

1. »Sie sollten sich operieren lassen, bevor das Myom größer wird. Wenn Sie das nicht tun, wächst Ihr Myom möglicherweise weiter und macht die Operation später schwieriger.«
Wenn eine kleine Wucherung nicht zu hartnäckigen Blutungen oder Fruchtbarkeitsproblemen führt, muss sie nicht entfernt werden. Nicht alle Myome wachsen, und selbst wenn sie es tun, haben Untersuchungen gezeigt, dass die Entfernung eines Uterus mit großen Myomen für die Patientin kein erhöhtes Risiko birgt. Wenn nötig, kann das Myom entfernt werden (siehe Seite 292 f.), wobei der Uterus und die Blutversorgung der Eierstöcke intakt bleiben.

2. »Ihr Myom könnte kanzerogen entarten« oder »Wir können nicht sicher sein, dass es nicht kanzerogen ist, bis wir es entfernt haben.«
Myome sind so gut wie nie kanzerogen (die Inzidenz liegt unter eins zu tausend). Wenn ein Myom krebsartig entartet, wird es als Gebärmuttersarkom bezeichnet, und gegenwärtig ist die Prognose für diese Erkrankung sehr schlecht, das heißt, dass eine Diagnose via chirurgischem Eingriff Ihre Überlebenschancen nicht bedeutend erhöht. Tatsächlich ist die Wahrscheinlichkeit, an Komplikationen bei der Entfernung der Gebärmutter zu sterben, zwar klein, statistisch aber etwas größer als die Wahrscheinlichkeit, dass aus einem Myom ein Sarkom wird.

3. »Man kann Ihre Eierstöcke auf dem Ultraschallbild nicht sehen.«
Wenn Sie eine Ultraschalluntersuchung (oder eine Kernspinresonanztomographie) vornehmen lassen, um die Diagnose »Myom« zu bestätigen, kann es sein, dass einer Ihrer Eierstöcke nicht sichtbar ist, weil er hinter dem Myom liegt.

Da Ärzte haftbar gemacht werden können, wenn sie ein vorhandenes Eierstockproblem übersehen, schlagen sie unter Umständen eine Operation vor, um ganz sicherzugehen, dass mit Ihrem Ovar alles in Ordnung ist.

Wenn Sie jedoch keinen Grund zu der Annahme haben, dass Ihre Eierstöcke krank sind, können Sie Ihren Arzt einfach auffordern, Sie weiter zu beobachten. Denken Sie daran, wenn man einen Eierstock auf dem Ultraschallbild nicht sehen kann, dann heißt das nicht, dass irgendetwas damit nicht in Ordnung ist – es heißt nur, dass die Gerätetechnik Grenzen hat! In dieser Situation entschließen sich manche Frauen für eine Bauchspiegelung (Laparoskopie), bei der die Beckenorgane sozusagen von innen betrachtet werden können. (Dabei können auch Gewebeproben aus Uterus und Ovarien entnommen werden.) Andere vertrauen einfach darauf, dass alles in Ordnung ist. Treffen Sie bitte eine Entscheidung, bei der Sie sich am wohlsten fühlen.

Sollten Sie eine Hysterektomie vornehmen lassen?

Myome und starke sowie unregelmäßige Blutungen sind die häufigsten Gründe, warum sich Frauen in mittleren Jahren die Gebärmutter herausnehmen lassen. Auch wenn eine Hysterektomie manchmal notwendig ist, unterziehen sich viel zu viele Frauen diesem Eingriff, auch wenn sie ihre Symptome mit anderen, schonenderen und natürlicheren Mitteln hätten lindern können. Es lohnt sich auf jeden Fall, unsere Beckenorgane, wenn möglich, intakt zu halten.

In einer idealen Welt würde jedes Mädchen und jede Frau den Wert ihrer Beckenorgane schon in jungen Jahren kennenlernen; ihre Vorzüge wären genauso gut untersucht wie diejenigen der männlichen Organe, Forschung über sichere und effektive natürliche Alternativen zur Behandlung von Blutungen und Schmerzen wäre üblich, und Hysterektomie mit oder ohne Entfernung der Ovarien wäre eine sehr seltene Operation, die nur dann durchgeführt würde, wenn alle anderen Alternativen nicht griffen. Diese Denkweise herrscht bei uns gegenwärtig nur dann, wenn es um männliche Geschlechtsorgane geht.

Daher wird eine Orchiektomie, eine Hodenentfernung, nur als allerletztes Mittel in Betracht gezogen, obwohl sie eine sehr effektive Behandlung für Prostatakrebs darstellt. Und selbst in Fällen von Peniskrebs wird der Penis so gut wie nie entfernt.

Leider haben Gebärmutter und Eierstöcke so lange eine schlechte Presse gehabt, dass viele Frauen in der Tat Angst vor ihren Beckenorganen bekommen haben. Kürzlich bekam ich mit, wie eine Frau, nennen wir sie Jane, auf einer Party mit ihren Freundinnen über ihre bevorstehende Gebärmutterentfernung sprach. Ihr Myom sei nur so groß wie eine kleine Orange, erzählte sie, und sie habe keine Symptome. Aber, so erklärte sie: »Ich bin 50,

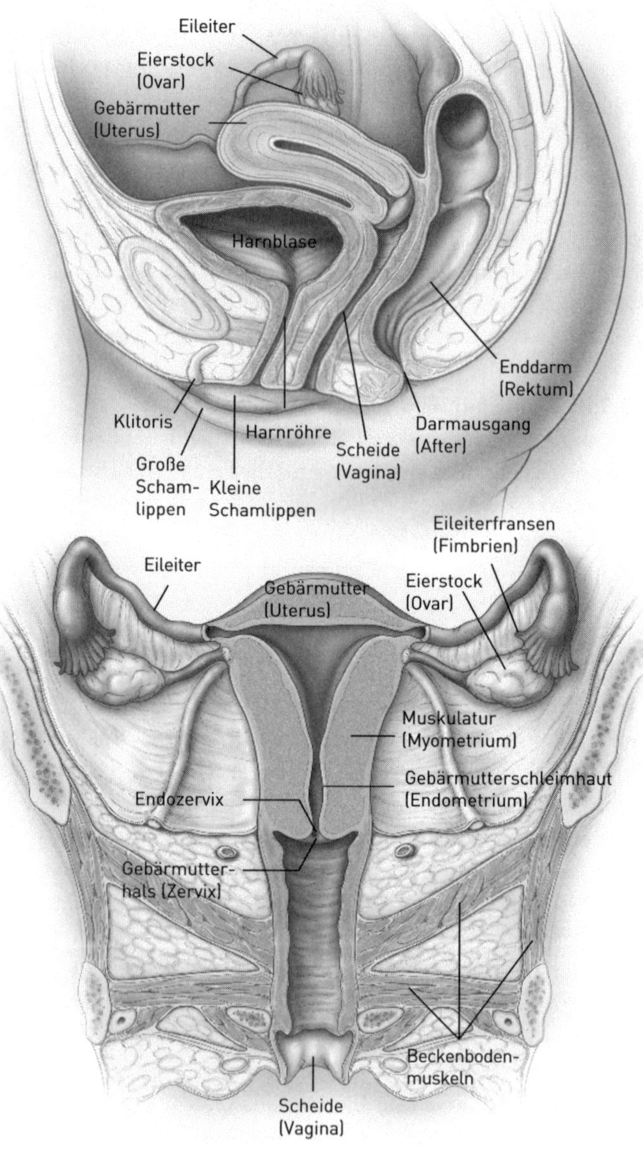

Abbildung 12: Die Unterleibsorgane samt Beckenbodenmuskulatur
Eine starke Beckenbodenmuskulatur ist ein wichtiger Teil der Beckenkraft.
© 2001 Northrup und Schulz

und in meinem Alter ist es nur eine Frage der Zeit, bis in der Region irgendetwas passiert. Ich kann sie mir genauso gut jetzt herausnehmen lassen.«

Viele Ärzte verstärken diese Furcht. Einer Patientin, die zu mir kam, um eine zweite Meinung einzuholen und eine Hysterektomie wegen eines Myoms zu umgehen, war von ihrem Gynäkologen erklärt worden, ihre Gebärmutter (die nur wenige Monate zuvor ein gesundes Mädchen produziert hatte) sei »nicht ihre Freundin«.

Das griechische Wort hystera (Gebärmutter) diente im Altertum dazu, Frauenleiden aller Art, ob psychologischer (Hysterie) oder physiologischer Natur, zu beschreiben, von denen man annahm, sie würden von der Gebärmutter hervorgerufen. Nach dem Aufkommen der Anästhesie um 1800 wurde die Hysterektomie zu einer enorm populären »Behandlung« für Frauenbeschwerden bzw. für das, was nach Meinung von Ehemann, Vater oder Arzt falsch bei einer Frau lief: das Mittel der Wahl bei Übergewicht, schmerzhafter Menstruation, psychischen Störungen und insbesondere bei Selbstbefriedigung, Promiskuität oder anderen erotischen Neigungen.

Die chirurgische Entfernung des Uterus ist und bleibt eine der am häufigsten durchgeführten Operationen in den Vereinigten Staaten – Ärzte wie Patientinnen haben gelernt, dass dieses Organ schlimmstenfalls gefährlich, bestenfalls entbehrlich ist. Ein Drittel aller 60-jährigen Frauen in diesem Land hat eine Hysterektomie gehabt. Das ist eine erstaunlich hohe Zahl.

Kaum überraschend ist es, dass die Zahl der Hysterektomien bei Arztgattinnen besonders hoch ist. Und bei rund 43 Prozent aller Frauen werden gleichzeitig mit der Gebärmutter die Eierstöcke entfernt, um einem möglichen Eierstockkrebs vorzubeugen – trotz der Tatsache, dass die große Mehrheit aller Frauen niemals einen Ovarialtumor entwickelt, sondern zweifellos ihr ganzes Leben lang von den Hormonen profitieren kann, die unsere Ovarien produzieren.

Gute Gründe, Gebärmutter, Gebärmutterhals und Eierstöcke zu behalten

- Ihre Gebärmutter, Ihr Gebärmutterhals und Ihre Eierstöcke wirken alle zusammen, um Ihren Körper Ihr ganzes Leben hindurch mit den notwendigen Hormonen zu versorgen. Sie werden auch weitgehend von denselben Gefäßen mit Blut versorgt. Wenn die Gebärmutter entfernt wird, so beeinflusst dies die Funktion der Ovarien selbst dann, wenn sie unberührt bleiben. Bei bis zu 50 Prozent aller Frauen, die eine Hysterektomie hatten, stellen die Ovarien ihre Tätigkeit früher ein als normal – bei diesen Frauen beginnen die Wechseljahre früher, was ihr Risiko für Herzerkrankungen und Osteoporose erhöht.[4]

WARUM DIE EIERSTÖCKE ZU BEHALTEN ENTSCHEIDEND SEIN KANN

Viele Ärzte entfernen die Ovarien bei einer Hysterektomie routinemäßig gleich mit, um das Auftreten von Ovarialtumoren zu verhindern. Gegenwärtig werden in den USA bei 55 Prozent aller Frauen, die die Gebärmutter entfernen lassen auch gleich beide Eierstöcke entfernt. Das ergibt die stattliche Zahl von 300 000 vorsorglich entfernten Eierstöcken pro Jahr.[5] Wenn eine Frau ein großes genetisches Risiko für Eierstockkrebs hat, ist dies unter Umständen eine vernünftige Entscheidung. Doch die übergroße Mehrheit aller Frauen wird niemals Eierstockkrebs bekommen, und die routinemäßige Entfernung normaler Ovarien als Vorbeugung ist ein sehr hoher Preis.

In der Tat sind die neueren Studienergebnisse über beidseitige Eierstockentfernung (Oophorectomie) zu alarmierend, um sie zu ignorieren. Darunter etwa eine Studie von 2009, bei der 29 000 Frauen für mehr als 24 Jahre beobachtet wurden, deren Eierstöcke vor dem 45. Lebensjahr entfernt wurden.[6] Bei dieser und anderen Studien hat sich gezeigt, dass für Frauen nach Verlust der Eileiter

- das Risiko an Lungenkrebs zu erkranken selbst bei Nichtraucherinnen doppelt so hoch ist[7]
- das Risiko für eine koronare Herzerkrankung und für Schlaganfall erhöht ist[8]
- das allgemeine Krebsrisiko erhöht ist (vermindert ist indessen das Risiko für Brust- und natürlich für Ovarialkrebs)[9]
- das Mortalitätsrisiko durch ein neurologisches oder mentales Leiden fünffach erhöht ist[10]
- das Parkinson-Risiko erhöht ist[11]
- das Risiko, eine kognitive Beeinträchtigung und eine Demenz zu erleiden, erhöht ist[12]
- das Risiko einer Hüftfraktur erhöht ist[13]
- mehr Depressionen und Ängstlichkeit in späteren Lebensphasen beobachtet werden[14]

Auch wenn die Einnahme von Hormonen in vielen Fällen eine vorbeugende Wirkung der genannten Erkrankungen zeitigt, belegen Studien doch auch, dass selbst eine jahrelange disziplinierte Anwendung den Einfluss des Hormonmangel in Folge der Operation nicht ausgleicht.[15]
Als Fazit gilt: Wenn kein Gewinn, bleiben sie drin.

- Die Eierstöcke (Ovarien) sind die weiblichen Gegenstücke zu den Hoden des Mannes. Als solche sind sie wichtige Androgenproduzenten, also derjenigen Hormone, die mitverantwortlich für einen normal starken Sexualtrieb sind. Einige Untersuchungen haben gezeigt, dass bis zu 25 Prozent aller Frauen nach einer Entfernung ihrer Ovarien über eine verminderte Libido klagen. Eine Entfernung der Ovarien kastriert eine Frau buchstäblich – und als solches wird es in der medizinischen Literatur auch bezeichnet.[16]

- Eine Hysterektomie samt Entfernung der Eierstöcke vermindert die Sekretion von sexuellen Lockstoffen (Pheromone), die unter Umständen die sexuelle Attraktivität herabsetzen.[17] Glücklicherweise gibt es auch künstliche Pheromone, um Abhilfe zu schaffen. (Vgl. Kapitel neun)
- Der Uterus zieht sich beim Orgasmus rhythmisch zusammen, was zur sexuellen Lust vieler Frauen beim Beischlaf beiträgt. Einige Frauen, die eine Hysterektomie hatten, klagen, ihre Orgasmen seien nicht mehr so befriedigend wie zuvor.
- Die Wechseljahre mit intakten Eierstöcken und einer intakten Gebärmutter sind ein normales physiologisches Ereignis, das sich über eine Zeitspanne von sechs bis 13 Jahren ersteckt. Wenn Ihre Ovarien allmählich ihre Funktion verändern, übernehmen die Nebennieren ganz natürlich einen gewissen Teil der Hormonproduktion, wie es auch das Fettgewebe tut. Wenn bei einer Frau der Uterus oder Uterus und Ovarien entfernt worden sind, kommt ihr Körper abrupt in die Menopause, was für das Hormonsystem ein Schock sein kann.
- Der Gebärmutterhals (Zervix; der untere Teil des Uterus, der in die Scheide ragt) ist Teil des normalen Beckenbodens und hilft, die Harnblase zu stützen. Die Nerven, die sich zur Blase erstrecken, sind eng mit der Zervix verbunden. Bei einer Entfernung von Gebärmutter samt Zervix können diese Nerven geschädigt werden, was das Risiko für eine Harninkontinenz erhöht.[18]
- Nur 10 Prozent aller Hysterektomien werden aufgrund der Diagnose Krebs durchgeführt. Das heißt, dass die Beckenorgane der Betroffenen in bis zu 90 Prozent aller Fälle wegen gutartiger Erkrankungen entfernt werden.

Bringen Sie Ihr Hysterektomie-Erbe ans Tageslicht

Im Lauf der Jahre habe ich herausgefunden, dass weder Erziehung noch Informationen jedweder Art das Leben einer Frau verändern werden, solange sie aus alten, unbewussten und unüberprüften Überzeugungen heraus handelt. Jede von uns trägt ein einzigartiges persönliches Vermächtnis mit sich herum, das wir von Familienmitgliedern übernehmen. Das gilt besonders dann, wenn es um die Beckenorgane einer Frau geht, ein Thema, das Generationen lang von Geheimniskrämerei und Fehlinformationen umgeben war. Hier einige Fragen, die Ihnen helfen sollen, Ihr Hysterektomie-Vermächtnis zu enthüllen.

Wer in Ihrer Familie hatte, wenn überhaupt, eine Hysterektomie? Aus welchen Gründen? Wissen Sie, wie es damals im Leben der Betreffenden aussah? Wissen Sie, wie ihre Diagnose lautete und welche Symptome sie hatte? Wäre es möglich, das herauszufinden? Haben Sie das Gefühl, Sie könnten nicht danach fragen, weil diese Informationen »zu persönlich« sind? Herrscht in Ihrer Familie ein Glaube, den man mit »Besser leben durch Chirurgie« umschreiben könnte?

Eine meiner Patientinnen glaubte, sie werde irgendwann in ihren Vierzigern eine Hysterektomie brauchen, weil »alle meine Schwestern eine hatten«. Infolgedessen konzentrierte sie sich in mittleren Jahren übermäßig stark auf ihre Beckenorgane, registrierte jede unregelmäßige oder schwere Periode und jedes Zwicken. Schließlich schuf ihre Körper-Geist-Verbindung – samt ihrem ungesunden Lebensstil – genug Symptome, sodass sie »zur Erleichterung« eine Hysterektomie wünschte.

Wenn Sie, nachdem Sie diese Fragen ehrlich beantwortet haben, immer noch denken, dass eine Hysterektomie die beste Lösung ist, dann ist es wahrscheinlich auch so.

Wenn Sie bereits eine Hysterektomie hatten

Wenn Sie bereits eine Hysterektomie hatten und nicht wussten, dass es andere Möglichkeiten gibt, dann kann es bestürzend sein zu hören, dass die Operation unter Umständen gar nicht nötig gewesen wäre. Eine meiner Rundbrief-Abonnentinnen schrieb dazu:

»Nachdem ich Ihren Artikel über die Vorteile gelesen habe, die es mit sich bringt, seine Eierstöcke und seine Gebärmutter zu behalten, habe ich geweint. Ich war erst 45, als ich eine Hysterektomie wegen eines Myoms hatte, das mich eigentlich gar nicht gestört hat. Sie haben mir auch gleich die Eierstöcke mit herausgenommen. Aber das war vor zwanzig Jahren. Ich wusste nicht, dass ich irgendeine andere Wahl hatte. Und ich habe auch festgestellt, dass ich den Verlust meiner Beckenorgane niemals richtig betrauert hatte. Jetzt, da ich diesen Prozess abgeschlossen habe, kann ich loslassen und in meinem Leben voranschreiten!«

Der erste Schritt zur Heilung nach einer Hysterektomie besteht darin, sich die Vorteile bewusst zu machen, die Sie der Operation verdanken. In einer Pionieruntersuchung hier in Maine hat sich herausgestellt, dass eine Hysterektomie aufgrund nichtkarzinogener Zustände der Gebärmutter wie starken Blutungen und Schmerzen in den allermeisten Fällen positiv mit einer Verbesserung der Lebensqualität einer Frau korreliert war.[19] Ich möchte betonen, dass in dieser Untersuchung alle Frauen zwischen einem chirurgischen Eingriff oder dessen Ablehnung wählen konnten und ihren Wünschen entsprochen wurde.

Ich wies viele Frauen auf diese Untersuchung hin und habe sogar einige der Hysterektomien durchgeführt, die in das Datenmaterial einflossen. Viele der Frauen, die sich für die Operation entschieden, waren davon überzeugt, dass sie mit der Hysterektomie besser dastünden. Einige hatten jahrelang Unterleibsschmerzen und Blutungen erduldet, die durch die Operation behoben wurden. Andere erlebten nach der Operation eine Verbesserung ihres Sexuallebens. Die Moral von dieser Geschichte ist die folgende: Eine Hysterektomie kann unter den richtigen Umständen ein heilsamer Eingriff sein.

Ja, unsere Gebärmutter und unsere Eierstöcke sind wichtig, doch denken Sie stets daran, dass Sie mehr sind als die Summe Ihrer Organe. Ihr spiritueller Körper, das Feld elektromagnetischer Energie, das Ihren physischen Körper umgibt und nährt, ist stets ganz und intakt. Sie können diesen wesentlichen Teil Ihrer selbst nicht zerstören, ganz gleichgültig, was mit Ihrem physischen Körper geschieht.

Freuen Sie sich darüber, dass Ihr Körper Ihre Hormone neu ausbalancieren und seine Gesundheit erhalten kann, wenn Sie sich gesund ernähren, regelmäßig Sport betreiben und natürliche Hormonsubstitutionsstrategien benutzen, die weitgehend dem angepasst sind, was Ihr Körper normalerweise produziert.

Wenn Sie eine Hysterektomie hatten, die Sie heute bedauern, dann machen Sie sich klar, dass Sie damals wahrscheinlich die beste Entscheidung getroffen haben, die Sie unter den waltenden Umständen treffen konnten. Billigen Sie sich das zu. Unser medizinisches System und seine Überzeugungen spiegeln zwangsläufig diejenigen des Kulturkreises wider, dem wir alle angehören. Und wir können nicht anders – wir werden von diesen Überzeugungen beeinflusst, zumindest bis zu einem gewissen Maße. Vielleicht hätten Sie sich nicht zu einer Hysterektomie entschlossen, wenn Sie mehr darüber gewusst hätten – aber Sie hatten damals nicht das entsprechende Wissen.

Lassen Sie all Ihre Emotionen zu diesem Thema an die Oberfläche kommen, selbst wenn es keine angenehmen sind. (Eine meiner Patientinnen hatte die Fantasie, dass sie den Chirurgen, der den Eingriff durchgeführt hatte, verletzte oder gar tötete. Als sie sich erlaubte, diese nicht sehr damenhaften Rachegelüste laut auszusprechen, konnte sie sich von der Vergangenheit lösen, ihr Leben weiterführen und schließlich sich und dem Arzt vergeben.) Sie können von allem gesunden – selbst von Ereignissen, die so lebensverändernd sind, wie Teile Ihres Körpers durch eine Operation zu verlieren. Und wenn Sie heilen, kann Ihre Geschichte einer anderen Frau auf ihrem Weg zur Gesundung helfen.

Was wirklich sinnvoll ist, um Ihre Gesundheit in diesem Augenblick zu verbessern, besteht in einer Rückschau auf die Ereignisse, die zu Ihrer Hysterektomie geführt haben, und sich zu fragen, ob Sie damals irgendwelche Probleme mit Abgrenzung oder kreativen Triebkräften hatten. Da eine Verbindung herzustellen, kann sehr viel Kraft geben und Ihnen ein Gefühl für die Weisheit Ihres Körpers vermitteln. Und denken Sie daran: Kraft und Leidenschaft des zweiten emotionalen Zentrums verlassen Sie nicht, nur weil Ihre Gebärmutter entfernt wurde.

Masterplan für den gesunden Unterleib

Mit dem nachstehenden Programm lassen sich eine Reihe von Unterleibsproblemen angehen, vom hormonellen Ungleichgewicht über Menstruationsbeschwerden, Schmerzen und Beckenbodenprobleme bis hin zu Erkrankungen der Harnwege.

Alle alternativen oder diätischen Ansätze haben in diesem Zusammenhang das Ziel, überschüssiges Östrogen auszugleichen und den Fluss des Qi, die Lebensenergie, anzuregen. Damit eignen sie sich auch zur Behandlung von Myomen und starken Blutungen. Lassen Sie mich dennoch im Hinblick auf schwere Blutungen anmerken, dass Sie einen Abstrich machen lassen sollten, um eine ernsthafte Erkrankung auszuschließen.

Obwohl starke Blutungen in den allermeisten Fällen harmlos sind und mit den folgenden Empfehlungen gelindert werden können, sollten Sie diesbezüglich auf Nummer sicher gehen.

Ernährung, Nahrungsergänzungsmittel und Kräuteranwendungen

Befolgen Sie das hormonunterstützende Ernährungsprogramm (siehe siebtes Kapitel.

- **Streichen Sie zwei Monate lang alle Milchprodukte von Ihrem Speiseplan:** Obwohl ich keine Statistiken darüber kenne, habe ich erlebt, dass viele Frauen alle Menstruationsschmerzen loswurden (selbst in Fällen schwerer Endometriose), wenn sie auf Milchprodukte, die allesamt reich an Arachidonsäure sind, verzichteten. Einige Frauen können Menstruationskrämpfe schon dadurch lindern, dass sie nur in den beiden Wochen vor Einsetzen der Periode Milchprodukte meiden. In den Wechseljahren, wenn die Periode unregelmäßig wird, kann es sein, dass Sie für ein paar Monate ganz auf Milchprodukte verzichten müssen, um von Ihren Beschwerden zu genesen.

- **Verzichten Sie auf rotes Fleisch:** Es ist reich an einem Fettsäurevorläufer der Eikosanoide (die Arachidonsäure), die bei empfindlichen Menschen zu Symptomen wie Krämpfen und Arthritis führt. Wenn Sie rotes Fleisch von Ihrem Speiseplan streichen, reduzieren Sie die Konzentration der entzündungsfördernden Eikosanoide, die mit Krämpfen und Endometriose-Schmerzen einhergehen.

- **Nehmen Sie Nahrungsergänzungsmittel:** Folgen Sie dem Nahrungsergänzungsmittelprogramm aus dem siebten Kapitel und achten Sie dabei besonders auf folgende Punkte:

- **Magnesium:** Wie sich gezeigt hat, tragen 100 mg Magnesium, bei akuten Schmerzattacken alle zwei Stunden genommen, dazu bei, die glatte Muskulatur zu entspannen und damit die Krämpfe zu lindern. Nehmen Sie nicht mehr als 1000 mg (1 g) pro Tag, da sonst der Stuhl zu weich wird.
- **Omega-3-Fettsäuren:** Omega-3-Fettsäuren sind die Vorläufer von Eikosanoiden der Serie 1 und 2. Nehmen Sie mindestens eines der folgenden Nahrungsmittel zu sich:
  - fetten Fisch (ca. 75 bis 100 g) drei- bis viermal in der Woche
  - DHA, 100 bis 400 mg pro Tag
  - 4 Esslöffel gemahlene Leinsamen pro Tag
  - 1 Esslöffel frisches Leinöl pro Tag
- **Vitamin C:** 1000 bis 5000 mg (1 bis 5 g) pro Tag. Erhöhen Sie die Dosis, wenn Krämpfe auftreten. (Wenn die Gewebe mit Ascorbinsäure gesättigt sind, wird der Stuhl weich)
- **Vitamin-B-Komplex und Vitamine A, C, E:** Diese Vitamine sind für den Unterleib besonders wichtig, weil sie die Gefäßwände stabilisieren helfen und auch Östrogenüberschüsse reduzieren. Nehmen Sie bei den B-Vitaminen die mittlere oder Höchstdosierung (vgl. S. 268)
- **Vitamin D:** Höhere Vitamin-D-Spiegel korrelieren mit einem verminderten Risiko, an einem Unterleibsleiden zu erkranken. Das weisen jedenfalls die großen nationalen Gesundheitsbeobachtungsstudien in den USA (NHANES) aus. Ein beobachteter Richtwert des Vitamin-D-Spiegels beträgt hier 30 ng/ml.[20]
- **Eisentabletten:** Bei vielen Frauen mit starken Blutungen kommt es zu Müdigkeit und Abgeschlagenheit durch eine Anämie. Machen Sie daher einen Bluttest, um ihren Eisenspiegel zu bestimmen. Wenn er zu niedrig ist, nehmen Sie Eisen. Die zulässige tägliche Höchstmenge ist 15 mg. Vielleicht müssen Sie eine deutlich höhere Menge einnehmen, bis die Eisenwerte sich wieder normalisiert haben.

- **Reduzieren Sie Ihren Koffeinkonsum,** wenn Sie Harnwegsprobleme haben. Koffein reizt die Blase. Lassen Sie es für zwei Wochen einmal ganz weg und nehmen Sie es dann wieder auf, um zu sehen, ob die Symptome wiederkehren. (Auch dekoffeinierter Kaffee und Tee enthalten noch Spuren von Koffein.)

- **Trinken Sie viel Wasser und Cranberry-Saft,** wenn Sie fortgesetzte Harnwegsinfektionen haben. Sobald Sie die ersten Blasenbeschwerden spüren, trinken Sie reichlich Wasser und ungesüßten bzw. mit Süßstoff gesüßten Cranberry-Saft. Durch die verstärkte Flüssigkeitsaufnahme wird die Harnbildung gefördert, die wiederum Bakterien, die sich im System eingenistet haben, ausschwemmt. Cranberrys enthalten einen Wirkstoff, der es Bakterien erschwert, sich an den Blasenwänden festzusetzen. Damit wird die Gefahr einer erneuten Infektion vermindert. Weiterhin können Sie Cranberry-Kapseln aus dem Reformhaus einnehmen.

- **Nehmen Sie regelmäßig Probiotika,** um die Besiedlung des Darms mit guten Bakterien zu fördern. Anus und Harnleiter liegen anatomisch nicht weit auseinander, sodass von den guten Bakterien schließlich beide etwas haben. Besonders zwei Bakterienstämme Lactobacillus rhamnosus GR-1 und Lactobacillus reuteri RC-14 (früher als Lactobacillus fermentum RC-14 bekannt) haben sich in Studien als nützlich in der Prävention und Behandlung genitaler Infektionen erwiesen, sofern sie als Nahrungsergänzungsmittel zur Anwendung kommen.[21] Beide sind auch hervorragend für Schwangere und Diabetikerinnen geeignet, die leichter bakterielle Infektionen bekommen.

Akupunktur und chinesische Heilkräuter

Akupunktur vermindert nachweislich Menstruationskrämpfe und Schmerzen in der Beckenregion.[22] Ich habe ihre Vorzüge in meiner Praxis viele hundert Male erlebt und habe sie persönlich bei starken Krämpfen, wie sie bei mir mit Anfang vierzig auftraten, als außerordentlich hilfreich empfunden. Auch ich habe ungefähr ein Jahr lang individuell zusammengestellte chinesische Heilkräuter genommen.

Wenn Sie keinen ausgebildeten TCM-Praktiker in Ihrer Nähe haben, können Sie mit gutem Gewissen Bupleurum nehmen (Xiao Yao Wan, auch als Hsiao Yao Wan) bekannt. Diese Mixtur ist recht bekannt, und viele meiner Patienten haben von ihr profitiert. Nehmen Sie vier bis fünf kleine Tabletten in den zwei Wochen vor Ihrer Periode bis zum ersten Blutungstag. Es kann zwei bis drei Monate dauern, bis sich eine Wirkung zeigt. Yunnan Bai Yao ist ein traditionalles chinesisches Therapeutikum, das starke Blutungen innerhalb von zwei Wochen – manchmal eher – zu stillen vermag. Ein bis zwei Kapseln viermal täglich. Hat sich bei wiederkehrenden Harnwegsinfekten bewährt.

Äußerliche Anwendungen

- **Rizinusölpackungen:** Zwei- bis viermal pro Woche 60 Minuten lang eine Packung Rizinusöl auf dem Unterbauch ist häufig sehr erfolgreich bei der Vorbeugung und Behandlung von Krämpfen und Beckenschmerzen. Man tränkt dazu ein vierfach gefaltetes Tuch aus saugfähigem Woll- oder Baumwollflanell mit (kalt gepresstem) Rizinusöl, legt es direkt auf den Unterbauch und bedeckt es mit einem Stück Plastik, etwa einer Plastiktüte. Darauf wird dann eine heiße Wärmflasche oder ein elektrisches Heizkissen gelegt und mit einer Decke oder einem Handtuch festgehalten. Ich selbst ziehe eine nichtelektrische Heizquelle vor. Die Patientin bleibt dann eine Stunde liegen. Edgar Cayce, das bekannte medizinische Medium, das Anfang bis Mitte des 20. Jahrhunderts wirkte, empfahl diese Behandlung. Sie stärkt das Immunsystem bei Problemen aller Art. Hinweis: Verwenden Sie diese Packungen nicht, wenn sich Ihre Schmerzen verstärken oder Sie stark bluten.

- **Versuchen Sie Progesteroncreme.** Diese kann einer Östrogendominanz etwas entgegensetzen und u. a. starke Blutungen abschwächen. Es gibt sie frei verkäuflich als zweiprozentige Zubereitung. Eine übliche Dosis ist ein Viertel Teelöffel (20 mg), in die Handflächen massiert oder auf zarte Hautstellen, ein- bis zweimal am Tag. Nach drei Wochen machen Sie eine Woche Pause. Bei einer regelmäßigen Menstruation kann die Pausenwoche während der Blutungstage stattfinden. Bei einer unregelmäßigen Menstruation schlage ich eine Angleichung an die Mondphasen vor, auf die jeder Mensch eingestimmt ist. Die Progesteronpause sollte bei Neumond stattfinden. Bevor es künstliches Licht gab, war dies womöglich der Zeitpunkt der natürlichen Blutung einer Frau. Manche Frauen allerdings nehmen die Creme besser durchgängig. Auch gibt es Frauen, bei denen eine zweiprozentige Creme nicht ausreicht, um dem Östrogen etwas entgegenzusetzen. In diesem Fall bitten Sie Ihren Arzt oder Ihre Ärztin, um die Verschreibung einer natürlichen Progesteroncreme. Darüber hinaus gibt es orale Anwendungen, die aber, da sie über die Leber verstoffwechselt werden, die Gefahr bergen, empfindliche Frauen unnötig müde oder depressiv zu machen.

Den Beckenboden kräftigen

Den Beckenboden zu entdecken, kann einen sehr freudvolle Erfahrung sein. Der Beckenboden der Sitz Ihrer Lebenskraft und sexuellen Energie. Weil Energie dem Bewusstsein entspringt, kann es sein, dass allein schon das Lenken der Aufmerksamkeit auf Ihr Becken Sie dieses in neuer Weise erfahren lässt. Vielleicht spüren Sie ein angenehmes Kribbeln. Immerhin befinden sich dort neben den Beckenorganen und dem Beckenboden auch eine Vielzahl erogener Zonen (vgl. Kapitel neun). Ihre Beckenbodenübungen sollten deshalb eine lustvolle Erfahrung sein!

Den Beckenboden bewusst trainieren und das regelmäßig – ob mit den Übungen, Vaginalgewichten oder dem Jadeei –, kräftigt nicht nur den Beckenboden, sondern fördert auch die Durchblutung von Vagina, Blase und Harnleiter. Dadurch werden die Gewebe widerstandsfähiger. Auch profitiert Ihr Sexualleben, und Sie werden Ihre Blase besser kontrollieren lernen. Doch so toll Kegel-Übungen sind – sie haben auch Nachteile. In letzter Zeit ist herausgekommen, dass Kegel-Übungen für sich allein den Beckenboden sogar schwächer werden lassen, sofern Sie nicht parallel Ihre Glutealmuskulatur (die großen Po-Muskeln) kräftigen.

Das zumindest ist die Erkenntnis der Biomechanikerin Katy Bowman, Leiterin des Restorative Exercise Institute im kalifornischen Ventura. Als ich zum ersten Mal las, dass sie Kegel-Übungen für überschätzt hielt und stattdessen Frauen wie Männern ein Training der Glutäen empfiehlt, hat mich das mehr als überzeugt. Auch wenn es das Gegenteil dessen war, was Fachleute seit Jahrzehnten gepredigt haben.

Geht es nach Bowman, dann führen Kegel-Übungen zu einer Verkürzung der Beckenbodenmuskulatur, was sie schwächer und nicht stärker macht. Und das ist der Grund dafür: Anfänglich werden durch regelmäßige Kegel-Übungen die Beckenbodenmuskeln gekräftigt, mit der Zeit aber wird das Steißbein (Sacrum) nach vorne aus seiner natürlichen Stellung gezogen. (Zu erkennen, so Bowman, an der Abflachung der Rücken-S-Kurve.) Das aber lässt die Beckenbodenmuskeln, die sich vom Kreuzbein zum Schambein erstrecken, erschlaffen. Im Laufe der Zeit wird nun der weniger straffe Beckenboden dicker und kürzer. Verkürzte Muskeln aber sind schwächer, weil ihr Bewegungsumfang geringer ist.

Alle Muskeln, die es zu trainieren gilt, sollen auf ihrem gesamten Bewegungsumfang gekräftigt werden. Das gilt auch für die Beckenbodenmuskeln. Damit sie am Ende die richtige Grundspannung haben, sollen sie sich über die ganze Bewegungsstrecke längen und entspannen. Ein richtiger Muskeltonus beinhaltet Kraft und Länge.

KRAFT AUS DEM BECKEN SCHÖPFEN. DEN »PC-MUSKEL« KRÄFTIGEN (BECKENBODENTRAINING NACH KEGEL)

1. DEN »PC-MUSKEL« ERSPÜREN

Setzen Sie sich auf die Toilette und spreizen Sie die Beine leicht. Dann versuchen Sie den Urinstrahl zu unterbrechen, ohne Oberschenkel, Unterleib oder Pomuskeln zu bewegen. Der Muskel, der den Urinstrahl unterbrochen hat, das ist der »PC-Muskel«. Er sollte in diesem Moment als einziger kontrahieren.

Sie kräftigen ihn jedoch nicht, wenn Sie zugleich mit den Scheidenmuskeln die Bauch-, Oberschenkel- oder Gesäßmuskeln anspannen. Das führt nur dazu, dass sich der intraabdominale Druck erhöht, was das Problem verschärft. Überprüfen Sie sich selbst, indem Sie einen oder zwei Finger in Ihre Scheide einführen, während Sie Ihre Muskeln anspannen. Die Scheidenmuskeln sind die einzigen Muskeln, die kontrahieren sollten. Legen Sie Ihre andere Hand auf den Unterbauch, um zu kontrollieren, dass die Bauchdecke weich und entspannt bleibt.

2. DIE ÜBUNGEN ERLERNEN

Langsame Kontraktionen: Drücken Sie den »PC-Muskel« zusammen und halten ihn so, während Sie langsam bis drei zählen. Steigern Sie sich allmählich auf eine langsam gezählte zehn. Anfänglich können Sie zur Unterstützung den Atem anhalten. Entspannen Sie sich und atmen aus. Schnelle Kontraktionen (Schläge): Jetzt ziehen Sie die Muskeln schnell – einmal pro Sekunde – zusammen.

Push-outs: Ziehen Sie den »PC-Muskel« zusammen und lassen Sie ihn dann forciert los. Es soll sich anfühlen, wie beim »Drücken« während des Stuhlgangs. Auch hier wieder langsam bis drei, später bis zehn zählen. Bei dieser Übung zieht sich auch der Anus mit zusammen.

3. TRAINIEREN SIE DEN »PC-MUSKEL« SCHRITT FÜR SCHRITT

Fangen Sie mit zehn langsamen Kontraktionen an, dann zehn schnelle Kontraktionen und zehn Push-outs. Diese Serie wiederholen Sie drei- bis fünfmal täglich. Nach einer Woche erhöhen Sie die Serie auf 3 mal 15 Wiederholungen, die Sie ebenfalls drei- bis fünfmal täglich machen. In der Folgewoche erhöhen Sie nochmal auf drei mal 20 Wiederholgungen.

Nach einer Woche Training in dieser Weise werden Sie merken, dass es immer besser mit dem Kontrahieren klappt. Was die Inkontinenz angeht, wird sich nach drei bis vier Wochen eine Verbesserung einstellen. Das gilt auch für die sexuelle Ansprechbarkeit. Hinweis: Kegel-Übungen können Sie überall machen: beim Auto- oder Zugfahren, beim Fernsehen, in der Badewanne. Selbst auf dem Skilift.

Wenn Sie mit dem Training beginnen, werden Sie feststellen, dass Sie den »PC-Muskel« nicht über die ganze Zeit bis zehn kontrahiert halten können. Auch die kurzen Schläge können schwierig sein, weil der Muskel noch zu schwach ist. Machen Sie sich keine Sorgen. Legen Sie Pausen zwischen den Serien ein. Aber bleiben Sie unbedingt dran. Wie alle Muskeln reagiert der PC-Muskel wunderbar auf Widerstand.

Sie werden verblüfft sein, wie schnell sich eine Verbesserung einstellt, wenn Sie dabeibleiben. Machen Sie sich, wenn Sie die Übungen ausführen, klar, dass Sie die Kraft und Ausdauer haben, sinnvolle Grenzen zu ziehen und beizubehalten – und nebenbei auch noch Ihr Sexualleben zu verbessern. Was wollen Sie mehr?

Es gibt noch eine einfachere Methode, um Kegel'sche Übungen durchzuführen. Bei dieser Methode muss man weder bis zehn zählen noch sich darauf konzentrieren, welche Muskeln man anspannt. Sie beruht auf einer chinesischen Technik: Man führt einen Kegel mit einem Gewicht in die Vagina ein und hält ihn zweimal pro Tag wenigstens fünf Minuten an Ort und Stelle, wobei man die Verweildauer allmählich auf bis zu 15 Minuten zweimal pro Tag steigert. Man beginnt mit demjenigen Kegel, den man eine Minute lang problemlos halten kann, geht allmählich zu schwereren Kegeln und schließlich zu einem Dauerprogramm über. Wenn Sie den Kegel in der Scheide halten, benutzen Sie automatisch die richtigen Muskeln. Ich empfehle diese Kegel seit Jahren, und meine Patientinnen haben ausgezeichnete Resultate damit erzielt, vorausgesetzt, es gibt keine Komplikationsfaktoren wie Infektionen, neurologische Schäden, Einnahme von Diuretika oder Koffeingenuss. Rund 70 Prozent aller Frauen können in vier bis sechs Wochen konsequenten Gebrauchs eine Linderung oder ein völliges Verschwinden ihrer Beschwerden erwarten.[23]

Auf der anderen Seite ziehen starke Glutealmuskeln (also jene, die bei einer Hockstellung oder Kniebeuge zum Einsatz kommen) das Steißbein zurück in seine natürliche Position. Das wiederum hält die Beckenbodenmuskeln lang und straff. In dieser Stellung kann der Beckenboden die Beckenorgane besser stützen und das, was Bowman als den Pipi-Muskel bezeichnet, entspannen und zusammenziehen. Am besten und natürlichsten, so Bowman, kann man die Glutäen dadurch kräftigen, dass man jeden Tag zwei Serien Kniebeugen in einer korrekten Ausführung macht. Davon profitieren auch Hüften und Knie.

Viele Menschen in Entwicklungsländern verrichten ihre Notdurft in der Hocke und nicht wie Westler auf »thronartigen« Toiletten. Das ist unter anderem der Grund, warum sie stärkere Glutealmuskeln haben. Frauen aus diesen Kulturen haben daher, was wenig überrascht, kräftigere Beckenbodenmuskeln und tun sich auch mit dem Gebären leichter. Weil ihr Steißbein korrekt ausgerichtet ist und nicht eingezogen, ist ihr Becken freier und der Druck auf den Beckenboden geringer. Dadurch werden Muskeln, Sehnen und Bänder weniger belastet. Wie bei allen Übungen kann man auch bei der Ausführung einer Kniebeuge Fehler machen. Einen schnellen Überblick, wie Sie richtig in die Hocke gehen, erhalten Sie auf *You Don't Know Squat* im Blog von Katy Bowman (www.nutritionsmovement.com/you-dont-know-squat).

Bowman verwirft allerdings die klassischen Kegel-Übungen nicht in Bausch und Bogen. Ihr kommt es vielmehr auf die Ausgewogenheit an. Beckenbodenübungen sind das eine, Kniebeugen, um die Pomuskeln zu kräftigen, das andere. Sie propagiert deshalb, Kegel-Übungen in einer korrekten Kniebeuge-Position (Schulter und Fußknöchel bilden eine Linie, A. d. Ü.) auszuführen. Dabei werden in einer weit nach hinten gehockten Stellung die Beckenbodenmuskeln zehnmal zusammengezogen und wieder entspannt. Der Entspannungsteil ist im Übrigen entscheidend, er soll so weit gehen, dass man das Gefühl hat, gleich pinkeln zu müssen. Passiert das nicht, können die Beckenbodenmuskeln nicht ihre ganze Länge einnehmen und bleiben verkürzt.

Eine korrekte Beckenstellung erlangen Sie im Übrigen, indem Sie den Körper gut ausrichten. Achten Sie dabei einmal auf die Hüfte. Wenn Sie häufig hohe Absätze tragen (ein gelegentliches Tragen macht nichts), kippen Sie das Becken möglicherweise zum Ausgleich nach vorne. Wenn Sie, wie Bowman sich ausdrückt, ein »Klemmer« sind und das Steißbein nach vorne ziehen und den Bauch einziehen, dann fällt Ersteres aus seiner korrekten Achsenstellung heraus, die Spannung des Beckenbodens schwächt sich ab. Vergessen Sie, dass Ihre Mutter gesagt hat, Sie sollen nicht den Hintern herausstrecken! Viele Frauen sitzen außerdem in einer eingeklemmten Position, so Bowmans Beobachtung. Sitzen Sie länger als zwei Stunden am Stück, sollten Sie einmal ein gerolltes Handtuch benutzen und Ihr Becken nach vorne kippen. Die leicht vorgekippte Stellung (dezente S-Kurve) ist übrigens auch eine gute Ausgangsposition für Beckenbodengymnastik.

Frauen können ihr Inkontinenzproblem lösen oder zumindest stark abmildern, indem sie die Muskeln ihres Beckenbodens und ihrer Harnröhre kräftigen, sodass diese einem erhöhten intraabdominalen Druck standhalten, ohne dass Urin abgeht. Eine starke Beckenbodenmuskulatur verbessert die Durchblutung und Innervierung der Beckenorgane. Genau das schwebte Dr. Kegel 1948 vor, als er seinen Patientinnen empfahl, in Vorbereitung auf eine Geburt zu üben, ihre Scheidenmuskeln bewusst zu kontrahieren und zu entspannen. Idealerweise sollte jede schwangere Frau vor und nach der Geburt regelmäßig die Kegel'schen Übungen absolvieren, sodass diese Muskeln den Belastungen einer Geburt gewachsen sind. Idealerweise sollten alle Schwangeren Beckenbodenübungen nach Kegel machen.

Wenn man die Kegel'schen Übungen konsequent und richtig ausführt, funktionieren sie sehr gut und dienen oft darüber hinaus auch noch der Sexualität. Richtig angewandt tonisieren sie den Schambein-Steißbein-Muskel (M. pubococcygeus, PC) der sexuellen Erregbarkeit.

Auch haben sie eine verbesserte Durchblutung der Genitalien zur Folge, was wiederum die Orgasmusfähigkeit und die Vaginalfeuchtigkeit unterstützt.

Studien haben ergeben, dass bis zu 75 Prozent aller Frauen ihre Stressinkontinenz allein mit Kegel'schen Übungen überwinden konnten.[24]

Aber nochmals: Kegel-Übungen richtig machen heißt, das Becken nicht nach vorne zu ziehen, sondern frei zu lassen. Außerdem werden die Glutäen dreimal täglich mit einer Serie Kniebeugen gekräftigt. Leider zeigt man den meisten Frauen, denen Kegel'sche Übungen empfohlen werden, nicht, wie man sie richtig ausführt – und genau das ist der Grund, warum so viele Frauen denken, sie würden nicht funktionieren, und warum die Behandlungserfolge so unterschiedlich ausfallen.

Gesundheit der Harnwege

In der Lebensmitte geht der Verlust der hormonellen Unterstützung für Scheide und untere Harnwege oft mit einem Verlust an Spannung der Beckenbodenmuskulatur einher. Infolgedessen kommt es bei vielen Frauen zu Problemen mit dem Harnsystem, die von unwillkürlichem Harnabgang beim Husten oder Niesen über wiederholte Harnwegsinfektionen bis hin zu einem Gebärmuttervorfall (Prolaps) reichen. Letzter ist manchmal erblich und kommt verstärkt in der Lebensmitte vor. Die Zahl der betroffenen Frauen steigt rapide. Experten schätzen, dass bis 2050 eine von drei Frauen eine derartige Unterleibserkrankung erleiden wird. Die Zahl der Frauen mit Inkontinenz soll schätzungsweise um 55 Prozent ansteigen (von 18,3 Millionen in den USA 2010 auf 28,4 Millionen im Jahr 2050). Die Zahl der Patientinnen mit Gebärmutterprolaps soll schätzungsweise um 46 Prozent steigen.[25]

Trocken bleiben: Die Blasenkontrolle erhalten oder wiedergewinnen

Blasenschwäche oder auch Harninkontinenz – das heißt das unwillkürliche Abgehen von Harn – ist ein bedeutendes gesundheitliches Problem, von dem in den Vereinigten Staaten schätzungsweise 13 Millionen Menschen betroffen sind. Obwohl 10 bis 30 Prozent aller Frauen im Alter von 15 bis 64 zumindest manchmal unter einer Harninkontinenz leiden, nimmt dieses Problem häufig mit steigendem Alter zu. Es macht sich oft erst in den Wechseljahren bemerkbar, und man kann eine ganze Menge tun, um zu verhindern, dass sich das Problem verschlimmert. Im Alter von 65 Jahren und darüber nimmt die Inkontinenzrate bei Frauen um rund 15 bis 35 Prozent zu.[26]

Obwohl dieses Problem auch Männer betrifft, kommt es bei Frauen fünfmal häufiger vor. Viele Frauen schämen sich zu sehr, um dieses Thema ihrem Arzt gegenüber anzusprechen, und wissen daher nichts über die vielen neuen und wirksamen Behandlungsmethoden, die es inzwischen gibt.

Das Problem wird dadurch verschärft, dass viele Ärzte überdies leider nicht auf dem neuesten Stand sind. In einem Editorial im *Journal of the American Medical Association* schrieb Dr. Neil M. Resnick: »Die meisten Ärzte haben während ihrer Ausbildung wenig über Inkontinenz erfahren, fragen nicht danach und sehen die Chance für einen Behandlungserfolg als gering an.«[27]

Sie müssen also nicht still leiden. Harninkontinenz ist leicht zu diagnostizieren und lässt sich oft mit Erfolg behandeln. Lesen Sie die im Folgenden aufgeführten Behandlungsalternativen, und finden Sie heraus, welche Ihnen zusagen. Dann besprechen Sie diese mit Ihrem Arzt. Wenn möglich, wenden Sie sich an jemanden, der sich auf Probleme des weiblichen Urogenitalsystems spezialisiert hat. Stellen Sie genau fest, unter welcher Form von Inkontinenz Sie leiden, sodass Sie einen individuellen Handlungsplan aufstellen können. Viele Gynäkologen führen solche Untersuchungen inzwischen routinemäßig in ihrer Praxis durch.

Stressinkontinenz (auch Belastungsinkontinenz) ist die häufigste Form der Inkontinenz. Sie liegt dann vor, wenn eine Frau Urin verliert, während sie einer Aktivität nachgeht (Lachen, schnelles Aufstehen, Sport treiben etc.), die den Druck im Inneren ihrer Bauchhöhle (intraabdominal) erhöht und damit den Schließmuskel (Sphinkter) ihrer Harnröhre überlastet, sodass er nicht länger geschlossen bleibt.

Der Grund dafür können Probleme mit dem Sphinkter selbst sein, es ist aber auch möglich, dass der Winkel des Blasenhalses sich verändert hat und seine Beweglichkeit krankhaft gesteigert ist, sodass er nicht mehr richtig funktioniert – ein Zustand, den man als Hypermotilität der Harnröhre bezeichnet. Eine Reihe von Faktoren, die in den Wechseljahren zunehmend häufiger auftreten, können zu dieser Situation führen:

- Schwache Beckenbodenmuskulatur. Wenn Sie nicht regelmäßig trainieren und Ihre Beckenbodenmuskulatur miteinbeziehen, dann sind diese Muskeln genau wie beispielsweise Ihre Bizepsmuskeln unter Umständen schwächer, als sie sein sollten.
- Verdünnung des Gewebes im unteren Harnröhrenbereich aufgrund eines Östrogenmangels.
- Nervenschäden, die von Geburten, operativen Eingriffen im Unterleib, Bestrahlungen, Rauchen oder überschüssiger Fetteinlagerung im Unterbauchbereich (durch die die Harnröhre jedes Mal, wenn Sie Wasser lassen, aus der richtigen Lage gedrückt wird) herrühren. Die Innervation des Blasenschließmuskels nimmt zudem oft mit steigendem Alter ab, aber Alter allein führt nicht zwangsläufig zu einem Funktionsverlust. (Wie Untersu-

chungen gezeigt haben, variiert die Nervendichte in diesem Bereich bei Frauen in den Wechseljahren stark.)[28]

Was auch immer die spezielle Ursache für Ihr Problem ist: Es gibt eine Menge Alternativen dazu, den Rest Ihres Lebens Windeln zu tragen!

Nicht-invasive Lösungen bei Inkontinenz

- **Führen Sie Tagebuch:** Ein Tagebuch wird Ihnen und Ihrem Arzt helfen festzustellen, welche Substanzen und Situationen unter Umständen zu Ihrer Inkontinenz beitragen. Halten Sie fest, wie oft Sie dieses Problem haben, welche Aktivität ihm vorangeht, wie viel Urin abgeht, ob Sie vorgewarnt werden, ob Sie nachts wegen Inkontinenz geweckt werden, ob die Inkontinenz auf den Verzehr gewisser Lebensmittel, Getränke oder Medikamente folgt. Manchmal können Sie Ihr Problem allein dadurch erleichtern, dass Sie sich bewusst werden, was passiert, und entsprechende Anpassungen vornehmen. Viele Frauen erleben am ersten Tag ihrer Periode, wenn sie die prämenstruelle Flüssigkeit ausscheiden, ein verstärktes Harnaufkommen. An diesen Tagen erscheint Stressinkontinenz stets schlimmer, weil sich ihre Blase rascher füllt.

- **Reduzieren Sie Ihren Konsum an koffeinhaltigen Getränken oder verzichten Sie ganz darauf:** Viele Frauen leiden nur dann unter Stressinkontinenz, wenn das Harnvolumen durch Kaffee oder Tee erhöht wird. Selbst entkoffeinierter Kaffee wirkt harntreibend (diuretisch) – und das Gleiche gilt für kaltes Wetter. (Ich trinke niemals morgens eine Tasse Kaffee, wenn ich Ski fahre, sonst müsste ich nach jeder Abfahrt auf die Toilette.) Kaffee ist überdies ein bekanntes Blasenreizmittel. Allein diese Informationen halfen einigen meiner Patientinnen, ihr Inkontinenzproblem völlig zu beheben.

- **Medikamente:** Da es zwischen reiner Stressinkontinenz und Dranginkontinenz zahlreiche Gemeinsamkeiten gibt, kann vielen Frauen auch mit Medikamenten zur Entspannung des Blasenmuskels geholfen werden.

- **Östrogencreme:** Das untere Drittel der Harnröhre ist genau wie das Vaginalgewebe östrogensensitiv. Wie sich gezeigt hat, verbessert ein Tupfer Östrogencreme auf die Oberfläche des unteren Drittels der Vagina bei post- oder perimenopausalen Frauen mit Stressinkontinenz die Nervenfunktion und die Durchblutung der Harnröhre, was seinerseits wieder die Muskelmasse und Muskelkraft erhöht. Rund die Hälfte aller Frauen, deren

Inkontinenz mit einem Östrogenmangel zusammenhängt, können ihr Problem beheben oder zumindest sehr erleichtern, wenn sie dem Harnröhrenbereich Östrogen zuführen. Die Erfolgsrate steigt bei Frauen, die gleichzeitig ihre Beckenbodenmuskulatur stärken.

- Auch wenn eine systemische Hormonersatztherapie ebenfalls zur Erleichterung von Harnproblemen beiträgt, empfehle ich zu diesem Zweck Östradiol-Vaginalcreme. Sie wirkt ausgezeichnet, wenn sie lokal appliziert wird, und geht praktisch nicht in den Blutstrom über. Das ist ideal für Frauen, die sich wegen des Östrogenrisikos Sorgen machen, einschließlich solcher, die Brustkrebs hatten oder Risikofaktoren für Brustkrebs aufweisen.

- **Kräftigen Sie den Beckenboden:** siehe den Masterplan für einen gesunden Unterleib.

- **Alternative Vorrichtungen zur Kontrolle des Harnflusses:** Die FDA (Food and Drug Administration) hat in den letzten Jahren eine Reihe von prothetischen Vorrichtungen zur Kontrolle des Harnflusses zugelassen. Diese Einsätze sind sehr hilfreich bei Stressinkontinenz, die durch eine Hypermotilität der Harnröhre verursacht wird, und eignen sich vor allem für Frauen, die nur bei bestimmten Aktivitäten, wie Golf oder Aerobic, inkontinent sind.

- **Das Impress Softpatch** ist ein kleines, weiches Schaumgummikissen mit Gelrücken, das auf die Harnröhrenöffnung gesetzt wird und wie ein Stöpsel wirkt, der einen leichten bis mittleren Harnabgang stoppt. Zum Wasserlassen wird es entfernt und weggeworfen.
- **Der Reliance Urinary Control Insert** ist ein kleiner, katheterähnlicher Einsatz mit einem Ballon an der Spitze, der in die Harnröhre eingeführt wird. Der Ballon wird mit ein wenig Luft aufgeblasen, sodass er an Ort und Stelle bleibt. Soll die Blase entleert werden, wird der Einsatz mithilfe eines Fadens entfernt. Der Einsatz funktioniert sehr gut, auch wenn einige Patientinnen eine erhöhte Anfälligkeit für Harnwegsinfektionen zeigen. Beim Geschlechtsverkehr sollte er eigentlich nicht benutzt werden, doch viele Frauen finden, dass er Inkontinenz beim Sex wirksam verhindert.
- **Fem-Assist und CapSure Shield** sind Vorrichtungen aus Silikon, die wie eine Saugkappe über die Harnröhrenöffnung passen und mithilfe einer Salbe »versiegelt« und an Ort und Stelle gehalten werden. Der leichte Unterdruck, der daraus resultiert, unterstützt das umliegende Gewebe und hält die Harnröhre geschlossen. Einmal angebracht, verschwinden diese Kappen zwischen den Schamlippen, sodass man sie auch unter Bodys oder

Badeanzügen tragen kann. Zum Wasserlassen muss man nur ein wenig am Rand ziehen, um die Kappe zu entfernen. Man kann sie dann mit einer milden Seife und warmem Wasser waschen und wieder einsetzen. Eine Kappe kann etwa eine Woche lang benutzt werden, bevor sie durch eine neue ersetzt wird. Derartige Kappen sind verschreibungspflichtig.
- Es gibt überdies speziell entwickelte »Inkontinenz-Pessare«, die den Blasengrund stabilisieren und den richtigen Winkel zwischen der Blase und der Harnröhre wiederherstellen, indem sie den Blasenhals heben. (Sie haben vielleicht bemerkt, dass es schwieriger ist, Wasser zu lassen, wenn Sie einen Tampon tragen. Der Grund: Ein Tampon hebt den Blasenhals.) Diese Pessare sollen die Wirkung eines minimalinvasiven Eingriffs, einer sogenannten Urethropexie, nachahmen, durch den der Blasenhals wieder auf Dauer an Ort und Stelle gebracht wird. Sie müssen von einem Arzt angepasst werden (es gibt viele Größen) und alle 24 Stunden entfernt und gereinigt werden.
- Viele Frauen, die derartige Hilfsmittel benutzen, berichten über ein erhöhtes Gefühl von Selbstvertrauen und Freiheit. Die Kappen und Pessare können bei Bedarf benutzt werden und sind praktisch nebenwirkungsfrei. Sie können auch zeitweise benutzt werden, während Sie Ihre Beckenbodenmuskulatur stärken.

- **Sorgen Sie für einen optimalen Vitamin-D-Spiegel:** dazu mehr weiter oben

Operative Techniken, um Blasenprobleme zu beheben

Haben Sie Ihre Beckenbodenmuskeln maximal gekräftigt, aber haben immer noch Probleme mit Inkontinenz, dann kann eine operative Lösung hilfreich sein.

- **Die chirurgische Standardoperation:** Es gibt eine ganze Reihe erprobter chirurgischer Techniken, um Stressinkontinenz zu behandeln, die, wenn sie von einem erfahrenen Operateur durchgeführt werden, eine langfristige Erfolgsrate von 60 bis 95 Prozent garantieren. Bei allen Verfahren werden im Gewebe nahe der Harnröhre Nähte gesetzt, die den Blasenhals heben, sodass er richtig funktioniert. Der Nachteil dieser Operationen ist, dass sie eine Eröffnung der Bauchdecke erfordern und die Erholungsphase relativ lang ist.[29]

- **Minimal-invasive Eingriffe:** In letzter Zeit ist eine ganze Reihe neuer chirurgischer Techniken entwickelt worden, die bewirken, dass der Blasenhals auf Dauer wieder in die richtige Lage gebracht wird, sodass die Harnröhrenfunktion wiederhergestellt wird. Sie werden ambulant laparoskopisch durchgeführt. Bisher liegen noch keine Langzeituntersuchungen vor; kurzfristig beträgt die Erfolgsquote rund 82 Prozent.[30] Mittlerweile sind noch weitere Techniken hinzugekommen, darunter Laparoskopie. Dabei wird der Vorfall behoben, ohne das die Gebärmutter entfernt wird.[31]

- **Injektionen:** Eine Reihe von Substanzen, darunter Fettgewebe und Rinderkollagen, kann unter örtlicher Betäubung rund um die Harnröhre injiziert werden. Diese Injektionen vermehren das Volumen des Harnröhrengewebes und erlauben ihm, sich richtig zu schließen: So wird verhindert, dass Harn abgeht, wenn sich der intraabdominale Druck durch Husten, Niesen, Lachen oder Positionsveränderung erhöht. Sie wirken sofort. Vier Wochen vor dem Eingriff muss ein Hauttest durchgeführt werden, um sicherzustellen, dass die Patientin nicht allergisch auf das Injektionsmaterial reagiert. In der Regel bedarf es zweier oder dreier Injektionen über einen gewissen Zeitraum verteilt, um das gewünschte Ergebnis zu erzielen, und unter Umständen muss die Prozedur später noch einmal wiederholt werden. Die Erfolgsquote (Linderung oder eine vollständige Heilung) schwankt zwischen 82 und 96 Prozent, je nachdem, um welche Form von Inkontinenz es sich handelt.[32]

- **Adjustable Continence Therapy:** Bei dieser minimalinvasiven Technik werden zwei Silikonballons auf jeder Seite des Harnleiters am Abgang zur Blase implantiert. Die Ballons werden mit Salzwasser gefüllt, was die Harnleiter zusammendrückt. Über einen Port an den Schamlippen kann der Füllgrad der Ballons beeinflusst werden. In den USA entwickelt und in Frankreich vermarktet, ist das Verfahren allerdings nicht so erfolgversprechend wie gedacht. Es ist allenfalls ein allerletztes Mittel.[33]

- **Stammzelltherapie:** Diese gehört zu den vielversprechendsten neuen Verfahren bei Stressinkontinenz. Klinische Studien gibt es in Kanada und den USA. Dabei werden am Oberschenkel per Biopsie Zellen entnommen. Im Labor werden diese dann zu Stammzellen umgewandelt und ein paar Wochen später in den Blasenschließmuskel injiziert. Man verspricht sich eine Kräftigung des Muskels. Biopsie und Injektion dauern je eine halbe Stunde und können ambulant vorgenommen werden. Nebenwirkungen gibt es keine.[34] Bleiben Sie dran, was den Stand dieses neuen Verfahrens angeht.

Reizblase: Dranginkontinenz

Einige Formen der Inkontinenz werden durch unwillkürliche Kontraktionen des Blasenmuskels (Detrusor-Muskel) hervorgerufen. Die unwillkürlichen Kontraktionen führen zu einem plötzlichen starken Drang zu urinieren und dem Gefühl, dass Sie sich vielleicht gleich nass machen – was manchmal auch passiert. Frauen mit einer überaktiven Blase fühlen sich in ihrem Alltag oft eingeschränkt, weil sie so häufig die Toilette aufsuchen müssen und sich sorgen, ob auch immer ein WC in Reichweite ist.

Dranginkontinenz wird in der Regel mit Medikamenten behandelt, die die Kontraktionen des Detrusor-Muskels verhindern. Zu den Nebenwirkungen gehören Kopfschmerzen, Mund- und Augentrockenheit, Verstopfung und Verdauungsstörungen. Obwohl diese Art der Medikation sehr hilfreich sein kann, gibt es noch andere Möglichkeiten.

Manchmal geht die Blasenreizung auf einen lokalen Östrogenmangel in der Blasen- und Harnröhrenregion zurück, wie er bei Frauen in den Wechseljahren und danach nicht selten ist. Dieses Problem lässt sich mit einer lokalen oder systemischen Östrogentherapie lösen.

Nun gibt es eine neue Technik, die perkutane Tibialnerv-Stimulation, die von der Akupunktur inspiriert ist. Bei der PTNS wird eine hauchdünne Elektrode am Fußknöchel eingeführt. Mit einem Niedrigstrom wird der Nervus tibialis stimuliert. Dieser ist mit den Nerven des Sacrums verbunden, die wiederum die Blasenkontraktion regulieren. Die schmerzlose Behandlung dauert ungefähr eine halbe Stunde. Sie wird drei Monate einmal wöchentlich ausgeführt. Studien beobachten eine Erfolgsrate von 60 bis 80 Prozent.[35]

Auch Botulininjektionen (Botox) in die Blase und ihre sensorische Umgebung wurden geprüft. In Deutschland ist ein Medikament zugelassen (Botox von der Fa. Allergan). In Studien wurde allerdings gezeigt, dass wiederholte Injektionen nötig sind, da sich das Botox immer wieder abbaut. Auch ist der Harnverhalt bei einigen Frauen ein Problem.[36]

Das Reizblasensyndrom kann auch mit stressreichen psychologischen Situationen einhergehen, wie Examina, berufliche Belastung oder Sorgen um einen bestimmten Aspekt in Ihrem Leben, der nicht funktioniert. Viele Frauen in den Wechseljahren stellen fest, dass sie nachts öfters aufstehen müssen, um Wasser zu lassen, wenn ihr Schlaf durch Sorgen oder Ängste unterbrochen wird. Nach meiner Erfahrung besteht eine starke Verbindung zwischen dem »Sorgenzentrum« im Gehirn und der Blase. Zum Glück steht es in unserer Macht, bewusst mit diesem Zentrum in Kontakt zu treten und es dazu zu bringen, mit uns zu kooperieren.

So kann durch Biofeedback unterstütztes Verhaltenstraining Inkontinenzperioden nachweislich um rund 80 Prozent reduzieren (eine medikamentöse Therapie führt zu einer 68-prozentigen Reduktion).[37] In einer kontrollierten Untersuchung wurden Frauen aufgefordert, schriftlich festzuhalten, wann der Harndrang auftrat und was sie gerade taten, sodass das Muster ihres Wasserlassens und die Umstände rundherum deutlich wurden. Dann lernten sie, ihre Beckenbodenmuskulatur zu identifizieren und anschließend diese Muskeln bewusst zu spannen und zu entspannen, während sie ihre Bauchmuskulatur entspannt hielten (wie bei den Kegel'schen Übungen) – eine Übung, die nur eine einzige Sitzung erforderte.

Anschließend lernten die Frauen, auf das Gefühl des Harndrangs zu reagieren, indem sie innehielten, sich, wenn möglich, setzten, ihren ganzen Körper entspannten und dann wiederholt ihre Beckenbodenmuskulatur anspannten. Dadurch verringerten sie den Drang, das Detrusor-Muskel-Gefühl zu hemmen und den Harnabgang zu verhindern. Wenn der Harndrang nachließ, lernten sie, in normaler Geschwindigkeit zur Toilette zu gehen. Den Frauen wurde empfohlen, die Beckenmuskelkontraktionen zu Hause in verschiedenen Positionen zu üben, auch bei Aktivitäten, bei denen es wahrscheinlich zu Dranginkontinenz kommt. Außerdem trainierten sie, einmal am Tag ihren Urinstrahl beim Wasserlassen zu unterbrechen oder zu verlangsamen.

Wiederholte Harnwegsinfektionen

Harndrang und häufiges Wasserlassen sind oft die Folge von wiederholten Harnwegsinfektionen. Lassen Sie sich untersuchen, um sicherzustellen, dass Sie kein anatomisches Problem haben, das die Ursache für Ihre Infektionen sein könnte. Sorgen Sie dafür, dass das untere Drittel Ihrer Harnröhre gut mit Östrogen versorgt ist. Ihr Arzt sollte dies bei einer gynäkologischen Untersuchung feststellen können, weil die Harnröhre direkt über dem Anfangsstück der Vagina verläuft und sich leicht tasten lässt. Wenn es so aussieht, als sei das Gewebe im Bereich der unteren Harnröhre verdünnt, lassen Sie sich Östrogencreme verschreiben.

Ich hoffe, diese Informationen haben Ihnen Hoffnung und ein wenig innere Ruhe gegeben, was das Problem der Harninkontinenz angeht. Resignieren Sie nicht. Sie sind nicht dazu verurteilt, den Rest Ihres Lebens mit Windeln herumzulaufen, dafür gibt es bei so vielen guten Alternativen keinen Grund. Sie sind nicht allein – Inkontinenz ist weiter verbreitet als Diabetes. Und sie ist überdies oft auch leichter zu behandeln! Aber Sie müssen den ersten Schritt tun. Suchen Sie sich Hilfe.

IX

Sexualität und Wechseljahre: Mythos und Realität

Es ist kein Geheimnis, dass viele Frauen während der Wechseljahre ein Nachlassen Ihrer sexuellen Erregbarkeit erleben. Was nicht so klar ist, ist der Sinn dieses Abfallens, das, nur nebenbei, nicht für immer anhalten muss. Wie schon gesagt, nehmen die Wechseljahre all unsere Beziehungen – inklusive der zu uns selbst – unter die Lupe. Dies aber zwingt uns, alle Facetten unserer Beziehungen genaustens zu betrachten und sie auf den Stand zu bringen. Dazu gehören auch unsere sexuellen Beziehungen.

Die Libido der Wechseljahre verhält sich wie der Saft eines Baumes. Im Herbst und Winter zieht sich der Saft tief in die Wurzeln zurück und erwartet den Lockruf des Wiedererstarkens im Frühling. Im Winter gibt es keine Blätter am Baum, und es hat den Anschein, dass nicht viel passiert. Aber tief im Innern vollzieht sich eine Erneuerung, bevor ein neuer Wachstumszyklus einsetzt.

Bei vielen Frauen zieht sich die Libido zurück, um das Wachstum, das sich im Verborgenen der Seele vollzieht, zu nähren. Von außen ist es nicht zu sehen. Auf eine Frau bezogen bedeutet das: Erhält sie nicht die Zärtlichkeit und Fürsorge, nach der sie sich sehnt, oder wenn es zwischen ihr und ihrem Lebensgefährten unerledigte Dinge gibt, dann kann es sein, dass all dies plötzlich an die Oberfläche kommt.

Die Veränderung der sexuellen Lust hat zumeist überhaupt nichts mit den Hormonen, sondern vor allem mit den tiefsten unerfüllten Wünschen zu tun, die nun ins Bewusstsein drängen. Das Herz in unserer Brust ist das »obere« Herz, die Genitalien das untere. Das obere und das untere sind energetisch verbunden. In der Lebensmitte werden die Wünsche des oberen plötzlich virulent, und das untere Herz und die Genitalien sind plötzlich nicht länger willens, bei einer Sexualität mitzumachen, die nicht mit dem oberen und unseren tiefen Sehnsüchten in Verbindung steht.

Bei vielen Frauen stellt sich die Libido wieder ein, sobald sie ihre unerfüllten Sehnsüchte ausgemacht und Schritte unternommen haben, sie zu stillen. (In Kapitel zwei verweise ich auf Marshall Rosenberg, den Gründer des Zentrums für gewaltlose Kommunikation. Er hat eine Liste aller menschlichen Bedürfnisse erstellt, samt der Signale, wenn sie nicht erfüllt werden. Bedürfnisse und Sehnsüchte einmal aufzuschreiben und darauf zu vertrauen, dass ihre Erfüllung in Ihrer Macht steht, ist der erste Schritt hin zur Wiedererlangung der Libido.

In der Lebensmitte sind wir aufgefordert, unser Verständnis dessen, was sexuelle Energie ausmacht, zu erweitern und sie stattdessen als Lebenskraft zu sehen, die weit über die Sexualität hinausreicht. Unsere Kultur aber betrachtet – in Büchern, Medienbildern und Filmen – Liebe und Sex als den wahren – wenn nicht den einzigen – Weg zum Glück. Nur: Das ist nicht alles. Wenn wir uns der universellen Lebenskraft, die am Anfang steht, öffnen, wenn wir mit anderen Worten in unser eigenes Leben verliebt sind – dann können wir uns auf unsere Umgebung einstimmen. Die Schönheit der Natur, eine Aufgabe, die uns antreibt, kreativ sein. Dann führen wir ein leidenschaftliches Leben, ganz gleich, ob wir einen Partner haben oder nicht.

Mit anderen Worten: Wenn wir uns sexuelle Energie in einem größtmöglichen Zusammenhang vorstellen – als Lebenskraft oder Quelle der Energie –, dann wird die Beziehung zwischen beidem deutlich: Unsere lebendige Sexualität ist unauflöslich verwoben mit der Lebendigkeit unseres Seins.

Die Anatomie des Begehrens

Wenn wir die Lebensmitte erreichen, liegt die Herausforderung für jeden von uns darin, nicht nur in einem anderen Menschen Erfüllung und Befriedigung zu finden, sondern dieses Gefühl der Verliebtheit auch auf anderem Wege zu erleben. Wir alle sind aufgerufen, unser persönliches Repertoire zu erweitern, um Zugang zu der Quellenenergie in unserem Leben zu finden. Viele Frauen, die gerade dabei sind, diesen Entwicklungsschritt zu tun, stellen fest, dass es besser ist, sich eine Weile von der Welt zurückzuziehen und – in einem inneren Vorgang – Ziele, Grenzen und Beziehungen neu zu bewerten. Im Zusammenhang mit dieser Wandlung im Inneren nimmt das sexuelle Begehren vorübergehend ab.

Obwohl wechseljahrsbedingte Hormondefizite oftmals für das Nachlassen der sexuellen Lust verantwortlich gemacht werden, zeigt die neueste (nunmehr auch von Frauen durchgeführte) Forschung über die Sexualität der Wechseljahre, dass diese, was die Sexualfunktion angeht, gar nicht ausschlaggebend sind. Tatsächlich haben Frauen in den Wechseljahren mehr befriedigenden Sex als jemals zuvor! Eine auf der Jahrestagung der Gerontological Society of America 2007 vorgestellte, noch nicht abgeschlossene Studie weiß zu berichten, dass Frauen im Alter von 55 und älter nicht nur Sex mehr genießen als gleichaltrige Frauen 10 Jahre zuvor, sondern auch mehr Gedanken und konkrete Bemühungen darauf verwenden.[1] Und das ist nicht das einzig Positive: Die Mitsechziger- bis Mitsiebzigerinnen, so die Studie, haben den größten Anstieg zu verzeichnen. Den Forschern fiel auf, dass Frauen in den Wechseljahren und danach sich deutlich jünger fühlen und ihren sexuellen Bedürfnissen gegenüber offener sind. Auch sind sie stärker an ihrer Gesundheit interessiert als Gleichaltrige eine Dekade zuvor. Heute betrachteten Frauen in der Lebensmitte ein gesundes Sexualleben als Teil eines gesunden Lebensstils.

Diese Ergebnisse ähneln jenen des *New England Journal of Medicine* aus dem gleichen Jahr, wonach Männer und Frauen in der Lebensmitte durchschnittlich zwei- bis dreimal pro Monat Sex haben – die gleiche Häufigkeit, von der auch Jüngere berichten. Ermutigend war ferner, dass mehr als 25 Prozent der ältesten beobachteten Teilnehmer (75 bis 85) immer noch Sex haben.

Wenig überraschend ist indessen, dass diejenigen mit der schlechtesten Gesundheit am wenigsten sexuell aktiv waren und umgekehrt. Daraus schlossen die Forscher, dass ein aktives Sexualleben weniger mit dem Alter als mit der Gesundheit zu tun hat.[2]

Auch wenn Frauen über ein Nachlassen ihres Begehrens, weniger Interesse am Sex und eine veränderte Erregbarkeit berichten, zeigt doch die Forschung an gesunden Nichtraucherinnen in den Wechseljahren, die in Partnerschaft leben, dass es keine Veränderung bei der sexuellen Befriedigung gibt oder bei der Häufigkeit des Geschlechtsverkehrs und der Orgasmusfähigkeit.[3]

Die Forschung zeigt weiterhin, dass die Vorstellung davon, »in den Wechseljahren zu sein« auch ihre Effekte auf die Sexualität hat, besonders wenn damit die Vorstellung verbunden ist, dass die sexuellen Jahre nun vorbei sind. Immer hat man den Frauen weismachen wollen, dass die Wechseljahre mit dem Ende der sexuellen Attraktiviät einhergingen. Wenn einem also eingeredet wird, man sei nicht mehr begehrenswert oder attraktiv, dann kann das allein schon das Sexualleben nachteilig beeinflussen, ganz zu schweigen von Selbstbild und Selbstwertgefühl.

Ältere Studien zu Frauen mit Wechseljahrsbeschwerden belegen das. Zum Beispiel ist sehr gut dokumentiert, dass Frauen, die ihre Wechseljahrssymptome behandeln lassen wollen, über mehr Stress klagen, ebenso mehr

Depressionen und Ängste haben als Frauen, die dies nicht wünschen. Selbstverständlich haben all diese Faktoren mit der Sexualität zu tun.

Die Wahrheit über die Sexualität in den Wechseljahren

Die Gesamtheit der Sexualität – die Sexualfunktion – ist ein komplexes, vielschichtiges Phänomen, das nicht nur Gesundheit und ein ausgewogenes Zusammenspiel von Eierstöcken und Hormonen umfasst, sondern auch das Herz-Kreislauf-System, das Gehirn, das Rückenmark und die peripheren Nerven. Darüber hinaus sind all diese Einzelfaktoren wiederum von psychologischen, soziokulturellen, zwischenmenschlichen und biologischen Gegebenheiten beeinflusst. Glücklicherweise nimmt sich die neuere Forschung zu Frauen und Sexualität der Tatsache an, dass die weibliche Erregbarkeit etwas sehr Komplexes ist.

Deshalb wird auch das ganze Konzept der sogenannten weiblichen sexuellen Dysfunktion mittlerweile kritisch gesehen bzw. erweitert. Die neuere Forschung (zunehmend von Frauen initiiert) wirft denn auch ein Licht darauf, wie nahtlos die Psychologie auf die Biologie einwirkt. Endlich bestätigt die Forschung, was Frauen schon lange wissen – nämlich, dass die weibliche Erregbarkeit mehr von Gedanken und Gefühlen bestimmt ist als von den Genitalien. Mit anderen Worten: Ihre Gefühle und Gedanken müssen in Einklang stehen mit dem Ziel der sexuellen Befriedigung, damit ihr Körper sexuell reagiert.[4] Das ist doch eine gute Nachricht! Wenn Sie Ihre Einstellung verändern, dann verändert sich auch Ihre Sexualität.

Die Wahrheit ist, dass die Zufriedenheit einer Frau in einer Beziehung, ihre Einstellung zu Sex und Alter, Vaginaltrockenheit und kultureller Hintergrund einen weitaus größeren Einfluss auf die Sexualität haben als die Menopause an sich.[5]

- Was bislang unter weiblicher sexueller »Dysfunktion« firmierte, kann ebensogut eine Anpassung an negative Erfahrung aus der Vergangenheit sein, etwa Schmerzen beim Geschlechtsverkehr, Abgeschlagenheit, Depression, Medikamentennebenwirkungen – oder eine mangelnde Verbundenheit mit dem Partner.[6] Eine Harvardstudie von 2008 mit 32 000 Frauen ab 18 fand heraus, dass 43 Prozent von sexuellen Problemen berichteten, aber nur 12 Prozent davon übermäßig beeinträchtigt waren.[7] Besonders pikant ist, dass diese Studie von Boehringer Ingelheim gesponsert wurde, eben jener Firma, die das Medikament Flibanserin herstellt. Interessant ist, dass die Zulassungsbehörde FDA aufgrund mangelnder Wirksamkeit bei erheblichen Nebenwirkungen keine Zulassung erteilte.[8]

Obwohl Pharmafirmen sicherlich auch zukünftig mit der Entdeckung des weiblichen Viagras Geld verdienen wollen, ist die weibliche Sexualität für einen derartigen Notbehelf viel zu komplex. Die weibliche sexuelle »Dysfunktion« ist im Grunde genommen eine Reaktion auf unsere kulturelle Programmierung in Sachen Sexualität – und gegen diese Krankheit ist noch kein Kraut gewachen!

- Nichts an den Wechseljahren führt bei gesunden Frauen so einfach zu einer verminderten Libido. Vorhersageelement Nummer eins in Sachen einer guten Libido ist ein neuer Sexualpartner – selbst bei Frauen, die angaben, früher schon einmal sexuelle Probleme in Beziehungen gehabt zu haben.[9]
- Die sexuelle Erregbarkeit von Frauen vor und nach den Wechseljahren ist nicht signifikant unterschiedlich.[10]
- Vielmehr ist die männliche Sexualfunktion ein Problem für Frauen in den Wechseljahren. Die Wirkung der männlichen erektilen Dysfunktion auf das Sexualleben von Frauen sollte von Studien untersucht werden, da viele Männer in den mittleren Jahren darunter leiden und sich schwertun, darüber zu reden oder sich behandeln zu lassen. Eine Frau um die fünfzig erzählte mir kürzlich, dass ihr Mann sie seit seiner Prostatakrebsbehandlung sexuell nicht mehr berührt habe. Sie sagte, »er spricht nicht mal darüber. Doch ich liebe ihn und bin nicht so schnell zum Aufgeben bereit!« Das ist gut und richtig. Ich kenne Männer, die nach einer Entfernung der Prostata wieder ganz gesund wurden und sich auch mitteilen konnten.

WIE SIE IHREN MANN DABEI UNTERSTÜTZEN KÖNNEN, DIE SEXUELLEN NEBENWIRKUNGEN EINER PROSTATAKREBSBEHANDLUNG ZU UMGEHEN

Kürzlich traf ich auf den Arzt Dr. Aaron Katz, Direktor des Center for Holistic Urology am Columbia University Medical Center in New York. Angesichts der Tatsache, dass viele Männer bei einem langsam wachsenden Prostatakrebs übertherapiert werden, überweist Dr. Katz Männer, die Nebenwirkungen durch OP oder Bestrahlung vermeiden wollen, in ein ganz besonderes Programm. Es umfasst Ausdauersport, Ernährung, Antioxidantien als Nahrungsergänzung, Vitamin-D-Level-Optimierung und den Wirkstoff Active Hexose Correlated Compounds (AHCC), ein Immunstimulans, das aus Shiitakepilzen gewonnen wird.

Letzteres wird in mehr als 700 japanischen Krankenhäusern angewandt. Tatsächlich ist der Einsatz von AHCC in Japan die bedeutendste alternative Krebstherapie. Dadurch konnten schon viele Männer nicht nur die sexuellen Nebenwirkungen der Standard-Krebstherapie verhindern, sondern auch noch insgesamt gesundheitlich profitieren. Klar, dass mich dieser Ansatz begeistert hat.

- Der Gesundheitszustand einer Frau, und zwar in physischer wie in psychischer Hinsicht, hat mehr Einfluss auf die Sexualität als der Umstand, dass sie in den Wechseljahren ist.
- Das gilt auch für das Rauchen. Bei Raucherinnen ist die Durchblutung der Genitalien und der Organe insgesamt vermindert. Auch wirken toxische Substanzen in Zigaretten giftig auf die Eierstöcke, was zu Veränderungen der Hormonspiegel führt.
- Vaginaltrockenheit ist in den mittleren Jahren insgesamt verbreitet, was mit den niedrigeren Östrogenspiegeln zu tun hat. Dadurch ist der Geschlechtsverkehr, solange nicht ein vollständiges Erregungsniveau herrscht oder Gleitmittel verwendet werden, schmerzhafter als in jüngeren Jahren.
- Es gibt unter Frauen in den Wechseljahren erhebliche kulturelle und ethnische Unterschiede. So haben Afroamerikanerinnen mehr Geschlechtsverkehr, Lateinamerikanerinnen berichten von weniger körperlicher Lust und Erregbarkeit und Chinesinnen und Japanerinnen von mehr Schmerzen und verminderter Erregbarkeit.[11]
- In den mittleren Jahren können sich die sexuellen Präferenzen ändern. Einige meiner Patientinnen berichten, dass sie sich nun mehr zu Frauen hingezogen fühlen, obwohl sie sich immer als heterosexuell eingestuft hatten. Die Forschung zeigt im Übrigen, dass die weibliche Sexualität fließender ist als angenommen.[12]
- Auch wenn der Orgasmus nicht das alleinige »Ziel« des Zusammenschlafens sein sollte, ist es doch wichtig zu wissen, dass er in vielerlei Hinsicht gesund ist. Das Hormon Oxytocin wird in der Hypophyse während der Geburt, beim Stillen, bei Hautkontakt mit anderen und beim Orgasmus gebildet – und zwar bei Männern und Frauen gleichermaßen. Es befördert das Bindungsverhalten und reguliert die Blutdruckspitzen bei Alltagsstress nach unten.[13] Auch vermindert es Heißhunger auf Süßes oder Drogen und Alkohol bei Süchtigen. Neuere Forschung aus dem Jahr 2010 zeigt, dass Oxytocin den Zelluntergang im Herzmuskel vermindert sowie gewisse Entzündungsfaktoren, die die Heilung verlangsamen.[14]
- Dieses Hormon ist es wahrscheinlich auch, dass hinter der Beobachtung steckt, dass Paare länger leben als Singles, dass Gruppenunterstützung bei Süchtigen und chronisch Erkrankten hilfreich ist und Haustierbesitzer im Krankheitsfall schneller gesund werden als Menschen ohne Haustiere. Handauflegen und Massage erhöhen ebenfalls das Oxytocin.

Werden in einer Partnerschaft die Konflikte gelöst, kann das solche Auswirkungen auf die Sexualität haben wie ein neuer Partner/eine neue Partnerin.

Mehr Freude und Lust haben zu wollen wirkt sich auf die Lebensfreude und -kraft aus, was wiederum die Sexualität nicht unberührt lässt. Alte Wut und Vorbehalte indessen lassen die Libido schnell erschöpfen.

Theresa: Gesund durch Leidenschaft

Als Theresa mit 57 Witwe wurde, dachte sie, dass sich ihr Herz davon nie mehr erholen würde. Als ihr Mann, mit dem sie 30 Jahre verheiratet war, die Diagnose Krebs bekam, begleitete sie ihn in jeder Hinsicht. Doch als bei ihm irgendwann ein langsam schleichender Verfall einsetzte, hatte auch Theresa das Gefühl, dass ihre Welt langsam wegglitt. Er war die Liebe ihres Lebens gewesen und sie konnte sich nicht vorstellen, ohne ihn zu sein.

Als er schließlich starb, setzte ihr das sehr zu. Auch wenn sie immer Kontakt zu ihren Freunden hielt und weiterhin arbeitete, fühlte sie einen großen Verlust. Im Sommer, als Theresa 60 wurde, entschloss sie sich, einen lang gehegten, aber unerreichten Traum zu verwirklichen: Für zwei Wochen fuhr sie nach Italien. Zur Unterstützung nahm sie Margo mit, ihre beste Freundin.

Zwei Tage, nachdem sie angekommen waren, streiften die beiden Frauen durch ein fast verlassenes Sorrento. Es war Sonntag und alles hatte zu. Da ergab es sich, dass Antonio, 49 Jahre, Künstler, zufällig im gleichen Café einen Kaffee nahm und mit ihnen ins Gespräch kam. Beide waren sofort von seinen freundlichen Augen und dem herzlichen Lachen eingenommen. Antonio war Amateur-Rennfahrer, und wenn er über Autorennen sprach, konnten die beiden Frauen spüren, dass er wirklich das Leben liebte.

Antonio lud sie auf eine Spritztour ein, und schon bald waren sie unterwegs zu einem alten griechischen Tempel, sangen Frank-Sinatra-Lieder aus voller Kehle. Das war das Schönste, was Theresa seit Langem erlebt hatte.

Antonio traf die beiden während ihres Aufenthalts noch öfter. Dabei flirtete er die ganze Zeit in aller Unschuld mit Theresa, und diese erlaubte sich, seine Avancen zu erwidern. Margo, die die Lage erkannte, fand immer einmal wieder einen Vorwand, um die beiden allein zu lassen, damit sie ein wenig Zeit für sich hätten. Nach zwei Wochen flogen die Frauen nach New York zurück, woraufhin Theresa und Antonio telefonierten und sich SMS schrieben. Im Herbst darauf reiste Theresa noch einmal nach Sorrento und blieb vier Wochen bei Antonio. Der wiederum flog mehrmals nach New York und verbrachte sogar Weihnachten zusammen mit Theresa.

Aber das Beste ist dies: Wenn die beiden zusammen sind, schlafen sie manchmal viermal am Tag miteinander – und Theresa hat oft schon einen Orgasmus, wenn Antonio gerade einmal ihre Brustwarzen berührt hat! Durch ihn ist sie wirklich wieder zum Leben erwacht, und zwar in einer Weise, von der sie nicht einmal zu träumen gewagt hätte. Heute ist sie viel sinnlicher als mit 20, und das ganz ohne Hormone, die sie im Übrigen nie genommen hat. Was sie wieder ins Leben brachte, war nicht nur die neue Beziehung, sondern die Tatsache, dass sie sich erlaubte, eine andere zu werden. Ein aktives und erfülltes Sexualleben hat eine äußerst stimulierende Wirkung auf die Lebenskraft.Meine Berufskollegin Diana Hoppe weiß in ihrem Buch *A Healthy Sex Drive, Healthy You* von Studien zu berichten, wonach eine gesunde Libido sehr gesundheitsfördernd ist. Sie wirkt positv auf Immun- und Herz-Kreislauf-System, Stress wird gemindert, und lebensverlängernd wirkt sie auch.

Nichts illustriert diese Parallelität von sexueller Energie und Lebendigkeit besser als die heilende Kraft der Sexualität. In ihrem 1999 erschienenen Buch *Reclaiming Goddess Sexuality: The Power of the Feminine Way* schreibt Linda Savage darüber, wie sie von Morbus Crohn genas, einer chronischen entzündlichen Darmerkrankung, die mit Gewichtsverlust, blutigem Stuhl, Durchfall und einem erhöhten Risiko für Dickdarmkrebs einhergeht.

Sie wog nur noch 36 kg, als sie einen Mann traf, mit dem sie eine sehr bemerkenswerte Beziehung begann. Innerhalb weniger Wochen waren alle Spuren ihres Morbus Crohn verschwunden. Sie schreibt ihre Wiederherstellung ausschließlich der heilenden Kraft der sexuellen Energie zu, die lediglich eine der vielen Formen ist, die die Lebensenergie annehmen kann.

Das heißt nicht, dass ich Ihnen empfehle, loszuziehen und Sex zu haben, um sich von einer Krankheit zu heilen. Sexuelle Energie kann im Kontext einer bedingungslosen, liebenden Beziehung als heilende Kraft wirken, in der Ihr Körper, Ihre Seele und Ihre Psyche gleichermaßen von einem anderen geliebt und geehrt werden – oder von Ihnen selbst. Denken Sie daran, Sie müssen nicht unbedingt einen Partner haben, um die verjüngende Energie Ihrer eigenen Sexualität zu erfahren.

Darüber hinaus ist es wichtig zu wissen, dass sich die Libido eine Weile zurückziehen kann, wenn eine Frau den klimakterischen Übergang durchschreitet, in ihrem Leben neue Schwerpunkte setzt und ihre Energien im Alltag neu verteilt. Das ist eine völlig normale Umlagerung von Lebensenergie – eine Investition, die hohe Zinsen bringen kann –, aber sie ist nur zeitweilig. Es gibt keinen Grund dafür, dass ein verringerter Sexualtrieb im Leben einer menopausalen Frau zu einem Dauerzustand wird.

Sexualität in den Wechseljahren: Unser kulturelles Erbe

Ob wir wollen oder nicht, unsere Sexualität ist von einer männlich dominierten Kultur, die mit zweierlei Maß misst, geprägt worden und wird auch weiterhin davon beeinflusst. In einem kürzlich erschienenen Bestseller, in dem es darum geht, wie sich der Alterungsprozess verzögern lässt, wurde die Qualität des Sexuallebens eines Mannes und der angebliche Effekt auf seine Gesundheit beispielsweise ausschließlich und peinlich genau an der jährlichen Zahl der Orgasmen gemessen – wobei eine Zahl über dreihundert als am gesündesten betrachtet wurde. Was Frauen anging, machte sich der Autor nicht die Mühe, zu tabellieren oder zu quantifizieren, wie viele Orgasmen pro Jahr die Lebensdauer fördern könnten. Wir bekamen nur Punkte dafür, ob und wie wir »mit der Menge und Qualität [der Orgasmen] zufrieden« waren. Warum gibt es eine derartige Fülle von Daten über Männer und so wenige über Frauen?

VERÄNDERUNG DER SEXUALITÄT IN DEN MITTLEREN JAHREN

Die folgenden Veränderungen in der Sexualität sind mit den Wechseljahren in Zusammenhang gebracht worden. Wenn Sie die Liste lesen, wird Ihnen rasch klar werden, dass der Wechsel selbst – und nicht die Art des Wechsels – das einzige Bindeglied ist.

- erhöhtes sexuelles Begehren
- Veränderung der sexuellen Orientierung
- vermindertes sexuelles Begehren
- Scheidentrockenheit und Verlust der vaginalen Elastizität
- Schmerzen oder Brennen beim Geschlechtsverkehr
- verminderte Klitorisempfindlichkeit
- erhöhte Klitorisempfindlichkeit
- verminderte sexuelle Reaktion
- erhöhte sexuelle Reaktion
- weniger Orgasmen, geringere Orgasmusintensität
- mehr Orgasmen, sexuelles Erwachen

Die unterschiedlichen Maßstäbe spiegeln sich auch in der Tatsache, dass Männer in den Vereinigten Staaten über Hunderte von Internetadressen Viagra bestellen können, während Frauen Antibabypillen noch immer nirgendwo ohne Arztbesuch und Verschreibung bekommen können. Im amerikanischen Fernsehen wird sogar um das Drittel Männer geworben, das angeblich an erektiler Dysfunktion leidet, und ihnen wird suggeriert, sie könnten sich eine perfekte Kur in Tablettenform kaufen: Nehmen Sie eine Tablette, und schon bekommen Sie eine zuverlässige Erektion, ohne dass Ihr Herz in irgendeiner Weise mit Ihrem Penis verknüpft sein muss. Kein Wunder, dass der bekannteste Nebeneffekt dieses Medikaments plötzlicher Herzstillstand ist!

Dieselbe phallozentrische Sichtweise spiegelt eine laufende Studie wider, über die ich kürzlich gelesen habe; darin wird Premarin-Vaginalcreme (siehe Seite 168 ff.) als eine Art »weibliches Viagra« für Frauen getestet, deren Männer bereits Viagra nehmen. Die Grundannahme ist, dass der Sexualtrieb von Frauen in mittleren Jahren abnimmt, weil sich das Scheidengewebe verdünnt und austrocknet.

Die Applikation von Premarincreme in die Vagina, stellen sich die Forscher vor, wird zu einer Reöstrogenisierung der Vagina führen, was das sexuelle Erleben für die Frau angenehmer macht (die, so nehmen wir an, bereits regelmäßig Geschlechtsverkehr mit einem durch Viagra verstärkten Penis hat). Als ich diese Untersuchung mit Dr. Mona Lisa Schulz diskutierte, meinte sie: »Östrogencreme in die Vagina zu applizieren und zu erwarten, es wäre das weibliche Viagra, ist ein schlechter Witz. Damit reduziert man die Vagina und die weibliche Sexualität auf eine Startbahn, die enteist werden muss, damit das Flugzeug leichter abheben kann.« Bei den meisten Frauen ist sexuelle Lust mit weit mehr verknüpft als mit dem Östrogenstatus ihrer Vagina (obwohl Östrogencreme manchen Frauen sicherlich helfen kann).[15]

In diesem Zusammenhang fällt mir ein, dass sich unser Begriff Vagina von dem lateinischen Wort für »Schwertscheide« ableitet. Es sieht so aus, als ob wir in dieser Hinsicht seit den alten Römern nicht sehr viel weitergekommen sind. Wir sehen weibliche Sexualität noch immer vorwiegend im Hinblick darauf, wie gut unser Körper die Bedürfnisse und Wünsche von Männern befriedigt statt unsere eigenen. Diese Haltung und die Überzeugungen, die damit einhergehen, sind in allen Aspekten unseres Lebens präsent, nicht zuletzt in der medizinischen Forschung, auf der die Gesundheitsfürsorge für Frauen basiert.

In einer neueren Untersuchung mit dem Titel »Vaginalveränderungen und Sexualität bei Frauen mit Zervixkrebs« stellten die Autoren fest, dass Frauen, die wegen Zervixkrebs behandelt worden sind, anschließend Veränderungen in Anatomie und Funktion ihrer Vagina erlebten, die negative Auswirkungen auf ihr Sexualleben hatten, beispielsweise verminderte Befeuchtung, Elastizität und Genitalschwellung während der sexuellen Erregung. Den Autoren zufolge litten Frauen unter diesen Veränderungen und fanden sie »traurig«. Die Autoren fuhren fort:

»Während zahlreiche Studien den Kummer dokumentiert haben, der mit dem Verlust einer Brust einhergeht, sind Veränderungen der Vagina in dieser Hinsicht vernachlässigt worden. Eine Literatursuche Mitte 1998 mit den kombinierten Begriffen ›Krebs‹, ›Brust‹ und ›Kummer‹ erbrachte

197 Referenzen. Als ›Brust‹ hingegen von ›Vagina‹ ersetzt wurde, fanden sich lediglich zwei Artikel. Man könnte annehmen, dass vaginale Veränderungen die Sexualfunktion mindestens so stark beeinflussen wie der Verlust einer Brust.

Ein offensichtlicher Grund für das vorwiegende Interesse an der Brust ist, dass Brustkrebs in Industrienationen häufiger ist als Krebs der weiblichen Geschlechtsorgane. Nichtsdestoweniger ist die Spärlichkeit der Literatur über die Auswirkungen von vaginalen Veränderungen bemerkenswert, und vielleicht sollte man einmal über nichtwissenschaftliche Gründe spekulieren. Für Männer haben die weiblichen Brüste einen ästhetischen wie auch sexuellen Wert. Das könnte die Forschungspolitik in akademischen medizinischen Kreisen beeinflussen, wo männliche Forscher dominieren.[16]«

Die eigenen erogenen Zonen erkennen und zum Leben erwecken

Frauen sind von ihrer ganzen Anlage her Orgiasmerinnen – viel mehr zur Lust fähig, als man uns immer glauben machen wollte. Wir haben viel mehr erektile Gewebe, als Männer sie haben. Allerdings sind sie von außen nicht sichtbar. Dummerweise sind diese Gebiete und das volle Ausmaß dieser Erregbarkeit quasi unbekannt, selbst den meisten Frauenärzten!

Deshalb machen wir uns jetzt selbst ein Bild und fangen mit der Klitoris an: Dieses kleine Organ hat 8000 Nervenenden, deren einzige Funktion es ist, der Lust zu dienen. Auch ist sie mit dem sogenannten G-Punkt (dem Gräfenberg-Punkt) durch ein großes Nervengeflecht verbunden, was sich durch den Unterleib zieht.

Ich stelle mir die Klitoris als Nordpol und und den G-Punkt (der im tantrischen Yoga als heiliger Punkt gilt) als Südpol vor. Beide lassen sich gleichzeitig stimulieren, aber Sie müssen eins dabei wissen: Bei Frauen mit Missbrauchserfahrung kann dieser Punkt anfänglich sehr unangenehm sein oder sich taub anfühlen. Eine liebevolle Partnermassage oder Selbststimulation kann bei der allmählichen Verarbeitung helfen. Mit der Zeit werden Schmerz und Taubheit verschwinden. (Mit der weiblichen Orgasmusfähigkeit befassen sich auch Charles und Caroline Muir, etwa in das *Tantra, Tanz der Liebe*, Kreuzlingen 2007.)

Und dann sollten Sie auch noch wissen, dass nur ungefähr ein Viertel aller Frauen allein durch den Geschlechtsverkehr zum Orgasmus kommt. Die meisten brauchen noch eine andere Form der Stimulation. In unserer Kultur – und vor allem in Filmen – bleibt das außen vor! Ein sehr verlässlicher Zünder der weiblichen Libido ist im Übrigen, eine Frau wissen zu lassen, dass sie geliebt wird und begehrenswert ist!

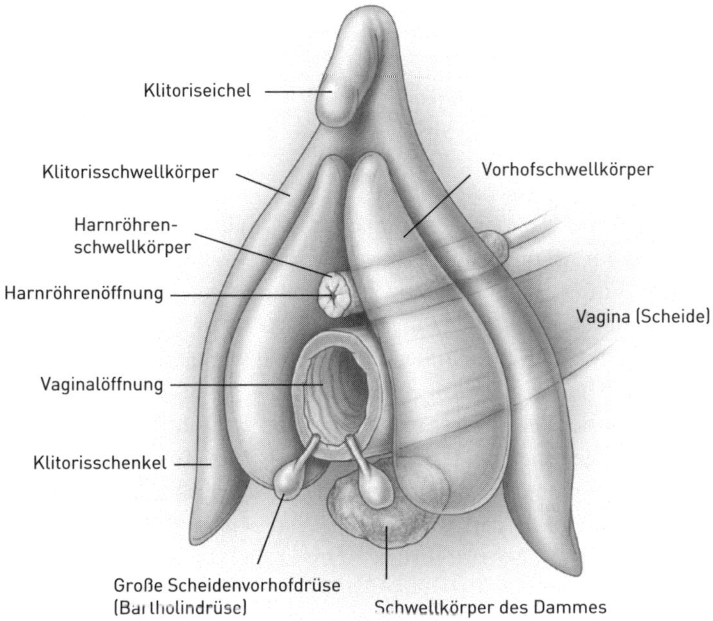

Abbildung 13: Die Klitoris und ihre Umgebung

Kulturelle Barrieren überwinden: Der erste Schritt, eine schlafende Libido zu wecken

Auch wenn es Fortschritte gibt, vollziehen sich Veränderungen in der Haltung unserer Kultur gegenüber Frauen und Sexualität nur langsam, und viele Frauen haben niemals das Gefühl gehabt, sie dürften ihre eigene sexuelle Energie zu ihren eigenen Bedingungen erforschen. In *Reclaiming Goddess Sexuality* schreibt Linda Savage:

Frauen wünschen sich, dass die Schönheit des Kontextes sexueller Begegnungen wichtiger ist als der Akt selbst. Sie wollen langsam und sinnlich angefasst werden. Sie wollen mit intensiver Leidenschaft erobert werden, die zeigt, wie sehr ihr Partner sie braucht – statt nur einen Orgasmus, der ihn entspannt. Alles in allem wollen Frauen als kostbare weibliche Wesen geschätzt werden.[17] Die Tatsache, dass dieses weibliche Bedürfnis in unserer Kultur nicht vollständig befriedigt wird, hält die millionenschwere Liebesroman-Industrie in Schwung. Viele Frauen sind geradezu süchtig nach diesen Geschichten, weil sie stets Frauen schildern, die für das geliebt werden, was sie sind, nicht nur wegen ihres Körpers. Die Autorin Isabel Allende schreibt, dass der G-Punkt in den Ohren liege und dass eine Frau, die woanders nach ihm suche, nicht fündig würde. Dem kann ich nur zustimmen. Frauen verlieben sich über Worte und dadurch, dass Mann mit ihnen spricht.

Loris Geschichte: Sex als Stressabbau

Im Lauf der Jahre war Lori allmählich bewusst geworden, dass ihr Liebesleben mit ihrem Mann Roy ihr nicht das gab, was sie suchte. »Wir haben niemals geschmust, nichts, was mich in Stimmung gebracht hätte. Und er wollte es mindestens einmal pro Tag – je härter sein Tag im Büro gewesen war, desto dringender brauchte er es. Für mich war es mit der Zeit mechanisch und ziemlich unbefriedigend geworden.« Mithilfe eines Eheberaters wurde sich Roy der Bedürfnisse seiner Frau bewusst, und zusammen lernten sie Techniken, die ihnen beiden eine ganz neue Welt eröffneten. »Sex wurde zu einer tollen Sache«, schrieb Lori. Doch Roys Bedarf nach regelmäßigem »Druckablassen« nach der Arbeit blieb bestehen, und diese Art von Sex erschien Lori wie ein Schritt zurück. »Um ehrlich zu sein, es machte mich verrückt«, berichtete sie. »Ich hätte schreien können: ›Hast du denn nichts begriffen?‹« In den darauffolgenden Sitzungen überzeugte der Berater Lori, dass sie in einer fairen Partnerschaft willens sein müsse, auch Roys Bedürfnisse zu befriedigen.

Allgemein gesprochen, hatte Loris Berater Recht. Alle Paare müssen lernen, Kompromisse zu schließen, um die Bedürfnisse beider Partner zu befriedigen, und Sex bildet da keine Ausnahme. Doch es gab Aspekte in Loris und Roys Geschichte, die mich tief betroffen machten, als ich zum ersten Mal mit Lori sprach; sie hatte mich mit 45 Jahren, als ihre Periode unregelmäßig wurde, aufgesucht, um sich wegen einer Hormonersatztherapie beraten zu lassen.

Ich wollte sicher sein, dass Lori nicht glaubte, es sei ihre »Aufgabe«, Roys Spannungen und seinen Stress zu erleichtern, indem sie zuließ, dass er ihren Körper jeden Tag auf diese Weise benutzte. Ich erklärte ihr zunächst, ich könne ihren Zorn darüber gut verstehen; dieser Zorn war ihr Barometer, das sie wissen ließ, dass ihr Problem real sei und angegangen werden müsse. Wenn ein Mensch so viel Sex braucht, um seinen Stress zu bewältigen, dann spricht überdies vieles dafür, dass irgendetwas mit seinem Leben nicht in Ordnung ist. Ich fragte Lori daher, ob ihr Therapeut Roy vorgeschlagen habe, sein Leben, seinen Job und sein Stressniveau einmal kritisch zu überprüfen. Lori meinte, sie habe dieses Thema in der Therapie angeschnitten, aber der Berater habe gemeint, dies sei ein Einzel-, kein Paarproblem. Und da Roy eine Einzeltherapie abgelehnt hatte, kam dieses Thema während der Sitzungen nicht mehr zur Sprache.

Das ist ein perfektes Beispiel dafür, was passieren kann, wenn eine Paartherapie schiefläuft. 96 Prozent aller Paartherapien bei heterosexuellen Partnerschaften kommen auf Initiative der Frau zustande, die eine derartige Therapie in der Regel als letzten Versuch, die Ehe zu retten, wie ein Damoklesschwert über das Haupt ihres Mannes hält. Er begleitet sie meist widerwillig und oft mit dem Gefühl: »Es ist ihr Problem, aber ich mache mit.« Er kann oder will nicht verstehen, dass seine eigenen Probleme Teil der Paardynamik sind. Viele Therapeuten haben mir offen gesagt, dass sich die Männer, falls ihre Probleme direkt angesprochen würden, so unwohl fühlten, dass sie die Therapie in einem solchen Fall lieber ganz abbrächen. So versucht der Therapeut, sie mit sogenannten Paarthemen bei der Stange zu halten. Aber allzu oft werden die individuellen Probleme und Belange der Frau ebenfalls den Bedürfnissen des »Paares« untergeordnet.

Diese Art von Therapie kann sich jahrelang hinziehen und die Spannung in der Beziehung gerade genug lockern, um das Paar zusammenzuhalten, während sich die fundamentale Machtdynamik der Beziehung um kein Jota verändert, weil sich die entscheidenden Verhaltensweisen nicht verändern. Wenn das passiert, gibt es keine Chance für die transformierende Macht einer echten Partnerschaft.

Um eine echte Partnerschaft zu schaffen, müsste Roy einsehen, dass er Lori sexuell als Opiat benutzt, um seinen Stress zu lindern. Solange Stressabbau die Hauptenergiequelle für sein »Liebemachen« war, konnte Lori nie das Gefühl einer echten Zwiesprache haben, nie das Gefühl, von ihm geliebt und geschätzt zu werden. Auch wenn es für beide völlig vernünftig wäre, sich hin und wieder auf einen »Quickie« zu einigen, erschien mir Roys Muster von täglichem Sex als Selbstmedikation gegen Stress wie ein sexuelles Suchtverhalten und eine sexuelle Störung. Es untergrub sicherlich Loris Fähigkeit, sich in ihrer sexuellen Beziehung wohlzufühlen. Roy müsste für sein Bedürfnis nach Stressreduktion Verantwortung übernehmen, und um dies zu erreichen, benötigte er ein breiteres Repertoire an Maßnahmen.

Dazu könnten sportliche Betätigung, Meditation oder sogar Selbstbefriedigung gehören. Jahrhundertelang wurde von Ehefrauen erwartet, auf diese Weise ihren »ehelichen Pflichten« nachzukommen, und sie sind diesen nachgekommen aus Angst, er könne woanders hingehen, um »seine Bedürfnisse zu befriedigen«. Doch wenn ein Paar die erfüllte Zwiesprache erreichen will, die in mittleren Lebensjahren möglich ist, ist für dergleichen heute kein Platz mehr.

Als Lori das nächste Mal zu ihrer jährlichen Routineuntersuchung kam, erzählte sie mir, Roy habe im vergangenen Jahr zu erkennen begonnen, dass er eine berufliche Veränderung herbeiführen müsse, wenn er nicht in die Fußstapfen seines Vaters treten wollte; sein Vater war mit 60 Jahren gestorben, nur ein Jahr nachdem er sich aus seinem Beruf, den er hasste, zurückgezogen und zur Ruhe gesetzt hatte. Roy hatte zudem andere Wege gefunden, um seinen Stress zu reduzieren: Er besuchte zweimal pro Woche einen Yoga-Kurs und spielte Basketball. Dank dieser Veränderungen waren Roys Blutdruck und sein Cholesterinspiegel auf Normalwerte gesunken, und er begann sich insgesamt besser zu fühlen, weil er feststellte, dass er Kontrolle über sein Leben gewinnen und sich selbst von einem Muster befreien konnte, das wahrscheinlich zum vorzeitigen Tod seines Vaters beigetragen hatte. Als Lori sah, dass er emotional selbstgenügsamer geworden war, fand sie ihn sexuell attraktiver – so sehr, dass sie manchmal die Initiative zum Sex ergriff.

Was uns Viagra über Sexualität erzählt

Viagra und das ganz enorme Interesse der Öffentlichkeit daran sprechen Bände über die Werte in unserer Kultur. Ohne Frage kann dieses Medikament ein wahrer Segen für viele Paare sein, bei denen der Mann unter Erektionsstörungen leidet. (Beachten Sie jedoch, dass dieses Medikament mit einer Erkrankung in Verbindung steht, die sich ischämische Optikusneuropathie nennt und zu einem Verlust der Sehkraft führt. Im Oktober 2005 hat die Organisation Public Citizen eine Petition bei der FDA eingereicht, um eine Warnung in den Beipackzetteln aller Medikamente gegen eine erektile Dysfunktion zu erwirken. Wenn Ihr Partner also so ein Medikament nehmen möchte, dann sollten Sie sich nicht entmutigen lassen. Es gibt allerhand Möglichkeiten, eine erektile Dysfunktion mit einer Ernährungsanpassung, Kräutern und Übungen zu behandeln.) Auch gibt es noch andere Wege der sexuellen Erfüllung als den Geschlechtsverkehr. Eine erhöhte sexuelle Leistungsfähigkeit durch medizinische Manipulation der männlichen Genitalien allein kann keine Beziehung heilen, die nicht funktioniert.

Unsere Kultur vergisst gerne die ganzheitliche Natur der Sexualfunktion und die tief greifende Verstärkung, die sie erfährt, wenn ein Paar wirklich durch Herz und durch Geist verbunden ist. Es ist gut dokumentiert, wie die Erregungs- und die Plateauphase der sexuellen Reaktion verlängert werden können, wenn Mann und Frau nicht nur genital, sondern auch durch Herz und Verstand verbunden sind. In der Tat können Männer und Frauen noch eine ganz andere Sexualität erfahren, als es normalerweise der Fall ist.

Ein erster Schritt in diese Richtung ist zu wissen, dass es möglich und der Gesundheit dienlich ist.[18] In der Lebensmitte stellen viele Paare fest, dass sie die Zeit und den Wunsch haben, in dieser Weise voll füreinander präsent zu sein, und infolgedessen erleben sie den besten Sex ihres Lebens. Ich habe solche Geschichten wiederholt in meinem Sprechzimmer gehört. Doch für andere ist Beischlaf nur eine weitere Aufgabe auf einer Liste, die abgehakt werden muss. Die Sexualtherapeutin Dr. Patricia Love schreibt dazu:

»Sinnlichkeit, die Fähigkeit, sich in seinem Körper wohlzufühlen, sich Zeit zu lassen und durch die Haut zu kommunizieren, ist das, was in vielen Ehen fehlt … Allzu oft gehen Männer und Frauen ins Bett und fühlen sich abgelenkt und empfindungslos und greifen nur reflexartig nach den Genitalien des anderen. Das unausgesprochene Ziel ist, innerhalb von nur 15 Minuten zum Orgasmus zu kommen, wie ein Auto, das von null auf 100 beschleunigt.«[19]

Das führt zu einer Form des Beischlafs, die Sexualtherapeuten als »Zuschauen« (spectatoring) bezeichnen, eine mentale Trennung während des Liebesaktes, bei dem die Beteiligten mehr an die Arbeit oder an Haushaltsdinge denken als an den Partner an ihrer Seite. Beim Mann kann das zu Erektionsstörungen führen, bei der Frau zu Schwierigkeiten, zum Orgasmus zu kommen. Der Mann, der zuerst nach dem »Rettungsanker« Viagra greift, übersieht vielleicht, wie wichtig eine echte Beziehung zu seiner Partnerin ist. Eine Frau, deren Mann das Gefühl hat, er benötige Viagra zur Behebung einer psychogenen Impotenz, wäre gut beraten, wenn sie sich Gedanken über die Qualität ihrer Beziehung machte. Die Dinge, die zwischen ihnen unausgesprochen bleiben, die Probleme und Gefühle, über die man nicht sprechen möchte, blockieren unter Umständen eine volle Erektion und einen Orgasmus und können überdies ihrer beider Gesundheit aufs Spiel setzen.

Victor und Viagra: Ginnys Klage

Ginny und Victor waren seit 30 Jahren verheiratet und führten eine recht glückliche Ehe. Victor war immer stolz auf seine Männlichkeit gewesen, und sie hatten all die Jahre ein aktives, erfülltes Sexualleben gehabt; sie hatten etwa dreimal pro Woche miteinander geschlafen. Als Victor 52 wurde, bemerkte er, dass sein Penis nicht mehr so steif wie früher wurde und es länger dauerte, bis er eine Erektion bekam. Es kam sogar vor, dass seine Erektion nicht lang genug anhielt, um Ginny zum Orgasmus zu bringen. Er und Ginny schliefen inzwischen seltener miteinander, nur noch etwa einmal alle zwei Wochen. Das störte Ginny nicht, besonders deshalb, weil sie sehr damit beschäftigt war, einen neuen Catering-Service aufzubauen – etwas, von dem sie stets geträumt hatte. Ihr Geschäft kam gerade in Gang, und nun, da ihr jüngstes Kind das Haus verlassen hatte und das College besuchte, drehte sich ihr Leben nicht länger ausschließlich um die Bedürfnisse ihres Mannes und ihrer Kinder. Aber Victor, der plante, sich in einem oder zwei Jahren zur Ruhe zu setzen, war nicht annähernd so zufrieden mit seinem Leben. Offenbar begann er, sein Tempo zu drosseln, während Ginny aufbrach, die Außenwelt zu erobern.

Victor suchte seinen Arzt auf, der ihm Viagra verschrieb. Victor war begeistert von dem Resultat. Ginny war es nicht. Viagra führte ein »mechanisches« Element in ihr Liebesleben ein, das es zuvor nie gegeben hatte. Sie mochte es nicht, sexuell verfügbar zu sein, nur weil Victor seine Pille genommen hatte, und sie begann, mehr und mehr Zeit außerhalb des Hauses zu verbringen, teilweise deshalb, weil sie so viel Spaß an ihrer Arbeit hatte, teilweise aber auch, weil sie keinen Sex »auf Bestellung« haben wollte. Gefragt, was sie von Viagra halte, antwortete Ginny: »Ich denke, wir waren ohne es besser dran. Ich liebe Victor, und es hat mich wirklich nicht gestört, wenn er etwas länger brauchte, um einen steifen Penis zu bekommen. Ich wusste in der Regel, wie ich ihm helfen konnte. Nun habe ich das Gefühl, als ob eine wichtige Komponente unseres Liebeserlebens durch eine Pille ersetzt worden ist.«

Die Situation ist nicht ungewöhnlich. Victors veränderte Sexualfunktion hängt zumindest zum Teil mit seinem Gespür für seine sinkende Macht in der Außenwelt zusammen, selbst wenn es sein eigener Wunsch ist, sich zur Ruhe zu setzen. Auch wenn Viagra für ihn eine Zeit lang wahrscheinlich eine relativ angenehme Lösung ist, wäre es am besten für ihn, ein neues Lebensziel zu finden, in das er seine Energie investieren kann. Sonst wird er unter Umständen weder im Schlafzimmer noch anderswo mit seiner Frau mithalten können, ohne zu einer Pille zu greifen. Das heißt nicht, dass es nicht sinnvolle Indikationen für Viagra gibt. Sexualität lässt sich jedoch nicht auf die Stärke und Dauer einer Erektion reduzieren.

Die Wechseljahre sind eine Zeit, in der wir unsere Beziehungen neu definieren

Vor der ersten Auflage dieses Buches hätte ich all dies geschrieben und wäre mir sicher gewesen, dass es auf mich nicht zutrifft. Ähnlich mögen vielleicht viele von Ihnen denken: »Das ist interessant, aber meine Beziehung zu meinem Partner ist in Ordnung.« Viele von uns haben sich in den Beziehungen, die wir über die Jahre aufrechterhalten haben, wohl gefühlt; sie waren für beide Partner befriedigend, sogar leidenschaftlich. Aber sehr oft müssen einige der stillschweigenden Übereinkünfte neu verhandelt werden, wenn Sie in die transformierenden Jahre der Lebensmitte eintreten. Unabhängig davon, wie gut diese Beziehung gewesen sein mag – was für Sie in Ihrem »vorherigen« Leben funktioniert hat, wird höchstwahrscheinlich einer gewissen Aktualisierung bedürfen, damit die Beziehung noch zu der Frau passt, die Sie dabei sind zu werden.

Ein Problem, das die Notwendigkeit für eine Veränderung offensichtlich machen kann, ist das Nachlassen der weiblichen Libido. Genauso, wie sich wilde Tiere in Gefangenschaft nicht fortpflanzen, wenn nicht alles in ihrer Umgebung im Gleichgewicht ist, können eine Frau und ihr Partner unter Umständen Probleme beim Intimleben feststellen, wenn ihre Beziehung einer neuen Ausbalancierung bedarf. Die Wechseljahre sind auch eine Zeit, in der sich das, was eine Frau von einer Beziehung wünscht, zu verändern beginnt.

Wie wir gesehen haben, ist es in der Regel die Frau, die ihre Karriere und ihr persönliches Wachstum opfert, um ihre Familie zusammenzuhalten und für sie zu sorgen, selbst wenn sie Vollzeit außer Haus arbeitet. Nicht nur die ungeschriebenen Gesetze der Gesellschaft, sondern auch die Hormone, die durch ihre Adern strömen, ermutigen sie, Familie, Heim sowie der Sorge und dem Schutz ihrer Lieben hohe Priorität einzuräumen.

In den Wechseljahren sind die hormonellen Veränderungen nur ein Teil der Transformation einer Frau, die auf einem energetischen Niveau beginnt und nicht nur in ihrer Biologie, sondern auch in ihrer Wahrnehmung, ihrer Intuition, ihren neuronalen Verknüpfungen, Emotionen, kreativen Kräften und Schwerpunkten insgesamt Veränderungen auslöst. Während sie die erste Hälfte ihres Lebens damit verbringt, andere zu gebären (buchstäblich und im übertragenen Sinn), soll sie sich bei ihrem menopausalen Übergang in der zweiten Hälfte ihres Lebens selbst gebären.

Wenn Sie durch das Vergrößerungsglas Ihres sich wandelnden Selbsts entdecken, dass Sie Ihr Leben nicht lieben, kann Ihre Libido darunter leiden. Tatsächlich könnte ein nachlassender Sexualtrieb die erste rote Flagge sein, die hochgezogen wird, um Ihnen eine nachlassende Liebe zum Leben zu signalisieren – eine schwindende Lebenskraft. Nur wenn Sie und Ihr Partner bereit sind, das infrage zu stellen, was in Ihrer Beziehung nicht länger lebensfähig ist, und gemeinsam an der notwendigen Neuorientierung arbeiten, haben Sie die Chance, Ihre Lebensenergie wieder zu verjüngen und Ihre Leidenschaft in sexueller wie in anderer Beziehung neu anzufachen. Heilung verlangt Anstrengungen von beiden Seiten – Sie selbst wie auch Ihr Partner müssen bereit sein, sich einige schwierige Fragen zu stellen und auf die Antworten zu hören, damit Sie Ihre Beziehung erneuern können.

Ständige Überbeanspruchung führt zu Erschöpfung und schwindender Libido

Über das Internet bekam ich die folgende anonyme Notiz. Dieser eine kurze Text fasst die Misere vieler Frauen in mittleren Jahren zusammen – und zeigt den Unterschied zwischen ihrem Leben und demjenigen ihrer Ehemänner.

»Mutter und Vater sahen fern, als Mutter sagte: ›Ich bin müde, und es ist schon spät. Ich denke, ich gehe ins Bett.‹ Sie ging in die Küche, um Sandwiches für den nächsten Tag vorzubereiten, wusch die Popcornschalen aus, nahm Fleisch für das morgige Abendessen aus der Gefriertruhe, sah nach, ob noch genug Cornflakes in der Dose waren, füllte die Zuckerdose nach, stellte Schalen samt Löffel auf den Tisch und programmierte die Kaffeemaschine für den nächsten Morgen. Dann stopfte sie ein paar nasse Sachen in den Trockner und einen Haufen Wäsche in die Waschmaschine, bügelte ein T-Shirt und nähte einen losen Knopf an. Sie sammelte die Zeitungen ein, die verstreut auf dem Boden lagen, räumte das Spiel auf, das noch auf dem Tisch stand, und legte das Telefonbuch zurück in die Schublade. Sie goss die Pflanzen, leerte einen Papierkorb und hängte ein Handtuch zum Trocknen auf. Sie gähnte und streckte sich und ging in Richtung Schlafzimmer. Am Schreibtisch blieb sie stehen und schrieb eine kurze Mitteilung an den Lehrer, zählte Geld für einen Ausflug ab und zog ein Schulbuch unter dem Stuhl hervor. Sie unterschrieb eine Geburtstagskarte an eine Freundin, adressierte sie und frankierte den Umschlag und schrieb einen kurzen Einkaufszettel. Umschlag und Zettel legte sie neben ihr Portemonnaie. Mutter cremte dann ihr Gesicht ein, putzte ihre Zähne, reinigte sie mit Zahnseide und feilte ihre Nägel. Ihr Mann rief: ›Ich dachte, du wolltest ins Bett gehen.‹ ›Ich bin schon dabei‹, entgegnete sie. Sie tat etwas Wasser in den Hundenapf, ließ die Katze nach draußen und überprüfte dann, ob die Tür auch geschlossen war. Sie sah bei jedem der Kinder herein und machte eine Nachttischlampe aus, hängte ein Hemd auf, steckte einige dreckige Socken in den Wäschekorb und unterhielt sich kurz mit demjenigen Kind, das noch an seinen Hausaufgaben saß. In ihrem Zimmer stellte sie den Wecker, legte die Kleidung für den nächsten Tag bereit und ordnete kurz die Schuhe im Regal. Sie schrieb drei weitere Dinge auf die Liste der Sachen, die sie morgen erledigen wollte. Etwa zur selben Zeit stellte ihr Mann den Fernseher ab und verkündete zu niemandem im Besonderen: ›Ich gehe ins Bett.‹ Und das tat er dann auch.«

Mary: Überbeanspruchung und Burn-Out lassen die Libido verstummen
Mary war ausgebildete Krankenschwester. Als älteste von fünf Kindern einer irisch-katholischen Familie war stets von ihr erwartet worden, dass sie sich um ihre Eltern und ihre jüngeren Geschwister kümmerte. Als ihre Mutter plötzlich starb, zog Marys Vater, ein Alkoholiker im Frühstadium der Demenz, zu Mary und ihrem Mann Jeff, einem Polizisten. Obwohl Mary vier Geschwister hatte, stellte sie ihre Rolle als designierte Fürsorgerin der Familie nie infrage.

Doch ihr zunehmendes Bedürfnis nach »Zeit für sich allein«, das so viele Frauen in den Wechseljahren verspüren, führte bei Mary dazu, dass sie nicht nur jedes sexuelle Begehren verlor, sondern resultierte auch in einem vollständigen emotionalen Ausgebranntsein, einem Burnout. Kurz zuvor war bei ihr eine Schilddrüsenunterfunktion festgestellt worden, und sie litt unter Gewichtszunahme, Depressionen, Lethargie, Müdigkeit, trockener Haut und dem Wunsch, ständig zu schlafen. Obwohl ihr Hausarzt ihr eine Schilddrüsenhormonsubstitution verschrieben hatte, besserten sich Marys Depressionen kaum. Und trotz eines normalen Östrogen-, Progesteron- und Testosteronspiegels blieb ihre Libido stumm. Wenn eine Frau einen Burnout erleidet, weil sie sich zu viel um andere kümmern muss, läuft ihr Körper oft ganz buchstäblich leer. Sie ist vielleicht nicht ausreichend mit Vitaminen und Mineralstoffen versorgt (wie Vitaminen des B-Komplexes oder Magnesium), was zu ihrer Erschöpfung beiträgt. Und ihre Nebennieren produzieren vielleicht zu viel Kortisol oder nach vielen Jahren ungemindertem Stress ohne Erholung zu wenig Kortisol. So oder so ist das Endresultat physische Erschöpfung. Frauen wie Mary träumen vom Schlafen, nicht von Sex.

Ich verschrieb Mary ein Programm, das sich darauf konzentrierte, sie von innen heraus zu verjüngen. Ich sagte ihr, dass sie zu Hause zweimal pro Woche Hilfe brauche. Sie musste auch ihre Ernährungsgewohnheiten ändern, das heißt, ihren Konsum von raffinierten Kohlenhydraten, wie Kuchen, Süßigkeiten und Plätzchen, einschränken und ihre Zufuhr von Proteinen, essenziellen Fettsäuren, frischen Früchten und Gemüse erhöhen. Ich empfahl ihr überdies ein Multivitaminpräparat und erklärte ihr, dass sie jeden Abend um zehn Uhr zu Bett gehen müsse.

Mary hatte die ganze Zeit über gewusst, dass sie ihr Leben würde ändern müssen. Sie war jedoch erleichtert, endlich eine medizinische Autorität zu haben, die sie bei den Veränderungen unterstützte, die notwendig waren, damit sie wieder optimal funktionierte – was das Wiederanfachen ihrer Libido einschloss. Wenn sie das chronische Versickern ihrer Lebenskraft nicht zum Stillstand bringen und dafür sorgen würde, dass sie genug Ruhe bekam, sich ausreichend sportlich betätigte und gesund ernährte, würde ihre Libido wie jeder andere Aspekt ihrer Gesundheit den Preis zahlen. Es ist schlimm, dass so viele Frauen, die die Rolle der Fürsorgerin übernehmen, eine ärztliche »Verschreibung« brauchen, um gesünder leben zu dürfen.

Hormonspiegel sind nur ein Teil der Libido

Eine meiner Kolleginnen unterzog sich im Alter von 48 Jahren einer Hysterektomie. Die Gebärmutter entfernt, die Eierstöcke intakt gelassen, ein Eingriff, der zu einem messbaren Absinken des Östrogen- und des Testosteronspiegels führt, weil dabei die Blutversorgung der Ovarien beeinträchtigt wird. Das ist der Grund dafür, dass viele Frauen nach einer Hysterektomie einige sexuelle Probleme haben. Doch meine Kollegin, die kurz vor dem Eingriff eine neue Beziehung begonnen hatte, konnte es kaum erwarten, aus dem Krankenhaus entlassen zu werden und wieder zu ihrer neuen Liebe zurückzukehren. Sie meinte zu mir: »Wenn du jemanden hast, der auf dich wartet und in den du total verliebt bist, dann kannst du darauf wetten, dass du keine großen Probleme mit Lust oder Scheidenfeuchtigkeit oder irgendetwas anderem hast.«

Wenn Sie auf der anderen Seite in einer Beziehung leben, die seit Jahren problematisch ist, eine Beziehung, in der Sie wenig oder gar kein Interesse am Sex hatten, sondern ihn nur ertragen haben, dann können Sie darauf wetten, dass Ihr Körper wirklich alles tun wird, was er kann, um Sie davon abzuhalten, wieder in eine solche Lage zu kommen. Es ist gut belegt, dass Frauen, die Sex ablehnen, in gestörten sexuellen Partnerschaften genital weniger leicht erregbar sind und seltener, wenn überhaupt, einen Orgasmus erleben. Auf der anderen Seite berichten Frauen, die dem Sex gegenüber positiv eingestellt sind, über eine stärker ausgeprägte Libido, eine höhere Orgasmushäufigkeit und größere Zufriedenheit mit ihrer sexuellen und ehelichen Beziehung.[20]

Sexuelle Impulse und Wünsche werden zum Teil von den Stirnlappen des Großhirns kontrolliert. Und alles, was die Aktivität der Stirnlappen verändert, kann auch die Libido beeinflussen – und umgekehrt. Bei einer bekannten Störung der Stirnlappenfunktion, der Depression, ist die Libido oft vermindert. Bei einer anderen Stirnlappenstörung, der Demenz, können sexuelle Impulse hingegen außer Rand und Band geraten, was manchmal zu einem sozial peinlichen Verhalten führt. Ein Beispiel dafür ist eine Nonne, die ich einmal behandelt habe. Sie hatte einen unkontrollierbaren Drang entwickelt, die ganze Zeit über zu masturbieren, was sie selbst nicht weiter störte, ihre Ordensschwestern jedoch peinlich berührte. Schließlich endete sie mit der Diagnose Demenz bei einem Neurologen. Veränderungen der Libido können natürlich von sinkenden Hormonspiegeln ausgelöst werden; das gilt besonders für Frauen, die durch Medikamente oder einen chirurgischen Eingriff in die Menopause gekommen sind.[21] Nach meiner beruflichen Erfahrung ist es jedoch genauso wahrscheinlich, wenn nicht wahrscheinlicher, dass eine schwindende Lebenskraft die Ursache für das abnehmende sexuelle Begehren ist.

Zwei Dinge werden im Allgemeinen unterschätzt, wenn es um ihren potenziellen Einfluss auf die Libido geht: die Beziehung einer Frau zu ihrem sexuellen Partner und ihre emotionelle und spirituelle Liebe zum Leben insgesamt. Und interessanterweise haben beide Faktoren durchaus das Potenzial, aus sich selbst heraus den Hormonspiegel zu verändern.[22]

Eine Frau mit einer stark strömenden Lebenskraft, die ihr Leben liebt, kann weiterhin eine starke Libido haben, gleichgültig, was ihre Hormone tun. Diese Tatsache wird von Untersuchungen untermauert, die zeigen, dass die hormonellen Veränderungen in den Wechseljahren allein nicht der Grund für eine abnehmende Libido sind.

Letztlich könnte die Frage nach der Beziehung zwischen Hormonen und Libido eine Frage nach dem Motto »Wer war zuerst da, das Huhn oder das Ei?« sein, weil es gleichermaßen plausibel erscheint, anzunehmen, dass eine schwindende Lebenskraft das Ergebnis statt die Ursache für ein abnehmendes Liebesleben ist. Daher möchte ich jede Frau ermutigen, neben den konventionell eher akzeptierten hormonellen Problemen die Gesundheit und die Vitalität ihrer Beziehung zum Leben – ihre Verbindung zur Quellenenergie – zu überdenken, wenn sie ihr Liebesleben analysiert und wissen möchte, ob sie in diesem Stadium ihres Lebens vielleicht Hilfe braucht.

Es ist wichtig, sich selbst als sexy und begehrenswert zu sehen, auch wenn Sie vielleicht zum gegenwärtigen Zeitpunkt keine Beziehung haben. Die Schwingung Ihrer Gedanken schaffen ein magnetisches Feld, das gewisse Umstände anzieht. Eine Frau, die sich ihrer sexuellen Energie bewusst ist, hat die Kraft, ihren Geist-Körper und ihre sexuelle Erfahrung zu verändern, und das fängt damit an, wie sie sich fühlt.

Sekundäre Unterstützung für die Libido: Östrogen und Progesteron

Behält man all das im Hinterkopf, ist es möglich, dass eine Frau in und nach den Wechseljahren auch dann eine schwindende Libido feststellt, wenn sie in einer echten Partnerschaft lebt, die ihre Lebenskraft eher erhält als aussaugt. Wenn eine Frau ihr Leben liebt, wenn ihre Lebenskraft – ein Speicher für sexuelle Energie – frei und kräftig strömt, dann kann eine schwächelnde Libido von sekundären, hormonellen Faktoren hervorgerufen werden. Dazu gehören eine Gebärmutterentfernung, eine Entfernung der Eierstöcke oder eine verminderte Eierstockfunktion oder eine vorzeitige Menopause (vor vierzig).[23]

Heute, da wir jeden Tag mehr über die Rolle von Östrogen und Progesteron bei der Aufrechterhaltung körperlicher Funktionen wie Blutkreislauf, Nervenleitung und Zellteilung lernen, wird immer deutlicher, wie der abnehmende Spiegel dieser Hormone zu Veränderungen der sexuellen Reaktion bei Frauen führen kann.[24]

- Das gesamte Nervensystem ist von östrogensensitiven Zellen umgeben.[25] Es ist daher vernünftig anzunehmen, dass eine Verminderung von Östradiol einen dämpfenden Effekt auf die Nervenübertragung beim Geschlechtsverkehr hat. Forschungen haben gezeigt, dass ein Östrogenmangel tatsächlich zu einer peripheren Neuropathie führen kann – einer Form der Nervenstörung, die eine Frau für Berührung und Vibration desensibilisiert. Eine Östradiolsubstitution kann diese Sensibilität auf einem Niveau wiederherstellen, das sich demjenigen von noch menstruierenden Frauen annähert.
- Abnehmende Östradiol- und Progesteronspiegel können sich negativ auf die sexuelle Erregung, das sexuelle Empfinden und die Orgasmushäufigkeit einer Frau auswirken, weil diese Hormone die Durchblutung der erogenen Regionen verstärken. Mit anderen Worten: Die physische Reaktion einer Frau ist wegen der verringerten Durchblutung der erogenen Zonen unter Umständen langsamer; auch baut sich ein Orgasmus langsamer auf; dazu kommt, dass die erogenen Zonen wegen der Nervenfehlfunktion, die manchmal mit einem Östrogenmangel einhergeht, möglicherweise sowieso weniger sensibel sind als zuvor.[26] Allerdings ist es möglich, durch bewusste Selbststimulation das sexuelle Empfinden deutlich zu verbessern.
- Ein zu niedriger Östrogenspiegel kann zu einer Zellatrophie im Genitalbereich führen. Das hat gelegentlich eine Verdünnung des Scheiden- und Harnröhrengewebes zur Folge, wodurch der Geschlechtsverkehr schmerzhaft wird. Frauen mit einem Östrogenmangel haben manchmal auch Probleme mit den Harnwegen, wie wiederholte Harnwegsinfektionen oder sogar Stressinkontinenz.
- Die Produktion von Vaginalflüssigkeit während der sexuellen Erregung und beim Geschlechtsverkehr ist ebenfalls östrogenabhängig. Wenn der

Östrogenspiegel niedrig ist, wird unter Umständen weniger Vaginalflüssigkeit gebildet, was mit Scheidentrockenheit und Schmerzen beim Geschlechtsverkehr einhergeht. Da der Grad der sexuellen Erregung bei einer Frau oft nach der Menge und Leichtigkeit der erreichten Vaginalbefeuchtung beurteilt wird, kann ein Mangel an Gleitsubstanz zu der Auffassung führen, dass sie sexuell nur schwer erregbar ist. Während die sexuelle Erregung durch das Erwarten von Schmerzen negativ beeinflusst werden kann, ist die Libido unter diesen Umständen nicht das wirkliche Problem. Durch eine starke Verbindung zwischen Körper und Bewusstsein gelingt es manchen Frauen durch Selbststimulation selbst zu mehr Feuchtigkeit zu kommen.
- Progesteron hat zusätzliche Effekte auf die Libido, die nicht so gut untersucht, aber nicht weniger wichtig sind als die von Östrogen. Sein Effekt besteht offenbar weitgehend darin, die Libido einer Frau aufrechtzuerhalten. Darüber hinaus ist Progesteron als Vorläufer von Östrogen und Testosteron wichtig zum Erhalt genügend hoher Spiegel dieser anderen, für die sexuelle Lust wichtigen Hormone. Ein normales Progesterongleichgewicht wirkt auch als Stimmungsstabilisator und stützt die normale Schilddrüsenfunktion, wodurch es die Libido sowohl emotional als auch metabolisch verstärkt.

Als Fazit lässt sich feststellen: Ein Östrogendefizit und/oder ein Progesterondefizit können die Libido einer Frau mindern, indem sie körperliche Veränderungen bewirken, die den Geschlechtsakt ganz einfach weniger lustvoll machen. Scheidentrockenheit und eine Verdünnung des Scheidengewebes können beim Geschlechtsverkehr zu einem körperlichen Unbehagen führen, das Gleiche gilt für Krämpfe der Scheidenmuskulatur. Veränderungen der Nervenfunktion können in der Regel sehr sensible Körperpartien desensibilisieren, und Durchblutungsstörungen können die körperliche Reaktion auf Stimulation verringern. Das macht es noch schwieriger, zum Orgasmus zu kommen.

Wie die Forschung gezeigt hat, treten libidodämpfende Effekte mit größter Wahrscheinlichkeit dann auf, wenn die Konzentration von Östradiol im Blut einer Frau (Östradiol ist das biologisch wirksamste natürliche Östrogen in unserem Körper) unter 50 pmol/l fällt. Man kann auch den Östradiolgehalt im Speichel messen, wobei 1 pg/ml die untere Schwelle für eine normale Sexualfunktion ist.[27] Die Durchblutung von Vagina und Vulva erhöht sich stark, wenn Östradiol durch eine Hormonsubstitution auf dieses Niveau zurückgebracht wird, und oft reicht dies aus, um die sexuelle Reaktion wiederherzustellen. Mithilfe eines Arztes lässt sich dieses Niveau leicht erreichen.

Je nach den individuellen Bedürfnissen einer Frau ist ein Hautpflaster mit Östradiol oder zweimal pro Tag eine orale Dosis von 0,5 bis 1 mg Östradiol ausreichend, um den Östradiolspiegel sanft und dauerhaft auf diesem Niveau zu halten. Und zu Beginn der Wechseljahre, wenn bei vielen Frauen der Progesteronspiegel zurückgeht, der Östrogenspiegel jedoch noch im normalen Bereich liegt, kann ¼ Teelöffel Hautcreme mit natürlichem Progesteron, zweimal am Tag in die Handflächen oder andere weiche Hautpartien einmassiert, eine leicht abgesunkene Libido wieder in Schwung bringen.

Jeannette: Wo ist bloß mein Sexualtrieb geblieben?

»Dave und ich haben einige stürmische Zeiten durchgemacht«, erzählte mir Jeannette, »doch ich habe wirklich das Gefühl, dass unsere Beziehung mit uns gewachsen ist – wir kommen besser miteinander zurecht als je zuvor. Das Problem ist, dass ich überhaupt keine Lust auf Sex habe. Ich liebe Dave wirklich, aber ich könnte den Rest meines Lebens ohne Sex auskommen, und es würde mir nichts ausmachen.«

Jeannette, 45 Jahre alt, hatte bei sich einige frühe Anzeichen der Wechseljahre bemerkt. Sie hatte keine Hitzewallungen oder Scheidentrockenheit erlebt, doch ihre Perioden, die gewöhnlich »wie ein Uhrwerk« arbeiteten, waren unregelmäßiger geworden, und sie meinte, sie habe möglicherweise einige nächtliche Schweißausbrüche gehabt (»entweder das, oder ich hatte ein paar Decken zu viel«).

Ein Speicheltest ergab, dass Jeannettes Östrogenspiegel noch innerhalb der recht breiten Normskala lag, ihr Progesteronspiegel war jedoch ziemlich niedrig, und ihr Testosteronspiegel lag deutlich unter dem Normalwert für ihr Alter. Wir entschieden uns dafür, ihren Progesteronspiegel mit einer Progesteroncreme zu heben, die zweimal pro Tag in die Handflächen einmassiert werden sollte. Als Testosteronsubstitution entschied sich Jeannette für oral einzunehmende Testosterontabletten, die ich ihr daraufhin verschrieb. »Es machte einen großen Unterschied«, berichtete sie mir später. »Ich stelle fest, dass ich öfters in Stimmung bin, und selbst wenn ich nicht in Stimmung bin, lasse ich mich viel schneller als früher erregen.«

Testosteron: Das Hormon der Lust?

Zwar ist in der populären Presse eine Menge über die Rolle von Testosteron beim Sexualtrieb geschrieben worden, doch ein Testosterondefizit ist wahrscheinlich der seltenste Grund für die schwindende Libido einer Frau; es steht weit hinten an vierter Stelle, hinter den Beziehungsproblemen und dem Progesteron- und/oder dem Östrogenrückgang. Abgesehen davon, dass Testosteron allgemein als männliches Hormon gilt, hat es jedoch zum Teil deshalb so viel Aufmerksamkeit erregt, weil es so spezifisch wirkt. Während also Östrogen und Progesteron eine unterstützende Rolle bei der gesunden Libido einer Frau spielen, kann zusätzliches Testosteron den Sexualtrieb in beiden Geschlechtern direkt und rasch stimulieren, wenn die reduzierte Libido auf einen Testosteronmangel zurückgeht.

Anders als allgemein angenommen sinkt der Testosteronspiegel nach der Menopause jedoch nicht merklich ab. Tatsächlich sondern die Ovarien bei den meisten (aber nicht bei allen) Frauen nach der Menopause mehr Testosteron ab als in der Perimenopause. Bei einigen Frauen sinkt der Testosteronspiegel jedoch allmählich ab; dieser Prozess beginnt Ende zwanzig und setzt sich durch die mittleren Jahre hindurch fort, und es kann sein, dass der Spiegel so stark sinkt, dass die Libido leidet.

Manchmal erfolgt der Testosteronabfall nicht allmählich, sondern plötzlich, und dann geht auch die Libido plötzlich zurück. Das kann nach einer Entfernung oder einem Funktionsverlust der Eierstöcke eintreten, oder aber auch, wenn die Nebennieren erschöpft sind (siehe viertes Kapitel).

Der Grund ist, dass die Eierstöcke und die Nebennieren (wie auch die Leber und das Fettgewebe) alle die Steroidhormone produzieren, die unter der Sammelbezeichnung Androgene bekannt sind, und eines davon ist Testosteron.

Wenn Sie Ihre Ovarien verloren oder diese plötzlich einen Funktionsminderung erlitten haben, sei es aufgrund von Chemotherapie, Bestrahlung oder Operation, dann werden Sie unter Umständen feststellen, dass Ihre Libido drastisch abnimmt. In diesem Fall hatte Ihr Körper nämlich keine Zeit, die Androgenproduktion an andere Produktionsstellen im Körper zu verlagern. Frauen mit diesem Problem klagen oft, sie fühlten sich nicht mehr wie sie selbst: »Es ist, als ob all meine Lebensenergie verschwunden sei.« Und sie verlieren überdies ihre Libido, ihre sexuelle Energie.

Der Grund, warum es nicht allen Frauen so geht, die ihre Eierstöcke verlieren, ist, dass der Körper einiger Frauen die Androgenproduktion ohne große Unterbrechung des hormonellen Outputs an andere Körperstellen verlagern kann. Doch bei denjenigen, deren Körper sich nicht so rasch auf die neue Situation einstellen können, ist unter Umständen eine Hormonsubstitution erforderlich, um den Androgenspiegel wiederherzustellen. Bei Frauen, deren Testosteronspiegel aus welchem Grund auch immer signifikant abgesunken ist, hat eine Testosteronsubstitution oft den gewünschten Effekt auf die Libido.

Untersuchungen haben gezeigt, dass 65 Prozent der klimakterischen Frauen mit einem zu niedrigen Testosteronspiegel, die eine Testosteronersatztherapie erhielten, eine Zunahme ihrer Libido, eine verstärkte sexuelle Reaktion, eine erhöhte Frequenz sexueller Aktivität, verstärkte sexuelle Fantasien feststellten und eine erhöhte Sensibilität der erogenen Zonen verspürten.[28]

Meiner Erfahrung nach sind die Ergebnisse nur dann völlig zufriedenstellend, wenn die intime Beziehung einer Frau gesund ist und auf Gegenseitigkeit beruht. Das gilt besonders für die Lebensmitte, wenn eine Frau nicht mehr so leicht Probleme unter den Teppich kehrt. Wenn ihre Beziehung in Schwierigkeiten steckt, dann ist die Wahrscheinlichkeit, dass eine Testosteronsubstitution ihren Sexualtrieb wirksam stimuliert, sehr viel geringer. Wenn Sie jedoch meinen, dass Ihre verringerte Libido mit einem zu niedrigen Testosteronspiegel (oder dem eines der anderen Androgene) zusammenhängen könnte, lassen Sie Ihre Konzentration an ungebundenem (freiem) Testosteron und/oder DHEA überprüfen, sei es mit einem Blut- oder einem Speicheltest. Wenn Sie tatsächlich einen zu niedrigen Spiegel haben sollten, kann Ihnen Ihr Arzt natürliches Testosteron verschreiben. Die Anfangsdosis beträgt in der Regel 1 bis 2 mg pro Tag und kann, falls nötig, allmählich erhöht werden. Eine andere Möglichkeit ist, das nicht verschreibungspflichtige DHEA in einer Dosis von 5 bis 10 mg ein- bis zweimal pro Tag einzunehmen. Transdermales Testosteron ist eine weitere Option.

Eine Studie an 814 Frauen von 2008 hat gezeigt, dass die sexuelle Befriedigung zunimmt, obwohl die Hälfte der Teilnehmerinnen die Studie aufgrund von unerwünschtem Haarwachstum und einer tieferen Stimme abbrach und vier Brustkrebs bekamen.[29] Für Frauen, die es mit transdermalem Testosteron versuchen wollen, empfehle ich eine Anfangsdosis von weniger als 300 mcg pro Tag, entweder als Pflaster oder als Hautcreme. Eine weitere Option ist ein frei verkäufliches DHEA zu einer Dosis von 5 – 10 mg ein- bis zweimal am Tag. Bei vielen Frauen lässt dieses Vorläuferhormon von Testosteron dessen Spiegel in ausreichendem Maße steigen und einen schwindenden Sexualtrieb sich wieder verbessern. Gegenwärtig laufen eine Menge Studien zu diesem wichtigen Thema.

Hilfen bei Scheidentrockenheit

Einige Frauen in mittleren Jahren stellen fest, dass der Geist zwar willig ist, der Körper jedoch nicht. Ihre Libido ist unvermindert, doch aus Gründen, die sie nicht verstehen, werden sie nicht feucht genug. Es gibt jedoch zahlreiche Möglichkeiten, dieses Problem zu behandeln.

Natalie: Eine bestehende Beziehung stützen
Natalie suchte mich erstmals mit 52 Jahren auf. Ihr Mann, Brad, begleitete sie. Natalie war bei guter Gesundheit, aber sie hatte Probleme beim Geschlechtsverkehr. Sie konnte anscheinend nicht genügend Gleitsubstanz produzieren, was den Koitus schwierig machte. Und sie verspürte auch manchmal ein Brennen in den Harnwegen oder hatte das Gefühl, dass ihre Harnwege entzündet seien.

Als ich Brad und Natalie zusammen beobachtete, gewann ich den Eindruck, dass sich Brad wirklich Sorgen um seine Frau machte, auch wenn es ihm unangenehm war, über diese Dinge zu sprechen. Er wollte sie nicht verletzen, aber er verstand nicht, wo ihre Probleme herrührten. Und beide fürchteten, dass sich ihr sexuelles Problem ausweiten und zu einer Entfremdung zwischen ihnen führen könnte. Ich untersuchte Natalie gynäkologisch und stellte fest, dass die Wand ihrer Scheide deutlich verdünnt war, was sie weniger flexibel und empfindlicher gegenüber Reizungen und Beanspruchungen durch Dehnung und Reibung machte, wie sie beim Koitus zwangsläufig auftreten.

Die Verdünnung ihres Scheidengewebes erklärte auch ihre Harnwegssymptome, denn diese Gewebsverdünnung geht mit einer Ausdünnung und Reizung des unteren Drittels der Harnröhre einher. Natalies Untersuchung ergab darüber hinaus einen offensichtlichen Mangel an natürlicher Befeuchtung, was den Sex für sie traumatischer und für beide Partner weniger lustvoll machte. Da ich vermutete, dass Natalie in den Wechseljahren war, machte ich einen Scheidenabstrich und sandte ihn zu einem Labor, um einen Test machen zu lassen, der zeigt, wie viele Zellen gut mit Östrogen versorgt sind und wie viele nicht.

Ich ließ auch ihren Östrogen-, Progesteron- und Testosteronspiegel bestimmen. Ihr Testosteron lag im normalen Bereich, doch Östrogen und Progesteron waren niedrig. Der Test bestätigte, dass sie unter einer sogenannten atrophischen Vaginitis litt, was nichts weiter bedeutet, als dass den Zellen, die die Scheide auskleiden, Östrogen fehlt. Das macht das Scheidengewebe dünn und leicht entzündlich.

Ich erklärte Natalie die verschiedenen Behandlungsmöglichkeiten, die ihr offen standen, und verschrieb ihr schließlich Östrogencreme für ihre Scheide sowie Progesteroncreme, die sie überall auf der Haut auftragen konnte. Durch wiederholtes Testen ihrer Hormonspiegel und Anpassung der Dosis entsprechend ihrem Befinden konnten wir innerhalb von drei Monaten einen für Natalies Alter optimalen Östrogen- und Progesteronspiegel etablieren. Bei einem Folgebesuch ein paar Wochen später berichtete Natalie, ihr Geschlechtsleben sei »wieder völlig normal«. Genau das hatte ich erwartet. Die Behandlung von Scheidentrockenheit und Ausdünnung des Scheidengewebes in den Wechseljahren ist sicher, einfach und sehr effektiv.

Grace: Eine neue Beziehung eingehen

Grace war 55 Jahre, als sie mich aufsuchte. Ihr Mann, mit dem sie 20 Jahre lang in einer guten, monogamen Beziehung gelebt hatte, war vor fünf Jahren gestorben. Ihre Ehe war glücklich und erfüllt gewesen, und sie suchte nach seinem Tod nicht nach einem neuen Partner. Sie führte ein aktives Leben, unterrichtete Tennis, liebte es, im Garten zu arbeiten, und reiste viel. Doch dann traf sie einen Mann wieder, mit dem sie auf der High-School befreundet gewesen war und den sie viele Jahre lang nicht gesehen hatte. Er war ebenfalls verwitwet -- seine Frau war vor mehreren Jahren verstorben.

Da er in Utah lebte und sie in Maine, begannen sie, einander Briefe zu schreiben und gelegentlich auch miteinander zu telefonieren. Ihr Besuch bei mir war durch seine Einladung, ihn zu besuchen und ein paar Wochen auf seiner Ranch zu verbringen, veranlasst worden. Er hatte sie überdies gefragt, ob sie sich vorstellen könne, ihn zu heiraten. Auch wenn sie nicht unbedingt plante, während ihres Besuchs Sex mit ihm zu haben, wollte sie vorbereitet sein. Wie viele Frauen befürchtete Grace, dass ihre Scheide »ausgetrocknet« sei, weil sie so viele Jahre keinen Geschlechtsverkehr gehabt hatte. Ich versicherte ihr, dass ihre Vagina darauf ausgelegt sei, ihr ganzes Leben lang zu funktionieren, auch wenn sie nach Jahren der Abstinenz anfangs vielleicht einiger Hilfe bedürfe. (Das ist nicht immer der Fall. Frauen, die in einer Weise masturbieren, bei der es zu einer vaginalen Penetration kommt, behalten oft eine exzellente Vaginalfunktion, selbst wenn sie keinerlei Geschlechtsverkehr haben. Und natürlich kommen viele Frauen auch ohne vaginale Penetration zum Orgasmus.)

Grace war seit fünf Jahren postmenopausal und hatte sich gegen eine Hormonersatztherapie entschieden, weil es in ihrer Familie keine Herzkrankheiten oder Osteoporose gab, ihre Knochendichte exzellent war und sie ein erhöhtes Brustkrebsrisiko vermeiden wollte. Da sie immer noch keinen zwingenden Grund sah, mit einer Hormonersatztherapie zu beginnen, sah ich in ihrem Fall keine Notwendigkeit, eine solche zu verschreiben.

Bei der gynäkologischen Untersuchung sah Graces Vagina jedoch etwas gerötet aus und die Auskleidung, die Scheidenschleimhaut (Tunica mucosa vaginae), erschien etwas dünn. Das kann unter Umständen zu Schmerzen beim Geschlechtsverkehr führen, muss aber nicht – das hängt vom Einzelfall ab. Es war durchaus möglich, dass Grace völlig problemlos Geschlechtsverkehr haben könnte, doch auf der anderen Seite hielt ich es eingedenk der für sie neuen Situation für das Beste, ihr eine Reihe von Möglichkeiten vorzuschlagen. Grace meinte ebenfalls, sie wolle keine Risiken eingehen. Obwohl sie in den vergangenen zehn Jahren keinerlei Gefühl von Scheidentrockenheit oder Beschwerden verspürt hatte, wollte sie sichergehen, dass sie angenehmen Geschlechtsverkehr haben könne.

Ich bot ihr zwei Optionen an: eine Verschreibung für eine östriolhaltige Vaginalcreme oder ein sehr wirksames und sicheres nichthormonhaltiges Gleitmittel. Grace entschied sich für die östriolhaltige Vaginalcreme, um sicherzustellen, dass ihr Vaginalgewebe in drei Wochen, wenn sie nach Utah reisen würde, sehr gut mit Östrogen versorgt und dicker sein würde als jetzt. Sie wollte zudem kurz vor ihrer Abreise nochmals vorbeikommen, sodass ich ihren Fortschritt beurteilen könnte.

Das Hormon Östriol ist ein natürliches Östrogen, das das Wachstum von Brust- und Uterusgewebe nicht so stark anregt wie die anderen Östrogene Östron und Östradiol. Es kann oral eingenommen oder lokal appliziert werden, um Scheidentrockenheit zu lindern. Wenn es nur lokal in der Scheide angewendet wird, ist die Benutzung selbst dann sicher, wenn Sie Brustkrebs, Gebärmutterkrebs oder Eierstockkrebs gehabt oder östrogenbedingte Probleme haben.

Östriol ist verschreibungspflichtig und wirkt sehr positiv auf das östrogensensitive Scheidengewebe. (Alle konventionellen Östrogencremes wirken bei Scheidentrockenheit oder bei Ausdünnung des Scheidengewebes ebenfalls gut, doch das darin enthaltene Östrogen kann als Wachstumsfaktor für Brust- und Uterusgewebe wirken. Das kann von Bedeutung sein, wenn Sie Krebs in einem dieser Organe hatten. In niedriger Dosierung verursachen diese Präparate jedoch offenbar keine Probleme. Wie mit Östriol lassen sich mit diesen Cremes auch jene Inkontinenzprobleme sehr wirksam behandeln, die auf einem lokalen Östrogenmangel beruhen.)

Ich verschrieb den täglichen Gebrauch der Creme über eine Woche, um die Epithelschicht in der Vagina aufzubauen, anschließend eine bis drei Applikationen pro Woche, um die Weichheit, Flexibilität und Feuchtigkeit ihres Scheidengewebes zu erhalten. Wenn sie regelmäßigen Geschlechtsverkehr haben würde, erklärte ich ihr, würde sich die Durchblutung ihrer Vagina verbessern. Dies in Kombination mit der wiederholten Stimulation und Streckung der Vagina würde dazu führen, dass der Bedarf an Creme zurückgeht – vielleicht bis zu dem Punkt, wo man sie ganz weglassen oder nur im Bedarfsfall einen Tupfer eines nicht verschreibungspflichtigen Gleitmittels verwenden könnte.

Nicht verschreibungspflichtige Mittel zur Scheidenbefeuchtung

Neben Östriolpräparaten gibt es mehrere Möglichkeiten, die gut funktionieren, wenn es nur darum geht, Scheidentrockenheit zu lindern. Eine Reihe von pflanzlichen Heilmitteln kann, regelmäßig eingenommen, dazu beitragen, die Scheidenfeuchtigkeit wiederherzustellen. Wanzenkraut, wilde Jamswurzel, Pueraria mirifica, Don Quai oder Mönchspfeffer sind dafür gute Beispiele. Auch Vitamin-E-Präparate helfen. Und viele Frauen stellen fest, dass die Elastizität und Feuchtigkeit ihrer Vagina wiederhergestellt wird, wenn sie beginnen, regelmäßig vollwertige Sojaprodukte zu sich zu nehmen – je höher die tägliche Dosis an Isoflavonen, desto wirksamer. (Denken Sie daran, dass Gleitmittel auf Ölbasis Latexkondome und Diaphragmen schädigen können und damit ihre Wirksamkeit mindern.)

Ein anderer Ansatz zu Scheidengesundheit besteht darin, regelmäßig Kegel-Übungen durchzuführen, um die Scheidenmuskeln zu stimulieren und zu stärken. Diese Übungen sind leicht durchzuführen, und Sie können sie jederzeit und überall machen; niemand kann erkennen, was Sie gerade tun. Studien haben gezeigt, dass diese Übungen nicht nur die Durchblutung steigern (was zu einer Verdickung der Scheidenwand wie zu einer verstärkten Lubrikation führt), sondern auch die Libido verbessern können, weil sie das Anschwellen und die Sensibilität der Klitoris sowie die Orgasmusintensität verstärken. Als positiver Nebeneffekt können Kegel-Übungen auch dazu beitragen, einer Harninkontinenz vorzubeugen oder sie rückgängig zu machen (siehe achtes Kapitel).

Die Wahrheit sagen

In der Lebensmitte macht es immer mehr Frauen immer weniger aus, offen über ihre Sexualität zu sprechen – untereinander oder mit anderen. Hier sind einige Themen, denen Sie vielleicht eine neue Perspektive abgewinnen können.

- **Kommen Sie mit Ihrer eigenen Sexualität ins Reine:** Alle Menschen sind von Natur aus sexuelle Wesen – das ist Teil ihres Menschseins. Bei Frauen wird im Schlaf in regelmäßigen Abständen die Scheide feucht, und Männer bekommen Erektionen. Wie Sie Ihre Sexualität jedoch ausleben, wenn Sie wach sind, hängt von vielen Faktoren ab, beispielsweise von Ihrer Erziehung, Ihrem Hormonspiegel, Ihrem gesundheitlichen Allgemeinzustand und davon, wie zufrieden Sie mit Ihrem Sexualpartner sind, wenn Sie gegenwärtig einen haben.

- **Hören Sie auf, Buch zu führen:** Was ist ein normales Sexualleben? Nur Sie allein können diese Frage für Ihre Person beantworten. Um Ihnen zu helfen, Ihre persönliche Wahrheit in dieser Hinsicht zu finden, möchte ich Sie daran erinnern, dass wir in einer Gesellschaft leben, die oft Quantität mit Qualität verwechselt. Selbst die Mediziner setzen die Qualität der Sexualität mit der Häufigkeit des Geschlechtsverkehrs gleich. Damit erweisen sie vielen Paaren einen Bärendienst, denn viele gewinnen dann zwangsläufig den Eindruck, sie könnten das »Soll« nicht erfüllen. Um all dies in die richtige Perspektive zu rücken, finden Sie vielleicht Folgendes beruhigend: Nach einer aktuellen Untersuchung der Universität von Chicago kommt es recht häufig vor, dass Paare dreimal im Monat Sex haben und völlig zufrieden damit sind. Stellen Sie sich die folgende Frage, und beantworten Sie sie ehrlich: Wie viel Zeit würden Sie unter Idealbedingungen jede Woche mit sexuellen Aktivitäten verbringen – sei es mit sich selbst oder mit einem Partner? Immer können Sie Ihr Sexualleben schon allein durch den Vorsatz, es zu tun, verbessern!

- **Respektieren Sie Ihren Sexualtrieb:** Die Sexualtherapeutin Dr. Patricia Love hat festgestellt, dass man die Menschen im Hinblick auf ihren Sexualtrieb in drei unterschiedliche Kategorien einteilen kann: stark, mittel und schwach.[30] Menschen mit einem relativ hohen Testosteronspiegel haben in der Regel einen stärkeren Sexualtrieb als diejenigen mit einem niedrigeren Spiegel; Menschen mit einem niedrigen Testosteronspiegel stellen dagegen oft fest, dass es sie nach der anfänglichen Verliebtheit eine Menge Energie kostet, sexuell die Initiative zu ergreifen oder sexuelles Interesse zu zeigen.

  Da Personen mit einem hohen Testosteronspiegel von solchen mit einem niedrigen Testosteronspiegel angezogen werden, ist es keineswegs unwahrscheinlich, dass der sexuelle Appetit eines Paares von Zeit zu Zeit differiert. Aber das macht keinen der Partner »schlecht« oder »anomal«. Und auch wenn unsere Kultur uns lehrt, dass mit uns etwas nicht stimmt, wenn wir unser Geschlechtsleben nicht auf der ursprünglichen Hitze »am Kochen« halten können, ist die Wahrheit, dass das anfängliche emotionale und physiologische Hoch einer neuen sexuellen Beziehung schließlich von einer bewussteren und raffinierteren Form von Leidenschaft und Intimität ersetzt werden muss.

- **Praktizieren Sie Safer Sex:** Viele der Frauen, die heute in den Wechseljahren sind, wurden während der sexuellen Revolution der Sechzigerjahre volljährig, als es durchaus üblich war, mehrere Sexualpartner zu haben. Anschließend waren viele verheiratet oder lebten in monogamen Beziehungen, als Anfang 1980 die AIDS-Epidemie ins öffentliche Bewusstsein trat. Wenn Sie seitdem geschieden oder verwitwet sind, sind Ihnen die Risiken, die Sie bei ungeschütztem Geschlechtsverkehr eingehen, vielleicht gar nicht bewusst. Sie müssen wissen, dass in den Vereinigten Staaten 11 Prozent aller neuen HIV-Infektionen bei Personen über fünfzig auftreten und dass die HIV-Infektionsrate in dieser Population zwischen 1991 und 1996 mehr als doppelt so rasch gestiegen ist wie unter jungen Erwachsenen.[31]

Es ist allzu einfach anzunehmen, dass jemand, den Sie zum Partner wählen, wahrscheinlich nicht infiziert ist. Sie mögen Charaktere gut einschätzen können, doch ein Sexualpartner oder eine Sexualpartnerin ist nur so sicher wie jeder Partner, den er oder sie jemals hatte. Denken Sie auch daran, dass es viele andere sexuell übertragene Krankheiten gibt, darunter nicht heilbare wie Genitalherpes, Genitalwarzen und Hepatitis B. Frauen in und nach den Wechseljahren haben ein größeres Risiko, sich an diesen sexuell übertragenen Krankheiten anzustecken, als jüngere Frauen.[32] Rückgang der Scheidenfeuchtigkeit und Verdünnung der Scheidenwand führen dazu, dass beim Geschlechtsverkehr leichter mikroskopisch kleine Risse entstehen. Die schafft Eintrittspforten für Bakterien und Viren. Safer Sex heißt, die Körperflüssigkeiten Ihres Partners aus Ihrer Scheide, Ihrem After und Ihrem Mund fern zu halten. Zu den Körperflüssigkeiten gehören Samenflüssigkeit, Scheidensekretionen, Blut und der Ausfluss aus Pusteln wie Herpesbläschen.

Obwohl die meisten Leute das Konzept des Safer Sex auf den Gebrauch eines Kondoms reduzieren, umfasst es in Wirklichkeit viel mehr. Dazu gehört, ehrlich zu sich selbst zu sein und sich das Risiko klarzumachen, das Sie eingehen, wenn Sie ungeschützten Sex mit einem Partner haben, über dessen mögliche Geschlechtskrankheiten Sie nichts wissen. Dazu gehört auch, mit dem Geschlechtsverkehr zu warten, bis Sie einander gut genug kennen, um über Ihr sexuelles Vorleben zu sprechen und solche Themen wie die Benutzung eines Kondoms und/oder die Durchführung eines Bluttests anzuschneiden. Obwohl derartige Gespräche selten einfach sind, stellen sie einen guten Test für die Intimität dar, die zwischen Ihnen und Ihrem Partner möglich ist.

- **Benutzen Sie, wenn nötig, Verhütungsmittel:** Ich habe zu viele Schwangerschaften bei Frauen erlebt, die sich sicher waren, dass sie nicht mehr schwanger werden könnten, und die dachten, Kinderwagen und Windeln gehörten ein für alle Male der Vergangenheit an. Selbst wenn Sie keine regelmäßigen Perioden mehr haben, können Sie noch immer einen Eisprung haben. Generell sollten Sie noch ein ganzes Jahr nach Ihrer letzten Menstruation Verhütungsmittel benutzen. Und natürlich können Sie nicht genau wissen, welches Ihre letzte Menstruation war, bis Sie die Ein-Jahres-Grenze erreicht haben.

Zehn Schritte, um die Libido neu zu entfachen

Die Psychiaterin Helen Singer Kaplan, eine Pionierin auf dem Gebiet der menschlichen Sexualität, prägte den Terminus »heiße Monogamie« und meinte damit das Potenzial für dauerhafte sexuelle Leidenschaft in einer festen monogamen Beziehung. Dr. Patricia Love hat neun Faktoren identifiziert, die helfen können, diesen Zustand des Begehrens zu erhalten. Wie sie in ihrem Buch *Hot Monogamy* erklärt, sind all diese Faktoren miteinander verknüpft, sodass Fortschritte auf einem Gebiet positive Effekte auf anderen Gebieten nach sich ziehen.[33]

- **Kommunikation:** Selbst wenn Sie und Ihr Partner bisher nicht viel über ihre sexuelle Beziehung gesprochen haben, wird es zunehmend wichtiger, offen und ohne Vorbehalte über sexuelle Veränderungen zu reden. Ihren Partner wissen zu lassen, was in Ihnen und mit Ihnen vorgeht, ist ein guter erster Schritt, um dann über Veränderungen zu sprechen, die Sie gerne vornehmen würden. Auch empfehle ich die Lektüre von *Mama Genas Schule der weiblichen Künste* von Regena Thomashauer (München 2015). Es enthält eine Fülle von Ideen und Ratschlägen, die wunderbar praktisch und ermutigend sind.

- **Stimmung:** In der Lebensmitte können Frauen dafür Verantwortung übernehmen, in Stimmung zu kommen, selbst wenn Begehren nicht so spontan aufkommt wie früher. Eine 56-jährige Kollegin meinte zu mir: »Älter werden heißt, sich dafür zu entscheiden, ein Liebesleben zu haben, statt dazu getrieben zu werden.« (Was diesbezügliche Hilfe angeht, siehe unten bei »Sinnlichkeit«.)

- **Intimität:** Nehmen Sie sich Zeit, eine persönliche Beziehung herzustellen. Nichts ist wichtiger für ein erfülltes Liebesleben als die Fähigkeit, die eigenen Gedanken und Gefühle regelmäßig mit dem Partner zu teilen. Eine der wirklich guten Dinge in der Lebensmitte ist, dass wir oft mehr Zeit mit unserem Partner verbringen können je als zuvor. Diese Zeit kann sich in zweite Flitterwochen verwandeln. Einer meiner Kollegen und seine Frau haben kürzlich einen ausgedehnten Europatrip unternommen – ihre erste größere gemeinsame Reise seit der Geburt ihrer vier Kinder. Als ich ihn zu der Reise befragte, meinte er: »Wir haben einander wieder kennengelernt. Ich habe mich daran erinnert, warum ich sie überhaupt geheiratet hatte.« Eine meiner Patientinnen beschrieb, wie erfrischend es war, sich ohne Kinder im Haus zu lieben. Sie lachte und meinte: »Wir können richtig laut sein!«

- **Technik und Aufmerksamkeit:** Wie ich schon gesagt habe, sind Frauen von Natur aus außerordentlich orgasmusfähig und deshalb zu großem Lustempfinden aus in der Lage. Doch die meisten Frauen haben nicht einmal angefangen, ihr volles Potenzial zu erkunden. Das hat vielleicht mit religiös vermittelter Scham zu tun, mit Missbrauchserfahrung, einem lieblosen Partner oder einfach schlichtem Unwissen. Die Zeit der Lebensmitte ist eine prima Zeit, all das zu ändern! Eine jede von uns kann lernen durch regelmäßiges Üben, sich selbst Erregung zu verschaffen. Denken Sie dran, dass die Energie dem Bewusstsein folgt. Und sich der eigenen erotischen Anatomie bewusst zu werden, und ein Kribbeln oder eine gesteigerte Durchblutung wahrzunehmen, ist schon mal ein guter Anfang.

  Dann machen Sie noch Kegel-Übungen, und Sie spüren bei jedem Mal die verbesserte Durchblutung. Dr. Vera Bodansky hat zusammen mit ihrem Mann Dr. Steve Bodansky *Orgasmus XXL. Lustvoll lange Höhepunkte* verfasst (München 2007). Darin fordert sie uns auf, »jedes Stadium« zu genießen. Die Bodankys lehren im Übrigen, dass ein Orgasmus mit dem ersten unwillentlichen Zusammenziehen des Musculus pubococcygeus (dem Liebesmuskel) beginnt. Diesen haben wir oben schon als PC-Muskel im Zusammenhang mit den Kegel-Übungen kennengelernt.

  Das Buch der Bodanskys ist eigentlich ein Biofeedback-Manual, mit dem man sich beibringt, immer mehr durch immer weniger Stimulation zu empfinden. Genau so! Man kann den Körper durch mehr Aufmerksamkeit und Bewusstsein auf ein stärkeres Empfinden eichen, und das am besten ohne Vibrator. Nicht dass ich etwas gegen einen hätte. Aber so ein Gerät kann, wenn man nicht andere Wege der Lust erkundet, eher zu einer Verarmung der Empfindung führen, die dann immer stärkerer Stimulanz bedarf. Das Ziel ist, sich so auf die Lust einzustimmen, dass eine einfache Berührung reicht. Manche Frauen kommen allein durch die Stimulation der Brustwarzen oder der Ohrläppchen zum Orgasmus. Ich finde, Sie es sollten das einfach mal für sich selbst ausprobieren. Denn man kann auch allein ein gutes Sexualleben haben. Und das Gute ist, dass das eigene sexuelle Erwachen Sie für einen potenziellen Partner attraktiver macht, falls Sie das wollen.

Sich selbst Lust zu bereiten und die verschiedenen erogenen Zonen des Körpers wahrzunehmen, ist von unschätzbarem Wert, wenn es darum geht, mit einem Partner zu schlafen. Dann nämlich wissen Sie bereits, was gut für Sie ist und was nicht und können es den Partner wissen lassen. Sie können mir glauben, dass Männer genauso wenig wie Sie mit dem Wissen auf die Welt kommen, wie »es« geht. Zu einem neuen Partnerschaftsverständnis in der Lebensmitte zu kommen bedeutet auch, sich selbst zu erwecken.

- **Romantik:** Sie und Ihr Partner müssen lernen, wie Sie einander konkret Ihre Liebe zeigen können. Blumen, Karten, Einladungen ins Restaurant und so weiter sind alles Dinge, die dazu beitragen, die Romantik in Ihrer Beziehung wach zu halten.

- **Körperbild:** Patricia Love beschreibt das Körperbild als »dein inneres Bild deines äußeren Selbst«. Viele von uns haben kein gutes Körpergefühl, weil wir gelernt haben, uns mit den perfekten, auf Hochglanz polierten Models in den Medien zu vergleichen. Das gilt besonders dann, wenn sich unser Körper in der Lebensmitte zu verändern beginnt. Wenn wir unseren Körper nicht mögen, ist es sehr schwierig, bei der Liebe ganz präsent zu sein. Wenn Ihr Körperbild ein Problem für Sie ist, machen Sie meine Spiegelübung: Stellen Sie sich einen Monat lang zweimal pro Tag vor den Spiegel, sehen Sie sich tief in die Augen, und sagen Sie laut: »Ich akzeptiere mich in diesem Moment bedingungslos.« Das mag sich dumm anhören, aber es funktioniert – und es kann Ihnen sofort die Aspekte in Ihrem Leben zeigen, die der Liebe und des Mitgefühls bedürfen. Je mehr Sie an sich selbst Gefallen finden, desto sexier fühlen Sie sich. Sich sexy und erotisch zu finden, fängt bei sich selbst an, in Gedanken und in Taten.

- **Sinnlichkeit:** Um Ihre Libido zu stärken, müssen Sie bereit sein, sich zu entspannen und all Ihre Sinne an Ihrem Liebesleben teilhaben zu lassen.

- **Sehen:** Der Lehre des Feng-Shui, der chinesischen Kunst des Einrichtens, zufolge sollte das Schlafzimmer ein Ort der Ruhe sein, kein Ort, um Rechnungen zu bezahlen oder fernzusehen. Das Schlafzimmer sollte auch ein sinnlicher Ort sein. Um es dazu zu machen, sollten Sie zusammen mit

Ihrem Partner Tapeten und Bettbezüge auswählen, die die Romantik Ihrer Umgebung verstärken.

Viele Paare schauen sich gern zusammen sinnliche Filme an. Weil die Geschmäcker in dieser Hinsicht so verschieden sind, zögere ich, hier irgendetwas vorzuschlagen. Viele meiner Patientinnen mögen auch erotische Literatur, die der eigenen Fantasie meist mehr überlässt als Filme. Hier einige Vorschläge: *Emmanuelle I und II, Das Delta der Venus oder Two Moon Junction*. Viele Frauen ziehen erotische Literatur vor, weil sie der Fantasie mehr Raum lässt. Ich selbst mag die erotischen Geschichten von Anaïs Nin: *Das Delta der Venus* und *Die verborgenen Früchte*.

Dann gibt es noch Romane: Zwei meiner Lieblingsbücher, beide haben großartige erotische Sequenzen: *Ayla und das Tal der Pferde* von Jean Auel und *Outlander* von Diana Gabaldon. Seien Sie wählerisch, was erotisches Material angeht, und stellen Sie sicher, dass die Filme, Fotos oder Bücher, die Sie sich ansehen, Frauen nicht in irgendeiner Weise herabwürdigen.

So etwas wirkt wie eine kalte Dusche. Sich zu lieben sollte eine Aktivität sein, die das Wohlbefinden und das Selbstwertgefühl beider Partner stärkt. Wenn Sie gegenwärtig einen Partner haben, dessen sexuelle Ansprüche auf Sie auf irgendeine Weise degradierend wirken, suchen Sie fachliche Hilfe.

- **Geruch:** Frauen reagieren empfindlicher auf Gerüche als Männer, und wir mögen auch sehr oft andere Gerüche als Männer. Sie und Ihr Partner sollten ehrlich sagen, welchen Geruch einer von Ihnen abstoßend findet, sei es Schweiß, Mundgeruch oder was auch immer. Aromatherapie kann wunderbar sein – aber Sie müssen sich auf einen Duft einigen.

Apropos Duft, die Wissenschaft der Pheromone steht noch ganz am Anfang, ist aber nicht minder interessant. Besonders gut dokumentiert ist durch die Arbeit von Dr. Winnifred Cutler und anderen, dass Pheromone wichtige sexuelle Lockstoffe sind, die von den Drüsen der Achseln und des Genitalbereichs abgesondert werden. Wenn Frauen den Eisprung haben schütten Sie ein Pheromon aus, das ihre Attraktiviät Männern gegenüber erhöht. Auch Männer schütten solche Lockstoffe aus, um sich für Frauen attraktiver zu machen.

Frauen, deren Gebärmutter entfernt wurde, haben womöglich weniger davon, das Gleiche gilt für Frauen nach den Wechseljahren, die keinen Eisprung mehr haben. Das Gute aber ist, dass Pheromone käuflich zu erwerben sind und dem Parfum beigemischt oder gleich auf die Haut aufgetragen werden können. Obwohl es noch mehr Studien geben muss, gibt es genügend Informationen und Erfahrungsberichte, die belegen, dass die Sache funktioniert. Ich würde es einmal ausprobieren und sehen, was passiert. Denken Sie dran: Sich sexy zu fühlen ist immer noch das beste Lockmittel.

- **Berührung:** Üben Sie es, einander die Schulter oder die Füße zu massieren. Lernen Sie es zu empfangen. Sie wären überrascht, wenn Sie wüssten, wie vielen Frauen es schwerfällt, still zu liegen und auf diese Weise Lust zu erfahren. Üben Sie es auch, Ihrem Partner zu sagen, was sich gut anfühlt und was nicht.

- **Geschmack:** Auf diesem Gebiet gibt es, wenn es Ihnen zusagt, viele Möglichkeiten, zum Beispiel parfümierte Öle.

- **Klang:** Spielen Sie sinnliche Musik, um die richtige Stimmung zu erzeugen. Schalten Sie den Anrufbeantworter ein, damit Sie nicht vom Telefon gestört werden, stellen Sie sicher, dass die Kinder aus dem Weg sind oder die Tür abgeschlossen ist und so weiter. Nichts lenkt die meisten Frauen bei der Liebe stärker ab als die Furcht, dass jeden Augenblick die Kinder ins Schlafzimmer kommen könnten.

- **Leidenschaft:** Dr. Love hat festgestellt, dass es unmöglich ist, jemanden leidenschaftlich zu lieben, den man nicht kennt. Sie beschreibt Leidenschaft als »die Fähigkeit, ein intensives Gefühl der Erregung mit der Liebe zum Partner« zu kombinieren. Wie weit wir von diesem Zustand auch abgewichen sein mögen, er ist sicherlich ein Ziel, das wir alle anstreben können – ein Beispiel dafür, was in der Lebensmitte möglich ist, wenn unsere Kundalini-Energie zu unserem Herzen aufsteigt und wir eine Verschmelzung von Sexualität und Spiritualität erleben, nicht nur mit unseren Genitalien, sondern außerdem mit Herz und Seele.

- **Sich die Kraft der Lust erschließen:** Diesen Weg zu gehen, erfordert in gewisser Weise Mut. Und auch Disziplin. Nichts ist einfacher, als sich einer Traurigkeit, Depression und des Unglücks zu überlassen. Das ist zwar der Normalfall, doch keineswegs zwingend. Das Gehirn ist das größte Geschlechtsorgan des Körpers. Sich aussuchen zu können, wie Sie über Sexualität und Lust denken, diese Freiheit ist Ihr größter Verbündeter. Das Begehren einer Frau, eine erregte Frau, die auf ihre Kosten kommt, ist das stärkste Aphrodisiakum überhaupt – und das, was Männer wie

Frauen gleichermaßen anzieht. Am Ende ist es nicht Liebe, die ein Paar zusammenhält, sondern die Fähigkeit, es gut miteinander zu haben. Doch in der Lebensmitte müssen Sie dieses Terrain des Es-sich-miteinander-gutgehen-Lassens wieder erschließen. Eine Frau, die sich unwiderstehlich fühlt, kann sich selber Lust bereiten und führt letztlich ein schöneres Leben. Ihre Lebenskraft und ihr Enthusiasmus sind ansteckend. Wenn Sie im Moment keinen Partner haben, dann führen Sie eine sinnliche Beziehung mit sich selbst. Je sexier und attraktiver Sie sich mit sich selbst fühlen, desto glücklicher und gesünder sind Sie. Die zwei Faktoren, die uns von der Lust abhalten, sind zumeist Wut und Selbstzweifel. In der Lebensmitte, wenn sich all die unerledigten Dinge erheben und überwunden werden wollen, dann braucht es viel Courage, um mit unserer Wut die Jahre des Selbstzweifels und der Selbstbeschränkung wegzubrennen – ob nun in sexueller Hinsicht oder allgemein. Sich unwiderstehlich, sexy, schön und liebenswert zu finden, ist ein Akt der Selbstermächtigung.

Genauso wie die Entscheidung, Weggefährten und Kindern zu sagen, was wir wollen – ohne unnötige Wut oder Verbitterung. All dies muss im Inneren vorbereitet werden. Wir brauchen keinen weißen Ritter, der uns rettet, keinen neuen Job oder ein Brustimplantat. Was wir jedoch im Tiefsten unseres Herzens spüren sollten, ist, dass wir die ganze Fülle des Lebens verdient haben – und dass wir all dies anziehen können, indem wir uns auf Lust und Freude einstimmen. Die Irrungen und Wirrungen der Menopause sind der ideale Zeitpunkt, um all die Selbstzweifel und die Wut wegbrennen zu lassen, auf dass wir das Erotische – die Lebenskraft – wahrhaft wieder in Besitz nehmen. In ihrem Buch *Entfalte dein erotisches Potenzial* (Bielefeld 2013) schreibt Sheri Winston, dass man eine »erotische Virtuosin« werden solle.

Als ich das las, hatte ich ein Aha-Erlebnis. Mein ganzer Körper sagte Ja zu dieser Vorstellung. Tief innen wollen fast alle Frauen in Kontakt sein mit dem, was Sheila Kelley, die Poledance-Trainerin, das »erotische innere Tier« nennt. Wir wollen die sexy Göttin in uns zum Ausdruck bringen. Bei so vielen wurde sie in der Kindheit oder Jugend zum Schweigen gebracht. Aber jetzt in der Lebensmitte können wir unsere erotische Kraft kenntnisreich so anwenden, dass sie dem Wohlergehen und dem Glück aller um uns herum dient. Wir sind keine unverantwortlichen Teenager mehr. Also nehmen Sie sich Zeit und Raum und erwecken Sie Ihr erotisches Potenzial. Dadurch werden Sie sich lebendig und energiegeladen fühlen!

X

Das Gehirn nähren – Schlaf, Depressionen und Gedächtnis

Die Veränderungen, die das Gehirn einer Frau in der Lebensmitte durchmacht, bereiten uns darauf vor, weiser durchs Leben zu gehen als je zuvor. Diese neue Weisheit wird in unserem Gehirn verkabelt, wenn wir nach der Menopause vom Wechselstrom der Jahre, in denen wir menstruieren, zum Gleichstrom umschalten. Während sich diese natürliche Anpassung vollzieht, erleben wir unter Umständen beunruhigende Symptome, die von Schlaflosigkeit über Depressionen bis zu Vergesslichkeit reichen können. Statt sich die herrschende kulturelle Ansicht zu eigen zu machen, dass wir dabei sind, den langen, langsamen Weg in Senilität und Depression zu beginnen, sollten wir erkennen, dass die Hirnveränderungen, die wir erleben, in der Regel ganz normal sind – temporäre Schlaglöcher auf der Straße, die abgefedert werden können, wenn wir den Mut haben, sie als Botschaften unserer inneren Weisheit anzusehen.

Es gibt keine einzige Untersuchung, die belegen würde, dass die Menopause als solche das Risiko einer Frau erhöht, an einer mentalen Störung, ob nun Depressionen, Vergesslichkeit oder auch Angststörungen, zu erkranken, es sei denn, wir sind von vornherein dafür prädisponiert. Die Wechseljahre verstärken unsere Gehirn- und Denkmuster und werfen ein Licht auf jene Gebiete, die der Unterstützung und Veränderung bedürfen.

Der Versuch, mentale Symptome durch Verleugnen, Psychopharmaka oder selbst durch eine überzogene Abhängigkeit von mentalen Techniken wie Meditation zu bekämpfen oder zu kontrollieren, ist letztlich zum Scheitern verurteilt.

Vielmehr müssen wir die Botschaft entschlüsseln, die hinter unseren Symptomen steckt, müssen uns umfassend informieren und gegebenenfalls bereit sein, unser Leben zu verändern. Da unsere Kultur derart auf Kontrolle fixiert ist, verlangt dieser Ansatz viel Mut und Vertrauen: Einige Frauen müssen erst einen schmerzhaften Zusammenbruch erleiden, bevor sie bereit sind, diesen Kampf um Kontrolle aufzugeben.

Prudence: Die ängstliche Sirene

Prudence, Rechtsanwältin in einer Gemeinschaftskanzlei und mit einem College-Professor verheiratet, suchte mich auf, als sie im Alter von 34 Jahren das erste Mal schwanger wurde. Sie und ihr Mann wirkten nach außen wie das perfekte Paar mit der Art von Doppelkarriere, wie es sich viele von uns wünschen. Prudences Schwangerschaft, Wehen und Geburt verliefen normal, doch nach der Geburt verfiel sie in eine schwere Depression, die rund sechs Monate anhielt. In dieser Zeit suchte sie bei einem Psychiater Hilfe und nahm etwa ein Jahr lang Antidepressiva. Im Anschluss daran blieb ihr Zustand stabil, sie litt jedoch unter ziemlich starken PMS-Symptomen, wie Angst, Stimmungsschwankungen und Appetit auf Süßigkeiten, die von der Zyklusmitte bis in die ersten Tage der Periode anhielten. Prudence konnte diese Symptome mit Progesteroncreme, entsprechender Ernährung und körperlicher Bewegung kontrollieren. Ich drängte sie nie weiter dazu, darüber nachzudenken, was in ihrem Leben diese PMS-Symptome hervorrufen könnte. Ihr Programm funktionierte, sie war zufrieden, und ich fühlte intuitiv, dass Prudence nicht daran interessiert war, tiefer in ihr Leben oder in ihre Psyche zu schauen. Das alles änderte sich in der Perimenopause.

Als Prudence Mitte vierzig wurde und ihre Periode hin und wieder auszufallen begann, schien es, als könne sie ihre PMS-Symptome nicht mehr in den Griff bekommen. Sie wusste nicht genau, wann sie ihre Progesteroncreme benutzen sollte, und sie verlor ihre frühere Selbstdisziplin in Bezug auf Ernährung und Fitnesstraining. Darüber hinaus konnte sie häufig nachts nicht schlafen. Doch Prudence hatte eine andere Sorge, die mich völlig überraschte: Jedes Mal, wenn bei ihr eine Periode ausfiel, fürchtete sie, schwanger zu sein. Da sich ihr Mann nach der Geburt ihres Kindes die Samenleiter durchtrennen und sich auf diese Weise hatte sterilisieren lassen, wusste ich, dass irgendetwas ihr Leben definitiv verändert hatte.

Als ich Prudence fragte, ob sie momentan unter besonderem Stress stünde, erzählte sie mir, sie habe eine Affäre mit einem Kollegen. »Ich weiß nicht, was in mich gefahren ist«, meinte sie. »Ich dachte immer, dass ich so etwas niemals tun würde. Aber ich bin wie behext. Wenn ich mit David zusammen bin, fühle ich mich jung und wild – als ob ein Teil von mir erwacht wäre, von dem ich nicht einmal wusste, dass er existiert. Ich interessiere mich zum ersten Mal in meinem Leben für erotische schwarze Unterwäsche. Ich sitze an meinem Schreibtisch, und statt juristische Unterlagen durchzusehen, fantasiere ich über meine nächste Geschäftsreise mit ihm. Wenn wir zusammen sind oder ich auch nur an ihn denke, fühle ich mich wie im Himmel. Aber wenn ich zu Hause sein muss und ihn eine Zeit lang nicht sehen kann, breche ich zusammen. Ich fühle mich ängstlich und deprimiert und kann nicht schlafen.«

Zunächst wollte Prudence einfach meine Meinung über Verhütung hören und mit mir besprechen, ob sie wieder zu Antidepressiva greifen bzw. Schlaftabletten nehmen sollte. Sie wollte auch wissen, welche Wirkung Medikamente auf ihren neu erwachten Sexualtrieb haben könnten. Doch obwohl ich Prudence beipflichtete, dass Medikamente eine Möglichkeit wären, ihre Symptome zu lindern, wollte ich ihr auch helfen, die Verbindung zwischen ihren mentalen klimakterischen Symptomen und ihrem Leben herzustellen.

Warum hatte sie gerade jetzt eine Affäre? Anfangs erklärte sie, ihre Ehe sei in Ordnung und ihr Ehemann ein guter Mann. Aber nach ein paar Minuten brach sie in Tränen aus und erzählte mir, dass er keine Festanstellung an seiner Universität erhalten habe und es im letzten Jahr ziemlich schwierig geworden sei, mit ihm zu leben.

Wie es so häufig der Fall ist, durchlebte Prudences Mann seine eigene Midlife-Crisis, über die er aber nicht reden wollte. Das war für Prudence besonders schwierig, weil ihr eigenes Berufsleben besser lief als je zuvor. Weil ihr Mann so entmutigt und deprimiert war, verbrachte sie überdies lieber zunehmend mehr Zeit im Büro als zu Hause.

Ich fragte Prudence, wie die Affäre sie verändert hatte. Sie dachte eine Weile darüber nach und meinte dann: »Sie gibt mir das Gefühl, lebendig, stark und sexy zu sein, und zwar in einer Weise, wie ich es nie zuvor erlebt habe.« Prudences untypische Affäre erlaubte ihr, in einen Teil ihres Gehirns – die Schläfenlappen – vorzudringen, der wahrscheinlich seit Ende ihrer Teenagerzeit bzw. Anfang zwanzig relativ brachgelegen hatte, in den Wechseljahren jedoch, wie schon erwähnt, zunehmend aktiviert wird. Die Neurowissenschaftlerin Dr. Mona Lisa Schulz weist darauf hin, dass dieses Gehirnareal mit Ekstase, Sinnlichkeit und Kreativität verknüpft ist; seine Botschaften werden jedoch häufig von unserem Stirnlappen »übertönt« – demjenigen Zentrum des Gehirns, das mit Regeln, Vorschriften und konventioneller Moral verknüpft ist.

In der Lebensmitte rufen unser Körper und unser Geist nach Ausgewogenheit. Diejenigen, die allzu intellektualisiert und kontrolliert waren, müssen sich davon frei machen und flexibler und spontaner werden, während diejenigen, die für den Augenblick gelebt und mit Hingabe Lust und kreative Selbstverwirklichung gesucht haben, sich nun zügeln und zu mehr

Struktur und Selbstdisziplin finden müssen, wenn sie gesund bleiben wollen. Auch wenn ich keine Affären in der Lebensmitte verschreibe, sehe ich, wie therapeutisch eine leidenschaftliche, unkontrollierbare Erfahrung der einen oder anderen Art für Frauen wie Prudence sein kann. Leider liefert eine Affäre selten eine tragfähige Basis, um das Bedürfnis nach Kontrolle aufzugeben und zu lernen, wie man Ekstase und Kreativität bewusst vertraut und mit ihnen arbeitet. Letztlich wird eine Affäre oft nur zu einem anderen Mittel, um Glück zu kontrollieren, weil Sie sich derartige Gefühle nur im Rahmen von Sexualität und nur innerhalb eines eingeschränkten, heimlichen Umfeldes erlauben.

Ich schlug Prudence vor, ein paar Monate lang über folgende Fragen nachzudenken, sei es allein oder mithilfe eines Therapeuten: Liebte sie ihren Mann? Hatte sie die Absicht, mit ihm verheiratet zu bleiben und mit ihm alt zu werden? Welche Umstände hatten zu der Affäre geführt? Welche Gefühle hatte sie ihr vermittelt? Glaubte sie, sie könne die Ekstase der Affäre in anderen Teilen ihres Lebens spüren? War ihr ihre Affäre wichtig genug, um zu riskieren, das Leben aufzugeben, das sie gemeinsam mit ihrem Mann aufgebaut hatte? War sie willens, die Verbindung zwischen ihren Symptomen und ihrem Leben zu sehen?

Prudence meinte, sie werde über das, was ich gesagt hatte, nachdenken. Wegen der Depressionen, Angstzustände und Schlaflosigkeit suchte sie einen Psychiater auf. Im Lauf der nächsten beiden Jahre nahm sie eine ganze Reihe von Medikamenten, die alle nicht sehr lange wirkten und allesamt Nebenwirkungen hatten. Trotz all dieser Versuche, Frieden durch Pillen zu finden, waren viele ihrer Symptome noch immer präsent.

Prudence kam erst zweieinhalb Jahre später wieder zu einer Untersuchung. Ihre Affäre war zu Ende, wie sie mir anvertraute, und sie war noch immer verheiratet. Als ich sie fragte, wie es ihrem Mann gehe, erzählte sie mir, er habe eine andere Stelle gefunden, sitze aber offenbar nur seine Zeit bis zur Pensionierung ab. Als ich sie untersuchte, fand ich einen kleinen, aber auffälligen Knoten in ihrer linken Brust, der mir Sorgen machte. Ich überwies Prudence zur Diagnose und möglichen Behandlung an ein Zentrum für Brustuntersuchungen. Bevor sie mich verließ, begann Prudence plötzlich zu schluchzen. Unter Tränen meinte sie: »Ich habe das Gefühl, mein Körper ist völlig außer Kontrolle geraten. Je mehr ich versuche, meine Symptome zu kontrollieren, desto schlimmer wird alles. Ich weiß nicht mehr, was ich tun soll.« Ich erklärte Prudence, sie habe endlich den Zusammenbruch erreicht, der ihr zum Durchbruch verhelfen könne – ein Stadium, das zwar unbequem, aber in der Regel der erste Schritt zu einem erfüllteren Leben ist.

Prudence arbeitet jetzt mit einem Therapeuten, um sich den Aspekten ihres Lebens zu stellen, die nach Veränderung rufen. Ihr Brustknoten stellte sich als ein präinvasives Karzinom (Carcinoma in situ) heraus, und sie steht unter regelmäßiger ärztlicher Beobachtung. Ihre Diagnose lässt sie im Ungewissen über die Zukunft: Die medizinische Wissenschaft kann noch immer nicht entscheiden, welche Form eines präinvasiven Karzinoms sich später zu einer invasiven Krebsgeschwulst entwickelt und welche nicht. Prudences Körper hat sie mit einem Dilemma konfrontiert, das sich einfach nicht durch noch mehr Kontrolle oder mehr Information lösen lässt. Sie hat schließlich nachgegeben und weiß nun, dass ihr nichts anderes übrig bleibt, als ihr Leben und ihre Gesundheit von Tag zu Tag neu anzunehmen.

Die mittleren Lebensjahre lehren uns eine Wahrheit: Viele Aspekte unseres Lebens, wie die Beziehung zu unserem Partner, die Dynamik in unseren Familien, die Entwicklung unserer Kinder und unser Beruf, lassen sich nicht unter Kontrolle bringen. Wahre geistige Gesundheit heißt immer, eine Balance zu finden zwischen »sicherer« Eindeutigkeit und Mehrdeutigkeit. In der Lebensmitte muss die Art von Sicherheit und Kontrolle, die uns früher in unserem Leben oft gut gedient hat, nun Platz machen für eine andere irdische Daseinsform. Wir müssen lernen, unserer inneren Weisheit zu trauen, einer Realität, die wir nicht sehen, fühlen, schmecken oder messen können – und schon gar nicht kontrollieren.

Besser schlafen in der Lebensmitte

Frauen in mittleren Jahren erleben oft, dass sich ihr Schlafmuster ändert, wie es auch häufig in der Pubertät der Fall ist. Manche von uns brauchen dann mehr Schlaf als je zuvor, andere leiden unter Schlaflosigkeit, und wiederum andere finden ihren Schlaf nicht mehr so erholsam wie zuvor.

Schlaflosigkeit kann den Übergang in der Lebensmitte beträchtlich erschweren. Zu wenig Schlaf erhöht die Konzentration von Kortikosteroiden und Katecholaminen, Stresshormonen, die auf die Dauer unser Hormongleichgewicht stören und unser Immunsystem unterdrücken können. Wie Untersuchungen zeigen, klagen 20 bis 40 Prozent aller Frauen über Schlafstörungen und leiden, wenn sie älter als 35 Jahre sind, viel eher als Männer an Schlaflosigkeit.[1] Frauen in den Wechseljahren brauchen oft mehr Schlaf als Männer desselben Alters.[2]

Schlaf stellt die körperliche und geistige Energie wieder her. Tierexperimente haben gezeigt, dass Schlafentzug tödlich sein kann. Wenn wir nicht ausreichend schlafen, werden wir benommen, müde und reizbar. Wir leiden dann auch unter Konzentrationsstörungen, geringerer Leistungsfähigkeit, mangelnder Arbeitsmotivation und fällen häufiger Fehlurteile. Aus diesem Grund hat die Federal Aviaton Administration (Bundesflugbehörde) strikte Regeln hinsichtlich der Ruhezeiten für Flugzeugbesatzungen erlassen. Wenn wir unter Schlafmangel leiden, sind wir stärker unfallgefährdet, denn unser Gehirn legt unter Umständen zwischendurch »Sekundenschlafpausen« ein, die die Menschen um uns herum gar nicht bemerken. Auch zeigt die Forschung, dass ein erholsamer Nachtschlaf gut für den Blutdruck ist.[3]

Ausreichender Nachtschlaf steht auch mit einem gesunden Körpergewicht in Zusammenhang. Ich möchte jede Wette eingehen, dass so manche von Ihnen schon ein bis anderthalb Kilo nur durch eine Nacht ausreichenden Schlaf verloren haben. Schlaf lässt Sie leichter werden, in jeder Hinsicht. Eine Studie der Columbia-Universität aus dem Jahr 2005 hat gezeigt, dass je weniger Schlaf Menschen bekommen, desto höher die Wahrscheinlichkeit, dass sie dickleibig sind.[4]

Wer weniger als vier Stunden Schlaf pro Nacht bekam, hatte ein 73 Prozent höheres Risiko, dick zu sein, als diejenigen, die sieben bis neun Stunden schliefen. Bei fünf Stunden lag das Risko noch bei 50 Prozent, bei sechs Stunden noch 23 Prozent. Die Forscher führen dieses Ergebnis auf die verringerte Leptinproduktion durch Schlafentzug zurück. Das Hormon reguliert das Sättigungssignal, während das stattdessen vermehrt produzierte Ghrelin (Growth Hormone Release Inducing, A. d. Ü) das Hungergefühl stimuliert.

Schlaflosigkeit ist oft eine Botschaft unseres inneren Leitsystems

In den Wechseljahren sind Schlaflosigkeit und Erschöpfung oft das Resultat von unverarbeiteten und ungelösten Emotionen wie Wut, Trauer oder Angst, die oft mit den drastischen Veränderungen in mittleren Jahren einhergehen. Der Gehirnstoffwechsel, der für den Schlaf so wichtig ist, verändert sich bei vielen Frauen im Klimakterium, und er wird auch tief greifend von unseren Gefühlen beeinflusst.

Es ist beispielsweise nicht ungewöhnlich, nach einer Auseinandersetzung mit dem Partner emotional so erschöpft zu sein, dass Sie sich trotz frühem Zubettgehen und zehn Stunden Schlaf noch immer müde fühlen. Eine meiner Patientinnen erkannte, dass ihre Schlaflosigkeit mit den ständigen Sorgen um ihre Tochter zusammenhing, die offenbar nicht in der Lage war, einen Job und Lebensumstände zu finden, die ihr zusagten. Ihr Schlafproblem verschwand, als sie sich entschloss, diese Dreiundzwanzigjährige nicht weiter dadurch zu unterstützen, dass sie ihr erlaubte, zu Hause zu leben, ohne irgendeinen Beitrag zum Haushalt zu liefern. Sie bestand darauf, dass sich ihre Tochter einen Job suchte – gleichgültig, welchen –, und lernte, für sich selbst zu sorgen.

Eine meiner Patientinnen, die im Klimakterium war, konnte nicht verstehen, warum sie Schlafprobleme hatte. Sie erklärte, sie habe weder Hitzewallungen noch nächtliche Schweißausbrüche, trinke keinen Kaffee und stehe nicht besonders unter Stress. Ich fragte sie, ob sie besser schlafe, wenn sie nicht im selben Bett wie ihr Mann liege. »Ja, ich habe festgestellt, dass das so ist«, antwortete sie. Ich erklärte ihr, das sei ein Zeichen ihrer inneren Weisheit. »Aber was soll ich tun?«, fragte sie zurück. »Es geht nicht an, nicht bei seinem Mann zu schlafen.« Ich entgegnete, ich könne ihr hinsichtlich ihrer Schlafarrangements keinen Rat geben, doch sie solle sich der Verbindung bewusst sein. Vielleicht sollte sie die Möglichkeit in Betracht ziehen, eine Weile allein zu schlafen. Aus der Reaktion ihres Mannes auf diesen Vorschlag würde sie eine Menge über ihre Beziehung lernen.

Wie viel Schlaf ist genug?

Unsere angeborenen biologischen Rhythmen werden auch durch die Anforderungen, die das moderne Leben an unser sympathisches Nervensystem stellt, auf eine harte Probe gestellt. Das sympathische Nervensystem ist für unsere Aufmerksamkeit verantwortlich. Wir vergessen leicht, dass es, evolutionsbiologisch gesehen, erst seit sehr kurzer Zeit elektrisches Licht gibt und die meisten von uns nicht so weit daran angepasst sind, dass sie jeden Tag bis Mitternacht wach bleiben können.

In unserer Kultur werden Menschen, die morgens lange schlafen, bei Sonnenuntergang zu Bett gehen oder eine kleine Mittagsruhe halten, mit Geringschätzung betrachtet. Stattdessen bewundern wir hyperaktive Menschen, die 16 Stunden pro Tag arbeiten, und wir prahlen sogar damit, wie wenig Schlaf wir bekommen!

Als Medizinstudentin wünschte ich mir oft, wenn ich nach dem Mittagessen in der Vorlesung saß, auf dem Podium stünde ein Bett, in dem ich schlafen könnte, während die Vorlesung weiter dahinplätscherte. Ein Teil dieser Müdigkeit ging auf einen niedrigen Blutzuckerspiegel zurück; ich aß zu viele Kohlenhydrate. Doch selbst bei einer besseren Ernährung hätte ich mit nur fünf bis sechs Stunden Schlaf pro Nacht nicht munter bleiben können. Wenn ich zu wenig Schlaf bekomme, fühle ich mich am nächsten Morgen wie benommen und habe Schwierigkeiten, mein Tagespensum mit der nötigen Motivation anzugehen. Es ist wichtig, flexibel und mitfühlend auf unsere Bedürfnisse zu reagieren, wenn das Leben zusätzliche Anforderungen stellt. Ob es uns nun passt oder nicht, was wir in Zeiten ungewöhnlich hoher Anforderungen wirklich tun müssten, wäre, ins Bett zu gehen und uns von unserem parasympathischen Nervensystem regenerieren zu lassen. Das oft verteufelte Mittagsschläfchen kann wie eine Verjüngungskur wirken. Einige Unternehmen haben sogar festgestellt, dass die Produktivität ihrer Angestellten steigt, wenn sie zwischendurch ein Nickerchen machen können. Schlaf ist eine unverzichtbare Körperfunktion, genauso wichtig wie Atmen und Essen. Zwar wissen Ärzte und Forscher bisher nicht genau, warum Schlaf physiologisch so wichtig ist, doch die meisten stimmen darin überein, dass er zum Ausruhen und zur Konsolidierung von Lernen und Gedächtnis von entscheidender Bedeutung ist.

Darüber hinaus hilft er uns körperlich und geistig, die Dinge zu ordnen, die wir im Laufe des Tages gelernt und erfahren haben. Sie haben wahrscheinlich schon festgestellt, wie sehr eine gute Nachtruhe Ihnen hilft, neue Informationen aufzunehmen oder sogar neue körperliche Fertigkeiten zu erwerben, wie Fitnessübungen oder Tanzschritte, mit denen Sie am Tag zuvor vielleicht noch Schwierigkeiten hatten. Wenn wir uns die Zeit nehmen, etwas zu »überschlafen«, erlauben wir uns, im Schlaf Verbindungen herzustellen, die wir ohne ihn nicht geschafft hätten.

Wie die Forschung gezeigt hat, schlafen wir am besten, wenn wir unserem inneren biologischen Rhythmus folgen. Für mich heißt das, früh aufzustehen und relativ früh – zwischen neun und zehn Uhr – zu Bett gehen. Ich habe stets gefunden, dass ich am produktivsten und glücklichsten bin, wenn ich diesem Muster folge. Das verlangt jedoch Disziplin. Ich bin immer versucht, die Abendstunden länger auszudehnen, um etwas Zeit für mich zu haben. Denken Sie an die Zeit in Ihrem Leben zurück, in der Sie sich am besten und ausgeruhtesten fühlten. Um welche Zeit sind Sie zu Bett gegangen und wann sind Sie aufgewacht? Mit anderen Worten, synchronisieren Sie Ihren Tagesrhythmus mit Ihrer biologischen Uhr.

Viele Frauen haben in den Wechseljahren zu ihrer Bestürzung festgestellt, dass die Schlafmenge, die ihnen ein oder zwei Jahre zuvor völlig genügte, jetzt offenbar nicht mehr ausreicht. Ich persönlich habe festgestellt, dass ich heute mehr Schlaf brauche als noch vor ein paar Jahren. Aber ich weiß auch, dass dies der Weg meines Körpers ist, die Erholung zu finden, die er wegen all der Veränderungen in meinem Leben benötigt. In der Pubertät wie in den Wechseljahren ist es eine biologische Tatsache, dass wir mehr Schlaf benötigen als in anderen Lebensphasen. Es ist wichtig für eine Frau, das zu wissen, dieses Bedürfnis zu respektieren und sich auf jede ihr mögliche Weise die Ruhe zu verschaffen, die sie braucht.

Tipps für einen besseren Schlaf

Im Folgenden möchte ich Ihnen einige Vorschläge für einen besseren Schlaf in den Wechseljahren machen. Was bei der einen Frau wirkt, muss allerdings nicht unbedingt bei der anderen funktionieren; daher sollten Sie sich auf einige Experimente nach der Methode von Versuch und Irrtum einrichten. Experimentieren Sie mit Schlafhilfen wie Meditation, Tiefenentspannung, beruhigender Musik oder einem Becher warmem Kamillentee. Welches Einschlafritual auch immer Sie wählen, achten Sie darauf, frei von Erfolgsdruck zu bleiben – denken Sie nicht daran, wie wenig Schlaf Sie bekommen werden, wenn Sie nicht sofort einschlafen, schauen Sie nicht auf die Uhr. Und vor allem beginnen Sie nicht zu überlegen, was alles noch zu erledigen ist, und fangen Sie nicht an, aktiv zu werden. Dann werden Sie unter Umständen zur Nachteule, und diese Angewohnheit ist auf lange Sicht sehr viel schwieriger wieder abzulegen.

- **Lindern Sie Ihre Hitzewallungen:** Hitzewallungen und nächtliche Schweißausbrüche sind die bei Weitem häufigsten Gründe für Schlafmangel in den Wechseljahren. Wenn Sie tagsüber kein Nickerchen halten können, sollten Sie vor allem versuchen, Ihre Hitzewallungen zu behandeln, sodass Sie nachts die nötige Ruhe finden.

  Wie ich bereits erklärt habe, werden Hitzewallungen und nächtliche Schweißausbrüche von Neurotransmitterveränderungen im Gehirn ausgelöst, die teilweise aus einem schwankenden Östrogenspiegel resultieren oder durch ein starkes Ungleichgewicht zwischen Östrogen- und Progesteronspiegel bedingt sind (selbst wenn die Östrogenkonzentration im Normbereich liegt).

  Über den Erhalt der hormonellen Balance hinaus wirkt Progesteron beruhigend auf das Zentralnervensystem und ganz besonders auf das Gehirn.[5] Daraus folgt, dass ein unausgewogener Östrogenspiegel auf das Gehirn wie ein Reizmittel wirken kann und damit den Körper ähnlich wie Adrenalin hochputscht.

  Schlafstörungen sind in meiner Praxis der häufigste Anlass, Creme mit natürlichem Progesteron, eine Östrogensubstitution, Akupunktur oder pflanzliche Heilmittel (einzeln oder in Kombination) zu verschreiben, um einer Frau zu helfen, ihr hormonelles Milieu zu stabilisieren. Aber denken Sie daran, dass schwankende Hormone nicht die einzige Ursache für Schlafstörungen sind. Hitzewallungen werden auch durch Stress, Angstgefühle und die ungelösten Konflikte verschärft, die diese Symptome speisen.

- **Essen Sie für einen besseren Schlaf:** Ein hoher Blutzucker und ein ebensolcher Insulinspiegel gehen oft mit schlechtem Schlaf einher, weil er mit Mikroentzündungen überall im Körper verknüpft ist, einschließlich des Gehirns. Die Diäthinweise aus Kapitel Sieben, dazu phytoöstrogenreiches Soja oder Pueraria mirifica verbessern oftmals schon die Schlafqualität.

  Die wichtigste Daumenregel ist: Gehen Sie nicht mit vollem Magen zu Bett. Waagerechtes Liegen kann, wenn Ihr Magen voll ist, zum Rückfluss aus dem Magen führen (gastritischer Reflux), weil der untere Schließmuskel der Speiseröhre dem Druck des Mageninhalts nicht standhalten kann, sodass Nahrungsbrei (oder Magensäure) in die Speiseröhre zurückfließt. Das führt zu Sodbrennen, saurem Aufstoßen, einem schlechten Geschmack im Mund und unter Umständen auch zu asthmaähnlichen Atembeschwerden. Im Idealfall sollten Sie mindestens drei Stunden warten, bevor Sie nach dem Essen ins Bett gehen (oder sich auf die Couch legen).

  Auf der anderen Seite kann ein sorgfältig ausgesuchter Snack vorm Zubettgehen gut für Sie sein. Ein kleiner Imbiss, der relativ reich an Proteinen und arm an Kohlenhydraten bzw. reich an komplexen (unraffinierten) Kohlenhydraten ist, wird in der Regel gut vertragen. Dazu gehören frisches Obst, Käse, ungeschälter Reis, eine gebackene Kartoffel, fettarmes Fleisch, Tofu oder Hüttenkäse. Nicht dazu gehören Plätzchen, übrig gebliebener Auflauf, Schokoladenkuchen, Eiscreme oder Kartoffelchips. Raffinierte und weiterverarbeitete Nahrungsmittel fördern nun einmal nicht die Ruhe, die Entspannung und damit die so notwendige Einzahlung auf Ihr Gesundheitskonto, während Sie sich für den nächsten Tag regenerieren.

  Auch die Einnahme von Antioxidantien ein- bis zweimal pro Tag kann einen erfrischenden Schlaf unterstützen.

- **Meiden Sie Koffein:** Selbst eine einzige Tasse Kaffee am Morgen kann zu einer Störung der Nachtruhe führen. Koffein wird von Frauen viel langsamer abgebaut und ausgeschieden als von Männern. Zusätzlich zu seinen Wirkungen auf das Zentralnervensystem reizt Koffein besonders dann, wenn es in Form von Kaffee genossen wird, die Blase: Sie müssen dann nachts aufstehen und Wasser lassen.

- **Meiden Sie Alkohol:** Alkohol ist ein Sedativum, doch es stört den Schlafmechanismus des Hirnstammes, was zu einem sogenannten Rebound-Phänomen führt, das heißt zu einer überschießenden, der ursprünglichen Wirkung entgegengesetzten Reaktion: So kann es passieren, dass Sie mitten in der Nacht aufwachen, weil Ihr Körper mehr von diesem Beruhigungsmittel braucht, um wieder einzuschlafen.

- **Verschaffen Sie sich regelmäßig körperliche Bewegung:** Neben vielen anderen Vorzügen wirkt sich regelmäßige körperliche Bewegung positiv auf die Nachtruhe aus. Anstrengende sportliche Betätigung drei bis sechs Stunden vor dem Zubettgehen ist jedoch kontraproduktiv. Die erhöhte Aktivität regt den Stoffwechsel an und stimuliert das Zentralnervensystem, was einen erholsamen Schlaf verhindert. Entspannungsübungen wie Hatha-Yoga und Meditation können hingegen sehr hilfreich sein. Experimentieren Sie und finden Sie heraus, wie Ihr Körper auf Aktivitäten vor dem Schlafengehen reagiert. Als allgemeine Regel verbringt man die letzten ein bis zwei Stunden vor dem Zubettgehen am besten damit, sich zu entspannen.

- **Schlafen Sie im Dunkeln:** Elektrisches Licht, die Scheinwerfer von vorbeifahrenden Autos, selbst Mondlicht, das durch Ihr Fenster scheint, kann die Nachtruhe stören. Wenn Sie schlecht schlafen, weil es in Ihrem Schlafzimmer nicht dunkel genug ist, sollten Sie darauf achten, dass die Jalousien geschlossen bzw. die Rollos herabgezogen sind und Sie Ihren Wecker nicht ablesen können. Die Uhrzeit zu sehen kann beunruhigend sein, wenn Sie zu Schlaflosigkeit neigen. Vielleicht möchten Sie auch eine Schlafbrille tragen, wie ich es tue, wenn ich in einem zu hellen Raum schlafe. Zusätzlich parfümiere ich meine Schlafbrille mit beruhigendem Lavendelöl.

ELEKTROSMOG MIT VITAMIN G UMKEHREN

Elektrosmog wird durch elektromagnetische Felder hervorgerufen, die von Mikrowellen, Mobiltelefonen, Fernsehern, Computern und anderen Haushaltsgeräten ausgehen. Eine übermäßige Belastung kann gesundheitsschädlich sein, weil diese Felder auf die körpereigenen niedrigfrequenten treffen. Elektrosmog ist eine der Hauptursachen von Schlaflosigkeit. Bei empfindlichen Personen kann Elektrosmog zu Kopfschmerzen führen, zu Arthritisschmerzen, zu Ängstlichkeit und sogar Arrhythmien. Kinder, Ältere und Menschen mit Immundefekten scheinen am meisten gefährdet.

Eine Möglichkeit, Elektrosmog abzuleiten, ist, sich mit der Erde zu verbinden – und das im Wortsinn. Auf der Erdoberfläche gibt es frei flottierende Elektronen, die konstant von der Sonneneinstrahlung und von Blitzen aufgeladen werden. Dieses leichte elektronische Signal ist sehr gesund, es hält uns in der bioenergetischen Balance.

Weil das moderne Leben uns vom Erdboden entfernt hat – wir tragen Gummi- oder Plastiksohlen und schlafen auch nicht mehr wie noch unsere Vorfahren auf dem Boden –, ist diese Balance aus dem Gleichgewicht geraten. Und Elektrosmog verstärkt das Ganze noch.

Doch die Rettung ist nicht weit, sie liegt gewissermaßen hinter der Haustür. Barfußgehen auf dem Erdboden, auf Sand oder Gras führt zu einer elektrischen Erdung. Wenn Sie an Schlaflosigkeit leiden, stellen Sie so oft wie möglich das Handy ab und stellen Sie sicher, dass drahtlose Telefone, Fernseher und andere Geräte (sogar Lampen) nachts vom Netz genommen werden.

- **Decken Sie nachts die Spiegel in Ihrem Schlafzimmer ab, oder entfernen Sie sie.** Wenn Sie im Schlafzimmer Spiegel haben, die Sie im Liegen sehen können, halten diese Sie unter Umständen vom Schlafen ab. Die Reflexionen können Sie nervös und unsicher machen. Nach den Prinzipien des Feng-Shui, der alten asiatischen Kunst, mit der Umgebung zu arbeiten, beleben Spiegel einen Raum und erhöhen den Energiefluss darin. Das ist genau das Gegenteil dessen, was Sie an einem Ort wünschen, der zum Schlafen und zur Entspannung dient. Eine einfache Lösung besteht darin, Ihre Spiegel mit Vorhängen zu versehen, die tagsüber zurückgezogen werden können.

- **Entwickeln Sie ein Zubettgehritual, dem Sie tagtäglich folgen.** Einschlafhilfen wie Melatonin oder Baldrian (siehe Seite 372 f.) können eine wunderbare Sache sein, um Ihnen durch ein oder zwei ruhelose Nächte zu helfen, aber Sie sollten ein Zubettgehritual entwickeln, an das Sie sich halten und das insgesamt auf gesunden Schlafgewohnheiten basiert. Unter Fachleuten spricht man in diesem Zusammenhang von »guter Schlafhygiene«.

  Als Erstes sollten Sie von Ihrer bevorzugten Aufwachzeit zurückrechnen, um eine Zubettgehzeit festzulegen, die Ihnen genügend Schlaf garantiert. Halten Sie sich jeden Tag an diese Bettzeit, selbst an Wochenenden, damit sich Ihre körpereigene innere Uhr stabilisiert.

  Etwa eine halbe Stunde vor dem Schlafengehen sollten Sie Ihre Straßenkleidung ausziehen und in etwas Bequemeres (und sei es Ihr Pyjama) schlüpfen, um Ihrem Körper zu signalisieren, dass es an der Zeit ist, sich zu entspannen. Machen Sie sich auch mindestens eine halbe Stunde vor dem Zubettgehen im Badezimmer fertig, einschließlich Zähneputzen, Gesichtwaschen und eventueller Medikamenteneinnahme, sodass Sie später direkt ins Bett gehen können und nicht noch einmal aufstehen müssen.

- **Seien Sie Ihre eigene Programmgestalterin:** Lesen, hören oder sehen Sie vor dem Schlafengehen nichts, was Sie beunruhigen könnte, denn das könnte Ihr sympathisches Nervensystem aktivieren und damit die erfrischende und erneuernde Funktion des parasympathischen Nervensystems außer Kraft setzen. (Nachdem ich mir mit meinen Kindern vor Jahren den Film *Titanic* angesehen hatte, konnte ich nachts nicht schlafen, weil mir die Bilder von den frierenden, ertrinkenden Opfern nicht aus dem Kopf gingen.) Und verbannen Sie bitte auch das Fernsehgerät aus dem Schlafzimmer. Auf einem energetischen Niveau bedeutet schon die bloße Anwesenheit eines Fernsehers in Ihrem Schlafzimmer, dass Sie nur einen Knopfdruck von all den Plagen und Sorgen der Welt entfernt sind.

- **Meiden Sie emotional belastende Diskussionen oder potenziell schwierige Telefongespräche kurz vor dem Schlafengehen:** Für manche Menschen führt ein dringendes ungelöstes Problem mit einem geliebten Menschen jedoch zu einer schlaflosen Nacht. Wichtig ist, sich selbst zu kennen und bewusst zu entscheiden, welcher Weg im Einzelfall der beste ist.

- **Entfernen Sie das Hamsterrad aus Ihrem Kopf:** Zu den häufigsten Phänomenen, die uns keine Ruhe finden lassen und den Schlaf vertreiben, gehört das Hamsterrad-im-Kopf-Syndrom: Wir brüten über Sorgen, über ungesagte oder ungetane Dinge oder solche, die am nächsten Tag erledigt werden müssen. Wenn ich dieses Stadium erreiche, stehe ich auf, nehme Kavapfeffer oder Baldrian (siehe auch Seite 372), steige in ein warmes Bad und lese ein gutes Buch. Dann, wenn ich schläfrig bin, sende ich bewusst Gottes Liebe in meinen Schlaf und meine Träume. Nach etwa einer halben Stunde gehe ich wieder ins Bett und schaue dabei nicht auf die Uhr.

- **Legen Sie Ihre Sorgen schlafen:** Eine andere Möglichkeit, das Hamsterrad aus dem Kopf zu bekommen, ist, alles niederzuschreiben, was Sie beunruhigt, bevor Sie das Licht löschen. Danach vertrauen Sie Ihre Sorgen der höheren Macht Ihrer Wahl an und bitten diese Macht, Sie zu einer Lösung Ihrer Probleme zu führen, während Sie schlafen. Stellen Sie sich vor, dass Sie die Dinge am nächsten Morgen in einem anderen Licht sehen und die richtige Inspiration haben werden, um Ihre Lage zum Besseren zu wenden.

- **Verbessern Sie Ihre Schlafunterlage:** Viele Leute versuchen, auf einer Matratze erfrischenden Schlaf zu finden, die ihre besten Jahre bereits lange hinter sich hat.

Verschreibungspflichtige Schlafmittel: Vorsicht!

Nehmen Sie verschreibungspflichtige Schlafmittel, wenn überhaupt, nur sparsam. Viele Ärzte verschreiben Schlafmittel auf Benzodiazepin-Basis wie Diazepam (Valium), Lorazepam und Temazepam. Ihre Wirkung beruht darauf, dass sie an GABA-Rezeptoren im Gehirn binden und dadurch beruhigend wirken. Diese Psychopharmaka machen abhängig und verlieren mit der Zeit ihre Wirksamkeit, weil das Gehirn eine Toleranz aufbaut. Sie brauchen deshalb eine immer höhere Dosis, um denselben Effekt zu erzielen. Ich habe viele ältere Frauen kennengelernt, denen in den Wechseljahren Valium gegen Angstzustände und Schlaflosigkeit verschrieben wurde und die noch 20 Jahre später davon abhängig waren.

Zu anderen Medikamenten, die anfangs bei Schlafproblemen helfen können, gehören SSRI-Antidepressiva (SSRI steht für selektive Serotoninrückaufnahme-Inhibitoren) wie Fluoxetin (deutsches Präparat Fluctin) und Sertralin (deutsche Präparate Gladem oder Zoloft). Wie die Benzodiazepine können auch sie mit der Zeit an Wirksamkeit verlieren.

Schlafmittel auf Diphenhydramin-Basis, wie Sominex und Benadryl, die in den Vereinigten Staaten frei über die Ladentheke verkauft werden dürfen, stören die Produktion eines Botenstoffes im Gehirn, Acetylcholin, der wichtig für die Gedächtnisbildung ist. Auf die Dauer kann die Einnahme solcher Medikamente zu ernsthaften Gedächtnisproblemen und Verwirrtheit führen.

Natürliche Schlafhilfen

- **Natürliches Progesteron:** Lassen Sie sich eine natürliche Progesteroncreme verschreiben, und wenden Sie ¼ bis ½ Teelöffel davon zur Schlafenszeit an. Natürliches Progesteron bindet ebenfalls an die GABA-Rezeptoren im Gehirn und wirkt dadurch beruhigend. Eine Abhängigkeit von seinen Gehirneffekten ist sehr selten, aber dokumentiert. Ich habe so etwas in mehr als zwanzig Jahren Praxis nur bei einer einzigen Patientin beobachtet.

- **Baldrian:** Studien, in denen Baldrian mit kleinen Benzodiazepin- und Barbituratdosen verglichen wurde, haben erbracht, dass dieses pflanzliche Präparat den Schlaf genauso wirksam fördert und nächtliches Aufwachen verhindert, ohne jedoch zu morgendlicher Müdigkeit zu führen.[6]

  Baldrian schmeckt nicht besonders gut, daher empfehle ich, ihn in Kapseln einzunehmen. Die Dosis beträgt 150 bis 300 mg eines Produktes, standardisiert auf 0,8 Prozent Valeriansäure, einzunehmen vor dem Zubettgehen.

- **Melatonin:** Das Hormon Melatonin wird von der Zirbeldrüse (Epiphyse) im Gehirn als Antwort auf den Hell/Dunkel-Zyklus ausgeschaltet. Es führt zu Benommenheit. Unsere natürliche Melatoninsekretion wird bei Depressionen, Schichtarbeit, jahreszeitlich bedingten Affektstörungen (SAD) und Dysrhythmie (wie beim Jetlag) gestört, und eine Melatoninsubstitution kann oft helfen, die Schlafprobleme, die mit diesem Zustand einhergehen, zu lindern. Die übliche Dosis beträgt 0,5 bis 3 mg, einzunehmen eine Stunde vor dem Zubettgehen. Wenn Sie Schichtarbeiterin sind, können Sie ein normales Schlafmuster dadurch aufrechterhalten, dass Sie, etwa eine Stunde bevor Sie zu Bett gehen, Melatonin einnehmen – selbst wenn es mitten am Tag ist. Melatonin hilft darüber hinaus, unsere biologische Uhr wieder auf null zu stellen, wenn Sie einen neuen Schlaf/Wach-Rhythmus einstellen müssen.

- **5-HTP:** Melatonin wird aus dem Vorläufermolekül 5-HTP (5-Hydroxytryptophan) synthetisiert. Es hat sich ebenfalls bei der Behandlung von Schlafstörungen, wie auch bei PMS und SAD, als sehr wirksam erwiesen. Es ist sicher und überall erhältlich. Die Anfangsdosis beträgt in der Regel 100 mg dreimal am Tag. Diese Dosis kann über mehrere Monate hinweg sehr langsam auf 200 mg dreimal pro Tag gesteigert werden.[7] *Anmerkung:* Selbst natürliche Substanzen wie Baldrian, natürliches Progesteron und Kavapfeffer können im Lauf der Zeit an Wirksamkeit einbüßen, weil sie an denselben Stellen im Gehirn binden wie verschreibungspflichtige Schlafmittel. Am besten wenden Sie sie sparsam an und erst, nachdem Sie alle anderen Möglichkeiten, nachts zu einem erfrischenden Schlaf zu kommen, ausgeschöpft haben.[8]

Depressionen: Eine Chance zu wachsen

Rund ein Viertel aller Frauen erleidet im Laufe ihres Lebens zumindest eine schwerwiegende Depression. Antidepressiva werden in den Vereinigten Staaten ganz überwiegend Frauen verschrieben.

Doch ganz im Gegensatz zu dem, was gemeinhin angenommen wird und früher auch ärztliche Meinung war, treten Depressionen unter Frauen in mittlerem Alter seltener auf als bei ihren jüngeren oder älteren Geschlechtsgenossinnen.[9] Dennoch gibt es eine bedeutende Zahl von Frauen, die in der Lebensmitte unter Depressionen leiden oder deren unterschwellige Depression sich in der Lebensmitte verschlimmert. Meine Freundin Dr. Gladys McGarey, die über 40 Jahre als Hausärztin praktiziert hat, erzählte mir, sie habe in den Zeiten vor Hormonsubstitution und Behandlung mit Antidepressiva manchmal Frauen erlebt, die den Wechsel verarbeiteten, indem sie die Tür schlossen, sich ins Bett legten und es ihrer Familie überließen, sich um all die Dinge des täglichen Lebens zu kümmern. Monate später schlüpften viele verjüngt aus dem Kokon ihrer Depression und waren bereit, die zweite Hälfte ihres Lebens in Angriff zu nehmen. Die Erwartungen ihrer Familie hinsichtlich ihrer Rollen und Pflichten hatten sich bis dahin natürlich gewandelt.

Zum Glück kann man heute sehr viel mehr tun, um den Körper einer Frau bei Depressionen in der Lebensmitte zu unterstützen. Wenn Sie unter Depressionen leiden, dann ist es wichtig, dass Sie aktiv werden und Hilfe suchen. Depressionen können Ihnen die Freude an allem nehmen, was Sie erreicht haben, oder die Initiative, Ihre Situation zum Besseren zu wenden. Sie stellen einen unabhängigen und hoch signifikanten Risikofaktor für Herzkranzgefäßerkrankungen und Osteoporose dar.[10]

Denken Sie daran, dass Depression, Niedergeschlagenheit oder Wut oft Begleiterscheinungen des emotionalen Wachstumsschubs sind, den unsere Psyche durchmacht. Allein dies zu wissen reicht manchmal aus, die dunklen Tage zu überstehen. Manchmal ist aber auch Hilfe von außen in Form von Ernährungsumstellung, Heilpflanzen oder sogar antidepressiv wirkenden Medikamenten notwendig. Bevor Sie entscheiden, welche Maßnahme Sie ergreifen wollen, sollten Sie sich die folgenden Fragen stellen:

- Habe ich Depressionen? (Eine Depression versteckt sich häufig hinter unerklärlichen Symptomen, wie chronischen Schmerzen, Verstopfung, Kopfschmerzen, Stimmungsschwankungen oder Kreuzschmerzen.)
- Womit hängt meine Depression zusammen?
- Würden Medikamente mir helfen? Die folgende Darstellung hilft Ihnen vielleicht, diese Fragen zu beantworten.

Die Anatomie der Depression

Der Begriff *Depression* beschreibt ein ganzes Spektrum von Symptomen, von Melancholie (*the blues*), die von allein verschwindet, über normale Trauer, die auf einen Verlust folgt, bis zu einer hartnäckigeren und gefährlichen Störung. Bei einer schweren depressiven Störung, wie sie von psychiatrischen Handbüchern definiert wird, leidet eine Person nicht nur unter depressiver Stimmung, sondern zeigt auch Veränderungen im Äußeren, im Verhalten, bei Sprache, Wahrnehmung und Denken. Wenn Sie depressiv sind, können Ihre Einsicht und Ihre Urteilskraft beeinträchtigt sein, ebenso Ihre Arbeitsfähigkeit, Ihre

Umsicht und Ihre Funktion in der Gesellschaft. Depressive Menschen können traurig erscheinen oder ein ausdrucksloses Gesicht zeigen. Manchmal sind schlechte Haltung und mangelnde Körperpflege auffällig. Wenn Sie depressiv sind, haben Sie unter Umständen an den normalen täglichen Aktivitäten sehr wenig Freude und beginnen vielleicht, über zahlreiche körperliche Beschwerden und Schmerzen zu klagen, unter denen Sie nie zuvor gelitten haben. (Statistiken, die an Zentren für chronische Schmerzbehandlung aufgestellt wurden, belegen, dass bis zu 90 Prozent der Menschen mit chronischen Schmerzen emotionale Stressfaktoren wie Depressionen aufweisen, die signifikant zu ihrer Schmerzsymptomatik beitragen.)[11]

Depressionen gehen oft mit Schlafstörungen einher: Sie kommen morgens vielleicht nicht aus dem Bett, oder Sie leiden unter Schlaflosigkeit oder frühmorgendlichem Aufwachen. Appetitstörungen – entweder Heißhunger oder Appetitverlust – können zu bedeutenden Gewichtszunahmen bzw. -verlusten führen.

Ihr Denken kann von Depressionen beeinflusst werden, und es fällt Ihnen unter Umständen schwer, sich zu konzentrieren und sich an bestimmte Dinge zu erinnern. (Viele Frauen in mittleren Jahren geben ihrem Alter die Schuld an ihrem Gedächtnisverlust, während er in Wahrheit von Depressionen hervorgerufen wird.)[12] Ihre Gedanken drehen sich möglicherweise ständig im Kreise, und Sie brüten vielleicht über Gefühlen wie Schuld, Selbstvorwürfe, Hoffnungslosigkeit und Wertlosigkeit. Wenn die Depression sich vertieft, können Gedanken an Tod und Selbstmord aufkommen.

Wenn Sie sich in dieser Beschreibung wiederfinden, dann sollten Sie dringend einen Arzt oder Psychiater aufsuchen und sich unverzüglich in Behandlung begeben. Sie und Ihr Arzt/Psychiater werden abwägen können, ob Sie unter einer schweren depressiven Störung leiden oder nicht und ob Sie eine medikamentöse Behandlung und professionelle Unterstützung brauchen, um sich durch den Rückstand an ungelösten emotionalen Problemen hindurchzuarbeiten, der zu derartigen Depressionen beitragen kann. Nun ist es an der Zeit, sich mit Ihren unerfüllten Bedürfnissen zu beschäftigen. Eine Behandlung kann lebensrettend sein. In einer Studie aus dem Jahr 2009 konnte an 5000 Holländerinnen gezeigt werden, dass diejenigen, die unter Ängsten litten, ein 77 Prozent höheres Risiko hatten, einem vorzeitigen Tod zu erliegen.[13] Depression ist auch ein Risikofaktor für Herzerkrankungen und Osteoporose, vermutlich deshalb, weil bei Depressionen vermehrt Stresshormone ausgeschüttet werden, die starke körperliche Wirkungen haben (vgl. Kapitel zwölf zu Knochengesundheit und Kapitel vierzehn zum Thema Herz).

Depressionen und Hormonsubstitution

Alle Geschlechtshormone, einschließlich Progesteron, Östrogene und Androgene, können die Stimmung, das Gedächtnis und das Denken auf komplexe und interaktive Weise beeinflussen. Rezeptorstellen für die Hormone finden sich im ganzen Gehirn und Nervensystem, und wie sich herausgestellt hat, produziert das Nervensystem sie selbst. Östrogen, das Hormon, das in der ersten Hälfte des Menstruationszyklus dominiert, erhöht bei Frauen in den Wechseljahren wie bei menstruierenden Frauen den Spiegel der stimmungsaufhellenden Beta-Endorphine.[14]

Es steigert überdies nachweislich die Konzentration von Serotonin und Acetylcholin im Blut, beides Neurohormone, die mit positiver Stimmung und normalem Gedächtnis einhergehen.[15] Androgene wie Testosteron sind zwar möglicherweise noch nicht so gut untersucht wie Östrogen, doch auch sie sind offenbar mit einer verbesserten Stimmung und einer erhöhten Vitalität assoziiert.[16] Dessen eingedenk ist es nicht überraschend, dass viele Frauen berichten, sie fühlten sich besser, wenn sie sich einer Hormonsubstitution unterziehen.

Wenn die Dosis an Östrogen oder Androgen jedoch zu hoch ist, berichten Frauen oft über negative Auswirkungen auf das Zentralnervensystem, wie Kopfschmerzen und erhöhte Ängstlichkeit. Synthetisches Progesteron wird häufig mit Depressionen bei Frauen in Verbindung gebracht. Bioidentisches Progesteron wirkt sich nur selten in dieser Weise aus.

Iris: In der Lebensmitte senkt sich eine dunkle Wolke herab

Iris suchte mich zum ersten Mal mit 51 Jahren auf. Sie hatte die letzten sechs Monate keine Periode gehabt. Iris war eine sehr schlanke, attraktive, gesunde Frau, die regelmäßig Sport trieb, Nahrungsergänzungsmittel nahm und einen Beruf ausübte, der sie erfüllte. Sie erzählte mir, dass sich seit etwa einem Jahr eine dunkle Wolke über ihre Stimmung gelegt habe, die sie nicht vertreiben könne. Sie konnte keine bestimmte Lebenskrise oder andere Veränderungen ausmachen, die ihre düstere Stimmung hätten erklären können. Da ihr Östrogen- und ihr Progesteronspiegel niedrig waren, entschieden wir, einen Versuch mit einer Östrogensubstitution samt natürlichem Progesteron zu starten.

Als Iris zwei Monate später wiederkam, wirkte sie wie ein anderer Mensch. Sie meinte zu mir: »Innerhalb von ein paar Tagen, nachdem ich mit der Einnahme der Hormone begonnen hatte, war mir, als ob es in meinem Kopf wieder hell würde.« Die zwei nächsten Jahre hindurch ging es Iris gut. Doch dann kehrte ihre Depression trotz der Hormontherapie zurück.

Iris erzählte mir, sie habe immer wieder Flashbacks und Erinnerungen an sexuellen Missbrauch aus ihrer frühen Kindheit. Rückblickend erkannte sie, dass diese Erinnerungen in den Wechseljahren wieder an die Oberfläche gedrängt hatten. Zwar hatte Iris versucht, sie zu ignorieren und ihr Leben wie gewohnt weiterzuführen, doch diese Erinnerungen hatten sich schließlich in Depressionen manifestiert, die sie anfangs noch mit Östrogen und Progesteron unterdrücken konnte.

Als selbst das nicht mehr half, erkannte sie: »Der einzige Weg hinaus ist der Weg hindurch.« Sie musste bereit sein, ihrem Körper zu erlauben zu fühlen und ihrem Gehirn zu wissen, was ihr als Kind zugestoßen war, sodass sie den Schmerz schließlich freisetzen konnte, den sie ein Leben lang in ihrem Inneren begraben hatte.

Iris konsultierte eine fähige Kunsttherapeutin, die ihr half, aktiv mit ihren Träumen und kreativen Prozessen zu arbeiten. Sie ließ sich außerdem wöchentliche Ganzkörpermassagen verabreichen, die ihr halfen, ihre Muskelspannung zu lockern. Später erzählte sie mir: »Ich war so überrascht, weil mir die Tränen kamen, als die Massagetherapeutin mich das erste Mal berührte. Aber ich fühlte mich sicher und geborgen, und sie wusste ganz intuitiv, dass es das Beste war, mich einfach tun zu lassen, was mein Körper tun musste. Ich lag nur da und ließ meine Gefühle zu, ließ meinen Tränen freien Lauf.« Innerhalb von sechs Monaten verschwand Iris' Depression vollständig und ist nicht wiedergekehrt. Sie nimmt weiter Hormone, weil sie das Gefühl hat, es sei das Richtige für sie.

Oft verschwindet eine Depression erst, wenn eine Frau in Kontakt mit ihrer Wut kommt. Wut, die vielleicht wegen »Nettigkeit« über Jahre nicht zum Ausdruck kommen durfte. Wut jedoch ist immer besser als Depression, weil sie uns mobilisiert und uns zum Wandel führt. Sie ist ein Übergang, nicht das Ziel. Ich kann Ihnen versichern, dass es sich hier um einen sehr starkes Übergangsstadium handelt, das befreiend wirkt und lebendig macht!

Antidepressiva heilen eine Depression nicht

Heutzutage sind Antidepressiva in der Regel die erste Form der Behandlung, die Ihnen angeboten wird, wenn Sie unter einer Depression leiden. Die in den Vereinigten Staaten so populären Psychopharmaka Fluoxetin, Paroxetin und Sertralin wirken teilweise dadurch, dass sie die Verfügbarkeit des Neurotransmitters Serotonin in Ihrem Gehirn erhöhen.

Eine weitere häufig verschriebene Gruppe von Psychopharmaka, die trizyklischen Antidepressiva, werden seit vielen Jahren erfolgreich eingesetzt. Obwohl diese Medikamente schon vielen geholfen haben, gibt es doch einen Grund zur Vorsicht. Zunächst einmal zeigen die 2009 veröffentlichten Daten der mehr als 136 000 Frauen der WHI-Studie, dass sowohl SSRIs wie auch trizyklische Antidepressiva mit einem erhöhten Schlaganfallrisiko bei postmenopausalen Frauen einhergehen.[17]

Auch wenn das Risiko in der Tat klein ist, sollten Sie es doch vermeiden, vor allem im Hinblick auf neuere Forschung, die anzeigt, dass der Nutzen dieser Medikamente bislang deutlich überschätzt wurde. In einem Artikel aus dem *New England Journal of Medicine* zeigt der frühere FDA-Psychiater Dr. Erick H. Turner, dass zwar in 94 Prozent aller Studien ein therapeutischer Nutzen von SSRIs nachgewiesen werden konnte, in immerhin 14 Prozent jedoch entweder kein oder allenfalls ein gemischter.[18] Nach Sichtung der gesamten medizinischen Literatur, konstatiert Dr. Turner, dass SSRIs Menschen mit schweren Depressionen eher helfen als solchen mit einer leichten bis mittelschweren. Das Fazit aber lautet, dass sie bei den meisten Depressiven nicht besser helfen als ein Placebo.

Eine noch neuere Studie aus dem *Journal of the American Medical Association* vom Januar 2010 bestätigte nicht nur Turners Ergebnis in Sachen SSRIs, sondern auch, dass bei Patienten mit einer leichten bis mittelschweren Depression Placebos die gleiche Wirkung zeigen wie der Einsatz trizyklischer Antidepressiva.[19]

Trotz ihres Nutzens sollten Sie jedoch wissen, dass Antidepressiva wie jedes Medikament, das die Gehirnchemie verändert, unter Umständen Nebenwirkungen haben, die recht unangenehm sein können. Prozac und andere SSRIs können zu Übelkeit, Appetitverlust, Kopfschmerzen, Nervosität, Schlaflosigkeit, Restless-Leg-Syndrom (Syndrom der unruhigen Beine), Libidoproblemen und sexuellen Funktionsstörungen führen. Trizyklische Antidepressiva können eine verschwommene Sicht, Benommenheit, Mundtrockenheit, Herzrhythmusstörungen, Verstopfung und Gedächtnisprobleme hervorrufen. Sie müssen unter Umständen ein anderes Medikament oder eine andere Dosierung ausprobieren, um diejenige Kombination zu finden, die bei Ihnen am besten wirkt.

In der Regel treten bei langfristigem Gebrauch aller Pharmaka, die die Gehirnchemie verändern, Nebenwirkungen auf, und viele der populären, auf die Psyche wirkenden Pharmaka, die heute auf dem Markt sind, sind noch zu neu, als dass irgendjemand mit Sicherheit sagen könnte, dass ihre Einnahme auf Dauer gesehen nebenwirkungsfrei ist.

Die Wissenschaftlerin Candace Pert hat die Rezeptororte für viele wichtige Verbindungen im Gehirn entdeckt, die mit der Stimmung in Zusammenhang stehen; sie meinte dazu:

»Ich bin bestürzt über das Monster, das John Hopkins, der Neurowissenschaftler Solomon Snyder und ich geschaffen haben, als wir vor 25 Jahren die einfache Bindungsprüfung für Pharmakonrezeptoren entdeckten. Fluctin und andere antidepressiv wirkende Serotoninrezeptor-aktive Verbindungen können bei Langzeitgebrauch, der trotz mangelnder Langzeituntersuchungen allgemein üblich geworden ist, bei einigen empfindlichen Menschen auch zu kardiovaskulären Problemen führen. Die Öffentlichkeit wird über diese Antidepressiva falsch informiert. Der ärztliche Berufsstand stellt ihre Wirkung im Gehirn stark vereinfacht dar und ignoriert den Körper, als sei er nur dazu da, den Kopf spazieren zu tragen.«[20]

Dem kann ich nur aus vollem Herzen zustimmen. Trotz dieser Schwierigkeiten lohnt es sich, einen sechsmonatigen Versuch mit Antidepressiva zu starten, wenn Sie sich sehr elend fühlen und nicht mehr weiter wissen. Sie sollten sich hierfür jedoch unbedingt einen Arzt oder eine Ärztin Ihres Vertrauens suchen. Im besten Fall führt die medikamentöse Behandlung zu einem allmählichen Rückgang Ihrer Depression.

Das wird Ihnen die Energie geben, Ihre eigenen Ressourcen zu mobilisieren, um Ihr Leben positiv zu verändern. Stellen Sie sich Psychopharmaka als eine Brücke vor, die Ihnen hilft, einen besonders turbulenten Fluss in Ihrem Leben zu überqueren. Aber planen Sie nicht, dauerhaft auf dieser Brücke zu leben. Die wahre Heilung von Depression besteht darin, die Fertigkeiten zu erlernen, die mit einer vollen emotionalen Ausdrucksfähigkeit einhergehen, und dann positiv zu handeln.

Viele Experten sind der Meinung, dass Depression eine regelmäßig wiederkehrende Erkrankung ist. Von den Patienten, die eine schwere depressive Störung erleben, haben 50 bis 85 Prozent nach erfolgreicher Behandlung weitere depressive Episoden. Wie Untersuchungen gezeigt haben, kommt es bei rund 80 Prozent aller Patienten, die Antidepressiva nahmen, innerhalb von drei Jahren nach Absetzen des Medikaments zu einem erneuten Aufflammen der Depression.[21] Das ist erschreckend, doch viel sinnvoller wäre es, wenn wir alle einmal genau darüber nachdächten, was Depression eigentlich ist.

Nur allzu häufig werden Antidepressiva in ein Vakuum hinein verschrieben, als ob Depression nichts weiter als ein Defizit an Psychopharmaka wäre. Aber hinter einer Depression verbirgt sich mehr als eine einfache chemische Störung, die Ihnen zustößt, wenn Sie es am wenigsten erwarten. Und Depression ist auch kein normaler menschlicher Zustand. Wie Untersuchungen gezeigt haben, sind Depressionen bei vielen eingeborenen Völkern praktisch unbekannt. Depression ist eine Folge unserer Lebensführung. Um sie zu überwinden, müssen wir bereit sein, einige Veränderungen vorzunehmen, die eine gesunde Gehirnbiochemie unterstützen. Anderenfalls wird die Depression wahrscheinlich wiederkehren. Ich habe nie Antidepressiva in irgendeiner Form verschrieben, wenn meine Patientin nicht auch zusätzlich bereit war, sich auf psychotherapeutische Hilfe einzulassen und Aspekte ihres Lebens aufzudecken, die verbesserungsbedürftig waren. Als Gesellschaft und als Individuen müssen wir verstehen, dass die Einnahme des richtigen Medikaments keine Heilung der Depression bedeutet.

Wie alle Symptome sind Depressionen ein Weg, bei dem die innere Weisheit Ihres Körpers Ihnen mitteilt, dass irgendetwas in Ihrem Leben aus dem Ruder gelaufen ist. Oft lautet seine Botschaft, dass ein Teil von Ihnen aufgehört hat zu wachsen oder dass Sie Ihre Lebenslust verloren haben, die ein natürlicher Teil des Lebendigseins ist. Auch könnte sie ein Hinweis darauf sein, dass Sie auf jemanden wütend sind, sich aber nicht frei fühlen, diese Wut direkt auszudrücken. Depressionen können auch aus unverarbeiteten Verlusten und Trauer über den Verlust eines lieben Menschen durch Trennung oder Tod resultieren.

Die beste Therapie für Depressionen, die ich kenne, besteht darin, völlig ehrlich zu sich selbst zu sein und sich alles einzugestehen, was Sie fühlen – das gilt ganz besonders für Gefühle, die man Ihnen zu äußern untersagt hat, wie Eifersucht, Ärger, Schuld, Kummer und Wut.

All diese Gefühle gehören zum Menschsein. Sie werden Ihnen nicht schaden, wenn Sie sie einfach wahrnehmen, sie ausdrücken und schließlich akzeptieren, dass Sie so empfinden. Danach müssen Sie handeln. Ich habe noch nie erlebt, dass Depressionen verschwinden, ohne dass der oder die Leidende die Initiative ergriffen und gehandelt hätte, um sich zu helfen. Das kann so eine einfache Maßnahme sein, wie die ehrenamtliche Mitarbeit in einem Tierheim anzutreten.

Nach meiner Erfahrung ist der Verbleib in einer beruflichen Sackgasse und/oder einer auswegslosen Beziehung ein Hauptfaktor, der mit unablässigen chronischen Depressionen bei Frauen einhergeht. Wenn Sie sich depressiv und »tot« fühlen und dies seit sechs Monaten oder länger, leiden Sie wahrscheinlich entweder unter einem unverarbeiteten Kummer über einen wichtigen Verlust in Ihrem Leben oder

Sie leben weiterhin in einer Beziehung bzw. üben eine berufliche Tätigkeit aus, die Sie im tiefsten Inneren nicht erfüllt. Kein Medikament, kein Vitaminpräparat, kein Sport und kein Kraut wird dieses Problem lösen. All dies kann jedoch eine wertvolle Unterstützung sein, während Sie an den Problemen arbeiten, die Sie daran hindern, in Ihrem Leben voranzuschreiten.

Ich schlage Ihnen eine Behandlung mit Antidepressiva vor, wenn Sie:

- drei oder mehr depressive Episoden hatten,
- Ihr ganzes Leben lang unter einer Depression auf niedrigem Niveau gelitten haben und überdies eine schwere depressive Episode hatten (medizinisch als doppelte Depression bezeichnet),
- weiterhin Symptome hatten, nachdem Sie die Einnahme von Antidepressiva in einem früheren Fall eingestellt hatten,
- Ihre erste Depression in der Lebensmitte oder später hatten.

Programm zur Stimmungsaufhellung

Ob Sie nun auf Antidepressiva zurückgreifen oder nicht, Sie sollten folgende Ratschläge in puncto Lebensstilverbesserung beherzigen:

- **Hören Sie auf, Alkohol zu trinken.** Der Alkoholkonsum kann eine Depression besonders hartnäckig werden lassen. Das liegt teilweise daran, dass Alkohol selbst ein Depressivum ist, und auch daran, dass Frauen Alkohol zu oft dazu benutzen, ihre Gefühle zu unterdrücken.

- **Treiben Sie regelmäßig Sport.** Körperliche Bewegung verändert die Gehirnchemie (weil sie die Beta-Endorphine und die Monoamine erhöht und die Katecholamine senkt) und führt in jeder Form bei Menschen mit leichten oder mittelschweren Depressionen nachweislich zu einer Besserung des Befindens. (Einigen Untersuchungen zufolge ließen sich Depressionen bei 50 Prozent der Versuchspersonen allein durch Sport heilen.)[22] Zwanzig bis dreißig Minuten Sport pro Tag vier- bis fünfmal in der Woche kann einen signifikant positiven Effekt auf Ihre Stimmung haben. Es kommt nicht darauf an, was Sie tun – selbst zu Radiomusik im Haus herumtanzen hilft. Je länger jedoch die Bewegungseinheit dauert und je intensiver sie ist, desto besser, wie eine schottische Studie 2008 erbrachte.[23] Geht es nach Professor John Ratey von der Harvard Medical School, dann sind Sport und Bewegung das Beste überhaupt, was wir für unser Gehirn tun können, und das ist bei Depressionen mindestens genauso gut wie Psychopharmaka, wenn nicht besser.

  Ratey, Autor von *Superfaktor Bewegung. Das Beste für ihr Gehirn!* (Kirchzarten b. Freiburg 2013) erläutert, dass Sport das Gehirn jung, lebendig und robust hält. Und zwar, weil er das Wachstum neuer Gehirnzellen anregt, das Erinnerungsvermögen steigert und die Fähigkeit, Neues zu lernen. Darüber hinaus verbessern sich Motorik und die hörvermittelte Aufmerksamkeit (vgl. www.johnratey.com.)

- **Gehen Sie nach draußen, und tanken Sie so viel natürliches Sonnenlicht wie möglich.** Sonnenlicht hilft gegen jahreszeitlich bedingte Affektstörungen (SAD) und hebt auf natürliche Weise Ihren Serotoninspiegel. Im Winter brauchen Sie unter Umständen eine Lampe mit natürlichem Tageslicht, damit Sie genug Licht bekommen.

- **Nehmen Sie ein gutes Multivitaminpräparat**, das Ihren Körper und Ihr Gehirn unterstützt, und versuchen Sie, sich gesund zu ernähren. Wenn Sie optimal funktionieren wollen, ist es wichtig, dass Ihr Gehirn einen ausgewogenen Spiegel an Serotonin, essenziellen Fettsäuren und Glukose aufweist. Meiden Sie raffinierte Kohlenhydrate, nehmen Sie mindestens dreimal am Tag Proteine zu sich, und stellen Sie sicher, dass Ihre Ernährung stets genügend gesunde Fette enthält. Der Verzehr ausgewogener Mengen an komplexen Kohlenhydraten (mit Proteinen) liefert dem Körper ausreichende Mengen an Tryptophan, einem Baustein für Serotonin (vgl. Kapitel sieben).

- **Meiden Sie den häufigen Konsum von koffeinhaltigen Getränken und raffiniertem Zucker.** Einiges spricht dafür, dass beide eine Rolle bei regelmäßig wiederkehrenden Depressionen spielen.

Wenn Sie es vor allem mit leichten Depressionen und Ängsten zu tun haben und Sie bereits Omega-3-Fette und Magnesium nehmen, sollten Sie meiner Meinung nach als nächstes Johanniskraut probieren. Seit Hunderten von Jahren wird es sicher verwendet. Sollten Sie nach zwei Monaten noch keine Besserung gemerkt haben, wechseln Sie zu 5-HTP. Hierzu liegen besondere viele Berichte von Leuten vor, die an Gewichtsproblemen und Schlaflosigkeit in Zusammenhang mit einer Depression litten. Achten Sie auf eine seriöse Bezugsquelle wegen der Gefahr einer Verunreinigung. Wenn Sie ebenfalls unter Panikattacken, Zwangsstörungen oder an einer Angststörung plus einer Depression leiden, empfehle ich einen Versuch mit Inositol.

Bedenken Sie allerdings, dass die obigen Vorschläge bei einigen Menschen wirken, bei anderen nicht. Das gilt für alle Medikamente, Sport, Psychotherapie oder Nahrungsergänzungsmittel usw. Haben Sie etwas Geduld und probieren Sie aus, was für Sie passt.

Ergänzende Präparate, um Depressionen zu bekämpfen

Wenn Sie es vorziehen, statt verschreibungspflichtiger Medikamente Alternativen zu versuchen, so haben sich die folgenden Vitamine, Heilpflanzen und andere Ergänzungsstoffe als klinisch wirksam erwiesen. (Denken Sie daran, überdies den Vorschlägen für eine gesunde Lebensweise zu folgen, die auf Seite 381 f. aufgeführt sind.) Nehmen Sie diese Präparate nicht zusammen mit verschriebenen Medikamenten ein, ohne vorher Ihren Arzt zu konsultieren.

- **Vitamine und andere Nährstoffe:** Mangel an Biotin, Folsäure, Vitamin B6 (Pyridoxin), Vitamin B12 und Vitamin C sind alle mit Depression in Verbindung gebracht worden. Wie sich beispielsweise gezeigt hat, senkt ein Vitamin-B6-Mangel den Serotoninspiegel. Vitamin B6 spielt eine Rolle bei der Produktion der monoaminen Neurotransmitter, die wichtig für die Stabilisierung der Stimmung sind. Ein Mangel an Kalzium, Kupfer, Magnesium und Omega-6-Fettsäuren steht unter Umständen ebenfalls mit Depressionen in Zusammenhang. Fischöl ist womöglich besonders hilfreich. Eine große Studie aus 2009 hat gezeigt, das Fischöl bei der Hälfte aller Teilnehmer mit leichten bis mittelschweren Depressionen geholfen hat, nicht jedoch bei Depressiven mit einer zusätzlichen Angststörung.[24] Omega-3-Fettsäuren aus Fischöl unterstützen das Serotoninsystem, indem Serotonin leichter ins Gehirn gelangt, wo es gebraucht wird. Omega-3-Fettsäuren reduzieren anerkanntermaßen das Risiko mentaler Erkrankungen und sind wahrscheinlich auch stressmildernd. Überlegen Sie, ob Sie die folgenden Nährstoffergänzungen aus Gründen der Vorbeugung und/oder der Therapie in Ihren Speiseplan aufnehmen:[25]
  - *Pyridoxin (B6):* empfohlene Dosis 50 bis 500 mg pro Tag. (Pyridoxin sollte zusammen mit den anderen auf Seite 268 aufgeführten Vitaminen des B-Komplexes eingenommen werden.)
  - *Vitamin C:* empfohlene Dosis 1000 mg pro Tag.
  - *DHA (Docosahexaensäure):* 1000 bis 2000 mg zweimal pro Tag.
  - *Magnesium:* Magnesiummangel ist bei vielen Frauen mit Ängsten verbunden. Die Einnahme von 400 bis 1000 mg am Tag wirkt oft Wunder zusammen mit einem guten Multivitamin und Omega-3-Fetten.

- **Johanniskraut:** Dieses Kraut, das als aktiven Inhaltsstoff Hypericin enthält, ist sehr gut untersucht; einige Studien sprechen dafür, dass es bei leichten bis mittelschweren Depressionen ebenso gut hilft wie Antidepressiva. Die übliche Dosis beträgt 300 mg der Pflanze, standardisiert auf 0,3 Prozent Hypericin, dreimal pro Tag.

- **Baldrian:** Wenn bei Ihren Depressionen Angstzustände eine Rolle spielen, fügen Sie zum Johanniskraut Baldrian hinzu. Die übliche Dosis beträgt 100 bis 300 mg standardisiertes Extrakt mit 0,8 Prozent Valeriansäure.

- **Ginkgo:** Wenn Ihre Depressionen mit Konzentrations- und Gedächtnisproblemen einhergehen und Sie 50 Jahre oder älter sind, sollten Sie zusätzlich zum Johanniskraut vielleicht Extrakte des Fächerblattbaumes (Ginkgo biloba) einnehmen. Die übliche Dosis beträgt 40 bis 80 mg dreimal pro Tag.

- **Inositol:** Inositol ist eine wirksame, frei verkäufliche Alternative zu vielen häufig verschriebenen Antidepressiva.[26] Der exakte Wirkmechanismus ist noch ungeklärt, doch offensichtlich besteht eine Beziehung zum Serotoninsystem, und es werden dieselben Bahnen der Gehirnchemie wie bei den trizyklischen oder SSRI-Antidepressiva beeinflusst, doch ohne deren Nebenwirkungen. Inositol wird in Dosen von 18 bis 20 g pro Tag gut vertragen.

- **5-HTP:** 5-Hydroxytryptophan ist eine Verbindung, die natürlicherweise im Körper aus der Aminosäure Tryptophan, einem wichtigen Serotoninvorläufer, synthetisiert wird. Obwohl Tryptophan in vielen Nahrungsmitteln vorkommt, kann es schwierig sein, genug Tryptophan zu sich zu nehmen, um einen Serotoninmangel auszugleichen. 5-HTP lässt sich aus Pflanzen extrahieren und ist inzwischen als Nahrungsergänzungsmittel verfügbar. Es ist in Europa seit Jahrzehnten als anerkanntes Mittel zur Behandlung von Depressionen und Schlafproblemen eingesetzt worden. Manchmal wird über Nebenwirkungen wie Übelkeit berichtet, doch durch Verabreichung in Kapseln, die sich dann erst im Darm auflösen, sollte sich dies vermeiden lassen. Die übliche Dosis beträgt 100 bis 200 mg dreimal pro Tag.

- **S-Adenosylmethionin:** hat sich als sehr nützlich im Hinblik auf Zellwachstum und -erneuerung herausgestellt. Auf molekularer Ebene ist es an der Bildung wichtiger Neurotransmitter beteiligt, die Grundlage seiner stimmungsstabilisierenden und geistige Klarheit bewirkenden Eigenschaften. Darüber hinaus hat es antioxidative und antiinflammatorische Eigenschaften, wodurch es die Immunfunktion und die Gelenkbeweglichkeit und -funktionalität befördert.[27] Eine Standarddosis ist 800 bis 1600 mg pro Tag.

Gedächtnisverlust in den Wechseljahren: Ist es Alzheimer?

Viele Frauen fühlen sich in den Wechseljahren so, als sei ihr Denken verschwommen und als hätten sie »Watte im Kopf«. Sie beklagen sich darüber, dass sie beispielsweise Namen vergessen, Dinge verlegen oder auch Schwierigkeiten haben, ihr Konto richtig zu führen. Das ist nicht der Beginn der Alzheimer-Krankheit, sondern ein ziemlich normaler Zustand, den viele Frauen durchmachen, wenn sich unsere hormonelle Situation ändert und unsere Gehirn neu verkabelt wird. Einige finden dieses »Wattekopfgefühl« sehr erschreckend, weil sie das Bedürfnis nach einem hohen Grad an intellektueller Kontrolle haben. Andere sind bereit, sich diesem Prozess anzuvertrauen, sobald sie wissen, dass er normal ist – ein Teil der Weisheit der Wechseljahre, die unseren Blick nach innen richtet. Dasselbe spielt sich oft vor der Menstruation und nach der Niederkunft ab.

Gedächtnisprobleme in der Lebensmitte gehen auch auf die zeitweilige Überlastung zurück, die aus den vielen, von außen kommenden Anforderungen an Ihre begrenzte Zeit resultieren. Es ist so, als ob Sie am Muttertag einen Telefonanruf machen wollten: Sie kommen nicht durch, weil alle Leitungen belegt sind. Wenn Sie sich nicht sofort an etwas erinnern können, entspannen Sie sich, tun Sie eine Weile etwas anderes, und gestehen Sie sich die Zeit, den Raum und den Respekt zu, die Ihrem Gehirn erlauben, die gespeicherte Information wiederzufinden. Ängstlich zu reagieren und sich Vorwürfe zu machen, weil man etwas vergisst, verschlimmert das Problem nur.

Verlieren wir nicht ständig Gehirnzellen?

Das Gehirn einer Frau erreicht seine größte Ausdehnung, wenn sie etwa 20 Jahre alt ist, gefolgt von einer allmählichen Reduzierung der Größe, die sich durch den Rest ihres Lebens zieht. Wenn größer gleich besser ist, dann würde das bedeuten, dass wir alle mit zwanzig den Gipfel unserer Weisheit und Intelligenz erreichen. Das ist offensichtlich nicht der Fall.

Tatsächlich haben Untersuchungen gezeigt, dass unsere Gehirnfunktionen unser ganzes Leben hindurch, während wir uns von Naivität zur Weisheit bewegen, von unserer Erfahrung moduliert und geformt werden. Stellen Sie sich Ihr Gehirn als Baum vor, der regelmäßig beschnitten werden muss, wenn er seine optimale Form, Größe und Funktion erreichen soll. Der Verlust von Gehirnzellen mit zunehmendem Alter ist vergleichbar mit dem Auslichten überflüssiger Zweige.

Und während die Zahl der Neuronen auch zurückgehen mag, so wachsen die Verbindungen zwischen ihnen doch weiter. Die Dichte dieser Verbindungen, die aus den dendritischen und axonalen Verzweigungen resultiert, nimmt tatsächlich mit zunehmendem Alter zu; gleichzeitig wächst unsere Fähigkeit zu komplexen Assoziationen. Kurz gesagt, je älter und erfahrener Sie werden, desto effizienter und raffinierter wird Ihr Gehirn. Es muss allerdings auch gesagt werden, dass sich die Lernfähigkeit während der Wechseljahre abschwächt, dann aber wieder auf den Stand davor ansteigt, so jedenfalls eine Studie an über 2000 Frauen von 2009.[28] Neuere Untersuchungen haben gezeigt, dass sich über die gesamte Lebensspanne hinweg in Reaktion auf neue Lerninhalte im Hippocampus neue Gehirnzellen bilden, dem Bereich, der mit der Erinnerung in Zusammenhang steht.[29]

Demenzerkrankungen, einschließlich Alzheimer, sind mit Schädigungen durch freie Radikale verbunden, was seinen Grund in der übermäßigen Produktion inflammatorischer Botenstoffe auf Zellebene hat, die schließlich zur Schädigung oder zum Untergang von Gehirnzellen führen. Der Schaden durch freie Radikale und die daraus resultierende Gewebsentzündung sind der gemeinsame Signalweg, durch den emotionaler, körperlicher und umweltbedingter Stress die Gewebe im Körper einschließlich des Gehirns auf negative Art und Weise beeinflusst.[30]

Wer jedoch eine gute Bildung hat, sich guter Gesundheit erfreut und finanziell abgesichert ist, dazu über eine überdurchschnittliche Intelligenz und einen ebensolchen sozialen Status verfügt sowie auch noch im Alter seine Interessen aktiv verfolgt, hat sehr gute Chancen, seine oder ihre Erinnerung zu behalten. Ja, sie kann sich sogar noch verbessern, und das ganz unabhängig von einer Therapie mit Östrogen.[31] Darüber hinaus haben diejenigen mit einem ausgeprägten Lebenssinn ein fast zweieinhalbmal geringeres Risiko, an Alzheimer zu erkranken, so jedenfalls das Ergebnis einer Studie von 2010.[32] (Die gleiche Studie hat auch gezeigt, dass ein ausgeprägter Lebenssinn auch das Risiko anderer kognitiver Beeinträchtigungen unabhängig von Alzheimer reduzierte.)

Heutzutage können Ärzte mittels einer Rückenmarkpunktion feststellen, ob die Gehirn-Rückenmark-Flüssigkeit (Cerebrospinalflüssigkeit auch Liquor) Anzeichen für die abnorme Entwicklung zweier Proteine aufweist – einmal die Beta-Amyloid-Proteine (deren Ablagerungen mit Alzheimer in Verbindung gebracht werden) und Tau-Proteine (die Verzweigungen bilden, die ebenfalls bei dieser Erkrankung vorkommen). Eine neue Studie hat auch gezeigt, dass, wer bereits Alzheimer hat, in 100 Prozent der Fälle diese Proteine aufweist.[33] Allerdings ist es noch zu früh, um sagen zu können, ob Patienten mit lediglich leichten kognitiven Beeinträchtigungen zukünftig an Alzheimer erkranken werden, auch wenn die Forschung davon ausgeht, dass dies der Fall ist.

Einen Vorhersagetest dieser Art zu machen ist allerdings solange sinnlos, wie es kein dokumentiertes therapeutisches Vorgehen gibt, das Voranschreiten der Erkrankung aufzuhalten. Unter der Vorgabe, dass das Gehirn auf so viele Einzelfaktoren reagiert, wie ein mit Sinn erfülltes Leben, Nährstoffe,

Sport, eine Gemeinschaft, Lernen usw. müsste ein solches Programm sicherlich in seiner Ausrichtung ganzheitlich sein.

Der Neurologe Dr. David Perlmutter ist ein Experte für den Einfluss der Ernährung auf neurologische Erkrankungen und der Co-Autor von *Das erleuchtete Gehirn. Mit Schamanismus und Neurowissenschaft das Geheimnis gesunder Zellen entdecken* (München 2011). Er glaubt, dass Untersuchungen wie die Lumbalpunktion nur den Weg ebnen für eine Medikamententherapie. »Doch tatsächlich sind wir alle Risikopatienten«, so Perlmutter, »und das in hohem Maße, denn mit 85 liegt das Risiko bei 50 Prozent. Eine Prävention ist hier das eigentlich Sinnvolle, weil sie neben der Gehirngesundheit auch noch andere Vorteile bringt«. Ich bin sicher, dass dem ganzheitlichen Ansatz die Zukunft gehört. Doch das ist noch Zukunftsmusik. Bleiben Sie daher auf Sendung!

Vorbeugung gegen Alzheimer: Lehren aus der Nonnen-Studie

Selbst wenn man ihnen versichert, dass einige vorübergehende kognitive Veränderungen in den Wechseljahren normal sind, fürchten viele Frauen, geistig verwirrt zu werden und im Alter nicht mehr unabhängig leben zu können. Gegenwärtig leiden in den Vereinigten Staaten rund 5,3 Millionen Menschen an der Alzheimer-Krankheit, einschließlich 5,1 Millionen Menschen (eine/r von acht) mit 65 oder älter. Alle 70 Sekunden bekommt jemand in Amerika Alzheimer, und Experten schätzen diese Frequenz für 2050 auf alle 33 Sekunden ein.[34] Sie ist der Hauptgrund für Abhängigkeit und Heimunterbringung bei älteren Menschen. Diese Erkrankung setzt bei Frauen früher ein als bei Männern, und bis zu zwei Drittel der dokumentierten Fälle betreffen Frauen – teilweise auch deshalb, weil Frauen länger leben. Nach Schätzungen der *Aging, Demographics and Memory*-Studie (ADAMS) leiden rund 14 Prozent aller über 71-Jährigen an einer Demenz.[35] Eingedenk dieser Zahlen wird jede von uns alles tun, was sie kann, um ihre Gehirnfunktion in den Wechseljahren zu erhalten und zu fördern – lange Zeit bevor Gedächtnisprobleme oder Demenz eine echte Chance haben, sich zu entwickeln.

Die Alzheimer-Krankheit ist nach Alois Alzheimer benannt, einem deutschen Neuropathologen, der Anfang des 20. Jahrhunderts unterm Mikroskop das Hirngewebe einer 55-jährigen Frau betrachtete, die die letzten Jahre ihres Lebens in einem Heim für geistig Behinderte verbracht hatte, wo sie immer wieder unter Anfällen von Verfolgungswahn und Wut gelitten hatte. Alzheimer identifizierte in ihrem Gehirn zwei auffällige strukturelle Veränderungen, die heute für diese Erkrankung als typisch angesehen werden: dichte Plaques, die außerhalb der Gehirnzellen von dem Protein b-Amyloid gebildet werden, und fädige Fibrillenbündel (Alzheimer-Degenerationsfibrillen) im Inneren der Nervenzellen. Ob diese Amyloid-Plaques und die Fibrillenbündel die Ursache für die Alzheimer-Demenz sind, wird kontrovers diskutiert. Wir wissen jedoch, dass eine beträchtliche Überschneidung zwischen der senilen Demenz, die von einer Schwäche der Gehirngefäße und Schlaganfällen hervorgerufen wird, und der Demenz existiert, die mit den Plaques und Fibrillenbündeln einhergeht.

Die Alzheimer-Krankheit weist auch eine genetische Komponente auf.[36] Aber selbst wenn in Ihrer Familie gehäuft Alzheimer auftritt, bedeutet das nicht, dass Sie zwangsläufig daran erkranken werden. Die Gehirnfunktion ist multifaktoriell, das heißt, sie wird von vielen verschiedenen Aspekten unseres Lebens beeinflusst, von der Menge an antioxidantienreichem Gemüse, das wir zu uns nehmen, bis zu unserem Bildungsniveau. Sie wird überdies von Ereignissen und Verhaltensweisen geformt, die in der Kindheit einsetzen und bis ins hohe Alter weitergehen. Aus diesem Grund wird es niemals eine Hormonpille oder ein magisches Amulett geben, die lebenslangen Schutz bieten können. Sie können die Gesundheit Ihres Gehirns jedoch durch Ihre Lebensweise beeinflussen.

Nirgendwo ist dies überzeugender demonstriert worden als in der berühmten *Nun Study*: Viele hundert Nonnen, die zu School Sisters of Notre Dame gehörten, vermachten ihr Gehirn nach ihrem Tod der Wissenschaft.[37] Da diese Frauen einen großen Teil ihres Lebens in ihrem Orden verbracht haben, gibt es über jede von ihnen eine Fülle von Daten, die oft viele Jahrzehnte umspannen. Einer der überraschenden Befunde war, dass eine höhere oder geringere Kapazität für komplexes Denken in jungen Jahren mit der Wahrscheinlichkeit korreliert war, im späteren Leben Alzheimer zu entwickeln. Beim Eintritt ins Kloster (in der Regel mit Anfang zwanzig) wurde jede der Nonnen aufgefordert, eine Autobiografie zu schreiben. Als Linguisten diese Berichte Jahre später analysierten, fanden sie eine verblüffende Korrelation zwischen den sprachlichen Fähigkeiten der Nonnen und dem schließlichen Auftreten von Alzheimer. Je geringer die Fähigkeit für komplexes Denken, desto höher war das Alzheimer-Risiko.

Ein weiterer faszinierender Befund aus der *Nun Study* war, dass das Vorhandensein von Plaques und degenerierten Fibrillenbündeln nicht immer etwas über den mentalen Status eines Individuums aussagt. Eine der Nonnen war bis zu ihrem Tod mit Ende achtzig geistig außerordentlich fit und rege gewesen, daher waren die Forscher überrascht, bei der Autopsie einen schweren Neuronenverlust und zahlreiche Amyloid-Plaques in ihrem Gehirn zu finden. Dieser Befund stützt eine wichtige Erkenntnis, nämlich, dass der physische Körper und der Geist untrennbar miteinander verflochten sind. Bei Menschen, die optimistisch, lebhaft und engagiert sind, wie es diese Nonne war, führen anatomische Einschränkungen anscheinend oft nicht zu Behinderungen.

Ein ähnlicher Befund wurde in der 2010 erschienenen Studie an 1157 Teilnehmern bestätigt, wonach eine geistig stimulierende Aktivität das Fortschreiten einer Demenz verzögert. Wenn aber die Symptome erst einmal eingesetzt haben, dann verläuft die Verschlimmerung schneller als normal.[38] Es hat den Eindruck, dass die mentale Aktivität stark genug ist, die Zeichen der physischen Veränderung zu überdecken und sie so lange wie möglich abzuwehren. Das bedeutet, dass, wer geistig aktiv ist, am Ende länger geistig gesund ist, auch wenn irgendwann eine Demenz einsetzt.

Auf der anderen Seite hat die *Nun Study* gezeigt, dass eine Schädigung der kleinen Blutgefäße in Form von Mini-Gehirnschlägen ein aussagekräftiges Anzeichen für Demenz ist. Chronische Depressionen sind offenbar ebenfalls positiv mit der Alzheimer-Krankheit korreliert. Wenn wir die Durchblutung einer Körperregion drosseln, schalten wir die Lebenskraft ab. Ähnlich drosselt eine Depression die Lebenskraft in uns.

Nicht ganz überraschend haben Forscher vor Kurzem herausgefunden, dass es eine unmittelbare Übereinstimmung gibt zwischen dem sogenannten Herzindex (der die vom Herzen zu pumpende Blutmenge im Verhältnis zum Körpergewicht bemisst) und dem Gehirnvolumen. Forscher der Framingham Offspring Cohort, die wiederum Teil der Framingham Heart Study ist, haben festgestellt, dass Menschen mit einem leicht unterdurchschnittlichen Herzindex kleinere Gehirne haben.[39] Dieser Effekt stellt sich sogar bei Menschen ein, die an sich gesund sind und noch keinerlei Herzerkrankungen aufweisen. Und weil ein größeres Hirnvolumen mit einer besseren Gehirngesundheit assoziiert ist, heißt das im Umkehrschluss: Je mehr Sie für das Herz-Kreislauf-System tun, desto besser für Ihr Gehirn.

Eine weiterer Aspekt im Zusammenhang mit Alzheimer ist der hohe emotionale Preis, den die pflegenden Angehörigen zu zahlen haben. Maria Shriver berichtet 2010 im gleichnamigen *Shriver Report* (in Zusammenarbeit mit der Alzheimer-Association), dass Frauen in 60 Prozent der Fälle aller 11,2 Millionen Alzheimerkranken (ca. 6,7 Millionen) in den USA für die Pflege zuständig sind. Ein Drittel davon ist in der Vollzeitpflege aktiv, d. h. 7 Tage die Woche den ganzen Tag. 60 Prozent sagen, dass sie die Pflege übernommen haben, weil es keine weiteren Angehörigen gab. Viele sind Mehrfachbelastungen ausgesetzt: Ein Drittel der pflegenden Frauen haben ebenfalls Kinder oder Enkelkinder unter achtzehn, die bei ihnen leben.

Hormone und Alzheimer

Eine beeindruckende Zahl von Untersuchungen hat eine Beziehung zwischen einer Östrogeneinnahme und der Verzögerung oder sogar der Vorbeugung gegen Alzheimer belegt.[40] Auch wenn dies nicht Ergebnis der WHI-Studie von 2006 war, – es hatte sich ja unter Premarin und Prempro ein erhöhtes Risiko gezeigt – so stimulieren Östrogen (wie Progesteron und Testosteron) nachweislich die Regeneration geschädigter Neuronen. Östrogen erhöht anscheinend auch die Produktion des Neurotransmitters Acetylcholin, der eine wichtige Rolle beim Erinnern, Lernen und anderen kognitiven Funktionen spielt. Östradiol (ein natürliches Östrogen) bindet in den Arealen im Gehirn, die mit dem Gedächtnis verknüpft sind: im Cortex, im Hippocampus und im basalen Teil des Vorderhirns. Wie sich gezeigt hat, fördert Östrogen auch die Verzweigung der Nervenzellen.[41] Einige Studien, aber keineswegs alle, sprechen dafür, dass eine Hormonsubstitution das Risiko für einen Schlaganfall bei Frauen in den Wechseljahren senken könnte. Untersuchungen haben zudem auch gezeigt, dass Frauen mit dem höchsten endogenen Östradiolspiegel das geringste Alzheimer-Risiko haben.[42]

Trotz der WHI-Studienergebnisse gibt es einige recht überzeugende Belege für den positiven Effekt von Hormonen – nicht nur von Östrogen – auf die Gehirnfunktion.[43] So haben Frauen, die wie in Kapitel acht erwähnt ihre Eierstöcke vor dem 45. Lebensjahr entfernen lassen mussten, ein fünffaches Sterberisiko durch eine neurologische Ursache. Auch ihr Risiko, an Parkinson, einer Geisteskrankheit oder Demenz später im Leben zu erkranken, ist erhöht, geht es nach einer Untersuchung der Mayo Clinic aus dem Jahr 2009.[44]

Auch gibt es Hinweise darauf, dass eine geringe Grundmenge von Östrogen für gewisse Gedächtnisfunktionen wesentlich ist. Bei vielen Frauen produziert der Körper das ganze Leben hindurch genügend Östrogen, bei manchen jedoch nicht. Wie Dr. Barbara Sherwin in ihren Untersuchungen gezeigt hat, verschlechtert sich bei Frauen nach einer Hysterektomie mit Entfernen der Eierstöcke das verbale Gedächtnis, verbessert sich aber nach einer Hormonsubstitution wieder bis zum Normalzustand.[45]

Sherwin testete in ihrer Studie nur eine Östrogensubstitution, doch andere Untersuchungen sprechen dafür, dass Progesteron sowie wahrscheinlich Androgene ebenfalls eine Rolle spielen.[46] Selbst über die Haut aufgenommenes Östradiol, gleich nach der Menopause angewandt, bringt zumindest einen leichten Schutz vor Alzheimer, so eine Studie der Emory University School of Medicine, Atlanta von 2009.[47] Die Eierstockhormone binden auch an Areale im Gehirn, die wichtig für die Stimmungsregulierung sind. Damit lassen sich Befunde erklären, die zeigen, dass Östrogen einen signifikanten antidepressiven Effekt hat und dass Progesteron Angstzustände lindert und einen erholsamen Schlaf fördert.

Die Untersuchungen über Östrogen und Gedächtnis sind zwar noch nicht abgeschlossen, doch je nach Ihrem Hormonspiegel, Ihrer Familiengeschichte und Ihrer Lebensweise könnte eine kleine Menge an bioidentischem Östrogen (und/oder Progesteron oder Testosteron) durchaus eine sinnvolle Entscheidung sein.

Nichthormonelle Möglichkeiten, Ihr Gehirn zu schützen

Die folgenden Praktiken fördern die Gesundheit Ihres Gehirns:

- **Versorgen Sie Ihr Gehirn mit Nährstoffen.** Eine Ernährung, die reich an raffinierten Zuckern und teilweise hydrogenierten Fetten ist, geht mit der Erschöpfung vieler Nährstoffe einher, die für eine optimale Gehirnfunktion notwendig sind. Für die Gehirnfunktion wie für andere Aspekte Ihrer Gesundheit empfehle ich eine relativ fettarme Ernährung mit viel Obst und Gemüse und vollwertigem Getreide. Wie Untersuchungen gezeigt haben, weisen Patienten mit Demenz und Depressionen im Vergleich zu Patienten mit normalen mentalen Funktionen oft einen zu niedrigen Spiegel an Zink, Vitaminen des B-Komplexes (insbesondere Vitamin B1 oder Thiamin), Selen sowie Antioxidantien wie Vitamin E und C auf.

  Zink ist beispielsweise notwendig für einen optimalen Transport von B-Vitaminen in die Cerebrospinalflüssigkeit. Diese Flüssigkeit badet und nährt das Gehirn und das Rückenmark. Viele Frauen nehmen mit ihrer täglichen Nahrung nicht genug Zink auf.[48] In einer Untersuchung mit schwer demenzkranken Patienten erhielten zehn Patienten zwei Monate lang Vitaminergänzungen, eine Kontrollgruppe hingegen nicht. Nach einem Monat zeigten diejenigen Patienten, die Vitamine erhielten, klinisch ein verbessertes Erinnerungsvermögen.[49]

  Einige Fachleute sind zudem der Überzeugung, dass die Alzheimer-Krankheit mit dem Unvermögen einiger älterer Menschen zusammenhängt, genug Mineralstoffe, Vitamine und essenzielle Spurenelemente aus ihrer Nahrung zu resorbieren.[50] Sie haben möglicherweise auch Probleme, diese Nährstoffe aus dem Blut ins Gehirn zu transportieren. Da eine Nährstoffergänzung das Gedächtnis bei Menschen verbessert, die bereits an Demenz leiden, stellen Sie sich die potenzielle Vorbeugewirkung vor, wenn Sie Ihr Gehirn richtig ernähren!

- **Vermindern Sie eine potenzielle Schädigung Ihres Gehirngewebes durch freie Radikale.** Freie Radikale stellen eine große Gefahr für das Gehirngewebe dar. Machen Sie Ernst mit Antioxidantien! Stellen Sie sicher, dass Ihre Ernährung reich an Vitamin C und E, den B-Vitaminen (einschließlich Folsäure) und Selen ist.[51]

  Eine weitere Klasse starker Antioxidantien sind die Proanthocyanidine, wie man sie in Kiefernrinde und Traubenkernen findet (Dosierung siehe vierzehntes Kapitel). Wie Untersuchungen gezeigt haben, ist das Risiko, einen Schlaganfall zu erleiden, bei Frauen, die mindestens fünf Portionen Obst und Gemüse pro Tag essen, sehr gering. Der Schutz des Gehirns ist eindeutig ein weiterer Grund, möglichst viel von diesen gesunden Nahrungsmitteln zu essen.

- **Erhöhen Sie Ihren Vitamin-D-Spiegel.** Forscher haben kürzlich einen Zusammenhang zwischen Vitamin D und Parkinson herausgefunden. So hat eine finnische Beobachtungsstudie von 2010, die 3000 Finnen 29 Jahre lang beobachtete, gezeigt, dass je höher der individuelle Vitamin-D-Spiegel, desto geringer das Risiko, an Parkinson zu erkranken.[52]

- **Rauchen Sie nicht und trinken Sie nicht zu viel Alkohol.** Rauchen führt nachweislich zu kardiovaskulären Erkrankungen und Veränderungen der kleinen Blutgefäße, die unter anderem auch die Sauerstoffversorgung Ihres Gehirns verringern. Exzessiver Alkoholkonsum schädigt die Basalregion des Vorderhirns, ein Gebiet, das mit dem Gedächtnis assoziiert ist.

- **Treiben Sie Sport.** Forscher am Gerontologischen Forschungszentrum am Karolinska-Institut in Schweden haben herausgefunden, dass, wer indestens zweimal die Woche Sport treibt, sein allgemeines Demenzrisiko mehr als 50 Prozent und sein spezielles Alzheimerrisiko um 60 Prozent senkt. Die Studie, die erstmals einen langfristigen Zusammenhang von körperlicher Aktivität und Demenz am Lebensende aufzeigte, hatte 1449 Teilnehmer in der Lebensmitte und dann wieder 21 Jahre später im Alter zwischen 65 und 79 beobachtet. Bei der Follow-up-Untersuchung wiesen 117 Teilnehmer Anzeichen einer Demenz auf. 76 Personen hatten Alzheimer. Wer aber Sport getrieben hatte, wies ein insgesamt geringeres Risiko von Demenz und Alzheimer auf, selbst nachdem Lebensstil-Faktoren herausgerechnet worden waren. Interessanterweise hatte den größten Nutzen, wer eine genetische Prädisposition für Demenz und Alzheimer hatte.[53] Weitere neuere Studien belegen diesen Befund, darunter einige, die eine signifikante Verbesserung der kognitiven Funktion nach nur sechs Wochen eines moderaten aeroben Ausdauerprogramms.[54] Sport setzt im Körper Mechanismen in Gang, die dem Gehirn unmittelbar nützen. Auch wird die Durchblutung positiv beeinflusst.[55] Prinzipiell funktioniert alles, was die Herzfrequenz erhöht und einen zum Schwitzen bringt!

- **Erhöhen Sie den Acetylcholinspiegel in Ihrem Gehirn.** Viele Faktoren können den Acetylcholinspiegel und damit Ihr Gedächtnis beeinflussen. Wenn Sie bereits Östrogene oder andere Hormone nehmen, um andere Symptome zu behandeln, bleiben Sie dabei. Auch wenn ich Hormone nicht allein zur Alzheimer-Vorbeugung empfehlen würde, seien Sie versichert, dass sie Ihrem Acetylcholinspiegel wahrscheinlich zugutekommen. Und meiden Sie Medikamente, von denen bekannt ist, dass sie den Acetylcholinspiegel senken.[56] Sie wären überrascht darüber, wie viele das sind und wie wenig Ärzte sich des negativen Effekts dieser Präparate auf die Gehirnfunktion bewusst sind. Lesen Sie den Beipackzettel eines jeden Schlafmittels oder Medikaments gegen Erkältungen oder Allergien, und schauen Sie nach, ob das Präparat Diphenhydramin enthält. Wenn dies der Fall ist, verzichten Sie lieber darauf.

- **Pushen Sie Ihren DHEA-Spiegel.** Untersuchungen sprechen dafür, dass Pregnenolon, Progesteron und DHEA – verwandte Hormone, die im Gehirn als Neurotransmitter fungieren – dieselben dendritischen und axonalen Verzweigungen zwischen Hirnzellen fördern können, die man bei Östrogengaben beobachtet. Am besten erhöhen Sie die DHEA-Spiegel, indem Sie das Programm zur Nebennierenfunktionsstärkung auf S. 153 befolgen.

Weiteres Gehirnfutter

Die Nahrungsergänzungs- bzw. Nahrungsmittel auf der unten aufgeführten Liste haben die Gedächtnisleistung bei vielen Menschen unterstützt. Versuchen Sie nur immer eines auf einmal, sodass Sie feststellen können, was bei Ihnen wirkt. Nutzen Sie Ihre Intuition, um sich dasjenige herauszupicken, mit dem Sie beginnen.

- **Gotu Kola:** Allgemein bekannt als »Gedächtniskraut« erhöht Gotu Kola oder Asiatischer Wassernabel (Centella asiatica) ebenfalls die Hirndurchblutung. Die übliche Dosis beträgt 90 mg pro Tag. Anmerkung: Gotu Kola ist ein Anregungsmittel und sollte nicht vor dem Zubettgehen eingenommen werden.

- **Omega-3-Fette:** Überall im Körper sind Nervenfasern von sogenannten Myelinscheiden umhüllt. Für eine gute Gehirn- und Nervenfunktion brauchen Sie jeden Tag eine kleine Menge hochwertigen Fetts. Zwei Studien an Ratten und eine an Mäusen haben gezeigt, dass eine mit der Omega-3-Fettsäure DHA (Docosahexaensäure) angereicherte Nahrung die Erinnerungsfähigkeit bereits nach vier Tagen deutlich erhöht.[57] Auch haben niederländische Forscher 1600 Erwachsene zwischen 45 und 64 sechs Jahre beobachtet. Sie kommen zu dem Schluss, dass, wer regelmäßig mehr Omega-3-Fette verzehrte, bei verschiedenen Gehirntests, einschließlich der Erinnerungsfunktion, regelmäßig besser abschnitt.[58] Ich empfehle den regelmäßigen Verzehr von fettem Fisch, wie Lachs oder Sardinen, gemahlenen Leinsamen oder Fischöl als Nahrungsergänzung. DHA aus Algen ist eine gute Alternative, nicht nur für Vegetarier. Ich empfehle eine Supplementierung von insgesamt 1000 bis 5000 mg DHA und EPA pro Tag. Auf dem Markt sind auch quecksilberrückstandsgeprüfte Fischöle erhältlich.

- **Bioflavonoide und Phytoöstrogene:** Viele pflanzliche Wirkstoffe wirken positiv auf die Gefäßwandabdichtung durch ihren antioxidativen Effekt. In der Tat zeigen Studien, dass Frauen, die viel Obst und Gemüse essen, ein geringeres Schlaganfallrisiko haben. Nach einer in *The Lancet* veröffentlichen Metaanalyse der Uni London senken Menschen, die mindestens fünf Portionen Obst und Gemüse am Tag essen, ihr Schlaganfallrisiko um 25 Prozent.[59] Weil eine Mikroangiopathie (Gefäßwanddefekte, die zu einer verminderten Durchblutung der Herzgegend führen) und ein Schlaganfall miteinander in unmittelbarem Zusammenhang stehen, kann eine reiche Auswahl pflanzlicher Kost die Gehirnfunktion erhalten.

In Japan, wo der Sojakonsum deutlich höher ist als in den USA, ist die Alzheimer-Inzidenz geringer. Die Wake Forest University Health Sciences erhielten 2003 Patentschutz für eine Sojazubereitung als Alzheimer-Prophylaxe.[60] Vorstudien haben gezeigt, dass Soja-Phytoöstrogene im Gehirn genauso wie Östradiol wirken, allerdings nicht so stark.[61] Soja-Isoflavone wirken darüber hinaus im Gehirn antioxidativ.[62]

Verschiedene Studien zeigen ferner, dass bereits nach sechs Wochen regelmäßigen Sojakonsums sich das Erinnerungsvermögen verbessert.[63] Eine kürzlich erschienene Studie bescheinigt Frauen, die täglich 60 mg Soja-Isoflavone aufnehmen, ein verbessertes Kurzzeitgedächtnis, mehr geistige Flexibilität und mehr Planungsfähigkeit.[64] Eine andere Studie bescheinigt postmenopausalen Frauen in diesem Zusammenhang ein verbessertes verbal vermitteltes Gedächtnis.[65] Und weil Soja auch gut für Herz und Kreislauf ist, hilft es womöglich auch, einem Schlaganfall vorzubeugen.

Substanzen, die Ihr Gehirn nicht braucht

- **Aluminium:** Man hat im Gehirn von Alzheimer-Patienten Aluminium gefunden, und diese Erkrankung ist mit einem erhöhten Gehalt von Aluminium sowie einem verringerten Gehalt an Zink und Selen im Gewebe in Zusammenhang gebracht worden. Auch wenn die Art dieser Verknüpfung nicht klar ist, gibt es Befunde, die dafür sprechen, dass Aluminium in der Tat ein Gehirngift für Menschen ist, die genetisch für Alzheimer prädisponiert sind. Wenn jemand in Ihrer Familie an der Alzheimer-Krankheit leidet, empfehle ich Ihnen, auf Aluminiumgeschirr und -töpfe, Deodorants mit Aluminium, Mineralwasser aus Aluminiumdosen und Backpulver mit Aluminium zu verzichten.[66]

- **Exzitotoxine:** Aspartam, ein Süßstoff, ist ein Exzitotoxin, das heißt, es regt Nervenzellen zum verstärkten Feuern an. Bei empfindlichen Menschen kann dies zum Absterben von Gehirnzellen führen. Das ist einer der Gründe, warum Aspartam mit einem Multiple-Sklerose-ähnlichen Syndrom bei einigen Frauen in Verbindung gebracht worden ist.[67] Das Aspartam in Diätcola führt bei empfindlichen Frauen ganz offenbar zu schwerwiegendsten Problemen. Viele Frauen sind von Diätcola abhängig und trinken pro Tag mehrere Liter, ohne nennenswerte andere Nährstoffe zu sich zu nehmen.

  Das führt bei empfindlichen Frauen unter Umständen zu einer äußerst breiten Palette von neurologischen Symptomen, darunter Kopfschmerzen, Benommenheit, Angstattacken, Gedächtnisverlust, undeutliche Sprache, Taubheitsgefühl, Muskelspasmen, Stimmungsschwankungen, schwere Depressionen, Persönlichkeitsveränderungen, PMS, Schlaflosigkeit, Erschöpfung, Hyperaktivität, Herzrasen, Arrhythmien, Brustschmerzen, Hörverlust, Tinnitus, verschwommene Sicht, herabgesetzte Tastempfindlichkeit, Hautläsionen, Übelkeit, Verdauungsstörungen, Flüssigkeitsansammlung im Gewebe und Schlaganfall. Wenn Sie in der Vergangenheit in dieser Hinsicht Probleme hatten, sollten Sie diesen künstlichen Süßstoff meiden, besonders in Form von Diätcola. Andere sicherere Süßstoffe sind zum Beispiel Süßkraut (Stevia) und Sucralose.

  Monosodiumglutamat ist ebenfalls ein Exzitotoxin, das nicht nur nicht gut ist für das Gehirn, sondern auch allem möglichen Junkfood beigefügt ist, weil es appetitanregend wirkt. Das brauchen Sie nicht!

- **SERMs (Selektive Östrogenrezeptor-Modulatoren):** Angesichts der Rolle, die die Ovarialhormone für die Gehirnfunktion spielen, gibt es bei der dauerhaften Einnahme der Antiöstrogene Tamoxifen (um ein Rezidiv des Brustkrebses zu vermeiden) und Raloxifen (als Osteoporose-Prävention) Anlass zu berechtigter Sorge über die möglichen Langzeitfolgen. So wie Tamoxifen die Östrogenwirkung in der Brust hemmt, gibt es mittlerweile nicht von der Hand zu weisende Hinweise, dass es gewisse Wirkmechanismen von Östrogen im Gehirn unterbindet.[68] Raloxifen, ein Medikament zur Osteoporoseprophylaxe hat ebenfalls Auswirkungen auf das Gehirn. Das ist einer der Gründe, warum Hitzewallungen (die vom Hypothalamus induziert werden) als Nebenwirkung aller SERMS gelistet werden. Auch Depressionen gehören dazu. Obwohl diese Wirkstoffe ihre Berechtigung haben und für Frauen mit hohem Risiko ihre Berechtigung haben, bekommen die sehr realen Nachteile dieser Medikamente zu wenig Aufmerksamkeit.

  Wenn Sie also Tamoxifen oder Raloxifen einnehmen, ist es noch wichtiger, sich an die obigen Ratschläge zum Erhalt und Schutz der Gehirnfunktion zu halten. Viele Frauen etwa berichten von einer Verbesserung ihrer Tamoxifen-bedingten Depression, wenn sie beispielsweise Soja in hoher Dosierung zu sich nehmen. Das kann an den hormonalen Wirkungen von Soja liegen. (Eine weitergehende Darstellung der SERMs finden Sie in den Kapiteln fünf und dreizehn.)

Die Weisheit der Lebensmitte voll ausschöpfen

Mit Ihrem Gehirn ist es genauso wie mit Ihren Muskeln. Wenn Sie in Topform bleiben wollen, müssen Sie es regelmäßig benutzen und trainieren. Die Gehirnfunktion wird stark von unseren Erwartungen und Haltungen im Leben beeinflusst. Zwar gibt es keine Rezeptur – weder ein Hormon noch etwas anderes –, die Sie vom Altern »kurieren« kann, aber es gibt vieles, was Sie tun können, um Ihre geistige Vitalität und Beweglichkeit zu erhalten.

Schritt Nummer 1: Hören Sie auf, über den Alterungsprozess in Klischees zu denken. Beginnen Sie, sich als eine jüngere Person zu sehen, unbeeinträchtigt von den altersbedingten Problemen, denen wir den Medien zufolge alle entgegensehen. Wenn Sie beispielsweise etwas vergessen, dann sagen Sie nicht: »Das ist das Alter!« Und kommen Sie gar nicht erst auf den Gedanken zu sagen: »Dazu bin ich zu alt!« Ich habe diese Art Denken schon bei Frauen erlebt, die erst Anfang dreißig sind! Meine Mutter hat mir erzählt, dass ihr

Briefkasten nach ihrem 60. Geburtstag plötzlich überquoll mit Anzeigen für Hygieneartikel und Prothesen aller Art, von Erwachsenenwindeln bis zu Hörgeräten. Sie hat diese Informationen einfach im Abfallkorb des Postbüros »entsorgt«.

Halten Sie sich einmal das Folgende vor Augen: Eine Studie an 600 Menschen über 50 unter der Leitung der Yale-Forscherin Dr. Becca Levy hat gezeigt, dass wer in jüngeren Jahren ein positiveres Bild vom Alter hatte, durchschnittlich 7,5 Jahre länger lebte als jemand mit einer weniger positiven Vorstellung. Dies galt auch, wenn man Alter, Geschlecht, sozioökonomischen Status, Einsamkeit und Gesundheitszustand mit einrechnete. Wie die Einzelnen sich sahen, hatte eine größere Auswirkung auf ihre Langlebigkeit als niedriger Blutdruck oder niedrigere Cholesterinwerte (die beide jeweils mit einem Plus von vier Lebensjahren zu Buche schlagen), als ein niedrigerer BMI, als immer Nichtraucher/in gewesen zu sein und in gewissem Umfang Sport getrieben zu haben (die allesamt mit jeweils plus drei weiteren Lebensjahren anrechenbar sind).

»Unsere Studie enthält im Wesentlichen zwei Botschaften«, so die Studie: »Die schlechte ist, dass ein negatives Selbstbild die Lebenserwartung verringern kann, die gute, dass eine positive Selbstwahrnehmung die Lebenserwartung erhöht.«[69]

Ein Mittel, mit dem ich regelmäßig meine Einstellung in puncto Kraft und Zuversicht »programmiere« sind Affirmationen. Hier meine liebsten (ich spreche sie morgens laut auf dem Crosstrainer aus):

»Mein Körper ist strahlend, gesund und schön. Der Geist göttlicher Liebe und Kraft zeigt sich hell und strahlend durch gute Gesundheit, Schönheit und Jugend.«

»Danke, dass Körper, Geist sich verbünden und ich mit Leichtigkeit mein ideales Gewicht halten und eine gute Figur machen kann.«

Schritt Nummer 2: Bleiben Sie geistig aktiv und sozial eingebunden. Setzen Sie sich auch weiterhin mit neuen Ideen auseinander, lernen Sie neue Leute und neue Umgebungen kennen; das ist ebenso notwendig, um geistig gesund zu bleiben, wie körperliche Bewegung es ist, um Ihr Herz, Ihre Muskulatur und Ihr Knochengerüst gesund zu erhalten.[70] Denken Sie daran, dass Lernen selbst in einem älteren Gehirn das Wachstum neuer Neuronenverbindungen fördert.[71] Verlassen Sie Ihre soziale Komfortzone. Kultivieren Sie ein weites soziales Netzwerk von Personen aus unterschiedlichen Altersgruppen. Nehmen Sie an Kursen teil, kommen Sie mit Freunden zusammen, lernen Sie eine neue Sportart oder sonstige Fertigkeit, beginnen Sie eine neue Karriere oder starten Sie ein neues Unternehmen, engagieren Sie sich ehrenamtlich. Beschäftigen Sie Ihre Gehirnzellen und Ihre neuronalen Bahnen jeden Tag mit neuen Ideen, neuen Beziehungen und neuen Gedanken.

Ich habe festgestellt, dass einige meiner älteren Freundinnen und Freunde häufig einen leeren Gesichtsausdruck bekommen, wenn sie mit einer Gruppe neuer Leute zusammentreffen oder sich in einem ungewohnten Umfeld wiederfinden. Auch wenn sie zu Hause anscheinend gut zurechtkommen, können sie offenbar nicht mithalten, wenn sie mit einer neuen Situation konfrontiert werden. Sie haben zu viel Zeit damit verbracht, aus ihrer Umgebung alles Neue zu verbannen, und sich immer tiefer in die Sicherheit ihrer alltäglichen Routine vergraben, sodass sie die Fähigkeit verloren haben, sich Veränderungen anzupassen. Es ist tragisch zu sehen, was mit Gesicht, Körper und Geist dieser früher so vitalen Leute geschieht, wenn dieser Niedergang beginnt.

Der berühmte Hirnforscher Marian Diamond meint dazu: »Wenn es ums Gehirn geht, gibt es ein sehr einfaches Prinzip: Use it or loose it.« Wenn unser Nervensystem nicht länger neue Inputs erhält, bildet es sich zurück, ein Phänomen, das im Labor eindeutig bewiesen worden ist. In einer Untersuchung an alternden Ratten gab Diamond ins Gehege der einen Rattengruppe neues Spielzeug und andere ungewohnte Dinge, um die Umgebung abwechslungsreicher zu gestalten, während die Kontrollgruppe in ihrer gewohnten reizarmen Umgebung blieb. Am Ende der Untersuchung wiesen die Ratten in der abwechslungsreicheren Umgebung deutlich mehr kortikales Gehirngewebe auf als diejenigen in der Standardumgebung. Interessanterweise trat diese Veränderung der Gehirnstruktur selbst bei älteren Ratten auf, die drei Viertel ihres Lebens bereits hinter sich hatten.[72]

Schritt Nummer 3: Entwickeln Sie eine optimistische Lebenshaltung. Optimismus – die Fähigkeit, ein Glas als halb voll statt als halb leer zu betrachten – ist ein natürlicher Schutz gegen Depressionen. Darüber hinaus hat sich eine Fülle von wissenschaftlichen Belegen dafür angesammelt, dass Optimisten gesünder sind und länger leben als Pessimisten. In einer Studie über Individuen ohne Risikofaktoren für Herzerkrankungen stellte sich beispielsweise heraus, dass depressive Menschen ein vierfach höheres Risiko hatten, einen Herzanfall zu erleiden, als ihre optimistischen nicht-depressiven Pendants. Da Herzkrankheiten auch mit Demenzerkrankungen in Zusammenhang stehen, lässt sich die Verbindung zwischen einer positiven, gesunden Lebenseinstellung und einem gesunden Gehirn direkt erkennen.

Schritt Nummer 4: Arbeiten Sie aktiv an Ihren Gedanken und an Verhaltensweisen, um solche persönlichen Züge – wie beispielsweise Feindseligkeit, pessimistische Gedanken und die Neigung, sich sozial zu isolieren – zu verändern, die bekanntermaßen mit verfrühtem Tod und Behinderung einhergehen. Wenn nötig, suchen Sie Hilfe bei einem Therapeuten. Eine kognitive Verhaltenstherapie kann Ihnen Ihre negativen, selbsteinschränkenden Gedanken bewusster machen und Ihnen helfen, einen Weg zu finden, sie in eine positivere Richtung zu lenken. Das heißt nicht, die Schwierigkeiten des Lebens zu verleugnen. Die kognitive Verhaltenstherapie lehrt Sie auch, wie Sie Ihre Situation akzeptieren, aber gleichzeitig konstruktiver damit umgehen können. Infolgedessen lernen Sie, sich weniger Sorgen zu machen.

Schritt Nummer 5: Entwickeln Sie einen gesunden Sinn für Humor und verleihen Sie ihm Ausdruck. Sehen Sie sich Sketche bzw. Filme von Loriot und Mr. Bean an oder Wiederholungen von Komödien, die Ihnen früher gut gefallen haben.

Schritt Nummer 6: Ernähren Sie sich gesund, und halten Sie sich fit. Eine Fülle von Forschungsergebnissen belegt, dass fast alle Demenzerkrankungen unter anderem auf die Schädigung kleiner Blutgefäße im Gehirn zurückgehen. Der Hauptgrund, warum so viele von uns unter derartigen Veränderungen der Blutgefäße leiden, besteht darin, dass wir uns schlecht ernähren und zu wenig bewegen. Bewegen Sie sich jeden Tag ausgiebig – sei es durch Walking, Aerobic, Schwimmen oder Krafttraining. Bewegung fördert die Durchblutung aller Organe, einschließlich Ihres Gehirns, und versorgt Ihre Gewebe dadurch besser mit Sauerstoff und Nährstoffen. Wenn Sie wollen, können Sie gleichzeitig Ihr Bedürfnis nach Bewegung und sozialem Kontakt erfüllen, indem Sie eine Sportart zusammen mit Menschen betreiben, die nicht wettbewerbsorientiert sind und nur Spaß an der Bewegung haben.

Schritt Nummer 7: Machen Sie aus Ihrem Herzen keine Mördergrube. Drücken Sie Ihre Gefühle ungehemmt aus, und heilen Sie Ihr Leben, während Sie voranschreiten. Ein emotionales Muster, das man bei Herzkrankheiten einschließlich Arterienverkalkungen im Gehirn häufig findet, ist das Unterdrücken von Emotionen – ob diese Emotionen nun positiv oder negativ sind. Eine meiner Patientinnen in den Wechseljahren erzählte mir:

»Ich wuchs in einem Haushalt auf, in dem uns beigebracht wurde, uns vor starken Gefühlen zu fürchten. Es war uns nicht erlaubt, uns wegen irgendetwas zu gut zu

fühlen – oder zu schlecht. Wenn wir weinen mussten, wurden wir angewiesen, in den Keller zu gehen und unser Gesicht in einem Kissen zu vergraben, um den Rest der Familie nicht zu stören. Wenn wir laut jubelten, weil wir eine gute Note geschrieben oder ein Spiel gewonnen hatten, hieß es stets, wir sollten nicht so angeben.

So lernte ich, einer ganzen Palette von Gefühlen zu misstrauen – grundsätzlich allem mit Ausnahme von ausdruckslos-höflicher und langweiliger Freundlichkeit. Nicht überraschend sind Demenzerkrankungen, Depressionen und Herzkrankheiten in meiner Familie väterlicher- und mütterlicherseits sehr häufig. In der Lebensmitte habe ich das Gefühl, als ob ich vollständig neu lernen müsste, wie man fühlt. Oft muss ich mich auf die Symptome in meinem Körper einstellen und nur so mit ihnen dasitzen und in mich hineinhören, bis ich dann die Emotionen zu fühlen beginne, die mit ihnen einhergehen.«

Dazu passen Einzelfallberichte, wonach die alzheimerspezifischen Ablagerungen vor allem die Gehirnareale umfassen, in denen die schmerzlichen Erinnerungen abgelegt sind.

In die gleiche Richtung weist auch eine Untersuchung an älteren Kriegsveteranen aus dem Irak oder Afghanistan mit posttraumatischen Belastungsstörungen, die ein zweifach höheres Demenzrisiko gegenüber nicht PTBS-Betroffenen hatten.[73]

Grundlage war eine Untersuchung an 181 093 Veteranen im Alter von 55 und älter am San Francisco Veterans Affairs Medical Center. Es stellte sich heraus, dass Stress den Hippocampus schädigt oder zu Veränderungen bei Neurotransmittern und Hormonleveln führt, was risikoverstärkend wirkt. So wie ich die Sache sehe, scheint es so zu sein, als ob der Körper von Menschen mit sehr schmerzhaften Erinnerungen diese dadurch schützt, dass er sie vergessen lässt.

Wie auch immer die Gefühle beschaffen sind, die in Ihnen aufsteigen, erlauben Sie sich ihre ganze Fülle, und Sie werden feststellen, dass sie verschwinden. Aber wenn Sie stattdessen versuchen, willentlich etwas anderes zu fühlen, und sich selbst Vorwürfe machen, weil Sie ein »unangenehmes« Gefühl haben, dann wird dieses in Ihrem Körper eingeschlossen bleiben und sich unter Umständen später als Krankheit manifestieren.

Auf der anderen Seite ist Feindseligkeit ein festgefahrenes emotionales Muster. Es kann selbstzerstörerisch sein, sich diesem Gefühl sehr lang hinzugeben. Der beste Weg, sich davon zu lösen, besteht darin, in jeglicher Situation irgendetwas zu finden, das man schätzen kann, wie geringfügig es auch sein mag. Schließlich wird dieses Gefühl der Wertschätzung beginnen, die Feindseligkeit als geistiges und emotionales Muster zu ersetzen.

Schritt Nummer 8: Setzen Sie sich nie zur Ruhe. Erlauben Sie sich nicht, in der Lebensmitte anzufangen, über den »Ruhestand« nachzudenken, wie es so viele Leute tun. Stattdessen sollten Sie tun, was Dolly Parton tut: Finden Sie heraus, was Sie wirklich gerne tun würden, und Sie werden niemals auch nur einen Tag in Ihrem Leben arbeiten! Sie möchten vielleicht aufhören, für ein Unternehmen oder für einen anderen Menschen zu arbeiten, aber Sie brauchen zeit Ihres Lebens etwas, das Sie interessiert, gleichgültig, ob es eine bezahlte oder eine unbezahlte Tätigkeit ist.

Zum Abschluss möchten ich Ihnen ein Experiment schildern, das zu denken gibt: In einer aktuellen Untersuchung am Bostoner Beth Israel Deaconess Hospital testeten der Gerontologe Dr. Jeffrey Hausdorff und die Harvardstudentin Becca Levy die Auswirkungen von unterbewussten Überzeugungen auf die Gehgeschwindigkeit. Oft nimmt die Gehgeschwindigkeit mit zunehmendem Alter ab, was in Kombination mit Gleichgewichts- und Koordinationsproblemen und anderen Faktoren wie Medikamenteneinflüssen das stereotype »Schlurfen« älterer Menschen produziert.

Die Forscher testeten gesunde Versuchspersonen im Alter von 63 bis 82 Jahren, die sie zuerst einen Weg von der Länge eines Football-Feldes entlanggehen ließen. Dabei maßen sie sowohl die Gehgeschwindigkeit als auch die »Schwingzeit« – die Zeit, die der Fuß ohne Bodenkontakt in der Luft verbringt. Anschließend spielten die Teilnehmer ein kurzes Computerspiel. Auf der Hälfte der Computer erschienen dabei positive Begriffe wie fähig, lebensklug und scharfsinnig auf dem Schirm, und zwar gerade lang genug, um unterbewusst registriert zu werden. Bei der anderen Hälfte waren die Begriffe, die über den Schirm blitzten, negativ, zum Beispiel senil, abhängig und krank. Dann wurden die Teilnehmer noch einmal dieselbe Strecke im Gang entlanggeschickt. Diesmal ging die positiv beeinflusste Gruppe neun Prozent schneller; sie hatte eine viel längere »Schwingzeit« und schlurfte weit weniger. Die negativ beeinflusste Gruppe verschlechterte sich nicht, vielleicht, weil ihre Aufnahmekapazität für negative Klischees unserer Gesellschaft gegenüber dem Alter bei ihnen wie bei den meisten bereits erschöpft war.[74]

Diese Studie ruft uns eindringlich dazu auf, uns unserer Überzeugungen im Hinblick auf das Altern und der physischen Folgen dieser Überzeugungen bewusst zu werden. Ich habe viel zu viele Frauen gesehen, die sich in physischen Niedergang hineingeredet haben, und dabei waren sie gerade einmal dreißig! Und wer hat bei Geburtstagspartys für Freunde und Freundinnen, die 40 wurden, nicht schon Sprüche gehört wie: »Die besten Jahre sind aber jetzt vorbei«?

Die Harvard-Psychologin Dr. Ellen Langer, Verfasserin des Klassikers *Mindfulness*, meinte dazu: »Die regelmäßigen und ›irreversibeln‹ Zyklen des Alterns, die wir in den späteren Stadien des menschlichen Lebens beobachten, sind möglicherweise das Produkt bestimmter gesellschaftlicher Annahmen darüber, wie man angeblich alt werden sollte. Wenn wir uns nicht gezwungen fühlten, dieser einschränkenden Geisteshaltung zu folgen, hätten wir unter Umständen eine größere Chance, Jahre des Niedergangs durch Jahre des Wachstums und der Sinnerfüllung zu ersetzen.«[75]

XI

Von der Rosenknospe zur Hagebutte: Schönheit in der Lebensmitte

Niemals werde ich das letzte Mal vergessen, als sich meine frühere Harfenlehrerin Alice Chalifoux bei mir eine Harfe für ihre Studenten eines Sommerworkshops in Camden ausborgte. Diesen hält sie seit über sechzig Jahren, und sie war es, bei der ich erstmals mit 14 Harfenunterricht nahm.

Obwohl Alice sich nie sehr um Ernährung, körperliche Bewegung oder Nahrungsergänzungsmittel gekümmert hat, ist ihre Haut rosig, frisch und glatt, ihre Augen leuchten, sie ist nie krank und ihr respektloser und erdverbundener Sinn für Humor ist herzerfrischend. Mit einem Zwinkern in den Augen erzählte sie mir, dass sie diesen Sommer etwas kürzertreten werde. Sie unterrichte nur 36 Stunden pro Woche – nach ihren Maßstäben ist das ein Halbzeitjob. Sie ist ein perfektes Beispiel für eine Frau, die wunderbar auf die Kraft dessen eingestimmt ist, was ich das Hagebuttenstadium des Lebens nenne; sie sät ihre Samen der Weisheit aus und inspiriert andere, wohin auch immer sie geht. Ihre verschmitzte Seele leuchtete durch jede Pore hindurch und ließ ihr Gesicht jung erscheinen. Damals war Alice Chalifoux 92 Jahre alt. Sie wurde 100.

Niemand würde bestreiten, dass jede Jahreszeit ihre eigene, besondere Schönheit und Weisheit mit sich bringt. Dasselbe gilt für die Jahreszeiten unseres Lebens. Die meisten von uns kennen mindestens eine Frau wie Alice Chalifoux, die der lebende Beweis dafür ist, dass Schönheit bei der richtigen Lebenseinstellung in jedem Lebensalter möglich ist.

Frauen in den Wechseljahren sind mit der voll erblühten Rose des Spätsommers und Herbstes vergleichbar, die beginnt, sich in eine leuchtend rote, saftige Hagebutte zu verwandeln – der Teil der Rose, der die Samen enthält, aus denen potenziell Hunderte von neuen Rosen wachsen können. Leider schätzt unsere Kultur nur das Rosenknospenstadium der Entwicklung und verschleiert dadurch die Schönheit anderer Stadien. Tatsächlich wurde die betaute Rosenknospe vor noch nicht allzu langer Zeit in der Werbung als augenfälliges Symbol für Anzeigen eingesetzt, mit denen konventionelle Medikamente zur Hormonsubstitution an die Frau gebracht werden sollten. Die unterschwellige Botschaft ist offenkundig: Wenn Sie sich für einen Hormonersatz entscheiden, können Sie den Rest Ihres Lebens im Rosenknospenstadium der Schönheit verbringen und müssen niemals den Prozess der Reifung zur Hagebutte durchlaufen. Aber das ist nicht wahr.

Wenn Sie einmal auf dem Weg sind, eine Hagebutte zu werden, können Sie nicht zurück zur Rosenknospe, auch wenn unsere Kultur uns sicherlich dazu drängt, es zu versuchen. Bis vor Kurzem gab es in den Mainstream-Medien praktisch kaum ein Kleider- oder Make-up-Model, das älter als 25 Jahre alt war! Es ist nicht immer einfach, den verführerischen Reiz des Rosenknospenstadiums zu verlieren und zu lernen, wie man ihn durch die Stärke und Spannkraft einer Hagebutte ersetzt, doch es ist unbedingt notwendig, wenn Sie sich als Frau in der vollen Blüte der mittleren Jahre optimal fühlen und auch so aussehen wollen.

Denken Sie daran: Wenn Sie sich in eine Hagebutte verwandeln, wirkt jeder Versuch, im Rosenknospenstadium zu verharren, verzweifelt und lächerlich. Es ist wie der Versuch, die Herbstblätter wieder an den Baum zu leimen und grün anzumalen, um vorzugeben, es sei Frühling. So etwas funktioniert einfach nicht. Vielmehr ist es unsere Aufgabe zu lernen, die Schönheit und Stärke des Lebensstadiums zu schätzen, in dem wir sind, statt uns nach dem zu verzehren, was wir nicht länger sein können.

Das ist besonders schwierig, wenn Sie vor den Wechseljahren zu dem Typ Frau gehörten, die gewohnt war, die Macht ihres Aussehens und ihres Körpers zu gebrauchen, um, wo sie auch ging und stand, die Aufmerksamkeit von Männern auf sich zu ziehen. Falls das auf Sie zutrifft, dann sind Sie von innen heraus mit der Macht äußerer weiblicher Schönheit vertraut und haben vielleicht seit Ihrer Jugend Kapital daraus geschlagen. Wenn Ihr Aussehen Menschen jahrelang fasziniert hat, wird Ihnen der Übergang zur Hagebutte wahrscheinlich schwererfallen als einer Frau, die diese Erfahrung nicht gemacht hat und sich daher bereits früher nach innen wenden musste, um ihr Gefühl für ihren Wert und ihre Schönheit zu entdecken.

Ich hatte einmal so eine Bekannte. Als sie 45 Jahre alt wurde, beklagte sie die Tatsache, dass sich die Männer nicht mehr nach ihr umdrehten, wenn sie einen Raum betrat. Da sie all ihren Einfluss und all ihren Reichtum ihrem Aussehen und dessen Wirkung auf mächtige Männer zu verdanken hatte, war der Übergang zur Hagebutte für sie sicherlich ein äußerst rauer Weckruf, der sie wissen ließ, dass ihre früheren Strategien in der zweiten Lebenshälfte nicht mehr weiterhelfen würden. Denjenigen unter Ihnen, die diese Erfahrung von vornherein niemals gemacht haben, wird es wahrscheinlich viel leichterfallen, sich im Hagebuttenstadium zurechtzufinden.

Aber ob wir jemals hinreißende Schönheiten waren oder nicht, wir alle möchten in jedem Alter möglichst gut aussehen. In den Wechseljahren werden wir zwar keine Rosenknospen mehr werden, aber wir können noch immer so attraktiv wie möglich bleiben, indem wir auf eine gesunde Haut und gute Körperpflege achten. Und wir möchten uns unter Umständen auch der plastischen Chirurgie oder anderer kosmetischer Verfahren bedienen. Für werdende Hagebutten gibt es heutzutage mehr Möglichkeiten als je zuvor.

Frieden schließen mit Ihrer alternden Haut

Was viele Frauen in den mittleren Jahren besonders bekümmert, ist zu erleben, wie ihre Haut schlaff und faltig zu werden beginnt. Ich bemerkte erste Veränderungen meiner Haut – eine Tendenz zu mehr Trockenheit und einige feine Fältchen um die Augen – mit Ende dreißig. Als diese Fältchen erstmals sichtbar wurden, entschied ich mich, sie zu mögen, weil sie mich an die Augen meines Vaters erinnerten, die stets von Lachfältchen umgeben waren. Doch ich wollte trotzdem alles tun, was in meiner Macht stand, damit diese Linien mit der Zeit nicht tiefer und unattraktiver würden.

Eine meiner Rundbrief-Abonnentinnen beschreibt anschaulich das häufige Dilemma der Hautveränderungen in der Lebensmitte und deren potenzielle emotionale Auswirkung:

»Ich bin 48 Jahre alt, habe Idealgewicht und bin außerordentlich fit. Ich treibe regelmäßig Sport, und zu meinem Programm gehört auch Krafttraining. Ich wandere, wann immer ich die Gelegenheit dazu habe. Es scheint jedoch, als ob die Haut meiner Beine fast über Nacht extrem schlaff geworden ist. Wenn ich an mir hinabschaue, während ich gehe, kann ich die Haut auf meinen Oberschenkeln bei jedem Schritt zittern sehen. Ich bin mir sicher, dass dies das Resultat kumulativer Sonnenschäden ist; dazu kommen viele Jahre, während deren ich diese hartnäckigen zehn Pfund abwechselnd ab- bzw. wieder zugenommen habe. Gibt es irgendetwas, das ich tun kann? Ich benutze nun eine Sonnencreme, wenn ich im Freien bin, lasse mich niemals in der Sonne braten und versuche, mein Gewicht konstant zu halten. Muss ich mich damit abfinden, dass ich nur noch lange Kleider tragen kann? Gibt es irgendwelche Nahrungsergänzungsmittel, die ich nehmen kann? Gibt es irgendetwas, was das Kollagen wiederaufbauen könnte? Irgendeine

Operation, die helfen würde? Ich bin gerade dabei, mich nach 27 Jahren Ehe scheiden zu lassen, und natürlich besorgt um mein Aussehen. Ich bin für jeden Vorschlag sehr dankbar.«

Zum Glück gibt es eine Menge, das wir tun können, um die Gesundheit der Haut in mittleren Jahren zu bewahren und sogar einen Teil der bereits eingetretenen Schäden zu beheben. Während wir das tun, dürfen wir jedoch trotz solcher Dinge wie einer alternden Haut und einem sich wandelnden Körper nicht vergessen, mutig durch die Lebensmitte zu gehen und unser Leben freudig und aus vollem Herzen zu genießen. Ich kenne die körperlichen Veränderungen aus meiner Praxis wie auch aus eigener Erfahrung und weiß, dass dies viel schwieriger ist, wenn man gerade eine Scheidung durchmacht oder den Lebenspartner verliert.

Dennoch sollten wir uns daran erinnern, dass viele Frauen Liebe und Glück in und jenseits der Lebensmitte finden – trotz einiger Sonnenschäden oder ein paar Falten. Dies wurde mir kürzlich während einer Veranstaltung, auf der ich mit zwei ganz verschiedenen Frauen sprach, auf eindrucksvolle Weise vor Augen geführt. Eine der beiden, eine umwerfend aussehende Frau Ende dreißig mit makelloser Haut und einer fast perfekten Figur, darüber hinaus eine sehr erfolgreiche Geschäftsfrau, klagte, es gebe rundum einfach keine vernünftigen Männer, mit denen sie glücklich werden könne.

Etwa eine halbe Stunde später traf ich eine andere Frau. Sie war Mitte fünfzig und hatte ein nicht besonders hübsches, ungeschminktes, aber lebhaftes Gesicht und mindestens 12 bis 15 kg Übergewicht. Da wir medizinische Themen diskutierten, erzählte sie mir von einer Jahre zurückliegenden Mastektomie (Entfernung der Brustdrüse), die ihre linke Brust entstellt hatte. Im Laufe der Unterhaltung meinte sie zu mir: »Ich denke, wir unterschätzen Männer, glauben Sie nicht auch? Sie können so nett sein.« Wie sich herausstellte, hatte sie Beziehungen zu drei verschiedenen Männern, und bei einem hatte sie das Gefühl, er sei für sie bestimmt und der Richtige zum Heiraten! Die innere Schönheit dieser Frau und ihr Sinn für Humor ließen mich gern in ihrer Gesellschaft sein. Als ich ihre Energie und positive Lebenshaltung mit derjenigen der atemberaubend schönen Frau verglich, die ich zuvor getroffen hatte, erkannte ich, wie flüchtig der Eindruck bloßer physischer Schönheit sein kann, wenn sie nicht von innen von einer wunderbaren Seele erhellt wird.

Ich finde das, was ich an diesem Tag von diesen Frauen und ihren Erfahrungen gelernt habe, sehr tröstlich, und ich denke immer wieder daran, wenn ich Gefahr laufe, der kulturellen und von den Medien propagierten

Meinung zu erliegen, dass es nach 35 für Frauen nur noch abwärtsgehen kann, die besten Jahre hinter uns liegen und niemand uns mehr lieben wird, weil wir über 25 sind. Ich habe inzwischen erkannt, dass nichts weiter von der Wahrheit entfernt sein könnte als das. Im Gegenteil: Viele Männer haben mir berichtet, dass es die Lebenslust einer Frau ist, ihre Selbstakzeptanz und ihr Sinn für Humor, die sie am attraktivsten finden.

Die Haut: Unser äußeres Nervensystem

Um eine unnötige Alterung der Haut zu verhindern – die sich in Mattheit, Blässe, unregelmäßiger Pigmentierung, Trockenheit und Falten äußert –, müssen Sie zunächst einmal verstehen, was Ihre Haut für Sie tut und wie sie das tut.

Die Haut leitet sich von einer embryonalen Gewebsschicht ab, die als Neuroektoderm bezeichnet wird, dieselbe Gewebsschicht, aus der sich später Gehirn und peripheres Nervensystem entwickeln. Sie funktioniert wie ein großflächiges Sinnesorgan und sammelt dank ihrer Fähigkeit, Druck, Temperatur, angenehme Berührung und Schmerz zu empfinden, wichtige Informationen über unsere Umwelt.

Die Untersuchungen von Dr. Tiffany Field über die erstaunlich positiven Auswirkungen von Massage auf das Immunsystem liefern überzeugende Belege dafür, wie eng unsere Haut mit unserer Gesundheit verbunden ist, von unseren Emotionen bis zu unserer Nährstoffaufnahme, und wie sie von all diesen Aspekten beeinflusst wird. Unsere Haut ist buchstäblich die Grenze zwischen uns und unserer Umwelt. Als unsere erste Verteidigungslinie gegen die Gefahren dieser Umwelt, darunter Viren, Bakterien, übermäßige Ultraviolettstrahlung von der Sonne, Wind, Luftverschmutzung und Passivrauchen reagiert sie nicht nur empfindlich darauf, was um uns herum vorgeht, sondern wird auch von unserem inneren, emotional wie ernährungsphysiologisch bedingten Milieu beeinflusst.

Der Zustand Ihrer Haut sagt viel darüber aus, wie gut Sie in Ihre gegenwärtige Umwelt hineinpassen und wie gut Sie sich von ihr unterstützt fühlen. Wenn Sie aus irgendeinem Grund das Gefühl haben, dass Sie in der Umgebung, in der Sie leben, nicht sicher sind oder sich selbst gegenüber nicht ehrlich sein können und Sie sich dessen nicht klar bewusst sind, dann kann es sein, dass die Haut an Ihrer statt reagiert. Aus diesem Grund ist in der Dermatologie wohl bekannt, dass unter Umständen Haut, Geist und Emotionen von Patienten in die Behandlung einbezogen werden müssen, um optimale Resultate zu erzielen. So weiß man beispielsweise inzwischen, dass Hautleiden wie Dermatitis (Hautentzündung) und Urtikaria (Quaddelausschlag) durch eine Mischung von psychischen und physischen Faktoren hervorgerufen werden und psychische Faktoren auch bei Erkrankungen wie Psoriasis (Schuppenflechte), Haarverlust und Ekzem (Juckflechte) eine Rolle spielen können.

Fast jede Frau hat schon einmal die Erfahrung gemacht, dass sich gerade dann an einer auffälligen Stelle im Gesicht ein großer Pickel entwickelt, wenn es ihr sehr wichtig ist, auf einem großen gesellschaftlichen Ereignis so vorteilhaft wie möglich auszusehen, dass Lippenherpes kurz vor einer Verabredung ausbricht oder dass sich juckende Quaddeln bilden, wenn man eine neue Stelle antritt oder in eine fremde Stadt zieht. Früher oder später zeigt sich in unserem Gesicht, wer wir sind und wer wir gewesen sind.

Der Aufbau der Haut

Die Haut besteht aus drei Schichten: der außen gelegenen Oberhaut (Epidermis), der in der Mitte liegenden Lederhaut (Dermis oder Korium) sowie einer darunterliegenden Fettschicht (Subcutis). Die papierdünne Epidermis besteht aus einer schützenden Schicht toter Hautzellen, die Feuchtigkeit und Fett in der Haut hält. Sie wird ständig abgestoßen und durch frische Zellen ersetzt, die zur Oberfläche emporstoßen, sich abflachen und schließlich absterben. Wenn wir altern, verlangsamt sich dieser Regenerationsprozess, was einer der Gründe dafür ist, dass die Haut allmählich ihre »Frische« verliert.

In der Tiefenschicht der Epidermis liegen die Basalzellen; dazu gehören auch die melaninproduzierenden Zellen, die sogenannten Melanozyten. Menge und Typ des Melanins bestimmen die Tönung unserer Haut – ein Merkmal, das wir von unseren Eltern erben.

In der Lederhaut, die rund 90 Prozent der Haut ausmacht, liegen die sensiblen Nervenendigungen und die Blutgefäße. Sie enthält auch die Schweißdrüsen und die Talgdrüsen; Letztere produzieren Fett, und ihre Ausführgänge münden in die Haarfollikel. Wenn Talgdrüsen an der Wurzel der Haarbälge verstopfen, entwickeln sich unweigerlich Mitesser und Pickel. Der Schweiß und die fettigen Absonderungen aus der Lederhaut tragen dazu bei, die Haut vor Infektionen zu schützen, indem sie einen Säureschutzmantel ausbilden. Dieser Mantel wird jedoch leicht zerstört, wenn man zum Beispiel scharfe Reinigungsmilch oder Seifen benutzt, die nicht pH-neutral sind.

Zwei Proteine, Kollagen und Elastin, die der Haut ihre Dehnbarkeit und ihre Geschmeidigkeit verleihen, liegen ebenfalls in der Lederhaut. Im statistischen Mittel beginnt sich die Kollagenproduktion bereits in unseren Zwanzigern zu vermindern, und zwar um rund ein Prozent im Jahr. In der

Lebensmitte haben wir unter Umständen schon bis zu 20 Prozent unserer Kollagenschicht verloren, obwohl dieser Prozentsatz individuell sehr stark variiert. Je dunkler Ihr Teint jedoch ist, desto mehr Elastin und Kollagen enthält Ihre Haut.

Aus diesem Grund widerstehen Haut und Knochen dunkelhäutiger Frauen dem Altersverschleiß in der Regel besser als diejenigen von Frauen europäischer Abstammung, und ebenso aus demselben Grund haben schwarz- bzw. braunhäutige Frauen im Vergleich zu weißhäutigen Frauen seltener eine faltige Haut. Frauen mit gelblicher Hauttönung nehmen in dieser Beziehung eine Mittelstellung ein.

Mit zunehmendem Alter kommt es nicht nur zu einer Ausdünnung der Kollagenschicht unserer Haut, sondern unsere Talgdrüsen vermindern häufig überdies ihre Sekretproduktion, was zu einer größeren Hauttrockenheit führt. Mit rund 50 Jahren nimmt aus noch nicht völlig geklärten Gründen auch die Fähigkeit der Haut ab, sich zu regenerieren; möglicherweise spielen dabei Schäden durch freie Radikale eine Rolle (siehe nächster Abschnitt).

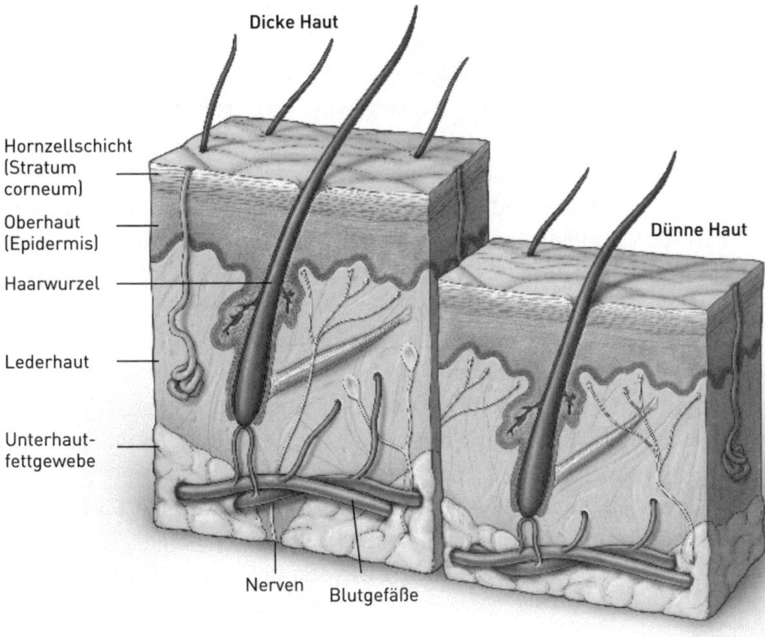

Abbildung 14: Der Aufbau der Haut

Freie Radikale und Hautalterung

Wenn Sie einen Blick auf die Haut in Ihrer Gesäß- und Kreuzregion werfen, werden Sie etwas Wichtiges bemerken: Haut, die vor Umweltgiften und exzessiver Sonnenbestrahlung geschützt worden ist, ist glatter und faltenfreier als in anderen Regionen des Körpers. Das heißt, die Hautalterung hängt von mehr Faktoren ab als nur vom chronologischen Alter. Sie reflektiert auch unsere Umwelt – innerhalb wie auch außerhalb unseres Körpers.

Ein vorzeitiges Altern der Hautzellen – und aller anderen Körperzellen – steht mit der Produktion von Molekülen in Zusammenhang, die als freie Radikale bezeichnet werden. Dabei handelt es sich um Sauerstoffmoleküle, die instabil geworden sind, weil sie durch Wechselwirkung mit anderen körpereigenen Molekülen im Zuge so grundlegender Stoffwechselprozesse wie Atmung und Verdauung ein Elektron verloren haben. Freie Radikale entstehen auch dann, wenn Sonnenlicht auf die Haut trifft, und sie werden von Giften aller Art produziert, einschließlich Zigarettenrauch und Luftschadstoffen. Im Körper hüpfen diese instabilen freien Radikale hin und her und heften sich an die Zellmembranen eines jeden verfügbaren Gewebes, um sich mit einem Elektron aus diesem Gewebe zu stabilisieren. Wenn sie zum Beispiel dem Kollagen unserer Haut ein zusätzliches Elektron entreißen, kann dies die Kollagenmatrix schädigen. Im Lauf der Zeit wird unsere Haut spröde und farblos und verliert ihre Elastizität. Dieser Vorgang ähnelt dem Prozess, durch den Eisen rostet, wenn man es ungeschützt im Freien lässt. Falten resultieren aus dem Abbau von Elastin- und Kollagenfasern in tieferen Hautschichten. Kollagen und Elastin sind für die Spannkraft der Haut verantwortlich und ermöglichen ihr, sich zu dehnen und zusammenzuziehen. Wenn Kollagen abgebaut wird, wird die Haut in der Regel schlaff und faltig.

Freie Radikale können auch Fette in unseren Zellen und Zellmembranen sowie die DNA im Zellkern, die den genetischen Code enthält, schädigen bzw. abbauen. Viele Wissenschaftler sind zu der Ansicht gekommen, dass die Schädigung durch freie Radikale eine der Hauptursachen der Hautalterung, einschließlich Hautfalten, und alterskorrelierte Erkrankungen wie Herzleiden, Alzheimer, Arthritis usw. sind.

Da ein gewisser Teil an freien Radikalen als unvermeidlicher Teil des täglichen Lebens produziert wird, kann es nicht überraschen, dass unser Körper ein Verteidigungssystem entwickelt hat, um mit ihnen fertigzuwerden. Dieses Verteidigungssystem basiert auf der Wirkung spezifischer Moleküle, sogenannter Antioxidantien. Dazu gehören die Vitamine C und E, die man in Nahrungsmitteln findet, sowie andere, die im Körper selbst produziert werden, wie Glutathion, Katalase und Superoxiddismutase. Die Schutzwirkung von Antioxidantien beruht darauf, dass sie den instabilen freien Radikalen Elektronen abgeben und sie unschädlich machen; dadurch wird verhindert, dass sich die freien Radikale an andere Moleküle binden und unser Gewebe schädigen.

Wenn es ein derartiges Verteidigungssystem gibt, dann stellt sich die Frage, warum wir überhaupt altern. Wie bei allen Dingen ist dies eine Frage der Kapazität. Auch wenn unser Körper Antioxidantien produziert und wir sie zudem mit unserer Nahrung und in Form von Nahrungsergänzungsstoffen aufnehmen, wird unser Antioxidanssystem manchmal von der schieren Menge der freien Radikale überrollt, die unter anderem von Zigarettenrauch, Luftschadstoffen, Sonnenlichtexposition, einer an gehärteten Fetten oder anderen nicht optimalen Ingredienzien reichen Ernährung sowie emotionalem Stress aller Art erzeugt wird. Hunderte von wissenschaftlichen Studien sprechen dafür, dass wir den oxidativen Stress in unserem Körper auf einem Minimum halten können, wenn wir Antioxidantien zu uns nehmen, Umweltgifte meiden und unser emotionales Gleichgewicht bewahren.

Wie Rauchen Ihre Haut schädigt

Die Lebensmitte ist die Zeit, in der die negativen Effekte des Rauchens so deutlich sichtbar werden wie die Nase in Ihrem Gesicht. Starke Raucherinnen haben eine blassere Hautfarbe sowie mehr Falten und Linien als Nichtraucherinnen. Ein Teil dieses Effektes geht auf die nikotinbedingte schlechtere Hautdurchblutung zurück. Eine verringerte Durchblutung der Haut führt dazu, dass weniger Nährstoffe in die Haut gelangen und die Fähigkeit der Haut abnimmt, die giftigen Abbauprodukte des Zellstoffwechsels abzugeben. Das wiederum hat eine Verlangsamung des Hautwachstums und der Hautregeneration zur Folge.

Zudem vergiftet Rauchen direkt Ihre Eierstöcke. Das führt zu einem niedrigeren Östrogenspiegel und beeinträchtigt den Erhalt der Elastin- und Kollagenfasern.

Wie exzessive ultraviolette Strahlung die Haut schädigt

Man schätzt, dass 70 Prozent der Veränderungen, die wir in unserer Haut sehen, wenn wir älter werden, aus einer Schädigung der Kollagenfasern in der Lederhaut resultiert. Insbesondere Sonnenschäden führen dazu, dass die Haut Spannkraft und Elastizität verliert.[1] Haut, die immer wieder zu lange der Sonne ausgesetzt ist, ist ständig leicht entzündet. Auch wenn man uns in unserer Jugend gelehrt hat, Sonnenbräune lasse uns jugendlicher aussehen, ist dies eine Illusion. Die leichte Entzündung und die damit einhergehende Anschwellung der gebräunten Haut »pumpt« die Hautzellen auf, glättet dadurch zeitweilig Falten und lässt uns jünger aussehen.[2] Aber sobald die Bräune verblasst ist, erscheinen die Falten wieder, und was Ihnen dann bleibt, ist eine Haut, die ihre normale Struktur verloren hat.

Ist die Haut zu lange einer zu starken ultravioletten Strahlung ausgesetzt, so führt dies zu einer Entzündung des Gewebes. Diese Entzündung beginnt mit einer Schädigung der Zellmembranen in der Haut durch freie Radikale, gefolgt von der Freisetzung entzündungsfördernder Verbindungen, die letztlich die Kollagen- und Elastinfasern schädigen. Schließlich werden die Kollagen- und Elastinfasern, die ursprünglich flexibel und gelartig waren, steif und spröde. Der Alterungsprozess, den Ihr Hautkollagen durchmacht, ähnelt dem, was passiert, wenn man flüssiges Eiklar in die heiße Pfanne gibt: Das flüssige Protein im Eiklar wird in denaturiertes Protein verwandelt, das heißt in einen verdichteten, inflexiblen Proteintyp. Ultraviolette Strahlung schädigt überdies die Blutgefäße in der Haut, sodass sich die Zufuhr von Sauerstoff und Nährstoffen in der Haut vermindert. Das ist ein Grund für diese höchst störenden erweiterten Blutgefäße auf Wangen und Nase. Ungleichmäßige Pigmentierung, Rauheit und eine Verdickung der Haut sind das Ergebnis sowohl immunologischer als auch zellulärer Kopiervorgänge während des Älterwerdens. Sie sind nicht unvermeidlich, sondern rühren von DNA-Schäden und oxidativem Stress aller Art her, doch vor allem von UV-Schäden durch Sonnenlicht.

Wie ein überhoher Blutzuckerspiegel und eine nährstoffarme Ernährung die Haut schädigen

Die gesundheitlichen Vorzüge nährstoffreichen Obsts, Gemüses, guten Proteins und gesunder Fette sowie ausreichend Ballaststoffe stehen außer Frage. Doch was die meisten nicht wissen, ist, dass die gleiche Ernährung, die Diabetes und Herzerkrankungen vorbeugt, auch ein strahlendes Äußeres vermittelt. Eine Studie mit Daten aus dem Pool der ersten großen nationalen Health and Nutrition Examination Survey (NHANES I) an 4025 Frauen in den Wechseljahren konnte zeigen, dass Frauen, die eine kohlenhydratreiche Ernährung vermieden und stattdessen viel Vitamin C- und eine linolsäurereiche Nahrung (d. i. eine Omega-6-Fettsäure) zu sich genommen hatten, weniger Falten, weniger trockene und eine weniger dünne Haut hatten.[3] Das ergibt deshalb Sinn, weil raffinierte Kohlenhydrate den Blutzuckerspiegel schnell ansteigen lassen und dieser die sogenannte Glykosylierung einleitet, einen Prozess, bei dem Zucker sich mit Proteinen verbindet, und zwar nicht nur im Blut, sondern auch in der Haut. Dadurch wird das Kollagen steif und unflexibel – wie das Eiklar, das ich oben schon erwähnte.

Neue gesunde Haut ist mit vielen Blutgefäßen ausgestattet. Wenn aber die Fibroblasten (Zellen, die an der Kollagensynthese beteiligt sind) nicht die Nährstoffe bekommen, die sie brauchen, und das Kollagen durch die Glykosylierung beschädigt ist, sieht die Haut einfach nicht mehr so gut aus, wie sie aussehen könnte. Für ein jugendliches Hautbild brauchen Sie Omega-3-Fettsäuren. Auch der Ernährungsansatz der Paleo-Diät nimmt sich diesen Aspekten an.

Falten vorbeugen oder behandeln

Der Schlüssel zu einer jünger aussehenden Haut in den Wechseljahren besteht darin, nicht zu rauchen, zu viel Sonnenlicht zu meiden (je früher, desto besser) und ausreichend Antioxidantien zu sich zu nehmen, sowohl äußerlich (topisch) als auch innerlich. Leider bemerken viele Frauen den Schaden, den die Sonne ihrer Haut zufügt, erst dann, wenn sie bereits ihre Teenagerjahre, ihre Zwanziger und Dreißiger damit verbracht haben, in der Sonne zu braten. Dann ist es schwer, den Schaden zu beheben, wenn auch nicht unmöglich. Einige Frauen haben dank ihrer Gene offenbar ihr ganzes Leben lang eine faltenfreie, jugendliche Haut, ganz unabhängig davon, wie viel Sonne sie bekommen. Die meisten von uns müssen ihre Haut jedoch unterstützen, wenn es darum geht, die Hautqualität in mittleren Jahren zu erhalten oder gar zu verbessern.

In den letzten zehn Jahren hat es sehr viel Forschung über die Rolle von Antioxidantien, die Schäden durch freie Radikale und zellulären Entzündung gegeben, die der Hautalterung zugrunde liegen. Zu viel Sonnenlicht, eine nährstoffarme Ernährung sowie Stress rufen genau die Art Hautveränderung hervor, die wir erstmals in den Wechseljahren bemerken. Doch diese Faktoren lassen sich auch beeinflussen, sodass ein Großteil des Schadens behoben, wenn nicht sogar rückgängig gemacht werden kann.

Hautpflege in den mittleren Jahren

- **Reinigen Sie Ihre Haut regelmäßig.** Die Haut wird manchmal als die »dritte Niere« bezeichnet, weil sie jeden Tag fast ebenso viel Abfallstoffe aus dem Körper herausschafft wie die Nieren. Wenn Sie eine trockene Haut haben, sollten Sie diese einmal pro Tag gründlich reinigen. Wenn Ihre Haut eher fettig ist, ist zweimal pro Tag unter Umständen noch besser. Entfernen Sie jeden Abend sämtliches Make-up. Wenn Sie Wert auf Ihr Gesicht legen, vergessen Sie Ihren Hals nicht – es ist die erste Stelle, an der man die Auswirkungen des Alters bemerkt. Eine gründliche Reinigung Ihrer Haut säubert die Poren und gibt Ihrer Haut die Gelegenheit, Abfallprodukte effektiv aus Ihrem Körper zu entfernen, während Sie schlafen, einer Zeit, in der sich Ihr Körper verjüngt.

Verwenden Sie eine Reinigungslotion oder eine Seife, die den Säureschutzmantel Ihrer Haut erhält, weil dies einer der natürlichen Verteidigungsmechanismen gegen Infektionen und Pickel ist. Halten Sie nach dem Begriff »pH-neutral« Ausschau, wenn Sie eine Seife oder Reinigungslotion kaufen. Falls Ihre Haut trocken ist, achten Sie darauf, dass Sie eine Reinigungsmilch erwerben, die Ihre Haut nicht zusätzlich austrocknet, sondern ihr Feuchtigkeit gibt. Ist Ihre Haut eher fettig, können Sie ein stärkeres Reinigungsprodukt und eine fettfreie Feuchtigkeitscreme verwenden. Frauen mit einer Mischhaut sollten eine Reinigungsmilch verwenden, die speziell auf diesen Hauttyp abgestimmt ist. Es gibt viele gute Markenartikel.

Wenn Sie eine fettige Haut haben, verzichten Sie auf Gesichtswasser, das Alkohol enthält. Das kann das Problem verschlimmern und im Lauf der Zeit auch Ihre Haut schädigen.

- **Schließen Sie nach der Reinigung Ihre Poren.** Am besten mit kaltem Wasser. Das funktioniert bei allen Hauttypen gut.

- **Erneuern Sie Ihre Haut durch regelmäßiges Peeling und Cremes, die Antioxidantien enthalten.** Einer der Gründe dafür, dass die Haut in der Lebensmitte matt und alt auszusehen beginnt, ist, dass sich Hautwachstum und Zellumsatz verlangsamen. Infolgedessen bleiben die pralleren neuen Hautzellen, die Ihrem Gesicht ein strahlendes Aussehen verleihen, vermehrt unter der Oberfläche. Um alte tote Haut von der Oberfläche zu entfernen, Ihre Poren zu öffnen und das Wachstum neuer Zellen zu beschleunigen, werden Sie Ihre Haut regelmäßig schälen müssen. Das lässt sich entweder mechanisch mit einem Waschlappen bewerkstelligen oder chemisch mit Produkten, die Fruchtsäuren enthalten, wie Alpha-Hydroxy-, Beta-Hydroxy- oder Glykolsäure.

  Meiden Sie Reinigungsmilch mit Schleifmitteln, zum Beispiel aus zerkleinerten Nussschalen; denn das wäre so, als wollten Sie Ihre Haut mit Sandpapier abschmirgeln. So etwas kann zu einem Bruch der Kapillaren und zu kleinsten Hautabschürfungen führen, die das Risiko für Akne und Infektionen erhöhen.

Wenn Sie eine fettige Haut haben, geben Sie eine milde Reinigungsmilch auf einen Waschlappen, und benutzen Sie diese jeden Abend für ein leichtes Gesichtspeeling. Verwenden Sie jedes Mal einen frischen Waschlappen, um die Zahl der Keime zu verringern, mit denen Ihre Haut in Kontakt kommt. Tragen Sie anschließend ein mildes Alpha-Hydroxy-, Beta-Hydroxy- oder Glykolsäureprodukt und/oder eines der antioxidantienreichen Produkte auf, die ich weiter unten empfehle. Viele Produkte, die heute auf dem Markt sind, enthalten sowohl Fruchtsäuren als auch Antioxidantien. Wenn Sie eine trockene oder empfindliche Haut haben, lassen Sie den Waschlappen weg, und benutzen Sie einfach Alpha-Hydroxysäuren oder Antioxidansmittel, die das Peeling für Sie übernehmen.

- **Cremen Sie Ihr Gesicht, Ihren Hals und Ihre Hände jeden Morgen mit einem Sonnenschutzmittel mit Lichtschutzfaktor 15 oder höher ein.** Verzichten Sie aber dennoch nicht auf ein kurzes »Sonnenbad« am frühen Morgen oder am späten Nachmittag, das ich für einen optimalen Vitamin-D-Spiegel empfehle (siehe zwölftes Kapitel).

- **Führen Sie Ihrer Haut Feuchtigkeit zu.** Wenn Ihre Alpha-Hydroxysäure, Ihr Antioxidans- oder Ihr Sonnenschutzmittel nicht auf einer Feuchtigkeitsgrundlage ist, dann vervollständigen Sie Ihre tägliche Hautpflege mit einer leichten Feuchtigkeitscreme für den Tag und einer gehaltvolleren für den Abend. Das trägt dazu bei, die dringend benötigte Feuchtigkeit in Ihren Hautzellen zu erhalten, sodass die Haut straff bleibt.

Peeling und Antioxidantien

Fruchtsäuren: Alpha-Hydroxysäuren und andere Fruchtsäuren wirken doppelt, nämlich als Peeling wie auch als Antioxidantien. Als Peeling wirken sie auf dreierlei Weise: Erstens tragen sie dazu bei, den »Leim« aufzulösen, der abgestorbene Hautzellen zusammenhält. Sie lassen sich dann leichter entfernen, sodass neue und straffere Zellen an die Oberfläche vordringen können. Zweitens erhöhen sie den Feuchtigkeitsgehalt der Haut, indem sie die Produktion von Glykosaminoglykanen anregen, die in der Kollagenmatrix sitzen und die Feuchtigkeitsaufnahme erhöhen. Dadurch werden feine Linien und Falten reduziert.[4] Drittens fördern sie den Wiederaufbau von Elastin und Kollagen in der Haut und helfen eventuell sogar, sie zu verdicken.

Die kommerziellen Produkte enthalten in der Regel 5 bis 10 Prozent Fruchtsäuren; diese Konzentrationen sind so niedrig, dass sie bei allen Hauttypen und Hauttönen gefahrlos angewandt werden können. Es ist jedoch immer am besten, jedes Produkt zunächst zu testen, entweder in Ihrer Ellenbogenbeuge oder direkt unter Ihrer Kinnlinie. Wenn Ihre Haut empfindlich ist, beginnen Sie mit einem Fünf-Prozent-Produkt. Falls Sie das vertragen, steigern Sie sich allmählich und verwenden schließlich Produkte mit 10 oder 12 Prozent Fruchtsäuren. Vielleicht verspüren Sie bei einigen Produkten ein leichtes Brennen, bis Sie sich daran gewöhnt haben. Stärkere Alpha-Hydroxysäuren-Produkte (bis zu 70 Prozent) dienen dazu, die Haut aufzuhellen oder ein tieferes Peeling zu erreichen, und sollten nur von professionellen Kosmetikerinnen oder Ärzten angewendet werden.

Fruchtsäuren helfen, Ihre Haut zu normalisieren, ob sie nun trocken oder fettig ist. Ist sie fettig, entfernen sie die oberste Schicht der toten Zellen, sodass der Talg leichter aus den Haarfollikeln fließen und entfernt werden kann, ohne dass die so wesentliche Feuchtigkeit verloren geht. Haben Sie eine trockene Haut, entfernen Fruchtsäuren die trockene tote Schicht und regen die Zellregeneration an. In der Regel dauert es zwei Wochen, bis Sie bei regelmäßigem Gebrauch von Fruchtsäuren einen Unterschied an Ihrer Haut sehen.

Bei einer Konzentration von fünf bis acht Prozent werden Falten vermindert, ebenso Rauheit, ein fahler Teint und unregelmäßige Pigmentierung.[5] Die meisten Leute benutzen Alpha-Hydroxysäuren zunächst nur nachts, aber sobald Sie festgestellt haben, dass diese Präparate bei Ihnen wirken, können Sie sie zweimal pro Tag anwenden. Als Antioxidantien können Fruchtsäuren auch einen Teil der Schäden durch freie Radikale lindern, die aus Sonneneinstrahlung und Luftschadstoffen resultieren.

Antioxidativ wirkende Vitamine und Kräuter: Immer mehr zeigt sich, dass viele Pflanzenwirkstoffe, Vitamine und Kräuter in der direkten Anwendung die Schäden durch freie Radikale und zelluläre Entzündung vermindern. Viele davon können den Alterungsprozess sogar rückgängig machen. Die Wirkung der Antioxidantien baut aufeinander auf und entfaltet sich am besten in der gemeinsamen Anwendung.[6] So vermindern etwa Vitamin C und Vitamin E gemeinsam den Sonnenbrand auf der Haut.[7]

Verschiedene Antioxidantien wirken auf jeweils verschiedenen Wegen. Da gibt es die nichtenzymatischen Antioxidantien (etwa Vitamin C und E), die beim Fangen der freien Radikale abgebaut und deshalb regelmäßig wieder zugeführt werden müssen, etwa bei starkem seelischen Stress oder draußen in Wind und Sonne. Deshalb sollte man jeweils ein Produkt morgens, das andere abends auftragen, um optimal Feuchtigkeit zuzuführen und die Schäden durch freie Radikale zu vermindern. Eine gute antioxidative Hautpflege verbessert die Hautdurchblutung, vermindert Ödeme und Schwellungen (auch unter den Augen), vermindert feine Linien und Fältchen, hilft möglicherweise bei großporiger Haut, reduziert Hautrötungen und schafft ein gesundes strahlendes Hautbild.

Hier eine Aufstellung der am besten erforschten Antioxidantien:

Vitamin C: Wie Untersuchungen gezeigt haben, kann Vitamin C, ein starkes und allgegenwärtiges Antioxidans, in der richtigen Form alternder Haut eine glatte Oberfläche und einen jugendlichen Schimmer wiedergeben. Daten aus der bereits erwähnten NHANES-I-Studie zeigten, dass Frauen, die viel Vitamin C über die Nahrung aufnahmen, weniger Falten bekommen.[8] Das ist nur ein Effekt der sehr gut dokumentierten Rolle, die Vitamin C dabei spielt, praktisch jedes Organ unseres Körpers vor den Auswirkungen des Alters zu schützen. In der Haut ist Vitamin C unverzichtbar für die Produktion von Kollagen. Es trägt auch zur Heilung von Entzündungen bei, weil es die Produktion einiger entzündungsfördernder Botenstoffe blockiert.

Das Problem bei der äußerlichen Anwendung von Vitamin C besteht darin, dass es sehr sauer ist, was die Haut reizt. Es ist außerdem wasserlöslich, wird rasch abgebaut und verliert seine Potenz innerhalb von 24 Stunden. Aus diesem Grund sind die meisten Produkte, die konventionelles Vitamin C enthalten, unwirksam.

Doch wenn Vitamin C mit Substanzen kombiniert wird, die seine Aufnahme verbessern, verliert es seinen Säurecharakter, während es seine antioxidativen und seine Kollagen-förderlichen Eigenschaften behält. Derart formuliertes Vitamin C kann die dünne Membran durchdringen, die jede Zelle umgibt, und bietet dort maximalen Schutz gegen freie Radikale, wo diese den meisten Schaden anrichten – an den Außenmembranen der Zelle. Wie Untersuchungen gezeigt haben, wird Vitamin C in fettlöslicher Form viel schneller resorbiert und erreicht eine Konzentration in der Haut, die zehnmal höher ist als die von natürlichem Vitamin C (Ascorbinsäure). Vitamin C als Tetrahexyldecylascorbat ist stabil und behält, als Beifügung in Cremes und Lotionen, seine Wirksamkeit monatelang.

Vitamin-C-Cremes helfen bei Sonnenbrand. Und weil fettlöslich gemachtes Vitamin C zudem das Wachstum von Fibroblasten fördert – der Zellen, die bei der Produktion von Elastin und Kollagen in der menschlichen Haut eine wichtige Rolle spielen –, reduziert es nachweislich auch die feinen Linien und Falten, festigt Hautpartien, die aufgrund von Kollagenschäden schlaff geworden sind, und heilt gereizte oder entzündete Haut. Auch verhilft es der Haut zu einem gesunden Schimmer.

Tocotrienole und Vitamin E: Bis vor sehr kurzer Zeit waren Wissenschaftler der Ansicht, die Tocopherole, insbesondere das d-Alpha-Tocopherol, seien der potenteste Anteil des Vitamin-E-Komplexes, und Alpha-Tocopherole waren über 30 Jahre lang in kosmetischen und anderen Produkten weit verbreitet. Alpha-Tocopherol wird in der Kosmetik in seiner veresterten Form verwendet, weil man annimmt, dass die sogenannte enzymatische Hydrolyse in der Haut es in seine aktive Form umwandelt. Das ist jedoch nicht der Fall, weil in der Hornzellschicht, wo die antioxidativen Eigenschaften am meisten gebraucht werden, nur eine sehr begrenzte enzymatische Aktivität zu verzeichnen ist. Eine Umwandlung der Ester-Form findet also gar nicht statt. Das Ergebnis ist, dass die meisten Vitamin-E-Produkte inaktiv bleiben.

Die ideale Form äußerlich angewandten Vitamins E ist daher eine Mischung aus Tocopherolen und Tocotrienolen, ein anderer Teil des Vitamin-E-Komplexes. Tocotrienole hemmen die Peroxidbildung – ein Maß für die Schädigung durch freie Radikale – und erhöhen die Konzentration mehrerer Hautenzyme, die die Haut vor Schäden durch ultraviolette Strahlung schützen, weitaus wirksamer als Alpha-Tocopherol. Diese Untersuchungen sprechen sogar dafür, dass die Tocotrienole 40- bis 50-mal stärker als andere Formen von Vitamin E wirken.[9]

Dieses hochwirksame Vitamin E neuen Typs wird durch einen speziellen Extraktionsprozess aus Bestandteilen des Reis- oder Palmöls gewonnen. Die auf diese Weise gewonnene Flüssigkeit lässt sich leicht in Cremes, Lotionen, Shampoos oder andere Kosmetikartikel mischen. Topisch angewendete Tocotrienole helfen bei trockenem, geschädigtem Haar, sehr trockener Haut und brüchigen Fingernägeln. Äußerlich angewandt, dringen Tocotrienole und Tocopherole schnell in die Haut ein und konzentrieren sich vor allem in der oberen Hornzellschicht, wo der Schaden durch UV-Licht am größten ist.[10] Genau wie Vitamin C blockiert Vitamin E das Enzym Kollagenase, das nach UV-Lichtbestrahlung Kollagen abbaut.

Coenzym Q10 oder Ubichinon: Dieses wirksame Antioxidans ist für das Herz-Kreislauf-System unabdingbar, weil es die Zellatmung in den Mitochondrien befördert. Darüber hinaus blockiert es auch das Enzym Kollagenase.[11] In einer deutschen Studie wird von einer 23-prozentigen Verminderung feiner Linien bei der Anwendung einer Coenzym-Q10-haltigen Creme berichtet.[12] Coenzym-Q10-haltige Cremes sind mittlerweile weit verbreitet.

Kurkuma-Extrakt: Dieser Currypulver-Bestandteil hat sehr starke antioxidative und anti-inflammatorische Eigenschaften, was der Haut ein jugendlicheres Aussehen verleiht. (Aus diesem Grund rieben sich früher indische Bräute mit diesem ayurvedischen Gewürz ein). Bis vor Kurzem konnte man es wegen seines Geruchs und seiner färbenden Eigenschaften noch nicht in Hautcremes verwenden. Doch Forschungsergebnisse zweier Studien, die 2010 auf der Jahreskonferenz der American Academy of Dermatology präsentiert wurden, zeigen, dass eine neue Feuchtigkeitscreme mit aufgereinigtem Kurkuma-Extrakt (nunmehr weiß und nicht mehr orange) das Hautbild in puncto Reinheit, Reduktion feiner Linien und Fältchen signifikant verbessert.[13] Hautpflege mit Kurkumainhaltsstoffen findet sich bei DDF (vgl. www.ddfskincare.com), Juara (vgl. www.juaraskincare.com) und Vicco (vgl. www.viccolabs.com).

Melatonin: Melatonin, vor allem bekannt für seine schlaffördernden Eigenschaften, ist auch ein wirksames Antioxidans. Seine topische Anwendung vermindert Rötungen durch Sonneneinstrahlung und hat somit einen starken antientzündlichen Effekt.[14]

Proanthocyanidine und Catechine: Polyphenolische Verbindungen gibt es überall in Pflanzen und haben sich als sehr nützlich für den Menschen erwiesen. Polyphenole in grünem Tee wirken gefäßwandabdichtend. Auch Proanthocyanidine und Catechine in Weintraubenkernen und -schalen, in grünem Tee oder Äpfeln weisen eine substanzielle antioxidative Kapazität auf.[15]

Weitere hautverbessernde Substanzen

Mikrokollagene Pentapeptide: Fibroblasten sind die kollagenproduzierenden Hautzellen. Aus noch unbekannten Gründen vermindern sie ihre Produktion im Alter. Was wir wissen, ist, dass sie ihre Fähigkeit der Zellbildung eigentlich nicht wirklich verlieren. Wenn nämlich gealterte Fibroblasten in einer Zellkultur mit Wachstumshormonen stimuliert werden, können sie erhebliche Mengen Kollagen bilden.[16]

Einer der Faktoren, die Fibroblasten zur Kollagenbildung anregen, ist ein kleines Segment am Kollagen-Molekül, das Pentapeptid-Fragment.[17] Nun hat man herausgefunden, dass es sowohl die Synthese von Kollagen als auch von Fibronektin stimuliert – beides wichtige Komponenten des Interstitiums, des Zwischengewebes der Hautzellen.[18]

Tests mit diesem Pentapeptiden (in 3-prozentiger Konzentration) an einem Testpanel von 35 Probanden über ein halbes Jahr hat signifikante bis hochsignifikante Veränderungen im Gegensatz zu einem Placebo und einem Handelsprodukt mit 5-prozentigem Vitamin-C-Anteil ergeben.[19]

Liposome: Liposome sind kleine, mit einer Membran versehene Bläschen (Vesikel), die ungefähr dreihundertmal kleiner sind als die menschliche Hautzelle. Deshalb können sie den Säureschutzmantel der Haut durchdringen. Sie bestehen aus einer lecithinhaltigen Lipidmembran, die bestimmte wichtige Zellbestandteile umgibt. Wenn sie nun auf der Haut aufgetragen werden, dann ermöglicht ihre strukturelle Ähnlichkeit zur Hautzelle sowie ihre Winzigkeit das Eindringen in verschiedene Hautschichten.

Wenn sie auf Hautzellen treffen, dann fusioniert ihre Membran mit der der Hautzelle, und sie entlässt sie in einem Zeitraum von sechs bis acht Stunden in das Cytoplasma der Zelle. Liposomale Übergabesysteme verstärken deshalb die Wirksamkeit aller aktiven Bestandteile einer Hautpflege stark, was sie ungefähr zehnmal so effektiv macht wie ohne Liposome.[20]

Wie man eine Hautpflege bewertet

Die neuesten Bestandteile von Pflegeprodukten sind so effektiv, das sie zu einer ganz neuen Kategorie gehören, den sogenannten »Cosmeuticals« (eine Wortschöpfung aus engl. Kosmetik und Medikament, A. d. Ü.). Sie weisen pharmokologische Eigenschaften auf, die die Struktur und Funktion der Haut beeinflussen. Die amerikanische Zulassungsbehörde FDA stuft sie jedoch als kosmetische Produkte ein und reguliert sie entsprechend. Das hat vor allem Auswirkungen auf die Deklarationspflicht der Hersteller, die nicht so streng ist wie bei Medizinprodukten. Darüber hinaus dürfen keine »Health Claims« angeführt werden, d. h., die hautverändernden Wirkungen dürfen nicht beworben werden. Das bedeutet, dass Verbraucher keine genauen Angaben zu den absoluten Anteilen der Inhaltsstoffe bekommen, sondern laut INCI nur über die relativen (in absteigender Reihenfolge der Menge).

Bedenken Sie auch, dass die Kosmetikindustrie immer noch schädliche Stoffe in Kosmetika verwendet, wie etwa Blei in Lippenstiften oder Make-ups. Obwohl die Menschen langsam mehr Bewusstsein für die chemische Belastung von Kosmetika haben, ist es wichtig, die Bestandteile zu prüfen. Gute Datenbanken sind die amerikanische CosmeticsInfo.org (www.cosmticsinfo.org) oder die Skin Deep (www.cosmeticsdatabase.com), eine Online-Datenbank, die von einer Umweltgruppe betrieben wird und fast 64 000 Produkte von mehr als 1800 Firmen enthält. Eine deutschsprachige Datenbank findet sich unter www.codecheck.info.

Das Dilemma mit Konservierungsmitteln

Der Gesetzgeber verlangt, dass Hautpflegeprodukte haltbar gemacht werden, um einen Befall mit Bakterien oder Pilzen zu verhindern, sind sie doch bekanntermaßen gefährlich. (So sind Fälle von Erblindung durch ein mit Pseudomonas-Bakterien besiedeltes Mascara bekannt.) Die meisten Hersteller verwenden traditionelle chemische Haltbarkeitsmittel, wie Parabene oder Formaldehyd-bildende chemische Substanzen. (Achten Sie deshalb auf folgende Deklarationsbegriffe: DMDM-Hydantoin, Diazolidinylurea, Quaternium-15, Benzalkoniumchlorid, Benzalkoniumbromid, Chlorhexidin, Cetylpyridiniumchlorid oder Thimerosal.) Obwohl Konservierungsstoffe die Haltbarkeit verlängern, sind sie nicht völlig unbedenklich, besonders in der jahrelangen Anwendung.

Konservierungsstoffe finden sich auch in sehr geringer Menge in der Natur. Zumeist wird mehr als ein Paraben verwendet, um eine breitere antibakterielle Wirkung zu erzielen. Parabene können zu Hautirritationen führen. Sie können als ein Umweltgift wirken, das sich im Gewebe anreichert, einschließlich in der Brust. Hier sind weitere Studien notwendig.

Gelegentlich finden Sie Angaben, wie »natürliche Konservierungsmittel«. Das sind dann oftmals ätherische Öle, wie Teebaumöl oder Grapefruitkernöl. Diese »natürlichen Konservierungsmittel« eignen sich nur für bestimmte Rezepturen und sind deshalb nicht für ganze Kosmetikserien geeignet. Sie sind mit anderen Worten nur begrenzt einsatzfähig, und ihre Effektivität in antimikrobieller Hinsicht ist fraglich. Sicherlich ist es ratsam, schädliche Stoffe weitgehend zu meiden, um die lebenslange Exposition bestimmter Chemikalien zu begrenzen.

Hautpflege auf Rezept

Wenn Sie den Ernährungsvorschlägen zur Normalisierung des Insulinspiegels folgen, die ich im siebten Kapitel diskutiert habe, dazu die oben umrissenen Hautpflegetipps befolgen und ein gutes Pflegeprodukt mit mindestens zwei oder drei der oben gelisteten Antioxidantien verwenden, dann brauchen Sie wahrscheinlich nichts anderes für Ihre Haut. Dennoch lohnt es sich, etwas über die zur Verfügung stehenden gängigen Hautpflegemedikamente zu wissen. Grundsätzlich gibt es zwei verschiedene Arten: Derivate der Retinolsäure (Retinoide) und Produkte, die Hormone enthalten.

Derivate der Retinolsäure (Retinoide): Retin-A, Retin-A Micro und Renova sind allesamt verschreibungspflichtige Medikamente auf dem amerikanischen Markt, die sich von Retinolsäure ableiten und der Bildung von Fältchen und Falten vorbeugen, Sonnenschäden beheben und Akne heilen. Diese Substanzen sind starke Antioxidantien, und der regelmäßige Gebrauch von Retinolsäure (durch den Hautarzt verschrieben), kann Falten vorbeugen oder sie zurückbilden, die Hautdurchblutung stimulieren und die Pigmentation angleichen.

Aber Retinolsäure ist nichts für jedermann. Zu den Nebenwirkungen gehören Rötung, Trockenheit, Juckreiz und auch eine erhöhte Sonnenempfindlichkeit. Es dauert zwei bis sechs Monate, bis man einen echten Unterschied feststellt, wenn Sie keine anderen Schritte unternehmen, um Ihren Teint zu verbessern, und Sie müssen streng darauf achten, regelmäßig Sonnencreme zu benutzen.

Ich persönlich habe eine Form von Retin-A (Retinolsäure) benutzt, die vielen Frauen verschrieben wurde, bis ich auf andere und bessere Produkte stieß. Obwohl Retin-A bei mir wirkte und meine Haut nicht reizte, führte es zu einer starken Schuppung, die ich manchmal zur allerungünstigsten Zeit an Wangen und Kinnlinie bemerkte – in der Regel dann, wenn ich in den Spiegel schaute, kurz bevor ich das Haus verließ, um einen Vortrag zu halten! Nicht bei allen Frauen zeigt sich dieser Effekt, doch ich habe festgestellt, dass ich mit dem äußerlich angewandten und auf den ganzen Körper bezogenen Antioxidansprogramm, das ich jetzt benutze, viel bessere Ergebnisse erziele.

Lokale Hormonsubstitution: Die Haut enthält Rezeptorstellen, an denen Hormone andocken, und es ist gut dokumentiert, dass Östrogen, welches ebenfalls antioxidativ wirkt, hilft, die Kollagenschicht der Haut zu erhalten. Abnehmende Hormonkonzentrationen sind einer der Gründe für die Ausdünnung der Kollagenschicht in den Wechseljahren. Frauen, deren Menopause durch einen operativen Eingriff oder Medikamentengabe ausgelöst wird, bemerken innerhalb weniger Monate nach dem Verlust ihrer Hormonproduktionsstätten, dass sich ihre Haut verändert, es sei denn, sie substituieren diese Hormone oder nehmen Phytohormone.

Wie Untersuchungen gezeigt haben, kann die äußerliche Anwendung von Östrogen die Stärke der Kollagenschicht erhöhen, die Porengröße verringern und zum Feuchtigkeitserhalt der Haut beitragen. In Europa wird zur Hautverbesserung oft die orale Einnahme von Östrogen verschrieben. Sie können dieselben Vorzüge genießen, wenn Sie Östrogen äußerlich applizieren.

Wenn Sie sich bereits einer Substitution mit bioidentischen Hormonen unterziehen (siehe Seite 173 ff.), bitten Sie Ihren Arzt, Ihnen Ihre Hormone so zu verschreiben, dass sie vom Apotheker in eine Hautlotion gemischt werden können.

Meiner Erfahrung nach reagieren die meisten Frauen sehr positiv auf diese Methode der Hormonsubstitution. Sie verbessert die Haut, erhöht die Hautfeuchtigkeit und bietet gleichzeitig alle Vorzüge einer Hormonsubstitution. Wie bei jeder Form von Hormonsubstitution ist es stets am besten, die niedrigste Dosis zu verwenden, die den gewünschten Effekt erbringt. Zu hohe Konzentrationen können zu exzessiver Talgproduktion, Akne und sogar verstärktem Haarwuchs im Gesicht führen.

Äußerlich angewandtes Östrogen: Wenn Sie sich bisher noch keiner Hormonersatztherapie unterziehen, aber Östrogen wegen seiner positiven Auswirkungen auf die Haut versuchen möchten, bitten Sie Ihren Arzt, Ihnen nur zu diesem Zweck eine kleine Menge Östrogen zu verschreiben. Ein Apotheker kann ein wenig Östradiol oder Östrogen in eine Salbe oder Creme mischen. Die Anwendung dieser Creme ist nebenwirkungsfrei; Nebenwirkungen, wie sie bei einer Überdosierung von Östrogen auftreten können, bleiben aus.

Eine Untersuchung aus dem Jahre 1996 hat ergeben, dass die Anwendung von verdünntem, äußerlich angewandtem Östrogen eine deutliche Verbesserung der Hautelastizität und -festigkeit erbrachte, dazu einen erhöhten Feuchtigkeitsgehalt und eine verminderte Porengröße sowie Faltentiefe. Die in der Studie verwandte Dosis betrug 1 g einer Salbe, die 0,01 Prozent Östradiol sowie 0,3 Prozent Östriol enthielt und täglich auf Gesicht und Hals aufgetragen wurde.

Eine monatliche Bestimmung des Bluthormonspiegels von Östradiol, follikelstimulierendem Hormon (FSH) und Prolactin ergab bei Applikation dieser verdünnten Mengen auf die Haut keine signifikanten systemischen Hormonveränderungen.[21]

Äußerlich angewandtes Progesteron: Bei vielen meiner Patientinnen hat die Applikation einer Creme mit natürlichem Progesteron zu einer verbesserten Haut geführt; dazu gehörte ein Rückgang von Akne, ein höherer Feuchtigkeitsgehalt der Haut und ein Verblassen von Hautflecken. Eine derartige Creme ist unter Umständen alles, was Sie brauchen, ohne auf eine Verschreibung für Östrogencreme zurückgreifen zu müssen.

Wunderbare Haut, die von innen kommt: Ernährung und Nahrungsergänzungsmittel

Eine gute Haut ist nicht nur eine »äußerliche Angelegenheit«. Die Haut spiegelt die Gesundheit Ihres Inneren ebenso wie die Ihres Äußeren wider. Nehmen Sie antioxidativ wirkende Vitamine (mehr dazu weiter unten), und essen Sie wenigstens fünf Portionen Obst und Gemüse täglich. Eine ganze Reihe der vielen hundert Substanzen, die in diesen Nahrungsmitteln stecken, wie Lycopin in Tomaten und Lutein in dunkelgrünem und gelbem Gemüse, können klinischen Studien zufolge nachweislich Sonnenschäden der Haut vorbeugen bzw. sie heilen. Da Antioxidantien »im Verbund« arbeiten, gilt: Je abwechslungsreicher Ihr Obst- und Gemüseangebot ist, desto besser.

Die Ernährung, die den Insulinspiegel normalisiert und die ich zur Ausbalancierung der Hormone in der Lebensmitte empfehle (siehe Seite 426 ff.), hält auch Ihre Haut in Form. Begrenzen Sie Ihren Koffeinkonsum, und reduzieren Sie so weit wie möglich Nahrungsmittel mit einem hohen Glykämie-Index, wie Plätzchen, Süßigkeiten, Törtchen, Kuchen und Brotsorten, die nicht aus Vollkornmehl bestehen; all diese Produkte können aufgrund einer überhöhten Insulinfreisetzung zu einer Flüssigkeitsansammlung im Gewebe führen.

Ihnen fehlen hautnährende Vitamine und Mineralstoffe, und sie werden rasch zu Zucker abgebaut, was, wie oben bereits erwähnt, dazu führt, dass das Kollagen seine Geschmeidigkeit verliert. (Das ist einer der Gründe dafür, dass Diabetiker, deren Blutzuckerspiegel nicht strikt kontrolliert wird, in den kollagenreichen Linsen ihrer Augen oft Katarakte [Trübung der Augenlinse] entwickeln und Schwierigkeiten mit der Wundheilung haben. Aus dem gleichen Grund lindern orale Gaben von Alpha-Liponsäure einige Nebeneffekte des Diabetes.)

Ballaststoffe: Achten Sie darauf, genug Ballaststoffe zu sich zu nehmen. Nichts wirkt sich so rasch auf die Haut aus wie chronische Verstopfung! Ich habe erlebt, wie sich viele Fälle von Akne auf wunderbare Weise »ganz von selbst« erledigen, sobald sich der Stuhlgang normalisiert. Eine der wirksamsten Methoden, einen normalen Stuhlgang zu erreichen, besteht darin, jeden Tag einfach 30 g gemahlenen Leinsamen zu essen.

Zusätzlich zu den 11 g Ballaststoffen, die Sie damit zusätzlich zu sich nehmen, ist Leinsamen auch sehr reich an hautverschönernden Omega-3-Fettsäuren und an Phytoöstrogenen. Obst und Gemüse sind über ihre antioxidative Wirkung hinaus ebenfalls reich an Ballaststoffen.

Wasser: Unter Umständen erleben Sie schon eine ganz drastische Verbesserung Ihrer Haut, wenn Sie acht Mal täglich je einen Viertelliter Wasser trinken.

Fisch: Fisch, besonders Lachs, Sardinen und Schwertfisch, ist reich an Omega-3-Fettsäuren, die im ganzen Körper beim Aufbau gesunder Zellmembranen eine wichtige Rolle spielen, und ebenso beim Aufbau von DMEA, einem antioxidativ wirkenden Zellstabilisator.

HAUTPFLEGE AUS DEM KÜHLSCHRANK

Wenn Sie die Zeit haben, können Sie Ihr Gesicht ein- bis zweimal die Woche mit einer gesunden Dosis an Antioxidantien, Fruchtsäuren und Pflanzenhormonen versorgen – und zwar mit Ingredienzien, die Sie in Ihrem Kühlschrank finden. Wählen Sie die Nahrungsmittel, die Ihren Geruchssinn am meisten ansprechen; Sie können dann nicht nur die direkten Vorzüge für Ihre Haut genießen, sondern gleichzeitig auch diejenigen der Aromatherapie.

Einfacher Joghurt, auf Ihr Gesicht aufgetragen, ergibt eine nährende Maske; Ihre Haut profitiert sowohl von der Milchsäure als auch von der feuchtigkeitsspendenden Wirkung der Milchproteine. Sie können überdies pürierte frische Früchte zugeben. Verwenden Sie keinen gesüßten Joghurt. Der Zucker schädigt die Haut.

Ich lege gern dünn geschnittene Gurkenscheiben auf meine Augenlider und Wangen; das hilft mir, mich zu entspannen und mich auf den Abend vorzubereiten. Feuchte Grüntee-Beutel, auf die Augenlider gelegt, beruhigen und versorgen Ihre Augenregion mit Antioxidantien.

Pürierte frische Früchte wie Pfirsiche, Erdbeeren oder Äpfel lassen sich mit fein gemahlenem Weizenmehl vermischen, um eine nährende Gesichtsmaske herzustellen. Sie können auch Petersilie oder sogar frisches Basilikum, Rosmarin oder Thymian mit untermischen. Die Haut resorbiert die Nährstoffe aus diesen Nahrungsmitteln innerhalb von rund 15 Minuten, daher müssen Sie diese nicht länger als eine Viertelstunde einwirken lassen, um von einer verjüngenden Gesichtsmaske zu profitieren.

Soja: Frauen bemerken nach mehrmonatiger Ergänzung ihres Speiseplans mit reichlich Sojaprotein (100 bis 160 mg Soja-Isoflavone pro Tag) in häufigen Fällen eine deutliche Verbesserung von Teint, Haaren und Nägeln. In einer kürzlich veröffentlichten Studie an 40 postmenopausalen Frauen, die *Revival* Soja nahmen, zeigten 93 Prozent eine signifikante Verbesserung ihrer Haut (vor allem Hautschuppen und Farbveränderungen wurden nach drei Monaten signifikant verbessert, die Faltentiefe nach sechs Monaten.)

Auch berichteten die Frauen, dass sich ihr Haar geglättet habe, die Kämmbarkeit erhöhte. Auch die Nägel profitierten. Sie waren fester, weniger brüchig, splitterten weniger und sahen insgesamt besser aus.[22] Eine Frau schrieb mir: »Innerhalb von zwei Monaten, nachdem ich begonnen hatte, regelmäßig Sojadrinks zu trinken, wurden meine Nägel stärker und widerstandsfähiger als je zuvor, mein Haar hat mehr Fülle, und meine Haut war nie strahlender.«

Der hohe Gehalt an Phytoöstrogenen in Sojaprodukten trägt zur Stärkung des Kollagens im ganzen Körper bei, in der Gesichtshaut ebenso wie im Scheiden- oder im Knochengewebe. Darüber hinaus wirken sie antioxidativ und schützen die Haut vor Schäden durch freie Radikale.[23]

Nahrungsergänzungen für die Haut: Auch wenn alle der verschiedenen Nahrungsergänzungen, die ich in der Lebensmitte empfehle, gut für Ihre Haut sind (siehe auch siebtes Kapitel), spielen die Antioxidantien wie beispielsweise Coenzym Q10, Vitamin C, Vitamin E, Proanthocyanidine und Alpha-Liponsäure in diesem Zusammenhang eine besonders wichtige Rolle.

Wie viele Untersuchungen gezeigt haben, schützen Proanthocyanidine aus der Kiefernrinde oder aus Traubenkernen die Haut beispielsweise vor den schädlichen Auswirkungen von zu viel ultravioletter Strahlung. Eine Studie konnte belegen, dass dieses starke Antioxidans der durch UV-Licht hervorgerufenen Aktivierung eines gewissen Areals im Kern von Hautzellen vorbeugt und auf diese Weise die Entzündung nach einem Sonnenbrand lindert.[24] Viele Menschen haben entsprechende positive Veränderungen bei Haut, Haaren und Nägeln festgestellt. Die übliche Dosis beträgt 40 bis 120 mg pro Tag; ich persönlich nehme 60 bis 80 mg pro Tag.

Coenzym Q10 findet sich in jeder Körperzelle; es ist fettlöslich und konzentriert sich in der Plasmamembran, wo es die Zellen vor Schäden durch freie Radikale schützt. Dieses Antioxidans wird aufgebraucht, wenn die Haut UV-Strahlung und anderen umweltbedingten Belastungen ausgesetzt wird; daher erscheint es sinnvoll, die Ernährung damit zu ergänzen oder es äußerlich anzuwenden. Man findet Coenzym Q10 außerdem in rotem Fleisch, Lachs und Nüssen; es fördert wie Alpha-Liponsäure den Zellstoffwechsel, und beide wirken gut zusammen. Die übliche Dosis in Supplementform beträgt 30 bis 100 mg pro Tag. Laut einer Studie tragen auch Vitamin E und Vitamin C als Nahrungsergänzung dazu bei, die Hautzellen vor den Schäden durch die freien Radikale durch UV-Strahlung zu bewahren. Die Dosis betrug hier nur 200 mg, bei Vitamin E waren es 1000 IU.[25] Die Ergebnisse sind womöglich mit dem neuen verbesserten Vitamin E – den Tocotrienolen – noch beeindruckender. Im Übrigen geben die im siebten Kapitel empfohlenen Nahrungsergänzungen Ihrer Haut all die hautnährenden Substanzen, die sie braucht.

Pueraria mirifica: dieses Kraut enthält ein einzigartiges Phytoöstrogen, Miroestrol genannt. Ähnlich wie Soja enthält es Isoflavone und verbessert die Hauteigenschaften. (Näheres dazu: Kapitel sechs)

Akne in der Lebensmitte

Alles, was das Immunsystem belastet, ob emotionaler Stress oder Ernährungsmängel, verstärkt die Akneneigung. Das Gleiche gilt für hormonelle Unausgewogenheiten, bei denen der Körper zu viel Androgen produziert.

Jedes Mal, wenn Sie unter Stress stehen, steigt die Wahrscheinlichkeit, dass Ihr Kortisol- und Ihr Insulinspiegel aus dem Gleichgewicht geraten; auch das kann Ihre Haut negativ beeinflussen – und Ihren übrigen Körper ebenso. In den Wechseljahren tauchen häufig wieder dieselben stürmischen Emotionen wie in der Pubertät auf; dazu kommen hormonelle Schwankungen, die die Situation verschärfen. Kein Wunder, dass Hautausschläge in dieser Lebensphase so häufig sind.

Sind Sie dünnhäutig und müssen lernen, sich abzugrenzen?

Die Pubertät wie auch die mittleren Jahre sind als Entwicklungsphasen in unserem Leben von entscheidender Bedeutung; in diesen Phasen machen wir einen Individualisierungsprozess durch und definieren uns und unsere Beziehung zu anderen. Die Haut ist das erste Kontaktorgan zwischen Mutter und Kind, und unser ganzes Leben hindurch stellt sie eine Grenze zwischen uns und anderen Menschen dar. Einige Forscher meinen, man könne sich Hauterkrankungen als Versuch vorstellen zu definieren, wer wir in Beziehung zu anderen Menschen sind und wie eine gesunde Abgrenzung zwischen uns aussehen sollte.[26] Ich teile diese Auffassung.

Als ich Anfang dreißig war, eine Zeit im Leben, in der die Hormone relativ stabil sind und die Haut in der Regel in Bestform ist, entwickelte ich eine sehr lästige Form von Akne. Ich brauchte eine ganze Weile, bis ich verstand, was da vor sich ging. Während meiner Teenagerzeit hatte ich kaum Hautprobleme, und da ich regelmäßig Sport trieb, Vitamine nahm und mich gesund ernährte, erschien es mir seltsam, dass ich in meinem Alter plötzlich eine Akne entwickeln sollte. Ich arbeitete zu diesem Zeitpunkt jedoch in einer Praxis, wo meine Vorstellungen über Ernährung, Emotionen und Körper-Geist-Beziehung auf wenig Resonanz stießen.

Diese Ablehnung versuchte ich durch viel Selbstironie aufzufangen in der Hoffnung, das würde mir erlauben, mit der Situation so unbeschadet wie möglich zurechtzukommen. Ich wünschte mir verzweifelt die Zustimmung meiner Kollegen und war so dünnhäutig, dass ich ständig versuchte, jeder Kritik an meinen Ideen und Überzeugungen zuvorzukommen. Schließlich, mit 35 Jahren, realisierte ich, dass ich nicht weiterhin einen so großen Teil meiner Energie darauf verwenden konnte zu versuchen, mich anzupassen.

Nach einer gründlichen Gewissenserforschung nahm ich mein Herz in beide Hände und verließ die Praxis, um zusammen mit zwei Partnerinnen das Frauengesundheitszentrum Women to Women zu gründen. Mein Hautproblem, das mich vier Jahre lang geplagt hatte, war innerhalb von drei

Monaten verschwunden und ist nie wieder zurückgekehrt, auch nicht, als ich in den hormonellen Veränderungen der Lebensmitte steckte.

Hormone und Akne in den mittleren Jahren

Zahlreiche Studien belegen, dass die Aktivität der Talgdrüsen von Androgenen, wie DHEA und Testosteron, gesteigert und von Östrogen (bzw. durch das Entfernen der Eierstöcke, das zu einem Rückgang der Androgenkonzentration führt) vermindert wird.[27] Das ist der Grund dafür, dass Akne bei der Einnahme der Antibabypille oft verschwindet. Aber ob hohe Hormonkonzentrationen zu Akne führen oder nicht, ist eine individuelle Angelegenheit. Frauen mit besonders schweren Akneformen weisen im Allgemeinen eine genetische Prädisposition für eine Androgensensitivität auf, die selbst bei einem normalen Hormonspiegel zu Akne führen kann.

SO ENTSTEHT AKNE

1. Androgene Hormone, wie DHEA und Testosteron, erhöhen die Talgproduktion der Talgdrüsen.
2. Talg führt dazu, dass sich der Umsatz der verhärteten äußeren Hautschicht (das heißt der keratinreichen Zellen der sogenannten Hornschicht) erhöht. Infolgedessen kommt es dazu, dass Poren und Haarfollikel von toten Hautzellen und Talg verstopft werden.
3. Hautbakterien vom Typus Propionibacterium acnes ernähren sich von Talg und bauen ihn zu freien Fettsäuren ab.
4. Freie Fettsäuren locken weiße Blutkörperchen und andere entzündungstypische Moleküle (Eikosanoide) aus dem Immunsystem an.
5. Das Ergebnis ist ein Aknepickel oder ein Mitesser.

Wenn die Talgdrüsen klein sind, wie bei Kindern und älteren Menschen, tritt keine Akne auf; sie entwickelt sich in der Regel erstmals in der Pubertät, wenn es zu einem Wachstum der Talgdrüsen kommt. Akne tritt primär im Gesicht, auf dem Rücken und auf der Brust auf. Endokrinologen sind der Ansicht, dass Akne eine endokrine Krankheit ist, die aus einer abnormen Androgenproduktion resultiert. Haarfollikel und die begleitenden Talgdrüsen enthalten ein spezielles Enzym, die 5-Alpha-Reduktase, die Östrogen in das Androgen Testosteron umwandeln kann. Aus diesem Grund nimmt die Zahl der Aknepickel bei einigen Frauen zu, wenn ihr Östrogenspiegel steigt, sei es aufgrund der Wechseljahre oder weil die Östrogenkonzentration bei ihrer Hormonersatztherapie zu hoch bemessen ist. Aber zwei Frauen mit identischer Hormonersatztherapie, die dasselbe essen und demselben Stress ausgesetzt sind, zeigen unter Umständen ganz unterschiedliche Hautreaktionen. Aus diesem Grund haben alle Behandlungsformen, einschließlich einer medikamentösen Behandlung, ihre Berechtigung und können hilfreich sein.

Natürliche Behandlungen für Akne

Wenn Ihre Akne mild bis mittelschwer ausgeprägt ist, dann empfehle ich Ihnen, dem natürlichen Behandlungsprogramm zu folgen, das ich weiter unten schildere. Wenn Ihre Akne schwer ist, dann möchten Sie vielleicht zusätzlich eines der Medikamente versuchen, die ich unten diskutiere, oder dem Rat eines Hautarztes folgen.

- Ernähren Sie sich gesund. Folgen Sie der ballaststoffreichen und der insulinspiegelsenkenden Ernährung, wie sie im siebten Kapitel beschrieben worden ist, weil eine Ernährung, die zu reich an Kohlenhydraten ist und einen hohen glykämischen Index hat, zu überhöhten Insulinwerten führt. Das wiederum kann eine Überproduktion von Androgenen auslösen. Bei vielen Frauen genügt eine Ernährungsumstellung, damit die Akne verschwindet.
- Nehmen Sie Nahrungsergänzungsmittel. Nehmen Sie täglich ein kombiniertes Vitamin- und Mineralergänzungspräparat (siehe siebtes Kapitel). Zink, Vitamin C und die B-Vitamine sind nachweislich für eine gesunde Hautfunktion unverzichtbar. Viele Frauen stellen fest, dass sich ihr Haar und ihre Haut drastisch verbessern, wenn sie ein gutes Kombinationspräparat nehmen.
- Verlieren Sie überflüssiges Körperfett. Sorgen Sie dafür, dass Ihr Körperfettanteil im gesunden Bereich liegt. Überschüssiges Körperfett geht mit anomal hohen Androgenwerten einher. Selbst ein geringfügiger Gewichtsverlust von 2 bis 5 kg kann bezüglich der Insulin- und Androgenspiegel einen bedeutenden Unterschied machen, weil diese Hormone die Talgdrüsen beeinflussen.
- Folgen Sie den allgemeinen Empfehlungen für Hautpflege in mittleren Jahren (siehe Seite 413 ff.). Denken Sie daran, dass sich bereits mit Fruchtsäuren allein bei Akne oft sehr gute Erfolge erzielen lassen. Alpha-Liponsäure wirkt ebenfalls oft wirksam gegen Akne und hilft unter Umständen überdies, Aknenarben zu reduzieren oder vollständig zum Verschwinden zu bringen.
- Versuchen Sie Hausmittel gegen Pickel. Wenn Sie einen Pickel bemerken, der noch nicht »reif« ist, betupfen Sie ihn über Nacht mit Teebaumöl. Die

antibakteriellen Eigenschaften dieses Öls führen oft zu einem deutlichen Rückgang des Pickels bis zum Morgen. Einige Frauen verwenden täglich Teebaumöl. Eine weitere wirksame Behandlung besteht darin, eine Paste aus Backsoda und Zitronensaft zu machen und auf den Pickel zu geben. Backsoda ist zudem ein sehr gutes Peeling, wenn Ihre Haut nicht empfindlich ist.

- Entfernen Sie Mitesser. Lassen Sie Ihre Mitesser ungefähr einmal pro Monat von einer erfahrenen Kosmetikerin entfernen, bis sich Ihre Haut geklärt hat.

Aknemedikamente

Vitamin-A-Derivate: Das sind verschreibungspflichtige Medikamente, die den Umsatz der Hautzellen erhöhen und die Talgabgabe erleichtern, sodass die Poren nicht verstopfen. Accutane ist ein oral einzunehmendes Vitamin-A-Derivat, das sowohl die Talgproduktion als auch das Wachstum akneauslösender Bakterien stark vermindert. Es ist das wirksamste Medikament zur Behandlung schwerer Akne, die sich mit anderen Maßnahmen nicht in den Griff bekommen lässt. Es ist jedoch stark reizend und sollte niemals von Frauen eingenommen werden, die schwanger sind oder versuchen, schwanger zu werden, weil es fruchtschädigend wirken kann.[28]

Produkte, die Benzoylperoxid oder Schwefel enthalten: Verschiedene Lotionen, Cremes und Gele, die Benzoylperoxid oder Schwefel enthalten, werden häufig wegen ihrer antibakteriellen und trocknenden Eigenschaften angewendet. Benzoylperoxid dringt in die Haarfollikel ein und produziert dort Sauerstoff. Damit unterdrückt es das Wachstum von akneverursachenden Bakterien, die in einer anaeroben (sauerstofffreien) Umgebung gedeihen. Diese Behandlung ist häufig erfolgreich, kann die Haut aber sehr reizen.

Antibiotika: Tetracyclin oder Erythromycin verhindern, dass die Aknebakterien den Talg zu freien Fettsäuren abbauen, die dann wiederum zu Pickeln führen. Ich empfehle den Gebrauch von Antibiotika nicht, weil sie die äußerst nützlichen Bakterien im Darm abtöten. Das führt zu einer nicht optimalen Nährstoffaufnahme, Durchfall und zu wiederholten Infektionen mit Hefepilzen. Darüber hinaus kann es zu einer Antibiotikumresistenz kommen.

Antibabypillen: Oft werden orale Verhütungsmittel eingesetzt, um die Talgproduktion zu verringern. Sie wirken, indem sie die Stärke des Gehirnsignals reduzieren, das die Ovarien anweist, Hormone zu produzieren. Ich würde diese synthetischen Hormone meiden, es sei denn, Sie haben das Gefühl, es geht nicht anders, und können bzw. wollen sich nicht gesünder ernähren oder einem der oben empfohlenen Behandlungsvorschläge folgen.

Rosazea

Rot- oder Kupferfinnen (Rosazea oder Couperose) tritt in mittleren Lebensjahren häufig auf und ist bei Frauen viel weiter verbreitet als bei Männern. Typisch für diese Hauterkrankung sind erweiterte Blutgefäße im Gesicht und im oberem Brustbereich (also in den Regionen, die sich beim Erröten verfärben), oft begleitet von roten, erhabenen Papeln und Pusteln. Wenn man sich die Haut von Rosazea-Patienten unter dem Mikroskop ansieht, erkennt man Ödeme (Schwellungen), erweiterte Blutgefäße und eine Ansammlung weißer Blutkörperchen in den roten Pusteln. Rosazea demonstriert deutlich die enge Verbindung zwischen Emotionen und Haut, denn die Erkrankung verschlimmert sich regelmäßig, wenn Frauen unter starkem emotionalem Stress stehen.

Psychologischen Untersuchungen zufolge besteht ein Zusammenhang zwischen Rosazea und einer gestörten Errötungsreaktion. Erröten ist zwar eine normale Reaktion auf Emotionen wie Aufregung, Scham oder Verlegenheit, doch bei Menschen mit Rosazea geht die normale Körperreaktion zu weit, weil die Emotion zu häufig auftritt oder zu lang anhält.

Wie Untersuchungen beispielsweise gezeigt haben, sind Menschen, die für diese Störung anfällig sind, häufig Perfektionisten und haben ein großes Bedürfnis, anderen gefällig zu sein. Sie zeigen überdies eine Prädisposition für überstarke Schuld- und Schamgefühle.[29] Auslöser gibt es reichlich: Temperaturänderungen, bestimmte Nahrungsmittel, Stress, Gefühlsaufwallungen, Sport, bestimmte Pflegeprodukte. Normalerweise entsteht Rosazea im Alter zwischen 30 und 60, manchmal aber auch schon in der Pubertät und sehr selten in der Kindheit.

Cheryl: Rosazea und Scham

Cheryl suchte mich zum ersten Mal mit 42 Jahren wegen Unregelmäßigkeiten ihrer Periode auf. Ihre Haut um die Nase und in der Wangenregion zeigte eine hartnäckige Rötung, die von ihrem Dermatologen als Rosazea diagnostiziert worden war. Sie hatte diese Rötung mit verschiedenen Antibiotika behandelt, doch ohne großen Erfolg. Ihr Problem schien sich kurz vor Einsetzen ihrer Periode stets zu verschlimmern, und mit so unregelmäßigen Perioden, die manchmal alle zwei Wochen einsetzten, wusste sie nie, wann ihre Haut gut aussehen und wann sie »aufblühen« würde. Als ich das nächste Jahr hindurch mit Cheryl arbeitete, stellten wir beide fest, wie präzise ihre Haut auf emotionalen Aufruhr reagierte. Und davon hatte Cheryl genug. In dem Jahr, in dem sich ihre Rosazea erstmals bemerkbar gemacht hatte, steckte sie mitten in einer Affäre mit einem verheirateten Arbeitskollegen – einer Affäre, die in seinem Büro stattfand.

Irgendwann stellte sie fest, dass sie nicht die einzige Frau war, mit der dieser Mann sexuellen Kontakt hatte. Als sie dies entdeckte, fühlte sie sich tief beschämt. Wie sich herausstellte, war sie von ihrem Vater missbraucht worden, etwas, das sie jahrelang geheim gehalten hatte. Doch Cheryl hatte sehr viel Mut. Sie begann, Gruppen für Inzestopfer zu besuchen, und begann auch eine Einzeltherapie. Gleichzeitig bemühte sie sich, ihre Ernährung und ihre Lebensweise auf allen Ebenen zu verbessern.

Im Verlauf der nächsten Jahre wurde Cheryl stärker und unabhängiger. Schließlich fand sie sogar den Mut, sich zu vergeben, dass sie sich überhaupt mit einem derart skrupellosen Mann eingelassen hatte. Als Cheryl die Verbindung zu ihrer inneren Weisheit aufnahm und sich physisch durch gute Ernährung und körperliche Bewegung unterstützte, verschwand ihre Rosazea langsam, aber sicher. Sie erlebt nun nur noch gelegentliche »Rückfälle«, und zwar ausschließlich dann, wenn sie in ihre alten emotionellen Verhaltensmuster von Scham und Bedürftigkeit zurückfällt, Gefühle, die sie inzwischen dank ihrer neuen Fertigkeiten und ihres verbesserten Selbstwertgefühls gut verarbeiten kann.

Behandlungsmöglichkeiten

Zur Standardtherapie bei Rosazea gehören zeitweise Gaben von Antibiotika und äußerlich anzuwendende Steroide, um die Entzündung in den Papeln zu vermindern. Die Behandlung dauert dann zwischen vier und sechs Monate. Obwohl diese Behandlung eine gewisse Wirkung zeigt, hilft sie nicht gegen die gerötete Haut. Danach wird äußerlich behandelt. Das Problem mit Antibiotika ist, dass sie bei längerer Anwendung die Darmflora verändern.

Deshalb empfehle ich grundsätzlich ein begleitendes Probiotikum, etwa Symbioflor. Zelluläre Entzündung verschlimmert wie so viele andere Krankheiten auch Rosazea. Wenn Sie daher die Rosazea wirklich in den Griff bekommen wollen, dann brauchen Sie eine zuckerarme Ernährung, um die Insulinlevel zu senken.

Das bedeutet weniger Weißmehlprodukte, weniger Kartoffeln, weniger Zucker und Softdrinks. Obst und Gemüse wirken durch ihre antioxidativen Eigenschaften. Auch eine Kosmetik für empfindliche Haut ohne Parabene empfiehlt sich, um die Entzündung zu verringern. Vermeiden Sie Pflegeprodukte mit Alphahydroxysäuren. Auch Hydrocortison, Benzoylperoxid und Retinolsäuren (Vitamin-A-Derivate, A. d. Ü.) sollten vermieden werden.

HAUTPROBLEME GANZHEITLICH IN DEN GRIFF BEKOMMEN

Trifft meine Beschreibung des psychologischen Profils einer Rosazea-Patientin oder einer Frau, die unter Akne in der Lebensmitte leidet, auch auf Sie zu? Wenn ja, dann versuchen Sie Folgendes, wenn Sie sich das nächste Mal von Gefühlen wie Scham, Angst oder Ärger überwältigt fühlen:

1. Holen Sie lang und tief Atem – bis in den Bauch hinein. (Wenn wir starke Gefühle in uns verspüren, hören wir oft auf zu atmen, um sie nicht länger zu fühlen.) Atmen Sie aus und atmen Sie weiterhin tief durch.
2. Schließen Sie die Augen.
3. Finden Sie heraus, wo in Ihrem Körper Sie die Emotion fühlen.
4. Beschreiben Sie, was Sie fühlen. Hat es eine Form, eine Farbe oder einen Klang?
5. Versuchen Sie nicht, Ihr Gefühl zu verändern. Erlauben Sie sich, es in seinem ganzen Ausmaß so zu fühlen, wie es ist.
6. Atmen Sie weiter, und gehen Sie dabei umher – Atmen und Umhergehen helfen dabei, die Gefühle durch Körper und Geist hindurchfließen zu lassen.

Dabei werden Sie wahrscheinlich Folgendes bemerken: In dem Augenblick, in dem Sie Ihre Gefühle ganz und bewusst wahrnehmen, verändert sich die Perspektive. Das Moment der Überwältigung lässt nach. Versuchen Sie diese Technik immer dann, wenn Sie es mit schwierigen Gefühlen zu tun haben. Sie werden feststellen, dass Sie ohne fremde Hilfe mit ihnen fertigwerden können.

Haare an den falschen Stellen

Viele Frauen stellen fest, dass in der Lebensmitte am Kinn und auf der Oberlippe zunehmend mehr grobe oder dunkle Haare wachsen. Auch wenn so etwas sehr störend sein kann, ist es doch völlig natürlich und das Resultat des veränderten Androgen-Testosteron-Verhältnisses, das in den Wechseljahren vorherrscht.

Androgen vermag feines Haar vom Wollhaartyp (sogenanntes Vellushaar) in gröberes Haar (sogenanntes Terminalhaar) umzuwandeln. Manchmal kann eine verstärkte Gesichtsbehaarung jedoch auf ein hormonelles Ungleichgewicht hinweisen, wie beim polyzystischen Ovarialsyndrom. Grobes Gesichtshaar ist auch bei Frauen häufig, deren Speiseplan zu viele raffinierte Kohlenhydrate enthält, die das Hormonverhältnis in Richtung

Androgene verlagern. In der Regel ist das vermehrte Auftreten von Gesichtshaaren in der Lebensmitte kein Zeichen für ein hormonelles oder ernährungsphysiologisches Problem, sondern ganz einfach das normale Resultat eines proportional höheren Androgenspiegels. Dieselben androgenen Hormone, die ein Verdicken und Nachdunkeln der Haare auf Ihrer Oberlippe und Ihrem Kinn bewirken, können zu Haarverlusten in anderen Körperregionen, zum Beispiel auf dem Kopf, führen. Androgene Hormone wirken auf die Haarfollikel in der Kopfhaut, weil sie die sogenannte Anagen- oder Wachstumsphase der Haare verkürzen. Dadurch nimmt das Haar eine feinere, dünnere Struktur an. Wie Androgen auf das Haar wirkt, hängt jedoch teilweise davon ab, wo das Haar sitzt.

Die Androgenrezeptoren in den Haarfollikeln anderer Körperregionen unterschieden sich in ihrer Anzahl und Empfindlichkeit. Aus diesem Grund kann überschüssiges Androgen Ihr Haar auf dem Kopf ausdünnen, während es das Haar in Ihrem Gesicht vermehrt und verdickt. Natürlich variiert die Androgensensitivität nicht nur in verschiedenen Körperregionen eines Menschen, sondern ist außerdem von Mensch zu Mensch unterschiedlich. Daher kann ein relativ niedriger Androgenspiegel unter Umständen bei einigen Frauen zu vermehrtem Haarwachstum im Gesicht führen, bei anderen hingegen nicht.

Methoden zur Haarentfernung

So normal eine starke Gesichts- oder Körperbehaarung auch sein mag, vielleicht möchten Sie etwas dagegen tun. Im Allgemeinen empfehle ich Auszupfen, die Entfernung mit Wachs oder Rasieren nicht, weil derartige Prozeduren im Lauf der Zeit die Haarfollikel schädigen können, was eine dauerhafte Haarentfernung schwieriger macht, wenn Sie sich später dafür entscheiden sollten. Als kosmetische Zwischenlösung ist es am besten, die unerwünschten Haare so nah wie möglich an der Haut abzuschneiden oder sie zu bleichen. Wenn Sie sich für eine permanente Haarentfernung entscheiden, denken Sie daran, dass feines, nicht androgenisiertes Haar (das Wollhaar, das sich überall an Ihrem Körper findet) zu jedem Zeitpunkt in oder nach den Wechseljahren Androgen-empfindlich werden kann.

Daher kann es passieren, dass Ihnen, obwohl Sie die vorhandenen groben Haare haben entfernen lassen, regelmäßig neue derartige Haare wachsen, besonders in Stresszeiten, wenn die Konzentration an androgenen Hormonen steigt. In manchen Fällen wird das Haarwachstum auch von den Hormonen, die Sie nehmen, durch Ihre Ernährung oder Ihr Stressniveau angeregt.

Elektrolyse: Elektrolyse ist ein dermatologisches Verfahren, das von einer ausgebildeten Fachkraft, zum Beispiel einer Kosmetikerin, durchgeführt wird. Dabei wird elektrischer Strom mittels einer sorgfältig platzierten Nadel in die Haarfollikel geleitet. Um ein Haarfollikel wirklich zu zerstören und ein erneutes Haarwachstum zu verhindern, sind unter Umständen mehrere Behandlungen nötig.

Eine Elektrolyse ist unangenehm, daher sollten Sie Ihren Arzt vielleicht bitten, Ihnen ein örtliches Betäubungsmittel (Lokalanästhetikum), wie Lidocain oder Prilocain, zu verschreiben, das eine Stunde vor der Behandlung auf die Haut aufgebracht werden muss. Mit der Zeit – in der Regel innerhalb einiger Wochen oder Monate – führen regelmäßige Elektrolysebehandlungen zu einer signifikanten Verringerung dunkler Haare. Aber Sie müssen die Behandlung unter Umständen Monat um Monat fortsetzen, wenn neues Vellushaar in Terminalhaar umgewandelt wird. Vergewissern Sie sich, dass Ihre Kosmetikerin, die die Elektrolyse durchführt, gut ausgebildet und erfahren ist.

Haarentfernung via Laser: Die Lasertechnologie zur Haarentfernung wird ständig weiter verbessert und kann sehr effektiv sein. Wie die Elektrolyse ist sie schmerzhaft, daher wird vor der Behandlung ein örtliches Betäubungsmittel eingesetzt. Vergewissern Sie sich, dass der Arzt/die Ärztin, zu dem/der Sie gehen, in der Lasertechnologie auf dem neuesten Stand ist, denn dabei handelt es sich um ein Gebiet, das sich rasch weiterentwickelt.

Verschreibungspflichtige Medikamente: Mit den weiter unten besprochenen Medikamenten für die Behandlung von Haarausfall auf dem Kopf lässt sich ironischerweise unter Umständen auch Haarwachstum im Gesicht behandeln, weil beides häufig aus den hormonellen Verschiebungen resultiert, die in den Wechseljahren auftreten. Spironolacton ist ein besonders wirksames Antiandrogen, das manchmal bei lokaler Anwendung gute Resultate erbringt.

Alopecia androgenetica: Haarausfall in den mittleren Jahren aufgrund eines hormonellen Ungleichgewichts

Zwar erleiden einige Frauen in den Wechseljahren aufgrund hormoneller Verschiebungen Haarausfall, doch für die meisten trifft das nicht zu. Zu behaupten, ein signifikanter Haarausfall sei in den Wechseljahren normal, ist so, als würde man behaupten, Demenz sei ein normaler Teil des Alterungsprozesses. Nichtsdestotrotz ist Haarausfall in den Wechseljahren ein Problem, das das Selbstvertrauen und das Selbstwertgefühl untergräbt und es schwierig macht, ein gesellschaftliches Ereignis unbeschwert zu genießen.

Alopecia androgenetica, die zu der sogenannten Kahlköpfigkeit von männlichem Typ führt, ist bei Frauen in den Wechseljahren der weitaus häufigste Grund für gelichtetes Haar und Haarverlust. In der Regel wird das Haar feiner und dünner und kann schließlich zurückweichen, auch wenn bei Frauen die Stirnhaarlinie in der Regel erhalten bleibt. Bis zu 13 Prozent aller Frauen in der Wechseljahren und 37 Prozent aller Frauen nach der Menopause leiden mehr oder minder stark unter hormonell bedingtem Haarverlust. Vor Kurzem erhielt ich von Evelyn, einer meiner Rundbriefabonnentinnen, folgenden anschaulichen Brief:

»Ich schreibe Ihnen, weil ich einiges über eine Substitution mit natürlichen Hormonen klären möchte. Ich hatte letzten Juli im Alter von 44 Jahren eine vollständige Hysterektomie aufgrund von Myomen. Mein Arzt verschrieb mir daraufhin Premarin, und ich hatte keine Probleme, die mir bewusst gewesen wären. Ich hatte jedoch viele Bücher über eine natürliche Hormonsubstitution gelesen und entschied mich dafür, es mit Dr. Hargroves Rezeptur zu versuchen, die mir mein Arzt auch verschrieb. Um Hitzewallungen zu kontrollieren, habe ich vier Tropfen der Hormonlotion genommen. Nach einer Weile wurde meine Haut fettig; inzwischen habe ich Probleme mit Akne. Und was mich am meisten beunruhigt, ist die Tatsache, dass mein Haar rasch immer dünner wird. Ich habe einen Bluttest auf Hormone und Schilddrüse machen lassen – alles im Normalbereich. Der Speicheltest zeigte, dass meine Hormonspiegel höher als bei jungen, gesunden Frauen waren. Jetzt habe ich die Dosis reduziert, um zu sehen, ob das irgendeinen Effekt auf mein Haar hat. So viel ich weiß, kann zu viel Östrogen zu Haarausfall führen. Mein Arzt rät mir, zu den pharmazeutischen Alternativen zurückzukehren, die er nach eigenem Bekunden seit mehr als 20 Jahren erfolgreich einsetzt. Im Moment bin ich sehr verwirrt und würde fast alles tun, damit mein Haar nicht weiter ausfällt. Bitte helfen Sie mir, mit diesem Problem fertig zu werden!«

Klar ist, dass Evelyn Östrogen in Androgen umwandelt, und die Androgene wirken auf ihre Haarfollikel. Darum wird ihre Haut fettig, sie bekommt Akne, und ihr Haar dünnt aus. Obwohl eine äußerliche Hormonsubstitution bei vielen Frauen gut funktioniert, gelangen Hormone, die auf die Haut gegeben werden, direkt in den Blutstrom und können daher mit geringeren Dosierungen höhere Hormonspiegel erreichen, als das bei oral eingenommenen Hormonen der Fall ist.

Ich riet Evelyn, entweder auf ein orales Östrogen/ Progesteron-Präparat umzusteigen oder die Dosis ihres lokal applizierten Hormonpräparats deutlich zu reduzieren.

Aus bisher noch nicht völlig geklärten Gründen kommen einige Frauen mit oralen Hormongaben einfach besser zurecht. Ich schlug Evelyn zudem vor, auf eine Ernährung zu achten, die den Insulinspiegel im Blut senkt, sodass ein Insulinüberschuss, der aus dem Konsum raffinierter Kohlenhydrate resultiert, ihren Körper nicht zu einer höheren Androgenproduktion antreibt.

Sie könnte außerdem ein hoch dosiertes Nahrungsergänzungsmittel auf Sojabasis verwenden, um ihre Hitzewallungen zu vermindern und ihre Knochen gesund zu halten. Dank dieser Zufuhr an Phytohormonen kann sie möglicherweise auch ihre Östrogendosis verringern, sodass ihrem Körper weniger Östrogen zur Verfügung steht, das in Androgen umgewandelt werden könnte.

Wenn Ihre Haarfollikel wie Evelyns besonders empfindlich auf Androgen reagieren, kann jede Hormonsubstitution, die zu viel Androgen für Ihren Körper enthält, zu Haarausfall führen. Das Problem verschwindet, sobald Sie das Medikament absetzen. Der größte Teil von hormonell bedingtem Haarausfall resultiert jedoch nicht aus einer Hormonsubstitution, sondern aus einem Ungleichgewicht der körpereigenen Hormonproduktion.

Ein von Androgenen mitbedingter Haarausfall ist ein Warnsignal. Es ist ein Symptom, das häufig eine viel tiefer gehende hormonelle Unausgewogenheit signalisiert, die viele Frauen in mehr oder minder starkem Maße betrifft. Wie bereits erwähnt, erleben bis zu 37 Prozent aller Frauen nach der Menopause aufgrund der erhöhten Androgenproduktion eine gewisse Ausdünnung ihrer Haare, doch 10 bis 15 von ihnen zeigen ein voll ausgeprägtes Syndrom, das aus einem Androgenüberschuss resultiert und durch Gesichtsakne, Kahlköpfigkeit vom männlichen Typ, Fettansammlung im Bauchbereich (Apfeltyp), Insulinresistenz, verstärkte Gesichtsbehaarung und negative Veränderung des Lipidprofils gekennzeichnet ist.

Dieses Syndrom, das Überschneidungen mit dem im siebten Kapitel beschriebenen Syndrom X aufweist, ist mit dem polyzystischen Ovarialsyndrom, Nebennierenüberfunktion, genetischen Faktoren, Übergewicht oder unbekannten Ursachen verknüpft. Weil all diese Faktoren die Bühne für früh einsetzende Herz-Kreislauf-Erkrankungen und Diabetes bereiten, muss Ihr hormonell bedingter Haarausfall als nur ein Aspekt eines viel umfassenderen systemischen Ungleichgewichts angesehen werden, zu dessen Linderung Sie eine Menge tun können.

Wie Sie Ihre Haare wiederbekommen – und gleichzeitig Ihre Gesundheit verbessern

Lassen Sie zunächst von Ihrem Arzt untersuchen, ob es einen systemischen (den ganzen Organismus betreffenden) Grund für Ihren Haarausfall gibt. Eine Diagnose des Typs von Haarausfall, an dem Sie leiden, hilft zu klären, welche Optionen am ehesten funktionieren werden.

Vergewissern Sie sich, dass Ihre Hormonkonzentrationen im Normbereich liegen. Obwohl die allermeisten Frauen mit Haarausfall einen normalen Androgenspiegel aufweisen, ist es wichtig, seltene, gelegentlich auftretende Anomalien auszuschließen und auch daran zu denken, dass normalerweise nicht der absolute Androgenspiegel im Körper das Problem ist, sondern die erhöhte Empfindlichkeit, mit der Ihre Haarfollikel auf Androgen reagieren. Lassen Sie Ihren Arzt Schilddrüse, DHEA, freies Testosteron und den Androstendionspiegel kontrollieren. Wenn Sie in das Bild einer Frau mit einem voll ausgeprägten Androgenüberschuss-Syndrom passen, dann lassen Sie zusätzlich Blutfettwerte, Blutdruck und Blutzucker kontrollieren. Selbst wenn Ihre Hormonkonzentrationen sämtlich im Normbereich liegen, sollten Sie Folgendes beachten:

- Folgen Sie den Ernährungsrichtlinien zum Hormonausgleich im siebten Kapitel.
- Bauen Sie überschüssiges Körperfett ab. Wenn Ihr Prozentsatz an Körperfett über 30 Prozent liegt (gemessen in einer Arztpraxis oder einem Fitnesscenter), ist das überschüssige Fett eine Androgenfabrik und kann Ihren Insulinspiegel, Ihren Blutdruck und Ihre Blutfette in ungesunde Bereiche treiben. Übergewicht, verursacht durch eine sitzende Lebensweise und eine Ernährung, die zu reich an raffinierten Kohlenhydraten und gehärteten Fetten ist, ist wahrscheinlich das Schlüsselproblem zur Bekämpfung des von Androgen mitbedingten Haarverlustes sowie der Gesundheitsprobleme, die oft damit einhergehen.
- Nehmen Sie zur Nahrungsergänzung ein gutes Vitamin- und Mineralstoffpräparat (siehe siebtes Kapitel), damit Ihr nachwachsendes Haar füllig wird.
- Probieren Sie es einmal mit zusätzlichem Jod. Es wirkt regulierend auf die Schilddrüse, und das mag schon ausreichend sein.
- Reduzieren Sie Stress, weil Stresshormone den Stoffwechsel in Richtung Androgene verschieben. Hilfreich sind Meditation, Ausdauersport und Massage, dazu empfiehlt sich eine Ernährung, die wenig Zucker enthält und vollwertig ist.

- Versuchen Sie chinesische Heilpflanzen. Shou Wu Pian ist ein chinesisches Heilpflanzenpräparat, das oft sehr gut wirkt, wenn es darum geht, ein gesundes Haarwachstum wiederherzustellen. Meine Akupunkteurin hat es jahrelang benutzt, und ich habe wunderbare Resultate gesehen, darunter auch eine Verringerung der grauen Haare.

- **Die Oberfläche behandeln – Minoxidil und Tretinoinspray:**
Minoxidil ist gegenwärtig in den Vereinigten Staaten das einzige Medikament, das von der FDA wegen seiner positiven Wirkung auf das Haarwachstum zugelassen worden ist. Es ist ein wirksames Medikament gegen Bluthochdruck, das, wenn es oral eingenommen wird, den Blutdruck senkt, indem es die Blutgefäße erweitert. Zufällig wurde entdeckt, dass es auch das Haarwachstum fördert. Obwohl noch ungeklärt ist, wie es den Haarwuchs bei lokaler Anwendung anregt, steigert es möglicherweise die Größe der Haarfollikel, verlängert die Wachstumsphase eines Haarfollikels, fördert die Durchblutung der Haut oder verstärkt die DNA-Synthese.
Nebenwirkungen sind äußerst selten, dazu gehören jedoch unter Umständen Hautreizung und eine kurzfristige Erhöhung der Herzschlagrate. In einer Untersuchung erhöhte eine zweiprozentige Minoxidil-Lösung bei einer Anwendungsdauer von 40 Wochen das Gesamtgewicht der Haare um mehr als 40 Prozent.[30] Als die Forscher eine zweiprozentige Minoxidil-Lösung mit 0,025 Prozent Tretinoin (Retin-A) kombinierten und diese Mischung viermal pro Tag als Kopfhautspray anwendeten, zeigten 90 Prozent aller Frauen, die an der Studie teilnahmen, nach sechsmonatiger Anwendung eine sichtbare und kosmetisch signifikante Verbesserung ihrer Haarqualität.[31]

- **Verschreibungspflichtige Medikamente gegen hormonell bedingten Haarausfall:**
Die Medikamente, die Ärzte verschreiben, um ein systemisches Hormonungleichgewicht wiederherzustellen, zeigen bei einigen Frauen mit hormonell bedingtem Haarausfall gute Erfolge, wenn auch nicht bei allen. Doch allzu oft wirken sie nur gegen die Symptome, ohne die eigentliche Ursache anzugehen – zu viel Körperfett, ungesunde Ernährung, sitzende Lebensweise und so weiter. Lernen Sie deshalb, wie Sie sich selbst heilen können, indem Sie Ihre körpereigene innere Weisheit nutzen. Wenn Sie eines der folgenden Medikamente verwenden, ergänzen Sie es durch geeignete Ernährung und Veränderungen Ihrer Lebensweise.

- *Antibabypillen* mit Ethinylestradiol, 30 bis 40 µg, für 20 Tage im Zyklus: Antibabypillen können manchmal androgenbedingte Haarverluste stoppen, und zwar aus demselben Grund, aus dem sie bei Akne helfen – sie reduzieren die Empfindlichkeit des Körpers gegenüber den Effekten, die Androgen auf die Haarfollikel und auf die assoziierten Talgdrüsen hat.
- *Dexamethason*, 0,125 bis 0,375 mg vor dem Zubettgehen. Dexamethason ist ein wirksames Steroid, das die Produktion von Androgenen unterdrückt und damit die Haardichte auf dem Kopf erhöht. Es wirkt auch gegen die Akne, welche bei vielen Frauen mit dem männlichen Muster des Haarverlustes einhergeht. Leider zeigt es all die potenziellen Nebenwirkungen von zu viel Kortisol, wie Erhöhung des Insulinspiegels, Verdünnung der Haut, Rückgang der Knochendichte und erhöhte Infektionsanfälligkeit.
- *Spironolacton* ist ein Antiandrogen, das oral eingenommen oder lokal appliziert werden kann. Oral eingenommen, senkt es die Gesamtmenge an freiem Testosteron. Äußerlich angewandt, reduziert es die Menge an Androgen, die direkt auf die Haarfollikel wirkt.

Bei einigen Frauen kann eine individuell angepasste Hormonverschreibung, wie im fünften Kapitel und oben für die Haut beschrieben, dazu beitragen, die Hormonkonzentrationen auszugleichen und einen Androgenüberschuss zu mildern.

Machen Sie das Beste aus dem Haar, das Sie haben

Auch während Sie sich von innen nach außen – oder von außen nach innen – arbeiten, möchten Sie so gut wie möglich aussehen. Machen Sie daher das Beste aus dem, was Sie haben – und stärken Sie es.

Konsultieren Sie einen Friseur, der auf Haarteile, Haarverlängerung, Haarverdichtung und Dauerwellen spezialisiert ist. Sie könnten sich vielleicht sogar bei einem Dermatologen oder einem plastischen Chirurgen über Haartransplantationen für Frauen informieren.[32] Hier sind noch einige weitere Tipps, um Ihre Haare möglichst vorteilhaft zur Geltung zu bringen:

- Verwenden Sie ein mildes Shampoo, und waschen Sie Ihre Haare nicht öfter als jeden zweiten Tag.
- Bürsten Sie Ihr Haar nicht, wenn es nass ist – das dehnt die Haarsträhnen.
- Toupieren Sie Ihre Haare nicht – davon können sie brechen.
- Chlor schädigt das Haar. Duschen Sie mit reinem Wasser. Wenn Ihr Wasser chloriert ist, benutzen Sie einen Duschfilter, der das Chlor zurückhält.
- Bitten Sie Ihren Friseur um Markenprodukte für feines Haar.

Wenn gute Hautpflege nicht genug ist: Kosmetische Eingriffe

Manchmal lassen sich die Ergebnisse, die Sie sich wünschen, mit gesunder Ernährung und guter Hautpflege allein nicht erreichen. Falls irgendetwas in Ihrem Gesicht Sie jedes Mal stört, wenn Sie in den Spiegel schauen, und dieses »Etwas« korrigierbar ist, ist es vielleicht an der Zeit zu überlegen, ob Sie nicht um Hilfe nachsuchen sollten. Ob Sie Ihr Lächeln mithilfe kosmetischer Zahnregulierung verschönern oder die Tränensäcke unter Ihren Augen loswerden wollen, die Sie immer müde aussehen lassen, selbst wenn Sie es gar nicht sind, es besteht kein Zweifel, dass die Korrektur eines äußeren Merkmals, das Sie schon immer gestört hat, Ihre Lebensqualität verbessern kann.

Deshalb lassen sich so viele Frauen in der Lebensmitte zum Beispiel Zahnspangen anpassen, um ein schöneres Gebiss zu bekommen, das sich auf anderem Wege einfach nicht erzielen lässt. Die kosmetische Chirurgie in all ihren Spielarten nimmt gegenwärtig aufgrund der steigenden Nachfrage und der eindrucksvollen technischen Fortschritte einen rasanten Aufschwung.

Es scheint fast unmöglich, in dieser Kultur durch den normalen Prozess der Gesichtsalterung zu gehen, ohne sich zu wünschen, bei gewissen Gesichtspartien, insbesondere Augenlider und Kinnlinie, irgendetwas zu unternehmen. Wenn Sie eine der Glücklichen sind, die sich von hängenden Augenlidern oder Hängebacken überhaupt nicht stören lassen, dann ist das wunderbar. Wenn Sie jedoch ein Facelifting, eine Augenlidkorrektur, eine Hautschälung, Fettabsaugung, Laserchirurgie oder ein anderes chirurgisches Aufpolieren Ihres Äußeren wünschen, das Ihr Aussehen verbessert, dann ist das ebenfalls völlig akzeptabel. Im Lauf der Jahre habe ich vielen Patientinnen unterschiedliche plastisch-chirurgische oder dermatologische Eingriffe empfohlen. Fast alle waren von den Ergebnissen begeistert – auch wenn in Maine niemand über so etwas spricht.

Als ich noch bei *Women to Women* tätig war, nahm ich sogar an einem Lehrgang für tiefe Gesichtshautschälungen teil. Wir führten die Behandlung in der Praxis durch und pflegten die Frauen dann noch vier Tage lang in einem Privathaushalt. Mich erinnerte dies stets an eine Art »Kokon«-Erfahrung, bei der die frisch behandelten und verletzlichen Frauen warm, sicher und geborgen gehalten wurden, während sie ihre alte Haut abstreiften und sich darauf vorbereiteten, der Welt mit einem neuen Antlitz gegenüberzutreten. Ich muss zugeben, dass die Ergebnisse für die Frauen (und einen Mann), die sich dieser Prozedur unterzogen, spektakulär waren. Es war stets faszinierend, am letzten Tag der »Enthüllung« beizuwohnen, wenn wir unseren Patientinnen halfen, ihre Pudermaske zu entfernen und Make-up aufzulegen, um ihre neue, aber noch sehr rote Haut abzudecken. Das galt besonders für Frauen mit einer schwierigen und leidvollen Lebensgeschichte, in deren Gesicht Empfindungen wie Wut oder Niedergeschlagenheit tiefe Spuren hinterlassen hatten – Gefühle, die sie inzwischen verarbeitet hatten. Buchstäblich alle Frauen, die ich behandelt habe, hatten eine Menge innerer Arbeit geleistet. Nun wünschten sie sich einfach, ihr Äußeres ihrem gewandelten Inneren anzupassen.

Eine meiner Patientinnen ließ sich mit 41 Jahren, etwa ein Jahr nach einer Mastektomie, ihre Tränensäcke operativ korrigieren. Nach der Operation sah sie strahlender und frischer aus als seit Jahren. Ihr neues Aussehen half ihrer Psyche und vielleicht auch ihrem Immunsystem.

Behandlungsmethoden der kosmetischen Chirurgie

Weil die Babyboomer-Generation so lang wie möglich jung aussehen möchte, gibt es heute eine ganze Reihe von Angeboten, die von Hautpflege bis zur kosmetischen Chirurgie reichen. Dazu gehören zum Beispiel Laserbehandlungen. Sie finden Anwendung bei Fältchen, Pigmentstörungen, zur Verdickung der Kollagenschicht oder der Entfernung von Besenreisern. Bei einer Behandlung, die die Kollagenschicht verdickt und monatlich erfolgen muss, bleibt die Haut für mehrere Tage gerötet. Allerdings ist die Behandlung effizient.

Dann gibt es Behandlungen mit speziellen Fruchtsäuren, die der Haut eine geschmeidige Oberfläche verleihen. Im Anschluss muss mit einer entsprechenden Hautpflege weiterbehandelt werden.

Wenn Sie sich dafür entscheiden, einen plastischen Chirurgen zu konsultieren, oder wenn Sie bereits einen Operationstermin haben, empfehle ich Ihnen Folgendes:

- Vergewissern Sie sich, dass Sie sich einem kosmetischen Eingriff unterziehen, weil Sie es wünschen. Tun Sie es nicht Ihrem Mann, Ihrem Freund oder Ihrer Mutter zuliebe. Im Lauf der Jahre habe ich gesehen, dass die Ergebnisse eines operativen Eingriffs stets viel besser sind, wenn unsere Motivation für den Eingriff klar ist.
- Wählen Sie den richtigen Arzt. Wenn es um kosmetische Chirurgie geht, besonders um Lasertechnik, gibt es ein breites Überlappungsfeld zwischen Dermatologie und plastischer Chirurgie. Beispielsweise führen Laser-Hautschälungen in der Augenlidregion (die in der Regel in der ärzt-

lichen Praxis durchgeführt werden) zu einem Ergebnis, das oft ebenso gut ist wie ein Facelifting mit einem chirurgischen Skalpell. Halten Sie nach einem ausgebildeten plastischen Chirurgen Ausschau oder im Fall der Laserchirurgie nach einem Dermatologen bzw. Arzt, der sich mit Lasertechnologie sehr gut auskennt.

- Wählen Sie Ihren Arzt nicht nach dem Preis aus. Alle chirurgischen und lasergesteuerten Verfahren beinhalten ein gewisses Risiko. Dieses Risiko steigt, wenn Ärzte aus Kostengründen bei Sorgfalt und Sicherheit sparen.
- Lassen Sie sich von einem Arzt oder einer Ärztin behandeln, bei dem oder der Sie sich rundum wohlfühlen. (Dasselbe Kriterium gilt für jeden, der auf irgendeine Weise an Ihrem Körper arbeitet – einschließlich eines Zahnarztes.) Fragen Sie sich: »Besitzt dieser Mensch die Art von klinisch objektiver, heilender Berührung, die es mir erlaubt, mich wohlzufühlen, selbst wenn ich in meiner Unterwäsche dastehe, während er oder sie meinen Körper betrachtet und zur Vorbereitung auf den Eingriff Aufnahmen macht?«

Ein guter Arzt wird dafür sorgen, dass Sie sich selbst in einer derartigen Situation entspannt und wohlfühlen. Wenn Sie aus irgendeinem Grund ein schlechtes Gefühl haben, gehen Sie woanders hin. Etwas Derartiges hat eine meiner Freundinnen erlebt, die einen plastischen Chirurgen aufsuchte, um ihre Nase und ihre verkrümmte Nasenscheidewand korrigieren zu lassen. (Sie hatte in ihrer Kindheit eine Nasenbeinfraktur erlitten.)

Der Chirurg starrte ständig auf ihre Brüste, die relativ klein waren, während sie weiterhin versuchte, seine Aufmerksamkeit wieder auf ihre Nase zu lenken. Sie verspürte keinen Wunsch nach Brustimplantaten. Obwohl dieser Mann die richtigen Zeugnisse und Referenzen besaß, seine Ausbildung an den besten Universitäten in den Vereinigten Staaten absolviert hatte und technisch überaus kompetent ist, hatte er auch das, was ich inzwischen den »Skandalgeschichten-Faktor« nenne. Seine Haltung stieß sie ab.

Daher suchte sie sich einen anderen Chirurgen. Ihr mulmiges Gefühl bestätigte sich, als sie später via Buschtrommel erfuhr, dass er seiner Frau, ebenfalls Ärztin, von einigen seiner chirurgischen Eingriffe erzählt hatte – und an wem er sie durchgeführt hatte. Diese Informationen sprachen sich in der Gemeinde herum wie ein Lauffeuer. Ein derartiger Vertrauensbruch ist völlig unakzeptabel, doch so etwas kommt vor. Sie können solche Situationen vermeiden, wenn Sie Ihrem Bauch ebenso vertrauen wie den Referenzen eines Arztes.

- Behalten Sie Ihre Entscheidung für einen chirurgischen Eingriff möglichst für sich. Je nachdem, wo Sie leben, wären Sie überrascht, wie viele verschiedene Meinungen Ihre Freundinnen in Bezug auf kosmetische Chirurgie haben können. Einige Ihrer Freundinnen werden Sie beispielsweise für spirituell nicht besonders weit entwickelt halten, wenn Sie den Wunsch haben, die Tränensäcke unter Ihren Augen zu entfernen. Ersparen Sie sich das!
- Wenn irgend möglich, lassen Sie den Eingriff in einer anderen Stadt durchführen, und bleiben Sie ein paar Tage von zu Hause fort. Zu viele meiner Patientinnen haben erlebt, wie unangenehm es ist, nach einem plastisch-chirurgischen Eingriff mit einem geschwollenen, verfärbten Gesicht zu Hause zu hocken, wie eine verprügelte Frau auszusehen und dann dem Installateur, dem Postboten oder jedem, der gerade vorbeikommt, die Tür öffnen zu müssen.
- Geben Sie sich genug Zeit. Die Erholungsphase von einem operativen Eingriff an Augenlidern oder Gesicht dauert in der Regel mindestens zwei Wochen, bis Sie wieder präsentabel aussehen. Nutzen Sie diese Zeit daher zum Lesen, oder nehmen Sie eine sehr verdiente Auszeit von Ihrem Alltag. Das wird den Heilungsprozess beschleunigen und Ihrem Inneren ebenso helfen wie Ihrem Äußeren.
- Treffen Sie Vorkehrungen, mindestens die ersten drei Tage nach der Operation versorgt zu werden. Auch wenn Sie sich vielleicht ganz fit fühlen, sind Sie in dieser Zeit höchstwahrscheinlich erschöpfter und verletzlicher als sonst, vielleicht auch etwas weinerlich. Gestatten Sie sich den Spielraum, den Sie verdienen.
- Bevorraten Sie sich mit dem chinesischen Kraut Yannan Pei Yan und nehmen Sie viermal täglich eine Tablette. Dieses Kraut beschleunigt die Wundheilung. Nehmen Sie zwei Wochen vor und nach dem Eingriff ebenso täglich mindestens 2 g Vitamin C, um den Kollagenaufbau in Ihrer Haut zu fördern. Sie können auch eine Hautcreme mit Vitamin-C-Ester benutzen, um die Heilung zu beschleunigen.
- Seien Sie realistisch. Eine kosmetische Operation wird Ihr Leben nicht verändern, trotz allem, was man Ihnen gerne einreden würde. Wenn Sie äußerlich wunderschön sind, innerlich aber hässlich, deprimiert oder unglücklich, wird Ihre Anziehungskraft innerhalb von 30 Sekunden nach Betreten des Raumes zu verblassen beginnen. Sicherlich haben Sie alle schon einmal die Erfahrung gemacht, auf Menschen zu treffen, die rasch an Attraktivität gewinnen, sobald man ihren Humor und ihre Lebensfreude kennen und schätzen lernt.

Krampfadern (Varizen)

Höchstwahrscheinlich mögen Sie den Anblick von hervortretenden blauen Krampfadern nicht und würden alles tun, was in Ihrer Macht steht, um ihnen vorzubeugen oder, wenn Sie bereits ein paar Krampfadern haben, ihre Zahl möglichst gering zu halten. Das Aussehen ist im Zusammenhang mit Krampfadern jedoch nicht das einzige Problem. Starke Krampfadern gehen oft mit einem schmerzhaften Schweregefühl der Beine einher, besonders am Abend eines langen Tages. Zum Glück gibt es eine ganze Reihe von Strategien, die Ihnen helfen, Krampfadern vorzubeugen oder, wenn Sie bereits Krampfadern haben, zu verhindern, dass diese schlimmer werden.

Als Krampfadern (Varizen) bezeichnet man in der Medizin Venen, die unregelmäßig schlauchförmig erweitert und geschlängelt sind und direkt unter der Haut verlaufen; bei einem Krampfaderleiden spricht man von einer Varikose. Häufig arbeiten die Klappen, die in gesunden Venen den Rückfluss des Blutes verhindern, in solchen varikösen Venen nicht mehr so, wie sie sollten. Wenn eine oberflächennahe Vene gedehnt wird, sie ihre Elastizität verliert und sich die Klappen nicht mehr richtig schließen, fließt Blut zurück und sammelt sich in der betroffenen Vene an, die sich dann unter der Haut zu einer blauen Gewebsmasse vergrößert. Krampfadern können groß sein und wie ein blauer Wurm aussehen oder sehr klein und purpurviolett gefärbt sein. Diese kleinen »Besenreiser-Varizen« sind oft fächerförmig und treten meist in der Oberschenkelregion auf. Krampfadern, ob große oder kleine, sind stets das Ergebnis einer schlechten Durchblutung.

Ernährung und Krampfadern

Die grundlegende Ursache von Krampfadern ist eindeutig eine Ernährung, die zu viel raffinierte Kohlenhydrate und zu wenig Ballaststoffe enthält – dieselbe Ernährungsart, die auch bei Herzkrankheiten, Brustkrebs und bei schlechter Haut eine bedeutende Rolle spielt. Eine derartige Ernährung führt in häufigen Fällen zu subtilen Ernährungsdefiziten, Übergewicht und Verstopfung, die alle den intraabdominalen Druck (das heißt den Druck im Bauchraum) erhöhen. Das führt im Lauf der Jahre zu einem zu großen Druck auf die Venen in Ihren Beinen.[33] Chronischer Husten hat denselben Effekt – ebenso überschüssiges Fettgewebe im Bauchbereich.

Krampfadern sind im ländlichen Afrika, wo die Ernährung in der Regel ballaststoffreich und sehr arm an raffinierten Lebensmitteln ist, praktisch unbekannt. Doch dank unserer so ganz anderen Ernährung gehen so gut wie alle Menschen in den westlichen Industrienationen ein erhöhtes Risiko ein, zumindest ein paar erweiterte Venen in den Beinen zu entwickeln.

Krampfadern können sich darüber hinaus auch durch die hormonellen Veränderungen verschlimmern, die wir Frauen im Verlauf von drei spezifischen Lebensphasen durchmachen: beim Einsetzen unserer Menstruation, in der Schwangerschaft und zu Beginn der Wechseljahre. Das sind die Phasen, in denen wir am empfindlichsten auf die subtilen Veränderungen unserer Durchblutung reagieren, die uns einem erhöhten Risiko aussetzen, unsere Venenwände zu schädigen. Aufgrund dieser hormonellen Veränderungen können sich Krampfadern bereits im Alter von 20 Jahren bemerkbar machen. Bei Männern entwickeln sich Krampfadern hingegen bis zum Alter von 70 Jahren gleichmäßig das ganze Leben hindurch und stehen offenbar nicht im Zusammenhang mit der hormonellen Situation.

Ein Programm zur Vorbeugung oder Behandlung von Krampfadern

- Geben Sie Ihren Beinen die Unterstützung, die sie brauchen. Wenn Sie bereits Krampfadern haben oder wenn Krampfadern in Ihrer Familie häufig vorkommen, dann tragen Sie Kompressions- oder auch Stützstrümpfe, wenn Sie wissen, dass Sie lange Zeit auf den Beinen sein werden. Legen Sie Ihre Beine so oft wie möglich hoch. In meiner Familie sind Krampfadern sehr häufig; daher trug ich als angehende Ärztin stets Kompressionsstrümpfe, wenn ich nachts Rufbereitschaft hatte. Diese Strümpfe anzuziehen gab mir eigentlich stets neuen Schwung. Obwohl ich damals erst in meinen Zwanzigern war, stellte ich fest, dass meine Beine schmerzten und meine Knöchel anschwollen, wenn ich die ganze Nacht über auf den Beinen war und diese Strümpfe nicht trug. Meiden Sie die knie- bzw. oberschenkelhohen Standardstrümpfe, wenn Sie Krampfadern haben, weil deren elastisches Halteband die Venendurchblutung behindert und auch die Blutansammlung in den Venen verstärkt, die ja an erster Stelle zu dem Problem geführt hat.
- Wenn Sie Östrogen nehmen, vergewissern Sie sich, dass die Dosis stimmt. Eine niedrig dosierte Hormonersatztherapie führt offenbar nicht zu Krampfadern, doch gelegentlich wird die eine oder andere Frau feststellen, dass ihre Beine schmerzen und häufiger anschwellen, wenn sie zusätzliches Östrogen nimmt; bereits vorhandene Krampfadern können sich unter Umständen verschlimmern. Sollten Sie feststellen, dass sich Ihre Venenprobleme bei einer Östrogensubstitution verschlimmern, überlegen Sie, ob Sie Ihre Hormondosis nicht senken sollten.
- Vermeiden Sie Verstopfung, indem Sie sich ballaststoffreich ernähren, ausreichend Wasser trinken und möglichst wenig raffinierte Kohlenhydrate zu sich nehmen.

- Halten Sie Ihren Kreislauf in Schwung: Bei körperlicher Bewegung wie Gehen, Radfahren, Laufen und Schwimmen nutzt Ihr Kreislauf die mechanische Wirkung Ihrer Muskulatur, um das Blut aus den Venen zurück zum Herzen zu transportieren. Ich habe viele Frauen gesehen, die ihre Krampfadern kuriert und das Aussehen ihrer Beine durch regelmäßige Bewegung verbessert haben.
- Versorgen und schützen Sie die Auskleidung Ihrer Venen. Heidelbeeren (Vaccinium myrtillus) enthalten Flavonoidverbindungen, sogenannte Anthocyanidine, die starke Antioxidantien sind, die Mikrozirkulation verbessern und die Auskleidung der Venen schützen. Dieselben Substanzen erhöhen auch den Blutspiegel eines Hormons namens Prostacyclin (ein Eikosanoid), das eine Zusammenballung von Blutplättchen verhindert, sodass das Blut glatter und gleichmäßiger durch die Gefäße strömt. Diese Pflanze ist erfolgreich zur Vorbeugung bzw. Behandlung von Krampfadern in der Schwangerschaft eingesetzt worden.[34] Die übliche Dosis beträgt für eine allgemeine Krampfadervorbeugung 160 mg pro Tag und bis zu 480 mg pro Tag zur Behandlung bereits existierender Krampfadern. Die Flavonoidverbindungen in Beeren, vor allem auch in Brombeeren und Himbeeren, tragen ebenfalls viel dazu bei, das Venengewebe gesund zu erhalten.
- Halten Sie Ihre Venenwände glatt und geschmeidig. Wie Untersuchungen gezeigt haben, ist bei Menschen mit Krampfadern die Fähigkeit vermindert, das Fibrin in ihren Venenwänden abzubauen. Fibrin ist ein Protein im Blut, das bei der Blutgerinnung eine wichtige Rolle spielt. Wenn es nicht richtig von einem Enzym namens Plasminogenaktivator metabolisiert wird, lagert es sich an der Innenseite der Vene ab, was dazu führt, dass die Vene und die umliegende Haut hart und knotig werden. Normalerweise enthalten die Venenwände genug Plasminogenaktivator, um zu verhindern, dass sich dort Fibrin ansammelt. Doch wenn Venen varikös werden, nimmt die Konzentration an Plasminogenaktivator ab.[35] Daher müssen Sie Ihren eigenen Aktivator von außen zuführen.
- Wie Untersuchungen gezeigt haben, baut eine Verbindung namens Bromelain, die man in Ananas findet, Fibrin ähnlich ab wie das Enzym Plasminogenaktivator.[36] Man kann Bromelain in Form eines Nahrungsergänzungsmittels einnehmen, um bereits bestehende Krampfaderprobleme zu lindern oder – in geringerer Dosierung – um ihnen vorzubeugen.
- Die übliche Dosis von Bromelain beträgt 125 bis 450 mg dreimal pro Tag auf leeren Magen. Verwenden Sie bitte für eine allgemeine Vorbeugung die allerkleinste Menge, und größere Mengen nur, um bereits vorhandene

Krampfadern zu behandeln. Sie können darüber hinaus Ihrem Körper auch dadurch Bromelain zuführen, dass Sie Ananas verzehren.

- Nehmen Sie genügend Vitamin E zu sich. Vitamin-E-Mangel ist mit einer Verschlimmerung von Krampfadern in Zusammenhang gebracht worden. Eine ausreichende Dosis sind 100 bis 400 IU pro Tag, wie ich sie bereits für Ihre tägliche Multivitamin/Mineral-Kombination empfohlen habe.

Endoluminale Lasertherapie oder Sklerotherapie?

Wenn Ihre Krampfadern Ihnen Unbehagen oder Beschwerden verursachen, die nicht auf die oben genannten Maßnahmen reagieren, dann empfehle ich, eine Sklerotherapie oder eine Lasertherapie in Erwägung zu ziehen, bei dem die Venen mit einer flexiblen Spezialsonde entfernt werden.

Die endoluminale Lasertherapie hat eine Erfolgsquote von 98 Prozent und erfordert typischerweise nur einen Behandlungszyklus zuzüglich der einleitenden Ultraschalluntersuchung. Und so funktioniert die Behandlung: Nach der Verabreichung eines Lokalanästhetikums (am Knie oder Knöchel) wird ein kleiner Schnitt gemacht und ein Katheter in die betroffene Vene eingeführt. In ihr wird Laserfaser bis zum Ende der betroffenen Vene geschoben.

Eine weitere Gabe eines Anästhetikums betäubt das ganze Bein und führt dazu, dass das Blut die Vene verlässt. Sobald der Laser angeschaltet wird, erwärmt dieser das Innere der Venenwand, wodurch diese kollabiert und verödet. Dieses Verfahren kommt auf der ganzen Länge der Vene zur Anwendung. Mit Ultraschall überprüft der Arzt, ob die Vene verschlossen ist, danach wird der Katheter entfernt und das Bein bandagiert. Im Anschluss soll ein Kompressionsstrumpf getragen werden. Der Eingriff dauert ca. 90 Minuten. Danach kann man das meiste schon wieder in gewohnter Weise machen. Nur vom Heben selbst leichterer Gegenstände wird in den ersten Wochen abgeraten.

Zu den Nebenwirkungen gehört eine leichte Schwellung und leichte Schmerzen, die gut mit frei verkäuflichen Schmerzmedikamenten behandelt werden können. Manche Patientinnen meinen sogar, der Schmerz sei weniger schlimm als der vor der OP. Nach sechs Wochen wird im Allgemeinen eine Nachsorgeuntersuchung durchgeführt, um sicherzugehen, dass die Heilung gut verläuft und die Vene verschlossen bleibt.

In leichteren Fällen wird lediglich eine Sklerotherapie von Dermatologen und anderen Spezialisten, ambulant in der Praxis durchgeführt, vorgenommen. Dabei wird ein Venenverödungsmittel in Ihre varikösen Venen injiziert, das die Innenseite der Venenwand irritiert. Das bewirkt eine lokale

Entzündung und einen Verschluss. In Europa wird Sklerotherapie seit rund 50 Jahren praktiziert; sie hat sich als ein sicheres Verfahren erwiesen.

Sollten Sie sich für eine Verödung via Injektion oder Laser entscheiden, empfehle ich Ihnen, vor und nach dem Eingriff meinen Vorschlägen zum Erhalt gesunder Venen zu folgen.

Trotz all unserer Bemühungen, jugendlich zu wirken, ist das Leben voller Herausforderungen, die sich früher oder später in Gesicht und Körper eingraben. Zum Glück sind die meisten von uns in der Lebensmitte weitaus besser gerüstet, damit fertigzuwerden, als wir es mit 20 waren und noch glaubten, unser Leben würde vollkommen sein, wenn wir nur diese letzten 5 bis 10 Pfund verlieren könnten. Der Schmelztiegel der Wechseljahre nimmt uns einen Teil unserer Hemmungen. Wir haben genug Lebenserfahrung, um froh zu sein, dass wir auf beiden Beinen stehen, selbst wenn sie nicht mehr perfekt aussehen, glücklich, dass es amüsante Dinge gibt, über die wir lachen können, selbst wenn das Fältchen um die Augen macht. Was für eine Erleichterung!

XII

Aufrecht durchs Leben – ein gesunder Knochenbau

Eines Sommers, ich schrieb an der ersten Auflage dieses Buches, hatte ich das große Vergnügen, die Rock-'n'-Roll-Legende Tina Turner live im Konzert zu erleben. In einem Alter (über sechzig Jahre!), in dem die meisten Frauen sich damit abgefunden haben, alles langsamer angehen zu lassen und die Dinge leicht zu nehmen, stürmte Tina in ihren hohen Stöckelschuhen auf die Bühne (schon das allein eine sportliche Leistung!) und schmetterte zwei Stunden lang ihre energiegeladene Musik in den Raum, wobei sie Tänzer in den Schatten stellte, die nicht einmal halb so alt waren wie sie. Ihre staunenswerte Leistung strafte all diejenigen Lügen, die uns einreden wollen, das Älterwerden setze dem körperlichem Durchhaltevermögen zwangsläufig Grenzen. Ich freute mich sehr, dass meine beiden Teenagertöchter bei mir waren und das Bild dieser Ikone weiblicher Kraft und Gesundheit verinnerlichen konnten. Als ich Tina Turner an diesem Abend zusah, wurde ich mir erneut bewusst, dass wir Frauen in den Wechseljahren unsere körperliche Kraft und unsere physischen Fertigkeiten noch viele Jahre lang erhalten bzw. verbessern können, wenn wir bereit sind, uns zu bewegen, unsere Muskeln regelmäßig zu trainieren – und natürlich allen Ballast abzustreifen, der uns bremst.

Tina Turner – und Tausende anderer älterer Frauen, die aufrecht durchs Leben gehen – zeigt, dass man der Osteoporose nicht hilflos ausgeliefert ist. Man muss nicht weit schauen, um Frauen zu finden, die vornübergebeugt gehen oder anders von dieser Krankheit gezeichnet sind. Die Osteoporose setzt bereits verstärkt in den Wechseljahren ein, doch ihre Auswirkungen zeigen sich unter Umständen erst zwanzig Jahre später – oft, wenn es zu spät ist, um noch viel daran zu ändern. Wenn es um die Knochengesundheit geht, ist Vorbeugung ein absolutes Muss. Und diese Vorbeugung muss in den Wechseljahren beginnen.

Osteoporose: Das Ausmaß des Problems

Der Knochenschwund beginnt ganz unauffällig und leise und verursacht zunächst keine Beschwerden. Während er sich zur Osteoporose entwickelt – im frühen Stadium spricht man von Osteopenie –, werden die Knochen zunehmend porös und spröde, und die Anfälligkeit für Knochenbrüche (Frakturen) steigt. Die National Institutes of Health Consensus Conference (Konferenzen der führenden n Gesundheitsorganisation der USA) definieren Osteoporose als Brüchigkeit des Skeletts, die von einer Abnahme der Knochendichte (einem T-Score der Knochendichte unter 2,5) und einem Zerfall der Knochenkomposition begleitet ist.[1] Damit wir uns recht verstehen: Osteoporose ist eine potenziell tödliche Erkrankung.

Gegenwärtig haben in den USA 10 Millionen Menschen Osteoporose (davon 8 Millionen Frauen) und 34 Millionen die Vorstufe Osteopenie. Das entspricht einem 55-Prozent-Anteil bei den über 55-Jährigen. Die Hälfte aller Frauen dieser Altersgruppe wird einmal eine Osteoporose-bedingte Fraktur in ihrer Lebenszeit erleiden. 2025 wird die Frakturhäufigkeit die Dreimillionengrenze überschritten haben. Oberschenkelhalsbrüche sind dabei besonders problematisch, weil nach einem halben Jahr nur noch 15 Prozent aller Patienten ohne fremde Hilfe gehen können. Schlimmer noch, 24 Prozent aller amerikanischen Patienten über 50 sterben innerhalb eines Jahres. (Auch Wirbelkörperbrüche sind mit einer erhöhten Sterblichkeit verbunden.) Außerdem ist das Risiko für einen zweiten Oberschenkelhalsbruch um das Vierfache erhöht.

Osteoporose erhöht ebenfalls das Risiko für Kompressionsfrakturen (Stauchungsbrüche) der Handwurzelknochen und der Wirbel, die zu starken Schmerzen, Behinderungen und Entstellungen führen können. Diese Kompressionsfrakturen der Wirbel, bei der Wirbelkörper in der Wirbelsäule kollabieren, sind es, die zu der zusammengesunkenen, vornübergebeugten Haltung – komplett mit Witwenbuckel und Spitzbauch – führen, die bei älteren Frauen so häufig ist. Wenn Ihre Mutter oder Ihre Großmutter so aussieht, dann sehen Sie darin vielleicht ein Spiegelbild Ihrer Zukunft – es sei denn, Sie tun jetzt etwas dagegen.

Mit 48 Jahren hat die Mehrheit der europäiden Frauen in den Vereinigten Staaten zumindest eine partielle Wirbelsäulendeformation.[2] Für Afroamerikanerinnen ist das Risiko geringer, für Amerikanerinnen asiatischer Abstammung liegt es irgendwo dazwischen. Dieser Unterschied hängt zum Teil mit der Tatsache zusammen, dass Frauen mit mehr Pigment in der Haut auch eine dickere Kollagenmatrix haben, auf die ihr Knochengerüst aufbaut. Männer haben ebenfalls dickere, stärkere Knochen als Frauen, teils aus genetischen Gründen, teils aber auch aufgrund ihres höheren Spiegels an knochenaufbauendem Testosteron. Zwar können Männer ebenfalls an Osteoporose erkranken, doch dieses Leiden steht bei ihnen oft mit Alkoholkonsum oder Steroideinnahme in Verbindung und manifestiert sich in höherem Alter als bei Frauen. Osteoporose kostet das amerikanische Gesundheitssystem gegenwärtig rund 19 Milliarden Dollar pro Jahr. 2050 soll Schätzungen zufolge dieser Betrag bei 25,3 Milliarden liegen. Dabei machen Hüftfrakturen 80 Prozent der Gesamtkosten aus, im Mittel entspricht das 35 000 Dollar pro Patient.[3]

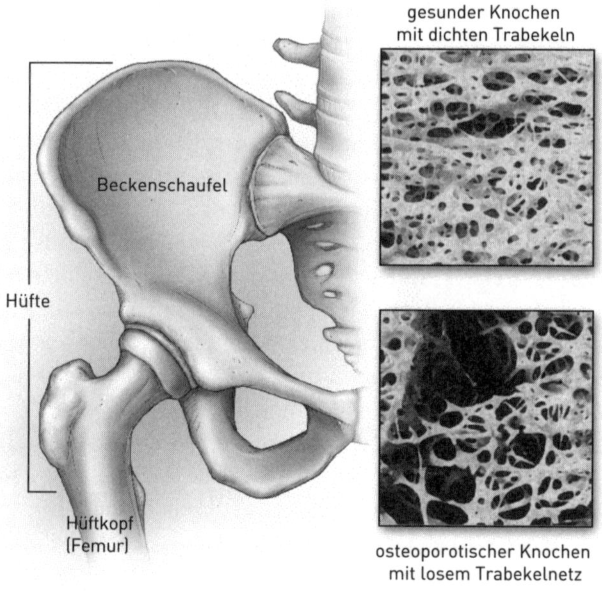

Abbildung 15: Wirbelkörper bei Frauen

Eingedenk dieser erschreckenden Statistiken ist es nicht verwunderlich, dass so viele Ärzte schnell mit der Verschreibung von Östrogen oder einer der neuen, knochenaufbauenden Substanzen wie Raloxifen (Handelsname Evista) oder Alendronsäure (Handelsname Fosamax) bei der Hand sind. Denken Sie jedoch daran, dass sich Statistiken auf ganze Populationen beziehen und nichts mit Ihnen persönlich zu tun haben müssen. In meiner Praxis habe ich sowohl 80-jährige Frauen mit Knochendichtewerten einer durchschnittlichen 25-Jährigen als auch 25-Jährige mit den Knochen einer durchschnittlichen 80-Jährigen gesehen. Heute gibt es viele sichere und natürliche Optionen, die Ihnen helfen können, Ihre Knochendichte zu erhalten oder gar zu verbessern.

Wir sind auf lebenslange Standfestigkeit ausgelegt

Die menschliche Physiologie im Allgemeinen oder die von einer Frau in den Wechseljahren im Besonderen enthält keinen angeborenen Mechanismus, der dazu führt, dass unsere Knochen schwach werden und brechen, wenn wir älter werden. Wir sind dafür eingerichtet, gut gestützt von einem robusten Knochengerüst von der Jugend bis ins hohe Alter auf diesem Planeten zu leben. Wie andere Degenerationserkrankungen, die in der westlichen Welt so häufig sind, zum Beispiel Herzkranzgefäßleiden, Bluthochdruck und Fettleibigkeit, ist Osteoporose unter eingeborenen Völkern, die ein Leben in enger Verbundenheit mit der Weisheit der Erde führen, entweder völlig unbekannt oder zumindest sehr selten. Ein tiefes Gefühl der Verbundenheit mit der Erde stützt die Gesundheit unseres ersten emotionalen Zentrums – des Teils unserer emotionalen Anatomie, der mit einem Gefühl der Dazugehörigkeit und des Sich-sicher-Fühlens in der Welt einhergeht. Dieses Grundgefühl beeinflusst unsere Knochen, unser Blut und unser Immunsystem.

Wenn eine ganze Kultur uns lehrt, unseren Körper als unkontrollierbar und unzuverlässig anzusehen, kann es nicht überraschen, dass so viele Frauen ihr Gefühl von Verbundenheit und Unterstützung verloren haben – mit den daraus resultierenden Erkrankungen des ersten emotionalen Zentrums, wie Osteoporose. Ebenfalls nicht überraschend ist, dass der Verlust an Knochendichte bei so vielen Frauen immer früher einsetzt – ein Nebeneffekt des Schlankheitswahns, gespeist von unserem Drang, von einer Kultur akzeptiert zu werden, die geradezu manisch auf das Aussehen fixiert ist.

Wie wir in diesem Kapitel sehen werden, sind die Anziehungskraft der Erde selbst (Krafttraining) und das Sonnenlicht zwei Schlüsselfaktoren, wenn es um Knochengesundheit geht.

Wie gesundes Knochengewebe entsteht

Wenn Sie Ihr Knochengerüst stark und gesund erhalten wollen, müssen Sie die dynamische und mühelose Weise verstehen, in der Ihr Körper Ihr ganzes Leben hindurch Knochenmasse aufbaut und umformt. Der Prozess, der zu Osteoporose führt, ist in Wahrheit ein Überlebensmechanismus, der von der Evolution vor Millionen Jahren entwickelt wurde, um unserem Körper zu helfen, sein biochemisches Gleichgewicht aufrechtzuerhalten. Wenn Sie das begreifen und beginnen, mit dieser essenziellen Körperweisheit zu arbeiten, können selbst Knochen, die bereits geschwächt sind, ihre Kraft wiedergewinnen.

Der Knochenmetabolismus ist ein komplexer Prozess, bei dem Aufbau- und Abrisskommandos Seite an Seite arbeiten. Jeder unserer 206 Knochen beherbergt Zellen, die ständig ein Proteingerüst aus Kollagen ablagern. Mineralstoffe aus dem Blut lagern sich dann in diese Matrix ein und härten zu Knochen aus. In der Kindheit, wenn wir wachsen, haben die Knochenaufbauer einen Vorsprung vor den Knochenzerstörern. Doch dieses Verhältnis kann sich ändern, wenn wir älter werden. Eine breite Palette von Beschwerden – darunter Depression, Mangel an Vitamin D und knochenbildenden Mineralstoffen sowie Steroideinnahme – kann dazu führen, dass die Osteoblasten, die knochenbildenden Zellen, von den Osteoklasten, den knochenabbauenden Zellen, überholt werden. Das Ergebnis sind geschwächte Knochen.

Knochen sind Speicherstätten für essenzielle Mineralstoffe

Knochen sind die Hauptspeicherstätte für Kalzium, Phosphor und Magnesium wie auch für andere Mineralien, die alle für das richtige Funktionieren einer jeden Körperzelle unverzichtbar sind. So reguliert Kalzium beispielsweise Prozesse, die von der Herzschlagfrequenz über die Blutgerinnung bis zur Aktivierung der Nervenzellen reichen. Wenn der Kalziumspiegel im Blut absinkt, wird eine Reihe von miteinander in Verbindung stehenden biologischen Reaktionen aktiviert:

- Die Nebenschilddrüse (Parathyreoidea) am Hals setzt das Parathormon frei.
- Parathormon regt die Nieren dazu an, den körpereigenen Vorrat an Vitamin D in eine aktive Form zu überführen und aus der Knochenoberfläche Kalzium freizusetzen. Es verlangsamt auch die Knochenmineralisierung, für die Kalzium benötigt wird.
- Aktiviertes Vitamin D wirkt auf den Dünndarm, um die Resorption von Kalzium aus der Nahrung zu erhöhen, regt die Nieren an, Kalzium zurückzuhalten, das anderenfalls mit dem Urin ausgeschieden würde, und erleichtert die Freisetzung von zusätzlichem Kalzium aus den Knochen.

Sobald der Kalziumspiegel im Blut wieder auf einen akzeptablen Wert gestiegen ist, werden all diese Rückkopplungsmechanismen umgekehrt. Ähnlich komplexe Rückkopplungsschleifen spielen bei dem Stoffwechsel der anderen essenziellen Mineralstoffe eine Rolle.[4]

Aufgabe der Osteoklasten ist es, mikroskopisch kleine Knochenstücke abzubauen und damit Mineralien in den Blutstrom freizusetzen. Tagein, tagaus werden mehr als 300 mg Kalzium aus unseren Knochen gelöst. Im Verlauf eines Jahres werden beim Erwachsenen 20 Prozent der Knochenmasse recycelt und ersetzt, weil unsere Knochen als Reaktion auf den Gesamtbedarf unseres Körpers ständig abgebaut und erneuert werden. Wenn mehr Mineralien aus den Knochen herausgelöst als wieder ersetzt werden, ist das Endergebnis eine geringere Knochendichte.

Knochen formen sich ständig um, um sich an physische Spannung und Belastung anzupassen

Zu den erstaunlichen Eigenschaften der primären Knochenzelle, des Osteozyten, gehört seine Fähigkeit, als Spannungsmesser zu fungieren und das Ausmaß der Belastung zu messen, das auf den Knochen ausgeübt wird. Wie das geschieht, ist noch nicht völlig geklärt, doch wir wissen inzwischen, dass Spannung in einem Knochen einen winzigen elektrischen Stromfluss auslöst, der Kalzium und andere Mineralien an diese Stelle lockt. Das wird als piezoelektrischer Effekt bezeichnet und ähnelt dem Mechanismus, mit dem Quarzkristalle in elektronischen Geräten und in Uhren arbeiten.

Was diesen Prozess so faszinierend macht, ist, dass er genau berücksichtigt, wo Knochensubstanz gebraucht wird und wo sie verringert werden muss. All unsere Knochen sind wie sämtliche übrige Zellen in unserem Körper funktionell miteinander verbunden. Ein Zug an einem Knochen in unserem Bein trägt nicht nur dazu bei, diesen Knochen zu verstärken, sondern erhöht auch die Knochendichte in unserer Wirbelsäule und unserem Schultergürtel.[5] Eine regelmäßige Belastung der Knochen ist absolut unverzichtbar, um starke Knochen zu behalten. Es ist wieder einmal ein Fall von »use it oder loose it« – gebrauche es oder verliere es. So ist beispielsweise gut belegt, dass die Schwerelosigkeit, wie sie Astronauten erleben, zu einem signifikanten Verlust an Knochenmasse führt; dasselbe ist bei langer Bettruhe der Fall.

Ein weiteres Puzzlesteinchen rückt an seinen Platz, wenn man weiß, dass Osteoblasten und Osteoklasten, die Knochenbildner und -zerstörer, miteinander via Proteinen kommunizieren, die als Osteoprotegerin (OPG) und OPG-Ligand bekannt sind. Wie ein Forscher es erklärt: »Der OPG-Ligand ist wie das Gaspedal in Ihrem Auto. Wenn Sie den OPG-Liganden aktivieren, verlieren Sie Knochensubstanz. OPG ist die Bremse. Wenn Sie OPG aktivieren, bilden Sie mehr Knochensubstanz.

Abbildung 16: Knochenumbau

KNOCHENABBAU	KNOCHENAUFBAU
Osteoklast (verringert die Knochendichte) **wird stimuliert durch:**	**Osteoblast** (erhöht die Knochendichte) **wird stimuliert durch:**
Störungen des Immunsystems Depression Inaktivität nährstoffarme, säurehaltige Ernährung Steroide (z. B. Kortison) Hormonmangel	Progesteron Östrogen Testosteron Vitamin D körperliche Bewegung Isoflavone SERMs sportliche Betätigung

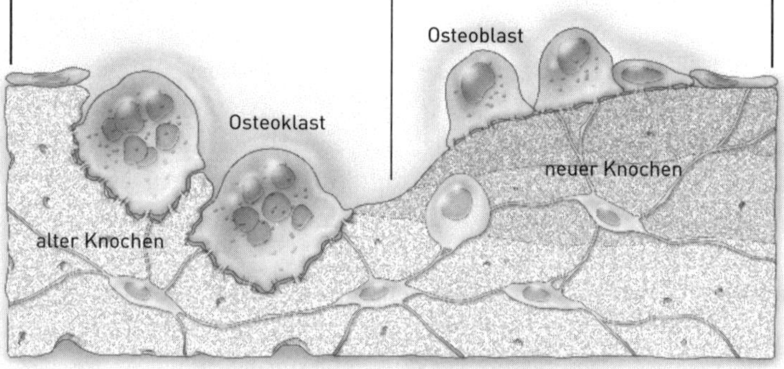

Das Gleichgewicht zwischen beiden bestimmt, wie viel Knochenmasse wir haben.«[6] Wissenschaftler haben festgestellt, dass fast alle Substanzen, die einen Knochenschwund stimulieren, dies dadurch bewerkstelligen, dass sie die Produktion von OPG bremsen oder die Bildung von OPG-Ligand fördern bzw. beides tun. Das Medikament Prednison kann beispielsweise zu einem raschen und drastischen Knochenschwund führen. Wenn man Osteoblasten (Knochenbildner) in Laborexperimenten mit Prednison behandelt, hemmt dies ihre Fähigkeit, OPG zu produzieren, erhöht aber gleichzeitig die Synthese des OPG-Liganden. Im Gegensatz dazu regt Östrogen die Osteoblasten an, OPG zu produzieren.

Der Immunstatus und die Knochengesundheit sind ebenfalls eng miteinander verknüpft – was nicht überraschend ist, wenn man bedenkt, dass beide unter dem Einfluss des ersten Chakra stehen. Osteoklasten (die Knochenzerstörer) leiten sich von denselben Knochenmarkszellen ab, aus denen weiße Blutkörperchen entstehen. Das hilft zu erklären, warum Menschen mit scheinbar so völlig verschiedenen Krankheiten wie rheumatoide Arthritis, Lupus erythematodes, Diabetes, Multiple Sklerose, Hepatitis, Depression und Lymphom zusätzlich zu ihren anderen Symptomen unter Osteoporose leiden. Wissenschaftler haben herausgefunden, dass alles, was die ruhenden T-Zellen, einen allgegenwärtigen Teil des Immunsystems, aktiviert, sie auch anregt, die Verbindung OPG-Ligand zu produzieren. Und jedes Mal, wenn die T-Zellen aktiv werden (wie bei chronischen Infektionen und Autoimmunstörungen), kommt es zu einem Verlust an Knochensubstanz.

Die Funktion von Osteoblasten und Osteoklasten wird zudem noch von vielen anderen Faktoren beeinflusst, darunter dem Östrogen-, Testosteron-, Schilddrüsenhormon- und Insulinspiegel, dem Ernährungszustand sowie Hormonen (zum Beispiel Noradrenalin und Kortisol), die bei emotionalem Stress produziert werden.[7] Darüber hinaus spricht manches dafür, dass der OPG-Ligand Osteoklasten oder andere Substanzen, wie die »schlechten« Eikosanoide, dazu anregt, Knorpel abzubauen. Das führt im Lauf der Zeit zur Zerstörung von Gelenkflächen und zu Arthritis. Inzwischen sind klinische Studien angelaufen, in denen ein synthetischer OPG-Typ mit lang anhaltender Wirkung eingesetzt wird, der die Osteoklasten »abschalten« und damit dem Knochenschwund Einhalt gebieten soll.

Knochenaufbau und Knochenabbau im Lauf des Lebens

Die Entwicklung unseres Skeletts beginnt in der Gebärmutter, und in der Kindheit, in der Adoleszenz und im frühen Erwachsenenalter nimmt es rasch an Größe zu. Seine Maximalgröße und Dichte (sogenannte maximale Knochenmasse) erreicht es irgendwann zwischen dem 25. und dem 30. Lebensjahr. Eine Frau kann im Lauf ihres Lebens 38 Prozent ihrer maximalen Knochenmasse verlieren, beim Mann sind es in der Regel nur 23 Prozent.[8] Aber einige Menschen sind offenbar gegen Knochensubstanzverlust resistent.[9]

Eine Studie hat beispielsweise gezeigt, dass 38 Prozent der Männer und 2 Prozent der Frauen im Alter von 55 bis 64 Jahren über einen Zeitraum von 11 Jahren praktisch keinen Knochenverlust erlitten.[10] Nichtsdestotrotz beginnt der Knochenschwund bei vielen Frauen bereits Ende dreißig, also lange bevor der Östrogenspiegel anfängt zu fallen. Dieser Schwund beschleunigt sich nicht selten in den Wechseljahren.

Eine Frau europäischer Abstammung verliert in den ersten fünf Jahren nach der Menopause pro Jahr im Durchschnitt 2 bis 4 Prozent ihrer Knochenmasse. Danach verlangsamt sich der Knochenschwund deutlich oder hört völlig auf.[11] Bei Männern beginnt ein beschleunigter Knochensubstanzverlust in der Regel in den späten Sechzigern.

Interessant ist, dass eine niedrige Knochendichte allein noch nicht unbedingt zu Knochenbrüchen führt. Täglich laufen Tausende von Menschen mit einer sehr niedrigen Knochendichte umher – doch nur ein geringer Prozentsatz von ihnen bricht sich die Knochen. So ist beispielsweise die Hüftknochendichte in Japan nachweislich deutlich geringer als in den Vereinigten Staaten; dennoch ist die Häufigkeit von Hüftfrakturen dort um einen Faktor 2,5 niedriger als in den USA. Und die Japaner konsumieren weniger Kalzium als die Amerikaner.[12]

Was ist der Unterschied zwischen Knochen, die brechen, und solchen, die es nicht tun? Dieser Unterschied betrifft zwei Faktoren: die grundsätzliche Knochenstruktur und das Regenerationsvermögen des Knochens. Offenbar haben selbst Menschen mit Osteoporose noch genug Knochenmasse, um den Belastungen des täglichen Lebens gewachsen zu sein. Wie Untersuchungen gezeigt haben, ist ein Wirbel, der 50 Prozent seiner Knochenmasse verloren hat, noch immer stark genug, dem Fünffachen der Belastung zu widerstehen, der er normalerweise ausgesetzt ist. Mit anderen Worten: Wäre der Knochen ansonsten gesund, sollte er nicht kollabieren. Das heißt, dass viele Frauen, bei denen man eine niedrige Knochendichte diagnostiziert hat, niemals Frakturen erleiden werden.

Wir wissen jedoch alle, dass es bei Frauen mit Osteoporose selbst dann immer wieder zu Knochenbrüchen kommt, wenn die körperliche Belastung sehr gering ist – es ist sogar dokumentiert, dass einige Frauen spontan eine Hüftfraktur erleiden und infolgedessen stürzen, nicht anders herum. Daher müssen bei osteoporotisch bedingten Frakturen mehr Faktoren eine Rolle spielen als eine verringerte Knochenmineraldichte allein. Die Qualität des Knochens und seine Fähigkeit zur Selbstreparatur müssen noch in anderer Hinsicht beeinträchtigt sein.[13] Eine schlechte Knochenqualität resultiert aus Faktoren wie einer defizitären Ernährung, zu wenig Bewegung und zu viel Insulin.[14]

Der Knochenaufbau

Beim Knochengewebe unterscheidet man zwei Typen: die Rindenschicht (Substantia corticalis) und die Schwamm- oder Balkenschicht (Substantia spongiosa oder trabecula). Die Rindenschicht bildet die feste, schützende Außenschicht des Knochens. Diese Schicht ist stärker verkalkt als die innere Schwammschicht, eine poröse Schicht aus dünnen Bälkchen, die das Knochenmark enthält, in dem die roten Blutkörperchen produziert werden. Rund 80 Prozent des Knochengewebes in unserem Körper besteht aus Rindengewebe, 20 Prozent aus Schwamm- oder Balkengewebe. Arm- und

Beinknochen bestehen vorwiegend aus festem Rindengewebe, die Beckenknochen aus einer Mischung »halb und halb«, Wirbelsäule, Rippen, Kiefer und die unteren beiden Drittel der Handwurzel überwiegend aus Balkengewebe. Da das Balkengewebe lockerer gepackt und poröser ist und eine größere Oberfläche ausweist als das Rindengewebe, verliert es leichter an Knochenmasse; aus diesem Grund treten Osteoporose-Frakturen in der Regel zunächst in der Wirbelsäule und im Handbereich und erst später in der Hüftregion auf.

Knochen müssen stark genug sein, um mehreren hundert Kilogramm Druck zu widerstehen, aber gleichzeitig flexibel genug, um Zugbelastungen und Achsendrehungen (Torsionen) zu überstehen, ohne zu brechen. Diese Flexibilität liefert das Protein Kollagen, das bis zu 23 Prozent der gesamten Knochenmasse ausmacht. (Dabei handelt es sich um dieselbe Substanz, der die Haut ihre Elastizität und Dicke verdankt. Dünne Haut geht daher auch mit dünnen Knochen einher.) Die Mineralstoffe, die in die Kollagenmatrix eingelagert sind, sind zu einer kristallinen Struktur angeordnet, die dem Knochen seine Festigkeit und Stärke verleiht.

Wir sind dazu ausgelegt, unser ganzes Leben lang ein starkes, belastbares Knochengerüst zu besitzen, wie es auch bei allen Tieren der Fall ist. Wenn wir in unseren Zwanzigern die maximale Knochendichte erreichen, dann können wir beim Älterwerden einen gewissen Verlust an Knochenmasse tolerieren, ohne dass unser Risiko für Knochenbrüche zunimmt. Doch aufgrund unserer modernen Lebensweise, die sich durch Bewegungsmangel – aber auch durch Fitnesswahn –, Rauchen, schlechte Ernährung oder Magersucht (Anorexie) bzw. Ess-Brech-Sucht (Bulimie) auszeichnet, haben viele Frauen mit dreißig nicht ihre maximale Knochendichte erreicht. Und anscheinend ist dann die vorhandene Knochenmatrix unter Umständen nicht normal entwickelt. Aus diesem Grund kommen viele Frauen mit einem Defizit auf ihrem Knochenkonto in die Wechseljahre.

Die medizinische Anthropologin Dr. Susan Brown, Direktorin des Osteoporosis Education Project und Autorin des wegweisenden Buches *Better Bones, Better Body: Beyond Estrogen and Calcium*, weist darauf hin, dass das Knochengerüst von Menschen, die in westlichen Industrieländern leben, ständig schwächer wird und wir inzwischen, was schlechte Knochengesundheit angeht, eine regelrechte Epidemie zu erwarten haben.[15] Wie Untersuchungen belegen, hatten die Frauen vor vielen Jahrhunderten stärkere Knochen als moderne Frauen, und bei Völkern im Nahen Osten lag die Knochenmasse vor 12 000 Jahren um fast 20 Prozent höher als heute.[16] (Und das, obwohl sie nicht viel Kuhmilch verzehrt haben!)

Doch Kraft ist nicht alles bei der Knochengesundheit – die Haltung des Körpers und die Flexibilität spielen auch eine wichtige Rolle. Immer wenn wir gehen oder uns bewegen, wirken Zugkräfte auf unsere Knochen. Wie bereits oben erwähnt, führen diese Kräfte zu einem winzigen elektrischen Strom in unseren Knochen, aber dieser piezoelektrische Effekt schließt auch Faszien und Bindegewebe mit ein, das all unsere Muskeln, Nerven und Organe wie ein enger Pullover umhüllt. Die kleinste Bewegung in einem Körperareal wird unmittelbar körperweit übermittelt. Wenn nun all Ihre Knochen, Bänder, Sehnen, Faszien und Muskeln gut angeordnet sind, ist Ihre Bewegung anmutig und schmerzfrei. Die Knochen und ihre unterstützenden Strukturen bleiben gesund.

Doch wenn die Haltung schlecht ist (wenn Sie zum Beispiel vornübergebeugt sind und Ihren Brustkorb niemals weit werden lassen), dann verspannen sich die Schultern, und man bekommt schnell Schulter-, Nacken- oder Rückenprobleme. Das Gleiche gilt für unsere Hüften. Tatsächlich spiegelt sich der Zustand von Schultergürtel und Beckengürtel: enge Hüften, verspannte Schultern. Ich bin sicher, dass wenn Frauen mehr auf eine gute Körperhaltung achten würden, es weniger Hüft-OPs schon ab 60 gäbe!

Was mich betrifft, so weiß ich genau: Wenn es Pilates nicht gäbe, hätte ich ein Hüftproblem rechts und sicherlich auch eine künstliche Hüfte. Vor über 10 Jahren hab ich mit Pilates angefangen, weil ich etwas brauchte, was ich auch unterwegs und im Hotel machen konnte. Damals wusste ich nocht nicht, was diese Technik bewirkt. Nicht nur bin ich heute größer als damals, ich bin auch noch beweglicher. Doch am wichtigsten ist, dass sich meine Haltung und die Ausrichtung meines Körpers sehr verbessert haben.

Sind Sie osteoporosegefährdet?

Um Ihr persönliches Risiko für dünne, schlechte Knochen besser einschätzen zu können, sehen Sie sich die folgende Liste an. Wenn keiner der Risikofaktoren auf Sie zutrifft, stehen die Chancen gut, dass Ihre Knochen in Ordnung sind. Sie können einfach so gesund weiterleben, wie Sie es bisher getan haben.

Wenn hingegen mehrere dieser Faktoren auf Sie zutreffen, müssen Sie jetzt Schritte unternehmen, um sicherzustellen, dass Sie in Zukunft ganz buchstäblich überhaupt noch Schritte unternehmen können! Beachten Sie, dass sich einige der Risikofaktoren für Osteoporose mit denjenigen für Herzkrankheiten überlappen.[17] Wenn Sie etwas für Ihre Knochengesundheit tun, helfen Sie gleichzeitig Ihrem Herzen.

- Bei Ihrer Mutter ist Osteoporose festgestellt worden, oder sie hatte eine Hüftfraktur bzw. eine andere osteoporosebedingte Fraktur.
- Sie sind hellhäutig und blauäugig. Aufgrund genetischer Faktoren verfügen blonde oder rothaarige Frauen mit blauen Augen über weniger Kollagen in ihren Knochen und in ihrer Haut als Frauen mit braunem, schwarzem, rotem oder gelbem Teint. Dadurch haben sie eine geringer entwickelte Knochenmatrix, in die sich die Mineralstoffe einlagern können. Schwarze Frauen sind weniger osteoporosegefährdet, weil sie in der Regel dickere Knochen und einen größeren Kollagenvorrat haben als weiße Frauen.
- Sie sind sehr dünn oder groß oder haben einen leichten Körperbau und/oder weniger als 18 Prozent Körperfett. Hochgewachsene Frauen, insbesondere solche mit dünnen Knochen, sind möglicherweise aus rein mathematischen Gründen gefährdet: Wenn sie in die Wechseljahre kommen, haben sie weniger Knochenmasse zu verlieren. Dazu kommt, dass unser Fettgewebe in und nach den Wechseljahren unsere Hauptproduktionsstätte von Östrogen ist. Je weniger Körperfett eine Frau hat, desto weniger knochenstärkendes Östrogen wird ihr Körper synthetisieren.
- Sie sind Raucherin. Gewisse Substanzen im Zigarettenrauch vergiften die Ovarien und senken Ihren Hormonspiegel weit vor der Zeit. Östrogen, Testosteron und Progesteron wirken allesamt knochenschützend.
- Sie verbringen die meiste Zeit im Haus. Frauen, die sehr wenig natürliches Sonnenlicht bekommen, können unter Mangel an Vitamin D leiden, das normalerweise unter Sonneneinwirkung in der Haut produziert wird. Vitamin D ist für eine gesunde Knochenmineralisation unverzichtbar. Zunehmend trifft man auf Frauen, die Ermüdungsbrüche bekommen, weil ihr Serum-Vitamin-D-Spiegel 20 µg/l oder weniger beträgt. Die Verbindung Sonnenlicht – gesunde Knochen ist so wichtig, dass ich ihr weiter hinten in diesem Kapitel einen ganzen Abschnitt gewidmet habe (siehe Seite 487 ff.).
- Sie üben eine sitzende Tätigkeit aus und verbringen weniger als vier Stunden pro Tag auf Ihren Beinen. Knochen bleiben nur dann gesund, wenn regelmäßig vertikale Kraftvektoren auf sie einwirken. Bei einer sitzenden Lebensweise wird das Knochenwachstum zu wenig angeregt, weil die Belastungsstimulation fehlt, die das Körpergewicht auf das Knochengerüst ausübt. Wie viele Untersuchungen gezeigt haben, besteht ein Zusammenhang zwischen Bettruhe und Osteoporose. Im Gegensatz dazu kann Krafttraining (wie Gewichtheben) selbst bei postmenopausalen Frauen, die kein Östrogen substituieren, die Knochendichte nachweislich erhöhen.

- Sie sind (oder waren) eine »Fitness-Fanatikerin«, das heißt, Sie werden reizbar und unvernünftig, wenn Sie nicht Ihr tägliches Laufpensum absolvieren oder eine andere Sportart betreiben können. Zur Lebensweise von Fitness-Fanatikern gehören Diäten, um an Gewicht zu verlieren, und/oder regelmäßige anstrengende Sportarten, wie Marathontraining. Diätbedingte Ernährungseinschränkungen und chronischer Stress können die Mineralzufuhr und -resorption beeinträchtigen. Sie bringen auch die sogenannte Hypothalamus-Hypophysen-Ovar-Achse – die komplexe Rückkopplungsschleife zwischen Gehirn, Körper und Hormonspiegel – aus dem Lot. Chronische sportliche Überbelastung ohne adäquate Kalorien- und Mineralienzufuhr führt unter anderem bei Balletttänzerinnen, Turnerinnen, Fußballspielerinnen und professionellen Läuferinnen zu Knochenbrüchen durch Überlastung. Solche Frakturen nehmen bei jungen Sportlerinnen gegenwärtig zu und können den Boden für eine spätere Osteoporose bereiten.
- Sie haben im Zusammenhang mit exzessiver sportlicher Betätigung und/oder Anorexia nervosa (Magersucht) unter Amenorrhoe (Ausbleiben der monatlichen Regelblutung) gelitten.[18] Amenorrhoe führt zu einer Störung der Hypothalamus-Hypophysen-Ovar-Achse, ähnlich wie man sie bei Depression beobachtet. Daraus resultiert letztendlich eine niedrigere Östrogen-, Androgen- und Progesteronkonzentration sowie ein Eikosanoidprofil, das Osteoporose und andere Krankheiten begünstigt.[19]
- Sie trinken mehr als 25 g Alkohol pro Tag. (Die folgenden Portionen enthalten rund 10 g Alkohol: 0,36 l Bier, 0,12 l Wein und 0,075 l hochprozentiger Schnaps).[20] Alkohol stört die Funktion der Osteoblasten wie der Osteoklasten und beeinträchtigt so die Fähigkeit Ihres Körpers, neue Knochensubstanz abzulagern und alte Knochensubstanz umzuformen.[21]
- Ihre Leber ist überlastet. Die Fähigkeit der Leber, Östrogen zu produzieren und zu metabolisieren, ist für das Wachstum und den Erhalt starker Knochen in jedem Alter von entscheidender Bedeutung. Mehr als zwei alkoholische Drinks pro Tag, leberbelastende Medikamente (wie einige Pharmaka zur Senkung des Cholesterinspiegels) und Infektionen mit einer Virushepatitis gehören zu den wichtigen Leberstressoren, die die Knochengesundheit gefährden können.
- Sie trinken mehr als zwei Einheiten Koffein pro Tag (0,25 l Kaffee = 1 Einheit, 0,33 l Cola = 0,4 Einheiten). Koffein führt zu einer vermehrten Ausscheidung von Kalzium im Urin; je mehr Sie davon trinken, desto mehr Kalzium verlieren Sie. Wenn Ihre Kalziumaufnahme von vornherein relativ gering ist, kann regelmäßiger Koffeingenuss im Lauf der Zeit zu einem bedeutenden Knochenschwund führen. Ist Ihre Kalzium- und Mine-

ralstoffaufnahme hingegen hoch, dann schaden ein paar Tassen Kaffee am Tag wahrscheinlich nicht. Anmerkung: Obwohl Tee Koffein enthält, haben Untersuchungen ergeben, dass sowohl schwarzer als auch grüner Tee Knochenmasse aufbaut – wahrscheinlich aufgrund ihres Gehalts an Phytoöstrogenen.

- Sie leiden oder haben über einen längeren Zeitraum unter behandlungsbedürftigen Depressionen gelitten. Wie zahlreiche Untersuchungen gezeigt haben, ist Depression ein unabhängiger Risikofaktor für Osteoporose. Depressive Menschen haben einen höheren Spiegel an IL-6, einer Substanz, die bei der Immunregulation eine Rolle spielt; sie bewirkt eine Überstimulation der knochenabbauenden Osteoklasten. Depression geht auch mit Anomalien in der Hypothalamus-Hypophysen-Nebennieren-Ovar-Achse sowie einer erhöhten Kortisolsekretion einher, was eine Prädisposition für Knochenschwund mit sich bringt.[22]
- Sie ernähren sich schlecht – wenig frische Nahrungsmittel, kaum grünes Blattgemüse und viel Junkfood (Fast Food). Eine derartige Ernährung liefert Ihnen nicht genügend Mineralien und andere Nährstoffe, die Sie als Grundlage für ein gesundes Knochengerüst brauchen.[23]
- Ihre Wechseljahre haben verfrüht (vor dem 40. Lebensjahr) eingesetzt, Ihre Eierstöcke wurden operativ entfernt, Ihre Menopause wurde durch eine Chemotherapie oder eine Bestrahlung ausgelöst, und/oder Sie haben verfrüht graue Haare bekommen. Eine Frau, die aus welchem Grund auch immer verfrüht in die Wechseljahre kommt, hat ein erhöhtes Osteoporoserisiko, wenn sie nicht in den Jahren, in denen ihr Körper normalerweise höhere Hormonkonzentrationen produzieren würde, eine adäquate Hormonsubstitution erhält. Eine nichtoperative verfrühte Menopause und ein verfrühtes Ergrauen der Haare, das oft damit einhergeht, sind das Ergebnis einer Autoimmunreaktion, die Ovarien und Haarfollikel beeinflusst. Die Gründe für derartige Reaktionen sind noch unklar.
- Sie nehmen wegen Beschwerden wie Asthma oder Lupus erythematodes regelmäßig steroidhaltige Medikamente. Steroidhaltige Medikamente führen zu einem beschleunigten Abbau von körpereigenem Gewebe – darunter auch der Kollagenmatrix für Haut und Knochen.[24] Steroide verringern überdies die Empfindlichkeit des Enddarms für Vitamin D, was wiederum die Kalziumrückresorption reduziert.[25] Ein langfristiger Steroidkonsum kann überdies den Östrogen- und den Androgenspiegel signifikant erniedrigen.[26]
- Sie haben Protonenpumpenhemmer in höherer Dosierung genommen, etwa den Wirkstoff Esomeprazol (Esomep, Nexium, Durotiv) oder Ome-

prazol, den Wirkstoff Lanzoprazol oder Rabeprazol (Pariet), Dexlansoprazol oder das bekannte Pantoprazol (Gastrozol, Pantozol u. a.). Diese sehr verbreiteten Medikamente blockieren die Salzsäureproduktion des Magens und werden vor allem gegen Sodbrennen (Reflux), Magen- und Zwölffingerdarmgeschwüre oder Speiseröhrenentzündung verschrieben. Es mehren sich neuerdings Hinweise, dass sie das Risiko für Oberschenkelhals-, Handgelenks- und Wirbelkörperfrakturen erhöhen. Das ergibt Sinn, denn es braucht Magensäure, um Knochenmineralien wie Kalzium aufzunehmen.

- Sie nehmen regelmäßig krampflösende Mittel oder Benzodiazepinderivate, wie Diazepam (Valium), Chlordiazepoxid (Librium) oder Lorazepam (Tavor).[27] Wie sich herausgestellt hat, stören diese Medikamente ebenfalls den Knochenstoffwechsel.
- Mindestens zwei aufeinanderfolgende Knochendichtetests in mindestens sechsmonatigem Abstand am selben Gerät haben für Ihr Alter mehr als 2,5 Standardabweichungen ergeben.
- Sie sind kleiner geworden. Achten Sie darauf, dass Ihr Arzt oder Ihre Ärztin regelmäßig Ihre Größe misst. Eine Pariser Studie an Frauen über 60 von 2010 hat ergeben, dass die meisten Frauen ihre Körpergröße nicht korrekt einschätzen. Seine eigene Körpergröße zu wissen ist wichtig, denn Frauen, die mehr als 4 cm kleiner geworden sind, haben ein signifikant höheres Risiko für Wirbelkörperbrüche.[28]
- Sie haben eine Schilddrüsenstörung. Frauen, die an einer Schilddrüsenüberfunktion (Hyperthyreose) leiden, sind gefährdet, weil das überschüssige Schilddrüsenhormon (Thyroxin), das ihr Körper produziert, die Osteoklasten zum Knochenabbau anregt. Diejenigen mit einer Schilddrüsenunterfunktion (Hypothyreose) sind möglicherweise ebenfalls gefährdet, wenn ihr Schilddrüsenmedikament zu hoch dosiert ist. Wenn Sie an einer derartigen Schilddrüsenunterfunktion leiden, achten Sie darauf, dass Sie die niedrigste Hormondosis einnehmen, die in Ihrem Fall möglich ist, und folgen Sie einem vernünftigen Programm zum Erhalt Ihrer Knochengesundheit.[29]

Ob Sie nun stark osteoporosegefährdet sind oder nicht, Sie sollten wissen, dass Ihr Knochengewebe wie alle übrigen Gewebe in Ihrem Körper lebt und ständig »im Umbau begriffen« ist.

Das heißt, Sie können immer etwas tun – von Medikamenteneinnahme bis zu einer Ernährungsumstellung –, um Ihrem Körper zu helfen, gesunde Knochen aufzubauen.

Messung der Knochendichte

Es ist sehr wichtig, vor oder in den Wechseljahren eine Messung (Screening) durchführen zu lassen, die Ihnen einen Basiswert für Ihre Knochendichte gibt. Auch wenn Knochenbrüche in der Regel nicht auftreten, bevor eine Frau in ihren Siebzigern oder Achtzigern ist, ist jetzt die beste Zeit, etwas gegen potenzielle Probleme zu unternehmen.

DXA-Scans – Die dual-Röntgen-Absorptiometrie

Die Dual-Röntgen-Absorptiometrie ist gegenwärtig das Beste, was auf dem Markt ist. Bei dieser Technik werden sehr niedrig dosierte Röntgenstrahlen eingesetzt, um die Knochendichte in der Wirbelsäule und in der Hüfte zu messen. Dann wird die Knochendichte einer Frau in eine Kurve eingetragen, um festzustellen, wie sich dieser Wert zur normalen Knochendichte in einem bestimmten Alter verhält.

EINTEILUNG DER KNOCHENDICHTE

	WHO	NOF
NORMAL	0 bis –1,0	0 bis –1,0
OSTEOPENIE	–1,0 bis –2,5	–1,0 bis –2,0
OSTEOPOROSE	weniger als –2,5	weniger als –2,0

Quelle: World Health Organisation, *Assessment of Fracture Risk and Its Application to Screening for Postmenopausal Osteoporosis*, Technical Report, Series 843 (Genf, WHO, 1994).

Die National Osteoporose Foundation (NOF) und die Weltgesundheitsorganisation (WHO) bewerten die Knochendichte anhand einer Standardkurve, auf der der Wert 0 (null) der Norm entspricht. Das Ausmaß des Knochenschwundes wird dann dadurch bestimmt, wie weit unterhalb dieses standardisierten Mittelwerts ein bestimmter Messwert liegt. Wie Sie aus der oben abgebildeten Tabelle ersehen können, unterscheiden sich WHO und NOF in ihrer Klassifikation von Osteopenie (Abnahme von Knochengewebe) und Osteoporose ein wenig.

Der Dual-Röntgen-Absorptiometrietest ist ein statistischer Test – ein Schnappschuss zu einem bestimmten Zeitpunkt. Eine einzige Messung kann Ihnen nicht sagen, ob Ihre Knochendichte zunimmt, abnimmt oder gleich bleibt. Sie benötigen mindestens zwei aufeinanderfolgende Messungen im Abstand von wenigstens sechs Monaten, um einen Trend festzustellen und zu entscheiden, ob Sie Ihren Lebensstil verändern müssen, um Ihre Knochengesundheit zu erhalten oder nicht. Zum Beispiel kann der Knochendichtewert bei zartknochigen Frauen selbst dann am unteren Ende der Knochendichte-Skala liegen, wenn die Knochen dieser Frauen nicht bruchgefährdet sind.

Eine Dual-Röntgen-Absorptiometrie wird in allen größeren medizinischen Zentren und in vielen ärztlichen Praxen angeboten. Dazu ist eine ärztliche Verschreibung erforderlich. Da sich die Ergebnisse von Gerät zu Gerät unterscheiden, ist es am besten, wenn die aufeinanderfolgenden Messungen am selben Gerät vorgenommen werden.

Test der Hautdicke

Eine Reihe von Untersuchungen hat gezeigt, dass sich das Knochenbruchrisiko durch eine Ultraschallmessung der Hautdicke (die von gesundem Kollagen abhängt) genauso präzise vorhersagen lässt wie mit einem konventionellen Knochendichtetest.[30] Die Genauigkeit der Vorhersage steigt, wenn man Hautdicke und Knochendichte kombiniert. Leider ist dieser Test nicht sehr weit verbreitet. Aber es lohnt sich unter Umständen, Ihren Arzt danach zu fragen; möglicherweise wohnen Sie in der Nähe einer Klinik, die solche Tests durchführt.

Urintest auf Knochenabbauprodukte

Wenn Knochengewebe abgebaut wird, gelangen winzige Kollagenfragmente in den Urin, die sich messen lassen. Da eine gewisse Menge an Knochenabbauprodukten normal ist, enthält der Urin eines jeden Menschen etwas Kollagen. Wenn der Wert für Abbauprodukte im Urin jedoch steil nach oben schnellt, verlieren Sie möglicherweise schneller an Knochensubstanz, als gesund für Sie ist.[31] Im Gegensatz zu den Knochendichte-Messungen, die lediglich Momentaufnahmen darstellen, können Ihnen diese Tests ein Bild vom metabolischen Zustand Ihrer Knochen vermitteln, lange bevor ein Knochendichtetest irgendwelche Probleme registriert.

Worauf es ankommt

Ein Screening der Knochendichte und ein Urintest ergänzen sich auf ideale Weise. Eine einfache Bestimmung der Knochendichte (sei es mit dem Fersenknochendichtetest oder der umfassenden Dual-Röntgen-Absorptiometrie) gibt Ihnen einen Grundwert an die Hand. Normalerweise müssen Sie sechs Monate bis ein Jahr warten, um zu erfahren, ob Sie an Knochenmasse gewinnen oder verlieren oder ob die Situation unverändert bleibt.

Manchmal ergeben diese Folgetests weiterhin niedrige Werte, obwohl Sie den Knochenschwund aufgehalten haben oder inzwischen sogar begonnen haben, neue Knochenmasse aufzubauen.[32] An dieser Stelle kommt der Urintest zum Tragen. Er kann Ihnen sofort melden, ob Sie Knochensubstanz verlieren oder nicht.

Wenn Ersteres der Fall sein sollte, können Sie den Test jeden Monat wiederholen, um sich zu vergewissern, dass das Knochenaufbau-Programm, dem Sie folgen, auch tatsächlich wirkt. Ihr Test wird zeigen, wann Sie nicht mit Ihrem Urin Ihre Knochen ausscheiden! Sobald Ihr Test anzeigt, dass Ihre Knochen stabil sind, reicht es, Ihren Urin alle ein bis zwei Jahre darauf zu testen.

Diese Tests können Frauen in der Lebensmitte rechtzeitig warnen und wissen lassen, dass sie etwas tun müssen, um einem weiteren Knochenschwund vorzubeugen und ihre Knochendichte unter Umständen sogar wieder zu erhöhen – Jahre, bevor eine Osteoporose offenkundig wird. Sie ermöglichen Ihnen, täglich Gesundheit zu schaffen, statt zu warten, bis sich die ersten Symptome manifestieren!

Helga: Tägliche körperliche Bewegung, täglicher Knochenschwund

Helga konsultierte mich erstmals im Alter von 57 Jahren, fünf Jahre nachdem ihre Regelblutungen endgültig aufgehört hatten. Sie war aktiv und gesund, ritt fast jeden Tag, verbrachte viel Zeit im Freien und verrichtete einen großen Teil der schweren Stallarbeit selbst. Sie hatte nie geraucht und trank höchstens gelegentlich einmal ein Glas Wein. Eine Östrogensubstitution lehnte sie ab, und sie hatte eigentlich keine Symptome, die sie störten. Sie wollte einfach sichergehen, dass ihr Allgemeinzustand gut war und ihre Knochen gesund waren.

Helga war blond, blauäugig und hellhäutig und seit jeher von schlankem und zartgliedrigem Körperbau; bei einer Größe von 1,62 m wog sie nur 48 kg. Als ihr erster Knochendichtetest zeigte, dass ihre Knochendichte etwas mehr als zwei Standardabweichungen unter dem Mittelwert lagen, war ich nicht allzu beunruhigt und nahm an, ihr zierlicher Körperbau und nicht etwa ein signifikanter Knochenschwund seien der Grund für diesen niedrigen Wert.

Ich empfahl ihr ein gutes Ergänzungsprogramm und schlug ihr vor, den Screening-Test in sechs Monaten zu wiederholen. Als das Ergebnis zurückkam, lag es leicht, doch nicht wesentlich unter dem ersten Wert. Um sicherzugehen, riet ich ihr jedoch zu einem Urintest. Zu meiner großen Überraschung ergab dieser Test, dass Helga sehr rasch an Knochenmasse verlor.

Eingedenk ihrer Abneigung gegen Östrogen oder eine andere knochenbildende Medikation schlug ich ihr ein Sojaprodukt vor, das pro Tag 180 mg Soja-Isoflavone liefert, eine Dosis, die nachweislich dazu beiträgt, die Knochendichte zu erhalten bzw. zu verbessern. Ich empfahl auch 30 mg natürliches Progesteron pro Tag in Form einer Hautcreme.

Darüber hinaus fragte ich mich, ob Helgas fortlaufender Knochenschwund angesichts einer gesunden Lebensweise mit Depressionen oder irgendeiner anderen psychischen Belastung zusammenhängen konnte. Helga hatte mit 30 Jahren einen Amerikaner geheiratet und war mit ihm aus Schweden in die Vereinigten Staaten eingewandert; die beiden hatten inzwischen drei Kinder.

Sie und ihre Familie hatten ihre regelmäßigen Besuche in Schweden, wo sie Helgas Mutter besuchten, immer sehr genossen. Doch ihre Mutter war vor Kurzem gestorben, und Helga hatte nun niemanden mehr in Schweden. Zudem hatte ihr jüngstes Kind gerade das Haus verlassen. Ich erklärte Helga, dass unsere Knochengesundheit oft in Zeiten, in denen die Fundamente unseres Lebens von drastischen und unumkehrbaren Veränderungen erschüttert werden, in Gefahr gerät. Obwohl Helga von Natur aus eher stoisch veranlagt war, gab sie zu, dass sie im vergangenen Jahr viel Kummer gehabt hatte.

Auch wenn wir unsere Familie nicht ersetzen oder die Vergangenheit wiederauferstehen lassen können, so können wir doch alle in unserem Leben neue, fruchtbare Beziehungen aufbauen. Zusätzlich zur Ergänzung ihres üblichen Bewegungs- und Ernährungsprogramms durch Sojaöstrogene und Progesteroncreme schlug ich Helga aus diesem Grund vor, neue soziale Kontakte mit anderen Freunden schwedischer Abstammung zu knüpfen, um auf diese Weise die Verbindung zu ihrem Erbe wieder aufzunehmen. Innerhalb von zwei Monaten kehrten die Ergebnisse ihrer Urintests auf Normalwerte zurück, und sie verlor nicht länger Knochensubstanz.

Louise: Es ist nie zu spät

Louise war 86, als ihr Sohn sie zum Arzt schichte, um sie auf Osteoporose untersuchen zu lassen. Als zartgliedrige weiße Frau mit gerade einmal 50 kg hatte Louise sich ein Jahr zuvor den Oberschenkelhals gebrochen. Ihre neue Hüfte hatte sich nun schon zweimal aus ihrer Verankerung gelöst. Die Ärzte bescheinigten ihr eine sehr schwere Osteoporose und wussten nicht so recht, was sie noch für sie tun konnten. Einer schlug sogar ein Streckbett vor, was sie sehr besorgte, und zwar zu Recht, denn Immobilität führt in jedem Fall zum Knochenabbau.

Louise war geistig sehr rege, und bis zu ihrer Hüftfraktur hatte sie ein aktives Sozialleben geführt, ein großes Aktienportfolio verwaltet. Allein lebend, musste sie für sich selbst sorgen. Folgendes hat sie mir erzählt: »In den Neunzigerjahren nahm ich an der großen *Women's Health Initiative*-Studie teil, die untersuchte, ob Kalzium für die Knochenbildung notwendig sei oder nicht. Nun habe ich herausgefunden, dass ich all die Jahre im Placeboarm der Studie war, also weder Kalzium noch Vitamin D bekam. Ich bin äußerst verärgert.«

Louise gehört wirklich zu der Risikogruppe, die Mineralstoffe, ein Übungsprogramm und Vitamin D braucht. Nun hatte sie Sorge, dass es zu spät sei. Ich versicherte ihr jedoch, dass diese Sorge ganz unbegründet sei. Zunächst setzte ich sie auf ein Ergänzungsprogramm (vgl. Kapitel sieben), dazu 1200 mg Kalzium, 2000 IE Vitamin D und 600 mg Magnesium. Auch vermittelte ich ihr einen guten Chirurgen, der ihre Hüfte ordentlich einbauen und sie nicht in einen Rollstuhl abschieben würde, nur weil sie ein gewisses Alter erreicht hatte. Nach der Korrektur-OP erholte sich Louise blendend. Ohne Schmerzmittel entschloss sie sich zu einem zügigen Reha-Programm. Ihre Gehhilfe konnte sie bald schon eigenhändig tragen, statt sich auf sie zu stützen. Wie nie zuvor baut sie nun Kochensubstanz auf, und auch ihre Fingernägel sind erstmals seit Jahren wieder gesund.

Ihr reges Sozialleben hat sie wieder aufgenommen, einschließlich des Autofahrens!

Hormone, die beim Knochenaufbau helfen

Wie sich gezeigt hat, kann eine Substitution mit Östrogen (die weit üblicher ist als eine Substitution mit DHEA oder Testosteron) Knochenschwund vorbeugen. Tatsächlich war die erste Indikation für eine Östrogensubstitution, die von der FDA genehmigt wurde, die Vorbeugung gegen Osteoporose. Einige Untersuchungen haben gezeigt, dass eine konventionelle Hormonersatztherapie zu einer fast 50-prozentigen Abnahme des Frakturrisikos führt.[33] Aber das heißt nicht, dass alle Frauen eine Östrogentherapie brauchen, um ihr Knochengerüst gesund zu erhalten. Diejenigen Frauen, deren Körper weiterhin auf natürliche Weise wenigstens eine kleine Menge Östradiol oder Testosteron produziert, haben im Vergleich zu denjenigen Frauen, deren Körper diese Hormone nicht länger produzieren können, ein signifikant geringeres Osteoporoserisiko.[34]

Vergessen Sie jedoch nicht, dass die Knochendichte von mehr als nur Östrogen allein abhängt. Beispielsweise hat sich gezeigt, dass die Hälfte des gesamten Wirbelknochenschwundes, den eine Frau in den Vereinigten Staaten im Lauf ihres Lebens erleidet, stattfindet, bevor sie in die Wechseljahre kommt.[35] Darüber hinaus ist es in einigen Untersuchungen nicht gelungen, signifikante Unterschiede zwischen der Wirbel- und Hüftknochendichte von prä- und perimenopausalen Frauen einerseits und postmenopausalen Frauen andererseits zu finden. Beispielsweise konnten Forscher am USDA Human Nutrition Research Center on Aging bei Frauen kurz vor der Menopause weder einen beschleunigten Knochenschwund in Hüfte oder Handwurzel nachweisen, noch fanden sie eine signifikante Veränderung des Gehalts an Knochenmineralien; dieser Befund wird von einer schwedischen Studie bestätigt.[36] Einige Fachleute vermuten sogar, dass nur 10 bis 15 Prozent der Skelettmasse einer Frau unter Östrogeneinfluss steht.[37] Und einige Frauen, die Östrogen substituieren, verlieren dennoch im Lauf der Zeit an Knochenmasse.[38] Auch wenn Östrogen zweifellos eine wichtige Rolle für die Knochengesundheit spielt, ist es doch nur ein Faktor. Ich schlage vor, die geringstmögliche Östrogendosis zu nehmen, weil auch sehr niedrige Dosen nachweislich eine knochenschützende Wirkung haben.

Wenn Sie irgendeine der folgenden Beschwerden gehabt haben, die mit niedrigen Hormonspiegeln einhergehen, sollten Sie eine Hormonsubstitution in Betracht ziehen:

- Eine Amenorrhoe, die sechs Monate bis ein Jahr oder länger andauerte.
- Eine verfrühte chirurgisch oder medikamentös bedingte Menopause.
- Steroideinnahme über längere Zeit.
- Osteoporose liegt in der Familie (Mutter oder Großmutter mit offensichtlicher Osteoporose).
- Bei Ihnen ist Osteopenie oder Osteoporose diagnostiziert worden.

Denken Sie daran: Eine Hormonsubstitution trägt nur so lange zum Erhalt der Knochendichte bei, wie Sie Hormone nehmen. Sobald Sie damit aufhören, beginnen Sie, wieder Knochensubstanz zu verlieren. Genau dasselbe gilt für den positiven Effekt von körperlichem Training auf die Knochendichte.

Wenn Sie kein Östrogen oder Androgen nehmen können, ziehen Sie natürliches Progesteron in Betracht, etwa als Hautcreme oder in Pillenform. Wie gezeigt werden konnte, stimuliert synthetisches Progestin die Osteoblasten (Knochenbildner). Dasselbe gilt möglicherweise für natürliches Progesteron, sei es als Creme oder als Tablette.[39] Doppelt verblindete randomisierte Studien mit Placebo-Arm haben gezeigt, dass niedrig dosiertes Medroxyprogesteron zusammen mit Östrogen Hüft- und andere Frakturen reduzieren.[40] Weitere kontrollierte Studien zeigen, dass niedrig dosiertes Medroxyprogesteron mit unterdurchschnittlicher Östrogenbeigabe die Knochendichte am Rückgrat signifikant erhöhen.[41]

Die Endokrinologin Jerilynn Prior, Gründerin und wissenschaftliche Direktorin des Centre for Menstrual Cycle and Ovulation Research (CeMCOR) in Vancouver, British Columbia, ist der Meinung, dass eine Progesteron-therapie genauso effektiv sei wie Bisphosphonate, dem stärksten Mittel zum Knochenaufbau (s. weiter unten in diesem Kapitel). Prior empfiehlt Dosierungen von entweder 10 mg eines synthetischen Progestins oder 300 mg natürlichen Progesterons (vor dem Schlafengehen genommen, weil es leicht müde macht) – genug jedenfalls, um den Hormonwert auf 18 bzw. idealerweise auf 45 nmol/l zu erhöhen.[42]

Kalzium ist nur eine Seite der Medaille

Lange Zeit haben die Ärzte eine kalziumreiche Ernährung und Kalzium-Ergänzung für gesunde Knochen empfohlen. Diese Empfehlung basierte auf Studien, die gezeigt hatten, dass Kalzium den Aufbau von Knochensubstanz unterstützt und Brüche verhindert.[43]

Doch andere Studien, die mittlerweile erscheinen, zeigen, dass diese Verbindung doch nicht so eindeutig ist wie angenommen. So hat etwa 2003 eine Studie von Forschern aus Harvard, die 72 000 Frauen über 18 Jahre lang beobachteten, ergeben, dass eine kalziumreiche Diät das Frakturrisiko keineswegs verhindert.[44] Und eine Metaanalyse von 2007, ebenfalls von Harvard-Forschern durchgeführt, zeigte in der Beobachtung von 170 991 Frauen, dass die Kalziumaufnahme nicht mit dem Risiko eines Oberschenkelhalsbruchs korrelierte.[45]

Manche Fachleute überrascht das überhaupt nicht, wenn man bedenkt, dass in Afrika und Asien die Frakturraten im Allgemeinen 50 bis 70 Prozent geringer sind als in den Vereinigten Staaten, und das, obwohl Frauen dort wenig Michprodukte zu sich nehmen und schon gar keine Kalzium-Nahrungsergänzung. Tatsächlich haben die am meisten industrialisierten Länder auch die höchsten Frakturraten, also dort, wo der Milchkonsum am höchsten ist.

Amy Lanou, Professorin für Health und Wellness an der Uni North Carolina-Asheville, und der Medizinjournalist Michael Castleman haben einmal 1200 Studien in puncto Ernährungsfaktoren bei Osteoporose ausgewertet. Unter diesen waren auch 136, die sich speziell mit der Rolle von Kalzium befasst hatten. Zwei Drittel haben gezeigt, dass eine zusätzliche Kalziumaufnahme die Anzahl der Brüche nicht beeinflusst, selbst dann nicht, wenn es (zusammen mit Vitamin D) schon in der Kindheit eingenommen wurde. Auf der anderen Seite zeigten jedoch 85 Prozent, dass Obst- und Gemüseverzehr eine positive Korrelation mit der Knochendichte aufweisen.

Sicherlich, Kalzium ist wichtig, aber es ist nicht alles. Castleman schreibt dazu 2009 in seinem Buch *Natural Solutions*: »Stellen Sie sich Kalzium wie einen Ziegelstein in einer Mauer vor. Ziegelsteine sind wichtig, aber ohne genügend Mörtel – in Gestalt von 16 weiteren Nährstoffen – steht die Mauer nicht stabil.«[46]

Nach Lanou und Castleman ist der Königsweg der Osteoporoseprävention doch komplizierter und erschöpft sich nicht im Verzehr von bestimmten Nahrungsmitteln oder Ergänzungen. Eher geht es um den Säurehaushalt. Für gesunde Knochen brauchen Sie eine nicht zu säurereiche Ernährung, um den leicht alkalischen pH-Wert im Blut aufrechtzuerhalten. Tierisches Eiweiß (alle Fleischsorten, Fisch und Michprodukte), Getreide und hochglykämische Nahrungsmittel (hoch raffinierte Kohlenhydrahte) machen das Blut leicht sauer. Dies versucht der Körper mit Kalzium aus den Knochen auszugleichen.

Drei bis fünf Portionen Obst und Gemüse sind nötig, um die Säure einer kleinen Portion tierischen Eiweißes zu neutralisieren. Zwei Portionen für die Säure einer Portion Getreide. (Vielleicht haben Sie auch immer gedacht, dass Milchprodukte unbedenklich seien, da sie selbst Kalzium enthalten. Doch sind diese selbst sauer und nehmen faktisch mehr Kalzium auf, als sie beisteuern.

Als Daumenregel gilt: Essen Sie mindestens fünf Portionen Obst und Gemüse auf eine Portion rotes Fleisch, Hähnchen oder Fisch. Auch empfehle ich an einem Tag der Woche, auf tierisches Eiweiß zu verzichten. Proteine bekommen Sie an dem Tag aus Bohnen, Tofu oder anderen pflanzlichen Quellen. Tatsache ist, dass Menschen die längste Zeit ihres Lebens auf dem Planeten – mehr 200 000 Jahre – als Hauptnahrungsquelle gesammelte Nüsse, Samen und Obst hatten sowie etwas tierisches Eiweiß. Landwirtschaft, d. h. Ackerbau und Viehzucht gibt es erst seit 10 000 Jahren. Die neuere Forschung zur steinzeitlichen Ernährungsweise zeigt, dass Jäger- und Sammlergesellschaften – selbst die noch heute lebenden – insgesamt gesünder sind als solche, die sich von Getreide ernähren. Außerdem haben sie keine Osteoporose.[47]

Weil, wie Castleman es formuliert, Kalzium für die Ziegelsteine wichtig ist, ist eine Nahrungsergänzung mit Kalzium immer richtig. Ich persönlich ziehe Kalzium-Chelate wegen ihrer verbesserten Resorbierbarkeit vor, also Kalziumzitrat, Kalziummalat oder eine Mischung der folgenden: Kalziumascorbat, Kalziumfumarat, Kalziumsuccinat oder Kalziumtartrat. Mikrokristallines Hydroxylapatit ist ebenfalls eine gute Quelle für knochenaufbauendes Kalzium. Nehmen Sie auf jeden Fall mit dem Kalzium zusammen Magnesium ein. Ein Verhältnis von 1:1 ist ideal, aber eines von 2:1 ist ebenfalls in Ordnung. Grünes Blattgemüse, wie Spinat, Grünkohl oder Brokkoli und Pak Choi sind gleichfalls gute Kalziumquellen.

Magnesiummangel ist bei der Knochengesundheit ebenfalls entscheidend. Denn durch zu viel Kalzium kann die Magnesiumaufnahme behindert werden. Ernährungsstudien besagen, dass 80 bis 85 Prozent der Amerikanerinnen weniger als in der Verzehrsempfehlung vorgeschrieben zu sich nehmen. Zu viel Kalzium kann auch die Manganaufnahme vermindern oder die Resorption des Vitamins K; auch die Phosphatausscheidung über den Darm kann sich erhöhen. Zu viel Kalziumkarbonat (4–5 g pro Tag) etwa durch Magensäureblocker kann zu Nierensteinen führen.[48]

Knochenaufbauende Medikamente

Viel zu viele Ärzte verschreiben jeder Frau, die Anzeichen einer verminderten Knochenmasse zeigt, als Erstes eines der neuen knochenaufbauenden Medikamente, selbst solchen Frauen, die weit davon entfernt sind, tatsächlich Osteoporose oder auch nur eine signifikante Osteopenie zu haben. Auch wenn ich dem Vorbeugegedanken Beifall zolle, gibt es viele sichere und wirksame Alternativen, die natürlicher mit der Weisheit des Körpers arbeiten.

Hier eine kurze Übersicht über die verbreitetsten verschreibungspflichtigen knochenaufbauenden Medikamente. Wie beim Hormonersatz wirken diese Medikamente nur so lange, wie sie eingenommen werden.

Bisphosphonate: zählen zur Therapie der ersten Wahl bei Osteoporose in den Wechseljahren. Diese Medikamente unterbrechen den Osteoklasten-Stoffwechsel, greifen also in den Knochenabbau ein. Das mag zunächst sehr sinnvoll erscheinen, kann aber in Wahrheit den Knochen sogar brüchiger machen.

Durch die verminderte Knochenabbaurate können die Knochen sich so verdicken, dass die winzigen Blutgefäße sie nicht mehr ausreichend ernähren können. Tierstudien haben gezeigt, dass sie auch die normalen Reparaturfunktionen in den Knochen unterbinden, was sie instabil werden lässt, ein Umstand, der sicherlich nicht beabsichtigt war.

Forschung an Menschen bestätigen, dass es in der Tat einen Grund zur Vorsicht gibt. Zum Beispiel hat es 2005 am Texas Southwestern Medical Center eine Studie zu Alendronsäure gegeben, bei der sich gezeigt hat, dass der Knochenaufbau bei allen Patienten deutlich abgeschwächt war.[49] Sogar spontane Wirbelkörper- und atypische Oberschenkelhalsbrüche wurden beobachtet.[50] Im Herbst 2010 hat deshalb die FDA bestimmt, dass bei Bisphosphonaten in der Osteoporosetherapie (vor allem Alendron- und Risedronsäure) Warnhinweise angebracht werden müssen, die auf das Risiko dieser atypischen Oberschenkelhalsbrüche hinweisen.

Obwohl es sich bei diesen Brüchen um weniger als ein Prozent aller Hüft- und Femurbrüche handelte, wurde eine Sonderkommission einberufen. Diese fand heraus, dass in 94 Prozent der 310 Fälle der Studie die Patienten Bisphosphonate mehr als fünf Jahre genommen hatten. (Die meisten hatten schon Wochen vor dem Bruch verdächtige Schmerzen in der Leiste oder im Oberschenkel gehabt.) Die Warnhinweise empfehlen darüber hinaus regelmäßige Kontrolluntersuchungen in puncto Therapiefortsetzung, denn eine optimale Einnahmedauer ist bisher noch nicht festgelegt worden.

Bisphosphonate wurden ursprünglich als wirksame Waffe im Kampf gegen Knochenabbau gefeiert, weil klinische Studien gezeigt hatten, dass Alendronsäure (Fosamax), Risedronsäure (Risedronat) und Ibandronsäure (Bondronat) Brüche an Hüfte und Wirbelkörpern um fast 50 Prozent reduzierten, besonders im ersten Jahr der Einnahme.[51] Dieses verminderte Risiko gilt aber nur für Frauen, die bereits Osteoporose haben, nicht für gesunde Frauen. Ein Artikel im *British Medical Journal* von 2008 schätzte, dass 100 Frauen behandelt werden müssten, damit eine davon profitiere.[52]

Die Nebenwirkungen von Bisphosphonaten rangieren von leicht besorgniserregend bis geradezu gefährlich. Zu den häufigeren Nebenwirkungen von Actonel etwa gehören Rückenschmerzen, Gelenk- und Magenschmerzen, Übelkeit und Erbrechen. Fosamax kann zu Übelkeit, Verstopfung und Sodbrennen führen. Bei einigen Studien hatte ungefähr ein Drittel der Teilnehmerinnen magensäurebedingte Beschwerden bis hin zu Speiseröhrenkrebs.[53] Über 50 Prozent der Frauen brechen deshalb bereits im ersten Jahr die Behandlung ab. Darüber hinaus gibt es Fälle von Osteonekrose (Knochenschwund) des Kiefers, eine Erkrankung, die nicht heilbar ist.[54]

Bei wieder anderen mussten kurz nach Therapiebeginn Zahnwurzelbehandlungen vorgenommen werden. Beide Nebenwirkungen können mit der oben beschriebenen verminderten Durchblutung zusammenhängen.

Bisphosphonate bleiben auch noch nach Therapieende über Jahre im Körper, weil sie sich fest an den Knochen binden. Vielleicht wissen wir in 10 Jahren mehr zu den wirklichen Langzeitwirkungen. Deshalb sollten Bisphosphonate zwischenzeitlich, wenn überhaupt, dann vor allem für ältere postmenopausale Frauen (70 oder älter) Verwendung finden, weil hier das Osteoporoserisiko höher ist. Doch selbst hier sprechen sich Fachleute inzwischen bei der Mehrzahl der Frauen für eine »Pillenpause« nach fünf Behandlungsjahren aus.[55]

Meiner Meinung nach sollten diese Wirkstoffe mit Vorsicht verwendet werden, doch für Frauen mit hohem Osteoporose-Risiko haben sie ihre Berechtigung. Dies gilt besonders im Hinblick auf das erhöhte Sterblichkeitsrisiko nach Hüftbrüchen. Gesunde Knochen jedoch sollten sich eher mit Vitamin D, Sport und Östrogengaben erreichen lassen als mit Bisphosphonaten. Doch bei einigen Frauen überwiegen die Vorteile die Risiken.

Evista (Raloxifen): Dieser selektive Östrogenrezeptormodulator (SERM) hat wie das verwandte Medikament Tamoxifen einen östrogenen Effekt auf die Knochen, aber einen antiöstrogenen Effekt auf das Brustgewebe. Auch wenn gezeigt werden konnte, dass Evista zum Knochenaufbau beiträgt und Wirbelsäulenfrakturen vermindert, hat es aus bisher noch ungeklärten Gründen nicht zu einer Reduzierung der Häufigkeit von Hüftfrakturen geführt.[56] Zu den Nebenwirkungen gehören Hitzewallungen. Ich bin zudem sehr besorgt wegen der Möglichkeit eines erhöhten Demenzrisikos, weil dieses Medikament ebenso wie Tamoxifen die gut dokumentierten, positiven Effekte von Östrogen (einschließlich des Östrogens, das von unserem Körper selbst produziert wird) auf die Gehirnzellen blockiert.

Calcitonin: Calcitonin ist ein natürlicherweise im Körper vorkommendes Peptid, das die Osteoklasten-Aktivität hemmt und die Kalziumausscheidung über die Nieren reguliert. Es wird in der Schilddrüse gebildet und wird entweder gespritzt oder über die Nase aufgenommen. Wirbelkörperbrüche vermindert es, ebenso die damit verbundenen Schmerzen, nicht aber Hüftfrakturen. Zu den Nebenwirkungen gehören Übelkeit und Flushing. Die meisten Fachleute sind sich darüber einig, dass die Wirksamkeit von Bisphosphonaten höher ist.[57]

Werden Sie stark!

Unabhängig von Ihrer Ernährung, Nahrungsergänzung oder den Hormonen, die Sie vielleicht nehmen, ist inzwischen erwiesen, dass Krafttraining eine entscheidende Rolle bei der Schaffung und Erhaltung gesunder Knochen spielt.

Wenn Sie zum gegenwärtigen Zeitpunkt nicht regelmäßig Sport treiben, dann sind Sie nicht allein. Sechzig Prozent der US-amerikanischen Bevölkerung pflegt eine sitzende Lebensweise, und das ist einer der Hauptgründe, warum Osteoporose derart epidemische Ausmaße angenommen hat. Denken Sie daran, dass es nicht der Alterungsprozess an sich ist, der dazu führt, dass die Knochen dünner werden – es ist die Tatsache, dass allzu viele Frauen alles langsamer angehen lassen und aufhören, ihre Muskeln zu gebrauchen.

Gewichtheben trägt zum Knochenaufbau bei, weil es den Mineralisierungs- und Umformungsprozess anregt. Alle wichtigen Muskeln in unserem Körper sind mit Sehnen am Knochen befestigt. Jedes Mal, wenn sich ein Muskel kontrahiert, übt er eine Kraft auf den Knochen aus, an dem er verankert ist. Jede Aktivität, die Muskelmasse aufbaut, bringt auch eine Belastung des Knochens mit sich und trägt dadurch zur Bildung von Knochenmasse bei. Wir wissen beispielsweise, dass bei Tennisspielern die Knochendichte im Schlagarm signifikant höher ist als im anderen Arm. Auch mithilfe von Yoga und Tai Chi kann man Muskelmasse aufbauen. Die am besten untersuchte Methode zur Knochenstärkung ist jedoch Gewichtheben.

Mit Yoga und Tai Chi lassen sich allerdings ebenfalls Knochenmasse aufbauen. So hat eine Studie aus Thailand von 2009 gezeigt, dass Yoga mit Gewichten das Osteoporoserisiko von Frauen in den Wechseljahren deutlich senkt.[58] (Und es überrascht nicht, dass das Yoga ganz allgemein zu einer verbesserten Lebensqualität beitrug!)

Dr. Miriam Nelson (Tufts-Universität) hat auf diesem Gebiet Pionierarbeit geleistet; ihre Untersuchungen zeigen, dass Krafttraining Knochenschwund verlangsamen und den Trend sogar umkehren kann. Dr. Nelson hat zwei Gruppen postmenopausaler Frauen untersucht; keine der Frauen nahm Östrogen oder knochenaufbauende Medikamente bzw. spezielle Nahrungsergänzungsmittel ein. Beide Gruppen pflegten eine sitzende Lebensweise, waren aber bei Beginn des Programms gesund. Die Frauen der einen Gruppe behielten ihre sitzende Lebensweise bei, während die Frauen der anderen ein einfaches Fitnessprogramm aufnahmen. Nach einem Jahr hatten die Frauen, die zweimal pro Woche 40 Minuten lang Krafttraining gemacht hatten, die Uhr in mehrfacher Weise zurückgestellt. Ihre Leistung bei Krafttests erhöhte sich und erreichte Werte wie von Frauen Ende dreißig bis Anfang vierzig.

Ohne Diät zu halten, wurden sie schlanker, denn Muskulatur ist weniger ausladend als Fettgewebe. Ihr Gleichgewichtsgefühl verbesserte sich deutlich, was Stürzen vorbeugt. Und der größte Erfolg: Während die sesshafte Kontrollgruppe im Verlauf des Jahres rund zwei Prozent ihrer Knochendichte verlor, gewannen die Frauen, die Krafttraining betrieben, ein Prozent dazu.[59] Die Forschung von Nelson hat auch gezeigt, dass anstrengendere

Übungen, etwa Springen und Treppensteigen) zur Knochenbildung beitragen, vorausgesetzt, sie werden korrekt ausgeführt. Deshalb empfiehlt sie ein Trainingsprogramm, bestehend aus Gewichtheben, Ausdauertraining, Sprungübungen (für Frauen unter 50), Core-Training, Koordinationsübungen und Stretching.

Stärkere Knochen sind jedoch nicht der einzige Vorzug des Kraftzuwachses. Nelson stellte eine unerwartete, aber faszinierende Veränderung bei den Frauen fest, die Gewichtstraining betrieben – eine Veränderung, die ich auch immer wieder in meiner eigenen Praxis beobachtet habe. Innerhalb weniger Wochen fühlten sich die trainierenden Frauen glücklicher, energischer und selbstbewusster. Als ihre Muskeln begannen, kräftiger zu werden, wurden sie aktiver und mutiger. Um die Studie zu kontrollieren, hatten sie sich verpflichtet, an keinem anderen Fitnessprogramm teilzunehmen. Doch inzwischen fuhren diese früheren Stubenhockerinnen Kanu, betrieben Inline-Skating oder gingen tanzen, weil es ihnen Spaß machte. Nelson stellte zudem fest, dass Krafttraining ebenso wie Aerobic Depressionen und Arthritis mildert.[60]

Die Vorzüge, die Fitness mit sich bringt, sind so zahlreich, dass ich alles in meiner Macht Stehende tun möchte, um Sie zu motivieren, stark zu werden. Von allen Möglichkeiten, vital, gesund und attraktiv zu bleiben, zahlt sich körperliche Betätigung, was den Zeitaufwand betrifft, wohl am meisten aus. Wie alt Sie auch sein mögen und wie Ihr körperlicher Zustand momentan auch ist, körperliche Bewegung kann ihn verbessern und Ihnen neuen Schwung und Lebensmut verleihen! Im Jahr 1994 konnten Forscher dies eindrucksvoll belegen: Sie begannen bei gebrechlichen Pflegeheimpatienten im Durchschnittsalter von 87 Jahren mit einem Krafttrainingsprogramm.

Die Trainingsgruppe absolvierte an drei Tagen pro Woche jeweils 45 Minuten Krafttraining für die Hüfte und die Knie. Innerhalb von zehn Wochen hatten die Teilnehmer einen Kraftzuwachs von mehr als 100 Prozent. In einer nichtaktiven Kontrollgruppe nahm die Kraft hingegen um rund 1 Prozent ab. Die verbesserte Muskelkraft nach dem Training war nicht mit dem Alter, dem Geschlecht, der medizinischen Diagnose und dem körperlichen Allgemeinzustand der Teilnehmer korreliert.

Nach dem Krafttrainingsprogramm brauchten einige der Teilnehmer, die zuvor einen Rollator benötigt hatten, nur noch einen Stock. Das Training verbesserte auch die Fähigkeit zum Treppensteigen, die Gehgeschwindigkeit und die Gesamtaktivität.[61] In einer Studie von 2009 wurde ermittelt, dass ältere Patienten, die zu Hause ein Physio-Programm absolvierten und dazu hochdosiertes Vitamin D einnahmen, ihr Sturzrisiko und eine mögliche stationäre Aufnahme signifikant senkten.[62] Wenn derartige Ergebnisse bei gebrechlichen Heimbewohnern in ihren Achtzigern möglich sind, dann stellen Sie sich doch einmal vor, was Training bei einer 50-jährigen Stubenhockerin bewirken könnte. Eine Frau, die heute in den mittleren Jahren ist, darf erwarten, durchschnittlich wenigstens 85, wenn nicht gar 100 Jahre alt zu werden. Mit diesen Aussichten können Sie es sich gar nicht leisten, Ihre Muskeln und Knochen in der Lebensmitte verkümmern zu lassen.

Es liegen noch zu viele Jahre mit potenziell hoher Lebensqualität vor Ihnen. Und es zeichnet sich am Horizont kein Medikament, kein technischer Durchbruch und kein genetischer Fortschritt ab, der Ihnen auch nur einen Bruchteil der Vorteile bieten könnte, die Sie sich selbst verschaffen können, wenn Sie stark werden und es bleiben. Dazu kommt, dass Frauen, die regelmäßig Sport treiben, im Durchschnitt sechs Jahre länger leben als Nichtsportlerinnen. Wenn Sie meinen, Sie hätten keine Zeit, um sich fit zu halten, empfehle ich Ihnen, noch einmal darüber nachzudenken. Langsam mit einem Laufstuhl herumschlurfen, statt selbstbewusst auszuschreiten, kostet eine Menge Zeit. Und sechs Jahre vor der Zeit zu sterben ist nun wirklich eine kolossale Zeitverschwendung.

WAS IST NÖTIG, DAMIT SIE SICH IN BEWEGUNG SETZEN

- Macht Ihnen körperliche Bewegung Spaß? Erinnern Sie sich an einen Moment in Ihrem Leben, in dem Sie es als ungetrübte Freude empfunden haben zu tanzen, zu rennen, zu schwimmen oder zu springen? Wann haben Sie sich das letzte Mal so gefühlt?
- Wann haben Sie zum letzten Mal dieses wunderbare Gefühl völliger Entspannung genossen, das sich dann einstellt, wenn man einen ganzen Tag lang körperlich aktiv war – sei es beim Skifahren, Wandern, Segeln, Tanzen oder Inline-Skating?
- Welche Art von sportlicher Betätigung haben Sie als Kind geliebt? Als Teenager?
- Wenn Sie sich gegenwärtig nicht sportlich betätigen, fit halten, warum nicht?
- Wann haben Sie damit aufgehört? Warum?
- Haben Sie das Gefühl, keine Zeit dazu zu haben? Warum nicht?

Fast alle Frauen, die ich kenne, sind viel zu beschäftigt, um irgendetwas für Ihre Fitness zu tun. Nie reicht die Zeit. Doch wenn Sie warten wollen, bis alles erledigt ist, bevor Sie mit Ihrem Fitnesstraining beginnen, dann warten Sie auf ein Wunder. Wie Muskeln nicht kräftiger werden, wenn Sie sich nicht bücken und ein schweres Gewicht aufheben, werden Sie nicht dazu kommen, Sport zu treiben, wenn dies für Sie nicht ebenso wichtig und selbstverständlich wird wie Zähneputzen oder Duschen. Das Erste, was sich ändern muss, wenn Sie sich regelmäßig körperliche Bewegung verschaffen wollen, ist Ihre Einstellung. Keine Entschuldigungen!

Schließen Sie ab mit Ihrer Sport-Vergangenheit

Als meine Mutter vor ein paar Jahren 80 wurde, traf sich meine große Familie zu einem großen Fest mit vielen Unternehmungen, darunter Abfahrtslauf, Langlauf, Schneewanderungen. Meine Mutter konnte mit den Enkeln mithalten und fährt noch immer wunderbar Ski. Jeden Sommer führt sie eine Gruppe Frauen in ihren Vierzigern auf einer Wanderung in die Adirondacks. Diese Frauen greifen gern auf die Erfahrung meiner Mutter zurück. In einem Alter, in dem sich andere Frauen an den Rand des Spielfeldes zurückgezogen haben, trainiert meine Mutter nicht nur die Spieler, sie spielt auch aktiv mit. Oft steht sie um sechs Uhr auf, mäht den Rasen auf der Farm, wo ich aufwuchs, gießt alle Blumen und spielt dann mit Freunden zwei Partien Tennis. Manchmal spielt sie auch Golf.

Das Niveau an körperlicher Aktivität, das meine Mutter an den Tag legt, ist wirklich außergewöhnlich, und ich sehe es nicht als Standard an, den ich oder jemand anders anstreben sollte, der dies alles nicht so befriedigend findet wie sie. Doch die körperliche Kondition meiner Mutter und ihr sportliches Können haben mir geholfen zu verstehen, dass körperlicher Niedergang und Schwäche kein zwangsläufiger Teil des Älterwerdens sein müssen. Diese Erkenntnis ist eine Hinterlassenschaft, die ich bereits vor meiner Geburt erhalten habe: Meine Mutter lief während all ihrer Schwangerschaften Ski und unternahm Wandertouren; später trug sie uns Kinder dabei im Tragegestell auf dem Rücken. Trotz dieses Vermächtnisses habe ich meine eigenen unbewältigten Probleme mit Sport und Fitness. Im Gegensatz zu meiner Mutter und meinen Geschwistern machte es mir keinen Spaß, jede freie Minute auf den Skipisten zu verbringen oder mit einem schweren Rucksack auf dem Rücken Berge hinaufzukraxeln. Ich las gerne Bücher – im Winter vor dem Kaminfeuer, im Sommer hoch oben in einem Baum.

Als Teenager sehnte ich mich nach einem Weihnachtsmorgen, an dem wir alle gemütlich zusammensitzen, reden und Kakao trinken würden. Aber sobald die Geschenke geöffnet worden waren, eilten alle regelmäßig nach draußen, um wenigstens ein paar Mal unseren örtlichen Skihang hinunterzusausen, bevor unsere Verwandten zum Mittagessen kamen. Meine einzige Chance, die liebevolle Familienbeziehung zu erleben, nach der ich mich sehnte, war, meine Skiausrüstung hervorzukramen und mich ihnen anzuschließen. Das tat ich auch. Und ich lernte ziemlich gut Ski laufen. Aber gleichgültig, wie sehr ich mich anstrengte, insgesamt hinkten meine sportlichen Fähigkeiten hinter denen meiner Mutter und meiner Geschwister hinterher. Als ich 13 war, übte ich zum Beispiel im Sommer sechs ganze Wochen lang täglich Tennisschläge gegen das Scheunentor.

Der einzige Kommentar meines Vaters war: »Du schwingst den Tennisschläger, als ob es ein Besen wäre.« Das Thema Sport war aus diesem Grund für mich seit jeher belastet. Daher entschloss ich mich in der Lebensmitte, den Ballast abzuwerfen und mir stattdessen ein paar Hanteln – und ein paar neue Einsichten – zuzulegen. Mit 45 Jahren nahm ich erstmals Tennisunterricht, mehr als Therapie, um mich von meiner Vergangenheit zu erholen, denn aus dem Wunsch heraus, regelmäßig zu spielen. Am Ende der Saison stellte ich fest, dass ich durchaus in der Lage war, eine Partie Tennis zu spielen und Spaß daran zu haben. Später im Sommer spielte ich sogar mit meiner Mutter und meinem Bruder im Doppel. Was für eine Heilung!

Dr. John Douillard, ein Fitnessexperte und Autor des Buches *Body, Mind, and Sport,* weist darauf hin, dass 50 Prozent aller Frauen in den Vereinigten Staaten ihr erstes persönliches Misserfolgserlebnis im Zusammenhang mit organisiertem Sport im schulischen Sportunterricht haben und dieses Gefühl, körperlich eine »Versagerin« zu sein, ein Leben lang andauern kann. In den Wechseljahren müssen Sie sich fragen: »Will ich meine Gesundheit und mein Glück wirklich weiterhin wegen etwas vernachlässigen, das mir in der achten Klasse im Sportunterricht widerfahren ist, oder mit meinen Eltern, als ich sechs war?«

Nehmen Sie Ihr Tagebuch, und schreiben Sie alles über Ihre körperlichen Aktivitäten und Sport im Alter zwischen elf und 13 Jahren auf, an das Sie sich erinnern können. Was haben Sie besonders gern getan? Welche Aktivitäten haben Ihnen Spaß gemacht? An was erinnern Sie sich aus Ihrem Sportunterricht? Was haben Sie von Ihrer Familie in Bezug auf Fitness übernommen? Was ist Ihre ehrliche Meinung über die physischen Kapazitäten einer Frau in Ihrem Alter? Im Alter von 75? Im Alter von 90? Wie fit war Ihre Mutter? Ihre Großmutter? Wie fühlen Sie sich, wenn Sie in ein Fitnessstudio gehen?

Trainieren Sie, um sich selbst eine Freude zu machen

Mir ist es gelungen, meine Fitness-Vergangenheit dadurch zu transformieren, dass ich mein Fitnessprogramm individualisiert und an mein eigenes Temperament angepasst habe. Ich habe schließlich erkannt, dass es bei meinen sportlichen Fähigkeiten, meiner Kraft und meinem Fitnessniveau um mich und meinen Körper geht, nicht darum, den Beifall meiner Familie zu gewinnen oder irgendeinem kulturellen Standard gerecht zu werden.

Ganz unabhängig von Ihrer eigenen Fitness-Geschichte sollten Sie dennoch beherzigen, dass eine regelmäßige fordernde körperliche Tätigkeit absolut notwendig ist, wenn Sie nach den mittleren Jahren auch noch gut leben wollen. Fordernde Bewegung sendet positive Signale an den ganzen Körper und Wachstumshormone (HGP) werden ausgeschüttet. Durch Bewegung bzw. Sport bleibt Ihr Körper gesund und vital. Das Auf-dem-Sofa-Sitzen-und-Junkfood-Essen und das Zu-Viel-Alkohol-Trinken indessen vermittelt eine andere Botschaft: werde alt, gebrechlich und schwinde. So einfach ist das!

Überlegen Sie, was Sie perspektivisch machen wollen. Ich habe jahrelang versucht, Spaß am Joggen zu gewinnen – Joggen war in den 70ern und 80ern sehr »in«. Aber ich fühlte mich nie gut dabei. Während meiner Zeit als Medizinstudentin und Assistenzärztin an der Klinik joggte ich regelmäßig, doch niemals, so lange und so angestrengt ich auch lief, verspürte ich dieses flüchtige Hochgefühl, diesen »Laufrausch«. Tatsächlich hasste ich es. Schließlich gab ich mir selbst die Erlaubnis, damit aufzuhören. Heute mache ich nur noch das, was sich für mich gut anfühlt.

Ruth: Nicht länger eine Stubenhockerin

Als die 55-jährige Ruth mich aufsuchte, klagte sie über allerlei Wehwehchen, die sie ständig plagten, sowie darüber, nachts nicht gut schlafen zu können. Wie sie erzählte, hatte sie fünf Kinder großgezogen und freute sich nun darauf, ihren Job als Sekretärin bei der Regierung aufzugeben und in Rente zu gehen. Sie hatte niemals regelmäßig Sport getrieben. Ihr erster Knochendichtetest ergab trotz der Tatsache, dass sie nach einer Hysterektomie mit gleichzeitiger Entfernung der Ovarien wegen schwerer Blutungen sieben Jahre lang Östrogen substituiert hatte, einen leichten Knochensubstanzverlust. Neben Empfehlungen zur Verbesserung ihrer Ernährung machte ich Ruth klar, dass sie mit einem Fitnessprogramm beginnen müsse. Ihr Stubenhockerdasein könnte sonst ihre Träume für ihre goldenen Jahre gefährden.

Ruth entschloss sich, ein Walking-Programm zu starten und jeden Morgen mit einigen ihrer Freundinnen stramm zu gehen. Innerhalb von drei Monaten hatte sie 4,5 kg an Gewicht verloren, ohne ihre Ernährung zu verändern, ihre Schmerzen und Wehwehchen waren verflogen, und sie schlief besser als seit Jahren. Später fassten sie und ihr Mann den Entschluss, Ski zu laufen und ausgedehnte Wanderungen (Hikingtouren) zu unternehmen. Zwar versuche ich noch immer, Ruth dazu zu bewegen, mit Krafttraining zu beginnen, doch ihre Knochendichte bleibt inzwischen auch ohne dies stabil. Fitness und körperliche Bewegung im Freien sind zu einem regelmäßigen Bestandteil ihres Lebens geworden.

Beginnen Sie irgendwo – egal, wo

Wenn Sie sich im Augenblick einfach nicht vorstellen können, mit Gewichten zu trainieren, legen Sie sich darauf fest, dreißig Tage lang täglich für nur 10 Minuten in irgendeiner Weise körperlich aktiv zu sein. Hier meine Empfehlung: Legen Sie eine Musik auf, die Sie lieben, und tanzen Sie im Haus herum. Selbst wenn Sie im Rollstuhl sitzen, können Sie Ihren Oberkörper bewegen. Im Ernst! Ich garantiere Ihnen, dass Sie sich am Ende der dreißig Tage oder auch schon viel früher auf Ihren täglichen Tanz freuen werden. Diese einfache Bewegungsübung allein wird in Ihnen den angeborenen, unwiderstehlichen Bewegungsdrang wecken, der in uns allen steckt – wenn er auch bei einigen tiefer vergraben ist als bei anderen!

Bewegung ist ansteckend. Das tägliche Herumtanzen im Wohnzimmer wird schließlich so viele Ihrer Muskeln aufwecken, dass Sie mehr tun wollen werden. Sie können immer Ihre Katze auf den Arm nehmen und mit ihr herumtanzen. (Das ist schließlich auch eine Art von Gewichtstraining!) Beginnen Sie ganz langsam, und atmen Sie durch die Nase ein und aus – das weitet Ihre Lungenspitzen optimal. Es kann eine Weile dauern, bis Ihr Brustkasten flexibel ist, daher seien Sie nicht entmutigt, wenn dieses Durch-die-Nase-Atmen dazu führt, dass Sie sich zunächst außer Atem fühlen. Versuchen Sie nicht, über das hinauszugehen, was sich hinsichtlich Ihrer Atmung und Ihres Herzschlags gut anfühlt. Bitten Sie Ihren Körper aber jeden Tag, sich etwas schneller zu bewegen oder etwas tiefer zu beugen. Wenn Sie einfach beginnen, Ihren Körper zu bewegen, dann fördern Sie damit den Knochenaufbauprozess.

Holen Sie sich Unterstützung

Wenn Sie einen Monat lang getanzt haben, werden Sie ein vermehrtes Bewegungsbedürfnis verspüren. Nun ist es an der Zeit, zusätzlich mit einem leichten Gewichttraining zu beginnen. Ich schlage Ihnen vor, Sie besuchen ein Fitnessstudio und lassen sich von einem der Mitarbeiter durch ein persönliches Krafttrainingsprogramm führen. Auf diese Weise lernen Sie die richtige Technik, die Sie später an den »Hausgebrauch« anpassen können.

Ob Sie lieber zu Hause oder in einem Fitnessstudio trainieren, hängt von Ihrem Lebensstil und Ihrem Temperament ab. Ich habe beides getan und sehe in beiden Alternativen Vor- und Nachteile. Das Schöne beim Fitnessstudio ist, dass das Telefon nicht klingelt und niemand Sie unterbricht. Und das ganze Drumherum ist auf Fitness ausgerichtet, daher kommt man leichter in die richtige Stimmung. Doch manchmal kostet es zu viel Zeit, extra ein Studio aufzusuchen. In meinem gegenwärtigen persönlichen Fitnessprogramm kombiniere ich eine Stunde Pilates im Studio mit Trainer, 30 Minuten Pilates-Übungen allein auf der Matte zu Hause, und zwei- bis dreimal argentinischen Tango pro Woche. Ich gehe auch regelmäßig 45 Minuten lang spazieren. Nicht immer habe ich es geschafft, mich so viel zu bewegen. Einer der Vorteile der Wechseljahre besteht darin, dass ich mehr Zeit für mich selbst habe als in irgendeiner anderen Phase meines Lebens. Und ich stelle fest, dass mir körperliche Bewegung heute mehr Spaß macht als je zuvor.

Bauen Sie Krafttraining in Ihren Tag ein

Hier ein paar Tipps, Ihre tagtäglichen Aktivitäten mit ein wenig Krafttraining »aufzupeppen«. Probieren Sie diese Übungen aus, wenn Sie telefonieren oder ein paar freie Augenblicke haben. Sie decken alle wichtigen Muskelgruppen ab.

- **Zehenstand:** Stellen Sie sich mit dem Gesicht zur Wand, etwa 30 cm von der Wand entfernt, die Füße schulterbreit auseinander. Stützen Sie sich mit den Fingerspitzen leicht an der Wand ab, um das Gleichgewicht zu halten. (Mit zunehmender Übung werden Sie diese Hilfe immer weniger brauchen.) Nun richten Sie sich so hoch auf, wie Sie können; bleiben auf Ihren Zehenspitzen stehen und zählen bis drei, wobei Sie normal atmen; dann lassen Sie sich langsam wieder auf die Fußsohlen herab. Wiederholen Sie diese Übung insgesamt acht Mal. Wenn Sie allmählich stärker werden, versuchen Sie, jeden Zehenstand 30 Sekunden lang durchzuhalten.

- **Fersenstand:** Stellen Sie sich mit dem Gesicht zur Wand, sodass Sie sich, falls notwendig, dort abstützen können. Heben Sie Ihre Zehen und Fußballen langsam an, bis Sie auf Ihren Hacken stehen. Bleiben Sie so stehen, und zählen Sie bis drei. Kommen Sie langsam wieder auf die Fußsohlen. Atmen Sie. Wiederholen Sie die Übung. Versuchen Sie, auf acht Wiederholungen zu kommen, und erhöhen Sie allmählich die Zeit, die Sie auf den Fersen balancieren, sodass Sie jeden Fersenstand schließlich 30 Sekunden lang halten.

  Zehen- wie Fersenstand verwenden das eigene Körpergewicht und stärken somit Ihre Beinmuskulatur, verbessern Gleichgewichtssinn und Flexibilität.

- **Liegestütz:** Auch wenn viele Frauen Liegestütze hassen, gibt es nichts Besseres, um die Muskulatur des Oberkörpers zu kräftigen. Sie können in diese Übung mit Liegestützen an der Wand »hineinwachsen«. Stellen Sie sich mit etwa 90 cm Abstand vor eine Wand. Lehnen Sie sich mit angewinkelten Ellenbogen nach vorn, sodass Ihre Handflächen auf der Wand zu liegen kommen. Nun stoßen Sie Ihren Körper langsam von der Wand ab, wobei Ihr Rücken und Ihre Beine eine perfekte Gerade bilden sollten. Achten Sie darauf, dass Ihr Kopf auf dieser Gerade liegt und nicht etwa nach vorn abgeknickt ist. Wiederholen Sie diese Wand-Liegestütze acht Mal, machen Sie eine kurze Pause, und wiederholen Sie die Übung insgesamt drei Mal.

Wenn das einfach geworden ist, sind Sie bereit für Liegestütze auf dem Boden. Beginnen Sie auf Ihren Händen und Knien, die Arme gestreckt. Beugen Sie nun Ihre Ellenbogen, und berühren Sie mit der Brust den Boden. Trainieren Sie langsam, und vergessen Sie nicht zu atmen. Versuchen Sie vier Knie-Liegestütze. Steigern Sie sich allmählich auf zwei Durchläufe mit je acht Liegestützen. Wenn Sie stark genug geworden sind, steht regulären Liegestützen nichts mehr im Wege.

Beginnen Sie auf Händen und Knien. Strecken Sie Ihre Beine dann nach hinten aus, sodass Ihr Körper von Armen und Zehen gestützt wird. Ihr Körper sollte dabei eine perfekte Gerade bilden und der Kopf in einer Linie mit der Wirbelsäule gehalten werden. Achten Sie darauf, dass Ihre Hüften nicht wie ein Taschenmesser zusammenklappen und in der Mitte einen Buckel bilden. Nun beugen Sie die Ellenbogen, sodass Ihre Brust den Boden fast berührt. Stemmen Sie sich hoch. Bleiben Sie in dieser Stellung. Wiederholen Sie das Ganze. Machen Sie vier Liegestütze, und versuchen Sie, sich auf acht zu steigern. Das Ziel sind zwei Durchläufe mit jeweils acht Liegestützen.

- **Gewichte:** Platzieren Sie einen Satz Hanteln mit unterschiedlichen Gewichten (1 bis 10 kg, je nach Ihrem Kraftniveau) vor Ihrem Fernseher. Während der Werbepausen oder selbst während Ihrer Lieblingsshows können Sie leicht ein paar Armbeugen oder ähnliche Übungen machen. Wichtig ist, dass Sie Ihre Hanteln dort platzieren, wo Sie regelmäßig über sie stolpern.

Lassen Sie sich Zeit. Ihr Körper ist sehr großzügig und entgegenkommend, wenn Sie ihm mit Respekt und Liebe begegnen. Jedes Mal, wenn Sie Gewichte heben, fragen Sie Ihren Körper, ob er bereit ist, etwas tiefer zu atmen und etwas mehr Gewicht zu heben. Treiben Sie ihn nicht an. Trainieren Sie an Tagen, an denen Sie sich wunderbar fühlen, etwas mehr.

Wenn Sie sich schlecht fühlen, schalten Sie zurück. Es stimmt, Fitness erfordert Disziplin. Doch sobald Sie sich einmal entschlossen haben, regelmäßig zu trainieren, sollten Sie diesen schimpfenden Aufpasser aus

Ihrem Kopf verbannen. Die beste Motivation ist Vergnügen, Freude und ein neues Körperbewusstsein.

PILATES UND YOGA FÜR FRAUEN MIT OSTEOPOROSE

Pilates ist eine wunderbare Option für Frauen mit Osteoporose, weil sie die Haltemuskulatur (Core-Training) stärkt und die Balance verbessert – beides wichtig, um das Sturzrisiko zu vermindern. Auch Yoga verbessert die Kraft und das Gleichgewicht, und besonders Yoga mit Gewichten führt erwiesenermaßen zu einem Knochenaufbau.

Allerdings sollten die klassischen Pilates- und Yoga-Übungen für Frauen mit Osteopenie oder Osteoporose so abgewandelt werden, dass vor allem Streckübungen zum Einsatz kommen und weniger Vor- und Rückbeugungen des Rückens, insbesondere in Kombination mit Seitwärtsbeugungen und Verdrehungen. Eine Untersuchung der Mayo Clinic hat gezeigt, dass Beugeübungen bei Frauen mit Osteoporose eine Zunahme von Stauchungsbrüchen nach sich zog.[63]

Aus dem gleichen Grund sollten Frauen mit verminderter Knochendichte auch alle Rollübungen bei Pilates (etwa Rollen wie ein Ball) vermeiden. Auch den Kopf sollten Sie bei Übungen in der Rückenlage nicht anheben, etwa bei Sit-ups oder Crunches, sondern ihn stattdessen auf dem Boden liegen lassen.

Ein guter Ratgeber ist hier *Gesunde Knochen und Gelenke durch Pilates. Besser vorbeugen. Aktiv gegen Arthrose und Osteoporose* von Petra Regelin (München 2007).

Hüft-, Schulter- und Rückenschmerzen vorbeugen

Während der Menopause bekommen viele Frauen Probleme mit den Gelenken einschließlich einer verminderten Beweglichkeit. Da ist es wichtig, dass der volle Bewegungsumfang erhalten bleibt und die Wirbelsäure gut ausgerichtet und gestreckt ist, damit die Nerven dort nicht gereizt werden, was auch in den Extremitäten zu Schmerzen führen kann. Sowohl Pilates als auch Yoga schaffen hier auf wunderbare Weise Abhilfe. Auch Übungen zur Kräftigung der Core-Muskulatur (also der tiefen Rumpfmuskulatur, die vor allem haltende Funktion hat, A. d. Ü.) können Sie gut zu Hause machen. Einer von vielen deutschsprachigen Ratgebern ist: *Bauch, Beine, Po intensiv mit Core-Training* von Nina Winkler (München 2011).

Unsere innere Haltung zeigt sich in Muskeln, Knochen und Faszien

Gefühle spielen eine wichtige Rolle beim Thema Gelenkschmerzen, und zwar, weil sie in unseren Gelenken, Muskeln und Sehnen »fortleben«. Wenn wir niedergeschlagen sind, uns vom Leben abgeschnitten fühlen, dann zeigt sich das in unserem Körper. Man braucht sich nur den Gang eines depressiven Menschen anzuschauen, der mit gesenktem Kopf vor sich hinschlurft, um die Wirkung der Gefühle auf Körperspannung und -bewegung zu erkennen. Doch umgekehrt gilt auch, dass eine veränderte körperliche Ausrichtung zu einer verbesserten Befindlichkeit auch bei Depressionen führt. Das gilt auch für Lachen ohne Grund.

Ich kann Ihnen aus meinen Jahren mit Pilates versichern, dass das bewusste Öffnen des Brustkorbs und des Schultergürtels allerhand Gefühle in Bewegung bringt. Massagetherapeuten und Yogalehrer können das bestätigen. Wenn sich der Körper öffnet, werden die darin eingeschlossenen Gefühle frei.

Auch »lesen« erfahrene Körpertherapeuten die Blockaden und Traumata, die in den Muskeln und Faszien festsitzen. Zum Beispiel hatte ich einmal eine Stunde mit Melanie Ericksen, einer sehr begabten Massagetherapeutin. Mit ihrer Hilfe konnte ich eine Blockade lösen. Diese hatte mit meinen seit über 20 Jahren bestehenden Hüftproblemen zu tun. Das Hüftproblem stand in Beziehung zu meiner männlichen (rechten) Seite und den Männern in meinem Leben. Viele Jahre lang musste ich mit meiner männlichen »Ich-mach-das-schon-Seite« in Führung gehen. Hinzu kam, dass ich nie viel Unterstützung von den Männern in meinem Leben bekommen hatte. Dieses Muster sollte jetzt mit meiner weiblichen linken Seite ausgeglichen werden.

Dabei ging es um Empfangen bzw. Annehmen. Melanie und ich schafften es, meine überholten Vorstellungen des Alles-selber-machen-Müssens aufzulösen, wodurch ich mir mehr Unterstützung holen konnte. Während unserer Körperarbeit fühlte ich, wie ganz viel Energie in meine linke Hüfte und mein linkes Bein strömte. Von diesem Augenblick an war die ganze Hüftangelegenheit so gut wie verschwunden. (Vielleicht besuchen Sie einmal Melanies Webseite unter wealthofhealthme.com.)

Interessanterweise fand meine Stunde mit Melanie damals statt, nachdem ich mit meinem Tanzpartner Jim bei der Men's Night bei Mama Gena's School of Womanly Arts in New York getanzt hatte. Regena Thomashauer (alias Mama Gena) hat mir damals das Tangotanzen ans Herz gelegt, weshalb ich fleißig übte, vor allem das »Sich-führen-Lassen« durch den Partner. Apropos lernen, etwas anzunehmen! Sich beim Tango führen zu lassen heißt nichts anderes, als präsent, bei sich selbst zu sein und ganz zentriert in der weiblichen Kraft zu stehen, während man sich auf die männliche Führung einlässt.

Ein weiteres Beispiel dafür, wie sich Emotionen im Körper festsetzen, sind Schulterschmerzen im Gelenk, die sogenannte Frozen Shoulder (eine Gelenkkapselentzündung). Vor ungefähr sechs Jahren bekam ich, nachdem ich einen schweren Holzscheit für meinen Kamin aus dem Auto gehievt hatte, in der Schulter so starke Schmerzen, dass ich umfiel. Sie können mir glauben, dass es wirklich heftig war. Allerdings war mir auch klar, dass ein derart starker Schmerz aus dem Nichts eine emotionale Komponente haben musste. Schulterprobleme haben oft mit einer Last zu tun, dem Gefühl, die ganze Welt auf den Schultern zu tragen.

Untersuchungen haben gezeigt, dass die Frozen Shoulder ebenso wie Rückenschmerzen oftmals mit dem anfangen, was man (in den USA) Tension Myositis Syndrom nennt. Der Begriff wurde von dem Arzt John Sarno geprägt und stellt eine Verbindung her zu uneingestandenen schmerzlichen Emotionen. Deshalb setzen sich diese Gefühle dann in den Bindegeweben ab, wo sie zu Spannungen führen, die wiederum die Durchblutung vermindern und Nerven reizen – mit schmerzlichen Folgen. In der Therapie wird deshalb auch nach den schmerzlichen Gefühlen geschaut. Werden diese erst einmal wahrgenommen und zum Ausdruck gebracht, löst sich die Blockade in den Schultern auf.

Während Sie sich also möglichen unterschwelligen Gefühlen stellen, sollten Sie dennoch die Gelenkbeweglichkeit erhalten. Oftmals tun die betroffenen Frauen allerdings genau das Gegenteil: Das Gelenk allerdings nicht zu bewegen, ist das Schlimmste, was Sie tun können, weil es dann versteift, und damit haben Sie dann wirklich eine steife Schulter. Weil ich das unbedingt verhindern wollte, habe ich damals die Schulter aktiv zweimal täglich gedehnt. Und zwar bis zum Schmerzpunkt und ein kleines bisschen darüber hinaus. Dort hielt ich die Position und wartete, bis sich Faszien, Bänder und Muskeln ein wenig entspannten. Nachdem ich das ein paar Wochen lang gemacht hatte und dabei herauszufinden versuchte, was mich im übertragenen Sinne »niederdrückte«, wurden die Schmerzen allmählich besser und meine Schulter wieder beweglicher.

Ich würde mir wünschen, dass mehr Frauen die emotionale Komponente ihrer muskulären Verspannungen wahrnähmen – ganz gleich, ob es nun die Schultern sind oder die Hüften, der Nacken oder der Rücken. Sich den Gefühlen bewusst zu werden, eröffnet ganz neue Aussichten auf Besserung.

Die Verbindung zwischen Sonnenlicht und Knochengesundheit

Von allen Seiten werden wir vor den Gefahren gewarnt, die ein zu langes Verweilen in der Sonne mit sich bringt; sie reichen von vorzeitiger Hautalterung bis zu lebensgefährlichem Hautkrebs. Diese Risiken sind gut dokumentiert, sie werden jedoch übertrieben, das gilt besonders für diejenigen von uns, die in nördlichen Klimazonen leben, wo die Sonneneinstrahlung die meiste Zeit des Jahres hindurch keineswegs übermäßig stark ist. Frauen, die in nördlichen Breiten – oberhalb einer Linie, die ungefähr von Boston durch Chicago bis an die Grenze zwischen Kalifornien und Oregon führt – leben, verlieren nach der Menopause jeden Winter 3 bis 4 Prozent Knochenmasse.[64]

Selbst an einem hellen, sonnigen Dezembertag im nördlichen Maine können Sie nicht so viel UV-Strahlung aufnehmen, wie nötig ist, um Vitamin D zu produzieren, es sei denn, Sie setzen sich mittags 30 bis 50 Minuten lang mit viel nackter Haut in die Sonne, was eher ungewöhnlich ist. Das Problem verschärft sich, wenn Ihr Speiseplan bereits wenig Kalzium und Vitamin D enthält. 40 Prozent der Menschen mit Hüftfrakturen in nördlichen Breiten leiden an einem Vitamin-D-Mangel. Frauen, die genügend Kalzium und andere Nährstoffe zu sich nehmen, können ihre Knochenmasse jedoch in den Sommermonaten durch regelmäßige Sonnenexposition wieder steigern. Die Wahrheit ist, dass Sonnenlicht Ihnen helfen kann, gesünder zu werden, und Ihnen buchstäblich das Leben zu retten vermag, denn die ultraviolette Strahlung des Sonnenlichts ermöglicht Ihrem Körper, das notwendige Vitamin D zu synthetisieren. Wie bei fast allen anderen Dingen im Leben ist das Schlüsselwort dabei »maßhalten«.

Vitamin D ist ein Hormon, das Ihren Knochen hilft, Kalzium zu resorbieren. Wenn in Ihrem Blut nicht genug Vitamin D zirkuliert, können Sie das Kalzium aus Ihrer Nahrung oder Ihren Kalziumtabletten nicht verwerten. Daher ist Vitamin D ein wichtiger Faktor bei der Osteoporosevorbeugung. Gegenwärtig basiert die empfohlene tägliche Dosis an Vitamin D auf der Menge, die Sie brauchen, um Rachitis (Knochenerweichung) vorzubeugen. Rachitis ist eine Krankheit, bei der die Vitamin-D-Konzentration zu gering ist; dadurch kann der Körper nicht genügend neue Knochensubstanz produzieren. Bei Erwachsenen spricht man in diesem Fall von Osteomalazie, einer allmählichen Verformung des Knochengerüsts aufgrund mangelnder Kalzifizierung der Knochen.

Um Rachitis vorzubeugen, benötigen Sie nur ein Minimum an Vitamin D (200 bis 400 IE pro Tag). Aber eine Vorbeugung vor Rachitis ist nicht der einzige Vorteil eines optimalen Vitamin-D-Spiegels. Ein adäquates Vitamin-D-Niveau kann Bluthochdruck reduzieren, daher haben Menschen mit einem hohen Vitamin-D-Spiegel einen niedrigeren Blutdruck.[65] Er kann auch das Fortschreiten einer Osteoarthritis verlangsamen und die Häufigkeit von Multipler Sklerose senken.[66]. Geht es nach dem Vitamin D Council (einer Nonprofit-Organisation (www.vitamindcouncil.org), dann ist eindeutig wissenschaftlich belegt, dass ein Vitamin-D-Mangel mit Hauptfaktor bei Entstehung von mindestens 17 Krebsarten ist, desgleichen bei Herzkrankheiten, Bluthochdruck und Schlaganfall, bei Autoimmunerkrankungen, Diabetes, Depression, chronischen Schmerzen, bei Osteoarthritis, bei Muskelschwäche und -schwund, bei Geburtsfehlern, bei Parodontose, Parkinson u. a. Womöglich ist Vitamin-D-Mangel eine Ursache von Brustkrebs, die Inzidenz ist in nördlichen Breiten höher als in südlichen. Eine österreichische Studie, veröffentlicht in der Zeitschrift *Archive of Internal Medicine*, zeigt, dass, wer einen niedrigen Vitamin-D-Spiegel hat, ein mehr als zweimal so hohes Sterberisiko im 8-Jahres-Intervall aufweist (unter anderem an Herzerkrankungen).[67]

Aber um Ihr Risiko für diese Krankheiten, insbesondere Brust-, Eierstock- und Dickdarmkrebs, zu senken, brauchen Sie viel höhere Serumwerte, als Sie mit einem Teelöffel Lebertran oder einem Vitamin-D-Präparat erreichen können. Der sicherste und wirkungsvollste Weg sind regelmäßige Sonnenbäder.

Sonnenlicht versus Vitamin-D-Präparate

Unser Körper ist daran angepasst, Vitamin D mithilfe von Sonnenlicht zu produzieren. Jahrtausendelang durchstreiften unsere Vorfahren die afrikanischen Savannen, wobei sie große Teile ihres Körpers der Sonne aussetzten. Die Zeit, die Sie in natürlichem Sonnenlicht verbringen, erlaubt viel bessere Voraussagen über den Vitamin-D-Spiegel in Ihrem Körper als Ihre Vitamin-D-Aufnahme mit der Nahrung. Tatsächlich besteht zwischen der Vitamin-D-Menge, die Sie mit der Nahrung aufnehmen, und der Vitamin-D-Menge in Ihrem Blut nur eine recht schwache Korrelation.

Das liegt zum Teil daran, dass der orale Vitamin-D-Bedarf von Mensch zu Mensch außerordentlich stark variiert. Und während es möglich ist, durch die Einnahme von Präparaten auf eine toxische Vitamin-D-Konzentration im Blut zu kommen, führt Sonnenlichtexposition niemals zu zu viel Vitamin D. Unser Körper in seiner Weisheit verfügt nämlich über einen eingebauten Mechanismus, der sicherstellt, dass wir mithilfe von Sonnenlicht genauso viel Vitamin D herstellen, wie wir brauchen – nicht mehr und nicht weniger. Und dieses Vitamin D, das unser Körper mithilfe der ultravioletten Sonnenstrahlung (insbesondere UV-B) selbst synthetisiert, ist den oralen Ergänzungspräparaten überlegen, wenn es um die Kalziumresorption unseres Körpers geht.[68]

Sonnenlicht allein reicht aus, um Ihren Vitamin-D-Spiegel in einen gesunden Bereich zu bringen. Wenn Sie Ihr Gesicht und Ihre Hände vier bis fünf Monate im Jahr (in nördlichen Breiten, das heißt oberhalb des 40. Breitengrades, zwischen April und Oktober) drei- bis fünfmal die Woche rund zwanzig Minuten ohne Sonnenschutzcreme dem Sonnenlicht aussetzen, nehmen Sie wahrscheinlich genug UV-B-Strahlung auf, um Ihre Knochenmasse intakt zu halten. Ihr Körper kann Vitamin D nämlich speichern, um in Zeiten geringer Sonneneinstrahlung darauf zurückzugreifen. Das ist ein wunderbarer Beweis für die Weisheit der Natur, denn nicht alle Regionen des Landes sind gleich, wenn es um die Ultraviolett-Einstrahlung geht. Wenn Sie eine sehr dunkle Haut haben, müssen Sie länger in der Sonne bleiben, um dasselbe Resultat zu erzielen.

Je mehr Haut Sie der Sonne darbieten, desto rascher synthetisieren Sie Vitamin D, darum empfehlen einige Experten auch, regelmäßig den ganzen Körper der Sonne auszusetzen. Tatsächlich entspricht eine Ganzkörperbestrahlung von 15 Minuten Dauer der Einnahme einer oralen Dosis von 10 000 IE Vitamin D. (Eine UV-Exposition, die darüber hinausgeht, führt jedoch nicht zu höheren Vitamin-D-Konzentrationen.) Wenn wir älter werden, arbeitet unser Körper bei der Produktion seines eigenen Vitamin D jedoch nicht mehr so effizient wie zuvor. Wenn Sie daher älter als 65 sind, müssen Sie sich unter Umständen länger in der Sonne aufhalten, um denselben Gewinn zu erzielen. Hier eine Faustregel: Falls die Sonneneinstrahlung stark genug ist, um Ihre Haut zu röten, wenn Sie längere Zeit im Freien sind, dann ist auch genug UV-B-Strahlung für die körpereigene Vitamin-D-Synthese vorhanden.

Wie Sie genug Sonne bekommen können, ohne etwas zu riskieren

Jede Frau kann ohne Risiko die Menge Sonnenlicht bekommen, die sie braucht, wenn sie regelmäßig ins Freie geht. Die Vorteile kleiner Mengen UV-B-Strahlung sind so verblüffend, dass der Endokrinologe Dr. Michael Holick und seine Kollegen am Boston University Medical Center inzwischen die Auswirkungen von künstlichem UV-B-Licht auf Senioren untersuchen.

Auch die NASA hat Holick unter Vertrag; er soll dieses spezielle Licht in Raumschiffen installieren, um bei langen Missionen den Auswirkungen der Schwerelosigkeit auf das Knochengerüst entgegenzuwirken.[69] Ein Sonnenbad am frühen Morgen oder am späten Nachmittag ist am ungefährlichsten. Ich persönlich mache in den warmen Monaten an vier Tagen in der Woche morgens einen 45-minütigen Spaziergang; dabei trage ich Shorts und einen Pullunder, um genügend Sonne zu bekommen.

Wenn ich morgens nicht hinauskann, versuche ich es am späten Nachmittag oder in den frühen Abendstunden, wenn noch etwas Sonnenlicht da ist, das Risiko einer zu starken Exposition aber minimal ist. Außerhalb dieser »Vitamin-D-fördernden Zeiten« trage ich ein Sonnenschutzmittel. Meiden Sie die Mittagssonne und vermeiden Sie Sonnenbrand. Fast alle Hautkrebsformen stehen mit den schädlichen Wirkungen von zu viel Sonne ohne angemessenen Schutz durch Antioxidantien in Zusammenhang. Eine UV-Exposition, die über das Präerythemstadium (Rötung der Haut) hinausgeht, fördert Ihren Vitamin-D-Spiegel nicht. Mit anderen Worten: Ihr Vitamin-D-Spiegel erreicht bei heller Haut nach 20-minütiger Exposition sein Maximum.

Andere einfache Möglichkeiten, Ihre körpereigene Vitamin-D-Produktion ein wenig anzuregen, bestehen darin, beim Autofahren die Scheibe herunterzudrehen, mit offenem Verdeck zu fahren oder auch nur zu Hause die Fenster zu öffnen. Warum nicht einen Sonnenraum oder eine Sonnenecke schaffen – ein Platz im Haus, wo Sie problemlos ein Fenster öffnen und sich den warmen Sonnenstrahlen aussetzen können, ohne auch nur aus dem Haus zu gehen? Das ist eine gute Alternative für Stadtbewohner.

Was tun, wenn Sie nicht genug Sonnenlicht bekommen?

Vitamin D wird von Ihrem Körper selbst mithilfe des Sonnenlichts hergestellt. Wenn das nötige Sonnenlicht fehlt, müssen Sie Vitamin D mit der Nahrung zuführen. Auch wenn es fast unmöglich ist, die hohen Konzentrationen an Vitamin D, die Sie in Ihrem Blut brauchen, ohne adäquate Sonnenbestrahlung zu erreichen, hat es sich gezeigt, dass eine Vitamin-D-Ergänzung Frauen hilft, Knochenmasse aufzubauen oder zumindest diese zu erhalten.[70]

Nehmen sollte man 2000 bis 5000 IE pro Tag. Je nach Ausgangslevel brauchen Sie ein Upgrade, etwa 50 000 IE pro Woche für acht Wochen) unter ärztlicher Aufsicht.

Danach nehmen Sie dann täglich 5000 IE pro Tag, bis optimale Level erreicht sind.[71] (Eine Studie von 2010 an Frauen in den Siebzigern zeigt, dass eine einzige Megadosis von 500 000 IE einmal pro Jahr die Sturzhäufigkeit und die Frakturrate senkte. Deshalb bleiben Sie bei Ihrer täglichen Dosis und nehmen Sie sie mit etwas fetthaltigem Essen, um die Aufnahme zu verbessern.)[72] Vielleicht brauchen Sie etwas mehr oder weniger als die hier genannten Mengen. Tatsache bleibt jedoch, dass Sonnenlicht zuverlässiger ist als jede Ergänzung.) Reich an Vitamin D sind zum Beispiel Rotbarsch, Lachs, Leber, Champignons und Eigelb.

Warum angereicherte Milch nicht die Antwort auf das Vitamin-D-Problem ist

Auch wenn wir alle gelernt haben, dass wir unseren gesamten Vitamin-D-Bedarf aus angereicherten Milchprodukten decken können, stimmt das nicht so ohne Weiteres. Als Dr. Michael Holick den Vitamin-D-Gehalt angereicherter Milch untersuchte, stellte er fest, dass darin wegen Problemen bei der Verarbeitung oft nicht genug Vitamin D enthalten ist. Tatsächlich wiesen bis zu 50 Prozent der getesteten Milchtypen weniger Vitamin D auf, als auf dem Etikett angegeben war, und 15 Prozent enthielten sogar überhaupt kein Vitamin D! Und Magermilch kann nur schwer mit Vitamin D angereichert werden, denn Vitamin D ist fettlöslich und erfordert einen gewissen Fettgehalt, um sich mit dem Produkt zu mischen. Aus diesem Grund enthalten Magermilchprodukte unter Umständen nur sehr wenig oder gar kein Vitamin D.[73]

Im Zweifelsfall messen

Wenn es bei Ihnen irgendwelche Hinweise auf Osteoporose gibt, sei es aufgrund von Knochendichtetests oder einem Urintest, würde ich Ihnen empfehlen, auch Ihre Vitamin-D-Konzentration im Serum bestimmen zu lassen. Das geht mithilfe eines einfachen Bluttests. Ein Vitamin-D-Spiegel im Blut von 20 bis 25 ng/ml (50 bis 62,5 nmol/l) oder darunter spricht für einen schweren Vitamin-D-Mangel. Oftmals haben wir es mit Frauen und Osteoporose zu tun, deren Spiegel bei 20 ng/ml (50 nmol/l) liegt. Sprechen Sie mit Ihrer Ärztin oder Ihrem Arzt und lassen Sie Ihren aktuellen Stand messen.

Ein »normaler« Wert ist noch kein optimaler. Im Moment gilt ein Wert zwischen 40 bis 100 ng/ml (100 bis 250 nmol) als optimal. Wie sich gezeigt hat, mindert ein Spiegel oberhalb von 40 ng/ml (100 nmol/l) Bluthochdruck.[74] Ein Spiegel von 30 ng/ml (75 nmol/l) und darüber verlangsamt die Progression von Osteoarthritis. Untersuchungen an Rettungsschwimmern und Landwirten – Menschen, die sehr viel Zeit in der Sonne verbringen – haben gezeigt, dass deren Vitamin-D-Spiegel bei 40 ng/ml (100 nmol/l) liegen. Vielleicht möchten Sie Ihre Serumkonzentration auch überprüfen lassen, wenn Sie zwar gesund, sich aber nicht sicher sind, wie viel Vitamin D Sie bekommen oder mithilfe von Sonnenlicht herstellen. Wenn Ihr Spiegel niedrig ist, sollten Sie mehr in die Sonne gehen, um spätere Probleme zu vermeiden, selbst wenn Ihre Knochen jetzt noch gesund scheinen.

Ich wurde einmal von einer Frau Mitte vierzig konsultiert, die den Sommer in Maine verbrachte und regelmäßig lief, um sich körperliche Bewegung zu verschaffen; dabei benutzte sie Sonnenschutzmittel und schützende Kleidung. Obwohl sie den größten Teil des Jahres im Südwesten verbrachte, einer Region, in der das ganze Jahr hindurch üppiger Sonnenschein herrscht, mied sie die Sonne wie der Teufel das Weihwasser, weil sie Angst vor Hautkrebs hatte. Als ich ihren Vitamin-D-Gehalt im Serum ermitteln ließ, war das Ergebnis 25 nmol/l, was einen schweren Vitamin-D-Mangel anzeigte. Seitdem nimmt sie am frühen Morgen in ihrem Hof täglich ein 15-minütiges

Sonnenbad. Innerhalb von zwei Monaten hat sich ihr Vitamin-D-Spiegel im Serum auf einen sehr gesunden Wert erholt, und ihre Stimmung und ihr Immunsystem haben sich drastisch verbessert. Innerhalb von sechs Monaten hat sich auch ihre Knochendichte erhöht. Und darüber hinaus hat sie noch weitere Vorzüge des Sonnenbadens entdeckt: Sie neigte früher zu Infektionen und kränkelte häufig. Das ist jetzt vorbei.

Sollten Sie ein Sonnenstudio besuchen?

Auch wenn sich Dermatologen bei dem Wort Sonnenstudio wegen der Gefahr einer Überexposition die Haare sträuben, empfehle ich einen Besuch denjenigen, die ein hohes Risiko für Osteoporose, Depression oder gewisse Krebsformen tragen und die keine andere Möglichkeit haben, an UV-B-Strahlung zu kommen.

In den Wintermonaten kann ein kurzes, fünf- bis zehnminütiges Sonnenbad in einem Studio ein- oder zweimal die Woche den Serotoninspiegel in Ihrem Gehirn in die Höhe treiben, Depressionen mildern, beim Knochenaufbau helfen, Arthritis lindern und möglicherweise auch einigen Krebsarten vorbeugen. Wie beim Sonnenbaden im Freien kommt es darauf an, darauf zu achten, dass Sie niemals einen Sonnenbrand oder eine krebsrote Haut bekommen und dass Ihr Körper über genügend Antioxidantien verfügt.

Nehmen Sie Antioxidantien

Eine wachsende Zahl von Untersuchungen hat gezeigt, dass Antioxidantien wie Vitamin E, Vitamin C, Proanthocyanidine und Betacarotin die Haut vor Sonnenschäden schützen und ihr überdies helfen, schneller zu heilen (was weitere Informationen angeht, siehe elftes Kapitel).

Medikamenteninduzierte Sonnenempfindlichkeit

Denken Sie daran, dass viele bekannte Medikamente zu einer verstärkten Sonnenempfindlichkeit führen. Dazu gehören Antibiotika wie Azithromycin (Zithromax u. a.), Minocycline (Minocin), Tetracycline und Sulfonamide, Diabetikermedikamente aus der Familie der Sulfonylharnstoffe, Vitamin-A-haltige Pflegeprodukte; Thiaziddiuretika. Am besten den Arzt oder Apotheker fragen.

Stützen Sie Ihre Erdverbindung mit Pflanzenmedizin

Traditionelle Kräuterkundler lehren, dass unser Körper bei regelmäßigem Pflanzenkonsum die energetischen Qualitäten einer Pflanze genauso aufnimmt wie ihre Vitamine und Mineralstoffe – eine perfekte Möglichkeit, uns mit der Natur zu verbinden und unser erstes emotionales Zentrum zu stützen. Hafer (Avena sativa) und Haferstroh (die Halme, Blätter und Blüten des Hafers) gedeihen zum Beispiel in kühlen, feuchten Klimazonen, die von starken Winden und plötzlichen Stürmen gekennzeichnet sind. Diese ausdauernden und widerstandsfähigen Pflanzen sind reich an Kalzium, Eisen, Phosphor, Vitaminen des B-Komplexes, Kalium, Magnesium sowie an Vitamin A und C.[75]

Die bekannte Kräuterspezialistin Susun Weed hat festgestellt, dass der regelmäßige Konsum von Kräuteraufgüssen mit ihren höchst bioverfügbaren Nährstoffen dazu beiträgt, die Knochendichte zu erhöhen, und darüber hinaus noch weitere Vorteile mit sich bringt. Auch eine meiner Kolleginnen aus der Ernährungskunde empfiehlt sie. Ich habe damit begonnen, regelmäßig Haferstroh-Aufgüsse anzuwenden, und kann sie oder andere Aufgüsse Ihrer Wahl nur wärmstens empfehlen.

Wie man einen Kräuteraufguss macht

Kräuteraufgüsse sind stärker als Kräutertees. Nehmen Sie 30 g getrocknete Blätter (zwei Handvoll klein geschnittene Blätter oder drei Handvoll ganze Blätter). Geben Sie diese in ein Literglas. Füllen Sie das Gefäß mit kochendem Wasser, verschließen Sie es, und lassen Sie das Ganze vier Stunden lang bei Zimmertemperatur ziehen. Anschließend kann man das Gefäß in den Kühlschrank stellen.[76] Trinken Sie täglich zwei Tassen.

Wenn Sie Heilkräuter anwenden, öffnen Sie sich für die Weisheit der Erde und der Natur, die sich in der Pflanze manifestiert hat, die Sie in Ihren Körper aufnehmen. Seien Sie geduldig und ausdauernd. Fühlen Sie, wie Ihre Knochen so stark und dauerhaft werden wie die Berge und Felsen, die das Rückgrat unseres Planeten bilden.

Stark und flexibel: Der Masterplan für gesunde Knochen und Gelenke

Gut für Knochen und Gelenke zu sorgen ist in der Lebensmitte entscheidend. Glücklicherweise können Sie eine ganze Menge tun, um die volle Gelenkbeweglichkeit und eine gute Körperhaltung zu bewahren. Das Gleiche gilt für den Knochenaufbau. Ganz egal, wie vielen Risikofaktoren sie ausgesetzt sind, für den Knochenaufbau ist es nie zu spät (und nie zu früh) – selbst wenn Sie neunzig sind und schon Osteoporose haben. Solange Sie leben, sind Ihre Knochen lebendige Organe, die auf alles reagieren, von Ihren Emotionen bis zur Ernährung.

Dieser Masterplan für Knochen und Gelenke soll Sie in jeder Hinsicht bestärken: Mit ihm bleiben Sie geschmeidig in der Bewegung und stehen fest auf beiden Beinen – sowohl in körperlicher Hinsicht als auch emotional.

- **Schränken Sie Ihren Alkohol- und Koffeinkonsum ein.** Oder vermeiden Sie ihn ganz. Wie schon weiter oben beschrieben, greift Alkohol in den Knochenstoffwechsel ein. Koffein befördert die Kalziumausscheidung über die Niere.

- **Hören Sie mit dem Rauchen auf.** Akupunktur hilft dabei sehr!

- **Halten Sie sich an den Diätplan für die Wechseljahre in Kapitel sieben.** Essen Sie 5 Portionen niedrig glykämisches Obst und Gemüse pro Tag. Beides enthält viel Kalzium und Bor, was knochenschützend wirkt, weil es den Kalziumverlust über die Niere bzw. den Urin verhindert.[77]

- **Selbst wenn Sie sich gut ernähren, vergewissern Sie sich, dass Ihr täglicher Speiseplan Folgendes umfasst:**

Magnesium	40 bis 1000 mg (wegen der ausgelaugten Böden sind viele Lebensmittel arm an wichtigen Mineralstoffen, daher müssen diese ergänzt werden)[78]
Kalzium	500 bis 1200 mg[79]
Vitamin D	2000 bis 5000 IE (siehe auch weiter unten)
Vitamin C	1000 bis 5000 mg
Bor	2 bis 9 mg[80]
Zink	6 bis 50 mg
Mangan	1 bis 15 mg
Kupfer	1 bis 2 mg
Vitamin K	0 bis 140 µg (siehe unten)

- **Lassen Sie Ihren Vitamin-D-Spiegel prüfen.** Untersuchungen haben gezeigt, dass die Frauen mit den niedrigsten Spiegeln ein 71 Prozent höheres Risiko hatten, eine Hüftfraktur zu erleiden als die Frauen mit den höchsten Spiegeln.[81] Lassen Sie das 25-Hydroxyvitamin D testen. Wenn Ihr Spiegel sehr niedrig ist, dann fangen Sie mit einer achtwöchigen Aufnahme zwischen 5000 und 10 000 IE pro Tag) an. Wenn der optimale Spiegel zwischen 40 und 100 ng/ml erreicht ist, nehmen Sie zwischen 2000 IE und 5000 IE pro Tag (je nachdem, wie viel Sonnenlicht sie auf die Haut bekommen). Ich empfehle ein begrenztes Sonnenbaden zwischen 10 bis 30 Minuten am Tag frühmorgens oder spätnachmittags, drei- bis viermal die Woche ohne Sonnenbrand. Auch ein Sonnenstudio für fünf bis zehn Minuten ein- bis zweimal die Woche ist okay (vgl. den Abschnitt über Vitamin D in diesem Kapitel).

- **Denken Sie mal an Vitamin K2 (Menaquinon).** Dieses bekommt in letzter Zeit eine Menge Aufmerksamkeit, was die Knochengesundheit angeht. In Japan benutzt man es seit 1995 als MK-4 (Menatetrenon) in der Osteoporosebehandlung, und zwar mit gutem Ergebnis. In den USA bleibt es umstritten, weil die Studienlage unübersichtlich ist.[82] Einige besonders interessante Studien zeigen, dass Vitamin K die positiven Effekte von Vitamin D in der Knochendichte unterstützt.[83]

  Vitamin K kommt vor in Fleisch, in fermentierten Nahrungsmitteln, Käse und Milchprodukten, Brokkoli, Rosenkohl, Blumenkohl, Kichererbsen, Grünkohl und Samen. Studien der Tufts University und der University of Wisconsin jedoch zeigen, dass man, um für die Knochendichte etwas zu bewirken, ungefähr 1000 Mikrogramm täglich braucht, was über die Nahrung allein nicht mehr aufgenommen werden kann. Das ist deutlich mehr als die nationale Verzehrempfehlung von 90 mcg täglich.[84] Achtung: Wenn Sie Blutverdünner nehmen, sollten Sie Ihren Arzt konsultieren, bevor Sie Vitamin K zuführen, da es die Medikamentenwirkung herabsetzen kann.

- **Wenn Sie Gelenkschmerzen haben, sollten Sie weiter mit Nahrungsergänzung arbeiten.** Nichtsteroidale Antirheumatika (NSARs), wie etwa Ibuprofen, haben wohl einen gewissen Anteil an der langfristigen Zerstörung des Knorpels. Obwohl diese frei verkäuflichen Medikamente zweifellos Gelenkschmerzen vermindern, sind sie langfristig eher schädlich als nützlich. Viele Frauen verschaffen sich alternativ Erleichterung durch die folgenden Ergänzungen zusätzlich zu einem guten Multivitamin:

– *Pueraria mirifica (PM):* Miroestrol, ein wirksames Phytoöstrogen, das sich in vielen Zubereitungen dieses Krauts findet, ist sehr gut für die Knochen. Zwei Studien an Ratten von Forschern der Universität Chulalongkorn in Bangkok haben gezeigt, dass deren Knochendichte zunahm, obwohl man ihre Eierstöcke entfernt hatte. Eine randomisierte, doppelt verblindete, placebokontrollierte Studie der Mahidol University in Bangkok, die 2008 in der Zeitschrift *Menopause* veröffentlicht wurde, kam zu dem Ergebnis,

das Pueraria mirifica wohl den gleichen Effekt bei Menschen hat.[85] Die Pflanze hilft ebenfalls bei einer Reihe von Wechseljahrsbeschwerden, wie Vaginaltrockenheit, Hitzewallungen und Reizbarkeit. Nehmen Sie eine Marke mit standardisiertem Miroestrol (ungefähr 20 mg auf 100 g). Eine gute Wahl sind H.R.T. (Herbal Remedy aus Thailand) Plus von Longevity Plus (vgl. www.longevityplus.com) und Pueraria Mirifica PhytoGen Complex von Solgar. Die übliche Dosierung sind zwei Tabletten pro Tag.
- *Glucosaminsulfat:* 1000 mg zweimal am Tag.
- *Kurkuma:* 250 mg zweimal am Tag.
- *Omega-3-Fette (vor allem DHA):* Diese gesunden Fette kommen nicht nur in Lebertran vor, sondern auch in Walnuss- und Leinöl. Sie sind für die Knochengesundheit unabdinglich.[86] (Umgekehrt bauen Omega-6-Fettsäuren Knochensubstanz ab.) Sie sollten täglich 1000 bis 5000 mg Omega-3-Fett pro Tag zu sich nehmen.
- *Oligomere Proanthocyanidine (OPCs)* aus Weintraubenkernen oder Pinienrinde. Fangen Sie mit einer Anfangsdosis von 1 mg pro kg Körpergewicht in verteilten Dosen an. Das machen Sie 10 bis 14 Tage. Danach nehmen Sie die Erhaltungsdosis von 60 bis 200 mg pro Tag.

• **Essen Sie Phytoöstrogene:** Soja und gemahlener Leinsamen sind besonders wirksam. Mehrere Studien sprechen dafür, dass der regelmäßige Konsum von Sojaproteinen knochenschützende Effekte hat, die dem von Östrogen gleichkommen. Eine sechsmonatige Doppelblind-Studie an der Universität von Illinois hat ergeben, dass postmenopausale Frauen, deren Speiseplan reichlich Soja-Isoflavone enthielt, vor spinalem Knochenschwund geschützt waren.[87]

Im Herbst 2005 wurden die Ergebnisse einer Beobachtungsstudie an 24 000 Chinesinnen in den *Archives of Internal Medicine* veröffentlicht. Die Untersuchung hatte ergeben, dass Frauen, die mehr als 13 g Sojaprotein täglich verzehrten, weniger als halb so oft eine Knochenfraktur erlitten wie Frauen, die 5 g oder weniger konsumierten.[88] Das ist schon toll, allein wenn man bedenkt, dass man diese Menge mit zwei Sojamilchdrinks zu sich nehmen kann. In einer dänischen Studie nahm die Hälfte der Teilnehmerinnen zwei Gläser Sojamilch mit Isoflavonen zu sich, die andere Sojamilch ohne. Die Knochendichte wurde jeweils nach zwei bzw. vier Jahren gemessen. Die erste Gruppe der postmenopausalen Frauen hatte wahrhaftig überhaupt keinen Knochendichteverlust zu verzeichnen, die zweite Gruppe hatte einen von vier Prozent, was immer noch niedriger ist als das, was andere Frauen in den Wechseljahren erleben müssen. Die

Forscher schlossen daraus, dass die tägliche Aufnahme von Sojaprotein immer noch einen gewissen protektiven Effekt auf die Knochendichte hatte.[89] Eine andere aktuelle Untersuchung folgte 50 postmenopausalen Frauen, die drei Portionen Sojamilch (jede etwa 0,25 l) pro Tag tranken oder drei Handvoll geröstete Sojakerne aßen, was einer täglichen Dosis von 60 bis 70 mg Isoflavonen entspricht. Innerhalb von zwölf Wochen stellte die Studie eine 13-prozentige Zunahme von Osteocalcin, einem Marker für die Osteoblastenaktivität und damit für die Knochendichte, sowie eine 14,5-prozentige Abnahme der Marker für knochenabbaufördernde Osteoklasten fest. Die Vorzüge von Sojaprodukten wurden nicht mit einer Hormonsubstitution verglichen, doch Sojaprotein zeigte eine knochenbildende Wirkung, die Östrogen nicht aufweist.[90]

- **Trinken Sie grünen Tee.** Grüner Tee ist reich an Phytoöstrogenen und Antioxidantien. Wie Studien gezeigt haben, haben Frauen, die regelmäßig grünen oder schwarzen Tee trinken, stärkere Knochen als Frauen einer Kontrollgruppe.[91] Ich habe immer eine Kanne dekoffeinierten grünen Tee im Kühlschrank und trinke ihn den Tag über.

- **Machen Sie regelmäßig Übungen mit Gewichten.** Und zwar mindestens dreimal in der Woche. Wenn Sie Gewichte heben, sind zwei Mal ausreichend. Doch auch Spazierengehen, Pilates und Yoga sind in Ordnung. Alles, was Zug auf die Sehnen und Bänder, Knochen und Faszien ausübt, dient den Knochen.

- **Wenn Sie unter Depressionen leiden, tun Sie etwas dagegen.** Regelmäßige körperliche Betätigung bei natürlichem Licht sind oft alles, was nötig ist. Wenn Sie beim Licht von Leuchtstoffröhren arbeiten, ersetzen Sie sie durch Glühbirnen mit vollem Tageslichtspektrum. Auch wenn den meisten Glühbirnen mit Tageslichtspektrum die UV-B-Strahlung fehlt, die nötig ist, um die Vitamin-D-Bildung und die Kalziumaufnahme anzuregen, können sie eindeutig dabei helfen, Depressionen und saisonale affektive Störungen zu lindern. Interessanterweise kann das Nahrungsergänzungsmittel Johanniskraut, das nachweislich antidepressiv wirkt, auch den Spiegel eines Cytokins namens IL-6 senken, das bei der Aktivierung des Immunsystems eine Rolle spielt. Wenn sich dessen Konzentration normalisiert, wird die Knochendichte möglicherweise positiv beeinflusst. Unklar ist bisher, ob die Standardmedikation mit Antidepressiva denselben Effekt hat.

- **Lassen Sie Ihren Hormonspiegel überprüfen.** Viele postmenopausale Frauen haben einen Testosteronspiegel, der selbst für prämenopausale Frauen normal wäre, was sie ohne zusätzliche Hormongaben viel widerstandsfähiger gegen Osteoporose macht. Bei einigen Frauen liegt auch der Östrogenspiegel noch lange nach der Menopause im niedrigen bis normalen prämenopausalen Bereich. Wenn das der Fall ist, brauchen Sie keine hormonelle Ergänzung, um Ihre Knochenmasse zu erhalten.

XIII

Gesundheit für die Brust

Ich erinnere mich an die vielen Abende, in denen ich mit einer meiner Hebammen-Kolleginnen auf der Entbindungsstation Dienst tat. Obwohl ihre eigenen Kinder fast erwachsen waren, griff sich diese Frau manchmal an die Brust, wenn sie ein Baby weinen hörte oder ein besonders hübsches Neugeborenes sah. »Meine Brüste kribbeln so sehr, dass ich das Gefühl habe, ich könnte dieses Kind selbst stillen«, meinte sie dann.

Brüste sind im buchstäblichen wie auch im übertragenen Sinne eine Nahrungsquelle. Ihre Doppelrolle geht unter anderem auf die Wirkung zweier Gehirnhormone namens Prolactin und Oxytocin zurück. Diese Hormone, die nach der Geburt eines Kindes im Gehirn der Mutter produziert und in den Blutstrom ausgeschüttet werden, sorgen für genügend Milch in der Brust und verstärken zudem den Bindungsprozess: Wenn eine Mutter ihr Kind stillt, fördern Prolactin und Oxytocin den Milchfluss und gleichzeitig die Liebe zum Kind. Die Mutter ihrerseits wird nicht nur durch das angenehme körperliche Gefühl belohnt, sondern auch durch die emotionale Befriedigung, die es mit sich bringt, für ein Wesen zu sorgen, das sie innig liebt. Prolactin und Oxytocin haben eine derart starke Wirkung, dass viele Frauen selbst dann ein reflexartiges Einschießen der Milch verspüren und ihre Brüste sich mit Milch füllen, wenn sie gerade gar nicht stillen. Schon der Gedanke an ihr Kind oder es weinen zu hören, kann diesen Milchflussreflex in Gang setzen.

Aber nicht nur beim Stillen kommt es zu einer Prolactin- und Oxytocinausschüttung. Wie sich herausgestellt hat, steigen die beiden Hormone bei Frauen wie bei Männern an, wenn sie in einer glücklichen, gegenseitig befriedigenden Beziehung leben. Daher ist es nicht verwunderlich, dass Emotionen wie Liebe und Mitgefühl, die unsere Seele nähren, oft ebenfalls mit demselben Prickeln in der Brust einhergehen, das stillende Mütter spüren – und das meine Hebammen-Kollegin so plastisch beschrieben hat.

Ich sehe dieses Kribbeln gern als Beweis dafür, dass »the milk of human kindness« (aus Shakespeares *Macbeth*, A. d. Ü.) mehr ist als eine reine Metapher. Liebe ist in unserer Biologie fest verankert. Darum fühlen sich die meisten Frauen so wohl dabei, andere zu umsorgen und zu unterstützen, und darum »bemuttern« wir andere so häufig. Wenn das Gefühl der Liebe frei strömen kann, ist unser Körper von demselben Hormon erfüllt, das alle menschlichen Bindungen stärkt, und unsere Brüste baden darin.

Unser kulturelles Erbe: Nähren und Selbstaufopferung

Wenn unsere Beziehungen wirklich auf Gegenseitigkeit beruhen und wir so viel empfangen, wie wir geben, hat Liebe einen heilenden, lebensstärkenden Effekt. Doch dieses Ideal ist nicht so weit verbreitet, wie man wünschen würde. Die meisten Frauen sind dazu erzogen worden, in einer Art und Weise für andere zu sorgen, die oft verlangt, unser eigenes Wohlergehen zu gefährden. Die ganze Menschheitsgeschichte hindurch sind wir Frauen wegen unserer Fähigkeit verehrt worden, uns für die Menschen um uns herum aufzuopfern. Kein Wunder, dass Tammy Wynettes Song »Stand by Your Man« der bestverkaufte Countrysong aller Zeiten ist. Aber wie sich herausgestellt hat, wurde Tammy von dem Mann, dem sie einen großen Teil ihres Ehelebens zur Seite stand, regelmäßig verprügelt. Dies führt sehr eindrücklich vor Augen, wie leicht unsere fürsorglichen Tendenzen die Waagschale in Richtung gefährlicher Selbstaufopferung neigen können.

Unsere Brüste sind derjenige Teil unserer Anatomie, der am stärksten mit Nähren und Umsorgen in Verbindung gebracht wird. Und sie sind wahrscheinlich der am stärksten emotional belastete Bereich unseres Körpers. Von der Kultur, in der wir leben, gnadenlos ausgebeutet, sind sie andererseits unsere stärkste Waffe in der Schlacht um Liebe und Zuneigung. In dem Film *Erin Brockovich* wird die freche Heldin, Angestellte in einem Anwaltsbüro, von ihrem erstaunten Chef gefragt, wie sie es geschafft hat, ohne Hilfe so viele vernichtende Informationen über die Umweltverschmutzungspraktiken eines großen Betriebes zu sammeln. Die Schauspielerin Julia Roberts, die in ihrem überquellenden Mieder höchst sinnlich aussieht, erwidert nur: »Man nennt sie Titten, Ed.«

Kein Wunder, dass eine meiner Freundinnen, als sie hörte, dass ich mich scheiden ließ, fragte, ob ich mir Brustimplantate einsetzen lassen würde. Unsere Kultur verführt uns zu dem Glauben, ohne zwei atemberaubende neue Brüste sei es einer Frau in mittleren Jahren unmöglich, einen neuen Mann zu interessieren. Was für einen beredteren Beweis könnten wir für unsere Sehnsucht nach Liebe finden als die Tatsache, dass wir so weit gehen, um sie zu erfahren?

Die Brust in mittleren Jahren: Eine Herausforderung

Die Lebensmitte – das ist die Phase, in der wir den Weckruf hören, der uns auffordert, uns endlich um unsere eigenen Bedürfnisse zu kümmern. Unsere Kinder sind dabei, aus dem Haus zu gehen, oder sind bereits seit Langem fort; die Zeit für die Art von Selbstaufopferung, die man zum Aufziehen von Kindern braucht, geht zu Ende, und wir haben nun Gelegenheit, unser Leben auf den Prüfstand zu stellen. Wenn wir in einer Beziehung leben, die einer Selbstverwirklichung im Wege steht, müssen wir darüber nachdenken, wie wir dies ändern können. Die Wechseljahre fordern uns heraus, unser Leben realistisch zu sehen, Beziehungen zu schaffen, die echte Partnerschaften sind, mit Menschen, die uns so lieben, wie wir wirklich sind.

Derartige »nährende« Beziehungen, die auf Gegenseitigkeit beruhen und die darauf basieren, dass wir uns selbst auf allen Ebenen lieben und umsorgen, fördern die Gesundheit eines jeden Organs im Körper. Die Brüste werden jedoch wahrscheinlich am meisten davon profitieren, weil sie im vierten emotionalen Zentrum lokalisiert sind, das mit der Fähigkeit assoziiert ist, Freude, Liebe, Kummer und Vergebung wie auch Wut und Feindseligkeit auszudrücken. Wenn solche Emotionen blockiert werden, dann kann die Gesundheit aller Organe im vierten emotionalen Zentrum leiden, also neben den Brüsten auch Lungen und Herz.

Der Aufbau liebevoller Beziehungen, die uns nähren, und Entscheidungen, die wir treffen und die uns direkt zugutekommen, können uns helfen, unsere Brüste gesund zu halten. Ein derartiges Für-sich-selbst-Sorgen ist keineswegs egoistisch; nur so können wir etwas in unserem Inneren schaffen, das es wert ist, an andere weitergegeben zu werden. Um die innere Weisheit unseres Körpers zu finden, können wir wieder auf das Stillen zurückkommen: Quantität wie Qualität der Muttermilch verbessern sich, wenn die Mutter gut ausgeruht, gut genährt und glücklich ist. Gerade in der Lebensmitte, wenn die Gelegenheit zur Wandlung grenzenlos ist und die Kosten, uns dem zu verweigern, sehr hoch sein können, müssen wir uns an diese Lehre erinnern.

Brustschmerzen in der Lebensmitte

Durch die hormonellen Veränderungen der Wechseljahre haben viele Frauen Brustschmerzen, besonders in der zweiten Zyklushälfte. Weil oftmals der Eisprung ausfällt und die Östrogenspiegel hoch sind, tritt scheinbar aus dem Nichts der Brustschmerz auf. Das Problem verschwindet aber oftmals ebenso plötzlich, wie es gekommen war und ist kein Zeichen von Krebs. Eine angepasste Ernährung, ein gutes Multivitamin und Jod reduzieren die Entzündung, die dem Schmerz zugrunde liegt (siehe Kapitel sechs). Auch Soja und Leinsamen sind sinnvoll. Oftmals sind Brustschmerzen ein Zeichen, dass es mit den Gefühlen nicht zum Besten steht. Die folgende Geschichte ist ein wunderbares Beispiel, wie hier ein ganzheitlicher Ansatz wirken kann.

Catherine: Zysten in der Brust
So lange wie Catherine denken konnte, schmerzten ihre Brüste vor der Menstruation. Als sie vierzig wurde, wurden der Schmerz und die Schwere so schlimm, dass sie quasi monatlich nur noch eine schmerzfreie Woche hatte. Sie hörte auf mit Alkohol und Kaffee, nahm alle Nahrungsergänzungsmittel, von deren Wirkung sie gehört hatte, machte Castoröl-Anwendungen und ging regelmäßig zur Akupunktur. Auch ging sie zu einer Kräuterspezialistin, die eine spezielle Mischung für sie zubereitete. »Meine Brüste bestimmten allmählich mein Leben!« Ihre Ärztin war anteilnehmend, wusste aber auch nicht, was sie noch tun sollte. Im Versuch, sie zu trösten, bescheinigte ihr die Ärztin, dass ihre Zysten im Vergleich gar nicht mal so schlimm seien. Über Weihnachten schließlich fuhr Catherine zu ihrer Familie. Im Eifer der vorweihnachtlichen Besorgungen vergaß sie ihre Nahrungsmittelergänzungen und Kräuter einzupacken. »Als ich nicht mehr ständig an irgendwelche Pillen denken musste oder daran, wieder einmal zum Arzt zu gehen, oder daran, Freundinnen diskret nach ihrem Brustzustand zu fragen, bemerkte ich, dass meine Brüste plötzlich weniger schmerzten. Aber ich wusste auch, dass allein der Verzicht auf die Ergänzungen oder das ständige Kreisen um meinen Busen keine wirkliche Lösung war.« Deshalb beschloss sie, eine Bestandsaufnahme zu machen. Dabei fiel ihr auf, dass der Schmerz erstmalig bei einem ähnlichen Familienbesuch vor vier Jahren richtig schlimm geworden war. Der Auslöser war damals eine scherzhafte Bemerkung ihres Onkels über ihre Großmutter gewesen, die sich wohl immer über ihre schmerzenden Brüste beklagt hatte. »Ich war meiner Oma immer sehr nahe gewesen«, erzählte sie mir, »und mein Onkel und meine Mutter machten immer negative Bemerkungen, vor allem was unsere besondere Beziehung anging. Irgendwie spürte ich, dass die negativen Bemerkungen in ihre Richtung eigentlich auch in meine zielten.« Catherine fiel auf, dass sie ihre Gefühle zwar intellektuell verarbeitet, nicht aber emotional wirklich zugelassen hatte. Auch fiel ihr ein, was einer ihrer Yogalehrer einmal gesagt hatte: »Um wirklich gesund zu werden, müssen wir fühlen«. Catherine beschloss, sich

bei ihren Yoga- und Meditationsübungen mit jenen Gefühlen zu befassen, die zu ihren Brustschmerzen beigetragen haben mochten. »Ich widmete die Übungen gewissermaßen meinen Brüsten«, erzählte sie mir, auch die Übung des Vergebens, die ein wunderbares Mittel ist für alles, was mit dem vierten Chakra zu tun hat (einschließlich der Lunge, des Herzens und der Schultern). In den folgenden Monaten ließ sie die unausgesprochene Wut auf ihre Familie los, die sie in gewisser Weise schon ihr ganzes Leben lang hegte. Und es klappte: »Obwohl meine Familie von mir in letzter Zeit viel mehr Unterstützung braucht, weil sich mein Onkel im letzten Stadium Lungenkrebs befindet und alles sehr dramatisch ist«, berichtet sie. »Doch meine Brüste sind in Ordnung, egal was ich zu mir nehme, einschließlich des Koffeins. Seitdem ich durch ein aktives Vergeben meinen emotionalen Ballast losgeworden bin, haben mir auch meine Brüste in gewisser Weise vergeben. Es ist wirklich ein Wunder.«

RISIKOFAKTOREN FÜR BRUSTKREBS

In der Lebensmitte steigt die statistische Wahrscheinlichkeit, an Brustkrebs zu erkranken. Bei Frauen, die in industrialisierten Ländern leben, steht das Alter auf einer Liste bekannter Risikofaktoren für Brustkrebs an erster Stelle:[1] Aber das liegt vor allem daran, dass das Alter insgesamt mit kumulativen Risiken durch einen ungesunden Lebensstil verbunden ist. Denken Sie daran: Eine überwältigende Mehrheit der Frauen bekommt *keinen* Brustkrebs.

- Alter (über 50 Jahre)
- frühes Einsetzen der Menstruation (vor dem 12. Lebensjahr)
- gehäuftes Auftreten von Brustkrebs in der Familie, bei einer Verwandten 1. (Mutter, Schwester, Tochter) oder 2. Grades (Tante, Großmutter)
- späte Menopause (nach dem 55. Lebensjahr)
- Geburt des ersten Kindes nach dem 30. Lebensjahr
- Hormonersatztherapie
- gutartige Brusterkrankung mit einer Biopsie, die eine atypische Hyperplasie zeigt
- regelmäßiger Alkoholkonsum

Hinweis: Eine frühe oder chirurgisch induzierte Menopause senkt das Risiko für Brustkrebs.

Die emotionalen Grundlagen des Brustkrebses

Wie alle Erkrankungen hat Krebs sowohl eine physische als auch eine emotionale Komponente. Viele Frauen mit Brustkrebs neigen dazu, ihre Emotionen hinter einer stoischen Fassade zu verbergen und in Beziehungen auszuharren, in denen sie viel mehr geben als empfangen.

Die Weigerung, unsere eigenen Gefühle ernst zu nehmen und auszudrücken, kann manchmal pathologische Ausmaße annehmen. Einmal suchte mich eine Frau auf, weil sie, wie sie sagte, Schwierigkeiten beim Atmen hatte. Sie kam allein und ohne Unterstützung, und die Tests, die ich durchgeführt hatte, bestätigten bald meine Befürchtung, dass der Brustkrebs, der bei ihr vor einem Jahr diagnostiziert worden war, auf die Lunge übergegriffen hatte. Sie hatte sich nie behandeln lassen, weil sie ihrem Mann oder ihren Kindern »keine Unannehmlichkeiten« bereiten wollte. Sie hatte ihnen nicht einmal etwas von ihrem Befund erzählt! Ich erklärte ihr so schonend wie möglich, dass ihre Entscheidung, wenn auch im Geiste der Großzügigkeit und Selbstaufopferung getroffen, in Wirklichkeit niemandem half, am allerwenigsten ihr selbst. Sie brauchte Hilfe und Unterstützung, und ihre Familie musste in das, was ihr geschah, einbezogen werden.

Nach meiner Erfahrung haben viele Frauen ihre eigenen Bedürfnisse so lange verleugnet, dass sie nicht einmal mehr wissen, dass diese überhaupt existieren. Eine meiner Freundinnen erinnert sich daran, dass die automatische Antwort ihrer Mutter auf alle Wünsche, die sie je äußerte, stets gleich lautete: »Daran brauchst du noch nicht einmal zu denken!« Stellen Sie sich vor, was das für die Fähigkeit eines Menschen bedeutet, um etwas zu bitten, was er braucht, und seine Gefühle ehrlich auszudrücken. Kein Wunder, dass so viele Frauen fast alles tun, um nicht selbstsüchtig zu erscheinen – und sogar riskieren, an einer tödlichen Krankheit zu sterben.

Inzwischen gibt es zahlreiche wissenschaftliche Untersuchungen, die die These belegen, dass unser Umgang mit unseren Emotionen die Inzidenz von Brustkrebs beeinflussen kann und auch unsere Fähigkeit, ihn zu überwinden. Eine Untersuchung, an der 119 Frauen zwischen 20 und 70 Jahren teilnahmen, die wegen eines verdächtigen Knotens in der Brust zur Brustbiopsie (Entnahme einer Gewebeprobe aus der Brust) überwiesen worden waren, beschäftigte sich beispielsweise mit dem Einfluss von negativen Lebensereignissen auf die Wahrscheinlichkeit, dass der Knoten kanzerogen war. Schwere Krisen, wie eine Scheidung, der Tod eines geliebten Menschen oder der Verlust des Arbeitsplatzes in den fünf Jahren vor der Entdeckung des Brustknotens erhöhte tatsächlich die Wahrscheinlichkeit für dessen Kanzerogenität. Aber interessanterweise spielte die Art, wie eine Frau mit diesem negativen Ereignis umging, ebenfalls eine entscheidende Rolle dabei, ob sie Krebs entwickelte oder nicht. Bei denjenigen, die ihre Trauer nach einem schrecklichen Verlust voll auslebten, war die Wahrscheinlichkeit, an

Brustkrebs zu erkranken, dreimal geringer als bei denjenigen, die ihre Emotionen hinter einem tapferen Gesicht versteckten oder ihren Kummer durch Aktivitäten verschiedenster Art zu betäuben versuchten.[2]

Die klinische Psychologin Dr. Lydia Temoshok hat in ihrem Buch *The Type C Connection* (Random House 1992) zusammen mit Co-Autor Henry Dreher hunderte Fallberichte durchgesehen. Für sie gibt es ein Verhaltensmuster, das »Type C Behavior Pattern«, welches sie als zwanghaft liebenswürdig, aufopfernd, angepasst und vermittelnd beschreibt. Emotionen, insbesondere Wut, werden nur selten ausgedrückt. Das sei typisch bei vielen Krebsarten, einschließlich Brustkrebs. »Typischerweise sagten die Brustkrebs- und Unterleibskrebspatientinnen: ›Um mich mache ich mir keine Sorgen, aber um meine Familie‹«, so Drehers Beobachtung. »Je fortgeschrittener und gefährlicher der Krebs, desto mehr dominieren Selbstaufopferung und Nichtkommunikation von Gefühlen und Bedürfnissen.«[3]

Wenn wir uns nicht erlauben zu trauern, verbrauchen wir Lebenskraft und berauben uns der Ressourcen, die wir brauchen, um uns zu heilen. In Zeiten des Verlustes müssen wir durch den schmerzhaften und schwierigen Prozess gehen, den ich als radikale Unterwerfung bezeichne: Wir müssen uns einer Kraft und Ordnung unterwerfen, die größer ist als wir. Nennen Sie es, wie Sie wollen – Gott, das Universum, was auch immer –, wir müssen dieser Kraft erlauben, unser Leben zu heilen, und das kann nur durch die volle Erfahrung unserer Trauer geschehen.

Eine andere Untersuchung hat gezeigt, dass die Gefühle, die eine Frau hinsichtlich der Kommunikation zwischen ihr und ihrer Familie und der Hilfsbereitschaft seitens ihrer Familie hegt, ihr Immunsystem und damit auch ihre Fähigkeit beeinflussen, sich wieder zu erholen. Frauen mit Brustkrebs, denen es an sozialer Unterstützung mangelte, hatten nachweislich ein weniger aktives Immunsystem und eine schlechtere Prognose.[4] Diese soziale Unterstützung muss jedoch nicht unbedingt von der Familie kommen, um einen positiven Einfluss auf das Überleben zu haben. Wie Untersuchungen gezeigt haben, wirken sich Brustkrebs- und andere Selbsthilfegruppen, die sich durch ein offenes und ehrliches Teilen von Erfahrungen auszeichnen, statistisch positiv auf die Lebenserwartung aus und gehen mit einer verminderten Rate an Tumorrezidiven einher.[5]

Mary: Der Zehnjahresplan

Mary war 41 Jahre, als sie sich wegen einer »intuitiven Diagnose« an meine Partnerin Dr. Mona Lisa Schulz wandte. Mary war mit einem stark wettbewerbsorientierten Geschäftsmann verheiratet, der mehr Zeit auf der Straße verbrachte als zu Hause. Sie sehnte den Tag herbei, an dem die Geschäfte ihres Mannes endlich so gut liefen, dass er nicht mehr so viel reisen musste. Sie selbst hatte vor ihrer Ehe eine leitende Stellung in der Computerindustrie innegehabt, war aber nun Hausfrau und Mutter mit zwei Kindern im Alter von sechs und neun Jahren. Sie hatte mit ihrem Mann einen Zehnjahresplan für Beruf, Finanzen und Familie entwickelt und daraufhin ihre Karriere aufgegeben, um sich ganz der Erziehung der beiden Kinder zu widmen, die sie bereits hatten, und der beiden, die sie in Zukunft noch haben wollten.

Das Problem war, dass Mary nach nur fünf Jahren »Planerfüllung« ziemlich erschöpft war. Wie sie Dr. Schulz erzählte, wollte sie ein drittes Kind so lange hinausschieben, bis sie herausfand, warum sie sich die ganze Zeit hindurch so schrecklich fühlte. Sie wollte wissen, was ihr Körper ihr mit dieser ständigen Erschöpfung sagen wollte. Darum hatte sie eine »Sitzung« bei Mona Lisa vereinbart.

Das Energiemuster, das Dr. Schulz bei Mary feststellte, war das einer »Witwe, die auf einem Witwenpfad auf und ab schreitet, ewig auf die See hinausschaut, auf ihren Mann wartet und sich danach sehnt, dass er zurückkehrt«. Auf der Basis dessen, was sie »energetisch gelesen« hatte, erklärte sie Mary, dass sie wie andere Frauen mit diesem Verhaltensmuster eine Tendenz haben könne, hormonell sensitive Verdichtungen in ihren Brüsten zu entwickeln. (Da Dr. Schulz bei diesen Lesungen keine Diagnosen stellt, würde sie niemals den Begriff »Brustkrebs« oder auch nur »gutartiger Brustknoten« benutzen, da dies beides diagnostische Begriffe sind.)

Mary erzählte, dass bei ihr vor vier Jahren tatsächlich Brustkrebs gefunden worden war. Dank Operation, Chemotherapie und Bestrahlung war der Krebs offenbar erfolgreich bekämpft worden, doch sie fühlte sich durch diese Erfahrung noch immer völlig ausgelaugt. Sie vermisste ihren alten Job und war sich bewusst, dass das Hausfrauendasein nicht ihrem Temperament entsprach, doch sie meinte, sie müsse lernen, im Interesse des Planes, dem sie zugestimmt hatte, das Beste daraus zu machen. Sie war sich auch bewusst, wie sehr sie sich wünschte, ihr Mann würde sich an der Erziehung ihrer Kinder beteiligen, hatte aber das Gefühl, sie könne diesen Wunsch nicht äußern, weil ihn das hindern würde, seinen Teil des Zehnjahresplanes zu erfüllen.

Dr. Schulz erklärte Mary, dass alle Erkrankungen Hologramme sind, die gleichzeitig genetische, umweltbedingte, physische, ernährungsphysiologische, emotionale, spirituelle und verhaltensbiologische Aspekte enthalten. Dieses Hologramm zu verstehen würde von Mary verlangen, die Gültigkeit des Plans infrage zu stellen, der sie und ihren Mann in einer Lebensweise gefangen hielt, die für beide unbefriedigend war. Ihr Brustkrebs war ein Signal für sie gewesen, und die Erschöpfung, die sie seitdem ständig verspürte, war ein weiteres Signal. Ihre Aufgabe war es, aufzuwachen und die Botschaft anzunehmen, die ihr Körper ihr zu übermitteln versuchte. Sie musste die Tatsache akzeptieren, dass sie von ihrem Temperament her nicht für die Rolle einer Nur-Hausfrau und Mutter geeignet war. Einige Frauen würden, wenn sie wie Mary die finanziellen Mittel für einen derartigen Lebensstil hätten, unter solchen Bedingungen aufblühen. Mary gehörte jedoch zufällig nicht zu dieser Gruppe.

Aber Mary hatte sich nicht erlaubt, sich ihre Unzufriedenheit bewusst zu machen und einzugestehen, dass sie und ihr Mann nicht nur an ihren Plan gekettet, sondern auch in einem überholten Bild der Geschlechterrollen gefangen waren: Die Frau kümmert sich um Heim und Familie, der Mann schafft das Geld heran. Marys Unzufriedenheit erschien ihr wie ihr eigener Fehler, ein Zeichen dafür, dass sie keine gute Mutter war – daher war ihr Gefühl etwas, von dem sie meinte, sie müsse es bekämpfen.

Auch wenn Marys Geschichte speziell ist, das ihr zugrunde liegende Dilemma ist es keineswegs. Nehmen Sie Ihre Gefühle wahr — einschließlich der unangenehmen, wie Wut, Scham, Traurigkeit oder Verbitterung. Nehmen Sie Verbindung zu ihnen und den dahinterliegenden unerfüllten Sehnsüchten auf, und holen Sie sich professionelle Hilfe, falls nötig.

Programm für die Brustgesundheit

Brustgesundheit hat mit der Fähigkeit zu tun, sich selbst zu versorgen, damit, Vorbehalte fahren zu lassen und Beziehungen einzugehen, in denen wir aus vollem Herzen geben und nehmen. Doch wie bei allen anderen Organen auch, hängt das Wohl unserer Brüste von dem ab, was wir essen und welchen Lebensstil wir führen. Das folgende Programm nimmt sich all dieser Elemente an und möchte Ihnen dabei helfen, ein Leben lang das gesundheitliche Maximum dieser Körperregion zu erzielen.

- **Seien Sie ehrlich, was Ihre Gefühle angeht.** Ich empfehle Ihnen auf jeden Fall Dr. Marshall Rosenbergs Webseite zur gewaltfreien Kommunikation (www.cnvc.org), wo es unter anderem eine Liste gibt mit allen Emotionen und den uneingestandenen Bedürfnissen dahinter. Wenden Sie diese Erkenntnisse eventuell mithilfe einer guten Freundin, die zuhört oder eines Freundes auf Ihre Situation an. Sie werden feststellen, dass das sehr befreiend ist.

Nehmen Sie nur einmal die Geschichte von Mary. Wie viele Frauen mit Brustkrebs war sie, obwohl in einer sehr schwierigen Situation, immer sanft und nett. Sie pflegte zu sagen:»Es ist nicht so schlimm. Es ist schon in Ordnung. Ich werde schon damit fertig«. Und zwei Sekunden später erzählte sie dann, wie sehr ihre Situation sie in Wahrheit frustrierte. Ihre Reaktion erinnerte mich an eine Episode in der alten TV-Serie *Golden Girls*, in der Blanche sich müht, den Entschluss ihres Sohnes zu akzeptieren, eine deutlich ältere Frau zu heiraten, die ein Kind von ihm erwartet. Als eine Freundin sie fragt, was sie nun tun werde, antwortet sie: »Das, was Mütter immer tun. Meinem Sohn sagen, dass ich ihn liebe und dass mir alles, was er tut, recht ist, und mich dann fürchterlich bei jedem beklagen, der bereit ist, mir zuzuhören.« Dieses Muster mag in einer Fernsehsendung lustig sein, im wirklichen Leben ist es aber genau das, was zu einer Störung des Energieflusses im vierten emotionalen Zentrum führt.

Wenn Sie Gesundheit schaffen wollen, statt in Ihren emotionalen Zentren Verwüstungen anzurichten, erfordert dies, dass Sie diese »Mir geht es wirklich gut«-Phrasen aus Ihrem Wortschatz streichen, wenn sie dazu dienen, echte und schmerzliche Gefühle zu maskieren, die nach Ausdruck verlangen. Vielleicht müssen Sie mit einem Therapeuten arbeiten, der Ihnen hilft zu lernen, ehrlich zu sein – zunächst sich selbst gegenüber und dann auch gegenüber Ihrem Partner oder anderen Familienmitgliedern.

Sie brauchen auch den Mut, sich selbst gegenüber ehrlich zu sein, was all die Aspekte Ihres Lebens angeht, die Sie noch nicht bereit sind zu ändern. Denkt man an unser kulturelles Erbe hinsichtlich unserer Brüste, kann es kaum verwundern, dass Frauen Brustkrebs weit mehr fürchten als die Dinge, die uns mit viel größerer Wahrscheinlichkeit direkt oder indirekt umbringen, wie beispielsweise Herzkrankheiten oder Prügel vom Ehemann oder Freund. Ich bin zu der Überzeugung gekommen, dass die Angst vor Brustkrebs dazu dient, unsere wirkliche Furcht zu verdrängen – die Furcht, verlassen zu werden und allein zurückzubleiben, während wir uns weiterhin nach wahrer Liebe und der Verbesserung der Beziehung sehnen, in der wir leben. Eine meiner Patientinnen, eine Frau mit Brustkrebs, die ihren Mann auch finanziell unterstützte und die Mittel hatte, ihr Leben zu ändern, gestand mir schließlich, dass sie weiterhin in ihrer lieblosen Ehe ausharrte, weil es ihr so viel einfacher erschien zu sterben als zu riskieren, diejenige zu sein, die als Erste verlassen oder allein gelassen würde.

- **Entwerfen Sie einen Lebensplan.** Entwerfen Sie nur für sich selbst (nicht für Ihren Partner oder Ihre Familienmitglieder) ein oder zwei Lebenspläne.

Verbringen Sie mindestens 30 Minuten damit, darüber nachzusinnen und zu träumen, wie Sie gern Ihre Zeit ausfüllen würden, wohin Sie gerne gehen würden, mit wem Sie gerne zusammen wären und so weiter. Als wir mit Mary das Lebensplankonzept besprachen, gab sie zu, dass allein der Gedanke an ein drittes Kind sie erschöpfte. Allmählich begann sie zu akzeptieren, dass zwei weitere Kinder, wie es ihr Zehnjahresplan vorsah, wohl nicht das Richtige für sie wären. Marys Körper im Allgemeinen und ihre Brüste im Besonderen hatten bereits seit Langem versucht, ihr dies deutlich zu machen.

- **Schaffen Sie ein Energiebudget.** Legen Sie eine Liste an: In die eine Spalte schreiben Sie alle Tätigkeiten, die Sie verjüngen und Ihnen neue Kraft schenken, in die andere all diejenigen, die Sie auslaugen. Stellen Sie dann einen täglichen Ausgabeplan auf, der die Waagschale zugunsten der Verjüngung neigt. (Wenn Sie beispielsweise kleine Kinder zu versorgen haben, dann schlage ich Ihnen vor, dass Sie sich bei der Kinderbeaufsichtigung mit anderen Müttern oder Großmüttern in der Nachbarschaft abwechseln.) Nehmen Sie sich vor, zumindest eine Tätigkeit in der Woche auszuüben, die Ihnen Freude macht – ganz gleichgültig, wie Ihre Familienmitglieder darüber denken. Verstehen Sie, dass dies ein Prozess ist, kein Ziel. Ich habe vier Jahre gebraucht, um meinem Mann zu sagen, dass ich mich regelmäßig massieren ließ. Bis dahin hatte ich, obwohl die Massagen zu einem regelmäßigen Teil meines Programms geworden waren, nicht den Mut, ihm zu gestehen, dass ich tatsächlich Zeit und Geld in etwas so Nährendes und Wohltuendes wie Massagen investierte. Heute aus der Rückschau kann ich mir überhaupt nicht mehr vorstellen, nicht allein für meine Ausgaben zuständig zu sein. Was für eine Erleichterung!

- **Bleiben Sie mit Ihrer eigenen Kreativität in Kontakt.** Halten Sie Ihren Verstand in Schwung. Mary hatte das Gefühl, der ihre verrotte langsam. Sie war eindeutig jemand, der die Anregungen des Berufslebens brauchte. Lassen Sie nicht zu, dass Ihr Verstand und Ihre Kreativität dahinwelken oder dass Ihr wahres Selbst in der täglichen Knochenmühle des Lebens zerrieben wird.

  Wenn Sie keine berufliche Beschäftigung haben, überlegen Sie, ob Sie nicht zum Beispiel einen Volkshochschulkurs besuchen oder sich regelmäßig für eine andere anregende Tätigkeit engagieren wollen. Ich habe immer wieder festgestellt, dass allein die Tatsache, einen Zeitplan zu haben, uns hilft, unsere Energien gezielt einzusetzen. Es gibt keinen Ersatz für eine gewisse Ordnung, Disziplin und Struktur im täglichen Leben. Achten Sie nur darauf, dass Sie die Struktur bestimmen und nicht umgekehrt.

- **Überprüfen Sie von Zeit zu Zeit Ihre Ziele und Pläne.** Ich tue dies jedes Jahr um meinen Geburtstag herum und auch während der Sommer- bzw. Wintersonnenwende – Zeiten, in denen wir am leichtesten Zugang zu den kreativen Kräften der Erde finden. Verzichten Sie auf alles, was eindeutig überflüssig und unvereinbar mit Ihrer sich entwickelnden inneren Weisheit ist. Wie uns Mary später erzählte, hatte sie ihren Mann gefragt, wie denn sein Körper auf den Zehnjahresplan reagiere, und er hatte ihr gestanden, dass sich sein altes Magengeschwür in letzter Zeit wieder gemeldet hatte. Aber er hatte ihr nichts davon sagen wollen, weil er das Gefühl hatte, er müsse seine Liebe und Unterstützung für die Familie dadurch zeigen, dass er ein »guter Ernährer« bliebe. Das ist ein schönes Beispiel dafür, wie eine grundsätzlich gute Ehe sich verändern und wachsen kann, wenn beide Partner ehrlich zueinander – und zu sich selbst – sind und ihre Bedürfnisse offen aussprechen.

- **Achten Sie bei Ihrer Ernährung nicht so sehr auf weniger Fett als auf weniger Zucker und weniger raffinierte Kohlenhydrate.** Jahrelang habe ich meinen Patientinnen, insbesondere denjenigen mit einem hohen Brustkrebsrisiko, zu einer fettarmen und ballaststoffreichen Ernährung geraten. Eine solche Ernährung erhöht die Ausscheidung von überschüssigem Östrogen und senkt damit das Risiko für eine potenzielle Überstimulation des östrogenempfindlichen Brustgewebes.

  Einige neuere Untersuchungen sprechen jedoch dafür, dass die Brustkrebs-Fett-Verbindung nicht so simpel ist wie früher angenommen. Diese Erkenntnis stammt aus der berühmten *Nurses' Health Study*; darin wurde die Ernährung von 88 793 Frauen zwischen 30 und 55 Jahren analysiert, die zwischen 1980 und 1994 alle vier Jahre detaillierte Fragebögen über ihre Ernährungsgewohnheiten ausgefüllt hatten. Die Fragestellung ergab sich aus der Tatsache, dass Asiatinnen, die sich viel fettärmer als Amerikanerinnen ernähren, auch viel seltener an Brustkrebs erkranken. Wie sich jedoch herausstellte, erkrankten die Frauen in der *Nurses' Study*, die viel Fett aßen, nicht häufiger an Brustkrebs als diejenigen, die weniger als 20 Prozent ihrer Kalorien in Form von Fett zu sich nahmen. Des Weiteren gab es offenbar keinen Unterschied zwischen der Brustkrebshäufigkeit von Frauen, die gesättigte Fette oder sogar die berüchtigten teilweise gehärteten Fette bevorzugten, und solchen, bei denen vorwiegend pflanzliche

Fette oder Fischfette auf den Tisch kamen! Als Reaktion auf diese überraschenden Ergebnisse meinte Dr. Michelle Holmes, die federführende Autorin der Studie, die in Harvard Medizin lehrt: »Nach unseren Untersuchungen ist es höchst unwahrscheinlich, dass Frauen, die sich fettarm ernähren, vor Brustkrebs geschützt sind. Genauso hat es den Anschein, als ob eine fettreiche Ernährung das Risiko für diese Erkrankung nicht erhöht.«[6]

In den Achtzigerjahren wäre ich vom Ergebnis dieser Studie überrascht gewesen, doch heute bin ich es nicht mehr. Brustkrebs hat viele Facetten, dabei spielen ernährungsphysiologische, emotionale und genetische Faktoren eine Rolle. Was den Ernährungsaspekt angeht, so bin ich davon überzeugt, dass Industriezucker und raffinierte Kohlenhydrate einen weitaus größeren Risikofaktor für Brustkrebs darstellen als der Fettgehalt der Nahrung, aber leider wurden sie in dieser Untersuchung nicht einbezogen. Das Gleiche gilt für andere Faktoren, die die geringe Häufigkeit von Brustkrebs bei Asiatinnen erklären könnten. Die unterschiedliche Aufnahme von Mikronährstoffen, der hohe Konsum von Pflanzenhormonen (wie Isoflavonen, die man in Sojaprodukten findet) und eine geringere Menge an raffinierten Kohlenhydraten in der Nahrung könnten sich allesamt als Faktoren erweisen, die das Brustkrebsrisiko mindern.[7]

Auf der anderen Seite führt Nahrung, die überreich ist an raffinierten Kohlenhydraten zu höheren Insulinspiegeln und das wiederum zu erhöhten Spiegeln von IGF-1 (Insulin Growth Factor auf Englisch).

Diese Substanz beeinflusst das Wachstum von Brustzellen in utero (während der Embryonalentwicklung), in der Pubertät und im späteren Leben. Eine anomale IGF-1-Aktivität ist eine Folge von zu hohen Insulinkonzentrationen (siehe siebtes Kapitel) – das direkte Ergebnis einer Ernährung, die zu reich an raffinierten Kohlenhydraten ist. Ein hoher Insulinspiegel unterdrückt auch das sexualhormonbindende Globulin (SHBG), das in der Regel durch den Körper zirkuliert, Östrogen bindet und so dessen Aktivität senkt. Mit weniger SHBG im Blut gelangt mehr biologisch aktives Östrogen ins Brustgewebe.

Im Lauf vieler Jahre könnte dieser relative Östrogenüberschuss das Brustkrebsrisiko erhöhen.[8] Eine italienische Studie von 2005 hat eine direkte Verbindung herausgearbeitet zwischen dem Brustkrebsrisiko und der Ernährung mit Süßem bzw. einem hohen glykämischen Index (einschließlich Keksen, Brioches, Kuchen, Puffreis, Eis, Zucker, Kompott, Marmelade und Schokolade), die allesamt das Insulin und den IGF erhöhen.[9] Allerdings möchte ich auch sagen, dass ich ein grundsätzliches Problem habe mit Ansätzen, die versprechen, ob ernährungsbezogen oder allgemein, eine präventive Universalformel gefunden zu haben.

Obwohl eine Fülle von Untersuchungen die hormonausgleichenden und gesundheitsfördernden Effekte der nährstoffreichen, das Insulin ausbalancierenden Ernährung stützt, die auch ich empfehle, gibt es da ein Problem: Selbst Frauen, die sich vorbildlich ernähren, bekommen manchmal Brustkrebs. Wenn Sie Ihre Nahrungsmittel nur unter dem Gesichtspunkt auswählen, etwas zu »verhindern«, dann werden Sie aufgrund des Gesetzes der Anziehung die Energie der Krankheit, die Sie fürchten, zusammen mit den gesunden Lebensmitteln direkt in Ihren Körper tragen!

In der oben erwähnten Untersuchung hatten die Krankenschwestern, die am wenigsten Fett zu sich nahmen (weniger als 20 Prozent ihrer täglichen Kalorienmenge), die höchste Brustkrebsrate in der Gruppe. Auch wenn dies auf den ersten Blick überraschend erscheinen mag, stützen diese Daten eine Verbindung zwischen Brustkrebs und Selbstaufopferung, eine Beziehung, die inzwischen wissenschaftlich dokumentiert ist. Wenn Sie Angst vor Brustkrebs haben, wird es Ihnen nicht helfen, sich ernährungsmäßig zu kasteien und sich stets die Lebensmittel zu versagen, die Sie besonders gerne mögen und von denen Sie sich gestärkt fühlen. Stellen Sie sich vor, Sie essen einen kleinen grünen Salat, während Sie sich die ganze Zeit nach etwas Nahrhafterem sehnen und insgeheim denken: »Nun gut, ich versage mir etwas, weil ich auf diese Weise Brustkrebs vorbeuge.« Hört sich das für Sie positiv oder gesund an? Für mich nicht.

Vor allem möchte ich Sie dazu ermuntern, sich jeden Tag bestmöglich zu ernähren und Nahrungsmittel zu essen, die nicht nur lecker, sondern auch gesund sind. Essen Sie gut, denn nur auf diesem Wege können Sie Ihr volles Potenzial wirklich erreichen.[10]

- **Essen Sie viel Obst, Gemüse und Leinsamen:** Wie Untersuchungen gezeigt haben, haben Frauen, die die größte Menge an Lignanen – die im Verdauungstrakt aus Pflanzenmaterial gebildet werden – ausscheiden, das geringste Risiko, an Brustkrebs zu erkranken.[11] Die Nahrungsquelle mit dem höchsten Gehalt an gesundheitsfördernden Lignanen ist Leinsamen. Ich schlage Ihnen vor, täglich ¼ Tasse frisch gemahlene Leinsamen zu sich zu nehmen. Eine Ernährung, die reich an Pflanzenmaterial ist, ist in der Regel auch besonders reich an Fasern und Ballaststoffen, die die Ausscheidung von überschüssigem Östrogen mit dem Stuhl fördern.[12] Fangen Sie mit einem Teelöffel an und steigern sie sich allmählich. (Ich habe eine kleine Kaffeemühle, die ich nur für Leinsamen nutze. Darüber hinaus gibt es auch fertig gemahlene Chia- und Hanfsamen.) Zahlreiche Untersuchungen haben überdies belegt, dass Obst und Gemüse – besonders Brokkoli, Grünkohl und andere Kohlsorten (die alle zur Familie der Kreuzblütler gehören) sowie Tomaten, Gelbwurz (Kurkuma), Knoblauch und Zwiebeln – Antioxidantien und andere phytochemische Verbindungen enthalten, die vor Zellschäden und Mutationen durch freie Radikale schützen. Sie hindern Karzinogene möglicherweise auch daran, wichtige Angriffsziele überall im Körper zu erreichen und/oder mit ihnen zu reagieren.[13] Indol-3-Carbinol, ein wie ein Östrogenmodulans wirkender Bestandteil verschiedener Kohlarten gibt es ebenfalls als Nahrungsergänzung.

- **Nehmen Sie möglichst wenig raffinierte Kohlenhydrate zu sich:** Brustgewebe reagiert empfindlich auf Androgen- wie auch auf Östrogenüberschuss; beides lässt sich mit einer Ernährung normalisieren, die den Insulin- und den Blutzuckerspiegel normal hält. Im Lauf der Zeit werden Sie gar nichts anderes mehr essen wollen.

- **Essen Sie Phytoöstrogene:** Sojaprodukte lindern oft Beschwerden von Frauen mit empfindlicher Brust und Brustschmerzen. Möglicherweise bieten sie überdies Frauen mit Brustkrebs oder mit einem hohen Brustkrebsrisiko Schutz, denn die Soja-Isoflavone bewahren östrogenempfindliches Gewebe vor einer Überstimulation durch Östrogen.[14] Am besten beziehen Sie Isoflavone aus vollwertigen Nahrungsmitteln statt aus gereinigten Sojaextrakten, wie man sie in Isoflavon-Tabletten oder Kapseln findet. Je mehr Soja Sie essen, desto besser sind Sie geschützt.

  Manche Frauen machen sich Sorgen wegen der Phytoöstrogene in Soja und einigen anderen Pflanzen, deren Verzehr in den Wechseljahren empfohlen wird. Keines der Brustkrebsrisiken, die mit einer Östrogensubstitution einhergehen, gelten für den Verzehr dieser Pflanzenhormone. Die Phytohormone, die man in vollwertigen Sojaprodukten, Don Quai, Pueraria mirifica, Mönchspfeffer und Wanzenkraut findet, sind in keiner einzigen Studie jemals mit der Förderung von Brustkrebs in Verbindung gebracht worden. Ganz im Gegenteil haben viele Untersuchungen gezeigt, dass sie wegen ihrer adaptiven Qualitäten, das heißt ihrer Fähigkeit, die Aktivität von Östrogen in unserem Körper in einer gesundheitsförderlichen, ausgewogenen Weise zu modulieren, eine Schutzwirkung haben.

  Die *Shanghai Breast Cancer Survival Study* aus dem Jahre 2009 hat berichtet, dass je höher die Sojaaufnahme über die Nahrung – entweder als Sojaprotein oder -isoflavon – ist, desto niedriger ist die Sterblichkeit und die Wiedererkrankung.[15] (Unklar blieb allerdings, ob der Krebs Östrogenrezeptorpositiv oder -negativ war und ob die Frauen Tamoxifen nahmen oder nicht).

WARUM SOJA FÜR DAS BRUSTGEWEBE SICHER IST

Als eine Studie an Mäusen im Herbst 2005 eine Zunahme an Brusttumoren unter Prevastein, einem isolierten Soja-Isoflavon, ergab, hat das für viel mediale Aufmerksamkeit gesorgt.[16] Natürlich waren viele Frauen besorgt, besonders jene, die Soja aßen. Doch eins muss man wissen: Prevastein ist ein chemisches Extrakt gereinigter Isoflavone. Doch Sojaprodukte aus ganzem Soja enthalten diesen Bestandteil gar nicht. Auch Extrakte aus Brokkoli, Karotten, Kartoffeln oder Blumenkohl, Tomaten usw. haben sich als giftig herausgestellt, je nachdem, wie sie hergestellt wurden. Von vielen Experten werden Mäusestudien ohnehin als irrelevant für den Menschen betrachtet, weil ihr Stoffwechsel Soja anders verarbeitet (genauso wie Hunde keine Schokolade essen können). Mäuse und Ratten machen tausendmal mehr Stoffwechselprodukte aus Soja als Menschen.

Der in der Studie verwandte Mäusestamm entwickelt bei jeder anderen Ernährung ebenfalls Brustkrebs, deshalb werden sie extra gezüchtet. Auch wäre die verabreichte Menge an Isoflavonen (130 mg pro kg Körpergewicht) für einen Menschen, der sich von Voll-Soja ernährt, unerreichbar. (Eine Frau von 70 Kilo müsste 30 Revival-Sojadrinks pro Tag zu sich nehmen.) Mäusestudien unter Verwendung von Sojasprossen haben keine Zunahme an Brustkrebszellen ergeben. Nur die aufgereinigten Sojaextrakte bewirken dies.[17] Kürzlich durchgeführte Studien an Affen und Menschen mit einer täglichen Sojamenge von 200 mg bis 1000 mg haben keine Brustkrebsstimulation ergeben. Tatsächlich haben sie gezeigt, dass Soja die Östrogenspiegel senken, den Östrogenstoffwechsel günstig beeinflussen und die Mammogramm-Dichte verringern.[18]

Forscher, die 2009 an einem Treffen des Council for Responsible Nutrition teilnahmen, kommen zu dem Schluss, dass Isoflavone sicher sind, selbst für Frauen mit hohem Brustkrebsrisiko. Tatsächlich ist die Prognose von Patientinnen, die sich mit isoflavonreichem Soja ernähren, besser.[19] Auch sind Phytoöstrogen-Moleküle anders als Östradiolmoleküle, die biologisch aktivste Form des Östrogens. Auch ist ihre körperliche Wirkung verschieden.[20] Eine einjährige Studie der Universität Minnesota von 1998 hat herausgefunden, dass Brustkrebspatientinnen, die einen Revival-Sojadrink pro Tag tranken, ihre zelluläre Entzündung vermindert haben.[21] Diese Drinks aus ganzem Soja werden sogar in drei neuen Brustkrebsstudien der Johns-Hopkins-Universität verwendet. In einer weiteren Studie an Affen (an einem Modell, das Menschenstudien nahekommt) wurde 400 mg Isoflavon pro Tag aus ganzem Soja verabreicht. Nach drei Jahren gab es weder eine Stimulation des Brust- noch des Gebärmuttergewebes. Das Hormonprofil hatte sich positiv im Hinblick auf eine Reduktion des Brustkrebsrisikos entwickelt.[22]

Eine Studie von 2010 an postmenopausalen Brustkrebspatientinnen, die eine begleitende Hormontherapie bekamen, zeigte, dass diejenigen mit Östrogen- und Progesteronerezeptor-positiven Krebsarten bei einer sojareichen Ernährung ein geringeres Wiedererkrankungsrisiko hatten.[23] Auch das Kraut Pueraria mirifica kann zumindest unter Laborbedingungen das Wachstum von Brustkrebszellen stoppen.[24]

- **Nehmen Sie Omega-3-Fette zu sich:** Wie Untersuchungen gezeigt haben, gehen Frauen, deren Nahrung reich an Omega-3-Fetten ist, ein geringeres Risiko ein, Brustkrebs zu entwickeln. Untersuchungen haben ebenfalls gezeigt, dass eine Ergänzung der Ernährung mit Omega-3-Fettsäuren innerhalb von drei Monaten zu einem gesünderen Verhältnis von Omega-3- zu Omega-6-Fetten im Brustgewebe führen kann.[25] Ich habe mehrere Patientinnen gehabt, die eine deutliche Erweichung von hartem Narbengewebe rund um ihre Brustimplantate feststellten, als sie ihren Speisezettel täglich mit Omega-3-Fetten anreicherten. Eine Ernährung, die genügend Omega-3-Fette enthält, trägt auch zur Vorbeugung von Entzündungen und Tumorwachstum im ganzen Körper bei. Die Vitamine-und-Lifestyle-Kohortenstudie (VITAL) an mehr als 35 000 postmenopausalen Frauen zeigte, dass Frauen, die Fischölkapseln einnahmen, ein niedrigeres Risiko hatten, am duktalen Mammakarzinom zu erkranken.[26] Doch auch Brustkrebspatientinnen kann die Wirksamkeit von Omega-3-Fetten helfen. Eine französische Studie von 2009 hat gezeigt, dass Frauen mit Brustkrebsmetastasen und einer geringen Lebenserwartung von 14 Monaten, ihre Überlebensdauer durchschnittlich um 8 Monate verlängerten, wenn sie täglich 1,8 Gramm DHA in einem Zeitraum von 2 bis 6 Monaten einnahmen. Die Hälfte der Studienteilnehmerinnen konnte ihre Überlebensrate um drei weitere Jahre mit dieser Einnahmedosis steigern.[27]

  Genügend Omega-3-Fette nehmen Sie auf, wenn Sie zwei- bis dreimal pro Woche Lachs, Sardinen oder Schwertfisch essen. Oder Sie können 100 bis 400 mg DHA pro Tag zu sich nehmen, aber auch Fischölkapseln (1000-5000 mg Omega-3). Eine andere Quelle für Omega-3-Fette sind gemahlene Lein-, Chia- oder Hanfsamen. Diese sind ein wahres Superfood in den Wechseljahren und ich empfehle 60 g (entspricht ¼ US-Cup im Orig., A. d. Ü.).

- **Nehmen Sie ausreichend Vitamin D auf:** In zunehmendem Maße finden Kliniker einen niedrigen Vitamin-D-Spiegel bei Frauen mit Brustkrebs (und anderen Krebsarten). Diejenigen mit den niedrigsten Spiegeln weisen das höchste Risiko auf (weniger als 25 mg/dl im Plasma). Studien von Dr. Cedric Garland vom medizinischen Institut der University of California, San

Diego, und andere prominente Vitamin-D-Forscher weisen darauf hin, dass, wenn Frauen ganzjährig einen Spiegel von 40 bis 60 ng/ml aufweisen würden, 58 000 neue Fälle von Brustkrebs (und 49 000 neue Fälle von Darmkrebs) jährlich verhindert werden könnten.[28] Garlands Forschung zeigt darüber hinaus, dass Frauen mit einem Vitamin-D-Spiegel über 52 ng/ml ihr Brustkrebsrisiko halbieren.[29] Auch eine kanadische Studie von 2010 weist in eine vergleichbare Richtung.[30] Doch auch Frauen, bei denen schon Brustkrebs diagnostiziert wurde, profitieren von ausreichend hohen Vitamin-D-Spiegeln. Brustkrebspatientinnen mit sehr niedrigen Spiegeln haben mit höherer Wahrscheinlichkeit aggressive Tumore und eine 73 Prozent höhere Sterblichkeit, geht es nach den Ergebnissen, die 2008 auf dem Jahrestreffen der Amerikanischen Gesellschaft für klinische Onkologie präsentiert wurden.[31] Eine Studie aus dem Folgejahr zeigte, dass Patientinnen mit niedrigem Spiegel fast zweimal so oft Metastasierungen hatten und auch ein 1,7-fach höheres Sterblichkeitsrisiko.[32]

Nun ist uns jahrelang eingetrichtert worden, bloß nicht in die Sonne zu gehen. Und über die Nahrung allein bekommen Frauen schon gar nicht ausreichend Vitamin D. Überall im Immunsystem gibt es Vitamin-D-Rezeptoren und optimale Spiegel sorgen für eine angemessene Immunaktivität. Zusätzlich zu einer moderaten Sonnenlichtaufnahme (10 Minuten am Tag), empfehle ich mindestens 2000 bis 5000 IE Vitamin D3. Der Knochendichte ist dies ebenfalls zuträglich (siehe Kapitel zwölf).

- **Essen Sie mehr Jod:** Für die Brustgesundheit ist es essenziell. Zum einen vermindert es in der richtigen Menge das Aufkommen von Brustschmerzen. In höherer Dosierung kann es womöglich Brustkrebs verhindern. Die meisten Amerikanerinnen allerdings essen nur einen Bruchteil dessen, was sie eigentlich bräuchten. Die nationale Verzehrsempfehlung für Jod liegt bei 150 mcg, doch die aktuelle Forschung geht davon aus, dass die Dosis deutlich höher sein muss, um Brust und Gebärmutter zu schützen. Ich empfehle eine Dosis von 3 bis 12,5 mg am Tag. Für manche Frauen sogar mehr.

Einer US-Studie zufolge verminderten sich schmerzende Spannungsgefühle in der Brust um mehr als die Hälfte. Nach 3 Monaten und einer Dosis von 6 mg erfolgte eine signifikante Verminderung der Schmerzen.[33] In einer kanadischen Studie berichteten 72 Prozent der Teilnehmerinnen mit Mastopathie unter einer Jodtherapie von einer Verbesserung.[34] (Obwohl die meisten Knoten in der Brust gutartig sind, weisen Studien darauf hin, dass 30 Prozent der 25 Millionen Frauen mit Mastopathie in den USA ein zwei- bis zehnfach höheres Risiko haben, Brustkrebs zu bekommen. Deshalb sollte man diese Knoten auf keinen Fall ignorieren).[35]

Eindrückliche Belege gibt es auch für den Zusammenhang von Jodspiegeln und Brustkrebs. In einer mexikanischen Studie von 2005 an Ratten wurde gezeigt, dass die Aufnahme von Jod die Brustkrebshäufigkeit reduzierte, womöglich aufgrund seiner antioxidativen Eigenschaften.[36] Noch eindrucksvoller ist eine indische Studie von 2006, die zeigt, dass Jodmoleküle in menschlichen Brustkrebszellen den programmierten Zelltod auslösen.[37] So überrascht es nicht, dass in Gesellschaften mit höherer Jodaufnahme die Brustkrebsraten niedriger sind.[38] Die niedrigste Rate etwa hat Japan, wo die durchschnittliche Jodaufnahme bei 45 mg pro Tag liegt. Im Vergleich ist die Aufnahme in den USA 180-mal geringer, sie liegt nur bei 240 mcg mit abnehmender Tendenz.

Durch Jod wird die Fähigkeit von Östrogen, im Brustgewebe an den Östrogenrezeptor zu binden, vermindert.[39] Die duktalen Zellen, die sehr krebsgefährdet sind, haben in der Tat eine Jodpumpe, was darauf hinweist, dass sie Jod aktiv aufnehmen. Auch kann Jod exzessives Zellwachstum in den Eierstöcken und in der Gebärmutter stoppen.

Jod stärkt ferner die Schleimhautbarriere in Mund, Magen und Vagina, was die Immunabwehr befördert. Dieser Nährstoff gehört wirklich zu den stärksten antiviralen und antibakteriellen Substanzen, die wir kennen, obwohl die meisten Ärzte es nur in Zusammenhang mit der Schilddrüse auf dem Zettel haben und seine weiteren guten Eigenschaften nicht.

Für die Jodaufnahme gibt es mehrere Optionen: Einmal Algen oder Nahrungsergänzungen auf Algenbasis. Dann gibt es noch Jodtinktur zur äußeren Anwendung.

Wenn Sie Schilddrüsenhormone nehmen, kann eine zusätzliche Jodaufnahme die Wirkung der Medikamente erhöhen. Deshalb sollten Sie Jod nur in Absprache mit dem Arzt oder der Ärztin zuführen. Insgesamt gilt bei Jod, dass es sehr langsam zugeführt werden sollte.

- **Nehmen Sie Coenzym Q10:** Coenzym Q10 (auch Ubichinon genannt) ist natürlicherweise im Körper vorhanden und kommt besonders in Innereien vor. Es verbessert nachweislich das Immunsystem. Hunderte von Untersuchungen haben außerdem gezeigt, dass es Menschen mit Stauungsinsuffizienz helfen kann. Zahlreichen Studien zufolge leiden Frauen mit Brustkrebs unter einem Mangel an Coenzym Q10. Die Einnahme von Coenzym Q10 in relativ hohen Dosen (90 bis 350 mg pro Tag) ist mit einer partiellen oder kompletten Remission von Brustkrebs in Verbindung gebracht worden.[40] Im siebten Kapitel habe ich allen Frauen in den Wechseljahren empfohlen, 10 bis 100 mg pro Tag zu nehmen. Wenn Sie stark brustkrebsgefährdet sind, würde ich diese Dosis auf 70 bis 100 mg pro Tag erhöhen. Da Medikamente zur Senkung des Cholesterinspiegels, wie Lipidsenker aus der Gruppe der Statine, auch die Konzentration von Coenzym Q10 senken, sollten alle Frauen, die derartige Medikamente verwenden, zusätzlich dieses Ergänzungsmittel nehmen.

MULTIVITAMINPRÄPARATE UND BRUSTKREBSRISIKO

Auch wenn eine schwedische Studie 2010 eine Verbindung herstellte zwischen Multivitaminpräparaten und Brustkrebs, zeigt sich auch die Fadenscheinigkeit der Untersuchung.[41]

Hier nur eine der vielen Ungereimtheiten: So zeigten die Daten bei der täglichen Vitaminaufnahme ein geringeres Risiko als bei einer gelegentlichen Einnahme. Andere Studien zeigen keine derartigen Effekte und die *Nurses' Health Study* ergab, dass bei Frauen, die mehr als ein Glas Alkohol täglich zu sich nahmen, ein Multivitamin das Brustkrebsrisiko senkte.[42] Für eine gute Gesundheit (auch der Brust) empfehle ich ein tägliches Multivitamin, zum Teil allein, weil die Antioxidantien (zusätzlich zu denen in frischem Essen) die zelluläre Entzündung verringern. Chronische zelluläre Entzündung bei Frauen mit Brustkrebs erhöht das Wiedererkrankungsrisiko, so eine Studie von 2009 im *Journal of Clinical Oncology*. Forscher fanden heraus, dass ein dauerhaft erhöhter Spiegel des CRP (C-reaktives Protein), ein Marker von Entzündungen im Körper, selbst noch sieben Jahre nach der erfolgreichen Behandlung eines Brustkrebses im frühen Stadium mit einer verminderten Lebenserwartung einhergeht.[43]

- **Nehmen Sie zur Immunsteigerung AHCC (Activated Hexose Correlated Compound):** Diese Ergänzung aus Zuchtpilzen (einschließlich Shiitake) ist als immunstärkendes Mittel bekannt. In über 700 japanischen Kliniken wird es zur Infektprävention verabreicht. In einer japanischen Mäusestudie konnte gezeigt werden, dass AHCC die Immunantwort von Chemotherapie-geschwächten Mäusen verbessert hat.[44] Auch Studien in den USA zeigen, dass sich die Abwehr gegenüber Bakterien und Viren verbessert.[45]

  AHCC ist überdies in Japan die führende alternative Krebstherapie und wird in Asien in Hunderten von Krebskliniken verwandt. In einer Studie der Kansai Medical University in Osaka, die 269 Leberkrebspatienten für 10 Jahre beobachtete, konnte gezeigt werden, dass 80 Prozent der Teilnehmer, die AHCC nach ihrer OP bekamen, bei Studienende noch am Leben waren – im Gegensatz zu 53 Prozent der Placebogruppe. Auch die Rückfälligkeitsrate liegt mit 34,5 Prozent in der AHCC-Gruppe niedriger als im Placebo-Arm.[46] Die gleichen Forscher führten dann als Nächstes einen Versuch an 127 Patienten mit fortgeschrittenem Magen- und Brustkrebs durch. Wer AHCC nahm, hatte eine 40 Prozent höhere Überlebenswahrscheinlichkeit als der nationale japanische Durchschnitt dieser Patientengruppe. Im Moment wird AHCC im M.D. Anderson Cancer Center in Houston und im Columbia University Medical Center, New York City, bei Krebspatienten eingesetzt. Weltweit gibt es darüber hinaus mehrere klinische Studien. Ich halte diese natürliche Ergänzung für eine der besten Immunstärkungsmittel, die wir kennen, und empfehle es ausdrücklich Frauen mit Brustkrebsrisiko.

- **Moderater Alkoholkonsum:** Viele Untersuchungen haben eine Verbindung zwischen Alkoholkonsum und einem erhöhten Brustkrebsrisiko festgestellt, wobei die neueste Forschung vor allem einen Zusammenhang mit hormonempfindlichen Brustkrebsarten belegt.[47] Das Risiko steigt mit der Menge des konsumierten Alkohols. In der *Nurses' Health Study* fanden die Forscher beispielsweise, dass das Brustkrebsrisiko bei Frauen, die einen oder mehr Drinks pro Tag zu sich nahmen, 60 Prozent höher war als bei Frauen, die keinen Alkohol tranken.[48] Darüber hinaus zeigt eine Studie von 2009 des Fred Hutchinson Cancer Research Centers in Seattle an Brustkrebsüberlebenden, dass Frauen, die im Durchschnitt ein Glas am Tag tranken, ein 90 Prozent höheres Wiedererkrankungsrisiko in der anderen Brust hatten.[49] Ein Teil davon resultiert aus dem Effekt des Alkohols auf die Fähigkeit der Leber, Östrogen wirksam zu verarbeiten.

  Für Frauen, die sich einer oralen Östrogenersatztherapie unterziehen, ist das Risiko, wenn sie Alkohol trinken, unter Umständen noch größer. In einer Studie stieg der Östradiolspiegel bei Frauen, die Östrogen und synthetisches Progestin oral substituierten und ein halbes Glas Wein (oder gleichwertige Alkoholika) pro Tag tranken, um 327 Prozent, ein Anstieg, der bei Frauen, die keine oralen Hormone nahmen, nicht festzustellen war. Bereits zehn Minuten nach Konsum des alkoholischen Getränks kam es zu einem signifikanten Anstieg der Östradiolkonzentration.[50]

  Bei den Teilnehmerinnen der *Nurses' Health Study* unterblieb dieser Anstieg bei denjenigen Frauen, deren durchschnittliche Aufnahme von Folsäure mindestens 600 µg pro Tag betrug. Alkohol ist ein bekannter Folsäurehemmer, und Folsäure spielt eine wichtige Rolle im Hinblick auf die DNA-Reparatur. Ein hoher Folsäurekonsum kann daher möglicherweise einen Teil der Genmutationen verhindern, die zu Krebs führen.[51] Ein anderes Bindeglied zwischen Alkoholkonsum und Brustkrebs besteht darin, dass Frauen mithilfe von Alkohol nur allzu oft schmerzliche Gefühle wie Kummer, Wut und Sehnsucht nach Liebe und Beziehung verdrängen. Das könnte mit einem vom vierten Chakra ausgehenden erhöhten Erkrankungsrisiko einhergehen.

- **Rauchen Sie nicht:** Eine Untersuchung, die 1996 im *Journal of the American Medical Association* veröffentlicht wurde, ergab, dass ein fehlerhaftes Enzym, das Millionen von Amerikanerinnen in sich tragen (die Hälfte aller weißen Frauen und noch mehr Frauen, die aus dem Mittleren Osten stammen), das Brustkrebsrisiko für Raucherinnen erhöhen könnte. Von denjenigen Frauen, die dieses fehlerhafte Enzym besaßen, hatten starke Raucherinnen, die die Menopause erreicht hatten, im Vergleich zu Nichtraucherinnen ein vierfach erhöhtes Brustkrebsrisiko. Postmenopausale Frauen mit diesem fehlerhaften Enzym, die vor dem oder im Alter von sechzehn Jahren bereits geraucht hatten, trugen ein ähnliches erhöhtes Risiko, was die Theorie stützt, dass die Exposition gegenüber gewissen toxischen Substanzen in den Lebensphasen schädlich sein kann, in denen sich das Brustgewebe entwickelt.[52] Die Forscher des oben erwähnten Fred Hutchinson Cancer Research Centers haben auch ermittelt, dass Brustkrebsüberlebende, die rauchten, ein 120 Prozent höheres Risiko hatten, zum zweiten Mal Brustkrebs zu bekommen.

  Rauchen führt wie Alkoholkonsum unter Umständen dazu, die Energie des vierten emotionalen Zentrums zu lähmen, was uns gefühllos gegenüber der Situation werden lässt, in der wir uns befinden, und uns die Kraft nimmt, etwas zu tun, um sie zum Besseren zu wenden.

- **Bewegen Sie sich regelmäßig:** Ganz abgesehen von all den anderen Vorteilen, die sie mit sich bringt, senkt regelmäßige körperliche Bewegung das Brustkrebsrisiko beträchtlich. Der Grund dafür ist, dass regelmäßige körperliche Bewegung den Insulin- und Blutzuckerspiegel normalisiert und häufig auch überschüssiges Körperfett abbaut. Das alles hält den Östrogenspiegel auf einem gesunden Niveau. Frauen, die sich viermal pro Woche etwa eine Stunde pro Tag intensiv körperlich bewegen, verringern ihr Brustkrebsrisiko um wenigstens 37 Prozent.[53] Die gleiche Studie zeigte, dass Frauen mit einem BMI von weniger als 22,8, die sich in gleichem Umfang bewegten, ihr Risiko um 72 Prozent senkten! Um diesen Vorteil zu nutzen, müssen Sie keinen anstrengenden Sport betreiben. Spazieren gehen, im Garten arbeiten oder Tanzen genügt. Und es ist nie zu spät, damit anzufangen. Eine Studie der nationalen Gesundheitsbehörden

(American Association of Retired Persons Diet and Health Study) aus dem Jahre 2009 zeigte, dass postmenopausale Frauen, die ein moderates bis strammes Sportprogramm absolvierten, ihr Brustkrebsrisiko selbst dann senkten, wenn sie früher keinen Sport getrieben haben.[54]

- **Schlafen Sie genug.** Einer finnischen Studie von 2009 an über 12 000 Frauen zufolge haben Frauen, die 9 Stunden oder mehr am Stück schliefen, ein um ein Drittel geringeres Brustkrebsrisiko als solche, die 7 bis 8 Stunden pro Nacht schliefen.[55] Auch weisen mehrere neue Studien darauf hin, dass eine nächtliche Lichtexposition das Brustkrebsrisiko erhöht. Ein Grund ist, dass helles nächtliches Licht die Melatoninbildung vermindert.[56] Die Harvard-Forscherin Dr. Eva Schernhammer hat gezeigt, dass Frauen mit einer überdurchschnittlichen Melatoninbildung weniger brustkrebsgefährdet sind.[57] (Ihre Forschung weist auch auf das um 50 Prozent erhöhte Risiko von weiblichen Schichtarbeiterinnen hin.[58]) Deshalb sollten Sie jede Nacht ausreichend Schlaf in einem abgedunkelten Raum bekommen. (Ein abgedunkeltes Nachtlicht ist nicht risikobehaftet.) Ich selbst schlafe mit einem Augenkissen, das mit Leinsamen gefüllt ist und mit Lavendel parfümiert. Das ist nicht nur sehr entspannend, sondern hält auch Umgebungslicht ab.

Brustkrebs-Vorsorgeuntersuchungen

Die meisten Frauen haben gelernt, dass regelmäßige Mammografien und Selbstuntersuchungen der Brust der Schlüssel zur Brustgesundheit sind. Und es gibt tatsächlich ermutigende Belege dafür, dass die Mortalitätsrate bei Brustkrebs infolgedessen zurückgeht. Was jedoch nicht klar ist, ist, ob dieser Rückgang nur der Diagnose von Krebs im Vorstadium geschuldet ist, der ohnehin nicht tödlich verlaufen wäre. Als gesichert gilt, dass der Rückgang des Premarin- und Provera- (oder Prempro-)Gebrauchs, der auf den Abbruch der ersten Women's Health Initiative 2002 folgte, ein wichtiger Faktor ist.[59] In neuerer Zeit haben sich auch Ultraschalluntersuchungen bei der Früherkennung von Brustkrebs als hilfreich erwiesen.

Auch wenn derartige Vorsorgeuntersuchungen einen wichtigen Teil der Frühdiagnostik ausmachen, sollten Sie im Hinterkopf behalten, dass sie Brustkrebs nicht wirklich verhindern können. Bestenfalls diagnostizieren sie die Erkrankungen in einem früheren und daher besser behandelbaren Stadium. Ich befürchte jedoch, dass die massive nationale Kampagne in den Vereinigten Staaten, die Frauen motivieren will, sich regelmäßig einer Mammografie zu unterziehen, eine ganze Generation gelehrt hat, dass Brustkrebs-Vorsorgeuntersuchungen gleichbedeutend mit der Schaffung von Brustgesundheit sind. Vorsorgeuntersuchungen sind jedoch kein Ersatz dafür, die Techniken der Selbstfürsorge zu lernen, die uns verwandeln können.

Je nach individuellen Umständen empfehle ich Mammografie, Selbstuntersuchung der Brust und all die anderen Vorsorgetechniken. Jede Frau in den Wechseljahren sollte jedoch die Grenzen von Vorsorgeuntersuchungen kennen und Verantwortung dafür übernehmen, täglich gesunde Brustzellen zu produzieren, indem sie sich gesund ernährt, wenig Alkohol trinkt, aufhört zu rauchen und für gegenseitig befriedigende Beziehungen sorgt.

Die Vor- und Nachteile der Früherkennung

Die Vorstellung, dass sich Brustkrebs durch Früherkennung und prompte Behandlung heilen lässt, basiert auf dem Glauben, dass alle Brustkrebstypen gleich schnell wachsen. Das tun sie aber nicht. Einige Krebsformen wachsen rasch und andere langsam. Das ist einer der Gründe, warum fast jede von uns von einer Frau gehört hat bzw. eine Frau kennt, die regelmäßig zur Mammografie gegangen ist und deren Befund normal war, bei der aber mehrere Monate später Brustkrebs diagnostiziert wurde. Eine mögliche Erklärung dafür ist, dass bei Mammografie-Vorsorgeuntersuchungen langsam wachsende, nicht aggressive Tumoren eher entdeckt werden als der Krebstyp, an dem diese Frauen erkrankten.

Eine Untersuchung, die am Yale-New Haven Hospital mit all den Frauen durchgeführt wurde, die 1988 erstmals wegen Brustkrebs behandelt wurden, ergab beispielsweise, dass diejenigen Frauen, deren Brustkrebs allein durch eine Mammografie-Vorsorgeuntersuchung entdeckt wurde, eine exzellente Diagnose hatten. Das lag aber nicht nur an der Früherkennung, sondern auch daran, dass der so entdeckte Krebs zu einem relativ langsam wachsenden Typ gehörte oder sogar »schlief« und daher nur eine minimale Therapie erforderte. Viele der Frauen litten zum Beispiel unter einer Brustanomalie, die man als duktales Carcinoma in situ (DCIS) (ductus, lateinisch »Gang«; bezieht sich auf das Milchganggewebe) oder präinvasives Karzinom bezeichnet, eine pathologische Brustveränderung, die sehr häufig das ganze Leben einer Frau hindurch »schläft« und sich nicht verändert.

Tatsächlich fand man bei Autopsieuntersuchungen in 40 Prozent aller Fälle bei Frauen, die nicht an Brustkrebs gestorben waren, mikroskopisch kleine, präkanzerogene Veränderungen im Brustgewebe.[60] Andere Studien haben bestätigt, dass sich die Inzidenz von DCIS seit 1980 mehr als vervierfacht hat; dieser Krebstyp macht inzwischen fast die Hälfte aller mammografisch entdeckten Krebsbefunde aus. Der Hauptgrund für diese drastische Zunahme ist die weite Verbreitung der mammografischen Vorsorgeuntersuchungen. Dr. Gilbert Welch, Wissenschaftler am Dartmouth-Hitchcock Medical Center, bringt das Dilemma auf den Punkt, wenn er schreibt: »Dass wir leichteste Formen von Brustkrebs entdecken können, ist ein zweischneidiges Schwert. Auf der einen Seite eröffnet es die Gelegenheit, einige Fälle von fortgeschrittenem Brustkrebs durch Früherkennung und Behandlung zu verhindern. Auf der anderen Seite nährt es steigende Ängste und versieht immer mehr Frauen mit dem Etikett ›krank‹, von denen viele niemals einen invasiven Brustkrebs entwickeln werden.«[61]

Erstklassige neue Forschungsergebnisse verleihen Welchs Erkenntnissen weiteres Gewicht. So erschien in der Novemberausgabe der *Archives of Internal Medicine* ein Artikel, der darauf hindeutet, dass bestimmte Brustkrebsarten wieder von selbst verschwinden.[62] Diese wichtige Studie beobachtete 200 000 Norwegerinnen zwischen 40 und 64 über zwei aufeinanderfolgende Sechsjahresintervalle. Die eine Hälfte erhielt regelmäßig Mammografien oder Tastuntersuchungen, die andere nichts. Die Frauen, die regelmäßig eine Vorsorgeuntersuchung bekamen, hatte eine 22 Prozent höhere Brustkrebsinzidenz.

Die Forscher sowie weitere Wissenschaftler, die die Daten unabhängig analysierten, kamen zu dem Schluss, dass die Frauen ohne Vorsorge die gleiche Häufigkeit haben müssten, ihr Körper die zellulären Unregelmäßigkeiten aber von allein korrigierte. Das ergibt Sinn, produziert doch der Körper immer wieder entartete Zellen, die dann vom Immunsystem zerstört werden, bevor es zu einem Problem kommt. Aus genau diesen Befunden hat jetzt die Amerikanische Krebsgesellschaft ihre Position zur Früherkennung revidiert, insbesondere, was Prostata- und Brustkrebs-Früherkennung angeht, und räumt ein, diese überbewertet zu haben. Von hundert Frauen mit Brustkrebsdiagnose etwa hat ein Drittel eine langsame Form, von der es unwahrscheinlich ist, dass sie lebensbedrohliche Ausmaße annimmt.[63]

»Die Medizin hat hier zu stark vereinfacht und damit einer allgemeinen Verunsicherung den Boden bereitet«, so Dr. Barnett S. Kramer, Associate Director für präventive Maßnahmen der wichtigsten amerikanischen Gesundheitsinstanz, der National Institutes of Health gegenüber der *New York Times* 2009: »Man muss der Öffentlichkeit gegenüber unmissverständlich klarmachen, was wir wissen und was nicht.«[64] Doch immer noch empfehlen die großen amerikanischen Gesundheitsorganisationen, wie die American Cancer Society oder das American College of Obstetricians and Gynecologists, die regelmäßige Mammografie ab 40 (in Deutschland ab 50,

A. d. Ü.). Die nationale Krebsgesellschaft (National Cancer Institute) jedoch hat die Leitlinien mittlerweile korrigiert. Dem kann ich im Hinblick auf die Grenzen der Mammografie nur zustimmen. Ihr Wirkung auf die Patientinnen ist nicht nur gutartig.

Das DCIS-Dilemma

Das duktale Carcinoma in situ (DCIS), das Stadium 0 des Krebses, stellt für Frauen wie für Ärzte ein echtes Dilemma dar. Zwar können wir dank unserer zunehmend empfindlicher werdenden Technologie immer frühere Brustkrebsstadien entdecken, doch unsere Behandlungsmöglichkeiten hinken dem hinterher. Klar ist, dass sich DCIS bei den meisten Frauen nicht zu einem invasiven Krebs entwickelt, was bedeutet, dass nur eine Minimalbehandlung notwendig ist. Dennoch sehen sich viele Frauen mit DCIS einer sehr aggressiven Behandlung ausgesetzt: einer Operation, manchmal gefolgt von Bestrahlung oder einer Tamoxifen-Behandlung bzw. beidem. Die Yale-Forscher stellten beispielsweise fest, dass sich von den 31 Frauen mit DCIS in ihrer Untersuchung, die alle ohne Rückfall überlebten, volle 48 Prozent einer operativen Entfernung der Brustdrüse unterzogen.

Die Autoren schrieben dazu Folgendes: »Da keine dieser Patientinnen am Krebs starb oder ganz unabhängig vom Ausmaß der Behandlung einen Rückfall erlitt, muss die Notwendigkeit von aggressiven Formen der Therapie möglicherweise neu überdacht werden.«[65]

Dies ist sicherlich eine der Untertreibungen dieses Jahrzehnts. Die hohe Rate von DCIS, die auf Mammogrammen entdeckt wird, spielt möglicherweise bei der viel gepriesenen Senkung der Brustkrebssterblichkeit, die wir in den vergangenen 20 Jahren erlebt haben, ebenfalls eine Rolle; die so diagnostizierten Frauen wären sowieso nicht an Brustkrebs gestorben. Sie wären mit ihrer angeblichen Krankheit gestorben, nicht an ihr.

Einwände im Zusammenhang einer Brustkrebs-Vorsorgeuntersuchung

Vor einigen Jahren hielt ich in Kalifornien einen Vortrag vor einer Gruppe von Zuhörern, die an einem ganzheitlicheren Gesundheitsbild interessiert waren, darunter Ärzte und andere im Gesundheitswesen Tätige. Ich stellte die Daten über Mammografie und DCIS vor und meinte, dass diese Informationen für Frauen wichtig sein könnten, wenn sie darüber entschieden, ob, wann und wie oft sie zur Mammografie gehen sollten. Über die Reaktion war ich bestürzt.

Auf der Damentoilette zeigten sich Frauen aus dem Auditorium während einer Pause verwirrt und verunsichert. Sie glaubten fest an die Mammografie und fühlten sich sicher, wenn sie diese Voruntersuchung nutzten. Ich hatte Zweifel gesät. Unwillkürlich fragte ich mich, ob ich, indem ich die Wahrheit über die Diagnose- und Therapiefragen gesagt hatte, die sich aus unserer verbesserten Technologie ergaben, unabsichtlich meinen hippokratischen Eid gebrochen hatte, nämlich allem voran »vor Schaden [zu] bewahren«. Aber ich kam zu dem Schluss, dass Verwirrung oft der erste Schritt auf dem Weg zu Klarheit und persönlicher Kraft ist. Wenn diese Frauen eine Zeitspanne der Unsicherheit und des Zweifels brauchten, um sich mehr auf ihre innere Weisheit zu verlassen, dann sollte ich auf lange Sicht mehr Nutzen als Schaden gestiftet haben. Schließlich ist nichts Positives an Operation, Bestrahlung und Chemotherapie mit all ihren bekannten Nebenwirkungen, wenn sie nicht unbedingt nötig sind.

Als ich von der Toilette zurückkehrte, stellte sich mir auf dem Weg zum Rednerpult ein wütender Radiologe entgegen, der ein Zentrum für Brust-Vorsorgeuntersuchungen leitete. »Sie sind eine Gefahr, wissen Sie das?«, fauchte er mich an. »Ich kann nicht glauben, dass Sie den Frauen dieses Zeug erzählen. Ich bin enttäuscht von Ihnen. Sie gefährden das Leben von Frauen.« Er interessierte sich nicht für die wissenschaftlichen Erkenntnisse, auf denen meine Aussagen basierten, und mir war klar, dass wir wohl nicht ausgewogen über das Thema Mammografie würden diskutieren können. Seine Meinung stand fest. Dort und in diesem Moment lernte ich direkt und schmerzhaft, dass die Emotionen sehr hoch wogen, wenn es um Brust und Mammografie geht, und dass dies nichts mit Wissenschaft zu tun hat.

Im Jahre 1997 beauftragte das National Institute of Health ein Gremium angesehener Fachleute, die sechs Wochen lang mehr als hundert wissenschaftliche Veröffentlichungen durchforsteten und 32 Vorträge über dieses Thema hörten. Als sie zu dem Schluss kamen, es gebe nicht genügend Belege, um routinemäßige mammografische Vorsorgeuntersuchungen für alle Frauen zwischen 40 und 50 zu empfehlen, wurden auch sie vehement angegriffen.[66] In einem Editorial zu diesem Thema, das eine Antwort auf die besonders heftigen Einwände eines Radiologen enthielt, schrieb Dr. Kenneth Prager, der Vorsitzende der Ethikkommission des Columbia-Presbyterian Medical Center in New York: »Könnte es sein, dass der Radiologe, der die Schlussfolgerungen des Gremiums derart verteufelt hat, nicht nur allein das Wohlergehen der Frauen im Sinn hatte, sondern auch die Brieftasche der Radiologen und die Millionen, die fließen würden, wenn es eine offizielle Empfehlung für alle Frauen ab 40 gäbe, zur Mammografie zu gehen?«[67] In den letzten vierzehn Jahren hat sich diesbezüglich wenig geändert. Seit Langem bin ich der gleichen Ansicht wie Cornelia Baines, emeritierte Professorin der Universität Toronto und frühere stellvertretende Direktorin der *National Breast Screening Study*. Sie schrieb schon 2005: »Ich bleibe dabei, dass der gegenwärtige Vorsorge-Enthusiasmus angstgetrieben ist, auf falschen Hoffnungen basiert und mehr mit ›Gier‹ als mit Evidenz zu tun hat.«[68] Dabei geht es nicht darum, ob eine jährliche Mammografie kosteneffizient ist oder ob sie Leben rettet. Die Diskussion dreht sich um die Erkenntnis, das ein jährlich stattfindendes Screening schadet. Zum einen ist die Untersuchung alles andere als förderlich. Eine Studie aus *The Lancet* von 1994 zeigt, dass die Kompression der Brust zur Ruptur kleiner In-situ-Karzinome führen und möglicherweise invasiven Krebs und Metastasen nach sich zieht.[69] Doch der größte Schaden entsteht durch die Falsch-positiv-Meldungen, die bei 10 Prozent der Mammografien auftreten. Und dieses Risiko wächst mit der Zeit. Im Jahr 2000 wies das *Journal of the National Cancer Institute* darauf hin, dass das kumulative Risiko eines falsch-positiven Befunds bei vielen Frauen signifikant ist. Mit der neunten Mammografie kann es bei Frauen mit vielen Risikofaktoren bei 100 Prozent liegen.[70]

MAGNETRESONANZTOMOGRAFIE (MRT) UND BRUSTKREBSBEFUNDUNG

Die Magnetresonanztomographie (MRT) wird bei der Brustkrebsdiagnose immer wichtiger. Mindestens ein Drittel der Frauen mit einer Brustkrebsdiagnose entscheiden sich für eine MRT. Die Forschung allerdings weist darauf hin, dass diese Untersuchungen mehr schaden als nutzen. Eine Untersuchung des angesehenen Fox Chase Cancer Research Center in Philadelphia hat herausgefunden, dass Frauen mit einer Brustkrebsdiagnose und einer MRT-Untersuchung ihre Behandlung um durchschnittlich drei Wochen hinausschoben und dadurch die Rate einer Brustentfernung um 80 Prozent steigerten (wegen der großen Anzahl von Falsch-positiv-Befunden durch dieses bildgebende Verfahren). Die pathologischen Untersuchungen im Anschluss hatten ergeben, dass viele dieser Frauen mit der Entfernung der Knoten besser gefahren wären.[71]

Eine andere Studie schätzte, dass nach 10 Mammografien fast die Hälfte der Frauen (49 Prozent) entweder ein falsch-positives Ergebnis gehabt haben wird, die bei 19 Prozent zu einer Nadelbiopsie oder einer offenen Biopsie führen wird.[72] In zwei Übersichtsartikeln in *The Lancet* untersuchten die dänischen Forscher Ole Olsen und Peter Gøtzsche sieben randomisierte, kontrollierte Mammografie-Studien und fanden heraus, dass das Screening nicht nur kein Leben rettete, sondern oftmals zu unnötigen Anschlussuntersuchungen und zu einem 20-prozentigen Anstieg von Brustentfernungen führte.[73] Eine Studie des schon genannten *Journal of the National Can-*

cer Institute von 2000 beobachtete knapp 40 000 Kanadierinnen zwischen 50 und 59 und ist zu dem Schluss gekommen, dass eine jährliche Mammografie in puncto Brustkrebssterblichkeit nicht effektiver sei als eine Tastuntersuchung. (Allerdings wissen wir auch, dass Tastuntersuchungen ebenfalls kein Leben retten.) Eine Mammografie erhöht nicht die Überlebensrate von Frauen mit Brustkrebsdiagnose.[74] Und noch eine weitere Studie, veröffentlicht im *Journal of the American Medical Association*, fand heraus, dass Frauen ab 70 kaum von einer Mammografie profitieren.[75] Die bei ihnen festgestellten Krebsarten wären in ihrem Alter niemals tödlich gewesen.

Meine Empfehlungen zur Brustkrebs-Vorsorgeuntersuchung

- **Passen Sie die regelmäßige Selbstuntersuchung der Brust an ihre Bedürfnisse an.** Jahrzehntelang sind Frauen angeleitet worden, ihre Brust als Form der frühestmöglichen Brustkrebserkennung regelmäßig abzutasten, einen Befund schnell behandeln zu lassen und dadurch ihr Leben zu retten. Das aber führte zu einer präventiven »Erstschlagsmentalität« und es wundert nicht, dass viele Frauen dieses Vorgehen wieder aufgaben. Wie der verstorbene Dr. Francis Moore von der Harvard Medical School schrieb: »Welcher Mann würde gern einmal im Monat vor dem Spiegel seine Hosen herunterlassen und beide Hoden durch kräftiges Klopfen abtasten, um nach einem Hodentumor zu suchen?«[76] Doch bis 2002 hat dieses Vorgehen niemand infrage gestellt. Damals erschien eine große randomisierte Studie, bei der herauskam, dass die Abtasterei an der Brustkrebssterblichkeit nichts geändert hat.

  Bei der Studie wurden 260 000 Frauen in Shanghai in zwei Gruppen geteilt und jeweils fünf Jahre beobachtet. Der einen wurde die Technik des Abtastens vermittelt, wobei auch die Arbeitgeber involviert worden waren. Die andere erhielt weder eine Anleitung noch führte sie die Tastuntersuchung durch. Am Ende des Fünfjahresintervalls kam heraus, dass die Abtast-Gruppe mehr gutartige Knoten ertastet hatte als die Gruppe, die nichts dergleichen unternahm. Ihre Brustkrebssterblichkeit blieb davon jedoch unberührt. In beiden Gruppen war die Sterblichkeit Brustkrebs betreffend gleich hoch. Die Studie kam deshalb zu dem Schluss, dass »Frauen, die regelmäßig abtasten, darüber informiert werden sollten, dass die Wirksamkeit des Verfahrens unbewiesen ist und sich die Wahrscheinlichkeit einer Biopsie zur Ermittlung des Befunds erhöht.«[77] Eine kleinere, aber immer noch gültige Studie aus Russland von 1999 hatte 57 712 Frauen beobachtet, die ihre Brust regelmäßig abtasteten, und außerdem eine Kontrollgruppe von 64 749. Auch sie kam zu einem ähnlichen Ergebnis.[78]

Im November 2009 schlug das Pendel dann endgültig zurück, als die Richtlinien der United States Preventive Services Task Force (eines einflussreichen Expertenpanels, das politikberatend wirkt) veröffentlicht wurden. Darin wurde empfohlen, von dieser Untersuchungspraxis Abstand zu nehmen.[79] Sowohl die Amerikanische wie auch die Kanadische Krebsgesellschaft, die Canadian Task Force on Preventive Health Care, die Weltgesundheitsorganisation, die U.S. Preventive Services Task Force und schließlich der National Health Service Großbritanniens haben allesamt Abstand von der Selbstabtastung der Brust genommen. Nur das Amerikanische College der Frauenärzte und Geburtshelfer ist die letzte Bastion der Tastuntersuchungsbefürworter. Und so sieht es auch in Deutschland aus: Der Deutsche Krebsinformationsdienst weist auf die oben geschilderte Studienlage hin, empfiehlt aber Frauen ab 50 neben den ärztlichen Untersuchungen die Praxis des Brustabtastens. (www.krebsinformationsdienst.de/tumorarten/brustkrebs/frueherkennung.php)

Doch selbst wenn Sie Ihre Brust nicht regelmäßig monatlich ertasten (was ich nicht empfehle), so rate ich doch, dass Sie Ihre Brüste kennenlernen. Wenn sich eine Frau in liebevoller Aufmerksamkeit ihrem Busen zuwendet, dann ist es durchaus möglich, dass sie ihr Brustgewebe in einer positiven und gesundheitsförderlichen Weise beeinflusst.

Was ich stattdessen empfehle, ist eine monatliche Brustmassage. (Tun Sie dies nicht, wenn bei Ihnen Brustkrebs festgestellt worden ist, denn eine derartige Massage könnte die Weiterverbreitung des Tumors begünstigen.) Viele Frauen berühren ihre Brüste niemals liebevoll oder zärtlich, weil man ihnen weisgemacht hat, sie seien das Eigentum ihres Partners und gehörten eigentlich gar nicht zu ihrem eigenen Körper. Machen Sie Ihre Brüste zu einem Teil Ihres Lebens, indem Sie sie kennenlernen und sie regelmäßig berühren. Dann wird Ihre regelmäßige Brust-Selbstuntersuchung eine Gelegenheit zur Heilung. Eine Brustmassage aktiviert die Lymphdrainage, erhöht die Durchblutung und versorgt das Gewebe mit Sauerstoff – all dies sind gute Möglichkeiten, Brustgesundheit zu schaffen. Schließlich haben Frauen die ganze Menschheitsgeschichte hindurch den größten Teil ihrer fruchtbaren Jahre Babys gestillt, ein Vorgang, der die Brüste stark stimuliert. Diese Massage kann auch von Ihrem Partner auf eine nichtsexuelle, unterstützende Weise durchgeführt werden.

Im Folgenden möchte ich Ihnen eine Technik vorstellen, die von Dana Wyrick entwickelt worden ist. Sie praktiziert Lymphdrainage an der Mesa Physical Therapy/San Diego Virtual Lymphedema Clinic in San Diego, Kalifornien.[80]

Abbildung 17: Das Lymphsystem

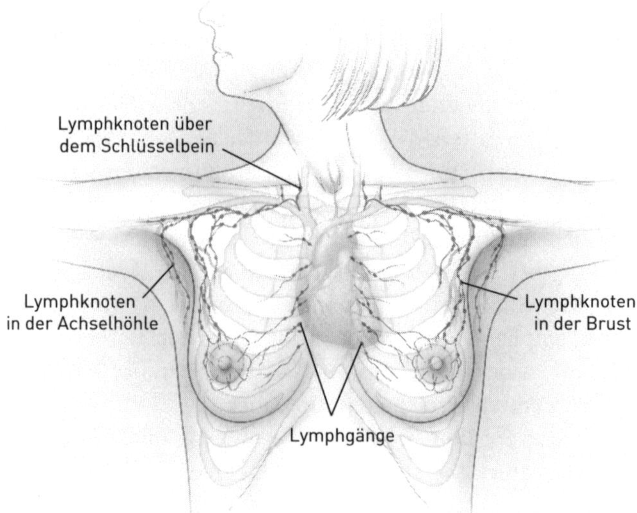

Selbstmassage von Brustkorb und Brust

Massieren Sie jede Seite Ihres Brustkorbs einzeln. Die Anweisungen unten beziehen sich auf die linke Seite, für die rechte Seite kehren Sie die »Handführung« einfach um. Massieren Sie »mit leichter Hand«. Ziel ist es, die Haut zu bewegen, nicht die Muskulatur durchzuwalken. Bei richtiger Durchführung hilft die folgende Massage den Lymphkapillaren, Toxine und Unreinheiten aus dem Gewebe zu entfernen. Sie beschleunigt auch den Transport von Unreinheiten in die Lymphknoten, wo sie abgebaut und ungefährlich gemacht werden. Schließlich gelangt gereinigte Lymphe in den Blutstrom zurück, wo die nun harmlosen Unreinheiten über die Lungen in die Nieren und in den Enddarm gelangen und dort ausgeschieden werden.

1. Ertasten Sie mit den ersten drei Fingern Ihrer rechten Hand die Vertiefung über Ihrem linken Schlüsselbein. Von Ihrer linken Schulter zu Ihrem Hals streichend, strecken Sie leicht die Haut in dieser Vertiefung. Wiederholen Sie diese Bewegung fünf- bis zehnmal.

2. Bedecken Sie den behaarten Teil Ihrer linken Achselhöhle, wobei Sie die Finger Ihrer rechten Hand sehr flach gestreckt halten. Streichen Sie die Haut in Ihrer Achselhöhle fünf- bis zehnmal nach oben.

3. Nun streichen (»streicheln«) Sie wieder mit der flachen rechten Hand die Haut vom Brustbein bis hinauf zu Ihrer Achselhöhle, und zwar oberhalb der Brust, über der Brust und auch unter der Brust, fünf- bis zehnmal.

4. Schließlich streichen Sie mit der flachen rechten Hand leicht von Ihrer Taille bis zu Ihrer Achselhöhle auf Ihrer linken Seite, und wiederholen dies fünf- bis zehnmal.

Wechseln Sie die Hand und massieren die rechte Seite Ihres Brustkorbs.

- **Mammografien für Frauen von fünfzig bis fünfundsiebzig.** Die neuen Leitlinien der United States Preventive Services Task Force von 2009 empfehlen den meisten Frauen eine regelmäßige Mammografie ab 50 und nicht schon ab 40 wie zuvor.[81] Für Frauen ab 50 wird eine Mammografie alle zwei Jahre empfohlen. Dies wird auch von der Deutschen Krebsgesellschaft und der gültigen Mammokarzinom-Leitlinie S3 empfohlen. (Vgl. https://www. krebsinformationsdienst.de/tumorarten/brustkrebs/frueherkennung.php und https://www.krebsinformationsdienst.de/wegweiser/iblatt/iblatt-brustkrebs-frueherkennung.pdf.) Bundesweit werden regelmäßig Einladungen zur kostenlosen Mammografie in extra ausgewiesenen Untersuchungseinrichtungen verschickt. Näheres dazu unter: http://www.mammo-programm.de/. Dort können Sie auch eine Einladung anfordern.

  Die erwähnte Sonderkommission (Task Force) konstatiert für Frauen in den Vierzigern ein verringertes Brustkrebsrisiko, dafür aber ein um 60 Prozent erhöhtes Risiko eines falsch-positiven Befundes während einer Mammografie. Das liegt daran, dass das Brustgewebe in diesem Alter noch dichter ist. Die Risiken einer Routineuntersuchung überwiegen hier die Vorteile (eine 15-prozentige Reduktion der Brustkrebssterblichkeit).[82] Weil das Brustgewebe dichter ist, können die Röntgenstrahlen nicht so gut durchdringen, was die Befundung schwieriger macht.

  50 von 1000 Frauen erhalten deshalb weitere Mammografien, Sonografien und sogar Biopsien, um Klarheit zu erzielen. Von diesen haben schätzungweise nur zwei Brustkrebs.[83] Die anderen dagegen sorgen sich unnötig. Die Chirurgin Dr. Dixie Mills empfiehlt daher, dass Frauen eine Mammografie machen lassen, um die Dichte ihres Gewebes zu bestimmen, weil man das nicht gut ertasten kann. Diese Information soll dann bei der weiteren Untersuchung einfließen. Die Brustdichte ist nicht das Problem der Frauen, sondern eins der Bildgebung in Grauschattierungen

und zwei Dimensionen. (Bei älteren Frauen wird das Brustgewebe indessen durch Fettgewebe ersetzt, was die Mammografie genauer macht.)

Ich habe die Empfehlungen bislang immer an die speziellen Bedürfnisse und Risikofaktoren der betroffenen Frauen angepasst. Auch habe ich Patientinnen (und einige gute Freundinnen), die die Mammografien gänzlich vermeiden. Immer schon habe ich diese Position respektiert, und mit Blick auf die neueren Daten tue ich es erst recht. Im Übrigen ist die Teilnahme an der Mammografie auf Einladung in Deutschland freiwillig.

Die neuen US-amerikanischen und deutschen Leitlinien gelten allerdings nicht für Frauen mit einem hohen Risiko. Das sind z. B. solche mit einer besonderen genetischen Disposition oder Frauen, die schon sehr viel Strahlung ausgesetzt waren. (https://www.krebsinformationsdienst.de/wegweiser/iblatt/iblatt-familiaerer-brustkrebs.pdf.) Ich empfehle eine jährliche Mammografie oder Sonografie bei erblichem Brustkrebsrisiko oder wenn Sie nur dadurch zur Ruhe kommen können. (Diese bewirkt sehr gute chemische Reaktionen im Körper.)

Ein erbliches Risiko liegt vor, wenn eine Verwandte ersten Grades Brustkrebs vor der Menopause hatte. Dann sollten Sie fünf Jahre vor dem Alter, in dem Ihre Verwandte Brustkrebs bekam, mit dem Screening anfangen.

Was tun, wenn Sie einen Knoten in der Brust finden?

- **Wenn Sie einen Knoten finden, lassen Sie ihn untersuchen.** Es ist wichtig, einen Arzt zu haben, dem Sie vertrauen können und der Sie durch den Prozess begleitet herauszufinden, ob Ihr Knoten gutartig (benigne) oder bösartig (maligne, kanzerogen) ist.

- **Nehmen Sie immer jemanden mit.** Viele Frauen, die einen Knoten in ihrer Brust gefunden haben, sind zu verängstigt und überwältigt, um Fragen zu stellen und all ihre Optionen mit ihrem Arzt durchzusprechen. Eine Begleitung zu haben kann Ihnen helfen, sich zu konzentrieren; wenn Ihre Begleitperson sich Notizen macht, können Sie diese später zusammen durchsehen.

- **Lassen Sie sich nicht zu einer raschen Entscheidung drängen.** Zur Diagnose und Behandlung von Brustknoten stehen Ihnen viele Optionen offen; das reicht von der Aspirationsbiopsie einer Brustzyste über die Feinnadelbiopsie bis zur offenen Biopsie. Die meisten Brustknoten oder Verdickungen stellen sich schließlich als harmlos heraus. Bei vielen handelt es sich einfach um flüssigkeitsgefüllte Zysten, die direkt in der Praxis ausgesaugt werden können. Wenn die Flüssigkeit klar ist, haben Sie gleichzeitig Ihre Diagnose und Ihre Behandlung. Es braucht nichts weiter unternommen zu werden.

Häufig sind Knoten oder Verdickungen in der Brust das Resultat hormoneller Stimulation und verschwinden wieder, nachdem Ihre Periode eingesetzt hat. Das gilt besonders in den Wechseljahren, wenn es so oft zu einer Östrogen-Überstimulation der Brust kommt. Eine meiner Patientinnen entwickelte ihre ganzen Wechseljahre hindurch große, schmerzhafte Knoten in beiden Brüsten. Das machte ihr Angst, und es war schwierig zu sagen, was wirklich in ihren Brüsten vor sich ging. Nachdem sie schließlich ihre letzte Periode hatte, nahmen ihre Brüste jedoch wieder normale Konsistenz an, und ihre Knoten verschwanden auf Nimmerwiedersehen.

- **Holen Sie eine zweite Meinung ein, wenn Sie sich mit der ersten nicht ganz wohlfühlen.** Selbst wenn Sie tatsächlich Brustkrebs haben sollten, wird Ihre Behandlung in den allermeisten Fällen nicht erschwert, wenn Sie sich ein paar Wochen oder sogar Monate Zeit nehmen, um einen Arzt zu finden, dem Sie trauen und bei dem Sie sich wohl fühlen.

WAS TUN, WENN BEI IHNEN BRUSTKREBS FESTGESTELLT WORDEN IST?

Suchen Sie sich eine Selbsthilfegruppe für Brustkrebspatientinnen in Ihrer Region. Untersuchungen haben gezeigt, dass sich solche Gruppen, in denen ehrlich und offen geredet und Anteil genommen wird, positiv auf die Lebenserwartung auswirken und die Rückfallquote verringern.

Daneben ist eine Selbsthilfegruppe ein sicherer Platz, um zu lernen, nach dem zu fragen, was man braucht – oder um seine eigenen Bedürfnisse überhaupt erst einmal zu entdecken.

Die folgenden Bücher sind persönliche Berichte von Frauen, die Brustkrebs hatten oder die anderen Frauen geholfen haben, ihren Weg durch diese schwierige Lebenserfahrung zu finden.

- Dr. Susan Love: *Das Brustbuch – Was Frauen wissen wollen.* Deutscher Taschenbuch Verlag, München 1997
- Lilo Berg: *Brustkrebs – Wissen gegen Angst.* Goldmann, München 2002
- Ursula Goldmann-Posch: *Der Knoten über meinem Herzen.* Goldmann, München 2001
- Hansjörg Sauer (Hg.) *Fragen und Antworten zum Mammakarzinom: Ein Ratgeber der Projektgruppe Mammakarzinom.* Tumorzentrum München

Das Brustkrebsrisiko in die richtige Perspektive rücken

Die meisten Frauen überschätzen ihr Brustkrebsrisiko. Wie neuere Befragungen von nordamerikanischen Frauen zwischen 54 und 64 Jahren ergaben, fürchteten 61 Prozent Krebs (Brustkrebs) mehr als eine andere Krankheit. Nur 9 Prozent haben am meisten Angst vor Herzkrankheiten trotz der Tatsache, dass sie die Hauptmortalitätsursache bei Frauen sind und jedes Jahr mehr Frauenleben fordern als die nächsten 14 Ursachen zusammen.[84] Brustkrebs ist nicht einmal die Krebsform, an der die meisten Frauen sterben. Diese »Auszeichnung« geht an den Lungenkrebs.

Obwohl jede von uns wahrscheinlich eine Frau mit Brustkrebs kennt und Brustkrebs der häufigste Krebstyp unter nordamerikanischen Frauen ist, trifft das Lebenszeitrisiko für Brustkrebs – die weit hinausposaunte Zahl »eine von neun Frauen«[85] – nur dann zu, wenn Sie älter als 85 Jahre werden.[86] Bei dieser einen Frau von neun, die Brustkrebs entwickelt, beträgt die Wahrscheinlichkeit, mit über 65 Jahren zu erkranken, 50 Prozent, und die Wahrscheinlichkeit, an anderen Ursachen zu sterben, 60 Prozent.

Kelly-Anne Phillips und ihre Kollegen am Princess Margaret Hospital in Toronto, Ontario, Kanada, haben eine sehr hilfreiche Tabelle erstellt, die auf den Inzidenz- und Mortalitätsraten von 1995 im Krebsregister von Ontario basiert. Und sie zeigt Folgendes:

Für 1000 gesund geborene Frauen gilt:

- 35 bis 39 Jahre: 986 Frauen werden noch am Leben sein. Von diesen wird 1 Frau an Brustkrebs erkranken, 0 Frauen werden daran sterben und 2 werden aus anderen Gründen sterben.
- 40 bis 44 Jahre: 983 Frauen werden noch am Leben sein. Von diesen werden 5 an Brustkrebs erkranken, 1 wird daran sterben und 4 werden aus anderen Gründen sterben.
- 45 bis 49 Jahre: 977 Frauen werden noch am Leben sein. Von diesen werden 8 an Brustkrebs erkranken, 2 werden daran sterben und 6 werden aus anderen Gründen sterben.
- 50 bis 54 Jahre: 968 Frauen werden noch am Leben sein. Von diesen werden 11 an Brustkrebs erkranken, 3 Frauen werden daran sterben und 11 werden aus anderen Gründen sterben.[87]

Die irrationale Angst vor Brustkrebs bringt Frauen großes Leid und hält sehr viele davon ab, die Vorzüge der Behandlung von Wechseljahrsbeschwerden zu genießen. Hohe Dosen von Sojaprotein, bioidentisches Progesteron und

Testosteron können helfen, Symptome zu lindern und Krankheiten vorzubeugen, die weit eher eine Gefahr für die Lebensdauer oder die Lebensqualität darstellen.

Das Brustkrebsgen: Sollten Sie sich testen lassen?

95 Prozent aller Brustkrebsfälle haben nichts oder nur sehr wenig mit Genetik zu tun. Der Rest geht auf ererbte Mutationen in zwei verschiedenen Genen zurück: BRCA1 und BRCA2. Frauen, die eine BRCA1-Mutation tragen, haben, auf die Lebenszeit bezogen, ein höheres Risiko als diejenigen mit einer BRCA2-Mutation. Ihr Risiko, bis zu ihrem 70. Geburtstag an Brustkrebs zu erkranken, liegt bei 56 Prozent, dasjenige für Eierstockkrebs bei schätzungsweise 15 Prozent. Über die BRCA2-Mutation ist zwar weniger bekannt, doch es wird angenommen, dass sie für zusätzliche 40 Prozent erblich bedingter Brustkrebsfälle verantwortlich ist.[88]

Die wahre Häufigkeit und die Zusammenhänge von Genmutationen im Zusammenhang mit Brustkrebs sind noch immer äußerst ungewiss, teilweise deshalb, weil das BRCA1-Gen sehr groß ist und man darauf viele verschiedene Mutationen gefunden hat. Eine spezielle BRCA1-Mutation ist inzwischen bei rund 1 Prozent aller Juden osteuropäischer Herkunft entdeckt worden. In anderen Populationen hat man wiederum andere Mutationen gefunden.

Darüber hinaus gibt es neben denjenigen Genbahnen, die von BRCA1- und BRCA2-Mutationen kontrolliert werden, noch weitere, die zu Brustkrebs führen können. Wenn Sie dazu die technischen Probleme rechnen, die die Sequenzierung eines ganzes Gens mit sich bringt, wird deutlich, dass ein genetischer Test auf Brustkrebsrisiko noch keine sichere Aussage erlaubt. Bei einer familiären Häufung von Brust- und Eierstockkrebs besagt ein negativer Test für dieses Gen unter Umständen wenig.[89] Auf der anderen Seite ist die Wahrscheinlichkeit, dass dieser Krebs auf eine Mutation in BRCA1 oder BRCA2 zurückgeht, recht gering, wenn es in der Familie nur einen Menschen mit Brust- oder Eierstockkrebs gibt.

Dr. Francis Collins vom National Center for Human Genome Research in Bethesda, Maryland, hat das Dilemma bei einer positiven Testung für das Brustkrebsgen, dem wir uns gegenwärtig gegenübersehen, treffend auf den Punkt gebracht:

»Wir sind uns noch immer sehr unsicher, was die geeignete medizinische Fürsorge für Frauen mit diesen Mutationen angeht. Trotz der generellen Nützlichkeit von

Mammogrammen für die Früherkennung von Brustkrebs bei Frauen über 50 gibt es bisher noch keine Daten, die darauf vertrauen ließen, dass eine regelmäßige Mammografie in jüngerem Alter sowie Selbstuntersuchung und Untersuchungen durch Ärzte oder Krankenschwestern das Risiko für sehr stark gefährdete Frauen mit BRCA1-Mutationen reduziert, an metastasierendem Brustkrebs zu sterben. Wir wissen auch noch nichts über den geeigneten Einsatz drastischerer Maßnahmen, wie einer prophylaktischen Mastektomie; das gilt insbesondere angesichts anekdotischer Belege, dass sich in der kleinen Menge von Epithelgewebe, das nach der Operation zurückbleibt, gelegentlich immer noch Krebs entwickeln kann. […] Um diese Unsicherheiten zu klären, benötigen wir dringend weitere klinische Untersuchungen.[90]«

Zwar wird in den USA an bundesweiten gesetzlichen Regelungen gearbeitet, um die zu schützen, die positiv getestet werden, doch eine Testung erhöht dennoch das Potenzial für Diskriminierung bei Krankenkassen, Lebens- und Invalidenversicherungen sowie am Arbeitsplatz.[91]

Hier das Wichtigste kurz zusammengefasst: Obwohl ein negatives Testergebnis für eine Frau mit einer familiären Häufung von Brustkrebs eine große Erleichterung sein kann, bietet es keine Garantie dafür, dass sie nicht an Brustkrebs erkrankt. Ich empfehle einen Test nicht, wenn Sie nicht wenigstens zwei oder mehr enge Familienmitglieder haben, die an Brust- oder Eierstockkrebs erkrankt sind.

Sie sollten sich vor dem Test und nach Erhalt der Testresultate von einem Fachmann mit ausgewiesenen Kenntnissen und Erfahrung auf diesem Gebiet ausführlich beraten lassen. Wenn Ihr Test positiv ist, suchen Sie Kontakt zu einem Arzt, der sich wissenschaftlich auf dem Laufenden hält und sich auf diesem Gebiet engagiert, um unser Wissen über diese beunruhigende Störung zu erweitern.

Die Auswirkungen von Hormonersatztherapien auf die Brustgesundheit

Trotz der Tatsache, dass die meisten Frauen mit oder ohne Hormonsubstitution keinen Brustkrebs bekommen werden, ist die Verbindung zwischen Hormonen und Brustkrebs für alle betroffenen Frauen beunruhigend. Fast jede Frau fragt: »Wie wirken sich Hormone auf mein Risiko für Brustkrebs aus?« Die Antwort hängt davon ab, welche Hormone sie nimmt, in welcher Dosierung und was von vornherein ihre Risikofaktoren sind. Diese Probleme werden in einem Brief angesprochen, den ich von einem Mann erhielt, der sich wegen des Hormonergänzungsprogramms seiner Frau Sorgen machte.

»Meine Frau ist kürzlich von Premarin, das sie ursprünglich zur Linderung von Hitzewallungen genommen hat, auf natürliches Progesteron in Form von Hautcreme übergewechselt. Daraufhin sind ihre Brustschmerzen und ihre Brustempfindlichkeit verschwunden, ebenso ihre Kopfschmerzen. Darüber hinaus hat meine Frau praktisch keine Hitzewallungen mehr. Aber weil ich einiges über die mögliche Verbindung zwischen Progesteron und Brustkrebs gelesen habe, möchte ich mich vergewissern, dass meine Frau auf dem richtigen Weg ist – und dass auf diesem Weg keine bösen Überraschungen lauern, die ihr in Zukunft Probleme bereiten können.«

Die Erfahrung der Frau, die in diesem Brief beschrieben wird, illustriert eindrucksvoll die Nebenwirkungen, die oft aus der Einnahme von Premarin (zu Premarin siehe Seite 168 ff.) resultieren, dem Medikament, das Frauen in den Wechseljahren am häufigsten verschrieben wird. Brustschmerzen sind eine der gängigsten negativen Reaktionen auf Östrogensubstitution jeder Art; 20 bis 35 Prozent aller Frauen klagen darüber, wenn sie standardisierte, nichtindividualisierte Dosen erhalten.[92] Das ist besonders beängstigend für Frauen, die eine gutartige Brusterkrankung (eine sogenannte fibrozystische Mastopathie) haben oder in deren Familie eine solche Brusterkrankung, von der man früher annahm, sie gehe mit einem erhöhten Brustkrebsrisiko einher, häufig ist. Neuere Untersuchungen konnten jedoch keinen überzeugenden Zusammenhang zwischen gutartigen Brusterkrankungen und einem erhöhten Brustkrebsrisiko finden. Eine Hormonsubstitution erhöht das Risiko für Frauen in dieser Gruppe offenbar ebenfalls nicht.[93] Und wie schon erwähnt: Brustschmerzen sind oftmals ein Zeichen suboptimaler Jodwerte.

Kopfschmerzen sind ebenfalls eine häufige Nebenwirkung, da Östrogen im Stoffwechsel in eine Verbindung umgewandelt werden kann, die ähnlich wie Adrenalin wirkt und zu pochenden Schläfen-Kopfschmerzen führen kann. Bioidentisches Progesteron hingegen vermag Hitzewallungen nachweislich zum Verschwinden zu bringen und hat keinen dieser Nebeneffekte.

Wegen einer neueren Studie des National Cancer Institute (NCI), die ein erhöhtes Brustkrebsrisiko für diejenigen Frauen dokumentierte, die sich einer langfristigen Östrogen/Progestin-Ersatztherapie unterziehen, sind viele Menschen jedoch verunsichert, was potenzielle langzeitliche Gesundheitsprobleme angeht, die aus Progesteron resultieren könnten. Eine nochmalige Analyse der Daten der WHI-Daten aus dem Jahre 2011 zeigte, dass so ein Risiko nur für Frauen bestand, die eine Hormonersatztherapie schon vor der Menopause oder fünf Jahre danach eingenommen hatten. Wer jedoch eine solche Therapie fünf Jahre oder später nach der Menopause eingenommen hatte, wies kein erhöhtes Risiko auf.[94] Was die meisten Menschen (einschließlich Ärzte) nicht verstehen, ist der Unterschied zwischen synthetischen Hormonen, wie sie in der NCI-Studie und der *Women's-Health-Initiative*-Studie benutzt wurden, und bioidentischem Östrogen bzw. Progesteron, die man maßgeschneidert in geringer Dosierung einnimmt.

Hier die Fakten: Die NCI-Studie war eine große epidemiologische Untersuchung, an der 48 355 Frauen teilnahmen, die zwischen 1980 und 1995 unterschiedlich lange Östrogen und Progestin genommen hatten. Normalgewichtige Frauen, die diese Hormonkombination fünf Jahre lang nahmen, hatten im Vergleich zu Frauen, die keine Hormone substituierten, ein um 40 Prozent erhöhtes Brustkrebsrisiko. (Interessanterweise traf dies für übergewichtige Frauen, die Hormone nahmen, nicht zu.) Sie waren auch stärker brustkrebsgefährdet als Frauen, die nur Östrogen nahmen.[95]

Die WHI-Studie von 2002 hatte gezeigt, dass bei 10 000 Frauen, die Prempro einnahmen, 8 neue Brustkrebsfälle im Vergleich zum Placebo-Zweig auftraten. Eine Neuanalyse der Daten von 2010 bestätigte nach 11 Jahren Follow-up-Zeit, dass bei Brustkrebspatientinnen, die Prempro nahmen, die Tumore weiter fortgeschritten waren und die Sterblichkeit höher lag. Allerdings war die Sterblichkeit in absoluten Zahlen ziemlich niedrig, nämlich 2,6 pro Jahr bei 10 000 Frauen auf Kombinationshormonersatztherapie im Vergleich zu 1,3 pro Jahr auf 10 000 Frauen im Placebozweig der Studie. Das sind also zusätzliche 1,3 Todesfälle durch Brustkrebs auf 10 000 Frauen, die der Hormonersatztherapie zugeschrieben werden können.[96]

Obwohl sich ein um 40 Prozent erhöhtes Risiko wirklich beängstigend anhört, sollten wir uns einmal genauer ansehen, was tatsächlich dahintersteckt: Wenn Sie von 100 000 normalgewichtigen Frauen im Alter von 60 bis 64 Jahren ausgehen, die keine Hormonersatztherapie machen, ist zu erwarten, dass im Verlauf von fünf Jahren 350 von ihnen Brustkrebs entwickeln. Wenn all diese Frauen ein Kombinationspräparat mit konventionellem Östrogen und Progestin nähmen, dann würde die Zahl der Brustkrebsfälle auf 560 steigen. Wie Sie unschwer sehen können, würde die ganz überwiegende Mehrzahl der Frauen keinen Brustkrebs bekommen, ganz unabhängig davon, ob sie Hormone nehmen oder nicht.

Noch anders ausgedrückt: Statistisch gesprochen werden von 1000 Frauen, die niemals konventionelle, verschreibungspflichtige Hormonpräparate genommen haben, bis zum Alter von 75 Jahren 77 an Brustkrebs erkranken.

Bei Frauen, die fünf Jahre lang Hormone genommen haben, steigt diese Zahl auf 79, nach zehn Jahren sind es 83, nach 15 Jahren 89. Wiederum bekommt die große Mehrheit aller Frauen, die in irgendeiner Form Hormone substituieren, keinen Brustkrebs.

Der andere wichtige Punkt, den man im Hinterkopf haben sollte, ist, dass praktisch alle Frauen in dieser Studie – und in den meisten anderen Studien, die Hormonsubstitution mit Brustkrebs in Zusammenhang bringen – nichtindividualisierte Dosen konjugierter Östrogene (meistens Premarin) in Verbindung mit dem synthetischen Progestin Provera (siehe fünftes Kapitel) einnahmen. Premarin ist in den Vereinigten Staaten jahrzehntelang das meistverschriebene Östrogenpräparat gewesen, und es wird fast immer gemeinsam mit einem synthetischen Progestin wie Provera verabreicht (oft in einem Kombinationspräparat, Prempro). Jedes dieser nicht-bioidentischen Hormone beinhaltet sein eigenes Risiko.

Wie Studien gezeigt haben, sind die Abbauprodukte von Premarin, die bei der Verstoffwechselung im Körper entstehen, biologisch stärker und daher eher krebsfördernd als die Abbauprodukte von bioidentischen Östrogenen.[97] Es ist überdies nachgewiesen worden, dass sich die Östrogenkonzentration im Blut von Frauen, die dieselbe Standarddosis Premarin erhalten (in der Regel 0,625 mg), um mehr als das Zehnfache unterscheiden kann.[98] Noch beunruhigender ist, dass viele der Frauen in diesen Studien noch höhere Dosen einnehmen, nämlich 1,25 mg pro Tag.

Synthetische Progestine bringen ihre eigenen Probleme mit sich. Sie können sich an Östrogen- wie an Androgenrezeptoren in der Zelle binden und damit ungesundes Gewebewachstum stimulieren. Darüber hinaus können sie die biologische Aktivität von Östrogen erhöhen. Das würde erklären, warum Frauen in der NCI-Studie, die sowohl Östrogen als auch synthetisches Progestin nahmen, noch stärker brustkrebsgefährdet waren als diejenigen Frauen, die nur Östrogen nahmen.[99] Den gleichen Zusammenhang hat man in der *Million Women Study* in Großbritannien[100] ermittelt und ebenso in der *Women's-Health-Initiative*-Studie. Wenn Sie eine Hormonersatztherapie machen, dann möchten Sie vielleicht wissen, ob Sie ein Präparat nehmen, das synthetische Progestine enthält: Medroxyprogesteronacetat – MPA, Norethindron oder Norgestimat (siehe fünftes Kapitel). Wenn das der Fall ist, sollten Sie überlegen, ob Sie auf bioidentische Hormone umsteigen.

Eine australische Metaanalyse zu Brustkrebsrisiko und Hormonersatztherapie kommt zu dem Ergebnis, dass das östrogenbezogene Risiko geringer ist als angenommen. Sie schätzt, dass das kumulative Brustkrebsrisiko durch eine fünfjährige HET ab 50 bis zum Alter von 79 kaum beeinflusst wird. Eine Einnahme über 10 Jahre beeinflusst das kumulierte Risiko um 0,5 Prozent und über 15 Jahre um 0,9. Nach Absetzen einer Hormonersatztherapie fällt das relative Risiko auf null.[101] Auch eine kalifornische Studie kam zu diesem Ergebnis.[102]

Worauf die ganze Diskussion hinausläuft, ist Folgendes: Wenn Sie Hormone nehmen, die nicht identisch mit denjenigen sind, die im Körper einer Frau produziert werden, und zudem in Dosierungen, die unter Umständen zu hoch sind, dann gehen Sie möglicherweise ein erhöhtes Risiko ein, sowohl an Brustkrebs zu erkranken als auch unter negativen und additiven Effekten der Abbauprodukte dieser Hormone zu leiden.

Bioidentische Hormone und Krebsrisiko

Es gibt gute Gründe anzunehmen, dass der langfristige Gebrauch von niedrig dosiertem, bioidentischem Östrogen, das mit bioidentischem Progesteron ausbalanciert wird, zu einer – wenn überhaupt – nur sehr geringfügigen Erhöhung des Brustkrebsrisikos führt.[103] Tatsächlich hat eine der größten Studien zum Thema bislang das Brustkrebsrisiko verglichen zwischen Frauen, die natürliche bioidentische Hormone nahmen, und solchen, die eine synthetische Hormonersatztherapie machten.

Im Ergebnis hatten die Frauen, die das natürliche Hormon nahmen, ein signifikant geringeres Brustkrebsrisiko.[104] Die französische Studie hatte 80 000 postmenopausale Frauen mehr als acht Jahre lang beobachtet. In einem zweiten Schritt veröffentlichte die gleiche Forschergruppe im Folgejahr auch noch die Daten hinsichtlich des Einnahmezeitpunkts der Hormonersatztherapie. Sollte dieser einen Unterschied machen? Im Ergebnis kam heraus, dass für Frauen, die Östrogen plus ein bioidentisches Progesteron für kurze Zeit einnahmen, kein gesteigertes Brustkrebsrisiko bestand, unabhängig davon, wann sie mit der Einnahme begonnen hatten.[105]

Östrogen

Die Brüste sind drüsenreiche Organe, die außerordentlich empfindlich auf zyklische hormonelle Veränderungen im Körper reagieren. In der ersten Hälfte des Menstruationszyklus regt Östrogen das Wachstum des Brustgewebes an, in der zweiten Hälfte stabilisiert und differenziert Progesteron dieses Wachstum. Während der Menstruation sind die Brüste am kleinsten, weil beide Hormone ihren niedrigsten Stand haben. In den Wechseljahren, die von einer Östrogendominanz und einem relativen Mangel an Progesteron gekennzeichnet sind, werden die Brüste einer Frau unter Umständen größer und empfindlicher, ohne dass es zu dem zyklischen An- und Abschwellen käme, das das Brustgewebe stabiler hält.

Wie zahlreiche Untersuchungen im Lauf von Jahrzehnten belegt haben, können mit Ausnahme von Phytoöstrogenen in Nahrungsmitteln sämtliche Östrogene – selbst die, die von unserem eigenen Körper produziert werden – das Wachstum von Brustgewebe fördern. Bei empfindlichen Frauen kann dies mit erhöhtem Brustkrebsrisiko einhergehen.[106] Diese Empfindlichkeit gegenüber einer langfristigen, ununterbrochenen Östrogenexposition erklärt solche Brustkrebsrisikofaktoren wie frühe Menarche, späte Menopause, keine Kinder und Fettleibigkeit. Daher sollten Sie, um Ihre Brustgesundheit zu erhalten, die geringstmögliche Menge an bioidentischem Östrogen nehmen, mit der sich die erwünschten Resultate erzielen lassen. Und lassen Sie regelmäßig Speichel-Hormontests machen, um sicherzustellen, dass Sie keine zu hohe Dosis nehmen.

Wenn in Ihrer Familie (Großmutter, Mutter, Schwester oder Tante mütterlicherseits) Brustkrebs häufig vorkommt oder wenn Sie das Gen für Brustkrebs haben, dann sollten Sie womöglich trotz der bekannten Vorteile von einer Östrogensubstitution Abstand nehmen.

Wenn Sie sich entschließen, kein Östrogen zu nehmen, dann heißt das nicht, dass Sie nun stumm leiden müssen. Es gibt viele Alternativen, um Ihre Symptome zu lindern, Ihre Gesundheit zu verbessern und Ihre Brust zu schützen: körperliche Bewegung, gesündere Ernährung, vollwertige Sojaprodukte, Heilpflanzen und natürliches Progesteron. Selbst wenn in Ihrer Familie gehäuft Osteoporose oder Alzheimer auftreten und Sie sich deshalb Sorgen machen, wenn Sie die Vorzüge von Östrogen nicht nutzen können, bieten diese Alternativen gute Erfolgsaussichten.

Östriol: Vorläufige Untersuchungen haben gezeigt, dass Frauen, die mit ihrem Urin besonders hohe Östradiolmengen ausscheiden, anscheinend ein geringeres Brustkrebsrisiko haben. Eine Studie der Hebräischen Universität Jerusalem legte nahe, dass Östriol einen Anti-Östrogeneffekt hat, wenn es hoch genug dosiert ist. Es verhindert, dass Östradiol an östrogenempfindliches Gewebe bindet, einschließlich der Brust und der Gebärmutterschleimhaut (Endometrium), was eine Tumorbildung verhindert.[107] In einer kürzlich in Berkeley durchgeführten Untersuchung an Ratten, die drei Wochen lang Östriol und Progesteron bekamen, zeigte sich eine signifikante Reduktion von Brustkrebs.[108] Aus diesem Grund verwenden viele Ärzte bei der Zusammenstellung von Hormonersatztherapien für ihre Patientinnen gelegentlich Östriol, ein nicht patentierbares, bioidentisches Östrogen. Das Östriol ist biologisch schwächer als Östradiol oder Östrogen, die beiden anderen Östrogene, die natürlicherweise im Körper produziert werden. Wie bereits im neunten Kapitel erwähnt, wirkt es sehr gut, wenn es lokal auf östrogensensitives Gewebe, wie in der Vagina, aufgetragen wird. Östriol wird in Europa häufig verwendet und hilft bei Wechseljahrsbeschwerden. Es ist allerdings wichtig zu wissen, dass Östriol bei einigen Frauen mit Otosklerose in Verbindung gebracht wird, einer genetisch bedingten Erkrankung, bei der drei winzige Knochen im Mittelohr verwachsen und damit die Übertragung akustischer Signale an das Gehirn verhindern. Bei einer erblichen Belastung ist mit Östriol Vorsicht angebracht.

Hinweis: Die Östriol-Studien wurden vor allem aus finanziellen Gründen nicht wiederholt. Somit ist Östriol zwar vielversprechend, erfordert aber weitere Erforschung.

Progesteron

Auch wenn die bereits erwähnte Studie des National Cancer Institute, die weite Verbreitung gefunden hat, dafür spricht, dass synthetisches Progestin nicht vor Brustkrebs schützt, kann man diesen Schluss nicht auf bioidentisches Progesteron übertragen, wie man es in Präparaten wie ProGest-Creme findet. Tatsächlich macht es biologisch Sinn anzunehmen, dass die Ergänzung einer Östrogensubstitution durch bioidentisches Progesteron (das keine androgene oder östrogene Aktivität aufweist) helfen könnte, die Brust vor einer Überstimulation durch Östrogen zu schützen und damit das Brustkrebsrisiko weiter zu senken.

Bioidentisches Progesteron reduziert nachweislich die Produktion von Östrogenrezeptoren auf den Brustzellen und senkt überdies die Produktion von Östrogen in den Brustzellen. Einige Frauen erleben in den ersten Wochen, wenn sie bioidentisches Progesteron verwenden, eine vorübergehende erhöhte Empfindlichkeit der Brust, da Progesteron anfangs die Zahl der Östrogenrezeptoren in der Brust erhöht. Dieser Effekt ist jedoch sehr kurzlebig und verschwindet nach ein paar Tagen. Es gibt keine überzeugenden Belege dafür, dass bioidentisches Progesteron zu einem fortdauernden Wachstum von Brustgewebe führt. Anscheinend bewirkt es tatsächlich sogar das genaue Gegenteil.

Die neuere Forschung unterstreicht den Unterschied beim Risiko zwischen synthetischem und bioidentischem Progesteron. Eine 2009 im *New England Journal of Medicine* veröffentlichte Studie kommt zu dem Schluss, dass postmenopausale Frauen, die sowohl Östrogen als auch Progestin (etwa als Prempro) für 5 Jahre oder länger nehmen, ein zweifach erhöhtes Risiko haben, an Brustkrebs zu erkranken.[109] Als die Studienteilnehmerinnen mit der Einnahme aufhörten, verringerte sich die Häufigkeit eines Brustkrebses um 28 Prozent im ersten Jahr. Die genannte Studie war ein Follow-up der wegweisenden WHI-Studie, die ja, wie bereits an mehreren Stellen erwähnt, 2002 gestoppt wurde, weil man herausgefunden hatte, dass mit Prempro eine höhere Inzidenz (Vorkommen) von Herzproblemen und Brustkrebs einherging. Interessant ist in dem Zusammenhang, dass die Zahl der Brustkrebsfälle seit 2003 insgesamt signifikant zurückging.

Dr. Rowan Chlebowski, ein Onkologe am Los Angeles Biomedical Research Institute (medizinische Fakultät des University College Los Angeles), hat eine Studie durchgeführt, um herauszufinden, ob dieser Abfall der Häufigkeit auf das Absetzen der Hormontherapien zurückzuführen oder eher der gründlicheren Vorsorgepraxis durch Mammografie geschuldet war. Seine Untersuchung legt nahe, dass eine regelmäßige Mammografie die Zahlen überhaupt nicht beeinflusst hat, sondern diese vor allem mit der Hormonersatztherapie in Zusammenhang standen – allerdings nicht mit jeder Kombination.

Denn die Frauen, die nur Östrogen genommen hatten (vor allem als Premarin) ohne das Progestin, bekamen auch nicht öfter Brustkrebs als solche, die überhaupt keine Hormone genommen hatten. (Frauen ohne Gebärmutter bekommen normalerweise kein Progestin, weil sie keine Gebärmutterkrebsprophylaxe vornehmen müssen.) Synthetisches Progestin ist daher der Faktor, der zu höheren Brustkrebsraten führt.

Es verwundert mich in der Tat, dass neun Jahre nach der WHI-Studie synthetisches Progestin und Progesteron immer noch in einen Topf geworfen werden und der Unterschied nicht gesehen wird. Im Großteil der medizinischen Literatur wird nicht einmal zwischen beiden unterschieden! Seit mehr als 20 Jahren empfehle ich Progesteron statt Progestin, weil es besser zu den körpereigenen Hormonen passt. Auch erhöht es – wie die Studienlage zeigt – nicht das Brustkrebsrisiko.

Gene, Hormone und Brustkrebs: Der Zyklus von Zellwachstum und Zelltod

Wenn wir eine sehr umfangreiche Langzeituntersuchung über natürliches Progesteron durchführen würden, kämen wir wahrscheinlich zu dem Ergebnis, dass es die Brust schützt, besonders dann, wenn es in den Wechseljahren, wo eine Östrogendominanz so häufig ist, ohne Östrogen angewendet wird. Das hat mit der Rolle zu tun, die Progesteron beim Zelltod spielt.

Lassen Sie mich erklären, warum sich dies positiv auf die Brustgesundheit auswirkt. Die Natur in ihrer Weisheit hat ein Gleichgewicht zwischen dem Zellwachstum und dem Zelltod von Brustgewebe geschaffen. Brustkrebs ist eines der Gesundheitsprobleme, die entstehen, wenn diese beiden Prozesse aus dem Takt geraten. Wie alle anderen Krebsformen ist Brustkrebs von zwei Prozessen gekennzeichnet: 1. von einer exzessiven und unkontrollierten Zellteilung, und 2. vom Ausbleiben des normalen, gesunden programmierten Zelltodes.[110]

Die Signale, die das Zellwachstum, die Zellentwicklung und den programmierten Zelltod (die sogenannte Apoptose) lenken, werden von der Wechselbeziehung zwischen unseren Genen und unserer Umwelt gesteuert. Zwar ist dieser Prozess außerordentlich komplex, doch dank Fortschritten in der Molekularbiologie beginnen wir, ihn zu verstehen. Inzwischen wissen wir zum Beispiel, dass ein Gen, das sogenannte BCL2-Gen, den Zelltod blockiert. Diese Funktion ist wichtig in Zeiten, in der das Brustgewebe wachsen muss (wie in der Pubertät und im Ovulationsstadium des Menstruationszyklus).[111] Wenn die Aktivität des BCL2-Gens jedoch nicht von anderen Faktoren moduliert wird, kann es die Lebensdauer der Zellen gefährlich verlängern und ein unkontrolliertes Wachstum bewirken, was unter Umständen zu einem erhöhten Brustkrebsrisiko führt. BCL2 wird als Protoonkogen bezeichnet, das heißt, es wirkt krebsfördernd, wenn es ungehemmt wirksam ist.

Ein weiteres Gen, das das Brustgewebe beeinflusst, ist p53. Das p53-Gen ist im Gegensatz zu BCL2 ein Tumorsuppressor-Gen; es stoppt unkontrollierte Zellteilung, indem es die Apoptose (Zelltod) steigert. Eine Aktivierung dieses Gens hilft, übermäßigem Zellwachstum und damit späterem Krebs vorzubeugen.

Wie sich herausgestellt hat, werden das p53- und das BCL2-Gen von Sexualhormonen in einer Weise beeinflusst, die entweder Krebs begünstigt oder vor ihm schützt. Östrogen erhöht die Wirksamkeit des BCL2-Gens und fördert so das Brustzellwachstum. Wie bereits erwähnt, ist das nicht unbedingt eine schlechte Sache. Doch eine ungehemmte Expression des BCL2-Gens aufgrund exzessiver Östrogenmengen kann zu einem erhöhten Wachstum von östrogensensitivem Gewebe in Brust, Gebärmutter und Eierstöcken führen. Es ist wohlbekannt, dass das Risiko von Krebs in diesen Organen mit einer übermäßigen Östrogenstimulation zusammenhängt.[112]

Im Gegensatz dazu senkt Progesteron die Expression des BCL2-Gens, während es diejenige des p53-Gens steigert, was zur richtigen Zeit zu einer Zunahme des programmierten Zelltodes führt und damit zu einem verminderten Krebsrisiko in östrogensensitiven Geweben.[113]

Östrogen und Progesteron unterscheiden sich auch in der Art des Brustgewebes, das sie stimulieren. Östrogen bewirkt, dass sich ganz bestimmte Brustzellen, die man als duktales Gewebe oder auch als Milchganggewebe bezeichnet, teilen und wachsen.

Unausgewogenes Östrogen vermag unkontrolliertes Wachstum von Brustgewebe hervorzurufen – einschließlich kanzerogenen Wachstums. Progesteron hingegen veranlasst die Brustzellen dazu, sich zu läppchenförmigen Drüsenzellen zu differenzieren – Mutter Naturs Vorbereitung auf die Milchproduktion, wenn es zu einer Schwangerschaft kommt. Wenn eine Frau nicht schwanger wird, dann sterben diese läppchenförmigen Drüsenzellen einfach einen programmierten Zelltod und gehen am Ende ihres Lebenszyklus auf natürliche Weise zugrunde. Mit anderen Worten kann sich eine gut differenzierte Drüsenzelle nicht in eine Krebszelle verwandeln.

Dr. David Zava, der seit Jahren die Hormonwirkung auf Brustgewebe erforscht, vermittelte mir eine plastische Analogie.[114] Dr. Zava vergleicht die verschiedenen Teile des Brustgewebes mit den verschiedenen Teilen eines Baumes. Das Milchganggewebe, dessen Wachstum von Östrogen gefördert wird, ist wie der Stamm und die Zweige des Baumes. Die läppchenförmigen Drüsenzellen, deren Wachstum von Progesteron gefördert wird, sind den Blättern vergleichbar, die am Ende der Zweige wachsen. Sobald eine Baumzelle einmal zu einem Blatt geworden ist, kann sie sich niemals in einen Zweig oder einen Stamm zurückverwandeln. Sie wächst einfach heran und stirbt am Ende ihres programmierten Lebenszyklus schließlich ab. Das trifft jedoch für den Stamm oder die Zweige nicht zu. Ihre Zellen können jederzeit weiterwachsen und eine unendlich große Zahl von Zweigen oder Trieben an den Zweigen oder am Stamm selbst hervorbringen – genauso wie die unendliche Zellproliferation bei Brustkrebs.

Eingedenk der Vorgänge, die ich gerade geschildert habe, macht es Sinn, dass Frauen, die einer starken Östrogenstimulation ausgesetzt sind, ein erhöhtes Brustkrebsrisiko tragen – ganz gleichgültig, ob das Östrogen nun im eigenen Körper produziert wird (zum Beispiel in Phasen der Östrogendominanz, wie sie in den Wechseljahren so häufig sind, oder aufgrund einer exzessiven Östrogenproduktion im Fettgewebe) oder äußerlich zugeführt wird (via Östrogensubstitution oder via Umweltschadstoffen mit östrogenähnlicher Aktivität). Wenn eine Frau jedoch genügend Progesteron zu sich nimmt, um dieses Östrogen auszubalancieren, sollte sich das Risiko verringern. Und genau dafür spricht die wissenschaftliche Literatur.[115]

Eine Untersuchung an Frauen mit einem Progesterondefizit aufgrund eines fehlenden Eisprungs (Anovulation), die an einer Klinik zur Behandlung von Unfruchtbarkeit durchgeführt wurde, hat beispielsweise ergeben, dass diese Frauen ein 5,4-mal größeres Risiko für klimakterischen Brustkrebs hatten als Frauen in einer Kontrollgruppe. Und in einer Untersuchung aus dem Jahr 1995, in der transdermales bioidentisches Progesteron direkt auf die Brusthaut gegeben wurde, fanden die Forscher, dass Progesteron die Brustzellproliferation zu hemmen vermochte. Die Dosierung war dabei annähernd dieselbe wie bei Frauen, die eine transdermale Creme (beispielsweise ProGest) anwenden, mit anderen Worten eine zweiprozentige Progesteroncreme zweimal pro Tag in der empfohlenen Dosierung. Diese Konzentrationen entsprechen in etwa denjenigen, die man bei den meisten Frauen beim Eisprung (Ovulation) findet.[116]

Eine andere Untersuchung hat gezeigt, dass diejenigen Frauen, die zum Zeitpunkt einer Brustkrebsoperation einen physiologisch angemessenen Progesteronspiegel hatten, ein geringeres Rückfallrisiko hatten als Frauen, deren Progesteronspiegel niedrig war.[117] Diese Untersuchung ist wiederholt worden und kam zu den gleichen Ergebnissen. Das hat einige auf Brustkrebsoperationen spezialisierte Chirurgen dazu veranlasst, den betroffenen Frauen zu empfehlen, vor dem Eingriff, sei es nun eine Biopsie oder eine Operation, etwa eine Woche lang eine Progesteroncreme auf ihre Brusthaut aufzutragen. Wie es aussieht, kann bioidentisches Progesteron die Immunreaktion verstärken. Anscheinend verringert es auch die Wahrscheinlichkeit, dass sich Tumorzellen, die bei der Operation freigesetzt werden, an anderen Stellen ansiedeln und wachsen. Das könnte der Grund dafür sein, dass Frauen, die während der Gelbkörperphase (Lutealphase) ihres Menstruationszyklus – wenn der Progesteronspiegel hoch ist – operiert werden, signifikant seltener Rückfälle erleiden.[118]

Ein Übersichtsartikel aus dem Jahr 1996 über den Zusammenhang zwischen Progesteron und Brustgesundheit kommt zu dem Schluss, dass bioidentisches Progesteron nicht nur die Rate der Ausbreitung von Brustkrebs reduziert, sondern sogar für einen Rückgang der Zahl von Neuerkrankungen verantwortlich sein könnte.[119]

Zwar gibt es noch keine definitive klinische Langzeitstudie über bioidentisches Progesteron, doch ich bin aufgrund meiner klinischen Erfahrung und der vieler meiner Kollegen, darunter auch dem verstorbenen Dr. John Lee, ein Pionier bei der Erforschung bioidentischer Hormone, davon überzeugt, dass bioidentisches Progesteron vielen Frauen nützen kann, insbesondere in den Wechseljahren. Höchstwahrscheinlich wird sich herausstellen, dass es das Risiko für Brustkrebs und andere östrogenempfindliche Krebsarten reduziert, die sich in dieser Lebensphase entwickeln können.

Progesteronpräparate und Progesteron-positiver Brustkrebs

Eine der Fragen, die mir häufig gestellt werden, ist, ob eine Frau, deren Brustkrebs auf Progesteronrezeptoren-positiv ist, ohne Bedenken Progesteron nehmen kann. Über die Bedeutung der Aussage, eine Brustbiopsie habe gezeigt, dass der Tumor Progesteronrezeptor-positiv sei, herrscht viel Verwirrung; das gilt besonders für diejenigen Frauen, die zum Zeitpunkt der Diagnose bioidentisches Progesteron benutzt haben.

Hier die Fakten: Alle Formen von Brustkrebs, die Progesteronrezeptor-positiv sind, sind auch Östrogenrezeptor-positiv. Da Östrogen bekanntlich das Wachstum dieser Brustkrebs-Zelltypen fördert, nehmen viele Leute automatisch an, dass für Progesteron dasselbe gelten müsse. Genau das Gegenteil ist richtig. Die Tatsache, dass ein Krebs Progesteronrezeptor-positiv ist, zeigt, dass er für die ausbalancierende und antikanzerogene Wirkung von Progesteron empfänglich ist.

Um dieses scheinbare Paradoxon zu verstehen, erinnern Sie sich daran, dass Hormone ihre Wirkung im Blutstrom und in der Flüssigkeit rund um die Zellen dadurch entfalten, dass sie sich an die Rezeptoren auf der Zelloberfläche binden. Das Hormon passt zum Rezeptor wie der Schlüssel zum Schloss. Wenn der richtige Rezeptor da ist, gelangt die Botschaft des Hormons in die Zelle zu den Chromosomen und schaltet das geeignete Gen an, um einen speziellen zellulären Effekt hervorzurufen. Progesteron signalisiert der Zelle, mit der Vermehrung aufzuhören, während Östrogen das genaue Gegenteil tut. Aus diesem Grund wirkt sich bioidentisches Progesteron bei Frauen mit einem Progesteronrezeptor-positiven Brustkrebs wahrscheinlich positiv aus.

Im Allgemeinen haben Frauen mit einem Östrogen- und Progesteron-positiven Brustkrebs eine gute Prognose, da die Präsenz dieser Rezeptoren bedeutet, dass der Tumor sehr stark differenziert ist und langsamer wächst als schlechter differenzierte Tumoren.

Ich bin felsenfest davon überzeugt, dass bioidentisches Progesteron sicher und sogar vorteilhaft für Frauen mit Östrogen- und Progesteron-positiven Brustkrebsformen ist, doch dies ist eine heiß diskutierte, umstrittene Frage. Vertrauen Sie auf Ihre innere Stimme, und beraten Sie sich mit Ihrem Arzt.

Mein Rat im Hinblick auf Progesteron

- Wenn Sie gegenwärtig in den Wechseljahren sind und eine Progesteroncreme oder eine andere Form von bioidentischem Progesteron anwenden, dann helfen Sie Ihrem Körper, eine hormonelle Balance zu schaffen, die Ihre Brust möglicherweise vor Überstimulation durch Östrogen und Androgen schützen kann. Hören Sie dabei auf Ihre innere Stimme.

- Wenn bei Ihnen die Gefahr einer Östrogen- oder Androgendominanz besteht, überlegen Sie, ob Sie Ihrem Körper nicht bioidentisches Progesteron zuführen sollten. Faktoren, die eine Östrogendominanz begünstigen, sind unter anderen folgende: unregelmäßige Perioden, Körperfettprozentsatz über 28 Prozent, sitzende Lebensweise, polyzystisches Ovarialsyndrom, Myome in der Gebärmutter, Brustempfindlichkeit, eine ballaststoffarme, an raffinierten Kohlenhydraten reiche Ernährung, starke menstruelle Blutungen und eine Hormonersatztherapie, die allein auf Östrogen basiert. Typisch für eine Androgendominanz sind Akne, polyzystische Eierstockerkrankungen und Haarausfall vom männlichen Typ.
- Nicht alle Experten, die sich mit Frauengesundheit befassen, sind sich in der Progesteronfrage einig, doch ich persönlich würde empfehlen, dass alle Frauen, die sich um ihre Brustgesundheit sorgen, die Vorzüge von bioidentischem Progesteron nutzen. Das gilt besonders in den Wechseljahren, wenn der Eisprung hin und wieder auszufallen beginnt und der Progesteronspiegel dementsprechend niedrig ist. Eine vernünftige Alternative zu Progesteron wären substanzielle Dosen an Sojaprotein oder an dem Phytoöstrogen von Pueraria mirifica. Nehmen Sie Progesteron an zwei bis drei Wochen pro Monat und machen Sie dann eine Woche Pause. Das ist die gesündeste und beste Anwendungsform. Wenn Sie schon in den Wechseljahren sind, machen Sie einen Hormontest, um sicherzugehen, dass Sie nicht Progesteron in Östrogen umwandeln.

Und was ist mit Testosteron?

Androgene wie Testosteron und selbst DHEA können im Körper in Östrogen umgewandelt werden; demnach könnte die Einnahme von Testosteron theoretisch Ihr Risiko für Brustkrebs erhöhen. Verwenden Sie die niedrigste Dosierung, die die gewünschten Resultate erbringt, oder versuchen Sie es zunächst mit Alternativen.

Hier das Grundsätzliche: Es ist in unserem eigenen Interesse, so klug zu entscheiden wie nur möglich, wenn wir für eine Hormonsubstitution optieren – das heißt, einen bioidentischen, individualisierten Hormonersatz in der geringsten Dosierung anzuwenden, die das gewünschte Ergebnis erbringt. Sobald wir das getan haben, müssen wir uns von unserer Illusion der Kontrolle verabschieden und erkennen, dass es keine perfekten Lösungen gibt. Wir alle handeln nach bestem Wissen und Gewissen. Doch so wie wir entwickelt sich auch unser Wissen ständig weiter und verändert sich. Die Lösung, die dieses Jahr am besten erscheint, ist im nächsten Jahr vielleicht schon überholt. Nichtsdestotrotz bleiben unser Körper und unsere

Zellen die meiste Zeit hindurch gesund – und so bekommen die allermeisten Frauen, ob sie nun Hormone nehmen oder nicht, keinen Brustkrebs.

Das Tamoxifen-Dilemma

Tamoxifen (Handelsname Nolvadex) wird üblicherweise Frauen mit Brustkrebs oder aber Frauen mit einem hohen Brustkrebsrisiko zur Vorbeugung verschrieben. Es gehört zu einer Klasse von Medikamenten, die man als selektive Östrogenrezeptormodulatoren (SERMs) bezeichnet. Zu diesen SERMs gehört auch Raloxifen (Evista), das zur Vorbeugung vor Osteoporose sowie zu deren Behandlung eingesetzt wird. Wie gezeigt werden konnte, verlängert die antiöstrogene Wirkung von Tamoxifen das krankheitsfreie Intervall und die Lebensdauer von Frauen mit Hormonrezeptor-positiven und Hormonrezeptor-negativen Tumoren wie auch mit positiven bzw. negativen Lymphknoten. Es reduziert überdies die Inzidenz von Brustkrebs bei stark gefährdeten Frauen. Tamoxifen wird Hunderttausenden von Frauen in den Vereinigten Staaten verschrieben und ist dort das am häufigsten verwendete Krebsmedikament. Weil der Patentschutz nach 2000 abgelaufen ist, wird es jetzt auch als Generikum angeboten, was die Kosten reduziert und die Profite schmälert. Folglich wendet sich das Interesse der Pharmaindustrie neuen, teureren Medikamenten zu.

Tamoxifen ist jedoch nicht ohne bedeutende Risiken, manchmal aufgrund seiner östrogenen Eigenschaften, an anderer Stelle aufgrund seiner antiöstrogenen Wirkungen. Einige Forscher sind besorgt, dass die antiöstrogenen Effekte auf das Gehirngewebe einige Frauen einem erhöhten Risiko für Demenz oder Depression aussetzen.[120] Meiner Erfahrung nach leiden viele Frauen, die Tamoxifen nehmen, unter Depressionen, sagen ihrem Arzt aber nichts davon, weil sie ihn nicht damit belästigen wollen. Das gilt besonders für Frauen, die nicht mehr ihre Periode haben. In seinem östrogenen Modus führt Tamoxifen zu einer Veränderung der Uterusschleimhaut (Endometrium), die von einer atypischen Hyperplasie (anomalen Verdickung) und Polypen bis zu invasivem Krebs reicht. Je länger die Einnahmedauer, desto größer ist das Risiko.[121] Das heißt, dass jede Frau, die Tamoxifen nimmt, regelmäßig ihre Gebärmutter per Ultraschall oder auf andere Weise untersuchen lassen sollte, um sicherzustellen, dass sie keinen Gebärmutterkrebs entwickelt.

Ein anderes Problem bei Tamoxifen ist, dass es bei einer Einnahmedauer von mehr als fünf Jahren unter Umständen seine antiöstrogene Wirkung auf die Brüste einer Frau verliert und wie ein Östrogen zu wirken beginnt.[122]

Mit anderen Worten kann eine Frau eine Resistenz gegen dieses Mittel entwickeln, und wenn sie wieder Brustkrebs bekommt, kann Tamoxifen sogar die Wahrscheinlichkeit erhöhen, dass der Krebs behandlungsresistent ist.[123] Tamoxifen wird auch mit einem erhöhten Risiko für Schlaganfall, Katarakte und Thrombose in Verbindung gebracht.

Tamoxifen zur Vorbeugung vor Brustkrebs

Tamoxifen ist gegenwärtig auch für gesunde Frauen mit einem erhöhten Brustkrebsrisiko zugelassen und wird dementsprechend vermarktet. Nach einer Studie des National Cancer Institute hat das Medikament die Rate erwarteter Brustkrebsfälle in einer Gruppe von 13 000 Frauen in den Vereinigten Staaten und Kanada von 1 unter 130 Frauen auf 1 unter 236 Frauen verringert. Das stellt bei denjenigen Frauen, die das Medikament prophylaktisch nahmen, einen Rückgang des Brustkrebsrisikos um 50 Prozent dar. Obwohl zwei andere Studien, die in Europa durchgeführt wurden, keinen Rückgang des Brustkrebsrisikos finden konnten, wurde das Medikament vor Kurzem zur Brustkrebsvorbeugung bei Frauen mit hohem Risiko zugelassen.[124]

Die Studien des Nationalen Krebsforschungszentrums (NCI) zur Wirksamkeit und Nützlichkeit von Tamoxifen in der Vorsorge untersucht im Allgemeinen Frauen mit einem Risiko von 1,7 Prozent. Diese Risikozahl basiert auf dem sogenannten Gail-Modell, das von einer Gruppe Statistiker am NCI in den späten Achtzigerjahren entwickelt wurde. Ziel war es damals, das Brustkrebsrisiko zu ermitteln, wobei man lediglich einen Datenbestand von 28 000 weißen Frauen zur Verfügung hatte. Deshalb sprach man offiziell auch immer von einer »wohlbegründeten Vermutung«, nicht vom letzten Wort in der wissenschaftlichen Beweisführung.[125] Die revidierte Fassung des Gail'schen Modells bei den klinischen Tamoxifen-Studien war von Anfang an umstritten. Kritiker wandten ein, dass das Risiko eine Überbewertung erfahre. Selbst die Erfinder des Modells sprachen von »drei möglichen Unsicherheitsfaktoren«. Wie auch immer, sowohl die statistischen Unsicherheiten als auch die Risiken des Medikaments selbst wurden tendenziell heruntergespielt.

Zum Beispiel war das Risiko, Gebärmutterkrebs oder Blutgerinnsel in der Lunge oder den Beinen zu entwickeln, bei Frauen, die Tamoxifen nahmen, zwei- bis dreimal so hoch wie bei den Kontrollgruppen unter Placebo. Zudem kam es bei Tamoxifeneinnahme häufiger zu Schlaganfällen, Katarakten und Kataraktoperationen. Die meisten Frauen litten auch unter Hitzewallungen und Ausfluss. Doch nicht wenige gesunde Frauen wussten intuitiv, dass die Risiken überwogen und entschieden sich gegen Tamoxifen. Und wie sich herausstellt, hat ihre innere Stimme richtig gelegen.

2006 war in der Fachzeitschrift *Cancer* zu lesen, dass an den abgeflachten Enden der Risikoverteilungskurve mit Tamoxifen Frauen keine Verlängerung ihrer Lebenserwartung zu gewärtigen hätten. Die Studie basierte auf einem hypothetischen Bevölkerungsmodell einer Gruppe fünfzigjähriger Frauen mit hohem Risiko (die besagten 1,7 Prozent). Dann rechnete man die statistische Häufigkeit von Brust- und Gebärmutterkrebs mit ein, dazu die statistischen Verfahren in der Berechnung des Gesamtergebnisses sowie Teilergebnisse, die nicht in Zusammenhang mit Brustkrebs standen (etwa wenn eine Teilnehmerin während der Studie an einem Herzinfarkt verstarb, aber eben nicht an Krebs A. d. Ü.).

Im Endergebnis sollte Tamoxifen die Sterblichkeit bei denjenigen Frauen erhöhen, die noch eine Gebärmutter hatten, deren Brustkrebsrisiko-Kennzahl bei hohen 2,1 Prozent lag. Bei Frauen mit einem sehr hohen Brustkrebsrisiko (3 oder höher) zeichnete sich indessen eine verringerte Sterblichkeit ab. Dieser Effekt betraf vor allem Frauen, deren Gebärmutter entfernt worden war.[126]

Nun jedoch schwingt das Pendel, was SERMs und Brustkrebsrisiko angeht, wieder zur Mitte zurück. In einem Artikel auf Medscape News schreibt Dr. V. Craig Jordan (auch der »Vater des Tamoxifen« genannt) und wissenschaftlicher Direktor des Fox Chase Cancer Centers in Philadelphia: »Dieses Medikament muss sehr sorgfältig eingesetzt werden. Es ist nicht für die Beimischung im Trinkwasser geeignet und erfordert äußerste ärztliche Sorgfalt.«[127] Dem kann ich nur zustimmen!

2009 dann zeigte eine Studie an 1000 Frauen mit Östrogenrezeptor-positivem Brustkrebs ganz klar, dass sich für diejenigen, denen entweder ein Knoten oder die Brust entfernt wurde und die daraufhin Tamoxifen mindestens fünf Jahre lang einnahmen, das Risiko, in ihrer gesunden Brust einen Östrogenrezeptor-negativen Brustkrebs zu bekommen, vervierfachte. Letzterer ist eine seltene, aber aggressivere Krebsart und schwer zu behandeln.[128] Das Einnahmeintervall von fünf Jahren war nicht mit dieser Krebsart verbunden, was allerdings ein schwacher Trost ist, denn normalerweise ist der volle Nutzen von Tamoxifen erst in einem Einnahmezeitraum von fünf Jahren gegeben.

Grundsätzlich gilt: Für die meisten Frauen mit Brustkrebs verringert sich das Rezidiv des Krebses durch Tamoxifen. Bei 25 Prozent allerdings erhöht sich das Risiko, an einer noch aggressiveren Brustkrebsart zu erkranken. Mit diesem Risiko kann ich nicht wirklich gut leben, besonders im Hinblick auf die zusätzlichen Risiken einer Thrombose, eines Schlaganfalls oder Gebärmutterkrebses durch Tamoxifen.

Mein Rat im Hinblick auf Tamoxifen und andere SERMs

- Wenn Sie bereits Tamoxifen nehmen, sich dabei gut fühlen und keine Nebenwirkungen verspüren, dann würde ich Ihnen empfehlen, bis zu fünf Jahre lang mit der Einnahme fortzufahren.
- Wenn die Tamoxifeneinnahme Ihre Angst vor Brustkrebs deutlich senkt und Ihnen zu innerer Ruhe verhilft, dann nehmen Sie es unbedingt. Das gilt besonders dann, wenn Sie miterlebt haben, wie Ihre Schwester oder Ihre Mutter an Brustkrebs gestorben ist. In diesem Fall können die Vorzüge von Tamoxifen – und dazu gehört auch das Gefühl, etwas zu tun, um sich zu schützen – die Risiken durchaus aufwiegen.
- Wenn man Ihnen Raloxifen vorschlägt, seien Sie sich im Klaren, dass es »das Gleiche in Grün« ist. Obwohl es für seine geringeren Nebenwirkungen gepriesen wird, sind diese doch nicht unerheblich. Denken Sie auch daran, dass es sich nur für Frauen nach den Wechseljahren empfiehlt.
- Wenn Sie Brustkrebs gehabt haben, sprechen Sie mit Ihrem Arzt, ob Ihr Krebstyp nachweislich auf Tamoxifen reagiert und, wenn das der Fall ist, wie lange Sie es nehmen sollten. Denken Sie daran, dass weder Tamoxifen noch Raloxifen Ihr Brustkrebsrisiko, was einen Östrogenrezeptor-negativen Brustkrebs angeht, reduziert. Dieser ist darüber hinaus aggressiver.
- Wenn Sie ein erhöhtes Brustkrebsrisiko haben, senken Sie dieses Risiko, indem Sie den Empfehlungen folgen, die ich früher in diesem Kapitel gegeben habe. Besprechen Sie die Einnahme eines SERMs mit Ihrem Arzt, doch lassen Sie Ihre innere Stimme bei dieser Entscheidung ebenfalls zu Wort kommen.
- Wenn Sie sich dafür entscheiden, Tamoxifen oder ein anderes SERM zu nehmen, lassen Sie sich regelmäßig ärztlich untersuchen, insbesondere auf Anomalien der Gebärmutterschleimhaut und Katarakte.
- Sie können einige der Nebeneffekte von Tamoxifen lindern, wenn Sie Sojaprodukte oder Pueraria mirifica zu sich nehmen und ganz allgemein den Ernährungsrichtlinien auf Seite 253 ff. folgen.
- Nehmen Sie Tamoxifen nicht länger als fünf Jahre, es sei denn, Sie und Ihr Arzt sind fest davon überzeugt, Ihre persönliche Situation erfordere dies.

Denken Sie am Ende daran, dass sich das Brustkrebsproblem nicht allein auf physischer Ebene lösen lässt. Lassen Sie sich nicht dazu verleiten zu glauben, dass Sie immer irgendein Medikament nehmen müssen, damit Ihr Körper gesund bleibt. Um Brustgesundheit zu erlangen, muss eine jede von uns gewillt sein, an der Schaffung eines Lebens mitzuwirken, das gesund an Körper, Geist und Seele ist. Gelegentlich kann es vorkommen, dass wir Medikamente nehmen müssen oder einen chirurgischen Eingriff benötigen; zu anderen Zeiten brauchen wir nur den natürlichen Strategien zu folgen, die ich in diesem Kapitel und im ganzen Buch betont habe – uns gesund ernähren, uns genügend körperliche Bewegung verschaffen, mit dem Rauchen aufhören, unseren Alkoholkonsum reduzieren bzw. ganz einstellen, unsere Gefühle ausdrücken, lieben und uns erlauben, geliebt zu werden.

DIE NEUESTEN MEDIKAMENTE IM KAMPF GEGEN BRUSTKREBS

HERCEPTIN (TRASTUZUMAB) UND ARIMIDEX (AROMATASE-HEMMER)

Zwei vielversprechende neue Medikamente im Kampf gegen Brustkrebs bringen uns einen Riesenschritt voran. Das eine ist der Antikörper Trastuzumab (unter dem Handelsnamen Herceptin bekannt), der speziell das Protein HER2/neu bindet und bei 20 bis 30 Prozent aller Brustkrebspatientinnen vorkommt. Der Wirkmechanismus zeichnet sich dadurch aus, dass die Fähigkeit der Krebszelle, Wachstumssignale zu empfangen, unterbunden wird. Dadurch wird das Krebswachstum verlangsamt bzw. gehemmt. Darüber hinaus wird die Immunantwort gesteigert, um Krebszellen, an die der Wirkstoff bindet, abzutöten. Obwohl ursprünglich für Frauen in fortgeschrittenem Brustkrebsstadium gedacht, hat sich auch bei Frauen im frühen Stadium eine Wirkung auf Tumorzellwachstum und -verbreitung abgezeichnet.

Im Mai 2005 wurde auf dem Treffen der amerikanischen Gesellschaft klinischer Onkologen das Ergebnis präsentiert, wonach Trastuzumab die Wiederkehr eines Brustkrebses in dieser Gruppe um 50 Prozent und das Sterblichkeitsrisiko um 33 Prozent senke. (Vor Kurzem hat die amerikanische Arzneimittelzulassungsbehörde FDA den Wirkstoff in Kombination mit einer Chemotherapie bei fortgeschrittenem HER2/neu-positiven Magenkrebs ebenfalls zugelassen.) Doch ein Wundermittel ist der Wirkstoff nicht. Er ist mit einem kleinen, aber realen Risiko einer Herzmuskelerkrankung verbunden. Dennoch ist er der erste einer Reihe von Wirkstoffen, von denen sich Forscher eine größere Zielgenauigkeit erhoffen. Wenn Sie an Brustkrebs erkranken, sollte Ihr Tumor auf das Gen HER2/neu untersucht werden.

AROMATASE-HEMMER

Die Aromatase-Hemmer sind eine weitere Wirkstoffklasse. Dazu gehören Anastrozol (unter dem Handelsnamen Arimidex), Letrozol (unter dem Handelsnamen Femara) und Exemestan (Handelname Aromasin). Diese Wirkstoffe unterbinden in den Nebennieren, dem Fettgewebe und der Brust und anderenorts den Mechanismus, Vorläufer-Steroidhormone in Östrogen zu verwandeln. Dadurch wird der Östrogenspiegel im Körper abgesenkt.

Bei Frauen in den Wechseljahren im frühen Stadium eines Brustkrebses verringern diese Wirkstoffe die Wiederkehr des Krebses bzw. verlängern die Zeiträume, wo es zu einem Rezidiv kommt.

In einer der ersten klinischen Studien verzögerte Arimidex die Tumorprogression, also das Fortschreiten, durchschnittlich um 11,2 Monate. (Tamoxifen hatte die Tumorprogression lediglich um 5,6 Monate verzögert.) Obwohl sich von Anbeginn gezeigt hatte, dass Aromatase-Hemmer zu einer Zunahme der Häufigkeit von Herzproblemen, Gelenkschmerzen, Knochenbrüchen und Osteoporose führten, hat erst eine Studie von 2010 gezeigt, dass die Nebenwirkungen schlimmer waren als angenommen (und wozu meine Gespräche mit den Anwenderinnen beigetragen haben).

Die Studie, die auf der Jahreskonferenz der Amerikanischen Gesellschaft für Krebsforschung präsentiert wurde, hat gezeigt, dass Frauen, die Aromatase-Hemmer nehmen, im Vergleich zu gesunden Frauen fünfmal so oft von Hitzewallungen, Brustempfindlichkeit und Brustschmerzen berichten; viermal so häufig von Nachtschweiß, kaltem Schweiß und Haarausfall und dreimal so häufig von Beinkrämpfen, Gewichtszunahme und Schlafstörungen, einem gesteigerten Bedürfnis nach einem Mittagschlaf sowie Vergesslichkeit.[129]

Allerdings können sich die Nebenwirkungen für einige als gute Nachricht entpuppen: 2008 gab es in London eine Studie an 4000 Brustkrebspatienten. Dabei zeigte sich, dass wer innerhalb von drei Monaten unter der Einnahme von Anastrozol Gelenkschmerzen bekam, ein 10 Prozent geringeres Rückfallrisiko hatte. Wer Hitzewallungen zu Protokoll gegeben hatte, hatte noch ein um 6 Prozent verringertes Risiko.[130] Frauen, die sowohl von Gelenkschmerzen als auch von Hitzewallungen in den ersten drei Monaten der Einnahme berichteten, hatten ein um 11 Prozent geringeres Risiko eines Rückfalls. Weitere Forschung hat gezeigt, dass diese Wirkstoffe auch gegen ein DCIS (duktales Carcinom in situ) helfen. Weil allerdings in 98 Prozent aller Fälle von DCIS ohnehin kein invasiver Krebs hervorgeht, ist das Risiko durch Nebenwirkungen hier größer als das eines Brustkrebses.

XIV

Mit Herz und Hingabe leben – achten und lieben Sie Ihr Herz in der Lebensmitte

In den Wechseljahren steigt für Frauen das Risiko, an Herzkrankheiten, an Bluthochdruck oder auch an Schlaganfall zu erkranken, deutlich an. Unser Herz und das Netzwerk von Blutgefäßen, das alle unsere Körperzellen versorgt, machen sich in dieser Zeit stärker als jemals zuvor bemerkbar und fordern uns auf, genau in uns hineinzuhorchen und die köstlichen Freuden des Lebens intensiver denn je zu genießen. Herzkrankheiten in all ihren verschiedenen Formen fordern mehr Menschenleben als jede andere Krankheit, daher kann eine veränderte Einstellung in der Lebensmitte das Herz stärken und unter Umständen lebensrettend wirken.

Obwohl fünfmal mehr Frauen an Herzkrankheiten sterben als an Brustkrebs, werden nur in höchst seltenen Fällen Strafverfahren angestrengt, weil ein Herzleiden nicht rechtzeitig diagnostiziert wurde. Im Zusammenhang mit Brustkrebs sind solche Verfahren dagegen weit verbreitet. Laut Statistik (und diese muss nicht auf Sie zutreffen) sterben eine von zwei Frauen letztlich an einer Herzkrankheit – entweder an einem Herzanfall oder einem Schlaganfall, wobei Letzterer einfach eine Art »Gehirnschlag« ist)! Im Gegensatz dazu verstirbt nur eine von 25 Frauen an Brustkrebs.

Vielen Frauen wird erst so richtig bewusst, dass sie Probleme mit dem Herzen haben, wenn die Krankheit bereits weit fortgeschritten ist. Auf der anderen Seite sehen wir Brustkrebs als eine Art von Bedrohung an, die von außerhalb in unseren Körper eindringt, und ziehen weitaus eher gegen diese Krankheit ins Gefecht, wie auch immer dieser Kampf ausgehen mag.

Gegen unser eigenes Herz können wir allerdings nicht ankämpfen. Stattdessen müssen wir die Weisungen, die uns unser Herz erteilt, befolgen, wenn wir wirklich ein kräftiges Herz-Kreislauf-System wollen, das bis zum Ende unseres Lebens alle Organe versorgt und verjüngt. Tatsächlich hat eine ganz neue Forschung gezeigt, dass ein gesundes Herz-Kreislauf-system gut für das Gehirn ist![1] Das Herz unterweist uns sehr direkt und äußerst beharrlich. Und es verzeiht vieles, wenn wir nur bereit sind, seine Botschaften zu hören.

In den Wechseljahren hat das Herz das Sagen: Meine eigene Geschichte

Im dritten Kapitel habe ich meine ersten Erfahrungen mit dem »leeren Nest« beschrieben: Wie ich meine jüngere Tochter vom Ferienlager abgeholt habe, um mit ihr einen Rundgang durch das College in Dartmouth zu machen, und wir dann drei lange Stunden mit dem Auto nach Hause gefahren sind, während sie tief und fest schlief – und mir schließlich klar wurde, dass ihre körperliche Anwesenheit die Leere in mir nicht beseitigen konnte. Die Geschichte hat eine Fortsetzung. Am nächsten Morgen ging ich spazieren. Etwa auf halbem Wege bemerkte ich einen Schmerz im Hals, der bis in den Kiefer ausstrahlte. Ich probierte alles Mögliche, aber die Schmerzen gingen nicht weg. Es fühlte sich an, als ob mir jemand die Kehle zuschnüren würde. Während ich weiterging, überlegte ich, was dieses Symptom bedeuten könnte. Als ich nach Hause zurückkam, war der Schmerz immer noch da und ließ sich unmöglich ignorieren. Daher rief ich meine Freundin an, die gleichzeitig auch Kollegin war, und bat sie herüberzukommen und mir beizustehen.

Der Hals gehört zum fünften emotionalen Zentrum, das mit Kommunikation zu tun hat, daher fragte ich mich, ob ich vielleicht über irgendetwas reden musste. Mona Lisa gab mir jedoch zu bedenken, dass ich noch nie Schwierigkeiten hatte, mich mitzuteilen. Da in meiner Familie ein unerschütterlicher Gleichmut und Herzkrankheiten weit verbreitet sind, kamen eher Probleme im vierten emotionalen Zentrum infrage.

Wir setzten uns zusammen und nahmen die Motherpeace-Tarotkarten, um Klarheit zu gewinnen. Meine Intuition, die sich in den Karten widerspiegelte, sagte mir, dass die Schmerzen in Hals und Kiefer von meinem Herzen ausgingen. Zudem erinnerte ich mich daran, dass sich ein Herzinfarkt bei Frauen oft durch Symptome in Nacken, Kiefer und oberem Brustbereich bemerkbar macht. Als ich mir die Ereignisse der vergangenen 24 Stunden nochmals vor Augen führte, wurde mir klar, dass meine Enttäuschung und mein Kummer über das Wiedersehen mit meiner Tochter, das meine Bedürfnisse nach Gesellschaft und Partnerschaft in keiner Weise befriedigt hatte, buchstäblich »Herzschmerzen« ausgelöst hatte. Der gleiche Schmerz ist seitdem immer mal wieder zurückgekehrt, und das, obwohl bei mir nie eine

Herzerkrankung festgestellt wurde. Jedes Mal war die Botschaft die gleiche: Fühle deinen Schmerz (oder deine Angst) und öffne dich deinem Herzen. Der Schmerz, da bin ich mir sicher, kam von den verengten Herzgefäßen und die waren das Ergebnis beklommener Gefühle, die losgelassen sein wollten, um aus vollem Herzen zu leben.

Selbstverursachte Herzschmerzen

Im Nachhinein weiß ich jetzt, dass ich die Herzschmerzen selbst verursacht habe. Schon mehrere Tage bevor ich meine Tochter abholen wollte, hatte ich mir vorgestellt, wie herzlich und liebevoll unser Wiedersehen sein würde. Während der Vorbereitungen versuchte ich, all ihre möglichen Wünsche zu berücksichtigen. Ich dachte, dass ihre Rückkehr mir dabei helfen würde, über meinen Scheidungskummer hinwegzukommen. Rückblickend erkenne ich, dass ich sie eigentlich so behandelt habe, wie ich es mir selbst gewünscht hätte. Ich hatte gehofft, dass sie mit mir durch die Stadt bummeln und Essen gehen wollte und wir nicht nur zusammen im Auto fahren würden. Ich hatte sie jedoch nicht ausdrücklich darum gebeten.

Ich wollte nie zu den Müttern gehören, die ihre Kinder dahingehend beeinflussen, dass sie sich um sie kümmern, indem sie ihnen Szenen machen nach dem Motto »Nach-allem-was-ich-für-dich-getan-habe-könntest-du-wenigstens-mit-mir-Essen-gehen«. In dem Wissen, dass diese Einstellung Liebe mit Schuld und Verpflichtung verwechselt, bin ich in das andere Extrem gefallen. Ich wäre zum Beispiel nie darauf gekommen, dass ich meine Töchter durchaus darum bitten kann, ab und zu einen Abend oder einen Tag mit mir zu verbringen. Stattdessen hatte ich meinen Töchtern – und mir selbst – vorgemacht, dass ich all meine Bedürfnisse ganz allein befriedigen könnte. Kein Wunder, dass mein Herz sich melden musste! Und das muss es auch weiterhin, immer dann, wenn ich in das alte Muster falle des Zu-viel-Gebens und des Zu-wenig-Bekommens.

Das unerschütterliche Herz: mein Erbe

Indem ich so wenig für mich selbst verlangte, setzte ich unbewusst das Erbe meiner unerschütterlichen Vorfahren mütterlicherseits fort: Wenn man nicht viel verlangt, wird man auch nicht enttäuscht. Stattdessen kann man sich durch Dienstleistungen Liebe verdienen. Und wenn man schließlich so stark ist, dass man seine Bedürfnisse selbst decken kann, muss man keine Verletzungen oder Zurückweisungen mehr ertragen.

Der Beweggrund für meine hektische Betriebsamkeit in den drei Wochen, bevor meine jüngere Tochter zurück nach Hause kam, war nicht allein, dass ich mein Zuhause nach meinem Geschmack einrichten wollte, obwohl das auch ein Grund war. Ich tat es auch meinen Töchtern zuliebe, um ihnen eine Freude zu machen. Das neu gestaltete Wohnzimmer sollte ein Ort sein, wo sie bis spät in die Nacht aufbleiben und mit Freunden fernsehen konnten, ohne Angst haben zu müssen, mich wach zu halten. Ich wollte ihre Anerkennung. Als meine Tochter und ich zu Hause angekommen waren, zeigte ich ihr gleich die neu gestalteten Räume. Ich erwartete viele »Oh-« und »Ah-« Rufe und großes Lob. Sie sah sich kurz um, sagte, dass es ihr gefalle, wunderte sich darüber, dass ich gerade diese Sofakissen ausgesucht hatte, und setzte sich dann hin, um sechs Freunde anzurufen, die Nachrichten für sie hinterlassen hatten.

Während ich unser Gepäck aus dem Auto holte und im Hintergrund ihre angeregte Unterhaltung hörte, beschlich mich das Gefühl, ich hätte gerade einen sehr willkommenen Fahrdienst geleistet. Als meine Kinder klein waren, hatte es mir gereicht, ihnen einen warmen und sicheren Ort zu schaffen, an dem sie aufwachsen konnten. Jetzt wollte ich mehr. Aber das wusste ich zum damaligen Zeitpunkt noch nicht. Ich bemerkte lediglich eine relativ vage Unzufriedenheit in mir. Schließlich verhielt sich meiner Tochter völlig normal für eine gesunde Sechzehnjährige mit vielen sozialen Kontakten.

Warum war ich nur so unglücklich? Warum hatte ich am nächsten Morgen Schmerzen in der Brust? Ganz sicher war meine Tochter nicht dafür verantwortlich. Was wollte mir mein Herz zu verstehen geben? In den nächsten Tagen machte ich mich daran, ein umfangreiches Erbe zutage zu fördern und loszulassen, was meine Herzschmerzen hervorgerufen hatte und was jetzt überflüssig geworden war.

Frieden um jeden Preis geht zu Lasten des Herzens

Ebenso wie meine Mutter bin ich dazu erzogen worden, dass es meine Aufgabe ist, die Familie zusammenzuhalten und für meinen Mann und meine Kinder ein gemütliches Heim zu schaffen. Das tat ich – meist ohne Unterstützung – fast während meiner ganzen Ehe. Nachdem mein Mann und ich uns getrennt hatten, machte ich bezeichnenderweise einfach weiter in dem Glauben, durch meine gut gemeinten Bemühungen wäre für die Kinder schon alles in Ordnung.

In Wirklichkeit schmerzte es mich sehr, dass ich ihnen den Kummer einer Scheidung aufbürdete und auch dass ich meine Funktion als gut gelaunter emotionaler Puffer der Familie verloren hatte. Dabei ließ ich die Tatsache, dass auch ich emotionale Bedürfnisse hatte und auch ich wegen des Endes meiner Ehe trauerte, völlig außer Acht.

Um meine Kinder vor ihrem unvermeidbaren Schmerz zu schützen, hatte ich alles getan, was in meiner Macht stand, um die Illusionen aufrechtzuerhalten, dass sich unser Leben nicht verändert hatte. Ich schirmte sie vor der Realität ab, vor Rechnungen, die bezahlt werden mussten, und einem Haushalt, der am Laufen bleiben musste. Nie bat ich um ihre Hilfe. Aber mein Herz gab mir schmerzlich zu verstehen, dass ich auf diese Weise nicht damit fertig werden würde.

Mein Kopf sagte mir, dass ich meine Töchter in dieser schwierigen Zeit am besten dadurch unterstützen konnte, dass ich ihnen half, in jeder Beziehung gesund zu bleiben. Meine Brustschmerzen waren ein Zeichen dafür, dass ich mich um meine eigenen Herzenswünsche und Bedürfnisse kümmern musste, damit mir das gelang. Sobald ich damit angefangen hatte, verschwanden die Schmerzen in Brust und Nacken völlig und kamen nie wieder.

In der Lebensmitte war ich mit einem unbewussten, tief in meinem Inneren verborgenen Gefühl der Wertlosigkeit konfrontiert, das mich, solange ich mich erinnern kann, stets dazu getrieben hat, mich anderen gegenüber durch Dienstleistungen zu beweisen. In Bezug auf meine Familie war dieses Geben mit einem unbewussten Schuldgefühl verbunden, weil ich berufstätig war und meinen Beruf liebte. Gleichzeitig hatte ich aber das Gefühl, dass ich vielleicht doch mehr Zeit zu Hause mit meinen Kindern verbringen sollte. Ich versuchte also, die Zeit, die ich beruflich außer Haus war, dadurch wettzumachen – zumindest redete ich mir das ein –, indem ich mich gut organisierte und möglichst immer gut gelaunt war. Ich kümmerte mich um alles und war stets der ruhende Pol im Leben der Menschen, die mir am nächsten standen. Das erwartete man ganz einfach von mir.

Teil meiner ererbten Unerschütterlichkeit und meines Gefühls der Wertlosigkeit war, dass mein Körper und meine Psyche fast keine »Antennen« besaßen für die Erfahrung, dass jemand tatsächlich meine persönlichen emotionalen Bedürfnisse wahrnahm und sie dann auch berücksichtigte. Anders ausgedrückt, ich hätte es niemals erwartet und nicht einmal bemerkt, wenn irgendjemand für mich hätte da sein wollen, so wie ich für meine Kinder und natürlich auch für meinen Mann da war. Möglicherweise waren die Signale da, aber meine »Antennen« waren auf eine andere Frequenz eingestellt.

Durch meine Scheidung wurde mir klar, welche meiner Freunde immer für mich da gewesen waren – und es immer sein würden. Aber erst musste ich mich verletzbar und bedürftig genug fühlen und mich öffnen, um mir selbst zu gestatten, um Hilfe zu bitten und diese auch anzunehmen. Das ging nicht von selbst und war nicht einfach. Aber es war besser als mein altes Verhaltensmuster.

Viele Frauen versuchen es anderen recht zu machen, um akzeptiert zu werden, wie ich im Laufe der Jahre beobachtet habe. Eine meiner Freundinnen erzählte mir, wie sie sich verhält, wenn sie das Gefühl hat, nicht dazuzugehören: Sie kocht, sie putzt, sie kauft ein und versorgt die anderen mit Essen – genauso, wie sie es in ihrer Familie immer getan hat, wenn Spannungen auftraten.

Wenn wir erst einmal erkennen, welche unserer Verhaltensmuster unserem Herzen Energie rauben, neigen wir dazu, uns deshalb Vorwürfe zu machen – wodurch sich unser Herz noch mehr verschließt. Als Erstes müssen wir uns bewusst machen, dass die Verhaltensmuster, die uns als Erwachsene Herzschmerzen verursachen, zunächst erfolgreiche Reaktionen auf schwierige Umstände in der Kindheit waren. Sie haben uns damals geholfen und sie haben uns ermöglicht, so zu werden, wie wir sind. Und dazu sollten wir uns als Allererstes gratulieren, wenn wir diese Muster erkennen. Heute kann ich mir gar nicht mehr vorstellen, ein Leben zu führen, bei dem meine Sehnsüchte auf Sparflamme köcheln. Heute weiß ich, dass sie ein wichtiger Teil meiner inneren Stimme sind. Sie außen vor zu lassen ist schlecht für die Gesundheit.

Die Sehnsucht nach Beziehungen und das Bedürfnis nach Freiheit

Ich möchte nicht dazu aufrufen, dass wir ab der Lebensmitte andere nicht mehr umsorgen sollten. Für andere etwas zu tun – nicht aus dem Wunsch nach Liebe und Anerkennung – ist eine Wohltat für das Herz. Die meisten Frauen können jedoch erst dann anderen einen Dienst erweisen, wenn sie gelernt haben, ihre Bedürfnisse nach Beziehungen und Freiheit in Einklang zu bringen. Ebenso wie die parasympathischen und sympathischen Anteile unseres vegetativen Nervensystems, die unsere Blutgefäße minütlich kalibrieren, brauchen wir sowohl Freiheit als auch Verbindungen zu anderen. Nanna Aida Svendsen, eine Schriftstellerin und Lehrerin aus Dänemark, beschreibt diese Ausgewogenheit sehr eindrucksvoll:

»Das Herz, so scheint es, sehnt sich nach Verbindungen. Wenn Beziehungen zu anderen zu Lasten der Beziehung zu uns selbst gehen, entwickelt sich großes Leid. Ich merke, wie ich innerlich allmählich zugrunde gehe, wenn ich mich bemühe, mich den Vorstellungen anzupassen, die andere von mir haben, und meine eigenen Gefühle – meine Beziehung zu mir selbst – missachte. Wenn die natürliche Großzügigkeit des Herzens gestört wird oder verloren geht, scheint jedes Gefühl der Lebendigkeit, Großzügigkeit, Kreativität und echter Selbstverwirklichung zu weichen, und ich fühle mich leer und ausgelaugt. Man braucht viel Energie, um

sich selbst so zu verbiegen, dass man den Bedürfnissen und Erwartungen anderer gerecht wird, ihren Anforderungen entspricht und von ihnen abhängig wird. Und egal, wie verlockend es zu sein scheint in der Hoffnung auf Liebe oder Geborgenheit – es hat immer seinen Preis. Ebenso wie es immer seinen Preis hat, von anderen zu verlangen, dass sie auf unsere Bedürfnisse eingehen – eine Hierarchie aufzubauen, obwohl sich das Herz nach Partnerschaft sehnt. Diesen Preis kann man in den Gesichtern sehr vieler Paare ablesen. Man sieht die unterdrückte Wut oder die Leblosigkeit, die dort herrschen. Obwohl sich das Herz wohl nach Beziehungen und Liebe sehnt, sehnt es sich offenbar auch nach Freiheit und Unabhängigkeit.[2]«

Herz-Kreislauf-Erkrankungen: Blockaden im Strom des Lebens

Herz-Kreislauf-Erkrankungen entstehen unter anderem durch die Ablagerung von oxidierten Fetten in den Blutgefäßen, die verkalken, wodurch schließlich die Blutgefäße und das Herz geschädigt werden. Schlaganfälle, an denen in den USA jedes Jahr 90 000 Frauen sterben, entsprechen einem Herzinfarkt im Gehirn. Sowohl beim Herzinfarkt als auch beim Schlaganfall sind verstopfte Gefäße die Ursache, nur deren Lokalisierung ist verschieden. Neben der Ablagerung dieser sogenannten arteriosklerotischen Plaques verursachen erwiesenermaßen Emotionen – Depressionen, Angst, Panik und Trauer – eine Verengung der Blutgefäße, wodurch der Blutfluss behindert wird.[3]

Das Herz schlägt täglich hunderttausend und im Jahr 36 Millionen Mal. Jede Verengung der Blutgefäße erschwert die Arbeit des Herzens und der Blutgefäße. Emotionale und auch körperliche Faktoren spielen für die Gesundheit des Herzens eindeutig eine Rolle. Während meiner Zeit als praktizierende Ärztin habe ich viele glückliche und fröhliche Frauen mit hohem Cholesterinspiegel kennengelernt, die sich noch mit 80 oder sogar 90 Jahren bester Gesundheit erfreuten. Dagegen zeigten sich bei wesentlich jüngeren Frauen, deren Leben von Depressionen, Angst oder Feindseligkeiten geprägt war, trotz normaler Cholesterinspiegel schon mit Anfang fünfzig erste Symptome einer Herzkrankheit. (Ganze 50 Prozent aller Herzinfarkte ereilen Menschen mit normalen Cholesterinwerten.)[4]

Herz-Kreislauf-Krankheiten betreffen letztendlich immer den ganzen Körper. Die meisten Frauen fangen zwar erst in mittleren Jahren an, Herzerkrankungen vorzubeugen oder zu behandeln, aber die Anfänge gehen in Wahrheit bis in den Mutterleib zurück. Es ist mittlerweile gut dokumentiert, dass ein geringes Gewicht bei der Geburt mit einem höheren Risiko für Herzerkrankungen in späteren Jahren verbunden ist. Womöglich hat der Stress in der Gebärmutter zu einer Unterentwicklung der Herzgefäße beigetragen.[5] In der berühmten Bogalusa-Herz-Studie zum Beispiel hat man schon bei Kindern im Alter von 9 den Beginn einer Herzerkrankung ausgemacht.[6]

Doch ganz gleich, wie hoch unsere offensichtlichen Risiken sind (etwa durch eine schlechte Ernährung oder Bewegungsmangel), der Keim für eine mögliche Herzerkrankung wird dann gelegt, wenn wir unsere Herzen verschließen, um Gefühle der Enttäuschung und des Verlustes zu vermeiden. Ob sich eine Herzerkrankung ausbildet oder nicht, hat viel damit zu tun, ob wir lernen, unsere Gefühle auszudrücken und die Bedürfnisse zu erkennen, für die sie stehen. Das gilt insbesondere für die unvermeidlichen Enttäuschungen und Verluste, die das Leben mit sich bringt.

FAKTEN ÜBER HERZKRANKHEITEN

- Herzerkrankungen werden schon in der Kindheit angelegt, zeigen sich aber oft erst in der Menopause.
- Herzkrankheiten (einschließlich Bluthochdruck und Schlaganfall) sind die häufigste Todesursache bei Frauen über 65.[7]
- Herzinfarkte treten bei Frauen erst in höherem Alter auf, aber doppelt so viele Frauen wie Männer sterben daran.[8]
- Jede zweite Frau stirbt letztendlich an einer koronaren Herzkrankheit oder einem Schlaganfall.
- Nur eine von 30 Frauen stirbt an Brustkrebs, dagegen eine von 6 an einer Herzerkrankung.[9]

In der Lebensmitte rüttelt uns unser Herz wach und fordert uns auf, nach unseren persönlichen Werten und Überzeugungen zu leben, damit unsere Behauptungen und unsere Lebens- und Handlungsweise im Alltag nahtlos übereinstimmen. So wie es die Astrologin Barbara Hand Clow beschreibt: »Das Herz öffnet sich nicht, wenn man sich selbst oder andere belügt, andere manipuliert oder kontrolliert oder sich von anderen absondert.« Zur Erklärung fährt sie fort: »Das Herz-Chakra wird sehr körperlich erlebt, und man kann tatsächlich fühlen, wie sich das Herz in der Lebensmitte öffnet, wenn die Kundalini-Energie einströmt. Viele meiner Klienten berichten beispielsweise von einem Brennen im Bereich des Herzens.« Wenn wir nicht auf unseren Körper hören und unser Herz und unser Leben nicht mit der Energie versorgen, die dem Ausdruck unserer Gefühle und echter Partnerschaft entspringt, ist die Gefahr eines Herzinfarkts, von Bluthochdruck, Schlaganfall oder Demenz höher.

Wenn wir in der Lebensmitte den Mut haben, unser Herz zu öffnen, eröffnen wir uns damit die Möglichkeit, so erfüllt und glücklich zu leben, wie wir es nur aus unserer Kindheit kennen – aber jetzt verfügen wir über die Fähigkeiten und die Macht eines Erwachsenen, um unsere offenherzige Energie zu steuern. Clow schreibt: »Die Öffnung des Herz-Chakras ist das Signal für eine ›radikale Verkörperung‹ – die Seele geht völlig im Körper auf –, und das ist die schönste Erfahrung, die man auf der Erde machen kann. Die Integrität eines Menschen mit offenem Herzen ist immer wieder erstaunlich.«[10]

Herzklopfen: Der Weckruf des Herzens

Herzklopfen während der Wechseljahre hängt ganz zweifellos mit der Hormonumstellung zusammen. Meiner Erfahrung nach beruht das Herzklopfen bei sehr vielen Frauen in mittleren Jahren jedoch vorwiegend auf einer erhöhten Herzensenergie, die im Leben der betroffenen Frau ihren Platz sucht. In der Lebensmitte werden Herz und Körper in häufigen Fällen sensibler gegenüber Dingen, die uns nicht guttun, wie Koffein, Süßstoff oder Geschmacksverstärker, Stoffe, die unser Herz zu stark anregen können. Außerdem müssen Sie sich möglicherweise von angsterregenden oder gewalttätigen Nachrichten, Filmen, Büchern oder Personen fernhalten.

Der folgende Brief von Terri, einer Abonnentin meines Rundbriefes, ist typisch dafür, wie sich Herzklopfen in der Lebensmitte darstellt.

»Ich bin eine 48-jährige Frau ohne größere gesundheitliche Beschwerden. Ich nehme keine verschreibungspflichtigen Medikamente. Ich laufe fünfmal pro Woche und gehe etwa zweimal pro Woche ins Fitnessstudio, wo ich mit leichten Gewichten trainiere. Meine Periode kommt immer noch recht regelmäßig. Ich ernähre mich ziemlich gesund, es könnte aber noch besser sein. Ich trinke etwa eine Tasse Kaffee am Tag, aber in der Regel keine Erfrischungsgetränke. Vor etwa einem Monat habe ich zum ersten Mal einen unregelmäßigen Herzschlag gespürt, nach einer fettreichen Mahlzeit und einer großen Tasse Kaffee am frühen Abend. Ich hatte das Gefühl, mein Herz würde zwischendurch kurz aussetzen und aus meinem Brustkorb springen! So ging es einige Tage, bis ich schließlich zu meiner Ärztin ging. Sie machte ein EKG, das nicht ganz normal war, und gab mir einen Termin für ein Belastungs-EKG und ein Langzeit-EKG. Natürlich hörte das Herzklopfen vor diesen Untersuchungen auf, und das Ergebnis war normal. Etwa eine Woche später fing es dann wieder an. Inzwischen trinke ich gar keinen Kaffee mehr und mache mehr Yoga. Außerdem nehme ich zusätzlich zu meinen Multivitamintabletten mehr Magnesium. Ich achte darauf, was um mich herum passiert, aber ich habe nicht

herausgefunden, was das Herzklopfen auslöst. Meist fängt es an, wenn ich abends ins Bett gehe, vor allem, wenn ich mich auf die linke Seite lege. Meine Ärztin möchte mir niedrig dosierte Betablocker geben. Ich habe ihr gesagt, dass ich lieber einige Monate eine natürliche Progesteroncreme nehmen möchte, weil ich das Gefühl habe, das Herzklopfen könnte mit einer hormonellen Umstellung zu tun haben. Ich würde wirklich nur ungern ein Herzmittel nehmen. Andererseits hindert mich dieser unregelmäßige Herzschlag am Schlafen und ist sehr unangenehm. Hat das Herzklopfen mit den Hormonen zu tun?«

Ich habe Terri vorgeschlagen, das Programm für ein gesundes Herz zu befolgen, das ich in diesem Kapitel vorstelle. Ganz offensichtlich ist ihr Herz in der Lebensmitte sehr sensibel geworden und macht sie darauf aufmerksam, dass sie ein Gleichgewicht zwischen Unabhängigkeit und Beziehungen finden und auf ihr Herz achten muss. Ich unterstütze ihren intuitiven Wunsch, natürliches Progesteron auszuprobieren, um eine mögliche Östrogendominanz auszugleichen. Außerdem beruhigt Progesteron bekanntermaßen das Nervensystem. Es könnte ihren Schlaf durchaus positiv beeinflussen. Ihr Herz gibt ihr außerdem zu verstehen, dass sie auf Koffein verzichten sollte. Bei Frauen kann es bis zu zehn Stunden dauern, bis der Körper das Koffein einer einzigen Tasse Kaffee verarbeitet hat. Das Koffein regt das zentrale Nervensystem und die Nerven des Herzens also ziemlich lange an.

Bei vielen Frauen hört das Herzklopfen auf, sobald sie Progesteron oder Östrogene nehmen, auf koffeinhaltige Getränke verzichten, ihren Blutzucker und die Insulinwerte durch eine veränderte Ernährung stabil halten.

Wichtig ist jedoch auch, herauszufinden, wonach sich das Herz sehnt. Eine meiner Patientinnen hatte kein Herzklopfen mehr, nachdem sie um eine Beförderung gebeten hatte; bis dahin hatte sie sich das nicht getraut. Seit der Beförderung befriedigt sie ihre Arbeit mehr denn je. Ihr Herz muss sich nicht mehr so lautstark bemerkbar machen.

Die Verbindung zwischen Gehirn und Herz

Verdeutlichen Sie sich noch einmal, dass die emotionalen und psychologischen Veränderungen in den Jahren vor der Menopause im Leben einer Frau dasselbe bedeuten wie die Woche vor der Periode für den Monatszyklus. All die Probleme, die vor der Menstruation aufgetreten sind und die wir vielleicht bis dahin verdrängt haben – »Soll ich kündigen?«, »Soll ich diese Beziehung fortsetzen?« –, werden uns schlagartig und ziemlich schonungslos wieder bewusst und verlangen jetzt nach einer Lösung. Frauen mit Herzklopfen erzählen mir zwar oft, dass sie nach gründlicher Prüfung nicht den Eindruck haben, irgendein persönliches Problem würde sie quälen, aber nach meiner Erfahrung verschafft sich unser Körper nur dann so deutlich Gehör, wenn wir seine Signale auf andere Weise offenbar nicht »hören«. Wenn Probleme in der Liebe, Probleme der Seele oder Probleme unerfüllter Leidenschaft nach Aufmerksamkeit schreien, äußert sich das oft in Form von Herzklopfen. Wenn wir bereit sind, uns deren Bedeutung zu öffnen, geben wir unserem Herzen die Chance, gehört zu werden. Richten wir uns nach dem, was wir hören, verschwindet häufig das Symptom.

Abbildung 18: Die Verbindung von Herz und Gehirn

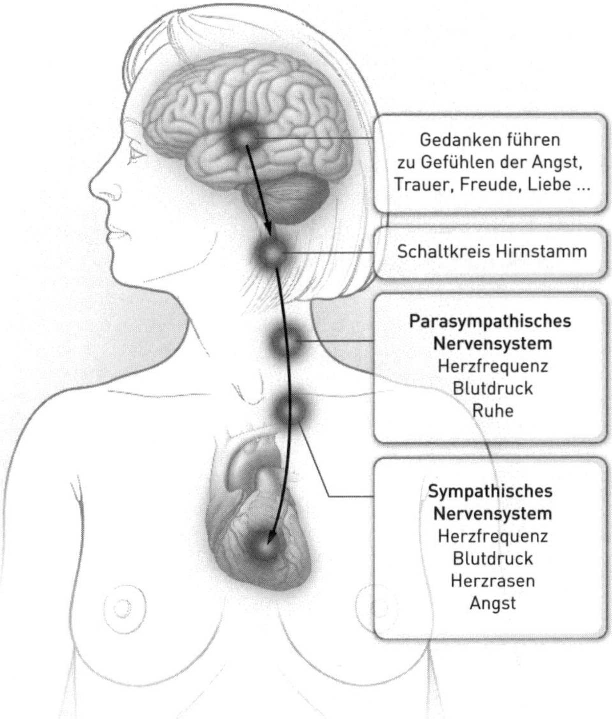

Gefühle wirken sich über das sympathische und parasympathische Nervensystem unmittelbar auf das Herz-Kreislauf-System aus.

Im Vorwort zu dem Buch *Die HerzIntelligenz-Methode* schreibt Dr. Stephan Rechtschaffen: »Das Herz ist körperlich und zugleich ein rhythmisches Organ und die Liebe selbst.«[11] Wir müssen uns unser Herz als Mischung all dieser Dinge vorstellen und aus dieser Perspektive heraus für unser Herz sorgen. Aufgrund der komplizierten Verbindungen zwischen Gehirn und Herz können und werden unsere Gedanken und Gefühle einen starken Einfluss auf den Herzrhythmus haben.

Nehmen wir das Beispiel des plötzlichen, unerwarteten Herztodes. Dieser Erkrankung fallen in den USA jedes Jahr mehr als 450 000 Menschen zum Opfer, und wissenschaftliche Studien, die sich auf den körperlichen Zustand des Herzens konzentrieren, haben nur wenig zur Senkung dieser Zahlen beigetragen. Der plötzliche Herztod wird durch eine tödliche Herzrhythmusstörung verursacht, das sogenannte Kammerflimmern, eine ungeordnete, sich selbst ausbreitende elektrische Instabilität des Herzmuskels, die dazu führt, dass das Herz kein Blut mehr pumpt.

Das Kammerflimmern kann spontan in einem normalen Herzen auftreten und wird in der Regel beobachtet, wenn irgendein pathologisches Hindernis den Blutstrom in den Herzgefäßen blockiert. Das ist oft im Zusammenhang mit psychosozialen Belastungen der Fall, zum Beispiel beim Tod eines Familienangehörigen, bei unsicherem Arbeitsverhältnis oder Ehestreit. Ob ein Stressfaktor das Herz körperlich beeinträchtigt, hängt davon ab, welche Bedeutung Stress für den Betroffenen hat.[12]

HERZTONIKUM WERTSCHÄTZUNG UND DANKBARKEIT

Herzkohärenz ist ein Begriff, der vom Institute for HeartMath, einer Nonprofit-Bildungs- und Forschungseinrichtung in Kalifornien geprägt wurde. Das Institut nimmt eine Vorreiterrolle ein bei der Erforschung der engen Verbindung zwischen unseren Emotionen und dem Verhalten des Herzens. Herzkohärenz verweist dabei auf den Variationsreichtum in der Folge zweier Herzschläge. In ihm lässt sich die Ausgewogenheit zwischen dem parasympathischen und dem sympathischen Nervensystem ableiten.

Ich stelle mir das parasympathische Nervensystem als Bremse vor, das sympathische hingegen als Gaspedal. Ein Zuviel von beidem hat eine Unregelmäßigkeit des Herzschlags zur Folge. Das kann auch der Fall sein, wenn die Aktivität der beiden aus dem Rhythmus gerät, etwa wenn wir wütend werden oder sonstwie emotional erregt sind. Mit der Zeit kann diese Unregelmäßigkeit die Herzkohärenz absenken, was sehr stark auf einen bevorstehenden Schlaganfall hindeutet, selbst wenn gar keine weiteren Risikofaktoren vorliegen.

Wenn das Herzschlaggefüge jedoch geordnet und ausgewogen ist, dann ist die Herzfunktion optimal.

Mittlerweile ist gut dokumentiert, dass das elektromagnetische Feld des Herzens fünftausend Mal stärker ist als das des Gehirns.[13] Und deshalb kommt es nicht so sehr darauf an, was wir denken, sondern was wir fühlen. Immer. Ausnahmslos.

Vielleicht können Sie Ihrem Gehirn etwas vormachen, Ihrem Herzen jedoch nicht. Bei HeartMath wird deshalb unter anderem eine Methode gelehrt, den Herzschlag durch positive Gefühle zu stabilisieren und seine Schwankungsbreite zu verbessern. Dies erreichen Sie, indem Sie an jemand denken, den Sie uneingeschränkt lieben. Mit der Zeit und durch Üben werden Sie sehen, wie stark Ihre Gefühle das Herz beeinflussen.

Doch es geht noch weiter. Das Herz beeinflusst auch die Hormone. Dr. Rollin McCraty, der Forschungsdirektor am Institut hat gezeigt, dass schon 15 bis 20 Minuten Übungen zur Herzkohärenz den Spiegel des Wachstumshormons DHEA ansteigen lassen.[14] DHEA, das in der Nebennierenrinde, aber auch in den Eierstöcken gebildet wird, ist der Grundbaustein der Sexualhormone. Mit ausreichend DHEA kann der Körper die richtigen Mengen an Östrogen, Progesteron und Testosteron bilden. Das ist ein Beweis, dass Gedanken eine starke Wirkung auf den Körper haben. Wir können es uns nicht leisten, das zu ignorieren. (Mehr dazu unter heartmath.org).

Geschlecht und Herzkrankheiten: Unser kulturelles Erbe

Über Tausende von Jahren hat unsere Kultur dem Herzen des Mannes einen höheren Wert zugemessen als dem der Frau. Herzstärkende Träume und Wünsche von Frauen haben darunter ebenso gelitten wie die verletzlichen und zärtlichen Herzen der Männer. Hier sind die Tatsachen:

- Der weitaus größte Teil der Forschungsprojekte über Herzkrankheiten und deren Behandlung wurde an Männern durchgeführt, obwohl sich das Herz-Kreislauf-System der Frau von dem des Mannes unterscheidet.
- Die Verbindungen zwischen Gehirn und Herz sind bei Frauen anders als bei Männern. Das männliche Gehirn ist seitenbetonter als das der Frau. Das bedeutet, dass Männer im Allgemeinen nur eine Hemisphäre (Gehirnhälfte) zur Zeit nutzen, in der Regel die linke, die mit linearem logischen Denken in Zusammenhang gebracht wird. Frauen benutzen dagegen beide Hemisphären gleichzeitig und greifen häufiger auf die rechte zurück. Die rechte Hemisphäre wird mit Musik, Emotionen, Intuition und einer tiefen Selbsterfahrung in Verbindung gebracht. An dieser Stelle wird es interessant. Zwischen dem Herz und der rechten Hemisphäre des Gehirns bestehen mehr Nervenleitungen als zwischen dem Herz und der linken Hemisphäre. Daher hat eine Frau zu jedem Zeitpunkt eine stärkere neurologische und emotionale Verbindung zu ihrem Herzen als die meisten Männer.
- Angesichts der Unterschiede in der Verbindung zwischen Herz und Gehirn haben Frauen mit Herzproblemen andere Symptome als Män-

ner.[15] Bei Männern äußert sich ein Herzinfarkt typischerweise durch Schmerzen in der Brust, die unterhalb des Brustbeins beginnen und sich dann auf den Kiefer und den linken Arm ausbreiten. Frauen empfinden bei einem Herzinfarkt möglicherweise überhaupt keine Brustschmerzen. Stattdessen haben sie vielleicht hauptsächlich Schmerzen im Kiefer und im Magen. (Nebenbei bemerkt hat eine Untersuchung der kritischen Study-Nurse Martha Mackay von der Schwesternschule der Universität British Columbia ergeben, dass bei Notfall-Angioplastien sowohl Männer als auch Frauen von Brustschmerzen klagen, Frauen jedoch äußern signifikant häufiger Missempfindungen außerhalb der Brust, etwa an Nacken, Kiefer oder Kehle.)[16]

Das erste Zeichen für einen Herzinfarkt kann aber auch eine dekompensierte Herzinsuffizienz sein, ohne dass es zuvor Hinweise auf einen Herzinfarkt gegeben hätte, von den verräterischen Veränderungen im EKG abgesehen. Ein solcher »stummer« Herzinfarkt kann tödlich sein.[17] Frauen, die Brustschmerzen haben, sind oft stärker beeinträchtigt als Männer, dennoch werden weniger Frauen für eine gründliche Untersuchung an einen Kardiologen überwiesen.

- Bis vor Kurzem haben die meisten Ärzte diesen Unterschied nicht berücksichtigt. Ernste Herzprobleme werden daher bei Frauen ungenügend diagnostiziert und behandelt. Tatsächlich ist die Wahrscheinlichkeit, dass bei Frauen im akuten Fall eine Katheterisierung, Angioplastie (Gefäßaufdehnung), Thrombolyse (Blutgerinnselauflösung) oder eine Bypass-Operation durchgeführt wird, nur halb so groß wie bei Männern. Das Risiko, in einem Krankenhaus an einer Herzkrankheit zu sterben, ist für eine Frau doppelt so hoch wie für einen Mann.
- Wenn eine Frau mit Brustschmerzen oder Herzrasen einen Arzt oder eine Notaufnahme aufsucht, macht sie möglicherweise einen angespannten und deprimierten Eindruck, und daher wird vielleicht zunächst eher eine psychiatrische Erkrankung als eine Herzkrankheit als Diagnose in Betracht gezogen.

Es ist zwar richtig, dass Gemütsstörungen (affektive Psychosen) wie Depressionen, Phobien, Panik und Angst bei Frauen doppelt so häufig wie bei Männern vorkommen, aber sie sind nicht »nur im Kopf der Frau« – sie wirken sich auch auf den Körper aus. Ich habe noch sehr lebhaft in Erinnerung, wie meine Großmutter mütterlicherseits nachts oft die Hände gerungen hat. Sie bewahrte zwar immer eine sehr freundliche und fröhliche Haltung, aber ihre Hände straften ihre äußerliche Ruhe Lügen. Mit 68 Jahren starb sie unvermittelt an einem Herzinfarkt.

- Bei einem Mann, der anscheinend unter Stress steht, werden die Symptome eher korrekt einem Herzinfarkt zugeschrieben – auch wenn er sich abweisend verhält.
- Die Blutgefäße einer Frau sind dünner und anders organisiert als bei Männern. Das ist einer der Gründe, weshalb Bypass-Operationen und Angioplastien bei Frauen nicht so gut funktionieren wie bei Männern und Frauen häufiger nach diesen Verfahren sterben. Auch bekommen mehr Frauen als Männer mit scheinbar normalen Herzkranzgefäßen Herzinfarkte, Angina und Durchblutungsstörungen des Herzens. Ein normales Angiogramm (Röntgenbild der Blutgefäße) bei einer Frau mit Symptomen bedeutet also nicht unbedingt, dass sie keine Herzkrankheit hat.
- Kurz nach einem Herzinfarkt sterben prozentual mehr Frauen als Männer, selbst wenn die Frauen behandelt worden sind. Die Wissenschaftler wissen nicht, ob dieser Unterschied auf dem höheren Durchschnittsalter bei der Diagnose, den engeren Blutgefäßen, dem häufigeren Vorliegen von mehreren Krankheiten gleichzeitig oder einer unzureichenden bzw. zu späten medizinischen Versorgung beruht.
- Gedankenmuster und Verhaltensweisen im Zusammenhang mit Herzkrankheiten sind bei Frauen und Männern unterschiedlich. Studien haben ergeben, dass der plötzliche Herztod infolge eines Herzinfarkts bei Männern mit Abwehr und Aggressivität in Zusammenhang steht – das sogenannte Typus-A-Verhalten. Bei Frauen wurde das noch nicht nachgewiesen. Das bedeutet nicht, dass Männer von Natur aus aggressiver sind als Frauen. Bei Frauen drückt sich die Feindseligkeit nur anders aus. Neuere Studien haben eine Korrelation zwischen Aggressivität und Arterienverkalkung sowohl bei Männern als auch bei Frauen festgestellt, und zwar schon ab einem Alter von 18 Jahren.[18] Männer leben jedoch Wut und Frustrationen eher körperlich aus, während Frauen dazu erzogen werden, das sei unangebracht und schicke sich nicht für eine Frau. Frauen lernen also, solche Gefühle für sich zu behalten, und im Körper können diese unterdrückten Gefühle den Weg für eine ganze Menge Herzprobleme bereiten.[19]

Nehmen wir zwei Töpfe mit Wasser auf dem Herd als bildlichen Vergleich. Der Topf auf der rechten Seite – die Frau – kocht, und der Deckel liegt auf. Der Topf auf der linken Seite – der Mann – hat keinen Deckel, und der Herd steht auf höchster Stufe. Der hitzige Ärger des Mannes bringt das Wasser im Topf unter großer Dampf- und Geräuschentwicklung heftig zum Kochen. Bei einem Mann kocht der Topf durch den Herzinfarkt sozusagen über. Der

Topf der Frau wird niemals überkochen, aber die Hitze ist da, und bevor man sich versieht, ist das Wasser verdampft und der Topf gesprungen. Weil jedoch Lärm und Dampf fehlen, wird niemand auf das Problem aufmerksam. Genau dasselbe passiert im Herz-Kreislauf-System einer Frau.

In den vergangenen Jahren hat man das medizinische Personal auf diese Unterschiede hingewiesen und dazu aufgefordert, Frauen mit Symptomen wie Angst und Brustschmerzen einer umfassenden kardiologischen Untersuchung zu unterziehen. Da wir uns in Richtung auf eine partnerschaftliche Gesellschaft entwickeln, achten wir zunehmend darauf, dass bei der Behandlung von Herzkrankheiten keine Ungleichheiten auftreten. Dass die nationalen Gesundheitsinstitute und die Arzneimittelbehörde der USA dazu aufgerufen haben, Frauen in klinische Studien über Herzkrankheiten einzubeziehen, ist ermutigend. Die Regierung hat außerdem das Büro für Frauen-Gesundheitsforschung gegründet, das die Frauen-Gesundheitsinitiative fördert.

Wie wir das Risiko einer Herzerkrankung vermindern

Das Risiko, eine Herzerkrankung zu erleiden, lässt sich eigentlich ganz leicht vermindern. Lassen Sie uns zunächst einmal mit dem Aufbau der Arterien beginnen. Arterien transportieren das Blut vom Herzen zu den Organen und Geweben. Sie sind mit sogenannten Endothelzellen ausgekleidet, die ein Gas produzieren, das als Stickstoffmonoxid (sie dazu Kapitel neun) bekannt ist. Dieses Stickstoffmonoxid gelangt augenblicklich aus den Gefäßwandzellen in den Körper. Es weitet die Blutgefäße und erhöht dadurch die Zirkulation. Aber es tut noch mehr. Es ist gewissermaßen ein Super-Neurotransmitter, weil es alle anderen Neurotransmitter, wie Serotonin, Dopamin und Beta-Endorphin u. a. reguliert.

Die Neurotransmitter hatten wir schon einmal in Kapitel zwei. Sie sind an den Denkprozessen im Gehirn beteiligt. Sie kommen aber auch im Körper vor. In der Tat stellt die Blase mehr von ihnen her als das Gehirn. Die Stickstoffmonoxid-Verbindung ist der Grund, warum das Herz so ein wichtiges Regulativ für Stimmung und Verhalten ist. (Deshalb hat ein Antidepressivum wie Fluoxetin die Aufgabe, den Serotoninspiegel zu erhöhen. Stickstoffmonoxid aus den Blutgefäßen macht das unter den richtigen Umständen allerdings automatisch.) Der Stickstoffmonoxidspiegel wird erhöht durch regelmäßige Bewegung, Antioxidantien, Obst und Gemüse, positive Gedanken und Gefühle. Tatsächlich kann schon 20 Minuten aerobe Bewegung (bei der man nicht außer Atem kommt, A. d. Ü.) bei Frauen den Spiegel für bis zu

24 Stunden erhöhen. Die Verbindung von Stickstoffmonoxid und Gesundheit ist so stark, dass ich sogar ein ganzes Buch darüber verfasst habe (*The Secret Pleasures of Menopause*, Hay House 2008).

Neben dem Stickstoffmonoxid produziert das Endothel – die Auskleidung der Gefäßwände – auch Antikoagulantien. Das sind Moleküle, die Blutgerinnsel, einen Verschluss der Herzkranzgefäße, Herzinfarkte und gefäßverschlussbedingte Schlaganfälle verhindern sowie andererseits Gerinnungsfaktoren bilden, die Blutungen und Embolien verhindern. Wenn diese Endothelschicht beschädigt ist, zu wenig Stickstoffmonoxid oder zu viele Gerinnungsfaktoren produziert, die mit Stress und dem dadurch bedingten gestörten Gleichgewicht von Entzündungsmediatoren zusammenhängen, steigt das Risiko für einen Herzinfarkt bzw. einen Schlaganfall.

Wie schon erwähnt, verändern Blutgefäße sich von Kindheit an je nach Ernährung, genetischer Veranlagung und in Abhängigkeit davon, wie wir lernen, unsere Gefühle auszudrücken.

Im Folgenden werden die drei Stadien der Entstehung von Arteriosklerose beschrieben:

1. **Ablagerung von Fettstreifen.** Solche Ablagerungen können schon bei Kindern vorhanden sein. Bestimmte Immunzellen in der Endothelschicht der Blutgefäße, die Makrophagen, nehmen LDL-Cholesterin aus dem Blut auf. Diese Fetttröpfchen reichern sich an, und in den Herzkranzgefäßen und der Aorta entstehen Fettstreifen. LDL-Cholesterin und andere Bestandteile arterieller Ablagerungen bleiben nur dann an der Endothelschicht hängen, wenn die Gefäßwand schon in irgendeiner Form beschädigt ist. Derartige Schäden an Zellen entstehen meist durch die Einwirkung von freien Radikalen aus Umweltgiften (zum Beispiel Zigarettenrauch), durch Substanzen, die bei Stress ausgeschüttet werden, eine nährstoffarme Ernährung oder durch eine Kombination aus all diesen Faktoren.

2. **Bildung von fibrösen Plaques.** Mit der Zeit vergrößern sich die Fettstreifen und verursachen Vernarbungen in der darunter liegenden Endothelschicht. Diese Narben können schließlich zu Plaques auswachsen, erhabene Beläge aus vernarbtem oder bindegewebigem (fibrösem) Fettgewebe, unter anderem in der Aorta, den Herzkranzgefäßen und der Halsschlagader. Letztere versorgt das Gehirn mit Blut und ist an der Entstehung von Schlaganfällen beteiligt ist. Diese Ausbuchtungen enthalten einen zentralen Kern aus Cholesterinkristallen.

3. **Komplizierte Läsionen.** Die arteriosklerotische Plaque verdickt sich schließlich so stark, dass das Blutgefäß erheblich einengt und auf diese Art und Weise den Blutstrom und die Versorgung der Gewebe mit Nährstoffen und Sauerstoff vermindert – genauso wie beispielsweise Kalkablagerungen Wasserrohre verstopfen. Die Plaques verkalken und können sich zu Geschwüren entwickeln. In diesem Fall besteht ein erhöhtes Risiko, dass das Blutgefäß platzt, mit der Folge eines Schlaganfalls oder einer inneren Blutung.

   Darüber hinaus können sich Bruchstücke der Plaques lösen und mithilfe des Bluts in andere Körperteile geschwemmt werden, wo sie sich dann wiederum in einem Gefäß festsetzen und an ebendieser Stelle den Blutstrom unterbrechen können, mit der Folge eines Schlaganfalls (abgestorbenes Gehirngewebe), eines Herzinfarkts (abgestorbenes Herzgewebe) oder des Absterbens von Gewebe in anderen Organen.

   Zu den Krankheiten, bei denen die Arteriosklerose ganz charakteristischerweise auftritt, gehören beispielsweise Diabetes, Insulinresistenz, Bluthochdruck und eine Ernährungsweise mit zu viel raffinierten Kohlenhydraten und zu wenig Antioxidantien. Darüber hinaus ein verminderter TSH-Spiegel und eine erhöhte Bildung von Homocystein, die genetische Ursachen hat.

Sind Ihre Gefäße gesund?

Nur selten kann der Arzt durch Abhören eine Arteriosklerose diagnostizieren, wenn er ein verdächtiges Geräusch in der Halsschlagader oder einen auffälligen Herzschlag hört. Wenn Sie an Diabetes oder Bluthochdruck leiden, stark übergewichtig sind, keinen Sport treiben, sich schlecht ernähren oder rauchen, haben Sie mit einiger Wahrscheinlichkeit zumindest eine beginnende Arteriosklerose.

Meist wird die Arteriosklerose erst festgestellt, wenn es irgendeinen akuten Zwischenfall gegeben hat, zum Beispiel einen Schlaganfall oder einen Herzinfarkt. Bei Brustschmerzen oder Schwierigkeiten beim Gehen aufgrund einer Gefäßschwäche wird oft eine Röntgenuntersuchung durchgeführt, ein sogenanntes Angiogramm, bei dem nach einer Farbstoffinjektion die Blutgefäße sichtbar werden. Manchmal wird auch eine Ultraschalluntersuchung mit dem Doppler-Verfahren eingesetzt, um verstopfte Gefäße aufzufinden.

Glücklicherweise kann man Arteriosklerose durch Ernährung und Lebenswandel weitgehend vorbeugen bzw. sie rückgängig machen. Eine umfassende Gesundheitsstudie, bei der 84 000 Krankenschwestern in den USA über 14 Jahre beobachtet wurden, hat ergeben, dass diejenigen Frauen nur ein sehr geringes Arterioskleroserisiko haben, die sich regelmäßig bewegen, nicht rauchen und sich so ernähren, wie ich es im siebten Kapitel empfohlen habe.[20] Einige ausgewählte Risikofaktoren werde ich im folgenden Abschnitt genauer beleuchten. Jede Frau in den Wechseljahren sollte Herz und Kreislauf durch einen qualifizierten Arzt beurteilen lassen. Zu diesen Untersuchungen gehören zumindest eine gründliche Anamnese und körperliche Untersuchung, ein EKG, eine Blutdruckmessung und ein Lipidprofil (Blutfettanalyse).

FAKTOREN, DIE MIT EINEM ERHÖHTEN RISIKO FÜR HERZ-KREISLAUF-KRANKHEITEN EINHERGEHEN

- Sie sind Raucherin.
- Sie sind besonders erblich belastet. (Das gilt besonders für das Vorkommen von Herzerkrankungen vor 60.)
- Ihr LDL-Spiegel (»schlechtes« Cholesterin) ist hoch (über 130 mg/dl).
- Ihr HDL-Spiegel (»gutes« Cholesterin) ist niedrig (unter 46 mg/dl).
- Ihr Triglyceridspiegel ist hoch (über 200 mg/dl).
- Sie haben hohen Blutdruck (über 130/80).
- Sie haben einen hohen Blutspiegel der Aminosäure Homocystein.
- Sie sind übergewichtig (Body-Mass-Index über 25) und haben eine apfelförmige Figur (das Körperfett befindet sich vorwiegend oberhalb der Hüfte).
- Ihr Taillenumfang misst mehr als 85 cm.
- Sie gehören zum hypertriglykämischen Taillentyp: Für Frauen geht das mit einem Taillenumfang von mehr als 85 cm einher und einem Triglyceridwert von mehr als 133 mg/dl oder mehr.[21]
- Sie leiden an Zahnfleischerkrankungen.
- Sie haben Diabetes.
- Sie sitzen viel und treiben keinen Sport.
- Sie haben schon schwere Depressionen gehabt.

Cholesterin

Ein Lipidprofil gibt die Menge an Gesamtcholesterin, LDL-Cholesterin, HDL-Cholesterin und Triglyceriden an. Die folgenden Werte sollten Sie anpeilen:

Gesamtcholesterin: Unter 200 (Hinweis: Liegt Ihr Gesamtcholesterin etwas höher als 200, machen Sie sich keine Sorgen, wenn Ihr HDL-Wert hoch genug ist.)

HDL (Lipoproteine hoher Dichte): HDL – das »gute« Cholesterin – sollte bei 45 oder darüber liegen, 67 und mehr sind ideal. Niedrige HDL-Werte sind bei

Frauen erwiesenermaßen ein größerer Risikofaktor als bei Männern. Frauen mit einem niedrigen Spiegel dieser Cholesterinform (35 oder weniger) haben ein siebenfach erhöhtes Risiko für Herzkrankheiten im Vergleich zu Frauen mit normalem HDL-Spiegel.[22] Ein niedriger HDL-Wert ist zudem einer der Indikatoren einer Insulinresistenz.

LDL (Lipoproteine geringer Dichte): LDL – das »schlechte« Cholesterin – sollte bei 130 oder darunter liegen. Bei vielen Frauen steigt das LDL-Cholesterin nach der Menopause an, mit diesem Argument hat man die Östrogentherapie propagiert, durch die der LDL-Spiegel sinkt. Mit einem LDL-Spiegel von über 150 mg/dl gilt man in Bezug auf koronare Herzkrankheiten als hochgradig gefährdet. LDL wird durch freie Radikale oxidiert und bildet Ablagerungen in den Gefäßen.

Triglyceride: Dieser Wert sollte unter 150 liegen. Der Triglyceridspiegel ist bei Frauen ein unabhängiger Risikofaktor. Der ideale Wert liegt bei Frauen um 75. Eine Frau mit einem Triglyceridspiegel über 200 hat ein 14-prozentiges Risiko, an einer koronaren Herzkrankheit zu erkranken. Hohe Triglyceride sind mit gefährlichem Abdominalfett und glykämischem Stress verbunden, was zum Teil daran liegt, dass die Leber zu viel Blutzucker als Triglycerid abspeichert.

Verhältnis zwischen Gesamtcholesterin und HDL: Keine Cholesterinform ist an sich gut oder schlecht. Beide sind für die Gesundheit notwendig. Teilen Sie Ihr Gesamtcholesterin durch den HDL-Wert. Wenn das Ergebnis bei vier oder niedriger liegt, sind Sie kaum gefährdet. Das Verhältnis zwischen Gesamtcholesterin und HDL ist wesentlich aussagekräftiger als der Gesamtcholesterinwert. Bitten Sie Ihren Arzt um eine Kopie Ihres Lipidprofils, damit Sie Ihre Werte kennen. Es ist sehr motivierend zu sehen, wie sich das Lipidprofil jedes Jahr verbessert, wenn Sie sich vorgenommen haben, in der Lebensmitte gesünder denn je zu werden.

Zur Zeit haben 40 Prozent aller Frauen über 45 erhöhte Cholesterinwerte.[23] Zwar wird das Lipidprofil von Labor zu Labor etwas unterschiedlich bewertet, aber ein erhöhter Gesamtcholesterinspiegel von 225 bis 240 bedeutet nicht unbedingt ein erhöhtes Risiko für Herzkrankheiten, wenn der HDL-Spiegel der betroffenen Frau ebenfalls hoch ist (45 oder höher). Weil die meisten Studien über Herzkrankheiten und Blutfette mit Männern durchgeführt worden sind, wissen wir immer noch nicht genau, welche Blutfettwerte für

Frauen optimal sind. Wir wissen aber, dass Frauen höhere Gesamtcholesterinspiegel haben können als Männer, ohne dass ihr Risiko für Herzkrankheiten steigt.

Lassen Sie Ihre Blutfette mindestens alle fünf Jahre untersuchen, wenn das Lipidprofil normal ist. Bei hohem Blutzucker sollte der Test häufiger wiederholt werden.

RISIKOFAKTOREN EINER HERZERKRANKUNG GENAUER BETRACHTET

Die neueste Forschung weist auf einige zusätzliche Risikofaktoren hin, die es beim Herzrisiko zu beachten gilt.

Geht es nach dem Kardiologen Dr. Michael Ozner, Direktor des Cardiovascular Prevention Institute im südlichen Florida, erfasst die traditionelle Messung der Blutfette, also LDL, HDL und Triglyceride gerade einmal 40 Prozent der Risikofaktoren für einen Herzinfarkt. 90 Prozent erziele man dagegen mit der Messung folgender Werte: dem CRP (C-reaktives Protein, ein allgemeiner Entzündungsmarker), dem Apolipoprotein B (der Anzahl von LDL-Partikeln im Blut) und dem Lipoprotein (a), einer Fraktion von dichtem LDL, das gefährlicher ist als andere cholesterintransportierende Partikel. Durch diese Messungen werden auch Menschen erfasst, deren LDL-Werte normal sind. (vgl. seine Webseite unter www.drozner.com.) Darüber hinaus findet die alternative Messung der LDL-Partikel mittels MRT in den USA zunehmend Aufmerksamkeit.

Die amerikanische Diabetes-Vereinigung und das American College of Cardiology haben in ihren Leitlinien für Herz-Kreislauf-Erkrankungen die Messung von ApoB sowie Nicht-HDL-Cholesterin (also Gesamt- minus HDL-Cholesterin) aufgenommen.[24] Für die höchsten Risikogruppen (dazu gehört eine nachgewiesene kardiovaskuläre Erkrankung oder ein Diabetes plus ein Risikofaktor einer kardiovaskulären Erkrankung) beträgt dieser Wert weniger als 100 mg/dl und ein ApoB-Wert von 80 mg/dl sowie ein LDL-P-Wert von weniger als 1000 mg/dl.

Für die Gruppe mit hohem Risiko – Diabetiker ohne weitere Herzrisikofaktoren sowie Menschen ohne weitere Co-Erkrankungen, aber mit zwei Risikofaktoren für eine kardiovaskuläre Erkrankung (etwa Bluthochdruck oder Rauchen, A. d. Ü.) – liegen die zu erreichenden Werte beim Gesamtcholesterin abzüglich HDL bei weniger als 130 mg/dl, beim ApoB bei weniger als 90 mg/dl und beim LDL-P-Wert bei weniger als 1300 mg/dl. Nicht alle Ärzte veranlassen solche aufwendigen Tests und nicht alle Labore bieten sie an. (Nähere Auskünfte vermittelt auch die Deutsche Herzstiftung).

Wenn Ihr Cholesterinspiegel hoch ist, dann sollten Sie wissen, dass eine Veränderung der Ernährung und gewisse Nahrungsergänzungsmittel den Spiegel signifikant senken können. Es gibt mittlerweile viele Ratgeber mit Übungen und Rezepten zu diesem Thema, etwa *Risiko Bauchfett* (München 2016) von Nicole Schaenzler. Wenn Sie Ihren Lebensstil nicht entsprechend umstellen können oder wollen, sollten Sie wenigstens Omega-3-Nahrungsergänzungsmittel nehmen und für optimale Vitamin-D-Spiegel sorgen (siehe Seite 491).

Wie sieht es mit Statinen aus?

Sehr viel Sorge bereitet mir die übermäßige Verschreibung von Statinen, etwa Atorvastatin, Rosuvastatin und Simvastatin, die Millionen von Frauen in dem Glauben verordnet werden, dass sie das LDL-Cholesterin senken, um einer Herzerkrankung vorzubeugen. Öl ins Feuer goss eine große placebokontrollierte, randomisierte Langzeitstudie, die sogenannte JUPITER-Studie in den USA (*Justification for the Use of Statins in Primary Prevention: An Intervention Trial Evaluating Rosuvastatin*. 2009 veröffentlicht, ging es in der Studie um die Wirkung des Statins Rosuvastatin bei 17 802 gesunden Männern und Frauen mit normalen LDL-Cholesterinwerten, jedoch dem erhöhten allgemeinen Entzündungswert CRP.

Bereits nach zwei Jahren wurde die Studie abgebrochen, weil das unabhängige Kontrollpanel bemerkte, dass unter der Placebogruppe mehr Herzinfarkte, Schlaganfälle, Angina Pectoris und Todesfälle durch eine kardiovaskuläre Herzerkrankung auftraten. Die Daten zeigten, dass wer Rosuvastatin einnahm, das Risiko eines Herzinfarktes um 54 Prozent und sein Schlaganfallrisiko um 48 Prozent senkte. Das Gesamtsterblichkeitsrisiko sank um 20 Prozent.[25]

Doch trotz dieser Datenlage finde ich, dass die Verschreibung von Statinen bei gesunden Frauen nur aus Gründen der Prävention einer Herzerkrankung am Ziel vorbeiführt. Die hohen Cholesterinwerte, um derentwillen Statine verschrieben werden, sind kein Krankheitsbild. Sie zu senken wird einer Herzerkrankung nicht vorbeugen, denn wie schon erwähnt, hat die Hälfte aller Herzkranken normale Cholesterinwerte! Der Grund einer Herzerkrankung sind Entzündungen auf zellulärer Ebene mit Folgeschäden für die Gefäßwände. Dadurch wird LDL oxidiert, es haftet an den beschädigten Blutgefäßen und führt zur Bildung von Plaques, einer Art Belag.

Das ist es, was die JUPITER-Studie zeigte: Wenn man chronische Entzündungen vermindert, wird das Herzrisiko vermindert. Sicherlich haben sich die Forscher auf die Statine kapriziert, weil man mit ihrer Hilfe LDL-Cholesterin senken kann, aber Statine sind nicht ohne ernsthafte Nebenwirkungen. (Zum Beispiel hat die JUPITER-Studie gezeigt, dass mehr Teilnehmer unter Rosuvastatin Diabetes bekamen als die Placebogruppe.) Auch wurden keine Daten zur Langzeitwirkung von Rosuvastatin erhoben, weil die Studie frühzeitig abgebrochen wurde. Darüber hinaus gibt es sehr gute und wirksame

Mittel, um LDL-Cholesterin zu senken. Dazu gehören die richtige Ernährung, Bewegung, Stressreduktion und bestimmte Nahrungsergänzungsmittel. Darauf sollte meines Erachtens unsere Aufmerksamkeit liegen.

Hinweis: Über die Jahre wurde der als »normal« zu erachtende Cholesterinwert immer weiter abgesenkt. Das hat vor allem mit der Lobbyarbeit der Pharmaindustrie hinter den Kulissen zu tun. Diese vergibt den größten Anteil der Gelder für Forschung. So lag die Empfehlung der amerikanischen Herzgesellschaft für »normales« Cholesterin in der Höchstrisikogruppe 2004 bei 70 mg/dl, was ich einfach lächerlich finde.[26] (Ansonsten rangiert der Wert der Richtlinie von unter 100 für die Hochrisikogruppe sowie von unter 160 für die Gruppe mit wenig Risiko). Ich denke, dass Sie kein Statin brauchen, wenn Ihr Gesamtcholesterin unter 240 bis 275 mg/dl liegt und Ihr HDL größer oder gleich 60 ist.

Das Folgende sollten Frauen über Statine wissen: Trotz der Furore um Statine haben viele große Studien, einschließlich JUPITER, keinen wirklichen Nutzen zeigen können. Hier eine unvollständige Aufzählung der wichtigsten Studien:

- Die klinische Studie ALLHAT (2002 begonnen) war die größte Atorvastatin-Studie der Welt.[27] 10 000 Teilnehmer mit hohem LDL-Cholesterin wurden darin entweder mit Statinen behandelt oder nahmen Änderungen an ihrem Lebensstil vor. Im Vergleich zur Kontrollgruppe hat die Atorvastatin-Gruppe ihr LDL-Cholesterin tatsächlich signifikant senken können. Aber bei der Rate von Herzinfarkten gab es in beiden Gruppen keinen Unterschied!
- Die Heart-Protection-Studie erbrachte einen »mehr als deutlichen« Nutzen für die Teilnehmer, die 5 Jahre Simvastatin nahmen, im Gegensatz zur Placebogruppe.[28] Nach 5 Jahren hatten Erstere eine Überlebensrate von 87,1 Prozent im Vergleich zu 85,4 Prozent in der Placebogruppe. Die Überlebensraten korrelierten aber nicht mit der Absenkung von Cholesterin. Im Hinblick auf den Tod durch eine Herzerkrankung gab es zwischen beiden Gruppen keinen Unterschied.
- Die japanische Lipid-Interventionsstudie von 2002 war auf 6 Jahre angelegt und umfasste 47 294 Patienten, die mit Simvastatin behandelt wurden. Das Medikament senkte zwar bei einigen Teilnehmern das LDL-Cholesterin dramatisch, doch bei anderen nur wenig oder überhaupt nicht. Nach 5 Jahren zeigte sich keine Korrelation zwischen LDL-Cholesterinwerten und Sterblichkeit.[29]

- Eine Metaanalyse von 2003 analysierte 44 klinische Studien mit insgesamt 9500 Teilnehmern. Dabei kam heraus, dass die Sterblichkeitsrate bei den Teilnehmern, die Statine nahmen, sich nicht von der ohne unterschied. Noch mehr Anlass zur Sorge gibt allerdings der Umstand, dass bei 65 Prozent aller Teilnehmer, die Statine nahmen, starke Nebenwirkungen auftraten, die viele zum Abbruch der Studie veranlassten. Das Fazit: Statine erbrachten im Hinblick auf die allgemeinen Sterblichkeit keinen Nutzen.[30]
- Die ASCOT-LLA Studie (Anglo-Scandinavian Cardiac Outcomes Trial – Lipid Lowering Arm) von 2003 verglich den Nutzen von Atorvastatin im Vergleich zu einem Placebo bei Patienten mit normalem LDL-Cholesterin bei hohem Blutdruck sowie weiteren Herzrisikofaktoren.[31] Nach 3 Jahren zeigte sich, dass Atorvastatin einen herzinfarkt- und schlaganfallmindernden Effekt hatte. Die Sterblichkeitsrate blieb aber insgesamt unbeeinflusst. In der Tat war die Sterblichkeitsrate bei Frauen unter Atorvastatin höher als bei denen, die es nicht nahmen!
- Dann ergab 2003 die University-of-British-Columbia-Therapeutics-Initiative Studie, dass Statine bei Frauen keiner Herzerkrankung vorbeugten.[32]
- Eine kanadische Studie, die die Wirksamkeit von Leitlinien verschiedener Länder, was eine Statinbehandlung angeht, untersuchte, ergab, dass, um nur einen Todesfall durch Herzerkrankung vorzubeugen, 154 Personen 5 Jahre lang Statine nehmen müssten. Um in der Gruppe mit niedrigem Herzrisiko ebenfalls einen Todesfall zu verhindern, müssten zusätzliche 23 000 Patienten ebenfalls 5 Jahre lang Statine nehmen, obwohl sie eigentlich von ihrem Risikoprofil her dafür gar nicht infrage kommen.[33]

FRAUEN UND STATINE

So wie sich eine Herzerkrankung bei Frauen anders darstellt als bei Männern, haben auch Statine auf Frauen eine andere Wirkung. Schaut man sich die absoluten Zahlen zur Sterblichkeit in den verschiedenen großen klinischen Studien an, dann wird klar, dass das Risikoprofil von Statinen bei Frauen weniger günstig ist als bei Männern.[34] Mittlerweile gibt es reichlich Belege dafür, dass ein niedriger Cholesterinwert, besonders bei Frauen über 50, mit einer höheren Krebsrate und einem früheren Todeszeitpunkt einhergeht.

So hat beispielsweise eine Metaanalyse von dreizehn Studien, die im *Journal of the American Medical Association* veröffentlicht wurde, gezeigt, dass eine Lipidsenkung bei Frauen, die keine kardiovaskuläre Erkrankung haben, die Sterblichkeit nicht senkt. Nur bei Frauen mit einer kardiovaskulären Erkrankung haben die Statine das Vorkommen einer KHK sowie die Sterblichkeit durch selbige reduziert, nicht aber die Gesamtsterblichkeit.[35]

Eine prospektive Studie (also eine Beobachtungsstudie, A. d. Ü.) aus Österreich verglich Cholesterinwerte und Gesundheitszustand von mehr als 80 000 Frauen und 67 000 Männern über einen Zeitraum von 15 Jahren. Dabei kam heraus, dass ein hoher Cholesterinwert bei Frauen über 50 nicht mit kardiovaskulären Problemen oder einem Schlaganfall einherging (allerdings bei Frauen unter 50). Ferner konnte gezeigt werden, dass niedrige Cholesterinwerte bei Menschen über 50 mit einer höheren Erkrankungsrate der Leber, an Krebs und an Geisteskrankheiten einherging.[36] Eine weitere Beobachtungsstudie aus Italien nahm 3120 Frauen 65 und älter ins Visier. Im gesamten Beobachtungszeitraum von 12 Jahren ließen sich keine gesundheitlichen Vorteile durch niedrige LDL-Werte ermitteln. Für die meisten Teilnehmerinnen waren höhere LDL-Werte mit einer längeren Lebenszeit und weniger Herzerkrankungen insgesamt verbunden.[37]

Durch Statine werden lebenswichtige Nährstoffe aufgezehrt

Würden Statine wirklich die Sterblichkeitsrate bei Herz-Kreislauf-Erkrankung senken, dann würde ihr Nutzen das Risiko überwiegen. Und Letztere sind, auch wenn man wenig darüber hört, beträchtlich. Die ernsthaften Nebenwirkungen von Statinen haben in erster Linie mit ihrer Wirkweise zu tun. Durch Statine wird die Cholesterinproduktion im Körper verringert, in dem ein Enzym, die HMG-CoA-Reduktase gehemmt wird. Diese jedoch ist Abschnitt des gleiches Stoffwechselweges, auf dem Coenzyme Q10 und die sogenannten Dolichole gebildet werden, die beide für die Gesundheit der Zelle unabdingbar sind. Indem sie die Cholesterinbildung hemmen, hemmen Statine also gleichzeitig die Synthese dieser wichtigen Nährstoffe.

Dolichole dirigieren Proteine in reparaturbedürftige Zellabschnitte. Ohne sie können die Zellen ihr genetisches Progamm der Zellfunktion und -erneuerung nicht ausführen. Statine schädigen womöglich. Coenzym Q10 (Ubichinon-10 oder Q10) ist besser bekannt als die Dolichole. Es ist für die Energiebereitstellung von ATP in den Mitochondrien unabdingbar. ATP ist gewissermaßen das Benzin im Motor der Mitochondrien. Besonders die Zellen im Herzmuskel benötigen viel Energie und Coenzym Q10. Und auch für die Zellmembran, dem eigentlichen »Zellgehirn«, und die Bildung von Kollagen und Elastin, den Bestandteilen des Bindegewebes in Haut, Muskeln und Gefäßwänden, ist es unabdingbar. Weil alle Körperzellen Coenzym Q10 brauchen, damit sie richtig funktionieren, geht die Erschöpfung dieses Enzyms durch Statine mit Problemen überall im Körper einher.

Statine vermindern ebenfalls die Synthese der Vitamine A und D, zwei weiteren antientzündlichen Nährstoffen. Auch beeinflussen sie das Verhältnis von Omega-3 zu Omega-6, womit ebenfalls ein höheres zelluläres Entzündungsrisiko einhergeht.[38] (Deshalb sollte es auch nicht überraschen, dass 7 klinische Studien aus den letzten Jahren zeigten, dass Patienten unter Statineinnahme ihr Gesamtergebnis verbessern konnten, wenn sie ebenfalls Omega-3-Fette nahmen.)[39]

STATINE UND IHRE NEBENWIRKUNGEN

- Muskelschwäche, Schmerzen und Fatigue zählen zu den häufigsten Nebenwirkungen der Statine und hängen unmittelbar mit der Coenzym-Erschöpfung in Herz und Muskeln zusammen.[40] Fast alle Patienten unter Atorvastatin und circa ein Drittel der Patienten unter Lovastin haben Muskelprobleme.[41]
- Gehirn- und Nervenschäden: Kognitive Probleme sind die zweithäufigsten Nebenwirkungen unter Statinen.[42] Weil Q10 für Gehirn- und Nervenfunktion notwendig ist, kann eine Verminderung zu Demenz führen. Deshalb haben viele Menschen unter Statinen Probleme mit dem Gedächtnis, der Stimmung und dem klaren Denken. Auch fanden dänische Forscher in einer Studie an 500 000 Dänen eine signifikant höhere Inzidenz an Neuropathien, einschließlich der peripheren Neuropathie.[43] Eine andere Studie erbrachte ein 14-fach erhöhtes Neuropathie-Risiko unter Statinen im Vergleich zur Kontrollgruppe.[44] Eine weitere aus dem Jahr 2003 legt nahe, dass kognitive Beeinträchtigungen und Demenz als mögliche Nebenwirkungen angesehen werden sollten.[45]

  Doch noch bezeichnender war eine Studie von 2009, wonach 75 Prozent der Patienten an kognitiven Einschränkungen litten, die ganz sicher auf das Konto der Statintherapie gingen. Von den Teilnehmern, die diese abbrachen, erreichten 90 Prozent eine Verbesserung, manche schon nach wenigen Tagen. (Selbst eine Diagnose Demenz oder Alzheimer konnte zum Teil wieder zurückgenommen werden.) In der gleichen Studie wurde auch ein insgesamt negativer Einfluss auf die Lebensqualität durch die Statineinnahme festgehalten.[46]
- Herzerkrankungen und Herzversagen: Die Q10-Spiegel vermindern sich normalerweise einfach durch das Älterwerden: zwischen 20 und 80 Jahren etwa um 50 Prozent. Das ist einer der Gründe, warum Herzinfarkte, Schlaganfall und Krebs im Alter zunehmen. Da Statine Q10 absenken, erhöht sich ebenfalls das Risiko für eine Kardiomyopathie und ein Herzversagen. Das Herz ist der schlechteste Ort, wenn es zu einer Verarmung an Q10 kommt, da es viel Energie benötigt und sich konstant regeneriert. Der Kardiologe Dr. Peter Langsjoen hat von den negativen Auswirkungen von Atorvastatin an 20 Patienten berichtet, die ihre Therapie mit einem ganz gesunden Herzen begannen. Nach 6 Monaten einer niedrigen Dosis Atorvastatin (20 mg/Tag), zeigten zwei Drittel der Patienten Anzeichen eines Herzversagens[47], was Langsjoen auf die Q10-Verarmung zurückführt. Während die Rate der Herzinfarkte in den letzten Jahren abnahm, hat sich die Häufigkeit von Kardiomyopathie und Herzversagen erhöht.
- Leberschäden: Auch für seine Entgiftungsarbeit benötigt die Leber viel Coenzym Q10. Selbst ein leichter Mangel kann schon Leberprobleme nach sich ziehen, die sich in den Leberwerten niederschlagen. Deshalb sollten Menschen, die Statine einnehmen, regelmäßig diese Werte prüfen lassen.

- Psychiatrische Probleme, einschließlich einer Depression: Hier hat eine neuseeländische Studie 2007 einen Anstieg psychischer Nebenwirkungsfälle (einschließlich Depression, Erinnerungsverlust, Konfusion und Aggressivität) im Zusammenhang mit der Einnahme von Statinen oder anderer Lipidsenker beobachtet.[48]

  Eine norwegische Studie hat berichtet, dass psychische Symptome mit 15 Prozent zu den meistvermeldeten landesweiten Nebenwirkungen von Statinen gehören (darunter Aggression, Nervosität, Depression, Ängstlichkeit, Schlafstörungen und Impotenz).[49]

  Es ist gut dokumentiert, dass ein niedriger Cholesterinwert mit Depressionen einhergeht und womöglich das Selbstmordrisiko erhöht. Das ergibt Sinn, denn Cholesterin ist ein elementarer Bestandteil von Gehirn und Nerven. Es ist wie die Ummantelung der Nervenfasern, welche Nervenleitfähigkeit und damit ihr Funktionieren gewährleisten. Außerdem sorgen sie für eine gute Stimmung. Oft geraten Frauen in eine ängstliche Stimmung oder Stimmungsschwankungen, sobald sie mit Statinen anfangen.

  Eine Studie der Universität von Kalifornien in San Diego berichtet von starker Reizbarkeit im Zusammenhang mit einer Statineinnahme.[50] In einer Studie an 121 Frauen zwischen 18 und 27 kam heraus, dass Frauen mit einem geringeren Cholesterinwert zweimal so häufig unter Depressionen oder Ängstlichkeit litten.[51] Eine Nahrungsergänzung durch die richtigen Omega-3-Fette schafft hier oftmals sofortige Abhilfe. Genauso wie das Absetzen von Statinen.

- Krebs: Statine haben sich als immunsuppressiv herausgestellt, was der Grund ist, warum sie gelegentlich bei entzündlichen Erkrankungen, wie Rheumatoider Arthritis, verschrieben werden. Und das erklärt auch, warum sie auf kardiovaskuläre Ereignisse, wie Schlaganfälle, so günstig wirken: Diese hängen mit der Entzündung der Gefäßwände zusammen. Wenn Statine eine Wirkung haben, dann eine antientzündliche. Allerdings ist auch dokumentiert, dass immunsuppressive Medikamente das Krebsrisiko erhöhen.

  Deshalb begünstigen Statine in der Beobachtung auch gewisse Krebsarten bei Nagern.[52] Der einzige Grund, warum wir diese Wirkung beim Menschen noch nicht gesehen haben, ist, dass die klinischen Studien nicht länger als zwei bis fünf Jahre dauern. Das reicht nicht, um den Effekt zu messen.

  Es überrascht indessen nicht, dass Coenzym Q10 das Risiko vieler Krebsarten senken kann, darunter das Darm-, Anal, Brust-, Lungen-, Prostata- und Pankreaskrebsrisiko.[53] Was mir auch Sorgen macht, ist das höhere Brustkrebsrisiko von Frauen, die Statine nehmen.[54]

  Tatsächlich zeigt die klinische Studie CARE (Cholesterin and Recurrent Events) in Brigham und Boston zwölf neue Brustkrebsfälle unter den Frauen, die Atorvastatin nahmen, während es in der Placebogruppe nur einen neuen Fall gab.[55]

  Auch wenn man hier noch nicht von einem Kausalzusammenhang sprechen kann, ist das doch besorgniserregend. Andere Studien konnten diesen Zusammenhang allerdings nicht zeigen, diese waren aber auch nicht randomisiert und placebokontrolliert.[56]

Ein Wort zur Pharmaindustrie

In der Gesundheitsfrage sollte man wissen, wie groß der Einfluss der Pharmindustrie auf die Forschung ist, auf die medizinische Berichterstattung (sowohl in Fach- als auch Publikumsmedien) und auf die Verschreibungspraxis. Die überstarke Verordnung von Statinen ist ein Musterbeispiel dieses Einflusses. So hat Dr. Marcia Angell, die frühere stellvertretende Herausgeberin des hoch angesehenen *New England Journal of Medicine* in ihrem Buch *Der Pharma-Bluff* (Bonn 2005) dokumentiert, in welcher Art und Weise Pharmafirmen auf die Forschungs-, Verschreibungs- und Berichtserstattungspraxis Einfluss nehmen.

Auch Duane Graveline, selbst Arzt und ehemaliger Astronaut, beschreibt in einem Buch seine mehrfache komplette Amnesie, nachdem er auf Empfehlung seines Arztes Atorvastatin genommen hatte.

Die momentane Situation ähnelt ein wenig der Situation in den Vierzigern und Fünfzigern, als die einflussreiche Tabakindustrie Ärzte und die amerikanische Ärztevereinigung großzügig bezahlte und diese die »Vorzüge« des Rauchens priesen. Am Ende setzte sich die Wahrheit durch, und sie wird es wieder tun.

Bluthochdruck

Der Blutdruck ist ebenfalls von Bedeutung, er sollte bei 130/85 oder darunter liegen. (Manche Fachleute setzen die Grenze bei 140/90.) Mindestens 20 Prozent aller 45- bis 60-jährigen Frauen in Nordamerika haben einen leicht bis mittelstark erhöhten Blutdruck. In der *Nurses' Health Study* hat man festgestellt, dass dadurch das Risiko für koronare Herzkrankheiten 3,5-fach erhöht ist.[57] Der Blutdruck kann durch eine der folgenden Maßnahmen deutlich gesenkt werden: regelmäßige Bewegung (zum Beispiel schnelles Gehen), bessere Ernährung oder auch durch Gewichtsabnahme. Sogar bei übergewichtigen Frauen sinkt der Blutdruck oft deutlich, wenn sie nur zehn bis zwanzig Pfund abnehmen. Falls diese Maßnahmen keinen Erfolg zeigen, sollte man blutdrucksenkende Medikamente einnehmen, auch wenn diese Mittel Nebenwirkungen haben können wie beispielsweise Schwindel, Kopfschmerzen und Müdigkeit.

Lassen Sie Lipidprofil und Blutdruck auf jeden Fall nach drei bis sechs Monaten kontrollieren. Hinweis: Wenn Sie die Diät zur Normalisierung des Insulinspiegels einhalten, die ich in den Wechseljahren empfehle (siehe siebtes Kapitel), können Sie innerhalb von zwei bis vier Wochen mit einer deutlichen Verbesserung Ihres Lipidprofils, Ihres Blutzuckers und Ihres Blutdrucks rechnen.

Homocystein

Ein erhöhter Blutspiegel der Aminosäure Homocystein, die in großer Menge in tierischem Eiweiß vorkommt, ist ein erheblicher Risikofaktor für Herz-Kreislauf-Erkrankungen. Mindestens zehn Prozent der Bevölkerung haben eine genetische Veranlagung für einen erhöhten Homocysteinspiegel. Wenn ein hoher Homocysteinspiegel gesenkt wird, sinkt das Risiko für einen Herzinfarkt um 20 Prozent und das Risiko für einen verschlussbedingten Schlaganfall um 40 Prozent. Das Risiko, dass sich irgendwo sonst im Körper venöse Blutgerinnsel bilden, fällt sogar um beeindruckende 60 Prozent. Studien haben gezeigt, dass die Einnahme der Vitamine B12 und B6 sowie von Folsäure gegen einen erhöhten Homocysteinspiegel helfen kann. Der Wert sollte nicht höher als 7 sein. Den gleichen Effekt kann man erzielen, wenn man weniger tierisches Eiweiß zu sich nimmt. Fragen Sie Ihren Arzt nach Blut- und Urintests, mit denen man den Homocysteinspiegel sowie den Vitamin-B12-, B6- und Folsäurespiegel bestimmen kann. Sollte die Folsäure zu niedrig sein, machen Sie eine dreimonatige Kur in einer Dosierung von 1000 bis 2000 mcg. Danach nehmen Sie eine niedrige Erhaltungsdosis. Ich selbst habe auf diese Weise meine erhöhten Homocysteinwerte auf das Normalniveau senken können)

Zahnfleischerkrankungen und Herzrisiko

An Entzündungen und Infektionen des Zahnfleisches (Parodontitis) leidet ein großer Prozentsatz der Erwachsenen in den USA. In den letzten Jahren haben mehrere Studien eindrucksvoll nachgewiesen, dass Zahnfleischerkrankungen ein Risikofaktor für koronare Herzkrankheiten und Schlaganfall sind. Zwar kann niemand behaupten, Parodontitis sei eine direkte Ursache für Herz-Kreislauf-Krankheiten, aber die Forschung hat eindeutig bewiesen, dass Patienten mit akuten und chronischen Herzproblemen häufiger als andere Zahnfleischerkrankungen haben. Dieser Zusammenhang mag teilweise darauf beruhen, das Entzündungen sowohl bei Parodontitis als auch bei Arterienverkalkung eine zentrale Rolle spielen. Man hat außerdem herausgefunden, dass die Entzündungen, die bei Zahnfleischerkrankungen auftreten, mit einer Veränderung der Halsschlagadern einhergehen, ein Risikofaktor für Schlaganfälle.[58]

Zahnfleischerkrankungen lassen sich leicht behandeln. Wichtig sind der richtige Umgang mit Zahnbürste und Zahnseide sowie regelmäßige Zahnarztbesuche zur Kontrolle und zur professionellen Reinigung. Die Pflege von Zähnen und Zahnfleisch ist ein praktikabler und einfacher Weg, wenigstens einen Risikofaktor für Herz-Kreislauf-Krankheiten und Schlaganfälle zu minimieren.

Rauchen

Das Rauchen ist für 55 Prozent der Herz-Kreislauf-bedingten Todesfälle bei Frauen unter 65 Jahren verantwortlich. In der *Nurses' Health Study* über die Gesundheit von Krankenschwestern wurden 117 000 Krankenschwestern im Alter von 30 bis 55 Jahren begleitet. In der Studie war das relative Risiko für sämtliche koronaren Herzkrankheiten unter den Raucherinnen viermal höher als bei den Frauen, die nie geraucht hatten. Bei Frauen, die mit dem Rauchen aufgehört hatten, sank das relative Risiko für koronare Herzkrankheiten sofort auf 1,5. Das Risiko von Frauen, die seit zwei Jahren nicht mehr rauchten, war vergleichbar mit dem von Frauen, die nie geraucht hatten. Auch für etwa 29 Prozent aller Krebserkrankungen ist das Rauchen verantwortlich. Seit 1987 führt Lungenkrebs die Liste der krebsbedingten Todesfälle von Frauen an.[59]

Mindestens 13 Studien haben bewiesen, dass Raucherinnen ein bis zwei Jahre früher keine Menstruation mehr haben als Nichtraucherinnen. Dieser Effekt ist von der Zahl der gerauchten Zigaretten abhängig und bleibt auch dann bestehen, wenn man das Körpergewicht berücksichtigt. Die Oberschenkelknochendichte von über 60-jährigen Raucherinnen ist gegenüber Nichtraucherinnen ebenfalls deutlich reduziert.[60]

MIT DEM RAUCHEN AUFHÖREN

Sie müssen fest entschlossen sein, das Rauchen aufzugeben, wenn Sie Erfolg haben wollen. Mit jedem erneuten Versuch erhöhen sich jedoch die Erfolgsaussichten. Das größte Problem dabei ist, dass Frauen oft ihren Freundeskreis wechseln und ihr Verhalten verändern müssen. Außerdem müssen sie sich mit der Rolle der Nichtraucherin identifizieren.

Akupunktur kann hilfreich sein, weil dadurch die Entwöhnung unterstützt wird. Manchen Frauen helfen auch Selbsthilfegruppen oder eines der im Handel erhältlichen Nikotinpflaster.

Ich empfehle Ihnen, sich in Gesundheitszentren oder anderen Einrichtungen über das örtliche Angebot zu informieren oder mit Ihrem Arzt zu sprechen.

Alter

Das Alter ist einzig und allein deshalb ein Risikofaktor für Herzkrankheiten, weil sich mit etwa 50 Jahren die Vorgänge, die zur Arterienverkalkung führen, bereits weitgehend manifestiert haben. Bei vielen beginnt die koronare Herzkrankheit bereits im Jugendalter. Sie ist die Folge unserer tagtäglichen Entscheidungen auf allen Ebenen, sei es emotional, körperlich oder psychologisch. Um sie zu behandeln, zu heilen oder zu verhindern, muss man eben diese tagtäglichen Handlungsweisen ändern, welche die Krankheit verursacht haben.

Beispielsweise hat eine große Studie über koronare Risikofaktoren bei Fünfzehnjährigen und bei jungen Erwachsenen ergeben, dass 31 Prozent der 197 Jungen und 10 Prozent der 197 Mädchen bereits mit 15 Jahren Verkalkungen der Koronararterien aufwiesen. Bekanntermaßen besteht ein enger Zusammenhang zwischen solchen Verkalkungen und in späteren Jahren auftretenden Herzinfarkten, Schlaganfällen und Aneurysmen (Arterienerweiterungen). Die Forscher gingen dann der Frage nach, welche Personen besonders gefährdet für solche Läsionen sind, und fanden heraus, dass ein hoher Body-Mass-Index und ein niedriger HDL-Spiegel (»gutes« Cholesterin) die wichtigsten Vorzeichen für krankhafte Veränderungen der Herzschlagadern sind.[61] Alle Indikatoren verweisen am Ende auf glykämischen Stress!

Stark oder schwach

Wenn Sie sich als wertvoll und stark empfinden und Entscheidungen treffen können, wird Ihr Herz wahrscheinlich eher optimal funktionieren. Auch das Gegenteil ist wahr. Mindestens zwei Studien haben einen Zusammenhang zwischen dem Beruf einer Frau und ihrer Gesundheit nachgewiesen. Eine Studie kam zu dem Ergebnis, dass berufstätige, verheiratete Frauen am gesündesten sind, unabhängig davon, ob sie Kinder haben oder nicht. Wenn ihre Ehemänner sie unterstützen, umso besser. Ein guter Gesundheitszustand hängt auch mit anspruchsvolleren, eigenverantwortlichen Tätigkeiten zusammen.

Wenn Sie jedoch den Eindruck haben, keine Freiheiten zu besitzen, steigt das Risiko für Herzkrankheiten. Büroangestellte, deren Vorgesetzte streng sind und die sich in ihrer beruflichen Situation nicht erlauben können, ihrem Ärger Luft zu machen, haben ein erhöhtes Risiko für Herzkrankheiten. Auch Zeitdruck ist ein Risikofaktor, der mit einem schlechten Gesundheitszustand einhergeht.[62]

Wenn eine Frau nicht mit ganzem Herzen ihrem Beruf nachgeht, ihre Unzufriedenheit darüber nicht zum Ausdruck bringen kann und den Eindruck hat, nicht einfach aufhören zu können, trifft sie dieser Konflikt mitten ins Herz, ein Organ, das langfristig äußerst empfindlich auf Adrenalin reagiert. Frauen, die in einem anstrengenden Beruf arbeiten und das Gefühl haben, sie hätten nichts zu sagen, rauchen häufiger und haben deshalb eher einen hohen Blutdruck und Cholesterinspiegel – zusätzliche Risikofaktoren für Herzkrankheiten.

Studien deuten darauf hin, dass ein niedriger Bildungsstand bei Frauen durchgehend mit einem erhöhten Risiko für koronare Herzerkrankungen verbunden ist. Das hat jedoch nicht unbedingt etwas mit der formalen Bildung zu tun, sondern mehr mit der Tatsache, dass Menschen mit höherem Bildungsgrad besser auf sich selbst achten und ihre Möglichkeiten und Rechte kennen. Auch ein hoher Body-Mass-Index und das Rauchen sind bei Menschen mit niedrigem Bildungsniveau verbreiteter. Sogar sportliche Freizeitaktivitäten und Bildungsniveau hängen zusammen. Fitnesstests haben bei Frauen, nicht aber bei Männern, einen unmittelbaren Zusammenhang zwischen Bildungsabschluss und sportlicher Leistungsfähigkeit ergeben.[63] Glücklicherweise müssen Sie aber nicht wieder die Schulbank drücken, um Ihre Wahrnehmung zu verändern und Verantwortung für Ihre Lebensweise zu übernehmen.

Größe und Vielfalt des Freundes- und Bekanntenkreises beeinflussen die Gesundheit des Herzens ebenfalls. Viele Kinder und ständige Zeitnot bei mangelndem emotionalen Beistand erhöhen das Risiko für Herzkrankheiten. Wenn sich Frauen dagegen von ihrer Familie unterstützt fühlen, ist das Risiko geringer.

Sharon: Für die Rentenansprüche sterben

Sharon war schon seit Jahren meine Patientin. Sie hatte zwar fast zehn Kilogramm Übergewicht, joggte aber regelmäßig und lebte in einer sehr glücklichen Beziehung, die ihr Halt gab. Ihr Blutdruck und ihr Cholesterinspiegel waren normal, und sie befand sich bei guter Gesundheit. Seit Beginn ihrer Wechseljahre nahm sie zwei Hormonpräparate (Premarin und Provera, siehe fünftes Kapitel) gegen die Hitzewallungen ein. Die Hormone bekamen ihr gut, sodass es keinen Grund gab, die Behandlung zu ändern. (Anders als heute standen uns damals noch keine Daten über Alternativen zur Verfügung.) Mit 54 Jahren bekam Sharon Schmerzen in der Brust.

Eine kardiologische Untersuchung ergab eine Verengung der Herzkranzgefäße. Sie unterzog sich einer Bypass-Operation. Als ich Sharon fragte, ob sie in dieser Zeit irgendwelchen außergewöhnlichen Belastungen ausgesetzt gewesen war, erzählte sie mir, dass sie gehofft hatte, aus ihrem Beruf als Universitätsprofessorin in den vorzeitigen Ruhestand gehen zu können. Zusammen mit ihrem Mann hatte sie ein Haus in Florida gekauft, wo sie so viel Zeit wie möglich verbrachten. Sie hatte jedoch festgestellt, dass sie dann ihren Anspruch auf Pensionsbezüge in voller Höhe verlieren würde. Deshalb beschloss sie halbherzig, dass sie keine andere Wahl hätte, als weitere zehn Jahre zu arbeiten. Kurz nachdem sie diese Entscheidung getroffen hatte, setzten die Brustschmerzen ein. Bei der jährlichen gynäkologischen Untersuchung fragte ich sie, ob sie wirklich überzeugt sei, dass weitere zehn Jahre in einem Beruf, der buchstäblich die Freude in ihrem Herzen abschnürte, das Richtige seien. Und mir wurde bewusst, dass Menschen, die nur wegen ihrer Rentenansprüche im Beruf bleiben, obwohl sie ihn hassen, nur selten in den Genuss ihrer Ansprüche kommen.

Verborgene Gefühle führen zu Bluthochdruck

Es steht außer Frage, dass Lebensstilfaktoren, wie Fettleibigkeit, Salzkonsum und eine sitzende Lebensweise mit Bluthochdruck verbunden sind. Hinzu kommt Stress. Doch anders, als wir denken. Prof. Samuel J. Mann, Arzt am Bluthochdruckzentrum des Presbyterian Hospital Weill Cornell Medical Center in New York hat in seiner Laufbahn Tausende von Patienten mit allen Typen des Bluthochdrucks gesehen. Mit den Jahren hat er ein Muster beobachtet, dass nicht ganz mit dem gängigen Bild des Bluthochdrucks zusammengehen will.

In seinem Buch *Healing Hypertension* (Wiley 1999, nur Englisch) schreibt er: »Selbst Leute mit sehr hohem Bluthochdruck scheinen emotional nicht belasteter zu sein als andere. Wenn überhaupt, dann wirkten sie sogar weniger belastet.« Ihr hoher Blutdruck scheint eher aus dem herzurühren, was sie nicht fühlen, als mit dem, was sie fühlen.«[64] Allmählich fand er heraus, dass alte ungelöste Traumata seine Patienten in die missliche Lage gebracht hatten. Immerhin können Wut und Stress den Blutdruck steigen lassen, aber das ist nur vorübergehend und ist nicht die Hauptursache für einen Bluthochdruck. Stattdessen könnten es unsere verborgenen Gefühle sein, sagt Dr. Mann, solche, die wir gar nicht fühlen. Sie könnten auch bei weiteren körperlichen Erkrankungen eine Rolle spielen. Um den Bluthochdruck also langfristig zu verringern, müssen die verborgenen Gefühle ans Licht. Nur so können wir mit ihnen umgehen.

Depressionen

Depressionen sind sowohl bei Männern als auch bei Frauen durchweg mit einem hohen Risiko für Herzkrankheiten verbunden. Bei einer Umfrage unter den Abonnentinnen meines Rundbriefes haben kürzlich 46 Prozent Depressionen und Angst als ihre größte gesundheitliche Sorge angegeben. Dagegen sind lediglich 18 Prozent wegen Herzkrankheiten besorgt. Diesen Frauen ist ebenso wie vielen anderen nicht klar, dass Gefühle von Kummer oder Trauer, Ärger oder Depression, Angst oder Sorgen sehr wohl mit Herzkrankheiten (und auch mit gesunden Knochen) zusammenhängen.

Die Blutgefäße von Frauen sind dünner als die von Männern und äußerst empfindlich gegenüber biochemischen Veränderungen, die als Reaktion auf die Emotionen im täglichen Leben auftreten. Diese biochemischen Veränderungen führen entweder zu einer Verengung oder einer Erweiterung der Blutgefäße. Wenn sich die Blutgefäße als Reaktion auf Gefühle wie Ärger, Kummer und Angst verändern, liegt das daran, dass das sympathische Nervensystem ganz bestimmte Substanzen ausschüttet. Die Durchblutung ist dann schlechter, und Gewebeschäden und Bluthochdruck sind die Folge.

Da mindestens 25 Prozent aller Frauen irgendwann in ihrem Leben depressive Phasen durchmachen und Frauen leichter als Männer Depressionen entwickeln, haben sich Depressionen als ein sehr wichtiger und beeinflussbarer Risikofaktor bei Frauen herausgestellt. Dass sowohl Männer als auch Frauen nach einem Herzinfarkt oft an Depressionen leiden, ist sehr gut belegt. Neue Studien kommen jedoch zu dem Ergebnis, dass Depressionen ein wichtiger unabhängiger Risikofaktor für Herzkrankheiten sind. Erst kürzlich hat eine Studie des Instituts für Medizin und Gesundheitswesen der Ohio State University ergeben, wie nachhaltig Depressionen koronare Herzkrankheiten bei Frauen beeinflussen. Selbst nachdem man die Ergebnisse um andere Faktoren wie Rauchen, Übergewicht und Bewegungsmangel bereinigte, blieb das Risiko für nicht tödlich verlaufende koronare Herzkrankheiten bei Frauen mit Depressionen um 73 Prozent höher als bei einer Kontrollgruppe.[65] Dieser Studie zufolge erkranken deprimierte Frauen mit doppelt so hoher Wahrscheinlichkeit an koronaren Herzkrankheiten wie Frauen ohne Depressionen.

Auf vergleichbare Weise kann tiefer Kummer und emotionaler Stress das Herz schädigen. Eine stressinduzierte Kardiomyopathie, auch das »Gebrochene-Herz-Syndrom« genannt, bezeichnet eine Schwächung des Herzmuskels durch ein emotionales Trauma, wie Kummer, Angst, starke Wut oder Schock. Sie kann sich nach dem unerwarteten Tod eines geliebten Menschen ereignen, einem Knapp-dem-Tode-entronnen-Sein oder weil man häusliche Gewalt erlebt hat.

Obwohl die Physiologie des Gebrochenen-Herz-Syndroms noch immer überwiegend unklar ist, wissen wir doch, dass ein Schwall von Katecholaminen (also Stresshormonen, wie Adrenalin und Noradrenalin) das Herz lähmt. Dies betrifft vor allem Frauen in den Wechseljahren und ähnelt einem klassischen Herzinfarkt mit Symptomen wie Brustschmerzen, Atemnot und einem Gefühl des Untergangs.

Der Kardiologe Dr. Stephen T. Sinatra schreibt dazu: »Das EKG einer Person mit derlei Symptomen kann durchaus normal sein, genauso wie die

Enzymwerte des Herzmuskels im Blut oder die Funktion der Koronarartherien in der Angiographie. Die einzige Auffälligkeit ist ein bestimmtes Muster in der Echokardiographie, das zeigt, dass sich die Herzspitze (Apex), welche über dem Zwerchfell liegt, ballonartig nach außen wölbt.«[66] Auch wenn das Herz dabei keinen permanenten Schaden nimmt und sich die Schwäche wieder gibt, weiß Dr. Sinatra doch, dass »Herzeleid eine ganz reale Sache ist, die bei allen Herzensangelegenheiten eine Rolle spielt, von Bluthochdruck, über Herzrhythmusstörungen bis Herzattacken und Herzschwäche. Nehmen Sie das als Warnsignal. Wir sollten auf die Botschaft des Herzens hören und uns um es kümmern, damit später einmal nicht ernsthafte und irreversible Schäden auftreten.

Kohlenhydrate, Zucker und das gesunde Herz: Was jede Frau wissen sollte

Wie Sie inzwischen wissen, spielt der übermäßige Verzehr von raffinierten Kohlenhydraten für die Entstehung von Typ-2-Diabetes eine Rolle. Dieser sogenannte Altersdiabetes kommt zunehmend häufiger vor, seitdem die Bevölkerung im Schnitt immer dicker wird. Die meisten Frauen wissen jedoch nicht, dass ein solcher Kohlenhydratkonsum nicht nur zu Übergewicht, Hautproblemen und Hormonstörungen führt, sondern auch ein gewichtiger Risikofaktor für Herzkrankheiten, Bluthochdruck und Schlaganfälle ist.

Zur Behandlung und Vorbeugung von Herzkrankheiten wird Männern wie Frauen meist eine kohlenhydratreiche und fettarme Diät verordnet. Leider bewirkt diese Diät unter Umständen genau das Gegenteil. Im Vergleich zu einer Diät mit höherem Protein- und Fettgehalt bei exakt gleicher Kalorienzahl erhöhen sich bei gesunden Frauen nach der Menopause im Zuge einer kohlenhydratreichen Ernährung die Risikofaktoren (zum Beispiel Triglyceride und Insulin) für ischämische Herzkrankheiten. Gleichzeitig sinkt der HDL-Cholesterinspiegel.[67]

Eine kohlenhydratreiche Mahlzeit löst darüber hinaus bei Patienten mit Herzproblemen schneller eine Angina Pectoris aus und verringert ihre Belastbarkeit. Vermutlich liegt das daran, dass ein hoher Insulinspiegel eine Verengung von arteriosklerotischen Herzkranzgefäßen verursachen kann.[68] (Ironischerweise stand schon einmal in den Fünfzigerjahren das Thema auf der Agenda, als der Arzt Benjamin Sandler eine zucker- und stärkefreie Diät entwickelte, um seine Angina-Pectoris-Patienten vor Rückfällen zu schützen.)[69]

Wenn Männer nach einem Herzinfarkt eine kohlenhydratreiche und fettarme Diät einhalten, nehmen sie in der Regel ab, und ihr Gesamtcholesterin sinkt, während ihre Ehefrauen bei genau derselben Ernährungsweise zunehmen und unter Umständen weniger HDL (»gutes« Cholesterin) im Blut haben. In der Tat hat eine italienische Studie von 2010, die mehr als 47 000 Frauen und Männer acht Jahre lang beobachtete, zeigen können, dass eine kohlenhydratreiche Ernährung (besonders eine mit hohem glykämischen Index) bei Frauen eine fast 2,5-fach erhöhte Wahrscheinlichkeit mit sich brachte, eine koronare Herzerkrankung zu bekommen.[70] Deshalb sollten Frauen nur solche Kohlenhydrate zu sich nehmen, die den Insulinspiegel nicht zu stark oder zu rasch ansteigen lassen[71] (siehe siebtes Kapitel).

Um zu verstehen, wie übermäßige Kohlenhydratzufuhr zu Herzkrankheiten führen kann, müssen wir uns noch einmal mit Insulin beschäftigen. Wenn man Kohlenhydrate zu sich nimmt, die schnell in Zucker umgewandelt werden, schüttet die Bauchspeicheldrüse Insulin ins Blut aus. Das Insulin sorgt dafür, dass der Zucker aus dem Blut in die Zellen gelangt, wo er als Energiequelle verbraucht wird. Aber Insulin reguliert nicht nur den Blutzuckerspiegel, sondern ist auch an der Kontrolle der Fettspeicherung beteiligt. Herzkrankheiten wiederum beruhen im Wesentlichen auf zu viel Fett in den Arterien.

So läuft es ab: Insulin leitet Aminosäuren, Fettsäuren und Kohlenhydratabbauprodukte in die Körpergewebe. Außerdem reguliert es die Cholesterinproduktion im Körper. Insulin gibt der Leber die Anweisung, mit der Herstellung von LDL-Cholesterin (»schlechtem« Cholesterin) zu beginnen, das in ausreichend hoher Konzentration – und unter den richtigen Bedingungen – an den Wänden der Blutgefäße haften bleibt und eine Plaque bildet. Und genau das ist die Grundlage für koronare Herzkrankheiten und auch für zerebrale Durchblutungsstörungen – Arterienverengungen, die die Hirnfunktion beeinträchtigen und ein erhöhtes Risiko für Schlaganfall und Demenz bedeuten.

Wenn man viel Zucker isst oder Kohlenhydrate mit hohem glykämischem Index wie Nudeln, Brot, Süßigkeiten, Kekse oder Kartoffeln (und/oder Alkohol) und zu einem hohen Blutzuckerspiegel neigt oder zu Insulinresistenz (wovon etwa 75 Prozent der Bevölkerung betroffen sind), ist es gut möglich, dass die Leber vermehrt LDL produziert, das leicht in den Blutgefäßen hängen bleibt, Plaques bildet und schließlich Arteriosklerose oder Arterienverkalkung verursacht.

Außerdem veranlasst Insulin die Nieren dazu, Flüssigkeit zurückzuhalten, ähnlich der Flüssigkeitsüberbelastung bei koronarer Herzkrankheit und dekompensierter Herzinsuffizienz. Ein Übermaß an Insulin stellt aus diesem Grund ein erhebliches Risiko für Bluthochdruck, koronare Herzkrankheit, Übergewicht und hohen Cholesterinspiegel dar und nicht nur für Diabetes. Insulinbedingte Flüssigkeitseinlagerungen sind der Grund, warum entsprechend veranlagte Menschen nach einer einzigen großen kohlenhydratreichen Mahlzeit leicht drei oder vier Pfund zunehmen können.

Insulin und Verdickungen der Gefäßwände

Neben all diesen wichtigen Aufgaben wirkt Insulin auch als Wachstumsfaktor im Körper: überschüssiges Insulin fördert das Wachstum der glatten Muskulatur in den Wänden der Blutgefäße, was wiederum zur Plaquebildung beiträgt und damit zur Verdickung und Verhärtung der Arterienwände. Bei ständiger Kohlenhydratzufuhr heftet sich überschüssiger Blutzucker irreversibel an die LDL-Cholesterinmoleküle, die bereits in den Gefäßwänden festsitzen. Dieser Krankheitsprozess ebnet den Weg für Schäden durch freie Radikale, Zellschäden, die man mit Rost an einem Auto vergleichen kann.[72]

Unterm Strich bedeutet das: Wenn Sie glauben, Ihr Risiko für Herzkrankheiten zu verringern, indem Sie weniger Fett und mehr Kohlenhydrate zu sich nehmen, könnten Sie abhängig von Ihrer genetischen Veranlagung genau das Gegenteil erreichen. Wenn Ihre Nahrung zu viele Kohlenhydrate mit hohem glykämischem Index enthält und Sie keinen Sport treiben und wenn Sie gerne Süßes essen, wird Ihr Körper die Kohlenhydrate in überschüssigen Blutzucker, Fett und LDL-Cholesterin umwandeln. Außerdem steigt mit der Zufuhr raffinierter Kohlenhydrate auch die Konzentration bestimmter Entzündungsstoffe, die auf der Zellebene zu Entzündungen führt – ein gut dokumentierter Risikofaktor für Herzkrankheiten.[73]

Ernähren Sie sich so, dass der Insulinspiegel niedrig bleibt – dieselbe Ernährungsweise verhindert auch eine Gewichtszunahme in mittleren Jahren (siehe siebtes Kapitel), gleicht den Hormonhaushalt aus und beeinflusst die Haut positiv. Zur Zeit tobt unter Medizinern eine heftige Debatte darüber, welche Ernährung am gesündesten ist – eine fettarme und kohlenhydratreiche oder eine Ernährung mit mäßig viel Fett und Kohlenhydraten sowie ausreichend Proteinen. Die Wahrheit ist, dass keine dieser Ernährungsweisen für jeden Menschen richtig ist. Jeder Mensch ist anders. Was am besten ist, hängt von den individuellen Risikofaktoren für Herz-Kreislauf-Krankheiten und Insulinresistenz ab.

Manche Frauen können ihr Gewicht und ihren Cholesterinspiegel im Normbereich halten, indem sie reichlich komplexe Kohlenhydrate wie zum Beispiel Vollkornbrot zu sich nehmen, Millionen anderer Frauen so wie auch mir gelingt das nicht. Wenn Sie sich vorwiegend von magerem Fleisch, fettarmen Milchprodukten und reichlich Obst und Gemüse ernähren, können Sie jedoch nichts falsch machen. Wählen Sie besonders farbenprächtige Obst- und Gemüsesorten wie Blaubeeren, Erdbeeren, Kürbis und Grünkohl, denn diese enthalten am meisten Antioxidantien. Hunderte von Studien haben bestätigt, dass Lebensmittel mit einem hohen Gehalt an Flavonoiden, Carotinoiden und anderen Antioxidantien das Risiko für Herz-Kreislauf-Krankheiten reduzieren können. Frauen, die regelmäßig vier bis fünf Portionen Obst und Gemüse pro Tag essen (insbesondere grüne Blattgemüse, Kohl, Ölsaaten und Zitrusfrüchte), senken ihr Schlaganfallrisiko um 28 bis 35 Prozent – das entspricht einer etwa siebenprozentigen Abnahme des Risikos pro Portion.[74]

Die Isoflavone und andere Stoffe in Soja haben erwiesenermaßen einen eindeutig günstigen Effekt auf die Blutfette. Eine Analyse von 38 kontrollierten klinischen Studien hat ergeben, dass die Spiegel von Gesamtcholesterin, LDL-Cholesterin und Triglyceriden deutlich sinken, wenn man statt tierischem Eiweiß Sojaprotein zu sich nimmt.[75] Der regelmäßige Verzehr von Sojaprotein und gemahlenem Leinsamen senkt ebenfalls den Cholesterinspiegel und das Arterioskleroserisiko.[76] Außerdem haben Isoflavon-Nahrungsergänzungen einen positiven Einfluss auf die Gefäßwandabdichtung (ein wichtiger Aspekt bei der Herzgesundheit) bei Frauen in den Wechseljahren.[77] Und schließlich: Vermeiden Sie Transfettsäuren (teilweise gehärtete Fette).

Nahrungsergänzungsmittel, die das Herz schützen

Die folgende Liste enthält die am besten untersuchten Nahrungsmittel und Nahrungsergänzungsmittel zum Schutz des Herzens. Sie müssen jedoch nicht alle einnehmen. Viele sind in guten Multivitamin- und Mineralstoffpräparaten für Frauen vorhanden. Andere, wie eine höhere Dosis Vitamin C, eine Tasse grüner Tee täglich oder eine Knoblauchzehe, lassen sich problemlos in die tägliche Ernährung einfügen.

Magnesium

Neben vielen anderen Aufgaben im Körper unterstützt Magnesium die elektrische Leitung im Herzmuskel und die Entspannung der glatten Muskulatur der Blutgefäße[78], was zu einem normalen Blutdruck und Gefäßtonus beiträgt. Auch wird zusammen mit Insulin die Glukose zu den Zellen transportiert, wodurch glykämischer Stress bekämpft wird. Weil sich durch Magnesium alle Muskeln, einschließlich des Herzmuskels entspannen, beugt es einer Herzschädigung und sogar einem tödlichen Herzinfarkt vor. Denn tatsächlich ist in 40 bis 60 Prozent der Fälle der plötzliche Tod durch einen Herzinfarkt einem Spasmus der Arterien geschuldet und nicht einer Thrombose oder einer Arrhythmie![79]

Magnesiummangel ist recht verbreitet, da in der Landwirtschaft heutzutage hauptsächlich anorganische Düngemittel eingesetzt werden und wir deshalb über die Nahrung nur schlecht mit diesem Mineral versorgt werden. Durch die Verarbeitung von Lebensmitteln vermindert sich der Magnesiumgehalt. Chronischer emotionaler und mentaler Stress ist ebenfalls mit Magnesiummangel verbunden, weil die Stresshormone Kortison und Adrenalin Magnesium aus den Zellen freisetzen, das letztlich mit dem Urin ausgeschieden wird.

Auch Diuretika (harntreibende Mittel) führen zu einem Verlust von Magnesium mit dem Urin, aus diesem Grund besteht ein Zusammenhang zwischen der ständigen Einnahme von Diuretika und dem plötzlichen Herztod. Falls Sie gegen Bluthochdruck oder aus einem anderen Grund Diuretika einnehmen, sollten Sie zusätzlich Magnesium, Kalium und Zink zu sich nehmen. Zu hohe Dosen der Magensäureblocker Cimetidin (Tagamet) und Ranitidin (Sostril, Zantic) können ebenfalls einen Magnesiummangel herbeiführen. Nehmen Sie 400 bis 1000 mg Magnesium über den Tag verteilt zu den Mahlzeiten.

Antioxidantien

Wie Tausende von Studien dokumentiert haben, können Antioxidantien Herz, Blutgefäße und alle anderen Körpergewebe vor Schäden durch freie Radikale bewahren und damit gesund erhalten. Im Folgenden ein Überblick über meine Favoriten – es gibt jedoch noch andere.[80]

Coenzym Q10: Dieses Spurenelement liegt in hoher Konzentration in Innereien wie Leber, Niere und Herz vor. Coenzym Q10 ist an der Produktion von ATP beteiligt, dem unentbehrlichen Energielieferanten jeder Körperzelle. Außerdem ist es ein hochwirksames Antioxidans. Zahlreiche Studien haben seine positive Wirkung auf das Herz dokumentiert, sowohl was die Gesunderhaltung angeht als auch die Heilung von Krankheiten. (In hoher Dosierung konnte es sogar bestimmte Herzmuskelerkrankungen rückgängig machen.)[81]

Coenzym Q10 verbessert die Pumpfähigkeit des Herzens, trägt zur Senkung von Bluthochdruck bei und zur Besserung bei dekompensierter Herzinsuffizienz, wenn bereits eine Herzkrankheit vorliegt. Coenzym Q10 ist auch für die Gesundheit der Brust sehr wichtig. Im Herzmuskel kann Coenzym Q10 in zehnfach höherer Konzentration vorhanden sein als in anderen Geweben, da das Herz ununterbrochen arbeitet. Deshalb ist das Herz, wenn seine Funktionsfähigkeit beeinträchtigt ist, besonders anfällig gegenüber Schäden durch freie Radikale.

Wenn Frauen zur Senkung ihres Cholesterinspiegels Lipidsenker aus der Gruppe der Statine einnehmen (zum Beispiel Lovastatin, Pravastatin oder Atorvastatin), kann das Coenzym-Q10-Depot erschöpft werden.[82] Fast die Hälfte aller Bluthochdruckpatienten haben einen Coenzym-Q10-Mangel, wie Studien gezeigt haben. Die Einnahme von 50 Milligramm Coenzym Q10 zweimal täglich über zehn Wochen kann den Blutdruck erwiesenermaßen deutlich senken.[83] Die Hälfte der Personen, die bereits mit blutdrucksenkenden Medikamenten behandelt wurde, benötigte bei täglicher Einnahme von 225 mg Coenzym Q10 innerhalb von viereinhalb Monaten allmählich immer weniger Medikamente; manche konnten die blutdrucksenkenden Mittel sogar absetzen.[84]

Eine randomisierte, placebokontrollierte Studie an Menschen, die mit oder ohne Statine Coenzym Q10 nahmen, kam zu dem Ergebnis, dass sich ihr Herzinfarktrisiko halbierte.[85]

Als Mindestdosis empfehle ich 30 mg Coenzym Q10 pro Tag. Wenn in der Familie Herzkrankheiten gehäuft vorkommen, würde ich zu 60 bis 90 mg täglich raten, um der Krankheit vorzubeugen. Die Dosis kann bei fortgeschrittenen Herzkrankheiten auf bis zu 300 bis 400 mg täglich gesteigert werden.[86]

Carotinoide: Viele Studien haben nachgewiesen, dass durch den Verzehr großer Mengen pigmentreicher Nahrungsmittel das Risiko für Herzkrankheiten sinkt. Diese Nahrungsmittel stecken voller Carotinoide, zum Beispiel Betacarotin, das die Gefahr von Schäden an Herz und Blutgefäßen durch freie Radikale reduziert.

In einer Studie mit Patienten, die an einer instabilen Angina Pectoris litten und sich einer Bypass-Operation unterzogen hatten, halbierte sich durch den Zusatz von Betacarotin die Zahl der nachfolgenden Herz-Kreislauf-Zwischenfälle wie Herzinfarkte, Schlaganfälle, Notwendigkeit weiterer Bypass-Operationen und Herztode.[87] Betacarotin verhindert die Oxidation von LDL (»schlechtem« Cholesterin). Als Nahrungsergänzungsmittel liegt die Tagesdosis von Betacarotin gewöhnlich bei 25 000 internationalen Einheiten (IE) pro Tag.

Eine Mischung von Carotinoiden ist jedoch besser, als nur eines einzunehmen. Beispielsweise ist Lutein in HDL (»gutem« Cholesterin) enthalten und kann die Oxidation von LDL-Cholesterin verhindern. Am besten nimmt man Lutein mit frischem Obst und Gemüse auf, aber es gibt auch Präparate; nehmen Sie drei bis sechs Milligramm täglich. Lycopin ist ein weiteres gutes Antioxidans; wenn Sie mehrmals pro Woche Tomaten essen, sind Sie ausreichend mit Lycopin versorgt.

Vitamin E: Dieses Antioxidans sorgt dafür, dass die Blutplättchen »glatt« bleiben, wodurch sich das Risiko von Blutgerinnseln vermindert. Im Herzmuskel wirkt Vitamin E entzündungshemmend. Möglicherweise verhindert es auch Herzrhythmusstörungen und Herzmuskelerkrankungen. In der *Nurses' Health Study* traten bei den Teilnehmerinnen, die täglich 400 bis 800 IE Vitamin E einnahmen, weniger als 30 Prozent Herzinfarkte auf.[88] In der Cambridge-Herzstudie wurde die Wirkung von Vitamin E auf 2000 Patienten mit bekannten Herzkrankheiten untersucht. Dabei ergab sich eine 77-prozentige Abnahme der Herz-Kreislauf-Krankheiten innerhalb eines Jahres unter den Teilnehmern, die zwischen 400 und 800 IE Vitamin E pro Tag zu sich nahmen.[89]

Eine Studie von 2009 mit 77 000 Teilnehmern in den mittleren Jahren hat gezeigt, dass sich durch Vitamin E das kardiovaskuläre Risko um 28 Prozent senken lässt.[90] (Die gleiche Studie hat die Wirkung eines Standard-Multivitaminpräparats mit 16 Prozent errechnet. Eine Metaanalyse von 2005, die von Dr. Edgar Miller III geleitet wurde, hat dagegen für ziemlichen Wirbel gesorgt, weil hier die Supplementierung mit Vitamin E die Sterblichkeit erhöhte.[91] Doch Millers Studie hat nicht die großen Studien mit Tausenden von Teilnehmern erfasst. Im Gegenteil: Seine Studien waren die kleinen mit unter 1000 Teilnehmern, und nur hier zeigten sich die nachteiligen Wirkungen des Vitamin E. Nicht wenige dieser Studien hatten besondere Patientenkollektive, ältere Leute mit fortgeschrittenen chronischen Erkrankungen. Bezeichnend ist auch, dass die Sekundäranalyse zeigte, dass die Sterblichkeitsraten nicht statistisch signifikant waren. Bei der höchsten Vitamin-E-Dosierung war das Sterblichkeitsrisiko sogar geringer! Als Fazit bleibt: Es gibt nicht nur eine solide Evidenz durch die *Nurses' Health Study* und die *Cambridge Heart-Studie*, was die positive Wirkung auf das Herz angeht. Auch andere Studien belegen einen signifikanten Rückgang von Darmkrebs[92], eine Verminderung des Risikos, eine Demenz zu bekommen[93] oder ein Katarakt.[94] Vitamin E sollte unbedingt Teil der regelmäßigen Nahrungsergänzung sein.

Bei D-alpha-Tocopherol (natürlich vorkommendes Vitamin E; Hinweise auf Lebensmittelverpackungen beachten) oder gemischten Tocopherolen liegt die Dosierung bei 200 bis 800 IE pro Tag.

Tocotrienole: Diese sind Teil der Vitamin-E-Familie, doch im Vergleich zu normalem Vitamin E, was ihre antioxidative Kraft angeht, 40- bis 60-mal wirksamer. Auch haben sie eine positive Wirkung auf alle drei Risikofaktoren einer KHK: Gesamtcholesterin, Oxidation des Lipoproteins geringer Dichte (LDL) und eine Verklumpung der roten Blutkörperchen, die das Schlaganfallrisiko erhöht.[95]

Der Schaden durch freie Radikale (etwa durch oxidativen Stress, eine einseitige Ernährung, psychologischen Stress, Rauchen etc.), der mit der LDL-Oxidation einhergeht, kann zu Schäden an den Gefäßwänden führen. Die Tocotrienole senken Cholesterin durch ein Enzym, die HMG- CoA-Reduktase.) Diese kontrolliert den Abbau des LDL-Cholesterins in der Leber. Deshalb kann man sein Cholesterin mit Tocotrienolen statt Statinen senken. Weil die meisten Multivitamine keine enthalten, sollten Sie zusätzlich welche nehmen. Wollen Sie LDL senken, dann nehmen sie 50 mg täglich für einen Monat, danach 30 mg als Erhaltungsdosis. Doch auch Obst und dunkles Gemüse, Mandeln, Erdnüsse und Weizenkeime enthalten Tocotrienole und andere Typen der Vitamin-E-Familie.

Selen: Dieses Antioxidans verringert das Risiko von Blutgefäßschäden durch freie Radikale. Die normale Tagesdosis beträgt 50 bis 200 Mikrogramm.

Oligomere Proanthocyanidine (OPC): Die Proanthocyanidine gehören zur Gruppe der Flavonoide. Das Risiko für Herz-Kreislauf-Erkrankungen ist umgekehrt proportional zur Flavonoidzufuhr.[96] OPC werden aus Traubenkernen oder Pinienrinde gewonnen (unter anderem unter dem Namen Pycnogenol erhältlich).

Ich persönlich möchte nicht mehr auf dieses Nahrungsergänzungsmittel verzichten, weil es so viele positive Wirkungen hat. OPC werden schnell ins Blut aufgenommen, helfen dem Körper, seinen Vitamin-E-Spiegel zu regenerieren, und verhindern die Oxidation von LDL-Cholesterin durch freie Radikale.

Außerdem verbessern sie die Elastizität von Haut und Blutgefäßen, indem sie Schäden an Kollagen durch freie Radikale verhindern. OPC vermindern oder beseitigen Arthritisbeschwerden, beugen Kreislaufproblemen vor und reduzieren eine übermäßige Blutgerinnungsneigung. Darüber hinaus tragen sie zum Schutz vor sämtlichen Symptomen von Allergien und Heuschnupfen bei. Die normale Tagesdosis beträgt 40 bis 120 mg.

Alpha-Liponsäure: Alpha-Liponsäure ist ein einzigartiges Antioxidans, das sowohl wasser- als auch fettlöslich ist. Dadurch kann es jeden Teil der Zelle vor Schäden durch freie Radikale bewahren. Man hat außerdem nachgewiesen, dass Alpha-Liponsäure die Konzentration der Vitamine C und E in der Zelle konstant hält und die Neubildung eines anderen Antioxidans namens Glutathion unterstützt. Alpha-Liponsäure greift auch positiv in den Insulinstoffwechsel ein und ist in Deutschland für die Behandlung der diabetischen Neuropathie (Diabetes-bedingte Nervenschäden) zugelassen. Sie verbessert erwiesenermaßen die Durchblutung von Nerven und Haut. Die normale Tagesdosis beträgt 50 bis 200 mg.

Vitamin C: Dieses hochwirksame Antioxidans trägt zum Schutz der Endothelschicht der Blutgefäße bei und unterstützt auch die Absorption von Kalzium und Magnesium, zweier wichtiger Mineralien für die Herzgesundheit. In einer Dosis von 1000 Milligramm pro Tag senkt Vitamin C den systolischen Blutdruck deutlich, der Mechanismus ist jedoch unbekannt. Ich empfehle, Vitamin C einfach in der guten alten Form der Ascorbinsäure einzunehmen. Die normale Tagesdosis beträgt 1000 bis 5000 mg.

Vitamin D: In vielen Untersuchungen ist mittlerweile die Wirkung von Vitamin D auf das Herz belegt worden. Eine Gesamtübersicht von 2009 hat gezeigt, dass erniedrigte Vitamin-D-Spiegel mit einem hohen Risiko für Bluthochdruck, verschiedenen Gefäßerkrankungen und Herzversagen einhergehen.[97] Die Forschung schreitet voran, und ich bin sicher, dass wir auch zukünftig noch mehr zum Thema Herz und Vitamin D hören werden. Eine vielversprechende Studie in dieser Richtung wurde 2010 am Intermountain Medical Center Heart Institute in Murray, Utah, durchgeführt und bei der Jahrestag des American College of Cardiology präsentiert.

Die Behebung eines Vitamin-D-Defizits reduziert danach das Risiko einer Herz-Kreislauf-Erkrankung.[98] Dabei hatten die Forscher mehr als 9400 Männer und Frauen mit nachgewiesenem Vitamin D-Mangel untersucht. Wer von ihnen seinen Wert beim nächsten Follow-up auf 30 ng/ml angehoben hatte, sollte ein 33 Prozent geringeres Risiko haben, einen Herzinfarkt zu erleiden. Darüber hinaus ein 20 Prozent geringeres Risiko für ein Herzversagen und ein 30 Prozent geringeres Risiko des Versterbens im Einjahresintervall. Das gleiche Team hat dann noch eine Detailanalyse von mehr als 41 000

Patientendaten gemacht, um herauszufinden, dass in der Gruppe mit einem schweren Vitamin-D-Mangel auch die Wahrscheinlichkeit der Diagnose Herzerkrankung oder Schlaganfall sehr hoch war. Auf der anderen Seite zeigten die Daten, dass die Patienten mit einem Vitamin-D-Wert von 43 ng/ml die niedrigsten Raten von Herzerkrankung und Schlaganfall aufwiesen. Meine Standardempfehlung liegt bei einer Supplementierung mit 2000 bis 5000 IE Vitamin D pro Tag. Das hängt aber auch vom Wohnort und der Sonneneinstrahlung ab. Weitere Informationen dieses lebenswichtigen Quasihormons und über sicheres Sonnenbaden oder die richtige Supplementierung in Kapitel zwölf.

B-Vitamine Folsäure und Niacin

Über die Hälfte aller Frauen sind nicht ausreichend mit Folsäure versorgt. Dadurch besteht zum einen die Gefahr, dass die Kinder dieser Frauen mit Neuralrohrdefekten wie Spina bifida (»offener Rücken«) auf die Welt kommen, aber auch die Frauen selbst haben ein erhöhtes Risiko für Arteriosklerose und Herzkrankheiten. Man hat festgestellt, dass die Menschen mit den höchsten Homocysteinspiegeln andererseits die niedrigsten Folsäure-, Vitamin-B12- und -B6-Spiegel aufweisen. Nimmt man mehr als die empfohlene Tagesdosis an Folsäure zu sich, geht das Infarktrisiko zurück (möglicherweise hemmt Folsäure die Verklumpung der Blutplättchen und verlängert die Gerinnungszeit), und ein erhöhter Homocysteinspiegel sinkt ebenfalls.[99] Frauen, die ausreichend mit B-Vitaminen und Folsäure versorgt sind, erkranken mit geringerer Wahrscheinlichkeit an Herzkrankheiten.[100]

Niacin (Vitamin B5) ist ein natürlicherweise vorkommendes Statin, das HDL erhöht und zelluläre Entzündung vermindert, ebenso Arterienverengung. Studien haben gezeigt, dass Niacin eventuell dadurch wirkt, dass es die Leber an der Eliminierung von HDL-Cholesterin hindert. Eine davon hat 2008 Niacin mit dem Wirkstoff Ezetimib verglichen. Letzter wird zusätzlich zu einem weiteren Statin solchen Patienten verschrieben, die ein sehr hohes Cholesterin aufweisen oder ein Risiko für Herzerkrankung oder Schlaganfall. Nach 14 Monaten – so die Studie – hatte Niacin die Bildung von Plaques verhindert, während Ezetimib sie befördert hat. Auch starben 9 Patienten, die Ezetimib genommen hatten, während der Studie. Obwohl das in der Studie verwendete zeitverzögerte Niacin nicht frei verkäuflich ist, kam die Studie zu dem Ergebnis, dass eine Niacingabe zusätzlich zu einer bestehenden Lipidsenkungstherapie besser sei als die Gabe von Ezetimib.[101]

Die normalen Tagesdosen betragen: 40 bis 80 mg Vitamin B6, 20 bis 50 mcg Niacin, 20 mcg Vitamin B12 und 400 bis 1000 mcg Folsäure. Am besten verwenden Sie ein Präparat, das den gesamten Vitamin-B-Komplex und Folsäure enthält (siehe siebtes Kapitel).

Lebensmittel für ein gesundes Herz

Fisch: Die amerikanische Herzgesellschaft empfiehlt mittlerweile allen Erwachsenen zweimal die Woche den Verzehr von (möglichst fettem) Fisch. Das liegt an der erwiesenen Wirkung von Omega-3-Fettsäuren. Sie verringern das Risiko von Arrhythmien, senken Triglyceride, verringern die Bildung von Plaques und sind sogar ganz leicht blutdrucksenkend. Die bekannte *Nurses' Health Study* hatte gezeigt, dass Frauen, die einmal die Woche Fisch aßen, ihr Schlaganfallrisiko um 22 Prozent senkten (wer dies fünfmal tat, senkte das Risiko um ganze 52 Prozent!)[102] Studien haben mittlerweile gezeigt, dass 3 g EPA- und DHA-haltiges Fischöl herzschützend wirkt, weil es die Blutplättchen glättet und die zelluläre Entzündung senkt.[103] Auch zeigten weitere Studien kürzlich, dass Fischöl Triglyceridwerte senkt und starke antikoagulative Eigenschaften besitzt.[104]

Am besten versorgen Sie sich dreimal wöchentlich durch das Essen von fettem Seefisch mit Omega-3-Fetten. Infrage kommen Lachs, Makrele oder Schwertfisch und Sardinen. Eine Portion Lachs enthält etwa 200 mg DHA. Wenn Sie nicht regelmäßig Fisch essen, sollten Sie eine Nahrungsergänzung nehmen. Entweder bestehend aus Fischöl, Leinöl, Hanföl oder DHA aus Algen (für Veganer). Die Standarddosis für DHA liegt bei 100 bis 200 mg pro Tag, für andere Omega-3-Fette bei 1000 bis 5000 mg/Tag.

Grüner Tee: Die Flavonoide in grünem Tee werden Polyphenole genannt. Diese Substanzen haben eine starke antioxidative Wirkung, die vermutlich ebenso stark oder sogar stärker ist als die der Vitamine C und E. Schon eine Tasse grüner Tee täglich genügt.[105]

Knoblauch: Knoblauch hat eine lange Tradition in der Behandlung des Bluthochdrucks. Eine Pilotstudie hat gezeigt, dass Knoblauch in hohen Dosen (2400 mg geruchsneutralisierter Knoblauch täglich) sowohl den diastolischen als auch den systolischen Blutdruck deutlich senkt. Ebenso wie Alpha-Liponsäure scheint auch Knoblauch die Aktivität der Endothelzellen zu erhöhen, die das gefäßerweiternde Stickstoffmonoxid produzieren.

In zahlreichen Studien wurde außerdem nachgewiesen, dass bei regelmäßigem Verzehr von Knoblauch der Cholesterinspiegel um mindestens zehn Prozent und der Triglyceridspiegel um bis zu 13 Prozent sinkt. Knoblauch hemmt zudem wohl die Plättchenaggregation und die Bildung von Blutgerinnseln.[106] Die Kommission E des Bundesinstituts für Arzneimittel und Medizinprodukte, welche die therapeutische Wirkung von pflanzlichen Arzneimitteln prüft, empfiehlt eine Dosierung, die einer bis vier frischen Knoblauchzehen pro Tag entspricht.

Diese Menge enthält etwa 4000 Mikrogramm Alliin, eines der positivsten Inhaltsstoffe. Im Handel sind viele gute Knoblauchpräparate erhältlich. Suchen Sie nach einem Präparat mit dem aktiven Inhaltsstoff Allicin, denn dieser Stoff ist relativ geruchlos, bis er im Körper in Alliin umgewandelt wird. Produkte mit dieser Substanz haben all die positiven Wirkungen von frischem Knoblauch, sind aber für Ihre Mitmenschen wesentlich angenehmer. Eine Tagesdosis sollte zehn Milligramm Alliin enthalten bzw. 4000 Mikrogramm Allicin entsprechen.

Weißdorn: In ihrem anregenden Buch *Herbal Rituals* weist die meisterliche Kräuterheilkundlerin Judith Berger darauf hin, dass wässrige oder alkoholische Auszüge aus Weißdornblättern, -blüten oder -beeren (Crataegus oxycantha) »vehemente Verbündete all derjenigen sind, die sich gegen Herzkrankheiten jeder Art wappnen wollen, die seit Generationen in der Familie vorkommen«.[107]

Weißdornbeerenextrakte wirken beruhigend bei Herzklopfen, machen die Blutgefäße wieder elastisch, verringern Flüssigkeitsansammlungen im Herzen, stoppen die Verfettung des Herzmuskels, tragen zur Erweiterung der Herzkranzgefäße bei und senken auch den Blutdruck. Auch wer bereits ein Herzmittel einnimmt, kann Weißdorn verwenden und damit möglicherweise die Dosierung verringern. Ich nehme Weißdorn in Form von Tee zu mir. Kaufen Sie einfach eine Tüte biologisch angebaute Weißdornbeeren in einem Naturkostladen, überbrühen Sie diese mit heißem Wasser und lassen Sie sie so lange ziehen, bis Ihnen der Tee schmeckt. Das ist zwar kein standardisiertes Präparat, aber ich betrachte es als eine Möglichkeit, mein Herz gesund zu erhalten, indem ich ein wenig Tee trinke, und nicht als Behandlung einer Herzkrankheit. Soweit bekannt ist, hat Weißdorn keine unerwünschten Nebenwirkungen.

Wenn Sie Weißdorn lieber in Tablettenform einnehmen möchten, sollten Sie nach einem standardisierten Extrakt suchen und ein Produkt wählen, das zehn Prozent Proanthocyanidine oder 1,8 Prozent Vitexin-4-Rhamnosid enthält. Die normale Dosierung beträgt dreimal täglich 100 bis 200 mg.

Soja: Schon seit Jahren zeigen Studien, dass Soja Triglyceride und Gesamtcholesterin senkt, einschließlich des »bösen« LDL, während sie das »gute«

anheben.[108] Auch führt Soja erwiesenermaßen zu einer Absenkung des CRP, des allgemeinen Entzündungsindikators im Blutbild,[109] sowie dem Homocystein[110], das auf Herzprobleme hindeuten kann. Manche Studien dokumentieren sogar eine Weitung der Arterien[111]. Das könnte an den antioxidativen Eigenschaften des Sojas liegen, was das LDL daran hindert, sich an den Gefäßwänden abzulagern.[112] So sehr haben die Daten überzeugt, das die amerikanische Arzneimittelzulassungsbehörde im Oktober 1999 den Healthclaim zuließ, wonach der Verzehr von täglich 25 mg Sojaprotein mit einem verminderten Risiko einer koronaren Herzerkrankung einhergeht.[113]

Natrium-Kalium-Gleichgewicht

Weniger Natrium und mehr Kalium in der Nahrung kann zur Senkung eines erhöhten Blutdrucks beitragen, ein wichtiger Risikofaktor für Herz-Kreislauf-Probleme.[114] Bei 60 Prozent aller Bluthochdruckkranken besteht ein Zusammenhang mit der Natriumzufuhr; eine gesteigerte Kaliumzufuhr kann in diesen Fällen die Wirkung des Natriums auf den Blutdruck abschwächen.

Ein ernährungsbedingter Kaliummangel entsteht, wenn die Nahrung wenig frisches Obst und Gemüse und viel Natrium enthält. Das ist die klassische Fast-Food-Ernährung! Eine Kost mit viel Obst, Gemüse und Vollkorn liefert 4000 bis 6000 mg Kalium pro Tag. Medikamente wie Diuretika, Abführmittel, Aspirin und andere können die Kaliumvorräte im Körper erschöpfen. Auch Ausdauersport bringt einen Kaliumverlust mit sich – durch Schwitzen kann man bis zu 3000 mg Kalium pro Tag verlieren. Eine kaliumreiche und natriumarme Ernährung schützt vor hohem Blutdruck, Schlaganfall und Herzkrankheiten. Kaliumpräparate senken erwiesenermaßen sowohl den systolischen als auch den diastolischen Blutdruck deutlich, haben jedoch Nebenwirkungen, unter anderem Übelkeit, Erbrechen, Durchfall und Magengeschwüre, wenn sie in Tablettenform in hoher Dosierung verabreicht werden. Wenn Sie Ihren Kaliumspiegel allein durch gesunde Ernährung erhöhen, haben Sie damit keine Probleme.

Fachleute empfehlen ein Kalium-Natrium-Verhältnis von 5:1, bei den meisten Amerikanern liegt es bei 1:2. Schon eine Mahlzeit im Schnellimbiss oder in der Pizzeria bringen dieses Verhältnis durcheinander. Obst und Gemüse wie Kartoffeln, Bananen und Äpfel sind ausgezeichnete Kaliumquellen, daher sollten Sie sich nicht allzu sehr an deren hohem glykämischem Index stören. Weil es sich um vollwertige Nahrungsmittel handelt, lassen sie den Insulinspiegel nicht auf ein schädliches Niveau ansteigen, es sei denn, man nimmt sie in Form von Pommes frites oder Ähnlichem zu sich. Lediglich die einfachen Kohlenhydrate in Weißmehlprodukten sorgen wirklich für einen erhöhten Insulinspiegel und ein ungünstiges Kalium-Natrium-Verhältnis. Auch aus diesem Grund sollten Sie möglichst fünf Portionen Obst und Gemüse pro Tag bei den Mahlzeiten einplanen. Weil Magnesium und Kalium in den Zellen zusammenwirken, sind oft beide Mineralstoffe niedrig.

NAHRUNGSMITTEL FÜR EIN BESSERES KALIUM-NATRIUM-VERHÄLTNIS

	Verhältnis Kalium zu Natrium
Kartoffeln	110:1
Karotten	75:1
Äpfel	90:1
Bananen	4440:1
Orangen	260:1

Was ist mit Aspirin?

Im Jahr 1982 erhielt Dr. John Vane den Nobelpreis für die Entdeckung, dass Aspirin die Verklumpung der Blutplättchen in den Gefäßen hemmt. Das führte zu der Empfehlung, durch eine regelmäßige Einnahme von Aspirin das Risiko eines Herzinfarkts zu vermindern, weil die Bildung von Blutgerinnseln in arteriosklerotisch verengten Arterien verhindert wird. Studien haben deutliche Hinweise darauf ergeben, dass Aspirin bei Anzeichen einer Durchblutungsstörung des Herzmuskels definitiv einen positiven Effekt hat.[115]

In der bekannten *Women's Health Study*, mit fast 40 000 Frauen über 45 im Gesundheitswesen kam heraus, dass diejenigen, die alle zwei Tage eine Aspirin nahmen, ihr Schlaganfallrisiko um 17 Prozent senkte. Das Risiko eines Herzinfarktes blieb allerdings unverändert. Aspirin hat ebenfalls Risiken, doch in niedriger Dosierung sind sie gering. In 127 Fällen kam es in der großen Studie zu Magenblutungen, im Vergleich zu 97 Fällen bei denjenigen, die kein Aspirin nahmen.[116] (Starker Alkoholkonsum begünstigt im Übrigen auch Magen- und Darmblutungen.)

Essen Sie Obst und Gemüse: Frauen, die fünf bis sechs Portionen Obst und Gemüse essen, verringern ihr Schlaganfallrisiko um 31 Prozent. Die beste Wirkungen haben Kohlsorten, wie Brokkoli, Blumenkohl, Rosenkohl und Weißkohl, gefolgt von Blattgemüsen, Zitrusfrüchten und Saft.[117]

Essen Sie Karotten: An der Harvard Medical School wurden 87 000 Krankenschwestern acht Jahre in der berühmten *Nurses' Health Study* beobachtet.

Heraus kam unter anderem, dass, wer pro Woche 5 große Karotten aß, sein Schlaganfallrisiko um 68 Prozent senkte, im Vergleich zu jemand, der eine Karotte verzehrte.[118]

Tee trinken: Sowohl schwarzer als auch grüner Tee haben erwiesenermaßen eine Schutzwirkung auf die Gefäßwände, was ebenfalls das Schlaganfallrisiko mindert.[119] Auch eine holländische Studie hat die antioxidative Wirkung von Quercetin, das in Äpfeln, Zwiebeln und eben Tee vorkommt, belegt. 5 Tassen schwarzer Tee pro Tag haben das Schlaganfallrisiko um 69 Prozent verringert.[120]

Tocotrienole einnehmen: Sie bewirken das Gleiche wie Aspirin, allerdings ohne die Gefahr einer Magenblutung. Die antithrombotische Wirkung entfalten sie, weil sie den starken Thrombosefaktor Thromboxan hemmen. Darüber hinaus wirken sie ein wenig wie ein Blutverdünner, weil die Blutplättchenverklebung um etwa 15 bis 30 Prozent reduziert wird, vergleichbar der Wirkung einer Aspirintablette.[121]

Fisch essen: Kaltwasserfisch oder Fischöl als Quelle von Omega-3-Fett senkt definitiv das Schlaganfallrisiko.[122]

Bewegen Sie sich!

Es überrascht sicherlich nicht, dass ein gesunder – aktiver –Lebensstil im Grunde gleichbedeutend ist mit einer längeren Lebenserwartung. Eine Studie aus dem Jahr 2009 kommt deshalb auch zu dem Ergebnis, dass körperliche Aktivität, normales Gewicht und Nichtrauchen Herzkrankheiten sehr wirksam vorbeugen und auch die Lebenszeit verlängern.[123] Eine andere Studie von 2010 bietet ein genaueres Bild der Wirkung des gegenteiligen Verhaltens: Rauchen, Bewegungsmangel, eine einseitige Ernährung und Alkoholkonsum gehen mit einem substanziell höheren Sterblichkeitsrisiko einher.[124] Wer bei allen vier Aspekten mit dabei ist, hat ein dreifach erhöhtes Sterblichkeitsrisiko durch eine Herz-Kreislauf-Erkrankung oder Krebs, ein vierfach erhöhtes sonstiges Sterblichkeitsrisiko und ein gesamtes Sterblichkeitsrisiko wie jemand, der 12 Jahre älter ist.

Bewegung ist äußerst vorteilhaft für das Herz und hat sich immer wieder als risikomindernd in puncto Herzerkrankung, Bluthochdruck und Schlaganfall herausgestellt.[125] Bei einer diagnostizierten KHK hat sich durch eine regelmäßige Gymnastik der Blutfluss zum Herzen verbessert, weil sich die Gefäßwandauskleidung (das Endothel) zu mehr Flexibilität hin entwickelt hat, die Gefäße offen hält oder an Kollateralgefäße andockt, um so blockierte Gefäße zu ersetzen.[126] Eine Studie von 2010 aus dem schon einmal erwähnten Brigham and Women's Hospital hat ergeben, dass Frauen, die mehr als zwei Stunden in der Woche gehen, besonders in zügigem Tempo, ein signifikant niedrigeres Schlaganfallsrisiko haben als Frauen, die das nicht tun. Die Daten aus dieser Studie stammten aus den Follow-up-Daten der großen *Women's Health Study*, die fast 40 000 Frauen über 45 beobachtet hatte.[127] Die gute Wirkung der Bewegung auf das Herz, selbst nach einem Herzinfarkt, sind Beleg dafür, dass Herz und Blutgefäße durchaus vergeben, wenn wir uns nur um sie kümmern.

Es sollte Ihr Ziel sein, fünf- bis sechsmal in der Woche mindestens eine halbe Stunde in Bewegung zu sein. Doch denken Sie daran, dass wirkliche Fitness aus Kraft, Flexibilität und Ausdauer besteht. Deshalb sollten Sie all diese Elemente bei Ihren Aktivitäten berücksichtigen. Krafttraining etwa baut nicht nur Muskelmasse auf, sondern erhöht auch Ihren Grundumsatz. Yoga ist gut für die Beweglichkeit. Ausdauertraining unter aeroben Bedingungen ist gut für das körperliche Durchhaltevermögen. Pilates baut Muskeln auf und verbessert die Beweglichkeit. Bewegung reduziert die Insulin- und Blutzuckerspitzen und gibt Ihnen ein bisschen mehr Freiheit in dem, was Sie essen.

Die Bedeutung der Lymphe

Bewegung ist insbesondere deshalb so gesundheitsfördernd, weil sie die Zirkulation der Lymphflüssigkeit im Körper ungemein verstärkt. Die Lymphe ist eine durchsichtige Flüssigkeit, die von den Zellzwischenräumen in das Lymphsystem abfließt. Das Lymphsystem ist ein Netzwerk von dünnwandigen Gefäßen, die durch jedes Organ und Gewebe im Körper laufen. Kleine Ventile in den Lymphgefäßen verhindern einen Rückfluss der Lymphe. In häufigen Abständen findet man bohnenförmige Strukturen entlang der Lymphgefäße, die sogenannten Lymphknoten, die hauptsächlich in Leiste, Nacken und Achselhöhle sitzen sowie in Brust und Bauch entlang der Aorta und der unteren Hohlvene.

Die Lymphknoten haben drei Funktionen: 1. Fremdstoffe wie Bakterien und Abfälle auszufiltern und zu vernichten, 2. bestimmte weiße Blutkörperchen, die Lymphozyten, zu bilden, die beim Kampf gegen Tumoren und Eindringlinge gebraucht werden, und 3. Antikörper für das körpereigene Abwehrsystem zu produzieren. Die gesamte Lymphe entleert sich am Ende in den Brustmilchgang, ein großes zentrales Gefäß im Brustraum, das zum Herzen führt, sodass Lymphe und Blut wieder gemischt werden, nachdem die Lymphknoten Abfälle, Bakterien und andere Überreste entfernt haben.

Das Lymphsystem hält nicht nur Bakterien und andere Eindringlinge in Schach, sondern spielt auch bei der Fettverarbeitung im Körper eine entscheidende Rolle. Die Lymphgefäße, die vom Dünndarm ausgehen, sammeln die verdauten Fette aus der Nahrung und leiten sie unter Umgehung der Leber direkt in den Blutkreislauf. Sobald die Fette im Blut sind, besteht die Möglichkeit, dass sie sich in den Herzgefäßen absetzen und Fettstreifen bilden, die allmählich zu einer Verkalkung der Arterien führen und Herz-Kreislauf-Erkrankungen den Weg bereiten. Ob das der Fall ist oder nicht, hängt von der Ernährungsweise, der sportlichen Betätigung und vom emotionalen und psychischen Zustand ab.

Ich habe mit Dr. Jerry Lemole gesprochen, einem führenden Herzchirurgen aus Philadelphia, der viele Patienten mit Herzkrankheiten im Endstadium behandelt. Seine Forschungsergebnisse über die Bedeutung des Lymphsystems sind nicht nur faszinierend, sondern auch motivierend.

Der Zusammenhang zwischen HDL und Lymphe

Im Herzen ist das Lymphsystem eng an den Vorgängen beteiligt, die zu koronaren Herzkrankheiten führen. LDL, das sogenannte schlechte Cholesterin, ist ein großes, leichtes Fett-Eiweiß-Moleküle, das sich durch Öffnungen in der Auskleidung der Blutgefäße in die Gefäßwand einlagern kann. Das passiert besonders leicht, wenn das LDL-Cholesterin oxidiert wird. Die LDL-Moleküle in der Gefäßwand werden meist abgebaut, wobei Cholesterinablagerungen übrig bleiben.

HDL, das »gute« Cholesterin, ist ein glattes, eiförmiges Molekül, das klein genug ist, um in die Zwischenräume der Gefäßwand einzudringen und solche Cholesterinablagerungen aufzusaugen.

HDL gelangt über den Lymphkreislauf zu den Cholesterinablagerungen. Dr. Lemole vergleicht die HDL-Moleküle, die das Cholesterin in den Gefäßwänden aufnehmen, mit Taxis in New York. Wenn man Manhattan aus der Luft betrachtet, sieht man eine bestimmte Zahl von Taxis. Weil sich der Verkehr in New York so oft in den Tunneln staut, die in die Stadt führen, stehen den Fahrgästen, die auf der Straße warten, immer etliche der Taxis nicht zur Verfügung. Wenn die Taxis schneller durch die Tunnel kämen, gäbe es mehr Mitfahrgelegenheiten.

Das Gleiche gilt für die Cholesterin-Mitnahme-Kapazität von HDL. Fließt die Lymphe nur träge, sind keine HDL-Moleküle verfügbar, um die überschüssigen Cholesterinablagerungen aufzunehmen. Beschleunigt man die Umlaufzeit der Lymphe, verbessert man damit die Leistungsfähigkeit, mit der HDL überschüssiges Fett aus den Arterien entfernt.[128]

Wie man den Lymphfluss beschleunigt

- **Sitzen Sie nicht längere Zeit:** Frauen, die über einen längeren Zeitraum sitzende Tätigkeiten ausführen, erkranken mit größerer Wahrscheinlichkeit am Herzen, weil im Sitzen der Lymphfluss durch den Brustraum eingeschränkt ist.

- **Atmen Sie tief und regelmäßig:** Wenn Sie tief durch die Nase einatmen, sodass sich auch die unteren Lungenflügel mit Luft füllen, und anschließend schnell wieder ausatmen, werden der Brustmilchgang und alle Lymphgefäße und -knoten im Brustraum massiert. Das trägt dazu bei, dass HDL überall dorthin gelangt, wo seine Arbeit nötig ist.

- **Bewegen Sie sich:** Damit die Lymphe fließen kann, müssen sich die Muskeln im Körper bewegen. Mit jedem Spaziergang, jeder Yoga-Übung, jedem Joggen und jeder kräftigen Muskelbewegung unterstützen Sie den Transport der Lymphe. Dr. Lemole berichtet, dass die Proteine in der Lymphe durchschnittlich ein- bis zweimal täglich ausgetauscht werden. Durch Bewegung geben Sie Ihrem Körper drei- bis viermal häufiger die Gelegenheit, überschüssige Cholesterinablagerungen in den Herzkranzgefäßen zu beseitigen.

- **Überanstrengen Sie sich nicht:** Beim Sport ist auch die oxidative Belastung des Körpers erhöht, sodass freie Radikale entstehen. Im Laufe der Zeit kann das mehr schaden als nützen. Aus diesem Grund haben so viele Ausdauersportler Störungen des Immunsystems, wodurch sie anfälliger für Infektionen und Krankheiten werden. Das muss nicht sein, wenn Sie beim Sport stets durch die Nase ein- und ausatmen und sich nie so stark anstrengen, dass Sie auf diese Weise nicht mehr bequem atmen können.

Dr. Lemole empfiehlt rasches Gehen in einer Geschwindigkeit von ungefähr sechs Stundenkilometern, das heißt, Sie sollten innerhalb von 30 bis 40 Minuten gut drei Kilometer zurücklegen. Bei einer höheren Geschwindigkeit muten Sie Ihrem Körper eine große oxidative Belastung zu und müssen dann mögliche schädliche Folgen durch die Einnahme zusätzlicher Antioxidantien wieder ausgleichen. Denken Sie daran, dass Sie bei jeder sportlichen Betätigung bequem durch die Nase ein- und ausatmen können sollten, weil Ihr Körper dann in einem Tempo arbeitet, bei dem Schäden durch freie Radikale minimiert werden, und weil das sympathische und das parasympathische Nervensystem so im Gleichgewicht sind.

Durch sportliche Betätigung lassen sich viele Herz-Kreislauf-Risiken reduzieren, auch Bluthochdruck. In einer Studie hatten diejenigen, die sich nicht regelmäßig sportlich betätigten, ein um 35 Prozent höheres Bluthochdruckrisiko als die sportlich Aktiven. Zwar ist es gut, wenn Sie in der Schulzeit und als junge Erwachsene Sport getrieben haben, aber eine schützende Wirkung erzielen Sie nur, wenn Sie Ihr ganzes Leben über regelmäßig aktiv Sport treiben.

Sind Östrogenpräparate notwendig, um Herzkrankheiten vorzubeugen?

Die Häufigkeit von Herzkrankheiten steigt bei Frauen ab dem 50. Lebensjahr an – in diesem Alter sinkt auch der Östrogenspiegel langsam. Die Wissenschaft hat daher lange Zeit angenommen, dass Herzkrankheiten nach der Menopause mit einem Östrogenmangel zusammenhängen müssen. Und weil Östrogene den LDL-Cholesterinspiegel senken, den HDL-Cholesterinspiegel erhöhen und die Gefäßwände stärken, wie Studien gezeigt haben, sind die Ärzte ganz selbstverständlich davon ausgegangen, dass alle Frauen Östrogene einnehmen sollten, um das Problem der Herzkrankheiten zu lösen. Doch musste die ursprüngliche WHI-Studie abgebrochen werden, weil man herausgefunden hatte, dass Prempro (Premarin plus Provera) das Thromboserisiko, Herzinfarkt und Schlaganfall bei ansonsten gesunden Frauen erhöht hatte. Darüber hinaus zeigten die *Heart and Estrogen/Progestin Replacement Study (HERS)*, die *Estrogen Replacement and Atherosclerosis (ERA)*- sowie die *WHI-Studie* einhellig, dass eine Hormonersatztherapie das Herzinfarktrisiko auch bei schon herzkranken Frauen nicht verminderte, sondern es sogar leicht anhob. Das war ein Dämpfer für die Premarin-Therapie, die sich in den Neunzigerjahren großer Beliebtheit erfreut hatte.[129] Doch nun gibt es einen weiteren Schönheitsfehler im Verhältnis von Östrogen und Herz. 2006 ergab eine erneute Analyse der *Nurses' Health Study* durch die leitende Forscherin, dass die Krankenschwestern, die kurz nach der Menopause mit der Therapie angefangen hatten, tatsächlich profitierten und ihr Herzerkrankungsrisiko um 30 Prozent senkten.[130]

Und zwar in der Monotherapie Östrogen oder in Kombination mit Progestin. Wer allerdings erst 10 Jahre oder später nach der Menopause mit der Hormonersatztherapie anfing, erhöhte sein Herzrisiko um 22 Prozent. Aus all dem leitet sich ab, dass Östrogen zumindest bei jüngeren Frauen eine gute Wirkung auf das Herz und die Gefäße hat.

Im Folgenden sind die nachgewiesenen Wirkungen der Östrogenersatztherapie auf das Herz zusammengefasst:

- Östrogene haben eine schützende Wirkung auf Blutgefäße und unterstützen die Erweiterung der Herzkranzgefäße (die sich nicht zum falschen Zeitpunkt verengen sollten).[131] Östrogene beeinflussen und normalisieren die Funktion des Endothels und der Gefäßmuskulatur.
- Östrogene haben einen günstigen Einfluss auf Lipoproteine, Cholesterin und den Fibrinogenspiegel und heben einige ungünstige Folgen des Fettstoffwechsels auf.
- Östrogene verringern die Ablagerung von LDL in den Herzkranzgefäßen.[132]
- Östrogenmonopräparate wirken besser als Kombinationspräparate mit Gestagenen (synthetischem Progesteron). Wie ich im fünften Kapitel beschrieben habe, heben diese synthetischen Progesterone einige der positiven Wirkungen der Östrogene wieder auf.
- Östrogene sind als Alternative zu cholesterinsenkenden Medikamenten wie Lovastatin und Pravastatin eingesetzt worden. Möglicherweise addieren sich die Wirkungen auf Cholesterin und Lipoproteine sogar, wenn die Hormonersatztherapie mit Pravastatin kombiniert wird.[133]

Als Fazit bleibt, dass ich eine Hormonersatztherapie nicht einfach so verschreiben würde, nur um das Herz zu schützen. Dafür gibt es zu viele weitere Faktoren, etwa das Brustkrebs- oder das Schlaganfallrisiko. Wie immer sollten Frauen die Entscheidung zu einer Hormonersatztherapie zusammen mit ihren Ärztinnen und Ärzten, aber auch mit ihrer Intuition und inneren Stimme treffen.

Lieben und respektieren Sie Ihr Herz in der Lebensmitte

Liebe, Begeisterung und Leidenschaft halten das Herz jung. Deshalb brauchen Sie ein Ziel, eine Leidenschaft, einen Grund zu leben.

Viele Frauen werden herzkrank, wenn ihr Herz – aus welchen Gründen auch immer – nicht mehr den Lebenssinn bestimmt. So hat mir eine sehr rüstige 85-Jährige ohne irgendwelche Anzeichen einer Herzerkrankung einmal erzählt, dass sie wohl nicht mehr lange zu leben habe. Ihr Mann von neunzig lag im Krankenhaus, das Herz, und würde nie mehr der Alte werden. Sie sagte: »Ich bin seit 60 Jahren verheiratet. Ohne ihn kann ich nicht leben.«

Man weiß, dass ältere Eheleute oftmals in kurzem Abstand nacheinander sterben. Selbst unter Medizinern spricht man von der »Todesursache: gebrochenes Herz«. In der Lebensmitte brauchen unsere Herzen eine Heimat. Das müssen wir im Sinn haben. Ob wir unsere Gesundheit schaden oder sie befördern: überall sind Gefühle im Spiel, die vom Herzen und den Gefäßen weitergeleitet werden. Und hinter jedem Gefühl steht eine Vorstellung, ein Bild, das wir uns von der Wirklichkeit machen. Selbstliebe und Selbstwertschätzung sind der Gesundheit und dem Wohlbefinden dienlich. Je besser eine Frau für sich sorgt, desto gesünder ist sie.

Schwierige Emotionen setzen sich, weil wir uns nicht an sie herantrauen, in unseren Körpern fest und steuern unser Verhalten. Ganz einfach. Und in der Mitte des Lebens zeigt sich diese Wahrheit mit aller Macht.

Das ist die Zeit, wenn unsere Seelen um Aufmerksamkeit rufen. Es ist eine Zeit des Wachstums oder des manchmal schnellen Niedergangs und der Erkrankung.

Obwohl man sagt, dass »die Heimat dort ist, wo das Herz schlägt«, ist meine Erfahrung doch auch, dass die Heimat dort ist, wo unser Herz am schnellsten gebrochen wird. Das hat damit zu tun, dass wir in unseren Beziehungen immer wieder die Muster unserer frühen Kindheit wiederholen. So ließ ich vor Kurzem eine Horoskopanalyse von einem sehr erfahrenen Astrologen machen, der mir beschied, dass ich mit ungefähr vier beschloss, mein »Begehren und meine Sehnsüchte« auf Sparflamme zu halten (der Teil von mir, der schöne Sachen mag, Rückenstreicheln, Kekse, weiche Materialien usw.) und auch meine eigene Macht zu kaschieren, und das nur, um die Liebe meiner Eltern bzw. Geschwister zu gewinnen. Und von solchen Geschichten gibt es viele.

Die gute Nachricht ist, dass wir in der Lebensmitte unweigerlich die unbewussten Vereinbarungen unserer Kindheit noch einmal angehen. Doch nun sind wir erwachsen und können sie bewusst verändern.

Das ganze Leben ist ein Geburtskanal, und die Lebensmitte ein ganz wichtiger. Hier sind wir herausgefordert, bei uns selbst anzukommen. Doch das können wir nur, wenn wir ganz bis auf den Grund vorstoßen und uns eingestehen, was wir wirklich brauchen. Unsere Gefühle weisen uns dabei den Weg. Die berühmte Schriftstellerin und Feministin Gloria Steinem hat einmal gesagt: »Die Wahrheit macht euch frei, aber erst mal kotzt sie euch an.« Wohl wahr! Denn fast immer geht das Anerkennen und Benennen der eigenen Bedürfnisse und Sehnsüchte mit alten Gefühlen der Schuld einher. Und auch wenn sich diese ganz unterschiedlich darstellen mögen, so kann ich Ihnen versichern, dass sie in den allermeisten Fällen auf ein »Ich bin nicht liebenswert« hinauslaufen. Das aber tut weh, und so flüchten sich die meisten Frauen lieber in Suchtverhalten – in übermäßiges Essen, Alkohol, Zigaretten, übertrieben viel oder wenig Sport und Ablenkung um jeden Preis. Nur wenn wir emotional ausgeglichen sind, werden wir wirklich zu uns selbst finden und uns wohlfühlen. Und auch die gesunde Ernährung, das Sportprogramm und die regelmäßige Einnahme von Nahrungsergänzungsmitteln werden wir nur dann durchhalten, wenn wir mit uns selbst im Reinen sind. Zwar empfehle ich Ihnen, die oben umrissenen Richtlinien zu Ernährung und Sport zu befolgen, aber ich glaube, dass es viel wichtiger ist, sich selbst zu mögen und zu akzeptieren. Die Reise zu sich selbst ist nie einfach und oft auch schmerzlich, aber sie ist es in jedem Fall wert.

Eine meiner Freundinnen in den Wechseljahren, deren Mutter geisteskrank war, wusste genau, dass sie sich immer ins Essen geflüchtet hatte, um damit fertigzuwerden, dass sie sowohl ihre Mutter als auch ihre jüngeren Geschwister versorgen musste. Mit 43 Jahren konnte sie endlich all die Schmerzen ihrer Kindheit an sich heranlassen. Sie erzählte mir: »Ich erinnere mich genau daran, wie ich bei meinem Therapeuten saß und zum ersten Mal die panische Angst in mir zuließ, ich könnte genauso werden wie meine Mutter. Und in diesem Moment wurde mir klar, warum Menschen mit großen Gewichtsproblemen oft nicht abnehmen oder sofort wieder zunehmen. Sie sind lieber übergewichtig und stopfen sich voll, als die Gefühle tiefer Verzweiflung und Schmerzen in ihrem Inneren an sich heranzulassen.« Zum Glück ist meine Freundin ein sehr gläubiger Mensch und schaffte es mit Gottes Hilfe, in mehreren Monaten und unter vielen Tränen die alten Gefühle zu verarbeiten.

Sie selbst schreibt das der Tatsache zu, dass sie die Wechseljahre ohne jegliche Beschwerden hinter sich gebracht hat. Sie muss nicht mehr essen, um ihre Gefühle zu unterdrücken, und hält seit mehr als zehn Jahren ihr Gewicht. Der einzige Weg war der Weg mittendurch.

Ob Sie nun in der Lebensmitte Herzbeschwerden wie Herzklopfen, Bluthochdruck, einen hohen Cholesterinspiegel, Schmerzen in Brust, Kiefer oder Arm oder irgendwelche anderen Anzeichen einer Herzkrankheit haben oder nicht, oder einfach Herzkrankheiten vorbeugen wollen – Sie sind es sich selbst schuldig, die Sprache Ihres Herzens verstehen zu lernen.

Die herzerfrischende Wirkung von Haustieren

Kurz nachdem mein Mann ausgezogen war, nahm ich zwei Katzen aus dem Tierheim mit zu mir nach Hause. Ich wollte schon seit Langem Katzen haben, aber mein Mann war allergisch gegen Katzenhaare. Nur wenige Dinge haben mir und meiner Gesundheit so gut getan wie meine beiden Katzen Buddy und Francine. Eine meiner Freundinnen aus New York, eine berufstätige Frau mit einem anstrengenden Job, hat vor Kurzem einen Hund bekommen. Sie erzählte mir: »Es stimmt wirklich, dass Tiere glücklich machen. Es ist wundervoll, jeden Morgen aufzuwachen und mit solch einer bedingungslosen Liebe begrüßt zu werden! Alle in der Nachbarschaft mögen meinen Hund. Und wenn ich mit ihm spazieren gehe, lerne ich alle möglichen neuen Leute kennen!« Die wissenschaftliche Literatur über den gesundheitlichen Nutzen von Haustieren beweist ohne den leisesten Zweifel, dass Haustiere durch ihre bedingungslose Liebe unser Herz rühren und es im wahrsten Sinne des Wortes heilen können.

Tiere können Menschen zwar nicht in jeder Hinsicht unterstützen, aber sie leisten uns Gesellschaft, bieten Sicherheit und geben uns das Gefühl, gebraucht zu werden. Außerdem schaffen sie eine Verbindung zu unserer Umwelt und lenken uns von uns selbst ab – was gerade Menschen mit Depressionen sehr hilft. Der Internist Dr. Larry Dossey hat sich ausführlich mit der Heilkraft von Gebeten beschäftigt und bezeichnet Haustiere als »Gebete auf vier Pfoten«.

Die Anwesenheit eines Haustieres wirkt sich auf die Reaktivität des Herz-Kreislauf-Systems aus – das bedeutet, dass der Einfluss eines Haustieres Blutgefäße und Herzrhythmus stabilisiert. Herzfrequenz und Blutdruck sind in Gegenwart von Haustieren niedriger. Im Laufe von Monaten und Jahren addiert sich das zu Tausenden von Schlägen, die das Herz weniger machen muss, wodurch sich die Entstehung von Arteriosklerose verlangsamt. Forschungen am Brooklyn-College haben ergeben, dass sogar bei hochgradig gestressten Menschen vom Typus A die Herzfrequenz sinkt.[134]

Haustiere jeder Art senken den Blutdruck. Einen Hund zu streicheln wirkt blutdrucksenkend auf gesunde Studenten, auf ältere Menschen im Krankenhaus und auf Erwachsene mit Bluthochdruck. Wenn Vogelhalter mit ihrem Vogel sprechen, sinkt ihr Blutdruck durchschnittlich um 10 Punkte. Und während man einen Fisch im Aquarium beobachtet, sinkt der Blutdruck unter den Ruhewert. Wissenschaftler haben außerdem festgestellt, dass der Blutdruck von Kindern, die ruhig dasitzen und lesen, in Gegenwart eines Hundes niedriger ist.[135]

Die Unterstützung durch einen tierischen Kameraden geht bei koronaren Herzkrankheiten mit einer höheren Überlebenschance einher, unabhängig von Familienstand und Lebenssituation. Aaron Katcher und Erika Friedmann von der Universität von Pennsylvania haben festgestellt, dass Haustierbesitzer nach einem Herzinfarkt länger leben als Menschen ohne

Haustiere.[136] Weitere Forschungen haben ergeben, dass die Haustierbesitzer unter den Infarktpatienten nur ein Fünftel der Todesrate derjenigen aufweisen, die keine Tiere haben.[137] Haustiere sind ein Herzstärkungsmittel ohne Nebenwirkungen.

Wo der Intellekt zu wissen meint, wird doch das Herz obsiegen

Es hat ein halbes Leben gedauert, bis mir eins klar wurde: Der Intellekt soll der Weisheit des Herzens dienen. Doch unsere auf das Denken fixierte Gesellschaft will uns weismachen, es sei andersherum. Und so warten wir auf den nächsten Wirkstoff, den nächsten technischen Durchbruch, der uns retten soll. Doch am Ende wird immer das Herz den Sieg davontragen.

Alle Wirkstoffe oder technischen Finessen der Welt vermögen ein gebrochenes Herz nicht zu heilen oder jemanden, dessen Herz nicht mehr im Spiel des Lebens mitbietet. Wie schon einmal erwähnt, das EKG des Herzens ist tausendmal stärker als das der Gehirnwellen. Wenn Denken und Herz daher im Widerstreit stehen, ist das Herz immer stärker. Wahre Bedrückungen des Herzens zu lindern heißt Hinhören und Einfühlen und darauf zu vertrauen, dass die Wege des Herzens weitläufig sind. Gut ist auch, einer Kraft zu vertrauen, die größer ist als wir selbst, und dann ein Leben ohne Wenn und Aber anzunehmen.

Mein Rezept, um einer Herzerkrankung vorzubeugen oder sie zu heilen

- Ein jedes Herz kann sich selbst heilen, wenn es fühlen darf, was es fühlt und fühlen muss.
- Haben Sie keine Scheu und gehen Sie die unerlösten Bereiche des Herzens an. Wenn Sie sich Schmerz und Leiden stellen, dann haben Sie schon den ersten Schritt in Richtung Heilung getan. Dann werden Sie auch etwas von der Fülle spüren, die in Ihnen angelegt ist.

  Auch werden Sie merken, dass es gar nicht so schwer ist, das Herz anderen zu öffnen. Dadurch sind Sie selbst Teil der heilenden Erfahrung, und alle Menschen in Ihrer Umgebung werden ebenfalls spüren, dass sie nicht allein sind und genau wie Sie Herzenswärme und Akzeptanz verdient haben.
- Es ist ein großes Geheimnis, warum manche Menschen ihr Herz öffnen, sich selbst darin sehen und das Werk der Heilung vollbringen, andere hingegen nicht.

- Machen Sie nicht den Fehler zu meinen, andere heilen zu müssen. Das größte Geschenk, das wir anderen machen können, ist ein geläutertes, fröhliches und leidenschaftliches Herz. Es zu erlangen, spielt sich im Inneren ab.

Ob Sie sich nun ein Haustier anschaffen oder nicht, die Stelle wechseln, einen neuen Partner finden oder auch nicht, die Lebensmitte ist eine Zeit der Wiedergeburt. Wenn sich das Herz in der Lebensmitte erneut öffnet, ist es zart wie eine junge Pflanze. Lassen Sie nicht zu, dass jemand darauf tritt. Lernen Sie, sich selbst zu schützen; bitten Sie um Hilfe, und gestatten Sie sich, Hilfe anzunehmen. Seien Sie mutig und haben Sie ein Herz! Öffnen Sie es und lassen sich von ihm nach Hause führen.

Epilog

Die Ruhe nach dem Sturm

Im Winter nach meiner Scheidung stand ich eines Morgens um sechs Uhr auf, um zu meiner Gymnastikstunde nach Portland zu fahren. Laut Wetterbericht sollte es zwar regnen, aber als ich zur Tür hinausging, empfing mich ein Schneesturm, der wohl etwa fünf Zentimeter Schnee pro Stunde brachte. Ich machte mich dennoch auf den Weg. Schließlich bin ich durch meine Zeit im schneereichen Staat New York schneesturmerprobt. Auf meiner Fahrt Richtung Süden konnte ich jedoch kaum etwas sehen und dachte einen Moment daran umzukehren. Aber in meiner typischen unerschütterlichen Art fuhr ich weiter in dem sicheren Glauben, dass das Wetter jede Minute aufklaren würde. Plötzlich geriet mein Wagen ins Schleudern. Der Wagen geriet völlig außer Kontrolle, drehte sich im Kreis und schoss auf die Leitplanke zu. Ich machte mich auf den Aufprall gefasst und fragte mich gleichzeitig, ob ich wohl einen Zusammenstoß mit dem Gegenverkehr überleben würde.

Als mein Wagen vom Schnee gedämpft an der Leitplanke zum Stehen gekommen war, wartete ich auf weitere Kollisionen. Wundersamerweise konnten die Autos hinter mir rechtzeitig bremsen. Etwas unsicher, was jetzt zu tun sei, legte ich zögerlich einen Gang ein. Irgendwie gelang es mir, wieder auf die Straße zu kommen und meine Fahrt nach Portland fortzusetzen. Als ich die Stadt erreicht hatte, klarte das Wetter tatsächlich auf, und ich kam noch rechtzeitig zu meiner Gymnastikstunde. Ich zitterte zwar noch etwas, aber mein Wagen war nur unwesentlich beschädigt – bis auf die rechte Stoßstange war alles intakt geblieben. Ich wusste, ich hätte umkommen können, und verspürte ein starkes Glücksgefühl.

Mein Unfall kam mir wie eine kurze und überaus eindrucksvolle Neuinszenierung meiner Wechseljahre vor, samt dem Scheitern meiner Ehe und der Zerstörung einiger Anteile meiner Persönlichkeit, die jetzt untergehen mussten, damit ich gesund bleiben und wachsen konnte. Der Unfall passierte fast auf den Tag genau ein Jahr, nachdem mein Mann und ich uns getrennt und die Scheidung eingereicht hatten. In diesem Jahr waren mein altes Leben und mein altes Ich ebenso wie mein Wagen von einer Macht ergriffen worden, die nicht meiner Kontrolle unterlag. Trotz meiner schlimmsten Befürchtungen konnte ich am Ende aus eigener Kraft weitermachen.

Und obwohl sich damals die Wucht der Trennung so angefühlt hatte, als ob dadurch einige wesentliche Teile in mir zerstört werden könnten, so waren die Schäden letztendlich doch nur oberflächlicher Natur, ebenso wie die an meinem Wagen. Mein Leben war nun nicht mehr so bilderbuchmäßig wie einst. Doch wie ich feststellte, war der einzige Schaden von Bedeutung, dass meine gut gehütete und tröstliche Illusion zerstört worden war, jemand außer mir selbst könnte mich davon abhalten, das Leben zu leben, für das ich bestimmt war. Nach 24 Ehejahren hatte ich es geschafft, ein Jahr lang ohne einen Mann auszukommen. Ich hatte ziemlich viel Trauer und Schmerz ausgehalten, war offensichtlich in der Lage, meine Kinder und mich zu ernähren, und, wenn auch noch etwas mitgenommen, unerschrockener denn je aus dieser Erfahrung hervorgegangen.

Vom Karma zur Gnade

In diesem Moment, wo ich das hier schreibe, liegt meine Scheidung zwölf Jahre zurück. Wenn Sie mich ein Jahr zuvor gefragt hätten, ob ich mit dem Scheitern meiner Ehe abgeschlossen habe, hätte ich mit einem nachdrücklichen Ja geantwortet. Nicht nur hatte ich vor Jahren einen wunderbaren Mann kennengelernt, ich hatte mich in vielerlei Hinsicht verändert. Am Abend nach der Aufzeichnung meiner Sendung *Women's Bodies, Women's Wisdom* auf PBS (ein niveauvoller öffentlich-rechtlicher Sender in den USA, A. d. Ü.) hatte ich mehrere Frauen im Alter von 27 bis 60 bei mir Zuhause zu Gast. Während wir noch über das Abenteuer einer TV-Produktion sprachen, bat mich eine der Frauen, ein Bild meines früheren Mannes sehen zu dürfen. Ich holte eins aus dem Schrank, bei dem mein Mann beim Segeln zu sehen war. Auf ihm sah er besonders gut und verwegen aus. Mit freiem Oberkörper, damit man seinen Sixpack sehen konnte, sein wunderbares Haar, ein junger Gott hielt das Ruder fest in der Hand. Eine der Frauen sagte: »Der ist ja hübsch«, und ich erwiderte: »Ich hab nur den Besten haben wollen.« Doch anstatt einfach nur die Komplimente anzunehmen, wie gut er aussah, fühlte ich mich genötigt, die hässlichen Teile unserer Scheidungsgeschichte auszugraben, wo ich am Ende als Opfer und er als der Böse dastand.

Am nächsten Morgen rief meine Freundin Lori Sutherland (www.damelori.com) an und erzählte mir, dass sie nicht habe schlafen können. Sie sei bereit, das Risiko auf sich zu nehmen, aber sie müsse mir sagen, dass sie gespürt habe, wie viel Wut mich noch immer mit meinem Mann verbinde. »Wenn du jemals wieder mit einem Mann glücklich sein willst«, so ihre Worte, »dann musst du sehen, dass das Ende eurer Ehe genau das vollkommen Richtige war.«

Ich wusste augenblicklich, dass sie recht hatte. Auch ich hatte schon überlegt, dass meine Wut eigentlich der Vergangenheit angehörte. Und doch hatte sie sich wieder erhoben, unverändert. Ich hatte mich nach der Opferrolle gesehnt und so über ihn gesprochen, ich wollte mich dafür rechtfertigen, wie übel er mir mitgespielt hatte. Lori schlug vor, dass ich ihm einen Brief schreiben solle, indem es um die Schönheit unserer Beziehung ging, einschließlich des Endes. Danach sollte ich den Brief laut vorlesen. Noch in der gleichen Nacht, es war der erste Vollmond im Jahr, legte ich Amy Sky's *Love Never Fails* auf, stellte das muskulöse Bild von ihm vor mir auf, machte eine Kerze an und fing an, ihm einen Liebesbrief zu schreiben.

Ich schrieb davon, wie hingerissen ich war, als ich ihn, den reizenden Arzt im Chirurgie-Praktikum gleich nach meinem Studium kennenlernte, davon, wie sehr er mich unterstützte, mich auf die Frauenheilkunde und Geburtshilfe zu spezialisieren, wie er mir beibrachte, Operationsknoten an meinem großen Zeh zu binden. Ich ließ mich wortreich darüber aus, wie romantisch unsere Verlobungszeit im Krankenhaus gewesen war, wie toll es sich anfühlte, mein praktisches Jahr anzutreten, verheiratet mit jemandem, zu dem abends nach Hause zu kommen mir eine Freude war. Darüber, dass er unser Zuhause möglich machte, weil er das Geld für die Hausfinanzierung hatte.

Als ich weiterschrieb, passierte etwas sehr Bedeutsames. All die Liebe, die ich für diesen Mann empfunden hatte, war mit einem Schlag wieder da. Das überraschte mich. Sie war nicht abhandengekommen. Was für eine Erkenntnis! Während ich weiterschrieb, wurde mir auf einmal klar, dass sein Verhalten mir gegenüber, wirklich genau richtig war. Sein Verhalten war es, dass mich befreit hatte, um die glückliche, gesunde, erfolgreiche Frau zu werden, die ich heute bin. Tief im Innern weiß ich, dass ich, wenn er sich anders verhalten hätte, niemals den Mut gehabt oder die Notwendigkeit gespürt hätte, etwas über das Geschäftliche, über Finanzierung, darüber, wirklich für mich zu sorgen, gelernt hätte. Es gibt keinen Zufall. Unser zweites Chakra hat mit unserem Verhältnis zu Geld, Sexualität und Macht zu tun. Und über Geld musste ich so einiges lernen. Er hat mir dabei geholfen.

Als ich den Brief fertig und mich ausgeweint hatte, rief ich wieder Lori an. Sie schlug vor, ich solle den Brief meinen Töchtern und den Frauen, die bei mir zu Gast waren, vorlesen. Also habe ich eine Konferenzschaltung organisiert, eine Kerze angemacht und den Brief verlesen. Mir standen die Tränen in den Augen. Aber den anderen ging es auch nicht anders, einschließlich meinen Töchtern. Nie zuvor hatten sie so richtig etwas von unserer Verlobungszeit gehört, was mich überraschte.

Nun einmal die ganze Geschichte zu erfahren, hat auch bei ihnen etwas geheilt. Nun wussten sie, dass sie in Liebe empfangen und aufgezogen wurden, dass die Beziehung zwischen Mama und Papa kein Fehler war, und sie schon gar nicht. Dass ich ihrem Vater wirklich vergeben konnte und die Liebe zu ihm immer noch da war, brachte auch ihnen in gewisser Weise den Vater zurück. Dann meinte Lori: »Willst du noch eins draufsetzen? Dann lies ihn ihm vor.«

Ich musste schlucken, doch dann dachte ich: Warum eigentlich nicht? Zu verlieren hatte ich nichts. Ich schrieb ihm eine E-Mail (er lebte zu der Zeit in London mit Frau und kleinem Kind) und bat ihn darum, dass ich ihm den Brief laut vorlesen könne. Es hat eine Weile gedauert, bis er antwortete. Zunächst wollte er ein wenig den Hintergrund wissen, und ich sagte ihm, dass ich noch immer wütend auf ihn sei wegen der Scheidung und ich deshalb einen Brief geschrieben habe, um ihm zu verzeihen und das Ganze endlich loslassen zu können. Ich sagte, es sei mir eine Ehre, wenn ich ihm den Brief vorlesen könnte. Schließlich war er einverstanden und wir machten eine Zeit aus.

Das hatte ich nun davon. Ich saß bei Kerzenlicht in Maine, während er bequem im Sessel in London saß, unbeeinflusst und bereit zu hören, was ich zu sagen hatte. Ich verlas den Brief und die Tränen flossen. Als ich fertig war, wollte ich schon auf Wiedersehen sehen, doch er meinte »Alles gut, leg nicht auf«. Und dann sagte er noch: »Ich weiß, dass du mehr als ich an Paralleluniversen glaubst. Aber ich glaube, dass es da draußen wirklich einen Platz gibt, wo wir immer noch weitermachen.« Und dann sagte er mir noch, dass er mir wirklich von ganzem Herzen jemanden wünsche, der mich wirklich verdiente. Dann haben wir noch ein bisschen über unsere Töchter gesprochen und legten dann auf. Dieser Moment war so schön, dass ich auch jetzt weinen muss, während ich dies schreibe.

Ein paar Tage später schrieb er mir eine E-Mail und bedankte sich für sein vorgezogenes Valentinsgeschenk. Seitdem haben wir nicht mehr miteinander gesprochen. Aber das brauchen wir auch nicht. Die Scheidung ist wirklich endgültig, und ich bin am Ende weitergezogen. Doch nun fühle ich mit jeder Faser meines Körpers nichts als Glück und Vollendung, wenn ich an ihn denke. Als ich die Geschichte einer guten Freundin erzählte, ebenfalls Ärztin und schon über achtzig, hat auch sie mir von einer Scheidungsgeschichte berichtet, die sich zutrug, als sie siebzig war und sich von ihrem Mann scheiden ließ. Sie hatte herausgefunden, dass ihr Mann eine Affäre mit einer Sekretärin hatte. Ich will hier nicht ins Detail gehen, nur so viel: Ich hatte immer den Eindruck, die beiden führten die ideale Ehe. Sie waren zusammen gereist, praktizierten zusammen und hatten sechs wunderbare Kinder, von denen selbst viele Arzt wurden. Ihre Scheidung hat mich damals sehr geschockt. Mittlerweile ist ihr Ex-Mann gestorben.

Als ich ihr meine Geschichte erzählte, hat sie mir Folgendes anvertraut: »Eines Morgens bin ich aufgewacht und hatte das Gefühl, Jim sei bei mir. Ein ganzes Jahr lang waren wir wieder zusammen. Ich hab all unsere wunderbaren Abenteuer noch einmal durchlebt, die Pyramiden hochklettern, Ski laufen, unsere Reisen, das Spiel mit den Kindern.« Und dann, am Tag, der unser 65. Hochzeitstag gewesen wäre, ist er gegangen und war wieder ein Geist. Doch fühle mich ganz wohl, und die ganze Sache fühlt sich für mich rund an. Wir haben Karma abgetragen und Gnade erlangt.«

Wenn wir uns den mittleren Jahren nähern, sollten wir davon ausgehen, dass all das Unerledigte so lange sein Haupt erhebt, bis wir uns endgültig seiner Sache angenommen haben. Weil ich mich der Wut und der Verbitterung in Zusammenhang mit meinem Ex-Mann wirklich stellte, habe ich sowohl das Verhältnis meiner Töchter zu Männern als auch mein eigenes zum Positiven verändert. Genauso hat es meine alte Freundin getan. Auch ihre Kinder, mittlerweile selbst in den mittleren Jahren, hätten sehr von dem profitiert, was sich zwischen ihren Eltern zugetragen habe. Es ist nie zu spät!

Macht, Schönheit und Wohlbefinden erlangen

Wir werden wachgerüttelt, Sie und ich. Lassen Sie sich von niemandem einreden, dass die Leidenschaften, die Sie jetzt bis ins Mark erschüttern, einfach ein hormoneller Sturm sind. Lassen Sie sich nicht einreden, dass Sie zu viel wollen oder »unrealistisch« seien. Ihr Lebenshunger ist echt und schreit danach, ausgelebt zu werden.

Geraten Sie aber nicht in Panik, wenn Sie Schmerzen erfahren. Immer, wenn wir etwas Bedeutendes gebären wie die neue Beziehung zu unserer Seele, die wir in der Lebensmitte aufbauen können, ist das mit schmerzhaften Wehen verbunden. Sie müssen den Übergang nicht über Nacht schaffen.

Sie haben Monate, gar Jahre Zeit dafür. Vergessen Sie nicht, dass die wirkliche Weisheit des Lebens mit den Wechseljahren kommt. Darin liegt eine enorme Kraft. In den Medien sind Frauen in der Lebensmitte zwar so gut wie unsichtbar, aber inzwischen sind wir an einem Wendepunkt angelangt. Wir haben eine kritische Masse erreicht und werden uns unserer Macht bewusst. Noch ahnt niemand, wie viel wir erreichen können, wenn wir an unsere Arbeitsplätze, in Kirchen, Vereine und in unsere Familien gehen und uns in aller Stille daranmachen, alles zum Besseren zu verändern.

Was passiert, wenn jede Einzelne von uns auf ihre eigene Art den Text nicht mehr aufsagt, den man ihr reicht, sich weigert, die Rolle zu spielen, die wir von den Frauen vor uns geerbt haben – Frauen, die ihr Bestes getan haben, aber deren Rollen jetzt so überholt sind wie die Rolle, die ich mir bei meiner Hochzeit in den Siebzigerjahren ausgesucht habe?

Frauen im Alter von 50 bis 65 Jahren bilden mittlerweile die größte Bevölkerungsgruppe in den USA. Und zum ersten Mal in der Geschichte werden wir über Geld verfügen, das wir selbst erarbeitet haben. Was geschieht, wenn wir uns der Macht bewusst werden, die Frauen schon immer besessen haben, aber die man unseren Müttern und Großmüttern ausgeredet hat? Was passiert, wenn wir aufgrund unserer bloßen Zahl und den Umständen in den Jahren, die uns geprägt haben, erkennen, dass wir selbst diejenigen sind, auf die wir gewartet haben? Wenn wir unsere ökonomischen, geistigen und körperlichen Muskeln spielen lassen und unser Geld und unsere Energie so einsetzen, wie es unseren Idealen entspricht, werden die Veränderungen in der Welt die uns eigene Weisheit widerspiegeln, eine Weisheit, die jeder Frau, jedem Mann, jedem Kind und jedem Lebewesen auf diesem Planeten zugutekommen kann.

Lassen Sie mich mit einer provokativen Bemerkung schließen. Die Frauen, die heute in den Wechseljahren sind, sind nicht mehr die verlassenen Witwen von einst. Wie noch nie sind sie sexier, glücklicher und gesünder. Ich selbst erfahre heute viel mehr Aufmerksamkeit von Männern als früher. Aber um dorthin zu gelangen, um die Männer in meiner Umgebung und meine eigene Kreativiät wirklich zu schätzen, musste ich erst die »heilige Hochzeit« in mir selbst vollziehen, die Verbindung des Weiblichen und des Männlichen in mir. Ich musste selbst der Mann werden, den ich immer heiraten wollte. Das war kein leichter Weg, und an jeder Windung scheute ich zurück. Doch ich habe es geschafft, und nichts gibt mir mehr Kraft. Weder werde ich um Erlaubnis fragen, bevor ich Geld ausgebe, noch brauche ich einen Mann, der es mir gibt. Und das gilt nicht nur für mich, sondern für Millionen Frauen auf der Welt. Dadurch werden wir frei und können authentische Beziehungen eingehen, das Leben in seiner ganzen Fülle leben. Nicht mehr bestimmen Kontrolle oder wirtschaftliche Zwänge unsere Beziehungen, sondern Freiheit, Schönheit, Glück, kreatives Miteinander und Gefährtenschaft. Doch ich weiß tief im Inneren, dass das Schönste noch vor uns liegt, dass das Gewesene nur ein Vorgeschmack war, dass die besten Jahre noch kommen. Glauben Sie mir, es wird besser werden. Alles wird gut.

Anmerkungen

I. Kapitel – Die Wechseljahre stellen Ihr Leben auf den Prüfstand

1. Sams, J., und Carson, D. (1988): Medicine Cards (Seite 150): Santa Fe: Bear & Co

II. Kapitel – In den Wechseljahren fängt das Gehirn Feuer

1. Seymour, L. J. (Hrsg.) (April 1999): News from Redbook. Redbook, 16.
2. Oren, D. A., et al. (2002): An open trial of morning light therapy for treatment of antepartum depression. *Am J Psychiatry*, 159 (4), 666–669.
3. Van Middendorp, H., et al. (2010): The effects of anger and sadness on clinical pain reports and experimentally-induced pain thresholds in women with and without fibromyalgia. *Arthritis Care Research* (Hoboken), 62, 1370–6.
4. Larsson, C., & Hallman, J. (1997): Is severity of premenstrual symptoms related to illness in the climacteric? *J Psychosom Obstet Gynecol*, 18, 234–243; Novaes, C., & Almeida, O. P. (1999): Premenstrual syndrome and psychiatric morbidity at the menopause. *J Psychosom Obstet Gynecol*, 20, 56–57; Arpels, J. C. (1996): The female brain hypoestrogenic continuum from PMS to Menopause: A hypothesis and review of supporting data. *J Reprod Med*, 41 (9), 633–639.
5. Schmidt, P., et al. (1998): Differential behavioral effects of gonadal steroids in women with and in those without premenstrual syndrome. *N Engl J Med*, 338 (4), 209–216.
6. Larsson, C., & Hallman, J. (1997): ebenda. Novaes, C., & Almeida, O. P. (1999): ebenda.
7. Benedek, T., & Rubenstein, B. (1939): Correlations between ovarian activity and psychodynamic processes: The ovulatory phase. *Psychosom Med*, 1 (2), 245–270.
8. Weitoft, G. R., et al. (2000): Mortality among lone mothers in Sweden: A population study. *Lancet*, 355, 1215–1219.
9. Taylor, S. E., et al. (2002): Biobehavioral responses to stress in females: Tend-and-befriend, not fight-or-flight. *Psychol Rev*, 109 (4), 745–750.
10. Herzog, A. (1997): Neuroendocrinology of epilepsy, in: S. C. Schacter & O. Devinsky (eds.), *Behavioral Neurology and the Legacy of Norman Geschwind*, 235–236. Philadelphia: Lippincott, Williams & Wilkins; Moyer, K. E. (1976): *The Psychology of Aggression*. New York: Harper & Row; Albert, I., et al. (1987): Inter-male social aggression in rats: Suppression by medical hypothalamic lesions independently of enhanced defensiveness of decreased testicular testosterone. *Physiol Behav*, 39, 693–698; Post, R. M. (1992):

Transduction of psychosocial stress into the neurobiology of recurrent affective disorder. *Am J Psychiatry*, 149, 999–1010.
11. Linehan, M. (1993): *Skills Training Manual for Treating Borderline Personality Disorder*, 143. New York: Guilford Press.
12. Herzog, A. G. (1989): Perimenopausal depression: Possible role of anomalous brain substrates. *Brain Dysfunction*, 2, 146–154.
13. Ledoux, J. E. (1986): Sensory systems and emotions: A model of affective processing. *Integrative Psychiatry*, 4, 237–243. For a complete scientific discussion of this area, see Schulz, M. L. (1998): *Awakening Intuition*, 113–135. New York: Harmony.
14. Musante, L., et al. (1989): Potential for hostility and dimensions of anger. *Health Psychology*, 8, 343; Mittleman, M. A., et al. (1995): Triggering of acute MI onset of episodes of anger. *Circulation*, 92, 1720–1725. For an exhaustive listing of the scientific studies documenting the emotional risk factors for heart attack, see Schulz, M. L., ebenda (Kapitel 9, 216–250).
15. Porges, S., et al. (1996): Infant regulation of the vagal »brake« predicts child behavior problems: A psychobiological model of social behavior. *Dev Psychobiol*, 29 (8), 697–712; Porges, S. (1992): Vagal tone: A physiological marker of stress vulnerability. *Pediatrics*, 90, 498–504; Donchin, Y., et al. (1992): Cardiac vagal tone predicts outcome in neurosurgical patients. *Crit Care Med*, 20, 941–949.
16. Heim, C., et al. (2000): Pituitary-adrenal and autonomic responses to stress in women after sexual and physical abuse in childhood. *JAMA*, 284 (5), 592–596.
17. Lipton, B. (2005): *The Biology of Belief*. Santa Rosa, CA: Elite Books.
18. Langer, E. (2009): *Counterclockwise: Mindful Health and the Power of Possibility*, 114–117. New York: Ballantine.
19. Schulz, M. L., M.D., Ph.D., Neurologe und Neuropsychiater (20. März 2000, persönliche Kommunikation).
20. Van der Kolk, B. A. (1996): The body keeps the score: Approaches to the psychobiology of posttraumatic stress disorder, in: B. A. van der Kolk, A. C. McFarlane, & L. Weisaeth (eds.), *Traumatic Stress: The Effects of Overwhelming Experience on Mind, Body, and Society*, 214–241. New York: Guilford Press.
21. Clow, B. H. (1996). *The Liquid Light of Sex: Kundalini Rising at Midlife Crisis*. Berkeley, CA: Bear & Co. Dieses Buch enthält Tabellen, die es der Leserin erlauben, genau zu bestimmen, wann die Schlüsselpassagen ihres Lebens stattfinden werden oder stattgefunden haben, sodass sie den vollen Nutzen aus Vorgängen ziehen kann, die vielleicht sonst wie eine Krise ohne Bedeutung erschienen.

III. Kapitel – Heimfinden zu sich selbst

1. Ursprünglich habe ich dies durch eine Technik gelernt, die als Propriozeptives Schreiben bekannt ist und von Linda Metcalf und Tobin Simon gelehrt wird.
2. Brody, E. M. (1989): *Family at Risk in Alzheimer's Disease*, 2–49. DHHS Publication no. 89-1569. Bethesda, MD: National Institute of Mental Health.
3. Richardson, C. (2015): *Sei dir wichtig: Extreme Self-Care*, Berlin: Ullstein (Neuauflage).
4. Die Ergebnisse der Untersuchungen von Julie Brines, einer Soziologin an der Universität Washington, die sogenannte Paare mit umgekehrtem Status (status-reversal couples) studiert, erschienen in »Excuse Me, I'm the Breadwinner«. *Money for Women*

Magazine (May-June, 2000), 16 bis 17. Hier sind die Daten: Männer, deren Frauen das gesamte Einkommen der Familie verdienen, verbringen im Mittel weniger Stunden pro Woche mit Hausarbeit als Männer, die genauso viel verdienen wie ihre Partnerin. Wenn der Ehemann das Geld verdient und seine Frau zu Hause bleibt, verbringt der Mann drei Stunden pro Woche mit Hausarbeit, seine Frau 25 Stunden. Wenn sowohl Mann als auch Frau außer Haus arbeiten und das Gleiche verdienen, leistet der Mann neun Stunden Hausarbeit, seine Frau 17 Stunden. Doch wenn die Frau arbeitet und der Mann zu Hause bleibt, verbringt der Mann nur fünf Stunden pro Woche mit Hausarbeit, seine Frau jedoch 16 Stunden.
5. Kristof, N., & WuDunn, S. (2009): *Half the Sky: Turning Oppression into Opportunity for Women Worldwide.* New York: Alfred A. Knopf.

IV. Kapitel – Das können doch nicht die Wechseljahre sein?

1. Randolph, J., & Sowers, M. F. (1999): Research on perimenopausal changes in 500 Michigan women, reported in *Midlife Women's Health Sourcebook.* Atlanta, GA: American Health Consultants.
2. McKinlay, S. M., et al. (1992): The normal menopause transition. *Maturitas*, 14, 103; Treloar, A. E., et al. (1981): Menstrual cyclicity and the perimenopause. *Maturitas*, 3, 249.
3. Munster, K., et al. (1992): Length and variation in the menstrual cycle—a cross-sectional study from a Danish county. *Br J Obstet Gynecol*, 99 (5), 422; Collett, M. E., et al. (1954): The effect of age upon the pattern of the menstrual cycle. *Fertil Steril*, 5, 437.
4. Rannevik, G. (1995): A longitudinal study of the perimenopausal transition: Altered profiles of steroid and pituitary hormones, SHBG and bone mineral density. *Maturitas*, 21, 103.
5. Coulam, C. B., Adamson, S. C., & Annegers, J. F. (1986): Incidence of premature ovarian failure. *Am J Obstet Gynecol*, 67 (4), 604–606; Miyake, T., et al. (1988): Acute oocyte loss in experimental autoimmune oophoritis as a possible model of premature ovarian failure. *Am J Obstet Gynecol*, 158 (1), 186–192; Coulam, C. B. (1982): Premature gonadal failure. *Fertil Steril*, 38, 645; Gloor, H. J. (1984): Autoimmune oophoritis. *Am J Clinical Pathology*, 81, 105–109; Leer, M., Patel, B., Innes, M., et al. (1980): Secondary amenorrhea due to autoimmune ovarian failure. *Aust N Z J Obstet Gynecol*, 20, 177–179; International Medical News Service (Nov. 1985): Evidence of autoimmune etiology in some premature menopause. *OB-GYN News*, 20 (21), 1, 30.
6. Sumiala, S., et al. (1996): Salivary progesterone concentrations after tubal sterilization. *Obstet Gynecol*, 88, 792–796.
7. Aksel, S., et al. (1976): Vasomotor symptoms, serum estrogens and gonadotropin levels in surgical menopause. *Am J Obstet Gynecol*, 126, 165–169; Judd, H. L., & Meldrum, D. R. (1981): Physiology and pathophysiology of menstruation and Menopause, in: S. L. Romney, M. J. Gray, A. B. Little, et al. (eds.), *Gynecology and Obstetrics: The Health Care of Women* (zweite Auflage), 885–907. New York: McGraw-Hill.
8. Saliva as a diagnostic fluid (1993): *Ann N Y Acad Sci*, 694, 1–348; Lawrence, H. P. (2002): Salivary markers of systemic disease: Noninvasive diagnosis of disease and monitoring of general health. *J Can Dent Assoc*, 68 (3), 170–174; Vining, R. F., & McGinley, R. A. (1987): The measurement of hormones in saliva: Possibilities and pitfalls. *J Steroid Biochem*, 27 (1–3), 81–94; Boothby, L. A., Doering, P. L., & Kipersztok, S. (2004): Bioiden-

tical hormone therapy: A review. *Menopause*, 11 (3), 356–367; Rakel, D. (Hrsg.) (2003): *Integrative Medicine*. Philadelphia: Saunders.
9. Tai, P. L. (2008): Serum vs. saliva testing: Which one is more accurate for measuring hormones in the body? *Healthy Aging*, 4 (2), 67.
10. Khan-Dawood, F. S., Choe, J. K., & Dawood, M. Y. (1984): Salivary and plasma bound and »free« testosterone in men and women. *Am J Obstet Gynecol*, 148 (4), 441–445.
11. Massoudi, M. S., et al. (1995): Prevalence of thyroid antibodies among healthy middle-aged women. Findings from the thyroid study in healthy women. *Ann Epidemiol*, 5 (3), 229–233.
12. AACE medical guidelines for clinical practice for the evaluation and treatment of hyperthyroidism and hypothyroidism. (2002): *Endocrine Practice*, 8 (6).
13. Friedman, M., Miranda-Massari, J. R., & Gonzalez, M. J. (2006): Supraphysiological cyclic dosing of sustained release T3 in order to reset low basal body temperature. *P R Health Sci J*, 1, 23–29.
14. Hollowell, J. G., et al. (1998): Iodine excretion data from NHANES I and NHANES III. *J Clin Endocrinol Metab*, 88, 3401–3410.
15. Jefferies, W. McK. (1996): *The Safe Uses of Cortisone*. Springfield, IL: Charles C. Thomas.
16. Guthrie, J., et al. (1996): Hot flushes, menstrual status, and hormone levels in a population-based sample of midlife women. *Obstet Gynecol*, 88, 437–442.
17. Gold, E. B., Sternfeld, B., Kelsey, J. L., et al. (2000): Relation of demographic and lifestyle factors to symptoms in a multi-racial/ethnic population of women 40–55 years of age. *Am J Epidemiol*, 152, 463–473; Whiteman, M. K., Staropoli, C. A., Lengenberg, P. W., McCarter, R. J., Kjerulff, K. H., & Flaws, J. H. (2003): Smoking, body mass, and hot flashes in midlife women. *Obstet Gynecol*, 101, 264–272.
18. Leonetti, H., et al. (1999): Transdermal progesterone cream for vasomotor symptoms and postmenopausal bone loss. *Obstet Gynecol*, 94, 227–228.
19. Stearns, V., Beebe, K. L., Iyengar, M., & Dube, E. (2003): Paroxetine controlled release in the treatment of menopausal hot flashes: A randomized controlled trial. *JAMA*, 289, 2827–2834; Loprinzi, C. L., Sloan, J. A., Perez, E. A., et al. (2002): Phase III evaluation of fluoxetine for treatment of hot flashes. *J Clin Oncol*, 20, 1578–1583; Loprinzi, C. L., Kugler, J. W., Sloan, J. A., et al. (2000): Venlafaxine in management of hot flashes in survivors of breast cancer: A randomized controlled trial. *Lancet*, 356, 2059–2063.
20. Goldberg, R. M., Loprinzi, C. L., O'Fallon, J. R., et al. (1994): Transdermal clonidine for ameliorating tamoxifen-induced hot flashes. *J Clin Oncol*, 12, 155–158.
21. Irvin, J. H., Domar, A. D., Clark, C., Zuttermeister, P. C., & Friedman, R. (1996): The effects of relaxation response training on menopausal symptoms. *J Psychosom Obstet Gynecol*, 17, 202–207; Wijima, K., Melin, A., Nedstrand, E., & Hammar, M. (1997): Treatment of menopausal symptoms with applied relaxation: A pilot study. *J Behav Ther Exp Psychiatry*, 28, 251–261.
22. Freedman, R. R., & Woodward, S. (1992): Behavioral treatment of menopausal hot flashes: Evaluation by ambulatory monitoring. *Am J Obstet Gynecol*, 167, 436–439; Stevenson, D. W., & Delprato, D. J. (1983). Multiple component self-control program for menopausal hot flashes. *J Behav Ther Exp Psychiatry*, 14 (2), 137–140; Domar, A. D., & Dreher, H. (1997): *Healing Mind, Healthy Woman*, 291–292. New York: Delta.

V. Kapitel – Hormonsubstitution

1. Writing Group for the Women's Health Initiative Investigators (2002): Risks and benefits of estrogen plus progestin in healthy postmenopausal women: Principal result from the Women's Health Initiative randomized controlled trial. *JAMA*, 288, 327–333.
2. Lacey, J. V., et al. (2002): Menopausal hormone replacement therapy and risk of ovarian cancer. *JAMA*, 288, 334–341.
3. Grodstein, F., Manson, J. E., & Stampfer, M. J. (2006): Hormone therapy and coronary heart disease: The role of time since menopause and age at hormone initiation. *J Womens Health (Larchmt)*, 15 (1), 35–44.
4. Toh, S., et al. (2010): Coronary heart disease in postmenopausal recipients of estrogen plus progestin therapy: Does the increased risk ever disappear? A randomized trial. *Ann Intern Med*, 152 (4), 211–217.
5. North American Menopause Society. (2010): Estrogen and progestogen use in postmenopausal women: 2010 position statement of the North American Menopause Society. *Menopause*, 17, 242–255.
6. Shen, L., Qiu, S., Chen, Y., Zhang, F., van Breemen, R. B., Nikolic, D., & Bolton, J. L. (1998): Alkylation of 2'-deoxynucleosides and DNA by the Premarin metabolite 4- hydroxyequilenin semiquinone radical. *Chem Res Toxicol*, 11, 94–101; Bhavnani, B. (1998): Pharmacokinetics and pharmacodynamics of conjugated equine estrogens: Chemistry and metabolism. *Proc Soc Biol Med*, 217 (1), 6–16; Zhang, F., et al. (1999): The major metabolite of equilin, 4-hydroxyequilin, autoxidizes to an o-quinone which isomerizes to the potent cytotoxin 4-hydroxyequilenin-o-quinone. *Chem Res Toxicol*, 12, 204–213.
7. Cole, W., et al. (June 26, 1995): The estrogen dilemma. *Time*, 46–53 (cover story).
8. Brody, J. (Sept. 3, 2002): Sorting through the confusion about hormone replacement therapy. *New York Times*.
9. Loucks, T. L., & Berga, S. L. (2009): Does postmenopausal estrogen use confer neuroprotection? *Semin Reprod Med*, 27 (3), 260–274.
10. Fournier, A., Berrino, F., & Clavel-Chapelon, F. (2008): Unequal risks for breast cancer associated with different hormone replacement therapies: Results from the E3N Cohort Study. *Breast Cancer Res Treat*, 107, 103–111.
11. Ninth Annual American Association for Cancer Research Frontiers in Cancer Prevention Research Conference, Philadelphia, Nov. 7–10, 2010.
12. Shaak, C. Persönliche Kommunikation über Dr. Shaaks fünfzehnjährige fortlaufende klinische Studien im Hinblick auf die Wiederherstellung der frühen lutealen Hormonspiegel bei menopausalen Frauen durch eine transdermale Anwendung von Progesteron, Östradiol und Testosteron. Dr. Shaak empfiehlt eine genaue Anamnese, eine körperliche Untersuchung und Labortests. Hargrove, J., et al. (1998): Absorption of estradiol and progesterone delivered via Jergens lotion used as hormone replacement therapy. Poster session presented at the annual meeting of the North American Menopause Society, Philadelphia.
13. Follingstad, A. (1978): Estriol, the forgotten hormone. *JAMA*, 239 (1), 29–39; Lemon, H. (1977): Clinical and experimental aspects of the antimammary carcinogenic activity of estriol. *Front Horm Res*, 5 (1), 155–173; Lemon, H. (1975): Estriol prevention of mammary carcinoma induced by 7, 12-dimethylbenzathracene and procarbazine. *Cancer Res*, 35, 1341–1353; Lemon, H. (1973): Oestriol and prevention of breast cancer. *Lancet*, 1 (802), 546–547; Lemon, H. (1980): Pathophysiologic considerations in the treatment

of menopausal patients with oestrogens: The role of oestriol in the prevention of mammary cancer. *Acta Endocrinol Suppl* (Copenh), 233, 17–27; Lemon, H., Wotiz, H., Parsons, L., et al. (1966): Reduced estriol excretion in patients with breast cancer prior to endocrine therapy. *JAMA*, 196, 1128–1136.

14. Carroll, N., et al. (May 2009): Postmenopausal restoration of the estradiol/estrone ratio reduces severity of vasomotor symptoms. Diskussionspapier, das auf dem Jahrestreffen des American College of Obstetricians and Gynecologists, Chicago, IL, präsentiert wurde; Heimer, G. M., & Englund, D. E. (1992): Effects of vaginally administered oestriol on postmenopausal urogenital disorders: A cytohormonal study. *Maturitas*, 3, 171–179; Iosif, C. S. (1992): Effects of protracted administration of estriol on the lower urinary tract in postmenopausal women. *Arch Gynecol Obstet*, 3 (251), 115–120; Kirkengen, A. L., Andersen, P., Gjersoe, E., et al. (June 1992): Oestriol in the prophylactic treatment of recurrent urinary tract infections in postmenopausal women. *Scand J Prim Health Care*, 139–142; Raz, K., & Stamm, W. (1993): A controlled trial of intravaginal estriol in postmenopausal women with recurrent urinary tract infections. *N Engl J Med*, 329, 753–756.
15. American College of Obstetricians and Gynecologists (2004): Cognition and dementia. *Obstet Gynecol*, 104 (suppl. 4), 25S–40S.
16. Speroff, L., et al. (1999): *Clinical Gynecologic Endocrinology and Infertility* (6. Auflage), 56–64. Philadelphia: Lippincott, Williams & Wilkins.
17. Speroff, L. (Sept. 1999): Commentary: Postmenopausal therapy reduces the risk of colorectal cancer. *OB/GYN* Alert, 35.
18. Love, R. R., Cameron, L., & Connell, B. L. (1991): Symptoms associated with tamoxifen treatment in postmenopausal women. *Arch Intern Med* 151, 1842–1847.
19. Li, C. I., et al. (2009): Adjuvant hormonal therapy for breast cancer and risk of hormone receptor-specific subtypes of contralateral breast cancer. *Cancer Res*, 69, 6865–6870.
20. Koenig, H., et al. (1995): Progesterone synthesis and myelin formation by Schwann cells. *Science*, 268, 1500–1503.
21. Als ich Mitte der 1970er im St. Margaret's Hospital in Boston als Geburtshelferin und Frauenärztin arbeitete, sah ich immer wieder Frauen Ende dreißig und Ende vierzig, die eine Reihe von Kindern hatten und weiterhin Jahr um Jahr schwanger wurden, bis sie sich eine Hysterektomie wünschten, um weitere Schwangerschaften zu verhindern. Ihr Leben, ihre Überzeugungen und ihre Biologie stehen in scharfem Kontrast zu der 36-jährigen berufstätigen Frau von heute, die begonnen hat, sich Sorgen zu machen, sie könne nicht schwanger werden, sobald sie 35 geworden ist. Unsere Überzeugungen haben subtile, aber mächtige Auswirkungen auf unsere Biologie – Effekte, die von der Forschung bestätigt werden. Brant Secunda ist ein in Amerika geborener Schamane, der von den Huichol-Indianern ausgebildet wurde, die in einer abgelegenen Region in Mexiko leben. Brant berichtet, dass Huichol-Frauen regelmäßig in ihren Fünfzigern noch schwanger werden, einige sogar in ihren Sechzigern. Dr. Alice Domar vom Beth Israel Deaconess Center for Mindbody Medicine berichtet von einer 50-prozentigen Zunahme der Schwangerschaftsrate bei zuvor unfruchtbaren Frauen, die meisten von ihnen berufstätige Frauen in ihren Dreißigern und Vierzigern, als diese Frauen an Programmen teilnahmen, in denen es um Gruppenunterstützung, Tiefenentspannung und Sich-um-sich-selbst-Kümmern ging.

Zu diesen Schwangerschaften kommt es, weil unser Geist und unsere Überzeugungen unseren Hormonspiegel so beeinflussen können, dass eine Empfängnis wahrscheinlicher wird.
22. Beral, V., et al. (2011): Breast cancer risk in relation to the interval between menopause and starting hormone therapy. *J Nat Cancer Inst*, 103, 296–305.
23. Fournier, A., Berrino, F., & Clavel-Chapelon, F. (2008): Unequal risks for breast cancer associated with different hormone replacement therapies: Results from the E3N Cohort Study. *Breast Cancer Res Treat*, 107, 103–111.
24. Fournier, A., et al. (2009): Estrogen-progestogen menopausal hormone therapy and breast cancer: Does delay from menopause onset to treatment initiation influence risks? *Clin Oncol*, 27, 5138–5143.
25. Hermsmeyer, K., et al. (2008): Cardiovascular effects of medroxyprogesterone acetate and progesterone: A case of mistaken identity? *Nat Clin Prac Cardiovasc Med*, 5, 387–395.
26. Stanczyk, F. Z., Paulson, R. J., & Roy, S. (2005): Percutaneous administration of progesterone: Blood levels and endometrial protection. *Menopause*, 12 (2), 232–237.
27. Hully, S., et al. (1998): Randomized trial of estrogen plus progestin for secondary prevention of coronary heart disease in postmenopausal women. *JAMA*, 280, 605–618; Sullivan, J. M., et al. (1995): Progestin enhances vasoconstrictor responses in postmenopausal women receiving estrogen replacement therapy. *Menopause*, 4, 193–197; Williame, J. K., et al. (1994): Effects of hormone replacement therapy on reactivity of atherosclerotic coronary arteries in cynomologous monkeys. *J Am Coll Cardiol*, 24, 1757– 1761; Sarrel, P. (1999): The differential effects of oestrogens and progestins on vascular tone. *Human Reproduction Update*, 5 (3), 205–209.
28. Toh, S., et al. (2010): Coronary heart disease in postmenopausal recipients of estrogen plus progestin therapy: Does the increased risk ever disappear? A randomized trial. *Ann Intern Med*, 152 (4), 211–217.
29. Tang, G. W. K. (1994): The climacteric of Chinese factory workers. *Maturitas*, 19, 177–182.
30. Hammond, C. B. (1994): Women's concerns with hormone replacement therapy-compliance issues. *Fertil Steril*, 62 (suppl. 2), 157S–160S.
31. Hermsmeyer, R. K., Thompson, T. L., Pohost, G. M., & Kaski, J. C. (2008): Cardiovascular effects of medroxyprogesterone acetate and progesterone: A case of mistaken identity? *Nat Clin Prac Cardiovasc Med*, 5, 387–395.
32. Postmenopausal Estrogen/Progestin Intervention (PEPI) Trial (1995): Effects of estrogen or estrogen/progestin regimens on heart disease risk factors in postmenopausal women. *JAMA*, 273, 199–206.
33. Yaffe, K., Lui, L.-Y., Grady, D., Cauley, J., Kramer, J., & Cummings, S. R. (2000): Cognitive decline in women in relation to non-protein-bound estradiol concentrations. *Lancet*, 356 (9231), 708–712.
34. Grodstein, F., Newcomb, P. A., & Stampfer, M. J. (1999): Postmenopausal hormone therapy and the risk of colorectal cancer: A review and metaanalysis. *Am J Med*, 106 (5), 574–582.
35. Kolata, G. (July 9, 2002): Citing risks, U.S. will halt study of drugs for hormones. *New York Times*.

VI. Kapitel – Nahrungsmittel und Nahrungsergänzungsmittel

1. Hudson, T. (1994): A pilot study using botanical medicine in the treatment of menopausal symptoms. Portland, Oregon, National College of Naturopathic Medicine and the Bastyr University of Natural Health Sciences.
2. Tyler, V. E. (1993): *The Honest Herbal: A Sensible Guide to the Use of Herbs and Related Remedies* (dritte Auflage): Binghamton, NY: Haworth Press.
3. Elghamry, M. I., & Shihata, I. M. (1965): Biological activity of phytoestrogens. *Planta Med*, 13, 352–357.
4. Knight, D., & Eden, J. (1996): A review of the clinical effects of phytoestrogens. Part 2. *Obstet Gynecol*, 87 (5), 897–904; Kaldas, R. S., & Hughes, C. L. (1989): Reproductive and general metabolic effects of phytoestrogens in mammals. *Reprod Toxicol*, 3, 81–89.
5. Rose, D. P. (1992): Dietary fiber, phytoestrogens, and breast cancer. *Nutrition*, 8, 47–51.
6. Tamaya, T., et al. (1986): Inhibition by plant herb extracts of steroid bindings in uterus, liver, and serum of the rabbit. *Acta Obstet Gynecol Scand*, 65, 839–842.
7. Yoshiro, K. (1985): The physiological actions of tan-kwei and cnidium. Bull Oriental Healing Arts Institute USA, 10, 269–278; Harada, M., Suzuki, M., & Ozaki, Y. (1984): Effects of Japanese Angelica root and peony root on uterine contraction in the rabbit in situ. *J Pharmacol Dynam*, 7, 304–311; Zhu, D. P. O. (1987): Dong quai. *Am J Chinese Med*, 15, 117–125.
8. Bohnert, K.-J. (Spring 1997): The use of Vitex agnus-castus for hyperprolactinemia. *Q Rev Natural Med*, 19–20; American Botanical Council (1992): Kommission E monograph: Agnus casti fructus (chaste tree fruits): Fort Worth, TX.
9. Duker, E. M., et al. (1991): Effects of extracts from Cimicifuga racemosa on gonadotropin release in menopausal women and ovariectomized rats. *Planta Med*, 57, 420–424, 1991.
10. Geller, S. E., et al. (2009): Safety and efficacy of black cohosh and red clover for the management of vasomotor symptoms: A randomized controlled trial. *Menopause*, 16 (6), 1156–1166.
11. Wuttke, W., et al. (2003): The Cimicifuga preparation BNO 1055 vs. conjugated estrogens in a double-blind placebo-controlled study: Effects on menopause symptoms and bone markers. Maturitas, 44, S67–S77; Hernandez Munoz, G., & Pluchino, S. (2003): Cimicifuga racemosa for the treat-ment of hot flushes in women surviving breast cancer, *Maturitas*, 44, S59–S65.
12. Hudson, T. (2008–2009): Maca: New insights on an ancient plant. *Integr Med*, 7 (6), 54–57.
13. Garcia, J. T., Gonzaga, F., Tan, D., Ng, T. Y., Oei, P. L., & Chan, C. W. B. (Nov. 19, 2009; epub): Use of a multibotanical (Nutrafem) for the relief of menopausal vasomotor symptoms: A double-blind, placebo-controlled study. *Menopause*.
14. Maevsky, E. I., et al. (2008): A succinate-based composition reverses menopausal symptoms without sex hormone replacement therapy. *Advances in Gerontology*, 21, 298–305.
15. Manonai, J., et al. (2008): Effects and safety of Pueraria mirifica on lipid profiles and biochemical markers of bone turnover rates in healthy postmenopausal women. Menopause, 15 (3), 530–535; Urasopon, N., et al. (2007): Pueraria mirifica, a phytoestrogen-rich herb, prevents bone loss in orchidectomized rats. *Maturitas*, 56, 3, 322–331.

16. Chandeying, V., & Sangthawan, M. (2007): Efficacy comparison of Pueraria mirifica (PM) against conjugated equine estrogen (CEE) with/without medroxyprogesterone acetate (MPA) in the treatment of climacteric symptoms in perimenopausal women: Phase III study. *J Med Assoc Thai*, 90, 9, 1720–1726.
17. Personal correspondence with C. Deachapunya, Department of Physiology, Faculty of Medicine, Srinakharinwirot University, Bangkok, Thailand; Poonyachoti, S. et al. (2008): Effects of Pueraria mirifica, phystoestrogens and 17b-estradiol on growth and expression of ERA in primary culture of porcine endometrial epithelial cells. *Acta Horticulturae* (ISHS) 786, 67–72.
18. Ramnarine, S., MacCallum, J., & Ritchie, M. (2009): Phyto-oestrogens: Do they have a role in breast cancer therapy? *Proc Nutr Soc*, 68, E93.
19. Cassidy, A., Bingham, S., & Setchell, K. (1994): Biological effects of a diet of soy protein rich in isoflavones on the menstrual cycle of premenopausal women. *Am J Clin Nutr*, 60, 333–340; Anderson, J. W., et al. (1998): Effects of soy protein on renal function and proteinuria in patients with type 2 diabetes. *Am J Clin Nutr*, 68 (suppl. 6), 1347S–1353S.
20. Wong, W. W., Heird, W. C., & Smith, E. O. (Apr. 2000): Potential health benefits of soy in postmenopausal women. Data presented at the Experimental Biology Meeting, San Diego, CA.
21. Foth, D., & Cline, J. M. (1998): Effects of mammalian and plant estrogens on mammary glands and uteri of macaques. *Am J Clin Nutr*, 68 (suppl.), 1413S–1471S.
22. Scheiber, M., & Setchell, K. (June 1999): Dietary soy isoflavones favorably influence lipids and bone turnover in healthy postmenopausal women. Endocrine Society's 81st Annual Meeting Synopsis.
23. Taku, K., et al. (2007): Soy isoflavones lower serum total and LDL cholesterol in humans: A meta-analysis of 11 randomized controlled trials. *Am J Clin Nutr*, 85 (4), 1148–1156; Zhuo, X. G., Melby, M. K., & Watanabe, S. (2004): Soy isoflavone intake lowers serum LDL cholesterol: A meta-analysis of 8 randomized controlled trials in humans. *J Nutr*, 134, 2395–2400.
24. Anderson, J. W., Johnstone, B. M., & Cook-Newell, M. E. (1995): Metaanalysis of the effects of soy protein intake on serum lipids. *N Engl J Med*, 333 (5), 276–282.
25. Hall, W. L., et al. (2005): Soy-isoflavone-enriched foods and inflammatory biomarkers of cardiovascular disease risk in postmenopausal women: Interactions with genotype and equol production. *Am J Clin Nutr*, 82 (6), 1260–1268.
26. Desrochesm, S., et al. (2004): Soy protein favorably affects LDL size independently of isoflavones in hypercholesterolemic men and women. *J Nutr*, 134 (3), 574–579; Nagata, C., et al. (2003): Soy product intake is inversely associated with serum homocysteine level in premenopausal Japanese women. *J Nutr*, 133 (3), 797–800.
27. Food & Drug Administration, U.S. Department of Health and Human Services (1999): FDA talk paper: FDA approves new health claim for soy protein and coronary heart disease (T99-48).
28. William, K. (Nov. 1997): Interactive effects of soy protein and estradiol on arterial pathobiology. American Heart Association annual scientific sessions, Orlando, FL.
29. Shao-Hua, L., et al. (2010): Effect of oral isoflavone supplementation on vascular endothelial function in postmenopausal women: A meta-analysis of randomized placebo-controlled trials. *Am J Clin Nutr*, 91 (2), 480–486.

30. Alexandersen, P., et al. (2001): Ipriflavone in the treatment of postmenopausal osteoporosis: A randomized controlled trial. *JAMA*, 285 (11), 1482–1488.
31. Roudsari, A. H., et al. (2005): Assessment of soy phytoestrogens' effects on bone turnover indicators in menopausal women with osteopenia in Iran: A before and after clinical trial. *J Nutr*, 4, 30.
32. Cotterchio, M., et al. (2006): Dietary phytoestrogens intake is associated with reduced colorectal cancer risk. *J Nutr*, 136 (12), 3046–3053.
33. Bennink, M. R., Thiagarajan, L. D., et al. (Sept. 1999): Dietary soy is associated with decreased cell proliferation rate and zone in the colon mucosa of subjects at risk for colon cancer. Presented at the American Institute for Cancer Research Meeting, as reported on Reuters Health News Service.
34. Ward, H. A., et al. (2010): Breast, colorectal, and prostate cancer risk in the European Prospective Investigation into Cancer and Nutrition – Norfolk in relation to phytoestrogen intake derived from an improved database. *Am J Clin Nutr*, 91 (2), 440–448.
35. Bruce, B., Spiller, G. A., & Holloway, L. (Apr. 15–18, 2000): Soy isoflavones do not have an anti-thyroid effect in postmenopausal women over 64 years of age. Experimental Biology, San Diego, CA. Health Research and Studies Center, Los Altos, CA 94022; Palo Alto VA Health Care System, Palo Alto, CA 94034; Duncan, A. M., et al. (1999): Soy isoflavones exert modest hormonal effects in premenopausal women. *J Clin Endocrinol Metab*, 84 (1), 192–197; Duncan, A. M., et al. (1999): Modest hormonal effects of soy isoflavones in postmenopausal women. *J Clin Endocrinol Metab*, 84 (10), 3479–3484.
36. Albertazzi, P., et al. (1998): The effect of dietary soy supplementation on hot flashes. *Obstet Gynecol*, 91, 6–11.
37. Doerge, D. R., & Sheehan, D. M. (2002): Goitrogenic and estrogenic activity of soy isoflavones. Environ Health Perspect, 110 (suppl.), 349–353; Bruce, B., Messina, M., & Spiller, G. A. (2003): Isoflavone supplements do not affect thyroid function in iodine-replete postmenopausal women. *J Med Food*, 6, 309–316; Messina, M., & Redmond, G. (2006): Effects of soy protein and soybean isoflavones on thyroid function in healthy adults and hypothyroid patients: A review of the relevant literature, *Thyroid*, 16, 249– 258.
38. Council for Responsible Nutrition (June 17, 2009): International researchers convene meeting on isoflavones. Press release, online verfügbar unter: www.npicenter.com/anm/anmviewer.asp?a=24304&print=yes.
39. Margaret Ritchie, Ph.D. (June 2009): *Personal communication.*
40. Albertazzi, P., et al (1998): ebenda.
41. Basaria, S., et al. (2009): Effect of high-dose isoflavones on cognition, quality of life, androgens, and lipoprotein in post-menopausal women. *J Endocrinol Invest*, 32 (2), 150–155.
42. Handayani, R., et al. (2006): Soy isoflavones alter expression of genes associated with cancer progression, including interleukin-8, in androgenindependent pc-3 human prostate cancer cells. *J Nutr*, 136 (1), 75–82; Thelen, P., et al. (2006): Pharmacological potential of phytoestrogens in the treatment of prostate cancer. [Der Urologe. Ausg. A; German]; Sonn, G. A., Aronson, W., & Litwin, M. S. (2005): Impact of diet on prostate cancer: A review. *Prostate Cancer Prostatic Dis, 8* (4), 304–310.
43. Aldercreutz, H., et al. (1986): Determination of urinary lignans and phytoestrogen metabolites, potential antiestrogens and anticarcinogens in urine of women on various habitual diets. *J Steroid Biochem*, 25 (5B), 791–797.

44. Aldercreutz, H. (1984): Does fiber-rich food containing animal lignan precursors protect against both colon and breast cancer? An extension of the „fiber hypothesis". *Gastroenterology*, 86 (4), 761–764; Jenab, M., et al. (1996): The influence of flaxseed and lignans on colon carcinogenesis and beta-glucuronidase activity. *Carcinogenesis*, 17 (6), 1343–1348; Johnstone, P. V. (1995): Flaxseed oil and cancer: Alpha-linolenic acid and carcinogenesis, in: S. C. Cunnane & L. U. Thompson (eds.), *Flaxseed in Human Nutrition*. Champaign, IL: AOCS Press; Serraino, M., et al. (1991): The effect of flaxseed supplementation on early risk markers for mammary carcinogenesis. *Cancer Lett*, 60, 135–142; Serraino, M., et al. (1992): The effect of flaxseed supplementation on the initiation and promotional stages of mammary tumorigenesis. *Nutr Cancer*, 17, 153–159.
45. Lampe, J. W., et al. (1994): Urinary lignan and isoflavonoid excretion in premenopausal women consuming flaxseed powder. *Am J Clin Nutr*, 60, 122–128; Mousavi, Y., et al. (1992): Enterolactone and estradiol inhibit each other's proliferative effect on MCF and breast cancer cells in culture. *J Steroid Biochem Mol Biol*, 41, 615–619.
46. Bierenbaum, M. L., et al. (1993): Reducing atherogenic risk in hyperlipemic humans with flaxseed supplementation: A preliminary report. *J Am College Nutr*, 12 (5), 501– 504.
47. Micallef, M., et al. (2009): Plasma n-3 polyunsaturated fatty acids are negatively associated with obesity. *Br J Nutr*, 102 (9), 1370–1374.
48. Parra, D., et al. (2008): A diet rich in long chain omega-3 fatty acids modulates satiety in overweight and obese volunteers during weight loss. *Appetite*, 51 (3), 676–680.
49. Maes, M., et al. (2000): In humans, serum polyunsaturated fatty acid levels predict the response of proinflammatory cytokines to psychologic stress. *Biol Psychiatry*, 47 (10), 910–920.
50. Bougnoux, P., et al. (2009): Improving outcome of chemotherapy of metastatic breast cancer by docosahexaenoic acid: A phase II trial. *Br J Cancer*, 101 (12), 1978–1985.
51. Middleton, E., & Kandaswami, C. (Nov. 1994): Potential health promoting properties of citrus bioflavonoids. *Food Technology*, 115–119.
52. Ich danke Maureen Manetti, M. Ac., und ihrer Mutter, Fern Tsao, für ihre Hilfe bei der Formulierung dieses Abschnitts über traditionelle chinesische Medizin und die Wechseljahre.
53. Vernejoul, P., et al. (1985): Étude des meridiens d'acupuncture par les traceurs radioactifs [The study of acupuncture meridians using radioactive tracers]. *Bull Acad Natl Méd*, 169 (7), 1071–1075.

VII. Kapitel – Der Ernährungsplan in den Wechseljahren

1. Fine, J. T., Colditz, G. A., Coakley, E. H., Moseley, G., Manson, J. E., Willett, W. C., & Kawachi, I. (1999): A prospective study of weight change and health-related quality oflife in women. *JAMA*, 282, 2136–2142.
2. *Dr. Atkins' New Diet Revolution* was the number-one bestselling diet book of the late 1990s. The research supporting the book is sound, though controversial.
3. Eine klinische Studie über die Atkins-Diät, die von Dr. Eric Westman, Assistant Professor of Medicine an der Duke University in North Carolina durchgeführt und 1999 bei der Southern Society of General Internal Medicine in New Orleans vorgestellt wurde, konnte bei 41 leicht übergewichtigen Probanden, die ihre Kohlenhydratauf-

nahme auf weniger als 20 g pro Tag reduzierten, keine negativen Auswirkungen auf Nieren- und Leberfunktion feststellen. Die Probanden nahmen gleichzeitig ein Multivitaminpräparat und eine Nahrungsmittelergänzung auf Fischölbasis zu sich und trieben dreimal pro Woche Sport. Die Durham-Studie dauerte vier Monate, und die Versuchspersonen verloren im Mittel jede rund 9,5 kg. Der Cholesterinspiegel fiel um 6,1 Prozent, die Triglyceride fielen um 40 Prozent, während der Spiegel an »gutem« Cholesterin um 7 Prozent stieg. Der Blutdruck und die Körperzusammensetzung verbesserten sich ebenfalls. Die Ergebnisse der Durham-Studie wurden in einer zweiten, umfangreicheren Studie mit 319 übergewichtigen oder fettleibigen Patienten bestätigt, die im Atkins Center for Complementary Medicine in New York City über einen Zeitraum von einem Jahr lief. Die Ergebnisse waren ähnlich, womit alle Sicherheitsbedenken hinfällig geworden sind. In den Wechseljahren ist jedoch selbst die Atkins-Diät unter Umständen nicht so effektiv wie in anderen weiblichen Lebensphasen oder wie bei Männern.

4. Fukagawa, N. K., et al. (1990): Effect of age on body composition and resting metabolic rate. *Am J Physiol*, 259, E233; Ganesan, R. (1995): Aversive and hypophagic effects of estradiol. *Physiol Behav*, 55 (2), 279–285.
5. Sieri, S., et al. (2010): Dietary glycemic load and index and risk of coronary heart disease in a large Italian cohort: The EPICOR study. *Arch Intern Med*, 170, 640–647.
6. Welsh, J. A., et al. (2010): Caloric sweetener consumption and dyslipidemia among US adults. *JAMA*, 303, 1490–1497.
7. Groff, J. L., & Gropper, S. (2000): *Advanced Nutrition and Human Metabolism*, 147, 252, 447. Belmont, CA: Wadsworth.
8. Reaven, G. M. (2000): *Syndrome X: Overcoming the Silent Killer That Can Give You a Heart Attack.* New York: Simon & Schuster.
9. Eriksson, J., et al. (1989): Early metabolic defects in persons at increased risk for non-insulin-dependent diabetes mellitus. *N Engl J Med*, 321, 337–343; Lillioja, S., et al. (1993): Insulin resistance and insulin secretory dysfunction as precursors of non-insulin-dependent diabetes mellitus: Prospective studies of the Pima Indians. *N Engl J Med*, 329, 1988–1992.
10. Reaven, G. M. (1988): Role of insulin resistance in human disease. *Diabetes*, 37, 1595–1607; Zavaroni, I., et al. (1989): Risk factors for coronary artery disease in healthy persons with hyperinsulinemia and normal glucose tolerance. *N Engl J Med*, 320, 702–706.
11. Fuh, M. M., et al. (1987): Abnormalities of carbohydrate and lipid metabolism in patients with hypertension. *Arch Intern Med*, 147, 1035–1038; Zavaroni, I., et al. (1987): Evidence that multiple risk factors for coronary artery disease exist in persons with abnormal glucose tolerance. *Am J Med*, 83, 609–612.
12. Nestler, J., et al. (1999): Ovulatory and metabolic effects of D-chiroinositol in the polycystic ovary syndrome. *N Engl J Med*, 340, 1314–1320.
13. Kazer, R. (1995): Insulin resistance, insulin-like growth factor 1 and breast cancer: A hypothesis. *Int J Cancer*, 62 (4), 403–406.
14. Bruning, P. F., Bonfrer, J. M., van Noord, P. A., Hart, A. A., de Jong-Bakker, M., & Nooijen, W. J. (1992): Insulin resistance and breast-cancer risk. *Int J Cancer*, 52 (4), 511– 516; Seely, S. (1983): Diet and breast cancer: The possible connection with sugar consumption. *Med Hypotheses*, 11, 319–327.

15. Bruning, P. F., et al. (1992): ebenda.
16. Kazer, R. (1995): ebenda.
17. Micha, R., et al. (2010): Red and processed meat consumption and risk of incident coronary heart disease, stroke, and diabetes mellitus: A systematic review and meta-analysis. *Circulation*, 121, 2271–2283.
18. Huang, Z., Willett, W. C., Colditz, G. A., Hunter, D. J., Manson, J. E., Rosner, B., Speizer, F. E. und Hankinson, S. E. (1999). Waist circumference, waist: hip ratio, and risk of breast cancer in the Nurses' Health Study. *Am J Epidemiol*, 150 (12), 1316 bis 1324. Dr. Zhi-ping Huang von der Harvard School of Public Health und seine Kollegen untersuchten den Zusammenhang zwischen dem Taillenumfang bzw. dem Taillen/Hüften-Verhältnis und dem Risiko für Brustkrebs. Das Brustkrebsrisiko von Frauen mit einem Taillenumfang zwischen 80 und 89 cm war im Vergleich zum normalen Risiko um einen Faktor 1,5 erhöht, während das Risiko derjenigen mit einem Taillenumfang von 90 bis 138 cm fast doppelt so groß war wie das von Frauen mit einem Taillenumfang von 38 bis 70 cm. Fettansammlungen in der Bauchregion gehen mit einem Überschuss an Androgen und einer gesteigerten Umwandlung von Androgen zu Östrogen im Fettgewebe einher. Die Studie kam überdies zu dem Schluss, dass »alle postmenopausalen Hormonbenutzerinnen unabhängig von ihrer Fettansammlung in der Bauchregion ein erhöhtes Brustkrebsrisiko« eingingen.
19. Wild, R. D., et al. (1985): Lipoprotein lipid concentrations and cardiovascular risk in women with polycystic ovarian syndrome. *J Clin Endocrinol Metab*, 61, 946; Rexrode, K., et al. (1998): Abdominal adiposity and coronary heart disease in women. *JAMA*, 280, 1843–1848; Gillespie, L. (1999): *The Menopause Diet: Lose Weight and Boost Your Energy*, 18. Beverly Hills, CA: Healthy Life Publications.
20. Adams, K. F., et al. (2006): Overweight, obesity, and mortality in a large prospective cohort of persons age 50 to 71 years old. *N Engl J Med*, 355 (8), 763–778.
21. Jia, H., & Lubetkin, E. I. (2010): Trends in quality-adjusted life-years lost contributed by smoking and obesity. *Am J Prev Med*, 38, 138–144.
22. Huang, Z., et al. (1999): ebenda.
23. Moriyama, C. K., et al. (2008): A randomized, placebo-controlled trial of the effects of physical exercises and estrogen therapy on health-related quality of life in postmenopausal women. *Menopause*, 15, 613–618.
24. Physical Activity Guidelines Advisory Committee (2008): *Physical Activity Guidelines Advisory Committee Report*, 2008. Washington, D.C.: U.S. Department of Health and Human Services, 2008. Online verfügbar unter www.health.gov/paguidelines/Report/pdf/CommitteeReport.pdf.
25. Hackney, M. E., et al. (2007): Effects of tango on functional mobility in Parkinson's disease: A preliminary study. *J Neurol Phys Ther*, 31, 173–179.
26. Hackney, M. E., et al. (2009): Health-related quality of life and alternative forms of exercise in Parkinson disease. *Parkinsonism Relat Disord*, 15, 644–648.
27. Lee, I. M., et al. (2010): Physical activity and weight gain prevention. *JAMA*, 303, 1173–1179.
28. P. T. Campbell et al. (2009): A yearlong exercise intervention decreases CRP among obese postmenopausal women. *Med Sci Sports Exerc*, 41 (8), 1533–1539.
29. Gillespie, L. (1999): *The Menopause Diet Mini Meal Cookbook*, 3. Auflage, Beverly Hills, CA: Healthy Life Productions.

30. Michnobicz, J. (1987): Environmental modulation of estrogen metabolism in humans. Int Clin Nutr Rev, 7, 169–173; Anderson, K. E. (1984): The influence of dietary protein and carbohydrate on the principal oxidative biotranformations of estradiol in normal subjects. *J Clin Endocrinol Metab*, 59 (1) 103–107.
31. Larsen, T. M., et al. (2010): Diets with high or low protein content and glycemic index for weight-loss maintenance. *N Engl J Med*, 363, 2101–2113.
32. Ludvigsson, J. F., et al. (2009): Small-intestinal histopathology and mortality risk in celiac disease, *JAMA*, 302, 1171–1178.
33. Cutler, R. G. (1984): Carotenoids and retinol: Their possible importance in determining longevity of primate species. *Proc Natl Acad Sci*, 81, 7627–7631.
34. Murakoshi, M., et al. (1992): Potent preventive action of alpha-carotene against carcinogenesis. *Cancer Res*, 52, 6583–6587.
35. Opara, E. C., et al. (1996): L-glutamine supplementation of a high fat diet reduces body weight and attenuates hyperglycemia and hyperinsulinemia in C57BL/6J mice. *J Nutr*, 126 (1), 273–279; Rogers, L. L., et al. (1955): Voluntary alcohol consumption by rats following administration of glutamine. *J Biol Chem*, 214, 503–507.
36. Park, J. E., et al. (2010): Stevia rebaudiana Bertoni extract supplementation improves lipid and carnitine profiles in C57BL/6J mice fed a high-fat diet. *J Sci Food Agric*, 90, 1099–1105.
37. Franceschi, S., et al. (1994): Tomatoes and risk of digestive-tract cancers. *Int J Cancer*, 59, 181–184.
38. Mozaffarian, D., et al. (2010): Effects on coronary heart disease of increasing polyunsaturated fat in place of saturated fat: A systematic review and meta-analysis of randomized controlled trials. PLos Med, 7, e1000252.
39. Hornstra, G. (2000): Essential fatty acids in mothers and their neonates. *Am J Clin Nutr*, 71 (suppl.), 1262S–1269S.
40. Hwang, J. H., et al. (2010): Dietary supplements reduce the risk of cervical intraepithelial neoplasia. *Int J Gynecol Cancer*, 20, 398–403.
41. Ianoli, P., et al. (1998): Glucocorticoids upregulate intestinal nutrient trans-port in a time-dependent substrate-specific fashion. *J Gastrointest Surg*, 2 (5), 449–457.
42. McGuigan, J. E. (1994): Peptic ulcer and gastritis, in: K. Isselbacher et al. (eds.), *Harrison's Principles of Internal Medicine*, vol. 2 (13. Auflage), 1369. New York: McGraw-Hill.
43. Murray, M., & Pizzorno, J. (1998): *Encyclopedia of Natural Medicine*, 134–137. Rocklin, CA: Prima Publishing; van Marle, J., et al. (1981): Deglycyrrhizinised licorice (DGL) and renewal of the rat stomach epithelium. *Eur J Pharmacol*, 72, 219–275.

VIII. Kapitel – Kraft aus dem Becken schöpfen

1. Lukes, A. S., et al. (2010): Tranexamic acid treatment for heavy menstrual bleeding: A randomized controlled trial. *Obstet Gynecol*, 116 865–875.
2. Lepine, L. A., et al. (1997): Hysterectomy surveillance—United States, 1980–1993. *MMWR*, 46, 1–15.
3. Bradley, L., & Newman, J. (2000): Uterine artery embolization for treatment of fibroids: From scalpel to catheter. *The Female Patient*, 25, 71–78.
4. West, S. (1994): *The Hysterectomy Hoax*. New York: Doubleday.

5. Parker, W. H. (2010): Bilateral oophorectomy versus ovarian conservation: Effects on long-term women's health. *J Minim Invasive Gynecol*, 17, 161–166.
6. Parker, W. H., et al. (2009): Ovarian conservation at the time of hysterectomy and long-term health outcomes in the Nurses' Health Study. *Obstet Gynecol*, 113, 1027–1037.
7. Koushik, A., et al. (2009): Characteristics of menstruation and pregnancy and the risk of lung cancer in women. *Int J Cancer*, 125, 2428–2433.
8. Parker, W. H., et al. (2009): ebenda.
9. Ibid.
10. Rivera, C. M., et al. (2009): Increased mortality for neurological and mental diseases following early bilateral oophorectomy. *Neuroepidemiology*, 33, 32–40.
11. Parker, W. H. (2010): Bilateral oophorectomy versus ovarian conservation: Effects on long-term women's health. *J Minim Invasive Gynecol*, 17, 161–166.
12. Ibid.
13. Ibid.
14. Ibid.
15. Speroff, T., et al. (1991): A risk-benefit analysis of elective bilateral oophorectomy: Effect of changes in compliance with estrogen therapy on outcome. *Am J Obstet Gynecol*, 164, 65–174.
16. Garcia, C. R., & Cutler, W. B. (1984): Preservation of the ovary: A reevaluation. *Fertil Steril*, 42 (4), 510–514.
17. Cutler, W. B. (1999): Human sex-attractant pheromones: Discovery, research, development, and application in sex therapy. *Psychiat Ann*, 29, 54–59.
18. Hasson, H. (1993): Cervical removal at hysterectomy for benign disease: Risks and benefits. *J Reprod Med*, 58 (10), 781–789.
19. Carlson, K., Miller, B., & Fowler, F. (1994): The Maine Women's Health Study. I. Outcomes of hysterectomy. *Obstet Gynecol*, 83, 556–565.
20. Badalian, S. S., & Rosenbaum, P. F. (2010): Vitamin D and pelvic floor disorders in women: Results from the National Health and Nutrition Examination Survey. *Obstet Gynecol*, 115, 795–803.
21. Martinez, R. C., et al. (2009): Effect of Lactobacillus rhamnosus GR-1 and Lactobacillus reuteri RC-14 on the ability of Candida albicans to infect cells and induce inflammation. *Microbiol Immunol*, 53, 4874–4895; Martinez, R. C., et al. (2009): Improved treatment of vulvovaginal candidiasis with fluconazole plus probiotic Lactobacillus rhamnosus GR-1 and Lactobacillus reuteri RC-14. *Lett Appl Microbiol*, 48, 269–274; Anukam, K., et al. (2006): Augmentation of antimicrobial metronidazole therapy of bacterial vaginosis with oral probiotic Lactobacillus rhamnosus GR-1 and Lactobacillus reuteri RC-14: Randomized, double-blind, placebo controlled trial. *Microbes Infect*, 8, 1450–1454; Morelli, L., et al. (2004): Utilization of the intestinal tract as a delivery system for urogenital probiotics. *J Clini Gastroenterol*, 38, S107–S110; Reid, G., et al. (2004): Nucleic acid-based diagnosis of bacterial vaginosis and improved management using probiotic lactobacilli. *J Med Food*, 7, 223–228; Reid, G., et al. (2003): Oral use of Lactobacillus rhamnosus GR-1 and L. fermentum RC-14 significantly alters vaginal flora: Randomized, placebo-controlled trial in 64 healthy women. *FEMS Immunol Med Microbiol*, 35, 131–134; Reid, G., et al. (2003): Effect of lactobacilli oral supplement on the vaginal microflora of antibiotic treated patients: Randomized, placebo-controlled study. *Nutraceuticals & Food*, 8, 145–148; Gardiner, G., et al. (2002): Oral admi-

nistration of the probiotic combination Lactobacillus rhamnosus GR-1 and L. fermentum RC-14 for human intestinal applications. *Int Dairy J*, 12, 191–196; Reid, G., et al. (2001): Probiotic lactobacillus dose required to restore and maintain a normal vaginal flora. *FEMS Immunol Med Microbiol*, 32, 37–41; Reid, G., et al. (2001): Oral probiotics can resolve urogenital infections. *FEMS Immunol Med Microbiol*, 30, 49–52.
22. Helms, J. M. (1987): Acupuncture for the management of primary dysmenorrhea. *Obstet Gynecol*, 69 (1), 51–56.
23. Singla, A. (2000): An update on the management of SUI. *Contemp Ob/Gyn*, 45 (1), 68–85.
24. Bhatia, N., Tchou, D. C. H., et al. (1988): Pelvic floor musculature exercises in treatment of anatomical urinary stress incontinence. Phys Ther, 68, 652–655; Diokno, A. (1996): The benefits of conservative management in SUI. *Contemp Urol*, 8, 36–48.
25. Wu, J. M., et al. (2009): Forecasting the prevalence of pelvic floor disorders in U.S. women: 2010 to 2050. *Obstet Gynecol*, 114, 278–283.
26. Rohner T. J., Jr., & Rohner. J. F. (1997): Urinary incontinence in America: The social significance, in: P. D. O'Donnel (Hrsg.), *Urinary Incontinence*. St. Louis, MO: Mosby-Yearbook, Inc.
27. Resnick, N. (1998): Improving treatment of urinary incontinence. *JAMA*, 280 (23), 2034–2035.
28. Pandit, M., et al. (2000): Quantification of intramuscular nerves within the female striated urogenital sphincter muscles. *Obstet Gynecol*, 95, 797–800.
29. Bergman, A., & Elia, G. (1995): Three surgical procedures for genuine stress incontinence. Five-year follow-up of a prospective randomized study. *Am J Obstet Gynecol*, 173, 66–71.
30. Singla, A. ebenda., 77.
31. Glazener, C. M., & Cooper, K. (2004): Bladder neck needle suspension for urinary incontinence in women. Cochrane Database Syst. Rev., CD003636.
32. Santarosa, R. P., & Blaivas, J. G. (1994): Periurethral injection of autologous fat for the treatment of sphincteric incontinence. *J Urol*, 151, 607–611; Bard, C. R. (1990): PMAA submission to U.S. Food & Drug Administration for IDE #G850010.
33. Vidart, A., & Cour, F. (2010): Guidelines for the treatment of nonneurological urinary incontinence in women using periurethral balloons. *Prog Urol*, 20, S150–S154.
34. Carr, L. K., et al. (2008): One-year follow-up of autologous muscle-derived stem cell injection pilot study to treat stress urinary incontinence. *Int Urogynecol J Pelvic Floor Dysfunct*, 19, 881–883.
35. Ridout, A. E., & Yoong, W. (2010): Tibial nerve stimulation for overactive bladder syndrome unresponsive to medical therapy. *J Obstet Gynaecol*, 30, 111–114.
36. Anger, J. T., et al. (2010): Outcomes of intravesical botulinum toxin for idiopathic overactive bladder symptoms: A systematic review of the literature. *J Urol*, 183, 2258– 2264.
37. Burgio, K., et al. (1998): ebenda.

IX. Kapitel – Sexualität und Wechseljahre

1. Gavrilov, L. A., & Gavrilova, N. S. (Nov. 19, 2007): New findings on human longevity predictors. Paper presented at the annual meeting of the Gerontological Society of America, San Francisco, CA.
2. Lindau, S. T., et al. (2007): A study of sexuality and health among older adults in the United States. *N Engl J Med*, 357, 762–774.

3. Hartmann, U., et al. (2004): Low sexual desire in midlife and older women: Personality factors, psychosocial development, present sexuality. *Menopause*, 11 (6, part 2), 726– 740.
4. Basson, R. (2004): Recent advances in women's sexual function and dysfunction. Menopause, 11 (6, part 2), 714–725.
5. NAMS Supplement — Update on Sexuality at Menopause and Beyond: Normative, Adaptive, Problematic, Dysfunctional. North American Menopause Society, vol. 11, no. 6 (Nov. 2004), 708–786.
6. Bancroft, J., Loftus, J., & Long, J. S. (2003): Distress about sex: A national survey of women in heterosexual relationships. *Arch Sex Behav*, 32 (3), 193–208.
7. Shifren, J., et al. (2008): Sexual problems and distress in United States women: Prevalence and correlates. *Obstet Gynecol*, 112, 970–978.
8. Wilson, D. (June 19, 2010): Drug for sexual desire disorder opposed by panel. *New York Times*, B3; online verfügbar unter: www.nytimes.com/2010/ 06/19/business/ 19sexpill.html.
9. Sarrel, P., & Whitehead, M. I. (1985): Sex and Menopause: Defining the issues. *Maturitas*, 7, 217–224.
10. Van Lunsen, R. H., & Laan, E. (2004): Genital vascular responsiveness and sexual feelings in midlife women: Psychophysiologic, brain, and genital imaging studies. *Menopause*, 11 (6, part 2), 741–748.
11. Avis, N., et al. (2005): Correlates of sexual function among multi-ethnic middle-aged women: Results from the Study of Women's Health Across the Nation (SWAN): Menopause, 12 (4), 385–398; Dennerstein, L., & Lehert, P. (2004): Women's sexual functioning, lifestyle, mid-age, and Menopause in 12 European countries. *Menopause*, 11 (6, part 2), 778–785.
12. Diamond, L. M. (2008): *Sexual Fluidity: Understanding Women's Love and Desire.* Cambridge, MA: Harvard University Press.
13. Brody, S. (2006): Blood pressure reactivity to stress is better for people who recently had penile-vaginal intercourse than for people who had other or no sexual activity. *Biol Psychol*, 71, 214–222.
14. Jankowski, M., et al. (2010): Anti-inflammatory effect of oxytocin in rat myocardial infarction. *Basic Res Cardiol*, 105, 205–218.
15. Raghunandan, C., et al. (Jan. 19, 2010; epub ahead of print): A comparative study of the effects of local estrogen with or without local testosterone on vulvo-vaginal and sexual dysfunction in postmenopausal women. *J Sex Med.*
16. Bergmark, K., et al. (1999): Vaginal changes and sexuality in women with a history of cervical cancer. *N Engl J Med*, 340, 1383–1389.
17. Savage, L. (1999): *Reclaiming Goddess Sexuality*, 23. Carlsbad, CA: Hay House.
18. Bodansky, S., & Bodansky, V. (2000): *Extended Massive Orgasm: How You Can Give and Receive Intense Sexual Pleasure.* Alameda, CA: Hunter House.
19. Love, P., & Robinson, J. (1994): *Hot Monogamy: Essential Steps to More Passionate, Intimate Lovemaking*, 371. New York: Dutton.
20. Hurlburth, D. F. (1991): The role of assertiveness in female sexuality: A comparative study between sexually assertive and sexually non-assertive women. *J Sex Marital Ther*, 12, 183–190; Hoch, Z., et al. (1981): An evaluation of sexual performance comparison between sexually dysfunctional couples. *J Sex Marital Ther*, 17, 90–102.

21. Zussman L., et al. (1981): Sexual responses after hysterectomyoophorectomy: Recent studies and reconsideration of psychogenesis. *Am J Obstet Gynecol*, 40 (7), 725–729.
22. Bachman, G. A. (1985): Correlates of sexual desire in postmenopausal women. *Maturitas*, 3, 211.
23. Graziottin, A., & Basson, R. (2004): Sexual dysfunction in women with premature Menopause. *Menopause*, 11 (6, part 2), 766–777.
24. Alexander, J. L., et al. (2004): The effects of postmenopausal hormone therapies on female sexual functioning: A review of double-blind, randomized controlled trials. *Menopause*, 11 (6, part 2), 749–765.
25. Sarrel, P. (1990): Sexuality and Menopause. *Obstet Gynecol*, 75 (suppl. 4), 26S–35S; Sarrel, P. (1982): Sex problems after Menopause: A study of 50 married couples treated in a sex counseling programme. *Maturitas*, 4 (4), 231–239.
26. Van Lunsen, R. H., & Laan, E. ebenda.
27. Sarrel, P. (1990): ebenda.
28. Sarrel, P., et al. (1998): Estrogen and estrogen-androgen replacement in postmenopausal women dissatisfied with estrogen-only therapy. *J Reprod Med*, 43 (10), 847–856; Sherwin, B., et al. (1985): Differential symptom response to parenteral estrogen and/or androgen administration in the surgical Menopause. *Am J Obstet Gynecol*, 151, 153– 160.
29. Davis, S. R., et al. (2008): Testosterone for low libido in postmenopausal women not taking estrogen. *N Engl J Med*, 359, 2005–2017.
30. Love, P., & Robinson, J. (1994): ebenda. (73–76), commenting on the study of Schreiner-Engel, P. (1981): Sexual arousability and the menstrual cycle. *Psychosom Med*, 43, 1999–2212.
31. Collins, G. (2000): Safe sex: Important at any age. *The Female Patient*, 20, 4–8.
32. Idso, C. (2009): Sexually transmitted infection prevention in newly single older women: A forgotten health promotion need. *J Nurse Practitioners*, 5, 440–446.
33. Love, P., & Robinson, J. (1994): ebenda., 234–235.

X. Kapitel – Das Gehirn nähren

1. Bliwise, D. L., et al. (1992): Prevalence of self-reported poor sleep in a healthy population age 50–65. *Soc Sci Med*, 34 (49), 49.
2. Walsh, J. K., et al. (1992): Insomnia, in: S. Chokroverty (Hrsg.), *Sleep Disorders Medicine: A Comprehensive Textbook* (100): Stoneham, MA: Butterworth.
3. Knutson, K. L., et al. (2009): Association between sleep and blood pressure in midlife: The CARDIA sleep study. *Arch Intern Med*, 169, 1055–1061.
4. Gangwisch, J. E., et al. (2005): Inadequate sleep as a risk ractor for obesity: Analyses of the NHANES I. *Sleep*, 28, 1289–1296.
5. Rapkin, A., et al. (1997): Progesterone metabolite allo-pregnenolone in women with premenstrual syndrome. *Obstet Gynecol*, 90 (5), 709–714.
6. Leathwood, P. D., et al. (1985): Aqueous extract of valerian root (Valeriana officinalis L.) reduces latency to fall asleep in man. *Planta Med*, 54, 144–148.
7. Murray, M. (1998): 5-HTP: *The Natural Way to Overcome Depression, Obesity, and Insomnia.* New York: Bantam Books.

8. Holm, E., Staedt, U., Heep, J., Kortsik, C., Behne, F., Kaske, A., & Mennicke, I. (1991): *Untersuchungen zum Wirkungsprofil von D, L-Kavain: Zerebrale Angriffsorte und Schlaf-Wach-Rhythmus im Tierexperiment. Arzneimittelforschung*, 41 (7), 673–683; ANPA Committee on Research (2000): The use of herbal alternative medicines in neuropsychiatry: A report of the ANPA Committee on Research. *J Neuropsychiatry Clin Neurosci*, 12, 177–192.
9. McKinlay, J. B., et al. (1987): The relative contribution of endocrine changes and social circumstances to depression in mid-aged women. *J Health Soc Behav*, 28, 345–363; Woods, N. F., & Mitchell, E. S. (1996): Patterns of depressed mood in midlife women: Observations from the Seattle Midlife Women's Health Study. *Res Nurs Health*, 19 (2), 111–123; Martinsen, E. W. (1990): Benefits of exercise for the treatment of depression. *Sports Med*, 9 (6), 380–389; Morgan, J., et al. (1970): Psychological effects of chronic physical activity. *Med Sci Sports*, 2 (4), 213–217; Kessler, R. C., et al. (1993): Sex and depression in the National Comorbidity Survey. I: Lifetime prevalence, chronicity and recurrence. *J Affect Disord*, 29, 85.
10. Pratt, L. (1996): Depression, psychotropic medication and risk of myocardial infarction. *Circulation*, 94 (12), 3123–3129; Michelson, D., et al. (1996): Bone mineral density in women with depression. *N Engl J Med*, 335, 1176–1181; Denollet, J., et al. (1996): Personality as independent predictor of long-term mortality in patients with coronary heart disease. Lancet, 347, 417–421; Frasure-Smith, N., Lesperance, F., & Talajic, M. (1995): Depression and 18-month prognosis after myocardial infarction. *Circulation*, 91 (4), 999–1005
11. Sarno, J. (1991): *Healing Back Pain: The Mind-Body Connection*, 26–27. New York: Warner Books; Shealy, N. (1995): *Miracles Do Happen* (250): Rockport, MA: Element Books.
12. Woods, N. F., Mitchell, E. S., & Adams, C. (2000): Memory functioning among midlife women: Observations from the Seattle Midlife Women's Health Study. *Menopause*, 7 (4), 257–265.
13. Denollet, J., et al. (2009): Anxiety predicted premature all-cause and cardiovascular death in a 10-year follow-up of middle-aged women. *J Clin Epidemiol*, 62, 452–456.
14. Aleem, F. A. (1985): Menopausal syndrome: Plasma levels of betaendorphin in postmenopausal women measured by a specific radioimmunoassay. *Maturitas*, 7, 329–334; Genazzani, A. R., et al. (1988): Steroid replacement treatment increases beta-endorphin and beta-lipotropin plasma levels in postmenopausal women. *Gynecol Obstet Invest*, 26, 153–159.
15. Roca, C. A., et al. (1999): Gonadal steroids and affective illness. *Neuroscientist*, 5 (4), 227–237; Halbreich, U. (1997): Role of estrogen in postmenopausal depression. *Neurology*, 48 (5, suppl. 7), S16–S20.
16. Garcia-Segura, L. M., et al. (1996): Effect of sex steroids on brain cells, in: B. G. Wren (Hrsg.), Progress in the Management of the Menopause. *The Proceedings of the 9th International Congress on the Menopause, Sydney, Australia*, 278–285. New York: Parthenon Publishing.
17. Smoller, J. W., et al. (2009): Antidepressant use and risk of incident cardiovascular morbidity and mortality among postmenopausal women in the women's health initiative study. *Arch Intern Med*, 169, 2128–2139.
18. Turner, E. H., et al. (2008): Selective publication of antidepressant trials and its influence on apparent efficacy. *N Engl J Med*, 358, 252–260.

19. Fournier, J. C., et al. (2010): Antidepressant drug effects and depression severity: A patient-level meta-analysis. JAMA, 303, 47–53.
20. Pert, C. B. (Oct. 20, 1997): Letter to the editor. *Time*, 150 (16).
21. Doogan, D. P., & Caillard, V. (1992): Sertraline in the prevention of depression. *Br J Psychiatry*, 160, 217–222; Eric, L. (1991): A prospective, double-blind, comparative, multicenter study of paroxitine and placebo preventing recurrent major depressive episodes. *Biol Psychiatry*, 29 (suppl. 1), 254S–255S.
22. Young, R. J. (1979): Effect of regular exercise on cognitive functioning and personality. *Br J Sports Med*, 13 (3), 110–117; Gutin, B. (1966): Effect of increase in physical fitness on mental ability following physical and mental stress. *Res Q*, 37 (2), 211–220.
23. Hamer, M., Stamatakis, E., & Steptoe, A. (2009): Dose response relationship between physical activity and mental health: The Scottish Health Survey. *Br J Sports Med*, 43, 14, 1111–1114.
24. Lesperance, F., et al. (2009): The efficacy of eicosapentaenoic acid for major depression: Results of the OMEGA-3D trial, 9th World Congress of Biological Psychiatry, Abstract FC-25-005. Presented July 1, 2009, in Paris, France; available at www. wfsbp-congress.org/fileadmin/user_upload/WFSBP_Final_Programme_090625.pdf.
25. Coppen, A. (1967): The biochemistry of affective disorders. *Br J Psychiatry*, 113, 1237–1264; Stewart, J. W., et al. (1984): Low B6 levels in depressed outpatients. *Biol Psychiatry*, 19 (4), 613–616; Hall, R. C. W., & Joffe, J. R. (1973): Hypomagnesemia: Physical and psychiatric symptoms. *JAMA*, 224 (13), 1749–1751; Lieb, J., Karmali, R., & Horrobin, D. (1983): Elevated levels of prostaglandin E2 and thromboxane B2 in depression. *Prostaglandins Leukot Med*, 10 (4), 361–367.
26. Fux, M., Levine, J., Aviv, A., & Belmaker, R. H. (1996): Inositol treatment of obsessive-compulsive disorder. Am J Psychiatry, 153 (9), 1219–1221; Levine, J., et al. (1995): Double-blind, controlled trial of inositol treatment of depression. *Am J Psychiatry*, 152, 792–794.
27. DeVenna, M., & Rigamoni, R. (1992): Oral S-adenosyl-L-methionine in depression. *Curr Ther Res*, 52, 478–485; Di Benedetto, P., et al. (1993): Clinical evaluation of S-adenosyl-L-methionine versus transcutaneous electrical nerve stimulation in primary fibromyalgia. *Curr Ther Res*, 53, 222–229; Muskin, P. R., Auflage (2000): *Complementary and Alternative Medicine and Psychiatry (Review of Psychiatry):* (Vol. 19, 8–18): Washington, D.C.: American Psychiatric Association Press; Shehin, V. O., et al. (1990): SAM-e in adult ADHD. *Psychopharmacol Bull*, 25, 249–253.
28. Greendale, G. A., et al. (2009): Effects of the Menopause transition and hormone use on cognitive performance in midlife women. *Neurology*, 72, 1850–1857.
29. Gould, E., et al. (1999): Learning enhances adult neurogenesis in the hippocampal formation. *Nature Neurosci*, 2, 260–265.
30. Evans, P. H. (1991): Cephaloconiosis: A free radical perspective on the proposed particulate-induced etiopathogenesis of Alzheimer's dementia and related disorders. *Med Hypotheses*, 34 (3), 209–219.
31. Freedman, M., et al. (1984): Computerized axial tomography in aging, in: M. L. Albert (Hrsg.), *Clinical Neurology of Aging*. New York: Oxford University Press; Lehr, J., & Schmitz-Scherzer, R. (1976): Survivors and nonsurvivors: Two fundamental patterns of aging, in: H. Thomae (Hrsg.), *Patterns of Aging: Findings from the Bonn Longitudinal Study of Aging. Basel*: S. Karger; Benton, M. L., et al. (1981): Normative observations on neuropsychological test performance in old age. *J Clin Neuropsychiatry*, 3, 33–42.

32. Boyle, P. A., et al. (2010): Effect of a purpose in life on risk of incident Alzheimer disease and mild cognitive impairment in community-dwelling older persons. *Arch Gen Psychiatry*, 67 (3), 304–310.
33. De Meyer, G., et al. (2010): Diagnosis-independent Alzheimer disease biomarker signature in cognitively normal elderly people. *Arch Neurol*, 67, 949–956.
34. Alzheimer's Association (2010): 2010 Alzheimer's Disease Facts and Figures. *Alzheimer's & Dementia*, 6; also available at www.alz.org/ documents_custom/report_alzfactsfigures2010.pdf.
35. Plassman, B. L., et al. (2007): Prevalence of dementia in the United States: The aging, demographics and memory study. *Neuroepidemiology*, 29, 125–132.
36. Nash, J. M. (July 24, 2000): The new science of Alzheimer's. *Time*, 156 (4), 51.
37. Snowdon, D., et al. (1996): Linguistic ability in early life and cognitive function and Alzheimer's disease in late life: Findings from the Nun Study. *JAMA*, 275 (7), 528–532; Snowdon, D., et al. (1997): Brain infarction and the clinical expression of Alzheimer's disease: The Nun Study. *JAMA*, 277 (10), 813–817.
38. Wilson, R. S., et al. (2010): Cognitive activity and the cognitive morbidity of Alzheimer disease. *Neurology*, 75, 990–996.
39. Jefferson, A. L. (2010): Cardiac index is associated with brain aging: The Framingham heart study. Circulation, 122, 690–697; Jefferson, A. L. (2010): Cardiac output as a potential risk factor for abnormal brain aging. *Journal of Alzheimer' s Disease*, 20, 813–821.
40. Baldereschi, M., et al. (1998): Estrogen replacement therapy and Alzheimer's disease in the Italian Longitudinal Study on Aging. *Neurology*, 50, 996–1002; Kawas, C., et al. (1997): A prospective study of estrogen replacement therapy and the risk of developing Alzheimer's disease: The Baltimore Longitudinal Study of Aging. *Neurology*, 48, 1517–1521; Paganini-Hill, A., & Henderson, V. W. (1996): Estrogen replacement therapy and risk of Alzheimer's disease. *Arch Intern Med*, 156 (19), 2213–2217; Tang, M. X., et al. (1996): Effect of oestrogen during Menopause on risk and age at onset of Alzheimer's disease. *Lancet*, 358, 429–432; Ohkura, V., et al. (1994): Evaluation of estrogen treatment in female patients with dementia of Alzheimer's type. *Endocrinol J*, 41, 361–371; Henderson, V., et al. (1994): Estrogen replacement therapy in older women: Comparisons between Alzheimer's disease cases and nondemented control subjects. *Arch Neurol*, 51, 896–900; Paganini-Hill, A., et al. (1994): Estrogen deficiency and risk of Alzheimer's disease in women. *Am J Epidemiol*, 140, 256–261; Brenner, D. E., et al. (1994): Postmenopausal estrogen replacement therapy on the risk of Alzheimer's disease: A population-based case control study. *Am J Epidemiol*, 140, 262–267; Honjo, H., et al. (1993): An effect of conjugated estrogen to cognitive impairment in women with senile dementia, Alzheimer's type: A placebo-controlled double-blind study. *J Jpn Menopause Soc*, 1, 167–171; Kantor, H., et al. (1973): Estrogen for older women. *Am J Obstet Gynecol*, 116, 115–118; Caldwell, B. M. (1954): An evaluation of psychological effects of sex hormone administration in aged women. *J Gerontol*, 9, 168–174.
41. McEwen, B. S., et al. (1999): Inhibition of dendritic spine induction on hippocampal ca-1 pyramidal neurons by nonsteroidal estrogen antagonists in female rats. *Endocrinology*, 140, 1044–1047.
42. Manly, J. J., et al. (2000): Endogenous estrogen levels and Alzheimer's disease among postmenopausal women. *Neurology*, 54, 833–837.

43. Baldereschi, M., et al. (1998): ebenda.; Schneider, L. S., et al. (1996): Effects of estrogen replacement therapy on response to tacrine in patients with Alzheimer's disease. *Neurology*, 46, 1580–1584; Brinton, R. D., et al. (1997): 17-beta-estradiol increases the growth and survival of cultured cortical neurons. *Neurochem Res*, 22, 1339–1351; Brinton, R. D., et al. (1997): Equilin, a principal component of the estrogen replacement therapy Premarin, increases the growth of cortical neurons via an NMDA receptor-dependent mechanism. *Exp Neurol*, 147, 211–220; Matsumoto, A., et al. (1985): Estrogen stimulates neuronal plasticity in the deafferented hypothalamic arculate nucleus in aged female rats. *Neurosci Res*, 2, 412–418; Okhura, T., et al. (1995): Estrogen increases cerebral and cerebellar blood flow in postmenopausal women. *Menopause*, 2, 13–18; Singh, M., et al. (1994): Ovarian steroid deprivation results in a reversible learning impairment and compromised cholinergic function in female Sprague-Dawley rats. *Brain Res*, 644, 305–312; Singh, M., et al. (1996): The effect of ovariectomy and estradiol replacement on brain derived neurotrophic factor messenger hippocampal brain expression in cortical and hippocampal brain regions of female Sprague-Dawley rats. *Endocrinology*, 136, 2320–2324.
44. Rivera, C. M., et al. (2009): Increased mortality for neurological and mental diseases following early bilateral oophorectomy. *Neuroepidemiology*, 33, 32–40.
45. Sherwin, B. (1997): Estrogen effects of cognition in menopausal women. *Neurology*, 48 (suppl. 7), S21–S26.
46. McEwen, B. S., & Wooley, C. S. (1994): Estradiol and progesterone regulate neuronal structure and synaptic connectivity in adult as well as developing brain. *Exp Gerontol*, 29, 431–436; Wooley, C. S., & McEwen, B. S. (1993): Roles of estradiol and progesterone in regulation of hippocampal dendritic spine density during the estrous cycle in the rat. *J Comp Neurol*, 336, 293–306.
47. Loucks, T. L., & Berga, S. L. (2009): Does postmenopausal estrogen use confer neuroprotection? *Semin Reprod Med*, 27, 260–274.
48. McLaughlin, I. J., et al. (1990): Zinc in depressive disorder. *Acta Psychiatr Scand*, 82, 451–453.
49. Shaw, D. M., et al. (1988): Senile dementia and nutrition [letter]. *BMJ*, 288, 792–793.
50. Gibson, Q. E., et al. (1988): Reduced activities of thiamine dependent enzymes in the brains and peripheral tissues of patients with Alzheimer's disease. *Arch Neurol*, 45, 836–840.
51. Strachan, R. N., & Henderson, J. G. (1967): Dementia and folate deficiency. *Q J Med*, 36, 189–204; Perkins. A. J., et al. (1999): Association of antioxidants and memory in multiethnic elderly sample using the Third National Health and Nutrition Examination Study. *Am J Epidemiol*, 150, 37–44.
52. Knekt, P., et al. (2010): Serum vitamin D and the risk of Parkinson disease. *Arch Neurol*, 67, 808–811.
53. Rovio, S., et al. (2005): Leisure-time physical activity at midlife and the risk of dementia and Alzheimer's disease. *Lancet Neurol*, 4 (11), 705–711.
54. Erickson, K. I., & Kramer, A. F. (2009): Aerobic exercise effects on cognitive and neural plasticity in older adults. *Br J Sports Med*, 43, 22–24; Liu-Ambrose, T., et al. (2008): Otago home-based strength and balance retraining improves executive functioning in older fallers: A randomized controlled trial. *J Am Geriatr Soc*, 56, 1821–1830; M. Angevaren et al. (July 16, 2008): Physical activity and enhanced fitness to improve cognitive

function in older people without known cognitive impairment. *Cochrane Database of System Reviews*, 2, CD005381.
55. Petrovitch, H., & White, L. (2005): Exercise and cognitive function. *Lancet Neurol*, 4 (11), 690–691.
56. Hoffman and Herbert (1990): Beware of cold remedies in the elderly. *Courtlandt Forum*, 28–41.
57. Lim, S. Y., & Suzuki, H. (2000): Intakes of dietary docosahexaenoic acid ethyl ester and egg phosphatidylcholine improve maze-learning ability in young and old mice. *J Nutr*, 130 (6), 1629–1632; Gamoh, S., et al. (1999): Chronic administration of docosahexaenoic acid improves reference memory-related learning ability in young rats. Neuroscience, 93 (1), 237–241; Calon, F., et al. (2004): Docosahexaenoic acid protects from dendritic pathology in an Alzheimer's disease mouse model. *Neuron*, 43 (5), 633– 645.
58. Kalmijn, S., et al. (2004): Dietary intake of fatty acids and fish in relation to cognitive performance at middle age. *Neurology*, 62 (2), 275–280.
59. He, F. J., et al. (2006): Fruit and vegetable consumption and stroke: Meta-analysis of cohort studies. *Lancet*, 367, 320–326.
60. Pan, Y., et al. (2000): Soy phytoestrogens improve radial arm maze performance in ovariectomized retired breeder rats and do not attenuate benefits of 17-beta-estradiol treatment. Menopause, 7 (4), 230–235; Kim, H., et al. (2000): Attenuation of neurodegeneration-relevant modifications of brain proteins by dietary soy. *Biofactors*, 12 (1–4), 243–250. Review.
61. Pan, Y., et al. (1999): Effect of estradiol and soy phytoestrogens on choline acetyltransferase and nerve growth factor mRNAs in the frontal cortex and hippocampus of female rats. *Proc Soc Exp Biol Med*, 221 (2), 118–125.
62. Zeng, H., Chen, Q., & Zhao, B. (2004): Genistein ameliorates betaamyloid peptide (25–35)-induced hippocampal neuronal apoptosis. *Free Radic Biol Med*, 36 (2), 180– 188; Sonee, M., Sum, T., Wang, C., & Mukherjee, S. K. (2004): The soy isoflavone, genistein, protects human cortical neuronal cells from oxidative stress. *Neurotoxicology*, 25 (5), 885–891.
63. File, S. E., et al. (2001): Eating soya improves human memory. *Psychopharmacology (Berl)*, 157 (4), 430–436.
64. File, S. E., et al. (2005): Cognitive improvement after 6 weeks of soy supplements in postmenopausal women is limited to frontal lobe function. *Menopause*, 12 (2), 193–201.
65. Kritz-Silverstein, D., Von Muhlen, D., Barrett-Connor, E., & Bressel, M. A. (2003): Isoflavones and cognitive function in older women: The Soy and Postmenopausal Health In Aging (SOPHIA) Study. *Menopause*, 10 (3), 196–202.
66. Refat, S. L., et al. (1990): Effect of exposure of miners to aluminum powder. *Lancet*, 336, 1162–1165.
67. Council on Scientific Affairs (1985): Aspartame: Review on safety issues. *JAMA*, 254 (3), 400–402; U.S. Department of Health and Human Services (1980): *Decision of the Public Board of Inquiry* (DHHS docket 75F–0335): Rockville, MD: Food & Drug Administration; Wurtman, R. J. (1983): Neurochemical changes following high-dose aspartame with dietary carbohydrates. *N Engl J Med*, 309, 429–430; Yokogoshi, H., et al. (1984): Effects of aspartame and glucose administration on brain and plasma levels of large neutral amino acids and brain 5-hydroxyindoles. Am *J Clin Nutr*, 40 (1), 1–7; Aspartame Consumer Safety Network, P.O. Box 780634, Dallas, TX 75378. Tel: 214–352–4268.

68. McEwen, B. S., et al. (1999): ebenda.
69. Levy, B. R., Slade, M. D., Kunkel, S. R., & Kasl, S. V. (2002): Longevity increased by positive self-perceptions of aging. *J Pers Soc Psychol*, 83 (2), 261–270.
70. Connor, J. R., Melone, J. H., & Yuen, A. R. (1981): Dendritic length in aged rats' occipital cortex: An environmentally induced response. *Experimental Neurology*, 73 (3), 827–830; Connor, J. R., Diamond, M. C., & Johnson, R. E. (1980): Aging and environmental influences on two types of dendritic spines in the rat occipital cortex. *Exp Neurol*, 70 (2), 371–379.
71. Eriksson, P., et al. (1998): Neurogenesis in the adult human hippocampus. *Nature Med*, 4 (11), 1313–1317.
72. Diamond, M., et al. (1985): Plasticity in the 904-day male rat cerebral cortex. *Exp Neurol*, 87, 309–317.
73. Yaffe, K., et al. (2010): Posttraumatic stress disorder and risk of dementia among US veterans. *Arch Gen Psychiatry*, 67, 608–613.
74. Hausdorff, J., et al. (1999): The power of ageism on physical function of older persons: Reversibility of age-related gait changes. *J Am Geriatric Soc*, 47, 1346–1349.
75. Langer, E. (1989): *Mindfulness*, 113. Reading, MA: Addison-Wesley.

XI. Kapitel – Von der Rosenknospe zur Hagebutte

1. Fisher, G. J., et al. (1997): Pathophysiology of premature skin aging induced by ultraviolet light. *N Engl J Med*, 337 (20), 1419–1428.
2. Mosher, C. E., & Danoff-Burg, S. (2010): Addiction to indoor tanning: Relation to anxiety, depression, and substance use. *Arch Dermatol*, 146, 412–417.
3. Cosgrove, M. C., et al. (2007): Dietary nutrient intakes and skin-aging appearance among middle-aged American women. *Am J Clin Nutr*, 86, 1225–1231.
4. Van Scott, E. J., & Yu, R. J. (1989): Alpha hydroxy acids: Procedures for use in clinical practice. *Cutis*, 43 (3), 222–228.
5. Van Scott, E. J., & Yu, R. J. (1984): Hyperkeratinization, corneocyte cohesion, and alpha hydroxy acids. *J Am Acad Dermatol*, 11 (5 pt. 1), 867–879; Stiller, M. J., et al. (1996): Topical 8% glycolic acid and 8% L-lactic acid creams for the treatment of photodamaged skin: A double-blind vehiclecontrolled clinical trial. *Arch Dermatol*, 132 (6), 631–636.
6. Steenvoorden, D. P., & van Henegouwen, G. M. (1997): The use of endogenous antioxidants to improve photoprotection. *J Photochem Photobiol B*, 41 (1–2), 1–10.
7. Fuchs, J., & Kern, H. (1998): Modulation of UV-light-induced skin inflammation by D-alpha-tocopherol and L-ascorbic acid: A clinical study using solar simulated radiation. *Free Radic Biol Med*, 25 (9), 1006–1012; Steenvoorden, D. P., & Beijersbergen van Henegouwen, G. (1999): Protection against UV-induced systemic immunosuppression in mice by a single topical application of the antioxidant vitamins C and E. *Int J Radiat Biol*, 75 (6), 747–755.
8. Cosgrove, M. C., et al. (2007): ebenda.
9. Serbinova, E., et al. (1991): Free radical recycling and intermembrane mobility in the antioxidant properties of alpha-tocopherol and alphatocotrienol. *Free Radic Biol Med*, 10, 263–275.
10. Traber, M. G., et al. (1998): Penetration and distribution of alphatocopherol, alpha-or gamma-tocotrienols applied individually onto murine skin. *Lipids*, 33 (1), 87–91.

11. Hoppe, U., et al. (1999): Coenzyme Q10, a cutaneous antioxidant and energizer. *Biofactors*, 9 (2–4), 371–378.
12. Sinatra, S. (1998): *The Coenzyme Q10 Phenomenon*. Chicago: Keats Publishing.
13. Swanson, C. L., et al. (Mar. 8, 2010): Biomarker analysis confirms the antioxidant and anti-inflammatory activity of a colorless turmeric extract, in vitro. Presented at the annual meeting of the American Academy of Dermatology, Miami, FL.
14. Bangha, E., Elsner, P., Kistler, G. S. (1996): Suppression of UV-induced erythema by topical treatment with melatonin (N-acetyl-5-methoxytryptamine): A dose response study. *Arch Dermatol Res*, 288 (9), 522–526.
15. Zhao, J., Wang, J., Chen, Y., & Agarwal, R. (1999): Anti-tumor-promoting activity of a polyphenolic fraction isolated from grape seeds in the mouse skin two-stage initiation-promotion protocol and identification of procyanidin B5-3'-gallate as the most effective antioxidant constituent. *Carcinogenesis*, 20 (9), 1737–1745; Kanda, T., et al. (1998): Inhibitory effects of apple polyphenol on induced histamine release from RBL-2H3 cells and rat mast cells. *Biosci Biotechnol Biochem*, 62 (7), 1284–1289; Tomen, Inc. (1994–1999): Unpublished data.
16. Owen, D. R., et al. (Feb. 1999): Anti-aging technology for skincare '99. *Global Cosmetic Industry*, 38–43.
17. Katayama, K., et al. (1993): A pentapeptide from type I procollagen promotes extracellular matrix production. *J Biol Chem*, 268 (14), 9941–9944.
18. Ibid.
19. Sederma, Inc. Unpublished data.
20. Wilkinson, R. E. Photoaging: The role of UV radiation in premature skin aging and a review of effective defense strategies. Article published on the Trienelle website at www.trienelle.com/research-monograph.aspx.
21. Schmidt, J., et al. (1998): Treatment of skin aging with topical estrogens. *Int J Pharm Compounding*, 2 (4), 270–274.
22. Draelos, Z. (Nov. 2005): The effect of Revival soy on the health and appearance of the skin, hair, and nails in postmenopausal women. Ergebnisse einer nicht publizierten Studie, online verfügbar unter: www.revivalsoy.com/home/ newsletter/v08n01/art2.html?flash6=yes.
23. Kim, S. Y., et al. (2004): Protective effects of dietary soy isoflavones against UV-induced skin-aging in hairless mouse model. *J Am Coll Nutr*, 23 (2), 157–162; Miyazaki, K., Hanamizu, T., Iizuka, R., & Chiba, K. (2002): Genistein and daidzein stimulate hyaluronic acid production in transformed human keratinocyte culture and hairless mouse skin. *Skin Pharmacol Appl Skin Physiol*, 15 (3), 175–183; DiSilvestro, R. (Sept. 2003): A diversity of soy antioxidant effects. Presented at the fifth annual International Symposium on the Role of Soy in Preventing and Treating Chronic Disease, Orlando, FL; Djuric, Z., Chen, G., Doerge, D. R., Heilbrun, L. K., & Kucuk, O. (2001): Effect of soy isoflavone supplementation on markers of oxidative stress in men and women. *Cancer Lett*, 172 (1), 1–6.
24. Saliou, C., et al. (1999): French Pinus maritima bark extract prevents ultraviolet-induced NF-KB–dependent gene expression in a human keratinocyte cell line. Abstract of a poster presentation at the Oxygen Club of California, 1999 World Congress.
25. Eberlein-Konig, B., et al. (1998): Protective effect against sunburn of combined systemic ascorbic acid and vitamin E. *J Am Acad Dermatol*, 38, 45–48.

26. Engels, W. D. (1982): Dermatological disorders: Psychosomatic illness review (No. 4 in the series): *Psychosomatics*, 23 (12), 1209–1219; Bick, E. (1968): Experience of the skin in early object relations. *Int J Psychoanal*, 49, 484–486.
27. Strauss, J. S., & Pochi, P. E. (1963): The human sebaceous gland: Its regulation by steroidal hormones, and its use as an end organ for assaying androgenicity in vivo. *Recent Prog Horm Res*, 19, 385–444.
28. Peck, G. L., et al. (1979): Prolonged remissions of cystic and conglobate acne with 13-retinoic acid. *N Engl J Med*, 300, 329–333.
29. Engels, W. D. (1982): ebenda.; Bick, E. (1968): ebenda.; Kaplan, H. I., & Sadock, B. J. (eds.) (1989): *Comprehensive Textbook of Psychiatry* (5. Auflage), 1221. Philadelphia, PA: Lippincott, Williams & Wilkins.
30. DeVille, R. L., et al. (1994): Androgenic alopecia in women: Treatment with 2 % topical minoxidil solution. *Arch Dermatol*, 130 (3), 303–307.
31. Lewenberg, A. (1996): Minoxidil-tretinoin combination for hair regrowth: Effects of frequency, dosage, and mode of application. *Advances in Therapy*, 13 (5), 274–283.
32. Halsner, U. E., & Lucas, M. W. (1995): New aspects in hair transplantation for women. *Dermatol Surg*, 21 (7), 605–610.
33. Hayden, T., et al. (Aug. 9, 1999): Our quest to be perfect. *Newsweek*, 52–59.
34. Grismond, G. L. (1981): Treatment of pregnancy-induced phlebopathies. *Minerva Ginecol*, 33, 221–230.
35. Ries, W. (1976): Prevention of venous disease from nutritional-physio-logic aspect. ZFA, 31 (4), 383–388; Braunwald, E. (Hrsg.) (1987): ebenda.
36. Ako, H., et al. (1981): Isolation of fibrinolysis enzyme activator from commercial bromelain. *Arch Int Pharmacodyn*, 254, 157–167.

XII. Kapitel – Aufrecht durch's Leben

1. NIH Consensus Development Panel on Osteoporosis Prevention, Diagnosis, and Therapy. (Feb. 14, 2001): Osteoporosis prevention, diagnosis, and therapy. *JAMA*, 285 (6), 785–795.
2. Cummings, S., et al. (1985): Epidemiology of osteoporosis and osteoporotic fractures. *Epidemiology Review*, 7, 178–208.
3. Lindsay, R. (1995): The burden of osteoporosis: Cost. *Am J Med*, 98 (2A), 9S–11S.
4. Shipman, P., et al. (1985): The Human Skeleton. Cambridge, MA: Harvard University Press; Brown, J. (1990): *The Science of Human Nutrition.* New York: Harcourt Brace Jovanovich.
5. Lanyon, L. E. (1993): Skeletal responses to physical loading, in: G. Mundy & J. T. Martin (eds.), *Physiology & Pharmacology of Bone*, 107, 485–505. Berlin: Springer-Verlag.
6. Travis, J. (2000): Boning up: Turning on cells that build bone and turning off ones that destroy it. *Science News*, 157, 41–42.
7. Manolagas, S. C. (1995): Sex steroids, cytokines, and the bone marrow: New concepts on the pathogenesis of osteoporosis. *Ciba Foundation Symposium*, 191, 187–202.
8. Riggs, B., et al. (1986): In women dietary calcium intake and rates of bone loss from midradius and lumbar spine are not related. *J Bone Miner Res*, 1 (suppl.), 167; Genant, H. K., et al. (1985): Osteoporosis: Assessment by quantitative computed tomography. *Orthop Clin North Am*, 16 (3), 557–568.

9. Trotter, M., et al. (1974): Sequential changes in weight, density, and percentage weight of human skeletons from an early fetal period through old age. *Anat Rec*, 179, 1–8.
10. Adams, P., et al. (1970): Osteoporosis and the effects of aging on bone mass in elderly men and women. *J Medical News Series*, 39, 601–615.
11. Harris, S., et al. (1992): Rates of change in bone mineral density of the spine, heel, femoral neck and radius in healthy postmenopausal women. *J Bone Miner Res*, 17 (1), 87– 95; Riggs, B., et al. (1985): Rates of bone loss in the appendicular and axial skeletons of women: Evidence of substantial vertebral bone loss before Menopause. *J Clin Invest*, 77, 1487–1491.
12. Fujita, T., et al. (1992): Comparison of osteoporosis and calcium intake between Japan and the United States. *Proc Soc Exp Biol Med*, 200 (2), 149–152.
13. Frost, H. (1985): The pathomechanics of osteoporosis. *Clin Orthop*, 200, 198–225.
14. Chappard, D., et al. (1988): Spatial distribution of trabeculae in iliac bones from 145 osteoporotic females. *Maturitas*, 10, 353–360; Biewener, A. A. (1993): Safety factors in bone strength. *Calcif Tissue Int*, 53 (suppl. 1), S68–S74.
15. Brown, S. (1996): *Better Bones, Better Body: Beyond Estrogen and Calcium.* Los Angeles: Keats Publishing.
16. Lees, B., et al. (1993): Differences in proximal femur bone density over two centuries. *Lancet*, 341, 673–675; Eaton, S., et al. (1991): Calcium in evolutionary perspective. *Am J Clin Nutr*, 54 (suppl.), 281S–287S.
17. Bauer, D. C., et al. (1993): Factors associated with appendicular bone mass in older women. *Ann Intern Med*, 118 (9), 647–665.
18. Rigotti, N. A., et al. (1984): Osteoporosis in women with anorexia nervosa. *N Engl J Med*, 311 (25), 1601–1605.
19. Prior, J., et al. (1990): Spinal bone loss and ovulatory disturbances. *N Engl J Med*, 323 (18), 1221–1227; Cann, C., et al. (1984): Decreased spinal mineral content in amenorrheic women. *JAMA*, 251 (5), 626–629.
20. Schuckit, M. (1994): Section 5: Alcohol and alcoholism, in: K. Isselbacher, et al. (eds.), *Harrison's Principles of Internal Medicine*, vol. 2 (13. Auflage), 2420. New York: McGraw-Hill.
21. Diamond, T., et al. (1989): Ethanol reduces bone formation and may cause osteoporosis. *Am J Med*, 86, 282–288; Bikler, D. D., et al. (1985): Bone disease in alcohol abuse. *Ann Intern Med*, 103, 42–48.
22. Gold, P. W., et al. (1986): Responses to corticotropin-releasing hormone in the hypercortisolism of depression and Cushing's disease: Pathophysiology and diagnostic implications. *N Engl J Med*, 314, 1329–1335; Michelson, D., et al. (1996): Bone mineral density in women with depression. *N Engl J Med*, 335 (16), 1176–1181.
23. Tatemi, S., et al. (1991): Effect of experimental human magnesium depletion on parathyroid hormone secretion and 1,25-dihydroxyvitamin D metabolism. *J Clin Endocrinol Metab*, 73 (5), 1067–1072; Gaby, A., & Wright, J. (1988): *Nutrients and Bone Health.* Seattle, WA: Wright/Gaby Nutrition Institute.
24. Adinoff, A. D., & Hollister, J. R. (1983): Steroid-induced fracture and bone loss in patients with asthma. *N Engl J Med*, 309 (5), 265–268.
25. Hahn, T. J., et al. (1988): Altered mineral metabolism in glycocorticoidinduced osteopaenia: Effect of 25-hydroxyvitamin D administration. *J Clin Invest*, 64, 655–665.

26. Crilly, R. G., et al. (1981): Steroid hormones, ageing and bone. *Clin Endocrinol Metab*, 10 (1), 115–139.
27. Johnell, O., et al. (1979): Bone morphology in epileptics. *Calcif Tissue Int*, 28 (2), 93–97.
28. Briot, K., et al. (2010): Accuracy of patient-reported height loss and risk factors for height loss among postmenopausal women. *Can Med Assoc J*, 182, 558–562.
29. Franklin, J. A., et al. (1992): Long-term thyroxine treatment and bone mineral density. *Lancet*, 340, 9–13; Paul, T. L., et al. (1988): Long-term L-thyroxine therapy is associated with decreased hip bone density in premenopausal women. *JAMA*, 259, 3137–3141; Coindre, J. M., et al. (1986): Bone loss in hypothyroidism with hormone replacement: A histomorphometric study. *Arch Intern Med*, 146, 48–53.
30. Brincat, M. P., et al. (1996): A screening model for osteoporosis using dermal skin thickness and bone densitometry, in: B. G. Wren (Hrsg.), *Progress in the Management of the Menopause: The Proceedings of the 8th International Congress on the Menopause*, 175–178. Sydney: Parthenon Publishing Group.
31. Robins, S. P. (1995): Collagen crosslinks in metabolic bone disease. *Acta Orthopedica Scandinavia*, 66 (266, suppl.), S171–S175; Garnero, P., et al. (1994): Comparison of new biochemical markers of bone turnover in late postmenopausal osteoporotic women in response to alendronate treatment. *J Clin Endocrinol Metab*, 79, 1693–1700; Chesnut, C., et al. (1997): Hormone replacement therapy in postmenopausal women: Urinary N-telopeptide of type I collagen monitors therapeutic effect and predicts response of bone mineral density. *Am J Med*, 102, 29–37.
32. Cummings, S. R., et al. (in press): Regression to mean in clinical practice: Women who seem to lose bone density during treatment for osteoporosis usually gain if treatment is continued. *JAMA*. Cited in B. Ettinger (2000): Sequential osteoporosis treatment for women with postmenopausal osteoporosis. *Menopausal Medicine, Newsletter of the American Society for Reproductive Medicine*, 8 (2), 3.
33. Watts, N. B., et al. (1995): Comparison of oral estrogens and estrogens plus androgen on bone mineral density, menopausal symptoms, and lipidlipoprotein profiles in surgical Menopause. *Obstet Gynecol*, 85, 529–537.
34. Cummings, S., et al. (1998): Endogenous hormones and the risk of hip and vertebral fractures among older women. *N Engl J Med*, 339, 733–738.
35. Riggs, B., & Melton, L. (1986): Involutional osteoporosis. N Engl J Med, 26, 1676–1686. Buchanan, J. R., et al. (1988): Early vertebral trabecular bone loss in normal premenopausal women. *J Bone Miner Res*, 3 (5), 583–587.
36. Carter, M. D., et al. (1991): Bone mineral content at three sites in normal perimenopausal women. *Clin Orthop*, 266, 295–300; Harris, S., & Dawson-Hughes, B. (1992): ebenda.
37. Heaney, R. P. (1990): Estrogen-calcium interactions in the post-Menopause: A quantitative description. *J Bone Miner Res*, 11 (1), 67–84.
38. Speroff, L. (Oct. 1999): Treatment options for the prevention of osteoporosis. *Ob/Gyn Clinical Alert*, 46.
39. Lee, J. (1991): Is natural progesterone the missing link in osteoporosis prevention and treatment? *Med Hypotheses*, 35, 316–318; Prior, J. (1991): Progesterone and the prevention of osteoporosis. *Can J Ob-Gyn Women's Healthcare*, 3 (4), 178–183; Lee, J. (1990): Osteoporosis reversal: The role of progesterone. *Clin Nutr Rev*, 10, 884–889; Prior, M. C., et al. (1994): Cyclic medroxyprogesterone increases bone density: A controlled trial

in active women with menstrual cycle disturbances. *Am J Med*, 96, 521–530; Adachi, J. D., et al. (1997): A double-blind randomized controlled trial of the effects of medroxyprogesterone acetate on bone density of women taking oestrogen replacement therapy. *Br J Obstet Gynaecol*, 104, 64–70; Prior, J. C., et al. (1997): Premenopausal ovariectomy-related bone loss: A randomized, double-blind, one-year trial of conjugated estrogen or medroxyprogesterone acetate. *J Bone Miner Res*, 12 (11), 1851–1863.
40. Rossouw, J. E., et al. (2002): Risks and benefits of estrogen plus progestin in healthy postmenopausal women: Principal results from the Women's Health Initiative randomized controlled trial. *JAMA*, 288 (3), 321–333.
41. Lindsay, R., Gallagher, J. C., Kleerekoper, M., & Pickar, J. H. (2002): Effect of lower doses of conjugated equine estrogens with and without medroxyprogesterone acetate on bone in early postmenopausal women. *JAMA*, 287 (20), 2668–2676.
42. Tremollieres, F. A., Strong, D. D., Baylink, D. J., & Mohan, S. (1992): Progesterone and promegestone stimulate human bone cell proliferation and insulin-like growth factor-2 production. *Acta Endocrinol (Copenh)*, 26 (4), 329–337.
43. Dawson-Hughes, G., et al. (1990): A controlled trial of the effects of calcium supplementation on bone density in postmenopausal women. *N Engl J Med*, 323, 878–883.
44. Feskanich, D., et al. (2003): Calcium, vitamin D, milk consumption, and hip fractures: A prospective study among postmenopausal women. *Am J Clin Nutr*, 77, 504–511.
45. Bischoff-Ferrari, H. A., et al. (2007): Calcium intake and hip fracture risk in men and women: A meta-analysis of prospective cohort studies and randomized controlled trials. *Am J Clin Nutr*, 86, 1780–1790.
46. Castleman, M. (2009): The calcium myth. *Natural Solutions*, 57–62; online verfügbar unter: www.naturalsolutionsmag.com/ articles-display/15403/ The-Calcium-Myth.
47. Aiello, L., & Wheeler, P. (1995): The expensive tissue hypothesis: The brain and the digestive system in human and primate evolution. *Current Anthropology*, 36 (2), 199–221; Lorenz, K., & Lee, V. A. (1997): The nutritional and physiological impact of cereal products in human nutrition. *Crit Rev Food Sci Nutr*, 8, 383–456; Cassiday, C. M. (1980): Nutrition and health in agriculturalists and hunter-gatherers: A case study of two prehistoric populations, in: R. F. Kandel, G. H. Pelto, & N. W. Jerome (eds.), *Nutritional Anthropology: Contemporary Approaches to Diet and Culture*, 117–145. Pleasantville, NY: Redgrave Publishing Company; Eaton, S. B., & Nelson, D. A. (1991): Calcium in evolutionary perspective. *Am J Clin Nutr*, 54 (suppl.), 281S–287S; Goodman, A. H., Dufour, D., & Pelto, G. H. (2000): *Nutritional Anthropology: Biocultural Perspectives on Food and Nutrition. Mountain View*, CA: Mayfield Publishing. See also *The Paleopathology Newsletter*, published by the Paleopathology Association. Contact: Ms. Eve Cockburn, 18655 Parkside, Detroit, MI 48221–2208.
48. McGuigan, J. (1994): Peptic ulcer and gastritis, in: K. Isselbacher, et al. (eds.), *Harrison's Principles of Internal Medicine*, vol. 2 (13. Auflage), S. 1369. New York: McGraw-Hill.
49. Odvina, C. V., et al. (2005): Severely suppressed bone turnover: A potential complication of alendronate therapy. *J Clin Endocrinol Metab*, 90, 1294–1301.
50. Bauer, D. C., et al. (2004): Change in bone turnover and hip, non-spine, and vertebral fracture in alendronate-treated women: The fracture intervention trial, *J Bone Miner Res*, 19, 1250–1258; Kwek, E. B., et al. (2008): An emerging pattern of subtrochanteric stress fractures: A long-term complication of alendronate therapy? *Injury, 39*, 224–231; Neviaser, A. S., et al. (2008): Low-energy femoral shaft fractures associated with

alendronate use. *J Orthop Trauma*, 22, 346–350; Parker-Pope, T. (July 15, 2008): Drugs to build bones may weaken them. *New York Times*, online verfügbar unter: www.nytimes.com/2008/07/15/health/15well.html?partner=rssnyt&emc =rss; Cheung, R. K., et al. (2007): Sequential non-traumatic femoral shaft fractures in a patient on long-term alendronate. *Hong Kong Med J*, 13, 485–489; American Association of Orthopaedic Surgeons (AAOS) 2010 Annual Meeting: Abstract 241, presented Mar. 10, 2010; Abstract 339, presented Mar. 11, 2010.
51. Guyatt, G. H., et al. (2002): Summary of meta-analyses of therapies for postmenopausal osteoporosis and the relationship between bone density and fractures. *Endocrinol Metab Clin North Am*, 31 (3), 659–679, xii; Cranney, A., et al. (2002): Meta-analyses of therapies for postmenopausal osteoporosis. IX: Summary of meta-analyses of therapies for postmenopausal osteoporosis. *Endocr Rev*, 23 (4), 570–578; Black, D. M., et al. (1996): Randomised trial of effect of alendronate on risk of fracture in women with existing vertebral fractures. Fracture Intervention Trial Research Group. *Lancet*, 348 (9041), 1535–1541; McClung, M. R., et al. (Feb. 1, 2001): Effect of risedronate on the risk of hip fracture in elderly women. Hip Intervention Program Study Group. *N Engl J Med*, 344 (5), 333–340; Harris, S. T., et al. (1999): Effects of risedronate treatment on vertebral and nonvertebral fractures in women with postmenopausal osteoporosis: A randomized controlled trial. Vertebral Efficacy with Risedronate Therapy (VERT) Study Group. *JAMA*, 282 (14), 1344–1352.
52. Alonso-Coello, P., et al. (2008): Drugs for pre-osteoporosis: Prevention or disease mongering? *BMJ*, 336, 126–129.
53. DeGroen, P. C. (1996): Esophagitis associated with the use of alendronate. *N Engl J Med*, 335, 1016–1021.
54. Ruggiero, S. L., et al. (2004): Osteonecrosis of the jaws associated with the use of bisphosphonates: A review of 63 cases. *J Oral Maxillofacial Surg*, 62, 527–534.
55. Watts, N. B., & Diab, D. L. (2010): Long-term use of bisphosphonates in osteoporosis. *J Clin Endocrinol Metab*, 95, 1555–1565; Speroff, L. (2005): Is long-term alendronate treatment a problem? *Ob/Gyn Clinical Alert*, 22, 9–10.
56. Delmas, P., et al. (1997): Effects of raloxifene on bone mineral density, serum cholesterol concentrations, and uterine endometrium in postmenopausal women. *N Engl J Med*, 337, 1641–1647; Ettinger, B., et al. (1999): Reduction of vertebral fracture risk in postmenopausal women with osteoporosis treated with raloxifene: Results from a 3-year randomized clinical trial. Multiple Outcomes of Raloxifene Evaluation (MORE) Investigators. *JAMA*, 282 (7), 637–645.
57. Silverman, S. L., & Azria, M. (2002): The analgesic role of calcitonin following osteoporotic fracture. *Osteoporos Int*, 13 (11), 858–867.
58. Phoosuwan, M., et al. (2009): The effects of weight bearing yoga training on the bone resorption markers of the postmenopausal woman. *J Med Assoc Thai*, 92 (suppl. 5), S102–S108.
59. Nelson, M., et al. (1994): Effects of high-intensity strength training on multiple risk factors for osteoporotic fractures: A randomized controlled trial. *JAMA*, 272 (24), 1909–1914.
60. Nelson, M. (2000): *Strong Women Stay Young.* New York: Bantam.
61. Fiatarone, M., et al. (1994): Exercise training and nutritional supplementation for physical frailty in very elderly people. *N Engl J Med*, 330 (25), 1769–1775.
62. Bischoff-Ferrari, H. (2009): Effect of extended physiotherapy and highdose vitamin D on rate of falls and hospital re-admission after acute hip fracture: A randomized

controlled trial. Presented at the 31st annual meeting of the American Society for Bone and Mineral Research (ASBMR), Denver, CO.
63. Sinaki, M., & Mikkelsen, B. A. (1984): Postmenopausal spinal osteoporosis: Flexion vs. extension. *Arch Phys Med Rehab*, 65, 593–596.
64. Rosen, C., et al. (1994): The effects of sunlight and diet on bone loss in elderly women from rural Maine. *Maine J Health Issues*, 1 (2), 35–48. (Study done by Michael Holick in Bangor, Maine.)
65. Vieth, R. (1999): Vitamin D supplementation, 25-hydroxyvitamin D concentrations, and safety. *Am J Clin Nutr*, 69, 842–856. (Wer ernsthaft an wichtigen Erkenntnissen zur Vitamin-D-Forschung interessiert ist, lese diesen beeindruckenden Übersichtsartikel.)
66. Ibid.
67. Dobnig, H., et al. (2008): Independent association of low serum 25-hydroxyvitamin D and 1,25-dihydroxyvitamin D levels with all-cause and cardiovascular mortality. *Arch Intern Med*, 168, 1340–1349.
68. Neer, R. M., et al. (1971): Stimulation by artificial lighting of calcium absorption in elderly human subjects. *Nature*, 229, 255.
69. Holick, M. F. (1995): Environmental factors that influence the cutaneous production of vitamin D. *Am J Clin Nutr*, 61 (suppl. 3), 638S–645S.
70. Dawson-Hughes, B., et al. (1991): Effect of vitamin D supplementation on wintertime and overall bone loss in healthy postmenopausal women. *Ann Intern Med*, 115 (7), 505–511.
71. Ibid.
72. Sanders, K. M., et al. (2010): Annual high-dose oral vitamin D and falls and fractures in older women: a randomized controlled trial. *JAMA*, 303, 1815–1822.
73. McNeil, T. (Spring 1998): The vitamin D guru: School of medicine professor sees the light and spreads the news. *Bostonia*, 34–35.
74. Veith, R. (1999): ebenda.
75. Berger, J. (1998), 64–72. *Herbal Rituals.* New York: St. Martin's Press.
76. Weed, S. (1989): *Healing Wise: Wise Woman's Herbal* (262): Woodstock, NY: Ashtree Publications.
77. Munger, R. G. (1999): Prospective study of dietary protein intake and risk of hip fracture in postmenopausal women. *Am J Clin Nutr*, 69 (1), 147–152.
78. Abraham, G. (1991): The importance of magnesium in the management of primary postmenopausal osteoporosis: A review. *J Nutr Med*, 2, 165–178; Gaby, A., & Wright, J. (1990): Nutrients and osteoporosis: A review article. *J Nutr Med*, 1, 63–72.
79. Buckley, L. M., et al. (1996): Calcium and vitamin D3 supplementation prevents bone loss in the spine secondary to low-dose corticosteroids in patients with rheumatoid arthritis. A randomized, double-blind, placebo-controlled trial. *Ann Intern Med*, 125 (12), 961–968.
80. Nielson, B. E., et al. (1987): Effects of dietary boron on mineral, estrogen, and testosterone metabolism in postmenopausal women. *FASEB*, 1, 394–397.
81. Cauley, J. A., et al. (2008): Serum 25-hydroxyvitamin D concentrations and risk for hip fractures. *Ann Intern Med*, 149, 242–250.
82. Koshihara, Y., et al. (2003): Vitamin K stimulates osteoblastogenesis and inhibits osteoclastogenesis in human bone marrow cell culture. *J Endocrinol*, 176, 339–348;

Hidaka, T., et al. (2002): Treatment for patients with postmenopausal osteoporosis who have been placed on HRT and show a decrease in bone mineral density: Effects of concomitant administration of vitamin K2. *J Bone Miner Metab*, 20, 235–239; Hirano, J., & Ishii, Y . (2002): Effects of vitamin K2 , vitamin D, and calcium on the bone metabolism of rats in the growth phase. *J Orthop Sci*, 7, 364–369; Shiraki, M., et al. (2000): Vitamin K2 (menatetrenone) effectively prevents fractures and sustains lumbar bone mineral density in osteoporosis. *J Bone Miner Res*, 15, 515–521; Iwamoto, J., et al. (2000): Effect of combined administration of vitamin D3 and vitamin K2 on bone mineral density of the lumbar spine in postmenopausal women with osteoporosis. *J Orthop Sci*, 5, 546–551.

83. Iwamoto, J., et al. (2003): Treatment with vitamin D3 and/or vitamin K2 for postmenopausal osteoporosis. *Keio J Med*, 52, 147–150; Iwamoto, J., et al. (2000): ebenda.
84. Booth, S. L., et al. (2003): Dietary phylloquinone depletion and repletion in older women. *J Nutr*, 133, 2565–2569; Binkley, N. C., et al. (2002): A high phylloquinone intake is required to achieve maximal osteocalcin gamma-carboxylation. *Am J Clin Nutr*, 76, 1055–1060.
85. Manonai, J., et al. (2008): Effects and safety of Pueraria mirifica on lipid profiles and biochemical markers of bone turnover rates in healthy postmenopausal women. *Menopause*, 15, 530–535; Urasopon, N., et al. (2007): Pueraria mirifica, a phytoestrogen-rich herb, prevents bone loss in orchidectomized rats. *Maturitas*, 56, 322–331; Urasopon, N., et al. (2008): Preventive effects of Pueraria mirifica on bone loss in ovariectomized rats. *Maturitas*, 59, 137–148.
86. Li, Y., et al. (2010): Bone mineral content is positively correlated to n-3 fatty acids in the femur of growing rats. *Br J Nutr*, 104 (5), 674–685; Griel, A. E., et al. (2007): An increase in dietary n-3 fatty acids decreases a marker of bone resorption in humans. *Nutr J*, 6, 2.
87. Potter, S. M., Baum, J. A., Teng, H., Stillman, R. J., Shay, N. F., & Erdman, J. W. (1998): Soy protein and isoflavones: Their effects on blood lipids and bone density in postmenopausal women. *Am J Clin Nutr*, 68 (6, suppl.), 1375S–1379S.
88. Zhang, X., et al. (2005): Prospective cohort study of soy food consumption and risk of bone fracture among postmenopausal women. *Arch Intern Med*, 165 (16), 1890– 1895.
89. Lydeking-Olsen, E., et al. (2004): Soymilk or progesterone for prevention of bone loss—a 2-year randomized, placebo-controlled trial. *Eur J Nutr*, 43 (4), 246–257. Epub Apr. 14, 2004.
90. Bonfield, T. (June 15, 1999): Research backs benefits of soy— postmenopausal women take note. *Cincinnati Enquirer*. This study, which was conducted by Dr. Michael Scheiber, of the Obstetrics and Gynecology Department at the University of Cincinnati, and Dr. Kenneth Setchell, director of mass spectrometry at Children's Hospital Medical Center, demonstrated that eating three servings of soy foods per day containing a total of about 70 mg of soy isoflavones had definite bone-building effects that may be as good as those of estrogen.
91. Hegarty, V., et al. (2000): Tea drinking and bone mineral density in older women. *Am J Clin Nutr*, 71, 1003–1007.

XIII. Kapitel – Gesundheit für die Brust

1. Toikkanene, S., et al. (1991): Factors predicting late mortality from breast cancer. *Eur J Cancer*, 27 (5), 586–591.
2. Chen, C. C., et al. (1995): Adverse life events and breast cancer: Casecontrol study. *BMJ*, 311, 1527–1530.
3. Dreher, Henry. (Oct. 12, 2005): Persönliches Gespräch.
4. Levy, S., et al. (1987): Correlation of stress factors with sustained depression of natural killer cell activity and predicted prognosis in patients with breast cancer. *J Clin Oncol*, 5, 348–353.
5. Spiegel, D., et al. (1989): The effect of psychosocial treatment on survival of patients with metastatic breast cancer. *Lancet*, 2 (8668), 888–891.
6. Prior, J. (1992): Critique of estrogen treatment for heart attack prevention: The Nurses' Health Study. *A Friend Indeed*, 8 (8), 3–4; Schairer, C., et al. (2000): Menopausal estrogen and estrogen-progestin replacement therapy and breast cancer risk. *JAMA*, 283 (4), 485–491.
7. Bulbrook, P. D., Swain, M. C., Wang, D. Y., et al. (1976): Breast cancer in Britain and Japan: Plasma oestradiol-17b, oestrone, and progesterone, and their urinary metabolites in normal British and Japanese women. *Eur J Cancer*, 12, 725–735.
8. Seely, S., et al. (1983): Diet and breast cancer: The possible connection with sugar consumption. *Med Hypotheses*, 11, 319–327; Kazer, R. (1995). Insulin resistance, insulin-like growth factor I and breast cancer: A hypothesis. *Int J Cancer*, 62, 403–406; Bruning, P., et al. (1992): Insulin resistance and breast-cancer risk. *Int J Cancer*, 52, 511–516.
9. Tavani, A., et al. (Feb. 17, 2006): Consumption of sweet foods and breast cancer risk in Italy, *Ann Oncol*.
10. Coleman, B. C. (Mar. 10, 1999): Fatty diet and breast cancer: No link? *Portland Press Herald*.
11. Adlercreutz, H., et al. (1982): Excretion of the lignans enterolactone and enterodiol and of equol in omnivorous and vegetarian postmenopausal women and in women with breast cancer. *Lancet*, 2 (8311), 1295–1299.
12. Goldin, B. R., Adlercreutz, H., et al. (1982): Estrogen excretion patterns and plasma levels in vegetarian and omnivorous women. *N Engl J Med*, 307, 1542–1547.
13. Percival, M. (1997): Phytonutrients and detoxification. *Clinical Nutrition Insights*, 1–4. Published by the Foundation for the Advancement of Nutritional Education. Available from Metagenics North East, P.O. Box 848, Kingston, NH 03848.
14. Zava, D., & Duwe, G. (1997): Estrogenic and antiproliferative properties of genistein and other flavonoids in human breast cancer cells in vitro. *Nutr Cancer*, 27 (1), 31–40.
15. Shu, X. O., et al. (2009): Soy food intake and breast cancer survival. *JAMA*, 302, 2437–2443.
16. Thomsen, A. R., et al. (2005): Influence of Prevastein, an isoflavone-rich soy product, on mammary gland development and tumorigenesis in Tg.NK (MMTV/c-neu) mice. *Nutr Cancer*, 52 (2), 176–188; Allred, C. D., et al. (2004): Soy processing influences growth of estrogen-dependent breast cancer tumors. *Carcinogenesis*, 25 (9), 1649–1657.
17. Allred, C. D., et al. (2004): ebenda.
18. Nagata, C., et al. (1997): Decreased serum estradiol concentration associated with high dietary intake of soy products in premenopausal Japanese women. *Nutr Cancer*, 29 (3), 228–233; Lu, L. J., et al. (2000): Increased urinary excretion of 2-hydroxyestrone but

not 16alpha-hydroxyestrone in premenopausal women during a soya diet containing isoflavones. *Cancer Res*, 60 (5), 1299–1305; Cassidy, A., Bingham, S., & Setchell, K. D. (1994): Biological effects of a diet of soy protein rich in isoflavones on the menstrual cycle of premenopausal women. *Am J Clin Nutr*, 60 (3), 333–340.
19. Council for Responsible Nutrition. (June 17, 2009): International researchers convene meeting on isoflavones. Pressemitteilung. Online verfügbar unter: www.npicenter.com/anm/anmviewer.asp?a=24304&print=yes.
20. Ritchie, M. (June 2009): Persönliches Gespräch.
21. Xu, X., et al. (1998): Effects of soy isoflavones on estrogen and phytoestrogen metabolism in premenopausal women. *Cancer Epidemiol Biomarkers Prev*, 7 (12), 1101–1108.
22. Wood, C. E., et al. (2004): Breast and uterine effects of soy isoflavones and conjugated equine estrogens in postmenopausal female monkeys. *J Clin Endocrinol Metab*, 89 (7), 3462–3468.
23. Kang, X., et al. (Oct. 18, 2010): Effect of soy isoflavones on breast cancer recurrence and death for patients receiving adjuvant endocrine therapy. *Can Med Assoc J*, 182 (17), 1857–1862.
24. Ramnarine, S., et al. (2009): Phyto-oestrogens: Do they have a role in breast cancer therapy? Proc Nutr Soc, 68 (OCE), E93.
25. Bagga, D., et al. (1997): Dietary modulation of omega-3/omega-6 polyunsaturated fatty acid ratios in patients with breast cancer. *J Nat Cancer Inst*, 89 (15), 1123–1131.
26. Brasky, T. M., et al. (2010): Specialty supplements and breast cancer risk in the Vitamins and Lifestyle (VITAL) Cohort. *Cancer Epidemiol Biomarkers Prev*, 19, 1696–1708.
27. Bougnoux, P., et al. (2009): Improving outcome of chemotherapy of metastatic breast cancer by docosahexaenoic acid: A phase II trial. *Br J Cancer*, 101 (12), 1978–1985.
28. Garland, C. F., et al. (2009): Vitamin D for cancer prevention: Global perspective. *Ann Epidemiol*, 19, 468–483.
29. Garland, C. F., et al. (2007): Vitamin D and prevention of breast cancer: Pooled analysis. *J Steroid Biochem Mol Biol*, 103, 708–711.
30. Anderson, L. N., et al. (2010): Vitamin D and calcium intakes and breast cancer risk in pre- and postmenopausal women. *Am J Clin Nutr*, 91, 1699–1707.
31. American Society of Clinical Oncology 2008 Annual Meeting: Abstract 511. Vorabpressemitteilung, May 15, 2008.
32. Goodwin, P. J., et al. (2009): Prognostic effects of 25-hydroxyvitamin D levels in early breast cancer. *J Clin Oncol*, 27, 3757–3763.
33. Kessler, J. H. (2004): The effect of supra-physiologic levels of iodine on patients with cyclic mastalgia. *Breast J*, 10, 328–336.
34. Ghent, W. R., et al. (1993): Iodine replacement in fibrocystic disease of the breast. *Can J Surg*, 35, 453–460.
35. Fitzgibbons, P. L., et al. (1998): Benign breast changes and the risk for subsequent breast cancer: An update of the 1985 consensus statement. Cancer Committee of the College of American Pathologists. *Arch Pathol Lab Med*, 122, 1053–1055; Hartmann, L. C., et al. (2005): Benign breast disease and the risk of breast cancer. *N Engl J Med*, 353, 229–237.
36. Garcia-Solis, P., et al. (2005): Inhibition of N-methyl-N-nitrosourea-induced mammary carcinogenesis by molecular iodine (I2) but not by iodide (I-) treatment. Evidence that I2 prevents cancer promotion. *Mol Cell Endocrinol*, 236, 49–57.

37. Shrivastava, A. (2006): Molecular iodine induces caspase-independent apoptosis in human breast carcinoma cells involving the mitochondria-mediated pathway. *J Biol Chem*, 281, 19762–19771.
38. Aceves, C., et al. (2005): Is iodine a gatekeeper of the integrity of the mammary gland? *J Mammary Gland Biol Neoplasia*, 10, 189–196.
39. Eskin, B. A., et al. (1967): Mammary gland dysplasia in iodine deficiency. *JAMA*, 200, 115–119.
40. Lockwood, K., et al. (1994): Partial and complete regression of breast cancer in patients in relation to dosage of coenzyme Q10. *Biochem Biophys Res Comm*, 199 (3), 1504–1508.
41. Larsson, S. C., et al. (2010): Multivitamin use and breast cancer incidence in a prospective cohort of Swedish women. *Am J Clin Nutr*, 91, 1268–1272.
42. Meulepas, J. M., et al. (2010): Multivitamin supplement use and risk of invasive breast cancer. *Public Health Nutr*, 13 (10), 1540–1545; Ishitani, K., et al. (2008): A prospective study of multivitamin supplement use and risk of breast cancer. Am J Epidemiol, 167, 1197–1206; Zhang, S., et al. (1999): A prospective study of folate intake and the risk of breast cancer. JAMA, 281, 1632–1637.
43. Pierce, B. L., et al. (2009): Elevated biomarkers of inflammation are associated with reduced survival among breast cancer patients. *J Clin Oncol*, 27, 3437–3444.
44. Ye, S. F., et al. (2003): Suppressive effects of Active Hexose Correlated Compound on the increased activity of hepatic and renal ornithine decarboxylase induced by oxidative stress. *Life Sci*, 74, 593–602.
45. Ikeda, T., et al. (2003): Prophylactic efficacy of a basidiomycetes preparation AHCC against lethal Candida albicans infection in experimental granulocytopenic mice. *Nippon Ishinkin Gakkai Zasshi*, 44, 127–131; Aviles, H., et al. (2003): Active hexose correlated compound enhances resistance to Klebsiella pneumoniae infection in mice in the hindlimb-unloading model of spaceflight conditions. *J Appl Physiol*, 95, 491–496; Wang, S., et al. (2009): Oral administration of active hexose correlated compound enhances host resistance to West Nile encephalitis in mice. *J Nutr* 139, 598–602.
46. Matsui, Y., et al. (2002): Improved prognosis of postoperative hepato-cellular carcinoma patients when treated with functional foods: a prospective cohort study. *J Hepatol*, 37, 78–86.
47. Li, C. I., et al. (2010): Alcohol consumption risk of postmenopausal breast cancer by subtype: The women's health initiative observational study. *J Natl Cancer Inst*, 102, 1422–1431.
48. Willett, W. C., et al. (1987): Moderate alcohol consumption and the risk of breast cancer. *N Engl J Med*, 316, 1174–1180.
49. Li, C. I., et al. (2009): Relationship between potentially modifiable lifestyle factors and risk of second primary contralateral breast cancer among women diagnosed with estrogen receptor–positive invasive breast cancer. *J Clin Oncol*, 27, 5312–5318.
50. Ginsburg, E. (1996): Effects of alcohol ingestion on estrogens in postmenopausal women. *JAMA*, 276 (21), 1747–1751.
51. Zhang, S., et al. (1989): A prospective study of folate intake and the risk of breast cancer. *JAMA*, 281 (17), 1632–1637.
52. Ambrosone, C., et al. (1996): Cigarette smoking, N-acetyltransferase 2 genetic polymorphisms, and breast cancer risk. *JAMA*, 276 (18), 1494–1501.

53. Thune, I., et al. (1997): Physical activity and the risk of breast cancer. *N Engl J Med*, 336, 1269–1275.
54. Peters, T. M., et al. (2009): Intensity and timing of physical activity in relation to postmenopausal breast cancer risk: The prospective NIH-AARP diet and health study. *BMC Cancer*, 9, 349.
55. Verkasalo, P. K., et al. (2005): Sleep duration and breast cancer: A prospective cohort study. *Cancer Res*, 65 (20), 9595–9600.
56. Blask, D. E., et al. (2005): Melatonin-depleted blood from premenopausal women exposed to light at night stimulates growth of human breast cancer xenografts in nude rats. *Cancer Res*, 65 (23), 11174–11184.
57. Schernhammer, E. S., & Hankinson, S. E. (2005): Urinary melatonin levels and breast cancer risk. *J Natl Cancer Inst*, 97 (14), 1084–1087.
58. Schernhammer, E. S., et al. (2001): Rotating night shifts and risk of breast cancer in women participating in the Nurses' Health Study. *J Natl Cancer Inst*, 93 (20), 1563– 1568.
59. Glass, A. G., et al. (2007): Breast cancer incidence, 1980–2006: Combined roles of menopausal hormone therapy, screening mammography, and estrogen receptor status. *J Natl Cancer Inst*, 99, 1152–1161; Ravdin, P. M., et al. (2007): The decrease in breast-cancer incidence in 2003 in the United States. *N Engl J Med*, 356, 1670–1674; Clarke, C. A., et al. (2006): Recent declines in hormone therapy utilization and breast cancer incidence: Clinical and population-based evidence. *J Clin Oncol*, 24, e49–e50.
60. Welch, H. G., & Black, W. C. (1997): Using autopsy series to estimate the disease „reservoir" for ductal carcinoma in situ of the breast: How much more breast cancer can we find? *Ann Intern Med*, 127 (11), 1023–1028; Nielsen, M., et al. (1987): Breast cancer and atypia among young and middle-aged women: A study of 110 medico-legal autopsies. *Br J Cancer*, 56 (6), 814–819.
61. Welch, H. G., & Black, W. C. (1997): ebenda., 1023.
62. Zahl, P., Maehlen, J., & Welch, H. G. (2008): The natural history of invasive breast cancers detected by screening mammography. *Arch Intern Med*, 168, 21, 2311–2316.
63. Parker-Pope, T. (Oct. 22, 2009): Benefits and risks of cancer screening are not always clear, experts say. New York Times, A26 (also online verfügbar unter: http:// www.nytimes.com/2009/10/22/health/22screen.html#); Esserman, L., et al. (2009): Rethinking screening for breast cancer and prostate cancer. *JAMA*, 302, 1685–1692; Kolata, G. (Oct. 21, 2009): Cancer society, in shift, has concerns on screenings. *New York Times*, A1 (also online verfügbar unter: www.nytimes.com/2009/10/21/health/21cancer.html#).
64. Parker-Pope, T. (Oct. 22, 2009): ebenda.
65. Moody-Ayers, S., et al. (2000): »Benign« tumors and »early detection« in mammography-screened patients of a natural cohort with breast cancer. *Arch Intern Med*, 160 (8), 1109–1115.
66. National Institutes of Health Consensus Development Panel. (1997): National Institutes of Health Consensus Development Conference Statement: Breast cancer screening for women ages 40–49. *J Natl Cancer Inst*, 89 (14), 1015–1026.
67. Prager, K. (1996): Outrage over mammogram screening unwarranted. Medical Tribune. Quoted by Gina Kolata in the *New York Times* (Jan. 28, 1997).
68. Baines, C. (2005): Rethinking breast screening—again. *BMJ*, 331, 1031.
69. Van Netten, J. P., et al. (1994): Physical trauma and breast cancer. *Lancet*, 343 (8903), 978–979.

70. Christiansen, C. L., et al. (2000): Predicting the cumulative risk of falsepositive mammograms. *J Natl Cancer Inst*, 92 (20), 1657–1666.
71. Bleicher, R. J., et al. (2009): Association of routine pretreatment magnetic resonance imaging with time to surgery, mastectomy rate, and margin status. *J Am Coll Surg*, 209, 180–187.
72. Elmore, J. G., et al. (1998): Ten-year risk of false positive screening mammograms and clinical breast exams. *N Engl J Med*, 338 (16), 1089–1096.
73. Gøtzsche, P. C., & Olsen, O. (2001): Is screening for breast cancer with mammography justifiable? *Lancet*, 355, 129–134; Gøtzsche, P. C., & Olsen, O. (2001): Cochrane review on screening for breast cancer with mammography. *Lancet*, 358, 1340–1342.
74. Miller, A. B., et al. (2000): Canadian National Breast Screening Study-2: 13-year results of a randomized trial in women aged 50–59 years. *J Natl Cancer Inst*, 92, 18, 1490–1499.
75. Kerlikowske, K., et al. (1999): Continuing screening mammography in women aged 70 to 79 years: Impact on life expectancy and costeffectiveness. *JAMA*, 282, 22, 2156– 2163.
76. Moore, F. (1978): Breast self-examination. *N Engl J Med*, 299 (6), 304–305.
77. Thomas, D. B., et al. (2002): Randomized trial of breast self-examination in Shanghai: Final results. *J Natl Cancer Inst*, 94, 1445–1457.
78. Semiglazov, V. F., et al. (1999): Interim results of a prospective randomized study of self-examination for early detection of breast cancer (Russia/St.Petersburg/WHO): *Voprosy Onkologii*, 45 (3), 265–271.
79. U.S. Preventive Services Task Force (Nov. 17, 2009): Screening for breast cancer: U.S. Preventive Services Task Force recommendation statement. *Ann Intern Med*, 151, 716–726; also online verfügbar unter: www.annals.org/ content/151/10/716.full.
80. Wyrick, D. (2005): Persönliches Gespräch. Dana Wyrick ist eine zertifizierte Masseurin. Die Selbstmassage der Brust hat sie selbst entwickelt, nachdem sie sich mit europäischen Lymphdrainage-Fachleuten ausgetauscht hatte. Lymphdrainage wird in Europa häufig angewandt.
81. U.S. Preventive Services Task Force (Nov. 17, 2009): ebenda.
82. Mandelblatt, J. S., et al. (2009): Effects of mammography screening under different screening schedules: Model estimates of potential benefits and harms. *Ann Intern Med*, 151 (10), 738–747; also online verfügbar unter: www.annals.org/content/151/10/738.full.
83. Kerlikowske, K., et al. (1993): Positive predictive value of screening mammography by age and family history of breast cancer. *JAMA*, 270 (2), 444.
84. National Council on Aging (1997): *Myths and Perceptions About Aging and Women's Health*. Washington, D.C. (1997): Assessing the odds. Lancet, 350 (9091), 1563.
85. Love, S. (2005): *Dr. Susan Love's Breast Book* (145): Cambridge, MA: Da Capo Lifelong Books.
86. Ries, L. A. G., Eisner, M. P., Kosary, C. L., Hankey, B. F., Miller, B. A., Kleg, L., & Edwards, B. K. (eds.) (2000): *SEER Cancer Statistics Review*, 1973–1993. Bethesda, MD: National Cancer Institute; Black, W. C., et al. (1995): Perceptions of breast cancer risk and screening effectiveness in women younger than 50 years old. *J Nat Cancer Inst*, 87, 720–731.
87. Phillips, K. A. (1999): Putting the risk of breast cancer in perspective. *N Engl J Med*, 340 (2), 141–144.
88. Hirshaut, Y., & Pressman, P. (2000): Breast Cancer: *The Complete Guide* (256): New York: Bantam.

89. American College of Obstetrics & Gynecology, Committee on Genetics (Oct. 1996): *Breast-Ovarian Cancer Screening* (Committee Opinion no. 176): Washington, D.C.
90. Collins, F. S. (1986): BRCA1—lots of mutations, lots of dilemmas. *N Engl J Med*, 334 (3), 186–188.
91. Weisberg, T. (Oct. 1996): Genetic testing for breast cancer. *Maine Cancer Perspectives*, 2 (4), 3.
92. Kesaniemi, Y. A. (unpublished data): Cited in A. Viitanen (1996), A new estrogen gel: Clinical benefits, in: B. G. Wren (Hrsg.), *Progress in the Management of the Menopause: The Proceedings of the 8th International Congress on the Menopause* (168): Sydney, Australia: Parthenon.
93. LaVecchia, C., Negri, E., Franceschi, S., et al. (1995): Hormone replacement therapy and breast cancer risk: A cooperative Italian study. *Br J Cancer*, 72, 244–248.
94. Beral, V., et al. (2010): Breast cancer risk in relation to the interval between Menopause and starting hormone therapy. *J Nat Cancer Inst.*, 103, 296–305.
95. Campagnoli, C., et al. (1999): HRT and breast cancer risk: A clue for interpreting the available data. *Maturitas*, 33, 185–190; Collaborative Group on Hormonal Factors in Breast Cancer (1997): Breast cancer and hormone replacement therapy: Collaborative reanalysis of data from 51 epidemiological studies of 52,705 women with breast cancer and 108,411 without breast cancer. *Lancet*, 350, 1047–1059.
96. Chlebowski, R. T., et al. (2010): Estrogen plus progestin and breast cancer incidence and mortality in postmenopausal women. *JAMA*, 304, 1684–1692.
97. Bhavani, B. R., et al. (1994): Pharmacokinetics of 17 beta-dihydroequilin sulfate and 17 beta-dihydroequilin in normal postmenopausal women. *J Clin Endocrinol Metab*, 78, 197–204.
98. Hargrove, J., & Eisenberg, E. (1995): Menopause. *Med Clin North Am*, 79 (6), 1337–1363.
99. Campagnoli, C. (1999): ebenda.; Collaborative Group on Hormonal Factors in Breast Cancer (1997): ebenda.
100. Beral V., Million Women Study Collaborators (2003): Breast cancer and hormone-replacement therapy in the Million Women Study. *Lancet*, 362 (9382), 419–427.
101. Coombs, N. J., et al. (2005): Hormone replacement therapy and breast cancer: Estimate of risk. *BMJ*, 331 (7512), 347–349.
102. Coombs, N. J., et al. (2005): Hormone replacement therapy and breast cancer risk in California. *Breast J*, 11 (6), 410–415.
103. Campagnoli, C. (1999): ebenda. Eingedenk der Ergebnisse der WHI-Studie zu Prempro und die finanziellen Verluste seiner Herstellerfirma Wyeth Ayerst in der Folge, ist es fraglich, ob wir jemals über die Daten verfügen werden, den Zusammenhang zu beweisen!
104. Fournier, A., et al. (2008): Unequal risks for breast cancer associated with different hormone replacement therapies: Results from the E3N cohort study. *Breast Cancer Res Treat*, 107, 103–111.
105. Fournier, A., et al. (2009): Estrogen-progestogen menopausal hormone therapy and breast cancer; does delay from Menopause onset to treatment initiation influence risks? *Journal of Clinical Oncology*, 27, 5138–5143.
106. Huang, Z., Willett, W. C., Colditz, G. A., Hunter, D. J., Manson, J. E., Rosner, B., Speizer, F. E., & Hankinson, S. E. (1999): Waist circumference, waist:hip ratio, and risk of breast cancer in the Nurses' Health Study. *Am J Epidemiol*, 150 (12) 1316–1324. »Weiter-

hin«, schreiben sie, »ist abdominelle Fettleibigkeit mit einem Überschuss an Androgen und einer gesteigerten Umwandlung von Androgen in Östrogen im Fettgewebe verbunden.« Auch weisen sie darauf hin, dass Östrogene bei Frauen in den Wechseljahren diese Hormonwerte grundsätzlich erhöhen. »Im Ergebnis haben alle Frauen, die Hormone verwenden, ein erhöhtes Brustkrebsrisiko, unabhängig von einer abdominellen Fettleibigkeit«, so ihre Schlussfolgerung.

107. Melamed, M., et al. (1997): Molecular and kinetic basis for the mixed agonist/antagonist activity of estriol. *Mol Endocrinol*, 11, 12, 1868–1878.
108. Rajkumar, L., et al. (2004): Prevention of mammary carcinogenesis by short-term estrogen and progestin treatments. *Breast Cancer Res*, 6, 1, R31–7.
109. Chlebowski, R., et al. (2009): Breast cancer after use of estrogen plus progestin in postmenopausal women. *N Engl J Med*, 360 (6), 573–587.
110. Henrich, J. B. (1992): The postmenopausal estrogen/breast cancer controversy. *JAMA*, 268, 1900–1902; Wotiz, H. H., Beebe, D. R., & Muller, E. (1984): Effect of estrogen on DMBA-induced breast tumors. *J Steroid Biochem*, 20, 1067–1075.
111. Drife, J. O. (1986): Breast development in puberty. *Ann N Y Acad Sci*, 464, 58–65; Dulbecco, R., et al. (1982): Cell types and morphogenesis in the mammary gland. *Proc Natl Acad Sci U S A*, 79, 7346–7350; Long-acre, T., & Bartow, S. (1986): A correlative morphologic study of human breast and endometrium in the menstrual cycle. *Am J Surgical Path*, 10 (6), 382–393; Weinberg, R. A. (Sept. 1996): How cancer arises. *Scientific American*, 62–70.
112. Lemon, H. (1973): Oestriol and prevention of breast cancer. *Lancet*, 1 (802), 546; Lemon, H. (1975): Estriol prevention of mammary carcinoma induced by 7,12-dimethyl-benzanthracene and procarbazine. *Cancer Res*, 35, 1341–1353; Lemon, H. (1980): Pathophysiologic considerations in the treatment of menopausal patients with oestrogens: The role of oestriol in the prevention of mammary cancer. *Acta Endocrinol*, 1, 17–27; Lemon, H., Wotiz, H., Parsons, L., et al. (1966): Reduced estriol excretion in patients with breast cancer prior to endocrine therapy. *JAMA*, 196, 1128–1136.
113. Bu, S. Z., et al. (1997): Progesterone induces apoptosis and upregulation of p53 expression in human ovarian carcinoma cell lines. *Cancer*, 79 (10), 1944–1950.
114. Zava, D. T., & Duwe, G. (1997): Estrogen and antiproliferative properties of genistein and other flavonoids in human breast cancer cells in vivo. *Nutr Cancer*, 27 (1), 31–40.
115. Cowan, A. D., et al. (1961): Breast cancer incidence in women with a history of progesterone deficiency. *Am J Epidemiol*, 114 (2), 209.
116. Chang, K. J., et al. (1995): Influences of percutaneous administration of estradiol and progesterone on human breast epithelial cell cycle in vivo. *Fertil Steril*, 63, 785–791.
117. Badwe, R. A., et al. (1991): Timing of surgery during menstrual cycle and survival of premenopausal women with operable breast cancer. *Lancet*, 337, 1261–1264.
118. Hrushesky, W. (1996): Breast cancer, timing of surgery, and the menstrual cycle: Call for prospective trial. *J Womens Health*, 5 (6), 555–566.
119. Wren, B., & Eden, J. A. (1996): Do progestogens reduce the risk of breast cancer? A review of the evidence. *Menopause*, 3 (1), 4–12.
120. Ibid.
121. McEwen, B. S., et al. (1999): Inhibition of dendritic spine induction on hippocampal ca-1 pyramidal neurons by nonsteroidal estrogen antagonist in female rats. *Endocrinology*, 140, 1044–1047; McEwen, B. S., & Wooley, C. S. (1994): Estradiol and proges-

terone regulate neuronal structure and synaptic connectivity in adult as well as developing brain. *Exper Gerontol*, 29, 431–436; Wooley, C. S., & McEwen, B. S. (1993): Roles of estradiol and progesterone in regulation of hippocampal dendritic spine density during the estrous cycle in the rat. *J Comp Neurol*, 336, 293–306.

122. Timmerman, D., et al. (1998): A randomized trial on the use of ultrasonography or office hysteroscopy for endometrial assessment in postmenopausal patients with breast cancer who were treated with tamoxifen. *Am J Obstet Gynecol*, 179, 62–70; Franchi, M., et al. (1999): Endometrial thickness in tamoxifen-treated patients: An independent predictor of endometrial disease. *Obstet Gynecol*, 93, 1004–1008; Ramonetta, L. M., et al. (1999): Endometrial cancer in polyps associated with tamoxifen use. *Am J Obstet Gynecol*, 180, 340–341.
123. Osborne, C. K. (1999): Questions and answers about tamoxifen, in: *Tamoxifen for the Treatment and Prevention of Breast Cancer*. V. Craig, (Hrsg.): Melville, NY. (1995): NSABP halts B-14 trial: No benefit seen beyond 5 years of tamoxifen use. *J Nat Cancer Inst*, 87, 1829.
124. Fisher, B. (1998): Tamoxifen for prevention of breast cancer: Report of the National Surgical Adjuvant Breast and Bowel Project P-1 Study. *J Nat Cancer Inst*, 90 (18), 1371–1388.
125. Gail, M. H., et al. (1989): Projecting individualized probabilities of developing breast cancer for white females who are being examined annually. *J Nat Cancer Inst*, 81 (24), 1879–1886.
126. Melnikow, J., et al. (July 24, 2006: Chemoprevention: Drug pricing and mortality: The case of tamoxifen. *Cancer*.
127. Gandey, A. (2006): Tamoxifen fails to reduce breast cancer risk in most women. *Medscape Medical News*, July 26, 2006; http://www.medscape .com/viewarticle/54157.
128. Li, C. I., et al. (2009): Adjuvant hormonal therapy for breast cancer and risk of hormone receptor-specific subtypes of contralateral breast cancer. *Cancer Res*, 69, 6865–6870.
129 Ninth Annual American Association for Cancer Research (AACR) International Conference on Frontiers in Cancer Prevention Research: Abstract B10. Presented Nov. 11, 2010.
130. Cuzick, J., et al. (2008): Treatment-emergent endocrine symptoms and the risk of breast cancer recurrence: A retrospective analysis of the ATAC trial. *Lancet Oncol*, 9, 1143–1148.

XIV. Kapitel – Mit Herz und Hingabe leben

1. Jefferson, A. L., et al. (2010): Cardiac index is associated with brain aging. The Framingham Heart Study. *Circulation*, 122, 690–697.
2. Svendsen, N. A. (Oct. 1999): Personal letter, excerpted in *Health Wisdom for Women*, 6 (10), 8. Used here with permission from the author.
3. Tremollieres, F. A., et al. (1999): Coronary heart disease risk factors and menopause: A study in 1,684 French women. *Atherosclerosis*, 142 (2), 415–423.
4. Ridker, P. M., et al. (2002): Comparison of C-reactive protein and lowdensity lipoprotein cholesterol levels in the prediction of first cardiovascular events. *N Engl J Med*, 347, 1557–1565.
5. Agin, D. (2010): *More Than Genes*, 87. New York: Oxford University Press; Barker, D. J. (1981): Geographical variations in disease in Britain. *BMJ (Clin Res Ed)*, 283, 398–400;

Barker, D. J., et al. (June 1982): Incidence of diabetes amongst people aged 18–50 years in nine British towns: A collaborative study. *Diabetologia*, 22, 421–425; Barker, D. J., & Osmond, C. (1987): Inequalities in health in Britain: Specific explanations in three Lancashire towns. *BMJ (Clin Res Ed)*, 294, 749–752; Bateson, P., et al. (2004): Developmental plasticity and human health. *Nature*, 430, 419–421.

6. Webber, L. S., et al. (1979): Occurrence in children of multiple risk factors for coronary artery disease: The Bogalusa Heart Study. *Prev Med*, 8, 407–418; Khoury, P., et al. (1980): Clustering and interrelationships of coronary heart disease risk factors in schoolchildren, ages 6–19. *Am J Epidemiol*, 112, 524–538.
7. National Center for Health Statistics (1999–2006): Health Data Interactive; Centers for Disease Control and Prevention. WISQARS leading causes of death reports.
8. American Heart Association (1997): *Heart and Stroke Statistical Update.* Dallas, TX; Centers for Disease Control and Prevention, National Center for Health Statistics (1996): *Health, United States,* 1995 (PHS Publication 96-1232): Hyattsville, MD: U.S. Dept. of Health and Human Services, Public Health Service; Leiman, J. M., Meyer, J. E., Rothschild, N., & Simon, L. J. (1997): *Selected Facts on U.S. Women's Health: A Chart Book.* New York: The Commonwealth Fund; Maynard, C., et al. (1992): Gender differences in the treatment and outcome of acute myocardial infarction. Results from the Myocardial Infarction Triage and Intervention Registry. *Arch Intern Med*, 152 (5), 972–976.
9. National Center for Health Statistics (1999–2006): Health Data Interactive; Centers for Disease Control and Prevention. WISQARS leading causes of death reports.
10. Clow, B. H. (1996): *Liquid Light of Sex: Kundalini Rising at Mid-Life Crisis* (103–104): Santa Fe, NM: Bear & Co.
11. Childre, D., & Martin, H. (1999): *The HeartMath Solution* (foreword): San Francisco: HarperSanFrancisco.
12. Skinner, J. (1993): Neurocardiology: Brain mechanisms underlying fatal cardiac arrhythmias. *Neurologic Clinics*, 11 (2), 325–351.
13. HeartMath LLC (May 2009): Return on investment. White paper.
14. McCraty, R., et al. (1998): The impact of a new emotional self-management program on stress, emotions, heart rate variability, DHEA and cortisol. *Integr Physiol Behav Sci*, 33, 151–170.
15. Kudenchuk, P. J., et al. (1996): Comparison of presentation, treatment and outcome of acute myocardial infarction in men vs. women (The Myocardial Infarction Triage and Intervention Registry): *Am J Cardiology*, 78 (1), 9–14.
16. Mackay, M. H., et al. (2009): Gender differences in reported symptoms of acute coronary syndromes. *Can J Cardiol*, 25, 115b.
17. Cooper, G. S. (1999): Menstrual and reproductive risk factors for ischemic heart disease. *Epidemiology*, 10 (3), 255–259; Hazeltine, F. P., & Jacobson, B. (1997): *Women's Health Research: A Medical and Policy Primer* (173): Washington, D.C.: APA Press.
18. Iribarren, C., et al. (2000): Association of hostility with coronary artery calcification in young adults: The CARDIA Study. *JAMA*, 283 (19), 2546–2551.
19. Friedman, M., & Rosenman, R. (1974): *Type A Behavior and Your Heart.* New York: Alfred A. Knopf.
20. Stampfer, M., et al. (2000): Primary prevention of coronary heart disease in women through diet and lifestyle. *N Engl J Med*, 343, 16–22.

21. Arsenault, B. J., et al. (July 2010): The hypertriglyceridemic-waist phenotype and the risk of coronary artery disease: Results from the EPIC-Norfolk Prospective Population Study. *Can Med Assoc J.*
22. Mo-Suwan, L., & Lebel, L. (1996): Risk factors for cardiovascular disease in obese and normal school-age children: Association of insulin with other cardiovascular risk factors. *Biomed Environ Sci*, 9 (2–3), 269–275; Wing, R. R., & Jeffery, R. W. (1995): Effect of modest weight loss on changes in cardiovascular risk factors: Are there differences between men and women between weight loss and maintenance? *Int J Obes Relat Metab Disord*, 19 (1), 67–73.
23. Manson, J. E., et al. (1992): The primary prevention of myocardial infarction. *N Engl J Med*, 326 (21), 1406–1416; Mosca, L., et al. (1999): Guide to preventive cardiology for women. AHA/ACC Scientific Statement Consensus panel statement. *Circulation*, 99 (18), 2480–2484.
24. Brunzell, J. D., et al. (2008): Lipoprotein management in patients with cardiometabolic risk: Consensus statement from the American Diabetes Association and the American College of Cardiology Foundation. *Diabetes Care*, 31, 811–822.
25. Kones, R. (2009): The Jupiter study, CRP screening, and aggressive statin therapy—implications for the primary prevention of cardiovascular disease. *Ther Adv Cardiovasc Dis*, 3, 309–315.
26. Grundy, S. M., et al. (2004): Implications of recent clinical trials for the National Cholesterol Education Program Adult Treatment Panel III guidelines. *Circulation*, 110 (2), 227–239.
27. ALLHAT Officers and Coordinators for the ALLHAT Collaborative Research Group (2002): Major outcomes in moderately hypercholesterolemic, hypertensive patients randomized to pravastatin vs. usual care: The Antihypertensive and Lipid-Lowering Treatment to Prevent Heart Attack Trial (ALLHAT-LLT): *JAMA*, 288 (23), 2998–3007.
28. Heart Protection Study Collaborative Group (2002), MRC/BHF Heart Protection Study of cholesterol lowering with simvastatin in 20, 536 high-risk individuals: A randomised placebo-controlled trial. *Lancet*, 360 (9326), 7–22.
29. Matsuzaki, M., et al. (2002): Large-scale cohort study of the relationship between serum cholesterol concentration and coronary events with lowdose simvastatin therapy in Japanese patients with hypercholesterolemia. *Circ J*, 66 (12), 1087–1095.
30. Newman, C. B., et al. (2003): Safety of atorvastatin derived from analysis of 44 completed trials in 9,416 patients. *Am J Cardio*, 92 (6), 670–676.
31. Sever, P. S., et al. (2003): Prevention of coronary and stroke events with atorvastatin in hypertensive patients who have average or lower-than-average cholesterol concentrations, in the Anglo-Scandinavian Cardiac Outcomes Trial—Lipid Lowering Arm (ASCOT-LLA): A multicentre randomised controlled trial. *Lancet*, 361 (9364), 1149–1158.
32. Jenkins, A. J. (2003): Might money spent on statins be better spent? *BMJ*, 327 (7420), 933.
33. Manuel, D. G., et al. (2006): Effectiveness and efficiency of different guidelines on statin treatment for preventing deaths from coronary heart disease: Modelling study. *BMJ*, 332, 1419.
34. Randomised trial of cholesterol lowering in 4,444 patients with coronary heart disease: The Scandinavian Simvastatin Survival Study (4S): (1994): *Lancet*, 344, 1383–1389; Prevention of cardiovascular events and death with pravastatin in patients with coronary heart disease and a broad range of initial cholesterol levels: The Long-Term

Intervention with Pravastatin in Ischaemic Disease (LIPID) Study Group (1998): *N Engl J Med*, 339, 1349–1357; Downs, J. R., et al. (1998): Primary prevention of acute coronary events with lovastatin in men and women with average cholesterol levels: Results of AFCAPS/TexCAPS. Air Force/Texas Coronary Atherosclerosis Prevention Study. *JAMA*, 279, 1615–1622; Dale, K. M., et al. (2007): Impact of gender on statin efficacy. *Curr Med Res Opin*, 23, 565–574.

35. Walsh, J. M., & Pignone, M. (2004): Drug treatment of hyperlipidemia in women. *JAMA*, 291, 2243–2252.
36. Ulmer, H., et al. (2004): Why Eve is not Adam: Prospective follow-up in 149,650 women and men of cholesterol and other risk factors related to cardiovascular and all-cause mortality. *J Womens Health*, 13, 41–53.
37. Tikhonoff, V., et al. (2005): Low-density lipoprotein cholesterol and mortality in older people. *J Am Geriatr Soc*, 53, 2159–2164.
38. Harris, J. I., et al. (2004): Statin treatment alters serum n-3 and n-6 fatty acids in hypercholesterolemic patients. *Prostaglandins Leukot Essent Fatty Acids*, 71, 263–269.
39. Maki, K. C., et al. (2010): Baseline lipoprotein lipids and low-density lipoprotein cholesterol response to prescription omega-3 acid ethyl ester added to simvastatin therapy. *Am J Cardiol*, 105, 1409–1412; Bays, H. E., et al. (2010): Long-term up to 24-month efficacy and safety of concomitant prescription omega-3-acid ethyl esters and simvastatin in hypertriglyceridemic patients. *Curr Med Res Opin*, 26, 907–915; Bays, H. E., et al. (2010): Effects of prescription omega-3-acid ethyl esters on non-highdensity lipoprotein cholesterol when coadministered with escalating doses of atorvastatin. *Mayo Clin Proc*, 85, 122–128; Maki, K. C., et al. (2008); Effects of adding prescription omega-3 acid ethyl esters to simvastatin (20 mg/day) on lipids and lipoprotein particles in men and women with mixed dyslipidemia. *Am J Cardiol*, 102, 429–433; Davidson, M. H., et al. (2007): Efficacy and tolerability of adding prescription omega-3 fatty acids 4 g/d to simvastatin 40 mg/d in hypertriglyceridemic patients: An 8-week, randomized, double-blind, placebo-controlled study. *Clin Ther*, 29, 1354–1367; Hong, H., et al. (2004): Effects of simvastatin combined with omega-3 fatty acids on high sensitive C- reactive protein, lipidemia, and fibrinolysis in patients with mixed dyslipidemia. *Chin Med Sci J*, 19, 145–149; Durrington, P. N., et al. (2001): An omega-3 polyunsaturated fatty acid concentrate administered for one year decreased triglycerides in simvastatin treated patients with coronary heart disease and persisting hypertriglyceridaemia. *Heart*, 85, 544–548.
40. Scott, R. S., et al. (1991): Simvastatin and side effects. N Z Med J, 104, 493–495; Wierzbicki, A. S., et al. (1999): Atorvastatin compared with simvastatin-based therapies in the management of severe familial hyperlipidaemias. *QJM*, 92, 387–394.
41. Laise, E. (Nov. 2003): The Lipitor dilemma. *Smart Money: The Wall Street Journal Magazine of Personal Business*, 12 (11), 90–96.
42. Golomb, B. A., et al. (2007): Physician response to patient reports of adverse drug effects: Implications for patient-targeted adverse effect surveillance. *Drug Safety*, 30, 669–675.
43. Gaist, D., et al. (2002): Statins and risk of polyneuropathy: A case-control study. *Neurology*, 58 (9), 1333–1337.
44. Schwartz, G. G., et al. (2001): Effects of atorvastatin on early recurrent ischemic events in acute coronary syndromes: The MIRACL study: A randomized controlled trial. *JAMA*, 285 (13), 1711–1718.

45. King, D. S., et al. (2003): Cognitive impairment associated with atorvastatin and simvastatin. *Pharmacotherapy*, 23, 1663–1667.
46. Evans, M. A., & Golomb, B. A. (2009): Statin-associated adverse cognitive effects: Survey results from 171 patients. *Pharmacotherapy*, 29, 800–811.
47. Langsjoen, P. H., & Langsjoen, A. M. (2003): The clinical use of HMG CoA-reductase inhibitors and the associated depletion of coenzyme Q10. A review of animal and human publications. *Biofactors*, 18 (1–4), 101–111.
48. Tatley, M., & Savage, R. (2007): Psychiatric adverse reactions with statins, fibrates and ezetimibe: Implications for the use of lipid-lowering agents. *Drug Safety*, 30, 195– 201.
49. Buajordet, I., et al. (1997): Statins—the pattern of adverse effects with emphasis on mental reactions: Data from a national and an international database. *Tidsskr Nor Laegeforen*, 117, 3210–3213.
50. Golomb, B. A., et al. (2004): Severe irritability associated with statin cholesterol-lowering drugs. *QJM*, 97, 229–235.
51. Suarez, E. C. (1999): Relations of trait depression and anxiety to low lipid and lipoprotein concentrations in healthy young adult women. *Psychosom Med*, 61 (3), 273–279.
52. Newman, T. B., & Hulley, S. B. (1996): Carcinogenicity of lipid-lowering drugs. *JAMA*, 275 (1), 55–60.
53. Folkers, K., et al. (1997): Activities of vitamin Q10 in animal models and a serious deficiency in patients with cancer. *Biochem Biophys Res Commun*, 234 (2), 296–299; Lockwood, K., et al. (1995): Progress on therapy of breast cancer with vitamin Q10 and the regression of metastases. *Biochem Biophys Res Commun*, 212 (1), 172–177.
54. Sinatra, S. (2000): *Heart Sense for Women*, 108. Washington, D.C.: Lifeline.
55. Sacks, F. M., et al. (1996): The effect of pravastatin on coronary events after myocardial infarction in patients with average cholesterol levels. Cholesterol and Recurrent Events Trial investigators. *N Engl J Med*, 335 (14), 1001–1009.
56. Boudreau, D. M., et al. (2004): The association between 3-hydroxy-3-methylglutaryl coenzyme A inhibitor use and breast carcinoma risk among postmenopausal women: A case-control study. *Cancer*, 100 (11), 2308–2316.
57. Manson, J. E., et al. (1990): A prospective study of obesity and risk of coronary heart disease in women. *N Engl J Med*, 332 (13), 882–889.
58. Wu, T., et al. (2000): Periodontal disease and risk of cerebrovascular disease: The first national health and nutrition examination survey and its follow-up study. *Arch Intern Med*, 160 (18), 2749–2755; Hujoel, P. P., et al. (2000): Periodontal disease and coronary heart disease risk. *JAMA*, 284 (11), 1406–1410.
59. American Cancer Society (1997): *Cancer Facts and Figures*, 5008. Atlanta.
60. Hollenbach, K. A., et al. (1993): Cigarette smoking and bone mineral density in older men and women. *Am J Public Health*, 83, 1265–1270.
61. Berenson, G. S., et al. (1998): Association between multiple cardiovascular risk factors and atherosclerosis in children and young adults. *N Engl J Med*, 338, 1650–1656.
62. Mann, D. (May 2, 1996): Job stress can cause fatal MI. *Medical Tribune, Primary Care Edition*, 21; Suadicani, P., Hein, H. O., & Gyntelberg, F. (1993): Are social inequalities as associated with the risk of ischaemic heart disease a result of psychosocial working conditions? *Atherosclerosis*, 101 (2), 165–175; Legault, S. E., et al. (1995): Pathophysiology and time course of silent myocardial ischemia during mental stress: Clinical, anatomical, and physiological correlates. *Br Heart J*, 73, 242–249; Kaplan, G. A., & Keil, J. E.

(1993): Socioeconomic factors and cardiovascular disease: A review of the literature. *Circulation*, 88, 1973–1998.

63. Castelli, W. P. (1988): Cardiovascular disease in women. *Am J Obstet Gynecol*, 158 (6), 1553–1560, 1566–1567; Lacroix, A. Z. (1994): Psychosocial factors in risk of coronary heart disease in women: An epidemiologic perspective. *Fertil Steril*, 62 (suppl. 2), 133S–139S; Mahoney, L. T., et al. (1996): Coronary risk factors measured in childhood and young adult life are associated with coronary artery calcification in young adults: The Muscatine Study. *J Am Coll Cardiol*, 27 (2), 277–284; Schaefer, E. J., et al. (1994): Factors associated with low and elevated plasma HDL cholesterol and apolipoprotein A-I levels in the Framingham Offspring Study. *J Lipid Research*, 35 (5), 871– 872; Garrison, R. J., et al. (1993): Educational attainment and coronary heart disease risk: The Framingham Offspring Study. *Prev Med*, 22 (1), 54–64.
64. Mann, S. J. (1999): *Healing Hypertension: A Revolutionary New Approach (2)*: New York: John Wiley.
65. Ferketich, A. K., et al. (2000): Depression as an antecedent to heart disease among women and men in the NHANES I Study. *Arch Intern Med*, 160, 1261–1268.
66. Sinatra, S. (Aug. 26, 2010): Heart failure in women: a serious and insidious condition. Guest author on www.drnorthrup.com.
67. Jeppesen, J. (1997): Effects of low-fat high-carbohydrate diets on risk for ischemic heart disease in postmenopausal women. *Am J Clin Nutr*, 65 (4), 1027–1033.
68. Kearney, M. T., et al. (1997): William Heberden revisited: Postprandial angina—interval between food and exercise and meal composition are important determinants of time to onset of ischemia and maximal exercise tolerance. *J Am Coll Cardiol*, 29 (2), 302–307.
69. To read this book online, see www.seleneriverpress.com/media/pdf_docs/0_ How_to_Prevent_Heart_Attacks_BEN_SANDLER_MD_1958.pdf.
70. Sieri, S., et al. (2010): Dietary glycemic load and index and risk of coronary heart disease in a large Italian cohort: The EPICOR study. *Arch Intern Med*, 170, 640–647.
71. Crapo, P. A., et al. (1976): Plasma glucose and insulin responses to orally administered simple and complex carbohydrates. *Diabetes*, 25 (9), 741–747; Crapo, P. A. (1977): Postprandial plasma-glucose andinsulin responses to different complex carbohydrates. *Diabetes*, 26 (12), 1178–1183.
72. Modan, M., et al. (1985): Hyperinsulinemia: A link between hypertension, obesity and glucose intolerance. *J Clin Invest*, 75, 809–817.
73. Ridker, P. M., et al. (2000): C-reactive protein and other markers of inflammation in the prediction of cardiovascular disease in women. *N Engl J Med*, 342 (12), 836–843; Black, H. R. (1990): Coronary artery disease paradox: The role of hyperinsulinemia and insulin resistance and its implications for therapy. *J Cardiovasc Pharmacol*, 15 (suppl. 5), 26S–38S; Brindley, D. M., & Rolland, Y. (1989): Possible connections between stress, diabetes, obesity, hypertension, and altered lipoprotein metabolism that may result in arteriosclerosis. *Clin Sci*, 77 (5), 453–461; DeFronzo, R., & Ferrannini, E. (1991): Insulin resistance: A multifaceted syndrome responsible for NIDDM, obesity, hypertension, dyslipidemia, and atherosclerotic cardiovascular disease. *Diabetes Care*, 14 (3), 173–194; Eades, M., & Eades, M. D. (1996): Protein Power. New York: Bantam; Kazer, R. (1995): Insulin resistance, insulin-like growth factor I and breast cancer: A hypothesis. *Int J Cancer*, 62, 403–406; Lehninger, A. L. (1993): *Principles of Biochemistry.* New York: Worth; Jeppesen, J. (1997): ebenda.

74. Tribble, D. L. (1999): AHA science advisory. Antioxidant consumption and risk of coronary heart disease: Emphasis on vitamin C, vitamin E, and betacarotene: A statement for health care professionals from the American Heart Association. *Circulation*, 99 (4), 591–595.
75. Anderson, J. W., et al. (1995): Meta-analysis of the effects of soy protein intake on serum lipids. *N Engl J Med*, 333 (5), 276–282.
76. Nelson, G. J., & Chamberlain, J. G. (1995): The effects of dietary alphalinolenic acid on blood lipids and lipoproteins in humans, in: Cunnane, S. C., & Thompson, L. U. (eds.): *Flaxseed in Human Nutrition*. Champaign, IL: AOCS Press; Nestel, P. J., Pomeroy, S. E., Sasahard, T., et al. (1997): Arterial compliance in obese subjects is improved with dietary plant n-3 fatty acid from flaxseed oil despite increased LDL oxidizability. *Arterioscler Throm Vasc Biol*, 17, 1163–1170.
77. Li, S. H., et al. (2010): Effect of oral isoflavone supplementation on vascular endothelial function in postmenopausal women: A meta-analysis of randomized placebo-controlled trials. *Am J Clin Nutr*, 91, 480–486.
78. Witteman, J. C., et al. (1994): Reduction of blood pressure with oral magnesium supplementation in women with mild to moderate hypertension. *Am J Clin Nutr*, 60 (1), 129–135.
79. Eisenberg, M. J. (1992): Magnesium deficiency and sudden death. *Am Heart J*, 124, 2, 544–549; Turlapaty, P. D., & Altura, B. M. (1980): Magnesium deficiency produces spasms in coronary arteries: Relationship to etiology of sudden death ischemic heart disease. *Science*, 208 (4440), 198–200; Altura, B. M. (1979): Sudden death ischemic heart disease and dietary magnesium intake: Is the target site coronary vascular smooth muscle? *Med Hypotheses*, 5, 8, 843–848.
80. Altura, B. M., et al. (1991): Cardiovascular risk factors and magnesium: Relationships to atherosclerosis, ischemic heart disease, and hypertension. *Magnes Trace Elem*, 10, 182–192; Bostick, R. M. (1999): Relation of Ca+, vitamin D, and dairy food intake to ischemic heart disease mortality among postmenopausal women. *Am J Epidemiol*, 149 (2), 151–161; Morrison, H., et al. (1996): Serum folate and risk of fatal coronary heart disease. *JAMA*, 275 (24), 1893–1896; Stampfer, M. J., et al. (1993): Vitamin E consumption and the risk of coronary disease in women. *N Engl J Med*, 328, 1444–1449; Yochum, L., et al. (1999): Dietary flavonoid intake and risk of cardiovascular disease in postmenopausal women. *Am J Epidemiol*, 149 (10), 943–949; Kushi, L. H., et al. (1996): Dietary antioxidant vitamins and death from coronary heart disease in postmenopausal women. *N Engl J Med*, 334, 1156–1162.
81. Digiesi, V., et al. (1990): Effect of coenzyme Q10 on essential hypertension. *Curr Ther Res*, 47, 841–845.
82. Ghirlanda, G., et al. (1993): Evidence of plasma CoQ10-lowering effects by HMG-CoA reductase inhibitors: A double-blind, placebo-controlled study. *J Clin Pharmacol*, 33, 226–229.
83. Singh, R. B., et al. (1999): Effect of hydrosoluble coenzyme Q10 on blood pressures and insulin resistance in hypertensive patients with coronary artery disease. *J Human Hypertension*, 13 (3), 203–208.
84. Yamagami, T., et al. (1977): Study of coenzyme Q10 in essential hypertension, in: K. Folkers & Y. Yamamura (eds.), *Biochemical and Clinical Aspects of Coenzyme Q10*, vol. 1 (231–242): Amsterdam: Elsevier.

85. Singh, R. B., et al. (2003): Effect of coenzyme Q10 on risk of atherosclerosis in patients with recent myocardial infarction. *Mol Cell Biochem*, 246 (1–2), 75–82.
86. Sinatra, S. (1998): *The Coenzyme Q10 Phenomenon*. Los Angeles: Keats Publishing.
87. Howard, A. N., et al. (1996): Do hydroxycarotenoids prevent coronary heart disease? A comparison between Belfast and Toulouse. *Int J Vitamin Nutr Res*, 66, 113–118.
88. Stampfer, M. J., et al. (1993): Vitamin E consumption and the risk of coronary disease in women. *N Engl J Med*, 328 (20), 1444–1449.
89. Stephens, N. G., et al. (1996): Randomized controlled trial of vitamin E in patients with coronary disease. Cambridge Heart Antioxidant Study (CHAOS): *Lancet*, 347, 781– 786.
90. Pocobelli, G., et al. (2009): Use of supplements of multivitamins, vitamin C, and vitamin E in relation to mortality. *Am J Epidemiol*, 170, 472–483.
91. Miller, E. R. (2005): Meta-analysis: High-dosage vitamin E supplementation may increase all-cause mortality. *Ann Intern Med*, 142 (1), 37–46.
92. Bostick, R. M., et al. (1993): Reduced risk of colon cancer with high intakes of vitamin E: The Iowa women's health study. *Cancer Res*, 53 (18), 4230–4237.
93. Zandi, P. P. (2004): Reduced risk of Alzheimer disease in users of antioxidant vitamin supplements: The Cache County study. *Arch Neurol*, 61 (1), 82–88.
94. Lu, M. (2005): Prospective study of dietary fat and risk of cataract extraction among US women. *Am J Epidemiol*, 161 (10), 948–959.
95. Newaz, M. A., & Nawal, N. N. (1999): Effect of gamma-tocotrienol on blood pressure, lipid peroxidation and total antioxidant status in spontaneously hypertensive rats (SHR): *Clin Exp Hyperens*, 21 (8), 1297–1313; Qureshi, A. A., & Peterson, D. M. (2001): The combined effects of novel tocotrienols and lovastatin on lipid metabolism in chickens. *Atherosclerosis*, 156 (1), 39–47; Sen, C. K., Khanna, S., Roy, S., & Packer, L. (2000): Molecular basis of vitamin E action. Tocotrienol potently inhibits glutamate- induced pp60(c-Src) kinase activation and death of HT4 neuronal cells. *J Biol Chem*, 275 (17), 13049–13055; Theriault, A., et al. (1999): Tocotrienol: A review of its therapeutic potential. *Clin Biochem*, 32 (5), 309–319.
96. Janson, M. (1997): Drug free management of hypertension. *Am J Nat Med*, 4 (8), 14–17.
97. Nemerovski, C. W., et al. (2009): Vitamin D and cardiovascular disease. *Pharmacotherapy*, 29, 691–708.
98. Anderson, J. L., et al. (2010): Relation of vitamin D deficiency to cardiovascular risk factors, disease status, and incident events in a general healthcare population. *Am J Cardiol*, 106, 963–968.
99. Gaziano, J. M. (1994): Antioxidant vitamins and coronary artery disease risk. *Am J Med*, 97 (suppl.), 3S–18S, 3S–21S; Nenseter, M. S., Volden, V., Berg, T., et al. (1995): No effect of beta-carotene supplementation on the susceptibility of low-density lipoprotein to in vitro oxidation among hypercholesterolaemic postmenopausal women. *Scan J Clin Lab Invest*, 55, 477–485; Riemersma, R. A., et al. (1991): Risk of angina pectoris and plasma concentrations of vitamin A, E, C, and carotene. *Lancet*, 337 (8732), 1–5; Stampfer, M. J., Hennekens, C. H., Manson, J. E., et al. (1993): Vitamin E consumption and the risk of coronary disease in women. *N Engl J Med*, 328 (20), 1444–1449; Steinberg, E., et al. (1992): Antioxidants in the prevention of human atherosclerosis. *Circulation*, 85 (6), 2238–2343; Street, D. A., Comstock, G. W., Salkeld, R. M., Schuep, W., & Klag, M. J. (1994): Serum antioxidants and myocardial infarction. Are low levels of carotenoids and alpha-tocopherol risk factors for myo cardial infarction? *Circulation*, 90 (3), 1154–1161.

100. Rimm, E. B. (1998): Folate and vitamin B6 from diet and supplements in relation to risk of coronary heart disease among women. *JAMA*, 279, 359–364.
101. Zhang, L. H., et al. (2008): Niacin inhibits surface expression of ATP synthase beta chain in HepG2 cells: Implications for raising HDL. J Lipid Res, 49, 1195–1201.
102. Iso, H., et al. (2001): Intake of fish and omega-3 fatty acids and risk of stroke in women. *JAMA*, 285, 304–312.
103. Leaf, A., et al. (1988): Cardiovascular effect of n-3 fatty acids. *N Engl J Med*, 318 (9), 549–557; von Schaky, C., et al. (1999): The effect of dietary omega-3 fatty acids in coronary atherosclerosis: A randomized, doubleblind, placebo-controlled trial. *Ann Intern Med*, 130 (7), 554–562.
104. Vanschoonbeek, K., et al. (2007): Plasma triacylglycerol and coagulation factor concentrations predict the anticoagulant effect of dietary fish oil in overweight subjects. *J Nutr*, 137, 7–13; Schwellenbach, L. J., et al. (2006): The triglyceride-lowering effects of a modest dose of docosahexaenoic acid alone versus in combination with low dose eicosapentaenoic acid in patients with coronary artery disease and elevated triglycerides. *J Am Coll Nutr*, 25, 480–485; Moore, C. S., et al. (2006): Oily fish reduces plasma triacylglycerols: A primary prevention study in overweight men and women. *Nutrition*, 22, 1012–1024; Vanschoonbeek, K., et al. (2004): Variable hypocoagulant effect of fish oil intake in humans: Modulation of fibrinogen level and thrombin generation. *Arterioscler Thromb Vasc Biol*, 24, 1734–1740.
105. Hertog, M. G., et al. (1997): Antioxidant flavonols and coronary heart disease. *Lancet*, 349 (9053), 699.
106. Jain, A. K., et al. (1993): Can garlic reduce levels of serum lipids? A controlled clinical study. *Am J Med*, 94, 632–635; Kleijnen, J., et al. (1989): Garlic, onions, and cardiovascular risk factors: A review of the evidence from human experiments with emphasis on commercially available preparations. *Br J Clin Pharmacol*, 28, 535–544; Mader, F. H. (1990): Treatment of hyperlipidemia with garlic powder tablets. *Arzneim-Forsch*, 40, 1111–1116; McMahon, F. G., & Vargas, R. (1993): Can garlic lower blood pressure? A pilot study. *Pharmacotherapy*, 13 (4), 406–407.
107. Berger, J. (1998): *Herbal Rituals* (132–138): New York: St. Martin's Press.
108. Anderson, J. W., Johnstone, B. M., & Cook-Newell, M. E. (1995): ebenda.; Zhuo, X. G., Melby, M. K., & Watanabe, S. (2004): Soy isoflavone intake lowers serum LDL cholesterol: A meta-analysis of 8 randomized controlled trials in humans. *J Nutr*, 134 (9), 2395–2400.
109. Hall, W. L., et al. (2005): Soy-isoflavone–enriched foods and inflammatory biomarkers of cardiovascular disease risk in postmenopausal women: Interactions with genotype and equol production. *Am J Clin Nutr*, 82 (6), 1260–1268.
110. Desroches, S., et al. (2004): Soy protein favorably affects LDL size independently of isoflavones in hypercholesterolemic men and women. *J Nutr*, 134 (3), 574–579; Nagata, C., et al. (2003): Soy product intake is inversely associated with serum homocysteine level in premenopausal Japanese women. *J Nutr*, 133 (3), 797–800.
111. Anderson, J. J., et al. (1999): Health potential of soy isoflavones for menopausal women. *Public Health Nutr*, 2 (4), 489–504.
112. Jenkins, D. J., et al. (2002): Effects of high-and low-isoflavone soyfoods on blood lipids, oxidized LDL, homocysteine, and blood pressure in hyperlipidemic men and women. *Am J Clin Nutr*, 76 (2), 365–372.

113. Food & Drug Administration, U.S. Department of Health and Human Services (1999): FDA talk paper: FDA approves new health claim for soy protein and coronary heart disease (T99–48).
114. Skrabal, F. (1981): Low sodium/high potassium diet for the prevention of hypertension: Probable mechanisms of action. *Lancet*, 2 (8252), 895–900.
115. Alpers, G. W., et al. (1999): Antiplatelet therapy: New foundations for optimal treatment decisions. *Neurology*, 53 (7, suppl. 4), 25S–31S; Antiplatelet Trialists' Collaboration (1994): Collaborative overview of randomised trials of antiplatelet therapy—1: Prevention of death, myocardial infarction, and stroke by prolonged antiplatelet therapy in various categories of patients. *BMJ*, 308, 81–106; DeAbago, F. J., et al. (1999): Association between SSRIs and upper GI bleeding. BMJ, 319, 1106–1109; Easton, J. D., et al. (1999): Antiplatelet therapy: Views from the experts. *Neurology*, 53 (7, suppl. 4), 32S–37S; Rong, Y., et al. (1994): Pycnogenol protects vascular endothelial cells from induced oxidant injury. *Biotechnol Ther*, 5 (3–4), 117–126.
116. Ridker, P. M., et al. (2005): A randomized trial of low-dose aspirin in the primary prevention of cardiovascular disease in women. *N Engl J Med*, 352 (13), 1293–1304.
117. Joshipura, K. J., et al. (1999): Fruit and vegetable intake in relation to risk of ischemic stroke. *JAMA*, 282 (13), 1233–1239.
118. Osganian, S. K., et al. (2003): Dietary carotenoids and risk of coronary artery disease in women. *Am J Clin Nutr*, 77 (6), 1390–1399.
119. Duffy, S. J., et al. (2001): Short-and long-term black tea consumption reverses endothelial dysfunction in patients with coronary artery disease. *Circulation*, 104 (2), 151– 156.
120. Keli, S. O., et al. (1996): Dietary flavonoids, antioxidant vitamins, and incidence of stroke: The Zutphen study. *Arch Intern Med*, 156 (6), 637–642.
121. Quereshi, A. A., & Quereshi, N. (1993): Tocotrienols: Novel hypocholesterolemic agents with antioxidant properties, in: Packer, L., & Fuchs, J. (eds.), *Vitamin E in Health and Disease.* New York: Marcel Dekker.
122. Oh, R. (2005): Practical applications of fish oil (omega-3 fatty acids) in primary care. *J Am Board Fam Pract*, 18 (1), 28–36; Mozaffarian, D., et al. (2005): Fish consumption and stroke risk in elderly individuals: The cardiovascular health study. Arch Intern Med, 165 (2), 200–206; Iso, H., et al. (2001): Intake of fish and omega-3 fatty acids and risk of stroke in women. *JAMA*, 285 (3), 304–312.
123. Nusselder, W. J., et al. (2009): Living healthier for longer: Comparative effects of three heart-healthy behaviors on life expectancy with and without cardiovascular disease. *BMC Public Health*, 9, 487.
124. Kvaavik, E., et al. (2010): Influence of individual and combined health behaviors on total and cause-specific mortality in men and women: The United Kingdom health and lifestyle survey. *Arch Intern Med*, 170, 711–718.
125. Hambrecht, R., et al. (2000): Effect of exercise on coronary endothelial function in patients with coronary artery disease. *N Engl J Med*, 342, 454–460; Goldman, E. (Nov. 1, 1999): Exercise equals estrogen for lowering heart risk. *Int Med News*, 16.
126. Belardinelli, R., et al. (1998): Effects of moderate exercise training on thallium uptake and contractile response to low-dose dobutamine of dysfunctional myocardium in patients with ischemic cardiomyopathy. *Circulation*, 97, 553–561.
127. Sattelmair, J. R., et al. (2010): Physical activity and risk of stroke in women. *Stroke*, 41, 1243–1250.

128. Lemole, J. (Feb. 1999): Personal interview for *Health Wisdom for Women*.
129. Herrington, D., et al. (2000): Effects of estrogen replacement on the progression of coronary artery atherosclerosis. *N Engl J Med*, 343, 522–529; Hulley, S., et al., for the Heart and Estrogen/Progestin Replacement Study (HERS) Research Group (1998): Randomized trial of estrogen plus progestin for secondary prevention of coronary heart disease in post-menopausal women. *JAMA*, 280, 605–613; No authors listed (Mar. 13, 2000): Estrogen replacement and atherosclerosis (ERA): Presented at the 49th annual meeting of the American College of Cardiology, Anaheim, CA.
130. Grodstein, F., Manson, J. E., & Stampfer, M. J. (2006): Hormone therapy and coronary heart disease: The role of time since Menopause and age at hormone initiation. *J Womens Health (Larchmt)*, 15 (1), 35–44.
131. Koh, K. K., Mincemoyer, R., Bui, M. N., et al. (1997): Effects of hormone replacement therapy on fibrinolysis in postmenopausal women. *N Engl J Med*, 336, 683–690; Nasr, A., & Breckwoldt, M. (1998): Estrogen replacement therapy and cardiovascular protection: Lipid mechanisms are the tip of an iceberg. *Gynecol Endocrinol*, 12, 43–59; Oparil, S. (1999): Arthur C. Corcoran Memorial Lecture: Hormones and vasoprotection. *Hypertension*, 33, 170–176; Pines, A., Mijatovic, V., van der Mooren, M. J., et al. (1997): Hormone replacement therapy and cardioprotection: Basic concepts and clinical considerations. *Eur J Gynecol Reprod Biol*, 71, 193–197; van der Mooren, M. J., Mijatovic, V., & van Baal, W. M. (1998): Hormone replacement therapy in postmenopausal women with specific risk factors for coronary artery disease. *Maturitas*, 30, 27–36; Rosano, G. (1996): 17-ß-estradiol therapy lessens angina in postmenopausal women with syndrome X. *J Am Coll Cardiol*, 28, 1500–1505.
132. Clarkson, T. B., & Anthony, M. S. (1997): Effects on the cardiovascular system: Basic aspects, in: Lindsay, R., Dempster, D. W., & Jordan, V. C. (eds.): *Estrogens and Antiestrogens* (89–118): Philadelphia: Lippincott-Raven; Gerhard, M., & Ganz, P. (1995): How do we explain the clinical benefits of estrogen? From bedside to bench. *Circulation*, 92, 5–8; Reis, S. E., Gloth, S. T., Blumenthal, R. S., et al. (1994): Ethinyl estradiol acutely attenuates abnormal coronary vasomotor responses to acetylcholine in postmenopausal women. *Circulation*, 89 (1), 52–60; Sullivan, J. M. (1996): Hormone replacement therapy in cardiovascular disease: The human model. *Br J Obstet Gynaecol*, 103 (suppl. 13), 50S–67S.
133. Darling, G. M., Johns, J. A., McCloud, P. L., et al. (1997): Estrogen and progestin compared with simvastatin for hypercholesterolemia in postmenopausal women. *N Engl J Med*, 337, 595–601; Davidson, M. H., Testolin, L. M., Maki, K. C., et al. (1997): A comparison of estrogen replacement, pravastatin, and combined treatment for the management of hypercholesterolemia in postmenopausal women. *Arch Intern Med*, 157, 1186–1192; Koh, K. K., Cardillo, C., Bui, M. N., et al. (1997): Vascular effects of estrogen and cholesterol-lowering therapies in hypercholesterolemic postmenopausal women. Circulation, 99, 354–360.
134. Fitzgerald, F. T. (1986): The therapeutic value of pets. *West J Med*, 144, 103–105.
135. Ibid.
136. Friedmann, E., Katcher, A., Lunch, J. J., & Thomas, S. A. (1980): Animal companions and the one-year survival of patients after discharge from a coronary care unit. *Public Health Reports*, 95, 307–312.
137. Beck, A., & Katcher, A. (1983): *Between Pets and People: The Importance of Animal Companionship.* New York: Putnam; Katcher, A., & Beck, A. (1983): *New Perspectives on Our Lives with Companion Animals.* Philadelphia: University of Pennsylvania Press.

Register

A

B

C

D

E

F

G

I

J

K

L

M

Q

R

S

T

U

V

W

Y

Z